Bases biomecánicas del
SISTEMA
MUSCULOESQUELÉTICO

5.ª EDICIÓN

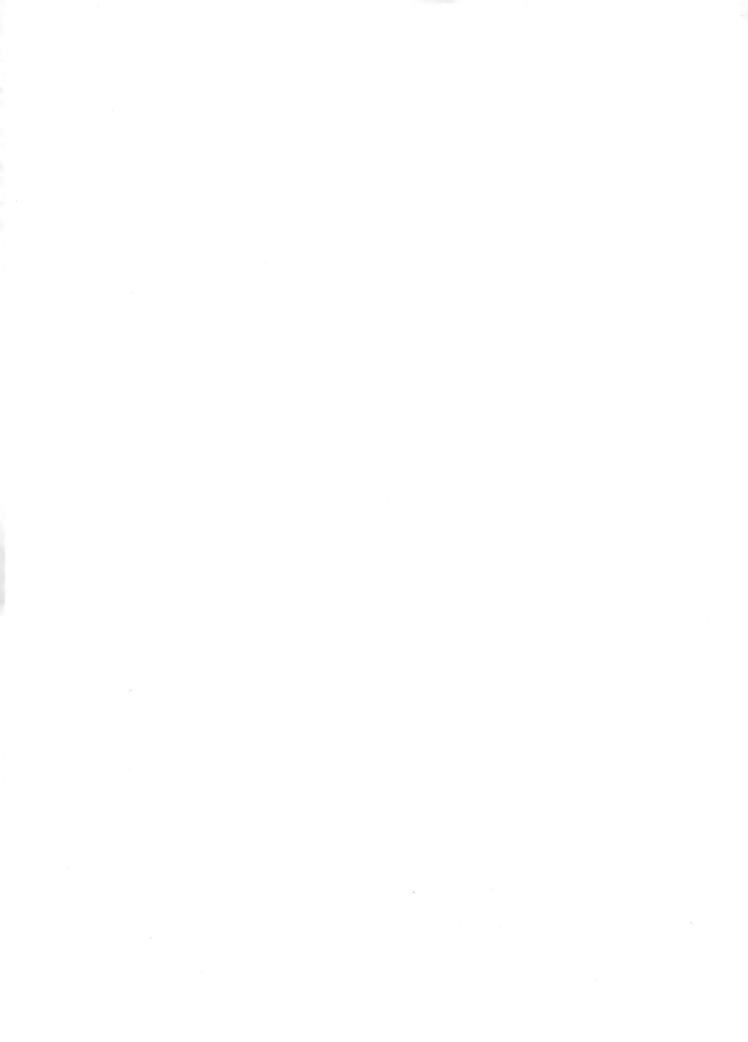

Bases biomecánicas del
SISTEMA MUSCULOESQUELÉTICO

5.ª EDICIÓN

Margareta Nordin, PT, Dr Med Sci
Research Professor
Departments of Orthopedic Surgery and
Environmental Medicine
NYU Grossman School of Medicine
Founder, Occupational and Industrial Orthopedic
Center (OIOC)
NYU Hospital for Joint Diseases
NYU Langone Health
New York University
New York, New York, USA

Victor H. Frankel, MD, PhD, KNO
Professor Emeritus
Department of Orthopedic Surgery
NYU Grossman School of Medicine
President Emeritus
NYU Hospital for Joint Diseases
NYU Langone Health
New York, New York, USA

Editores invitados
Patrick A. Meere, MD, CM
Clinical Professor
Department of Orthopaedic Surgery
NYU Langone Health
New York, New York, USA

Rajani Prashant Mullerpatan, MSc (PT), PhD
Professor and Director
MGM School of Physiotherapy
MGM Institute of Health Sciences
Kamothe, Navi Mumbai, India

Hans-Joachim Wilke, PhD, MSc in Eng.
Professor and Co-Director
Institute of Orthopaedic Research and Biomechanics
University of Ulm
Ulm, Germany

Editor y Director del proyecto
Dawn Leger, PhD
Adjunct Associate Professor
Department of Orthopedic Surgery
NYU Grossman School of Medicine
New York, New York, USA

Wolters Kluwer

Philadelphia • Baltimore • New York • London
Buenos Aires • Hong Kong • Sydney • Tokyo

Av. Carrilet, 3, 9.ª planta, Edificio D
Ciutat de la Justícia
08902 L'Hospitalet de Llobregat
Barcelona (España)
Tel.: 93 344 47 18
Fax: 93 344 47 16
Correo electrónico: consultas@wolterskluwer.com

Revisión científica
DC.MFKD. Lic. Ft. Jaime Rebollo Vázquez
Coordinador del Programa de Licenciatura en Fisioterapia
Facultad de Medicina Benemérita Universidad de Puebla

Traducción
Dra. Gabriela Enríquez Cotera

Dirección editorial: Carlos Mendoza
Editora de desarrollo: Cristina Segura Flores
Gerente de mercadotecnia: Simon Kears
Cuidado de la edición: Olga Sánchez Navarrete
Adecuación de portada: Jesús Mendoza M.
*Maquetación: Carácter Tipográfico/*Eric Aguirre • Aarón León • Ernesto A. Sánchez
Impresión: C&C Offset-China / Impreso en China
Impreso en China

La 5.ª edición de Bases biomecánicas

del sistema musculoesquelético está dedicada

a los muchos estudiantes, académicos y clínicos

que han contribuido a su enriquecimiento

a lo largo de los años en salones de clase y laboratorios.

Su retroalimentación ha sido invaluable para su desarrollo

y éxito, al tiempo que el campo de la biomecánica

crece y se modifica.

Colaboradores

Gerard A. Ateshian, PhD
Andrew Walz Professor
Department of Biomedical Engineering
Columbia University
Department of Orthopedic Surgery
Columbia University Irving Medical Center
New York, New York, USA

Sherry I. Backus, PT, DPT, MA
Clinical Lead
Hospital for Special Surgery
New York, New York

Jane Bear-Lehman, PhD, OTR/L, FAOTA, FNAP
Professor and Division Director
Department of Occupational Therapy
Binghamton University
Binghamton, New York
Adjunct Associate Professor
Researcher
Psychosocial Research Unit on Health, Aging, and the
   Community (PRUHAC)
NYU College of Dentistry
New York, New York

Allison M. Brown, PT, PhD
Assistant Professor
Department of Rehabilitation and Movement Sciences
Rutgers, The State University of New Jersey
Newark, New Jersey

Florian Brunner, MD, PhD
Professor
Physical Medicine and Rheumatology
Balgrist University Hospital
Zurich, Switzerland

Marco Campello, PhD
Associate Clinical Professor
Department of Orthopedic Surgery
NYU Grossman School of Medicine
Director
Occupational and Industrial Orthopedic Center
NYU Langone Health
New York, New York

Dennis R. Carter, PhD
Professor Emeritus
Department of Mechanical Engineering
Stanford University
Palo Alto, California

Carlo de Castro, PT, MS, OCS
Senior Physical Therapist, Clinical Specialist
NYU Langone Health
Occupational & Industrial Orthopedic Center
New York, New York

Kharma C. Foucher, MD, PhD
Associate Professor
Department of Kinesiology and Nutrition
Department of Bioengineering
University of Illinois at Chicago
Chicago, Illinois

Victor H. Frankel, MD, PhD, KNO
Professor Emeritus
Department of Orthopedic Surgery
NYU Grossman School of Medicine
President Emeritus
NYU Hospital for Joint Diseases
NYU Langone Health
New York, New York, USA

Clark T. Hung, PhD
Professor
Department of Biomedical Engineering
Columbia University
Department of Orthopedic Surgery
Columbia University Irving Medical Center
New York, New York

Dawn Leger, PhD
Adjunct Associate Professor
Department of Orthopedic Surgery
NYU Grossman School of Medicine
New York, New York

Christian Liebsch, MSc
Research Assistant
Institute of Orthopaedic Research Biomechanics
University of Ulm
Ulm, Germany

Angela Lis, PhD, PT, CIE
Associate Professor
Department of Physical Therapy
School of Health and Medical Sciences
Seton Hall University
Nutley, New Jersey

Tobias Lorenz, MD, MSc
Senior Physician
Musculoskeletal Rehabilitation and Pain Clinic
Klinik Adelheid
Unteraegeri, Switzerland

Göran Lundborg, MD, PhD
Professor
Department of Translational Medicine, Hand Surgery
Scania University Hospital in Malmo
Lund University, Lund, Sweden

Philip Malloy, PT, PhD
Assistant Professor
Department of Physical Therapy
Glenside, Pennsylvania
Visiting Assistant Professor
Department of Orthopaedic Surgery
Rush University Medical Center
Chicago, Illinois

Patrick A. Meere, MD, CM
Clinical Professor
Department of Orthopaedic Surgery
NYU Langone Health
New York, New York

Ronald Moskovich, MD, FRCS Ed
Clinical Associate Professor
Department of Orthopaedic Surgery
NYU Grossman School of Medicine
Attending Surgeon
Department of Orthopaedic Surgery
NYU Grossman School of Medicine
New York, New York

Rajani Prashant Mullerpatan, MSc (PT), PhD
Professor-Director
MGM School of Physiotherapy
MGM Centre of Human Movement Science
MGM Institute of Health Sciences
Kamothe, Navi Mumbai, India

Robert R. Myers, PhD (deceased)
Professor
Department of Anesthesiology
Department of Pathology, Division of Neuropathology
University of California San Diego
La Jolla, California

Denis Nam, MD, MSc
Associate Professor
Department of Orthopaedic Surgery
Rush University Medical Center
Chicago, Illinois

Margareta Nordin, PT, Dr Med Sci
Research Professor
Department of Orthopedic Surgery and Environmental
    Medicine
NYU Grossman School of Medicine
New York University
Founder and Past Director
Occupational and Industrial Orthopedic Center
NYU Orthopedic Hospital
New York, New York

Roosevelt Offoha, MD
Orthopedic Spine Surgeon
Orthopedic Spine Surgery
Houston Scoliosis and Spine Institute
Houston, Texas

Nihat Özkaya, PhD (deceased)
Research Associate Professor
Departments of Orthopaedic Surgery and Environmental
Medicine
NYU Grossman School of Medicine
New York University
New York, New York

Evangelos Pappas, PT, PhD, OCS
Professor and Head
Discipline of Physiotherapy
The University of Sydney
Sydney, Australia

Yoav Rosenthal, MD
Shoulder and Elbow Surgeon
Department of Orthopaedic Surgery
Rabin Medical Center, Beilinson Camp
Sackler Faculty of Medicine
Tel Aviv University
Petah Tikva, Israel

Björn Rydevik, MD, PhD
Professor
Department of Orthopaedics
Sahlgrenska Academy, University of Gothenburg
Gothenburg, Sweden

Andreas Martin Seitz, PhD
Postdoctoral Fellow
Institute of Orthopaedic Research and Biomechanics
University of Ulm
Ulm, Germany

Ali Sheikhzadeh, PhD
Research Associate Professor
Department of Orthopedic Surgery
NYU Grossman School of Medicine
Director, Research and Education
Occupational & Industrial Orthopaedic Center
NYU Langone Health
New York, New York

Justin Sullivan, PT, PhD
Lecturer
Discipline of Physiotherapy
The University of Sydney
Sydney, Australia

Mandeep Singh Virk, MD
Assistant Professor
Department of Orthopaedic Surgery
NYU Grossman School of Medicine
Clinical Assistant Professor
Department of Orthopaedic Surgery
NYU Langone Orthopaedic Hospital
New York, New York

Peter Stanley Walker, MA (Cantab), PhD
Professor
Department of Mechanical Engineering
New York University
Professor
Department of Orthopaedic Surgery
NYU Langone Orthopedic Hospital
NYU Langone Health
New York, New York

Shira Schecter Weiner, PT, PhD
Professor
Doctor of Physical Therapy Program
Touro College
Clinical Assistant Professor
Department of Orthopedic Surgery
NYU Grossman School of Medicine
New York, New York

Hans-Joachim Wilke, PhD, MSc in Eng.
Professor and Co-Director
Institute of Orthopaedic Research and Biomechanics
University of Ulm
Ulm, Germany

Brian Wilkinson, PT, DPT, CHT, CLT
Assistant Professor
Physical Therapy Program
Pacific University
Hillshore, Oregon

Markus A. Wimmer, PhD
Professor
Department of Orthopedic Surgery
Rush University
Chicago, Illinois
Associate Chairman
Department of Orthopedic Surgery
Rush University Medical Center
Chicago, Illinois

Joseph D. Zuckerman, MD
Professor and Chair
Department of Orthopaedic Surgery
NYU Grossman School of Medicine
Surgeon and Chief
NYU Langone Orthopedic Hospital
New York, New York

Prefacio

Con gran placer presentamos la 5.ª edición de *Bases biomecánicas del sistema musculoesquelético* (BBSM), la cual se traduce ahora a ocho idiomas: de inglés a cantonés, alemán, griego, japonés, coreano, portugués, español y taiwanés. BBSM tiene lectores internacionales e interdisciplinarios entre los que se encuentran clínicos e investigadores en biomecánica, ortopedia, fisioterapia, quiropraxia, entrenadores de atletismo, investigadores, rehabilitadores y terapeutas ocupacionales, por nombrar algunos. Los académicos y los estudiantes han tenido gran influencia en la actualización de esta nueva edición, y han ayudado a dar forma al contenido y el conocimiento transmitido en numerosas discusiones en conferencias, contacto personal directo, cartas y correos electrónicos. Agradecemos a todos por sus sugerencias y aportes.

El propósito de BBSM es dar a conocer a los lectores la relación fuerza-movimiento en el sistema musculoesquelético, y las distintas técnicas y métodos de investigación que pueden utilizarse para comprender estas relaciones. Al igual que en ediciones previas, esta tiene por objetivo ser utilizada como libro de texto, ya sea junto con un curso de introducción a la biomecánica o para el estudio independiente. La 5.ª edición se actualizó para hacer referencia a la investigación novedosa y los cambios del conocimiento, pero aún es un libro diseñado para ser usado por estudiantes interesados en los principios básicos de la biomecánica y que desean aprender sobre ellos. Está redactada en particular para estudiantes sin formación en ingeniería que desean comprender los conceptos básicos de la biomecánica y la física, así como el modo en que estos principios se aplican al cuerpo humano.

El texto servirá como una guía para una comprensión más profunda de la biomecánica musculoesquelética a partir de la lectura adicional y la investigación independiente. La información que se presenta también debe guiar al lector para evaluar la literatura sobre la biomecánica. Presentamos algunos ejemplos sobre terapia, integrados como casos de estudios, diagramas de flujo y recuadros de cálculo cuando lo consideramos apropiado. El objetivo de este libro no es abarcar la biomecánica de todos los trastornos musculoesqueléticos, sino dar ejemplos que ilustran algunos padecimientos frecuentes de los sistemas óseo, ligamentario, tendinoso y muscular, y la inervación periférica. Además, los autores han descrito la base que sustenta la lógica de los programas terapéuticos y de ejercicio, en los casos en que esto aplica.

En esta 5.ª edición invitamos a tres editores para unirse al equipo: el profesor Patrick Meere, MD, cirujano ortopédico del Department of Orthopedic Surgery, New York University, New York, NY, Estados Unidos; la profesora y presidenta Rajani Mullerpatan, PT, PhD, fisioterapeuta del Mahatma Gandhi Institute of Health Science, Navi Mumbai, India; y el Profesor Hans Joachim Wilke, Dipl Eng, PhD, ingeniero y biomecánico del Institute of Orthopedic Research and Biomechanics, University of Ulm, Ulm, Alemania. Nuestros editores invitados dieron incluso más cualidad internacional a BBSM, y contribuyeron en actualizaciones recientes e importantes. La participación de los 35 autores refleja la investigación internacional más reciente y el avance en la biomecánica musculoesquelética, y representa la colaboración de Australia, India, Alemania, Suecia, Suiza y Estados Unidos por medio de instituciones de gran renombre.

En la 5.ª edición de BBSM, todos los capítulos fueron actualizados y se agregaron dos nuevos. El capítulo 11, "Biomecánica de la columna y la caja torácica", de la autoría del Dr. Christian Liebsch de la University of Ulm en Alemania, aporta información en torno a un área que era necesaria para tener una visión integral del sistema musculoesquelético humano. Otro capítulo nuevo, "Biomecánica de las posturas autóctonas", de la Dra. Rajani Mullerpatan del Mahatma Gandhi Institute of Health Science, en Navi Mumbai, India, fue solicitado por muchos académicos y estudiantes de todo el mundo.

El libro tiene un capítulo introductorio en torno a la biomecánica para quienes no están familiarizados con la terminología y los conceptos básicos. Se trata de un capítulo que es importante leer pues en él se presentan los principios básicos y la nomenclatura relacionados con los conceptos fundamentales en el campo de la biomecánica que se utilizarán en el resto del libro. Para los lectores que no están familiarizados con el Sistema Internacional de Unidades (SI) es importante revisar el apéndice para entender el sistema y los medios de conversión a partir de otras unidades de medida. El sistema SI se utiliza en todo el libro.

El cuerpo de la 5.ª edición se divide en tres secciones. La primera lleva por título "Biomecánica de los tejidos y las estructuras del sistema musculoesquelético". Estos cinco capítulos analizan la biomecánica básica del hueso, el cartílago articular, los tendones y los ligamentos, los nervios periféricos y el músculo esquelético.

La segunda sección, "Biomecánica de las articulaciones", incluye el sistema articular principal del cuerpo humano. Los capítulos están organizados de la articulación o el sistema de menor complejidad a los de mayor complejidad. Esta sección incluye nueve capítulos sobre la biomecánica básica de la rodilla, la cadera, el tobillo y el pie, la columna lumbar, la columna torácica y la caja torácica, la columna cervical, el hombro, el codo, la muñeca y la mano. Si bien existen muchas alternativas para organizar los capítulos, por ejemplo, iniciar a partir de la columna y bajar hacia el tobillo, hemos encontrado que la mejor estrategia para enseñar y aprender es comenzar con la articulación menos compleja y avanzar a la articulación o el sistema más complejo. De este modo, en este caso iniciamos con el capítulo "Biomecánica de la rodilla" y terminamos con "Biomecánica de la muñeca y la mano". Resulta evidente que otros habrían elegido estudiar, leer o utilizar los capítulos en un orden distinto o de acuerdo con su interés, y sin duda es mejor dejar esa decisión al instructor o al estudiante.

La tercera sección, "Biomecánica aplicada", cubre algunos temas importantes para la biomecánica básica, lo que incluye cuatro capítulos sobre fijación de fracturas, artroplastia, marcha y posturas autóctonas. Estos capítulos sirven para introducir temas de biomecánica aplicada y pueden considerarse una iniciación para estudios adicionales, mas no una exploración a profundidad del tema.

En todo la obra se incluyen figuras, recuadros y tablas numerosos para ilustrar ejemplos y facilitar la lectura. Las figuras y los recuadros cuentan con colores para mejorar y facilitar su comprensión. Se actualizaron todas las secciones bibliográficas.

Por último, esperamos que esta 5.ª edición de *Bases biomecánicas del sistema musculoesquelético*, con las revisiones y la adición de dos capítulos nuevos, genere una mayor conciencia en torno a la importancia de la biomecánica musculoesquelética en todo el mundo. También esperamos que le permita una mayor comprensión y le dé una mayor alegría utilizar este texto al enseñar, aprender o en ambas situaciones. Nunca ha sido nuestra intención cubrir en su totalidad un tema, sino más bien presentar una introducción básica y fomentar el deseo de estudiar a mayor profundidad y aprender sobre este tema complejo e importante, la biomecánica musculoesquelética.

Margareta Nordin, PT, Dr Med Sci
Victor H. Frankel, MD, PhD, KNO

Agradecimientos

La 5.ª edición de *Bases biomecánicas del sistema musculoesquelético* fue posible gracias a las contribuciones sobresalientes de muchas personas. Deseamos agradecer a nuestros lectores, clínicos, académicos, investigadores y estudiantes por sus comentarios, aportes, y por darnos la alegría de trabajar con ustedes a lo largo de los años. Sus sugerencias han mejorado el libro y estamos agradecidos por todos los comentarios positivos, las observaciones críticas y el aliento para actualizarlo mediante una nueva edición. Hemos escuchado en forma cuidadosa y tratado de incluir todas sus sugerencias.

Nuestros editores invitados, con sus muy ocupadas agendas, han mejorado el libro con sugerencias constructivas y le han concedido tiempo aun cuando no disponían de demasiado. Un cálido agradecimiento a Patrick Meere, Rajani Mullerpatan y Hans-Joachim Wilke por sus contribuciones.

Agradecemos a todos los autores por su conocimiento y comprensión sobre los conceptos básicos de la biomecánica, además de la gran experiencia que ha traído consigo una mayor amplitud y profundidad a este libro. Todos los autores han hecho su prioridad formular y actualizar temas complejos de un modo que es comprensible para cualquier persona con interés en la biomecánica del sistema musculoesquelético, un logro importante. Les agradecemos su entusiasmo, perseverancia y atención a los detalles, y por proveer figuras, tablas y ejemplos clínicos en los casos apropiados.

Un libro de este tamaño, con su gran número de figuras, tablas, recuadros, leyendas y referencias, no puede producirse sin un equipo editorial. Como editora y administradora de proyecto de nuevo para la 5.ª edición, el esfuerzo continuo, la experiencia, la paciencia y la seriedad de Dawn Leger brillan en todo el libro. Dawn, no habría sido posible sin tu edición, logística, cambios de estilo y amistad. Eres, simplemente, la mejor. Gracias.

Agradecemos al equipo de Wolters Kluwer Health, Learning, Research, and Practice Division. Se trata de Matt Hauber, Senior Product Manager; Andrea Vosburgh, Development Editor; Kim Battista, Illustrator; y Anthony Gonzalez, Editorial Coordinator. Gracias a todos por su respaldo y gran colaboración. También estamos agradecidos por el financiamiento provisto por Wolters Kluwer Health para el desarrollo de esta edición de *Bases biomecánicas del sistema musculoesquelético*. Wolters Kluwer también nos ha dado acceso a un banco de diapositivas para los académicos de todo el mundo que utilizan el libro para la enseñanza, una herramienta muy apreciada. Cualquier académico que desee solicitar acceso puede entrar en contacto con Wolters Kluwer Health.

A todos los que nos ayudaron les decimos de nuevo GRACIAS y TACK SÅ MYCKET.

Margareta Nordin, PT, Dr Med Sci
Victor H. Frankel, MD, PhD, KNO

Contenido

PARTE 1

Biomecánica de los tejidos y las estructuras del sistema musculoesquelético

PARTE 2

Biomecánica de las articulaciones

PARTE 3

Biomecánica aplicada

CAPÍTULO 1

Introducción a la biomecánica: terminología y conceptos básicos

Nihat Özkaya y Dawn Leger

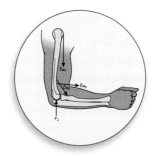

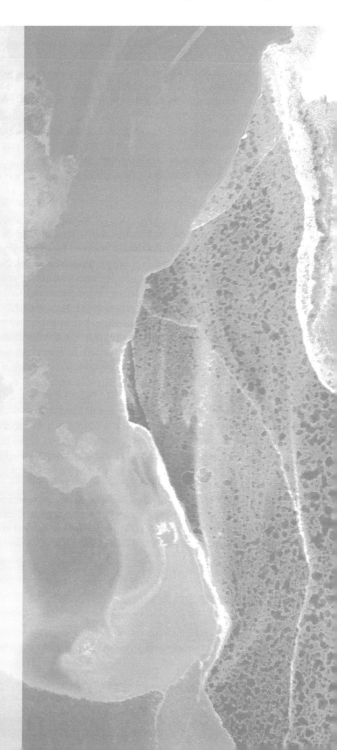

Introducción

La biomecánica es considerada una rama de la bioingeniería y de la ingeniería biomédica. La bioingeniería es un campo interdisciplinario en el cual los principios y los métodos de la ingeniería, las ciencias básicas y la tecnología se aplican al diseño, la prueba y la fabricación de equipo de uso médico, y para comprender, definir y resolver problemas en fisiología y biología. La bioingeniería es una entre varias áreas de especialidad que se incluyen en el campo general de la ingeniería biomédica.

La biomecánica considera las aplicaciones de la mecánica clásica al análisis de los sistemas biológicos y fisiológicos. Distintos aspectos de la biomecánica recurren a elementos diferentes de la mecánica aplicada. Por ejemplo, los principios de la estática se han aplicado para analizar la magnitud y la naturaleza de las fuerzas implicadas en varias articulaciones y músculos del sistema musculoesquelético. Los principios de la dinámica se han utilizado para describir el movimiento, el análisis de la marcha y el análisis del movimiento segmentario, y tienen muchas aplicaciones en la mecánica del deporte. La mecánica de los sólidos provee las herramientas necesarias para el desarrollo de las ecuaciones constitutivas de campo para los sistemas biológicos, que se utilizan para evaluar su comportamiento funcional bajo distintas condiciones de carga. Los principios de la mecánica de fluidos se han utilizado para investigar el flujo sanguíneo en el sistema circulatorio, el flujo del aire en el pulmón y la lubricación articular.

La investigación en biomecánica busca incrementar el conocimiento sobre una estructura muy compleja —el cuerpo humano. Las actividades de investigación en biomecánica pueden dividirse en tres áreas: estudios experimentales, análisis de modelos e investigación aplicada. En biomecánica se realizan estudios experimentales para definir las propiedades mecánicas de los materiales biológicos, entre ellos el hueso, el cartílago, el músculo, el tendón, el ligamento, la piel y la sangre en su totalidad o como las partes que los constituyen. Estudios teóricos que implican análisis de modelos matemáticos también han sido un componente importante de la investigación en la biomecánica. En general, un modelo que se basa en hallazgos experimentales puede utilizarse para predecir el efecto de los factores ambientales y operativos sin recurrir a experimentos de laboratorio.

La investigación aplicada en la biomecánica es el uso del conocimiento científico para el beneficio de los seres humanos. Se sabe que la lesión y la enfermedad musculoesqueléticas constituyen uno de los principales riesgos laborales en los países industrializados. Al aprender el modo en que el sistema musculoesquelético se ajusta a condiciones de trabajo comunes y desarrollar lineamientos para asegurar que el trabajo manual se adapte con más precisión a las limitaciones físicas del cuerpo humano y a sus movimientos naturales, es posible combatir estas lesiones.

Conceptos básicos

La biomecánica del sistema musculoesquelético hace necesaria una buena comprensión de la mecánica básica. La terminología y los conceptos básicos de la mecánica y la física se utilizan para describir las fuerzas internas del cuerpo humano. El objetivo de estudiar estas fuerzas es comprender la condición de aplicación de carga de los tejidos blandos y sus respuestas mecánicas. El propósito de esta sección es revisar los conceptos básicos de la mecánica aplicada que se utilizan en la literatura biomecánica y a lo largo de este libro.

ESCALARES, VECTORES Y TENSORES

Casi todos los conceptos en la mecánica son escalares o vectoriales. Una cantidad escalar solo tiene magnitud. Conceptos como masa, energía, potencia, trabajo mecánico y temperatura son cantidades escalares. Por ejemplo, resulta suficiente decir que un objeto tiene 80 kilogramos (kg) de masa. Una cantidad vectorial, en contraste, tiene tanto una magnitud como una dirección asociadas con ella. Fuerza, momento, velocidad y aceleración son ejemplos de cantidades vectoriales. Para describir una fuerza en su totalidad, debe indicarse la cantidad de fuerza y la dirección en la cual se aplica. La magnitud de un vector también es una cantidad escalar. La magnitud de cualquier cantidad (escalar o vectorial) es siempre un número positivo que corresponde a la medida numérica de esa cantidad.

Desde la perspectiva gráfica, un vector se representa con una flecha cuya orientación indica la línea de acción, y la cabeza denota la dirección y el sentido del vector. Si en una misma ilustración debe mostrarse más de un vector, la longitud de cada flecha tendrá que ser proporcional a la magnitud que el vector representa. Tanto escalares como vectores son formas especiales de una categoría más amplia que incluye a todas las cantidades de la mecánica denominadas tensores. Los escalares también se conocen como "tensores de orden cero", en tanto los vectores son "tensores de primer orden". Por el contrario, conceptos como esfuerzo y deformación son "tensores de segundo orden".

VECTOR DE FUERZA

La fuerza puede definirse como una anomalía o carga mecánica. Cuando un objeto se empuja o jala se aplica una fuerza sobre el mismo. También se aplica una fuerza cuando se arroja o patea una pelota. Una fuerza que actúa sobre un objeto puede deformarlo, cambiar su estado de movimiento o producir ambos fenómenos. Las fuerzas pueden clasificarse de distintos modos de acuerdo con sus efectos sobre los objetos a los que se aplican o según su orientación al compararlas entre sí. Por ejemplo, una fuerza puede ser interna o externa; normal (perpendicular) o tangencial; tensil, compresiva o de cizallamiento; gravitacional (peso), o friccional. Dos o más fuerzas que actúan sobre un mismo cuerpo pueden ser coplana-res (que actúan sobre la superficie de un plano bidimensional), colineales (que tienen una línea de acción común), concurrentes (líneas de acción que se intersectan en un mismo punto) o paralelas. Tome en cuenta que el peso es una forma especial de fuerza. El peso de un objeto sobre la Tierra es la fuerza gravitacional que el planeta ejerce sobre la masa de ese objeto. La magnitud del peso de un objeto en la Tierra equivale a la masa del objeto multiplicada por la magnitud de la aceleración gravitacional, que se aproxima a 9.8 metros por segundo al cuadrado (m/s²). Por ejemplo, un objeto de 10 kg pesa alrededor de 98 Newtons (N) sobre la Tierra. El peso siempre tiene una dirección vertical hacia abajo.

VECTORES DE TORQUE Y MOMENTO

El efecto de una fuerza sobre un objeto depende del modo en que esta se aplica y de la manera en que el objeto está apoyado. Por ejemplo, cuando se le jala, una puerta abierta girará en torno al borde sobre el cual está fijada a la pared. Lo que causa el giro de la puerta es el torque que genera la fuerza aplicada en torno a un eje que pasa por las bisagras de la puerta. Si una persona se para sobre el extremo libre de un trampolín, este se flexionará. Lo que lo flexiona es el momento del peso del cuerpo en torno al extremo fijo de la tabla. En general, el torque se asocia con la acción rotatoria y de giro de las fuerzas aplicadas, en tanto el momento se relaciona con la acción de flexión. Sin embargo, la definición matemática de momento y torque es la misma.

El torque y el momento son cantidades vectoriales. La magnitud del torque o momento de una fuerza en torno a un punto equivale a la magnitud de la fuerza multiplicada por el valor de la distancia más corta entre el punto y la línea de acción de la fuerza, que se conoce como brazo de palanca o de momento.

Considere una persona que está sobre un aparato de ejercicio y sostiene un mango unido a un cable (fig. 1-1). El cable está enrollado en torno a una polea y unido a una placa para peso. El peso en la placa para peso estira el cable, de tal modo que la magnitud F de la fuerza tensil en el cable equivale al peso de la placa para peso. Esta fuerza se trasmite a la mano de la persona por medio del mango. En ese instante, si el cable unido al mango forma un ángulo θ con la horizontal, entonces la fuerza F ejercida por el cable sobre la mano de la persona también forma un ángulo θ con la horizontal. Sea O un punto sobre el eje de rotación de la articulación del codo. Para determinar la magnitud del momento producido por la fuerza F en torno a O, se extiende la línea de acción de la fuerza F y se traza una línea a partir de O que corta la línea de acción de F en un ángulo recto. Si el punto de intersección de las dos líneas es Q, entonces la distancia d entre O y Q es el brazo de palanca, y la magnitud del momento M de la fuerza F en torno a la articulación del codo es M = dF. La dirección del vector del momento es perpendicular al plano definido por la línea de acción de F y la línea OQ, o para este caso bidimensional ocurre en sentido contrario a las manecillas del reloj.

LEYES DE NEWTON

Existe un número más bien escaso de leyes básicas que gobiernan la relación entre las fuerzas y los movimientos correspondientes. Entre ellas, las leyes de la mecánica introducidas por Sir Isaac Newton (1642-1727) son las más importantes. La

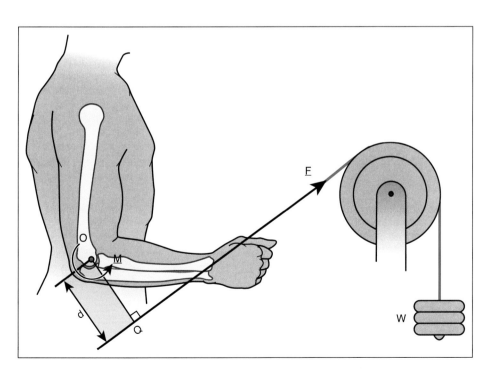

FIGURA 1-1 Definición de torque. Reimpresa con autorización de Özkaya, N. (1998). Biomechanics. En W. N. Rom (Ed.). *Environmental and Occupational Medicine* (3rd ed., pp. 1437-1454). Philadelphia, PA: Lippincott-Raven.

primera ley de Newton indica que un objeto en reposo permanecerá en reposo o que un objeto en movimiento se desplazará en línea recta con una velocidad constante si la fuerza neta que actúa sobre él es de cero. La segunda ley de Newton indica que un objeto sobre el cual actúa una fuerza neta distinta a cero se acelerará en la dirección de la fuerza neta y que la magnitud de la aceleración será proporcional a la magnitud de la fuerza neta. La segunda ley de Newton puede formularse como $\underline{F} = m\underline{a}$. En este caso, $\underline{F}$ es la fuerza aplicada, m es la masa del objeto y $\underline{a}$ es la aceleración lineal (traslacional) del objeto sobre el cual se aplica la fuerza. Si sobre el objeto actúa más de una fuerza, entonces $\underline{F}$ representa la fuerza neta o resultante (la suma vectorial de todas las fuerzas). Otro modo de expresar la segunda ley del movimiento de Newton es $\underline{M} = I\alpha$, donde $\underline{M}$ es el momento neto o resultante de todas las fuerzas que actúan sobre el objeto, I es el momento de inercia de la masa del objeto y α es la aceleración angular (rotatoria) del objeto. La masa m y el momento de inercia de la masa I en estas ecuaciones de movimiento son medidas de resistencia a los cambios del movimiento. A mayor inercia de un objeto, más difícil será ponerlo en movimiento o detenerlo si ya se está moviendo.

La tercera ley de Newton indica que a toda acción corresponde una reacción, y que las fuerzas de acción y reacción entre objetos que interactúan son equivalentes en magnitud, opuestas en dirección y tienen la misma línea de acción. Esta ley tiene aplicaciones importantes en la integración de los diagramas de cuerpo libre.

DIAGRAMAS DE CUERPO LIBRE

Los diagramas de cuerpo libre se integran para ayudar a identificar las fuerzas y los momentos que actúan sobre cada parte de un sistema y para asegurar el uso correcto de las ecuaciones de la mecánica para analizar el sistema. Con este propósito, las partes que constituyen un sistema se aíslan de su entorno, y los efectos del entorno son sustituidos por fuerzas y momentos apropiados.

El sistema musculoesquelético humano está integrado por muchas partes conectadas entre sí por medio de una estructura compleja de tendón, ligamento, músculo y articulación. En algunos análisis el objetivo puede ser investigar las fuerzas implicadas en y en torno a varias articulaciones del cuerpo humano en diferentes condiciones de postura y carga. Estos análisis pueden realizarse al dividir al organismo en dos partes por el nivel de la articulación de interés e integrar un diagrama de cuerpo libre de una de las partes. Por ejemplo, considere el brazo que se ilustra en la figura 1-2. Asuma que van a analizarse las fuerzas implicadas en la articulación del codo. Como se ilustra en la figura 1-2, el cuerpo completo se separa en dos a la altura de la articulación del codo y se dibuja el diagrama de cuerpo libre del antebrazo (fig. 1-2B). En este caso,

F es la fuerza que aplica sobre la mano el mango del cable unido al peso en la placa de peso.

W es el peso total de la región distal del brazo, que actúa en el centro de gravedad del mismo.

F_{M1} es la fuerza que ejerce el bíceps sobre el radio.

F_{M3} es la fuerza que ejercen los músculos braquiorradiales sobre el radio.

F_{M2} es la fuerza que ejercen los músculos braquiales sobre el cúbito.

F_J es la fuerza de reacción resultante en las articulaciones humerocubital y humerorradial del codo. Nótese que las fuerzas de reacción del músculo y la articulación representan

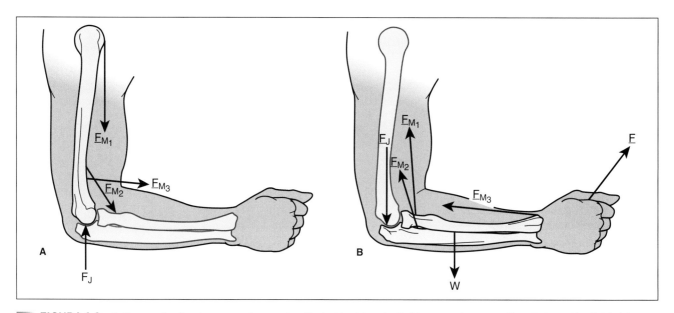

FIGURA 1-2   A. Fuerzas implicadas en y en torno a la articulación del codo. **B.** Diagrama de cuerpo libre de la región distal del brazo. Reimpresa con autorización de Özkaya, N. (1998). Biomechanics. En W. N. Rom (Ed.). *Environmental and Occupational Medicine* (3rd ed., pp. 1437-1454). Philadelphia, PA: Lippincott-Raven.

los efectos mecánicos de la región proximal del brazo sobre su región distal. Además de que, como lo ilustra la figura 1-2A (que no es un diagrama completo de cuerpo libre), fuerzas de reacción musculares y articulares de igual magnitud pero con dirección opuesta actúan también sobre la región proximal del brazo.

CONDICIONES PARA EL EQUILIBRIO

La estática es un área de la mecánica aplicada que se vincula con el análisis de las fuerzas sobre cuerpos rígidos en equilibrio. Un cuerpo rígido es aquel que se asume como indeformable. En realidad, todo objeto o material puede sufrir cierto grado de deformación cuando actúan fuerzas sobre él. En algunos casos, el grado de deformación puede ser tan pequeño que pudiera no afectar el análisis deseado, y se asume que el objeto es rígido. En mecánica, el término equilibrio implica que el cuerpo de interés está ya sea en reposo o se mueve con una velocidad constante. Para que un cuerpo se encuentre en un estado de equilibrio, tiene que tener equilibrio tanto traslacional como rotatorio. Un cuerpo se encuentra en equilibrio traslacional si la fuerza neta (suma de vectores de todas las fuerzas) que actúa sobre el mismo es de cero. Si la fuerza neta es de cero, entonces la aceleración lineal (tasa temporal de cambio de la velocidad lineal) del cuerpo es de cero, o bien la velocidad lineal del cuerpo es constante o de cero. Un cuerpo se encuentra en equilibrio rotatorio si el momento neto (suma de vectores de los momentos de todas las fuerzas) que actúa sobre el mismo es cero. Si el momento neto es de cero, entonces la aceleración angular (tasa temporal de cambio de la velocidad angular) del cuerpo es de cero, o bien la velocidad angular del cuerpo es constante o de cero. De este modo, para un cuerpo en estado de equilibrio las ecuaciones de movimiento (segunda ley de Newton) toman las siguientes formas especiales:

$$\Sigma \underline{F} = 0 \quad y \quad \Sigma \underline{M} = 0$$

Es importante recordar que fuerza y momento son cantidades vectoriales. Por ejemplo, respecto de un sistema de coordenadas rectangulares (cartesiano), los vectores de fuerza y momento pueden tener componentes en las direcciones x, y y z. De este modo, si la fuerza neta que actúa sobre un objeto es de cero, entonces la suma de fuerzas que actúan en cada dirección debe ser igual a cero ($\Sigma F_x = 0$, $\Sigma F_y = 0$, $\Sigma F_z = 0$). De manera similar, si el momento neto en un objeto es de cero, entonces la suma de momentos en cada dirección también debe ser igual a cero ($\Sigma M_x = 0$, $\Sigma M_y = 0$, $\Sigma M_z = 0$). Por ende, para los sistemas tridimensionales de fuerza existen seis condiciones de equilibrio. Para los sistemas bidimensionales de fuerza en el plano xy solo es necesario verificar tres de estas condiciones ($\Sigma F_x = 0$, $\Sigma F_y = 0$ y $\Sigma M_z = 0$).

ESTÁTICA

Los principios de la estática (ecuaciones de equilibrio) pueden aplicarse para investigar las fuerzas musculares y articulares implicadas en y en torno a las articulaciones en diferentes posiciones posturales del cuerpo humano y sus segmentos. El propósito inmediato del análisis estático es dar respuesta a preguntas como: ¿Qué tensión deben ejercer los músculos extensores del cuello sobre la cabeza para sostenerla en una posición específica? Cuando una persona se inclina, ¿cuál sería la fuerza ejercida por el músculo extensor de la columna sobre la quinta vértebra lumbar? ¿Cómo varía la compresión en las articulaciones del codo, la rodilla y el tobillo con la aplicación de fuerzas externas y con distintas disposiciones segmentarias? ¿Cómo varía la fuerza sobre la cabeza femoral con cargas llevadas en la mano? ¿Cuáles son las fuerzas implicadas en los distintos grupos musculares y articulaciones en condiciones de ejercitación diversas?

En general, las incógnitas en los problemas de estática que implican al sistema musculoesquelético son las magnitudes de las fuerzas de reacción articular y las tensiones musculares. El análisis mecánico de una articulación esquelética obliga a conocer las características de los vectores de las tensiones en los músculos, las localizaciones apropiadas de las inserciones musculares, los pesos de los segmentos corporales y las ubicaciones de los centros de gravedad de los segmentos corporales. Resulta evidente que los modelos mecánicos son representaciones simples de sistemas complejos. Muchos modelos están limitados por presunciones que deben establecerse para reducir al sistema que se analiza a uno con determinación estática. Cualquier modelo puede mejorarse al considerar la contribución de otros músculos, pero eso incrementará el número de incógnitas y convertirá al modelo en uno indeterminado desde la perspectiva estática. Para analizar el modelo mejorado, el investigador necesitaría información adicional relacionada con las fuerzas musculares. Esta información puede obtenerse por medio de mediciones electromiográficas de las señales musculares o al aplicar ciertas técnicas de optimización. Puede hacerse un análisis similar para investigar las fuerzas implicadas en y en torno a otras articulaciones grandes del sistema musculoesquelético.

MODALIDADES DE DEFORMACIÓN

Al actuar sobre ellos fuerzas externas, los objetos pueden sufrir traslación en la dirección de la fuerza neta y rotar en la dirección del torque neto que actúa sobre ellos. Si un objeto se sujeta a fuerzas de aplicación externa pero se encuentra en equilibrio estático, entonces lo más probable es que sufra cierto cambio de configuración local. El cambio de configuración local bajo el efecto de las fuerzas aplicadas se conoce como deformación. El grado de deformación que un objeto puede sufrir depende de muchos factores, entre ellos las propiedades del material, el tamaño y la forma del objeto; factores ambientales, como el calor y la humedad; y la magnitud, dirección y duración de las fuerzas aplicadas.

Una manera de identificar fuerzas es observar su tendencia a deformar el objeto sobre el cual se están aplicando. Por ejemplo, se dice que el objeto se encuentra en tracción o tensión si tiende a elongarse, y compresión si tiende a encogerse en la dirección de las fuerzas aplicadas. La aplicación de una carga de cizallamiento difiere de la tensión y la compresión en el sentido de que deriva de fuerzas que actúan en direcciones tangenciales al área que resiste las fuerzas, y producen cizallamiento, en tanto la tensión y la compresión son causadas por fuerzas colineales que se aplican en dirección perpendicular a las áreas sobre las que actúan. Es común denominar fuerzas normales o axiales a las fuerzas tensiles y compresivas; las fuerzas de cizallamiento son fuerzas tangenciales. Los objetos también se deforman cuando se les sujeta a fuerzas que causan flexión y torsión, que se relacionan con las acciones de momento y torque de las fuerzas aplicadas.

Un material puede responder de manera distinta a diferentes configuraciones de aplicación de carga. Para un material determinado pueden existir diferentes propiedades físicas que deben considerarse al analizar su respuesta a la aplicación de una carga tensil, en comparación con la aplicación de una carga compresiva o cizallamiento. Las propiedades mecánicas de los materiales se definen por medio de análisis de esfuerzo, al someterlos a distintos experimentos como las pruebas uniaxiales de tensión y compresión, torsión y flexión.

ESFUERZO NORMAL Y ESFUERZO DE CIZALLAMIENTO

Considere el hueso completo de la figura 1-3A, que se encuentra sujeto a un par de fuerzas tensiles de magnitud F. El hueso está en equilibrio estático. Para analizar las fuerzas inducidas dentro del hueso, puede aplicarse el método de secciones al cortarlo de manera hipotética en dos partes a la altura de un plano perpendicular a su eje longitudinal. Puesto que el hueso en su totalidad se encuentra en equilibrio, ambos trozos deben también estar en equilibrio. Esto obliga a que en la sección de corte de cada trozo exista una fuerza interna que sea igual en magnitud pero opuesta en dirección a la fuerza externa aplicada (fig. 1-3B). La fuerza interna se distribuye sobre toda el área de la sección de corte, y $\underline{F}$ representa la resultante de la fuerza distribuida (fig. 1-3C). La intensidad de esta fuerza distribuida (fuerza por unidad de área) se conoce como esfuerzo. Para el caso que se muestra en la figura 1-3, toda vez que la fuerza resultante en la sección de corte es perpendicular al plano del corte, al esfuerzo correspondiente se le denomina esfuerzo normal o axial. Es habitual utilizar el símbolo σ (sigma) para hacer referencia a los esfuerzos normales. Si se asume que la intensidad de la fuerza distribuida en la sección de corte es uniforme en toda el área transversal A del hueso, entonces σ = F/A. Los esfuerzos normales que son producto de fuerzas que tienden a estirar (elongar) los materiales se conocen de manera más específica como esfuerzos tensiles; los que tienden a encogerlos se conocen como esfuerzos compresivos. De acuerdo con el sistema internacional de unidades estandarizadas (SI, por sus siglas en inglés; ver apéndice), los esfuerzos se miden en Newtons por metro cuadrado (N/m²), lo que también se conoce como Pascales (Pa).

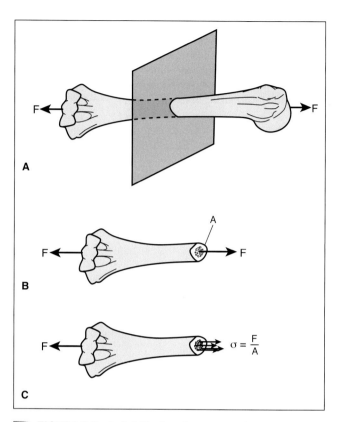

FIGURA 1-3 Definición de esfuerzo normal. Reimpresa con autorización de Özkaya, N. (1998). Biomechanics. En W. N. Rom (Ed.). *Environmental and Occupational Medicine* (3rd ed., pp. 1437-1454). Philadelphia, PA: Lippincott-Raven.

Existe otra modalidad de esfuerzo, el esfuerzo de cizallamiento, que es una medida de la intensidad de las fuerzas internas que actúan en dirección tangencial (paralela) a un plano de corte. Por ejemplo, considere el hueso completo de la figura 1-4A. El hueso se encuentra sujeto a distintas fuerzas paralelas que actúan en planos perpendiculares a su eje longitudinal. Asúmase que el hueso se corta en dos partes a través de un plano perpendicular a su eje longitudinal (fig. 1-4B). Si el hueso completo se encuentra en equilibrio, cada una de sus partes también debe estarlo. Esto obliga a que exista una fuerza interna en la sección de corte que actúe en una dirección tangencial a la superficie de corte. Si se conoce la magnitud de las fuerzas externas, entonces puede calcularse la magnitud F de la fuerza interna al considerar el equilibrio traslacional y rotatorio de una de las partes que constituyen el hueso. La intensidad de la fuerza interna tangencial a la sección de corte se conoce como esfuerzo de cizallamiento. Es habitual utilizar el símbolo τ (tau) para hacer referencia a los esfuerzos de cizallamiento (fig. 1-4C). Si se asume que la intensidad de la fuerza tangencial a la sección de corte es uniforme en el área transversal A del hueso, entonces τ = F/A.

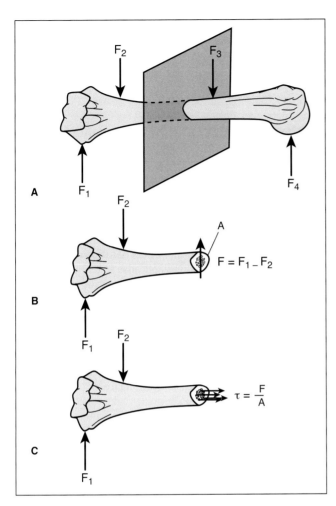

FIGURA 1-4 Definición de esfuerzo de cizallamiento. Reimpresa con autorización de Özkaya, N. (1998). Biomechanics. En W. N. Rom (Ed.). *Environmental and Occupational Medicine* (3rd ed., pp. 1437-1454). Philadelphia, PA: Lippincott-Raven.

DEFORMACIÓN NORMAL Y DEFORMACIÓN DE CIZALLAMIENTO

La deformación es una medida del grado de cambio de forma. Al igual que en el caso del esfuerzo, pueden diferenciarse dos tipos de deformación. Una deformación normal se define como la proporción de cambio (incremento o decremento) de la longitud respecto de la original (sin deformación), y a menudo se denota con el símbolo ε (épsilon). Considere el hueso completo de la figura 1-5. La longitud total del hueso es l, pero si este se sujeta a un par de fuerzas tensiles, su longitud puede incrementarse hasta l' o una cantidad equivalente a $\Delta l = l' - l$. La deformación normal es la proporción entre el grado de elongación y la longitud original, o $\varepsilon = \Delta l/l$. Si la longitud del hueso aumenta en la dirección en la cual se calcula la deformación, entonces esta última es tensil y positiva. Si la longitud del hueso disminuye en la dirección en la cual se calcula la deformación, entonces esta última es compresiva y negativa.

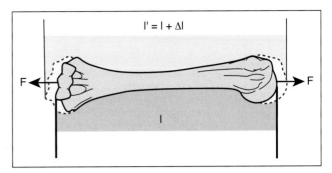

FIGURA 1-5 Definición de deformación normal. Reimpresa con autorización de Özkaya, N. (1998). Biomechanics. En W. N. Rom (Ed.). *Environmental and Occupational Medicine* (3rd ed., pp. 1437-1454). Philadelphia, PA: Lippincott-Raven.

Las deformaciones de cizallamiento se relacionan con distorsiones producidas por esfuerzos de cizallamiento, y a menudo se denotan con el símbolo γ (gamma). Considere el rectángulo (ABCD) que se muestra la figura 1-6 y sobre el que actúa un par de fuerzas tangenciales que lo deforman para convertirlo en un paralelogramo (AB'C'D). Si el desplazamiento horizontal relativo de la parte superior e inferior del rectángulo es d y la altura del rectángulo es h, entonces la deformación por cizallamiento promedio es la proporción entre b y h, que equivale a la tangente del ángulo γ, el cual suele ser muy pequeño. Para ángulos pequeños, la tangente es casi igual al ángulo medido en radianes. De este modo, la deformación por cizallamiento promedio es $\gamma = d/h$.

Las deformaciones se calculan al dividir dos cantidades medidas en unidades de longitud. Para la mayor parte de las aplicaciones, los cambios de forma y, en consecuencia, las deformaciones pueden ser muy pequeñas (p. ej., 0.001). Las deformaciones también pueden expresarse como porcentajes (p. ej., 0.1%).

DIAGRAMAS ESFUERZO-DEFORMACIÓN

Los diferentes materiales pueden mostrar relaciones esfuerzo-deformación distintas. Considere el diagrama esfuerzo-de-

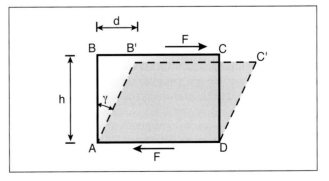

FIGURA 1-6 Definición de deformación de cizallamiento. Reimpresa con autorización de Özkaya, N. (1998). Biomechanics. En W. N. Rom (Ed.). *Environmental and Occupational Medicine* (3rd ed., pp. 1437-1454). Philadelphia, PA: Lippincott-Raven.

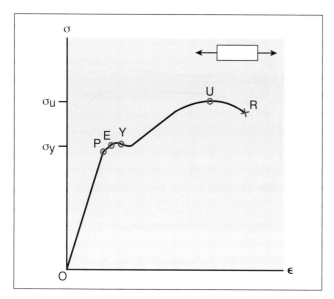

FIGURA 1-7 Diagramas esfuerzo-deformación. Reimpresa con autorización de Özkaya, N. (1998). Biomechanics. En W. N. Rom (Ed.). *Environmental and Occupational Medicine* (3rd ed., pp. 1437-1454). Philadelphia, PA: Lippincott-Raven.

formación que se muestra en la figura 1-7. Existen seis puntos distintos sobre la curva, que se denominan O, P, E, Y, U y R. El punto O es el origen del diagrama esfuerzo-deformación, que corresponde al estado inicial (sin carga, sin deformación). El punto P representa el límite de proporcionalidad. Entre O y P, el esfuerzo y la deformación tienen una proporción lineal y el diagrama esfuerzo-deformación es una línea recta. El punto E representa el límite elástico. El punto Y es el punto de vencimiento o cesión, y el esfuerzo σ_y que corresponde al punto de vencimiento, se denomina resistencia de vencimiento del material. Con este nivel de esfuerzo, puede ocurrir una elongación considerable (vencimiento) sin un incremento correspondiente de la carga. El punto de esfuerzo más alto en el diagrama esfuerzo-deformación es U. El esfuerzo σ_u es la resistencia máxima del material. El último punto en el diagrama esfuerzo-deformación es R, que representa el punto de fractura, rotura o falla. El esfuerzo con el cual se presenta la falla se denomina resistencia de falla o fractura del material. Para algunos materiales pudiera no ser fácil diferenciar el límite elástico y el punto de vencimiento. La resistencia de vencimiento de tales materiales se determina con el método *offset*, que se aplica al trazar una línea paralela a la región lineal del diagrama esfuerzo-deformación que pasa por un nivel de deformación aproximado de 0.2%. La intersección de esta línea con la curva esfuerzo-deformación se considera el punto de vencimiento y el esfuerzo correspondiente a ese punto se denomina resistencia de vencimiento aparente del material.

Observe que un material dado puede comportarse de manera distinta bajo diferentes condiciones de carga y ambientales. Si la curva que se muestra en la figura 1-7 representa la relación esfuerzo-deformación de un material bajo una carga tensil, puede existir una curva similar pero distinta que represente la relación esfuerzo-deformación para el mismo material

bajo una carga compresiva o cizallamiento. De igual modo, se sabe que la temperatura modifica la relación entre el esfuerzo y la deformación. Para algunos materiales la relación esfuerzo-deformación también puede depender de la velocidad a la cual se aplica la carga sobre el material.

DEFORMACIÓN ELÁSTICA Y DEFORMACIÓN PLÁSTICA

La elasticidad se define como la capacidad del material para recuperar su tamaño y forma originales (libres de esfuerzo) al retirar las cargas aplicadas. En otras palabras, si se aplica una carga sobre un material, de tal modo que el esfuerzo que se genera en el mismo es idéntico o inferior a su límite elástico, las deformaciones que ocurren en el material desaparecerán por completo una vez que las cargas aplicadas se retiren. Un material elástico cuyo diagrama esfuerzo-deformación corresponde a una línea recta se conoce como un material con elasticidad lineal. Para un material de este tipo el esfuerzo guarda una proporción lineal con la deformación. La pendiente del diagrama esfuerzo-deformación en la región elástica se denomina módulo elástico o de Young del material, que a menudo se denota con la letra E. De este modo, la relación entre el esfuerzo y la deformación para materiales con elasticidad lineal es $\sigma = E\varepsilon$. Esta ecuación, que relaciona el esfuerzo normal y la deformación normal, se conoce como una función del material. Para un material dado pueden existir diferentes funciones del material para modalidades de deformación distintas. Por ejemplo, algunos materiales pueden exhibir un comportamiento elástico lineal bajo una carga de cizallamiento. Para estos materiales, el esfuerzo de cizallamiento τ guarda una proporción lineal con la deformación de cizallamiento γ, y la constante de proporcionalidad se denomina módulo de cizallamiento o módulo de rigidez. Si G representa el módulo de rigidez, entonces $\tau = G\gamma$. Las combinaciones de todas las funciones del material posibles para un material determinado forman las ecuaciones constitutivas para este.

La plasticidad implica cambios de forma permanentes. Los materiales pueden sufrir deformaciones plásticas tras las deformaciones elásticas cuando se les aplica una carga que supera sus límites elásticos. Considere el diagrama esfuerzo-deformación de un material bajo una carga tensil (fig. 1-7). Asuma que los esfuerzos en la muestra se llevan a nivel mayor que la fuerza de vencimiento del material. Al retirar la carga aplicada, el material se recuperará de la deformación elástica que sufrió, siguiendo una línea de descarga paralela a la región de elasticidad lineal inicial. El punto en el que esta línea corta el eje de deformación se denomina deformación plástica, que corresponde al grado de cambio de configuración permanente (irrecuperable) que ocurre en el material.

La viscoelasticidad es la característica de un material que tiene propiedades tanto de fluido como de sólido. Casi todos los materiales se clasifican ya sea como fluidos o sólidos. Un material sólido se deforma hasta cierto grado cuando se le aplica una fuerza externa. Una fuerza que se aplica de manera continua sobre un cuerpo fluido generará una deformación continua (también conocida como flujo). La viscosidad es la propiedad de un fluido que corresponde a una medida cuantitativa de resistencia al flujo. La viscoelasticidad es un ejemplo del modo en que áreas de la mecánica aplicada pueden superponerse, puesto que se recurre a los principios de la mecánica tanto de fluidos como de sólidos.

VISCOELASTICIDAD

Cuando se les sujeta un nivel de esfuerzo bajo relativo, muchos materiales como los metales muestran un comportamiento de material elástico. Sufren deformaciones plásticas con niveles de esfuerzo elevados. Los materiales elásticos se deforman de manera instantánea cuando se le sujeta a cargas de aplicación externa y recuperan sus configuraciones originales casi de inmediato al retirarlas. Para un material elástico, el esfuerzo es función de la deformación, y la relación esfuerzo-deformación es única (fig. 1-8). Los materiales elásticos no muestran un comportamiento dependiente del tiempo. Un grupo distinto de materiales, como los polímeros plásticos, los metales a altas temperaturas y casi todos los materiales biológicos, muestran deformación gradual y recuperación cuando se les sujeta a carga y descarga. Dichos materiales se denominan viscoelásticos; la respuesta de estos depende de la rapidez con la que se aplica o retira la carga. El grado de deformación que los materiales viscoelásticos sufren depende de la velocidad a la cual se aplican las cargas que producen la deformación. La relación esfuerzo-deformación para un material viscoelástico no es única, es una función del tiempo o la velocidad a la cual los esfuerzos y las deformaciones se desarrollan en el material (fig. 1-9). La palabra "viscoelástico" está integrada por dos vocablos. La viscosidad es una propiedad de los fluidos y una medida de la resistencia al flujo. La elasticidad es una propiedad de un material sólido. De este modo, los materiales viscoelásticos poseen propiedades similares tanto a las de los fluidos como a las de los sólidos.

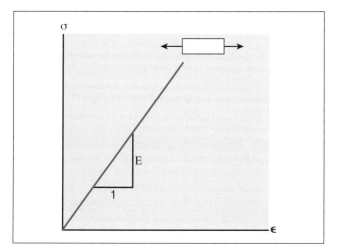

FIGURA 1-8 Comportamiento de un material con elasticidad lineal. Reimpresa con autorización de Özkaya, N. (1998). Biomechanics. En W. N. Rom (Ed.). *Environmental and Occupational Medicine* (3rd ed., pp. 1437-1454). Philadelphia, PA: Lippincott-Raven.

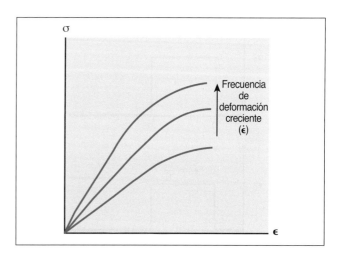

FIGURA 1-9 Comportamiento de deformación de un material viscoelástico dependiente de la velocidad. Reimpresa con autorización de Özkaya, N. (1998). Biomechanics. En W. N. Rom (Ed.). *Environmental and Occupational Medicine* (3rd ed., pp. 1437-1454). Philadelphia, PA: Lippincott-Raven.

Para un material elástico, la energía que se provee para deformarlo (energía de deformación) se almacena en el material como energía potencial y está disponible para devolver al material a su tamaño y configuración originales (libres de esfuerzo) una vez que se retira la carga aplicada. Las líneas de carga y descarga para un material elástico coinciden, lo que indica que no existe pérdida de energía. La mayor parte de los materiales elásticos muestra un comportamiento plástico con niveles de esfuerzo altos. Para los materiales elastoplásticos parte de la energía de deformación se disipa en forma de calor durante las deformaciones plásticas. Para los materiales viscoelásticos cierta parte de la energía de deformación se almacena en el material como energía potencial y otra parte se disipa en forma de calor, de manera independiente a que los niveles de esfuerzos sean bajos o altos. Puesto que los materiales viscoelásticos muestran un comportamiento de material dependiente del tiempo, las diferencias entre las respuestas de los materiales elásticos y los viscoelásticos son más evidentes en condiciones de aplicación de carga dependiente del tiempo.

Se han diseñado varias técnicas experimentales para analizar los aspectos dependientes del tiempo del comportamiento del material. Como se ilustra en la figura 1-10A, una prueba de fluencia y recuperación se realiza al aplicar una carga sobre el material, mantenerla en un nivel constante durante un tiempo, retirarla de pronto y observar la respuesta del material. En una prueba de fluencia y recuperación, un material elástico responderá con una deformación instantánea que mantendría en un nivel constante hasta que la carga se eliminara (fig. 1-10B). En el instante en que se retira la carga, la deformación se recupera de inmediato y por completo. Ante la misma condición de aplicación de carga constante, un material viscoelástico responderá con una deformación que se incrementará y disminuirá de manera gradual. Si el material es un sólido viscoelástico, la recuperación de manera eventual será completa (fig. 1-10C). Si el material es un fluido viscoelástico nunca se alcanzará una recuperación completa y existirá una deformación residual en el material (fig. 1-10D).

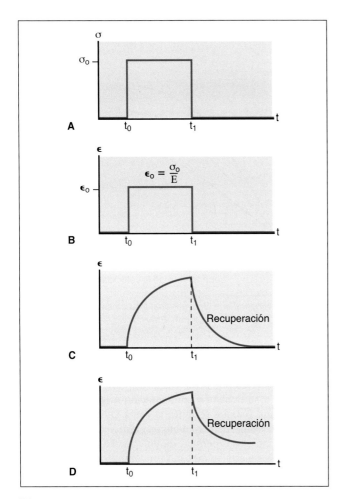

FIGURA 1-10 Prueba de fluencia y recuperación. Reimpresa con autorización de Özkaya, N. (1998). Biomechanics. En W. N. Rom (Ed.). *Environmental and Occupational Medicine* (3rd ed., pp. 1437-1454). Philadelphia, PA: Lippincott-Raven.

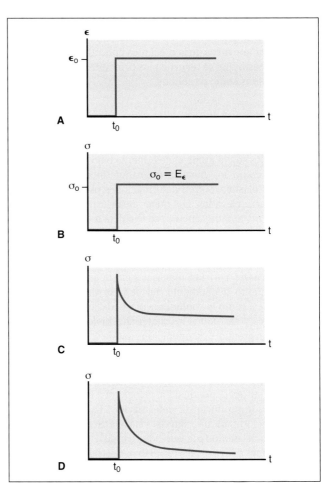

FIGURA 1-11 Experimento esfuerzo-relajación. Reimpresa con autorización de Özkaya, N. (1998). Biomechanics. En W. N. Rom (Ed.). *Environmental and Occupational Medicine* (3rd ed., pp. 1437-1454). Philadelphia, PA: Lippincott-Raven.

Como se muestra en la figura 1-11A, un experimento de esfuerzo-relajación se realiza al deformar el material hasta cierto nivel y mantener una deformación constante mientras se observa su respuesta al esfuerzo. En una prueba de esfuerzo-relajación, un material elástico responderá con un esfuerzo que se desarrolla al instante y se mantiene en un nivel constante (fig. 1-11B). Esto es, un material elástico no mostrará un comportamiento de esfuerzo-relajación. Por el contrario, un material viscoelástico responderá con un nivel inicial de esfuerzo elevado, que se reducirá al transcurrir el tiempo. Si el material es un sólido viscoelástico, el nivel de esfuerzo nunca se reducirá hasta cero (fig. 1-11C). Como se representa en la figura 1-11D, para un fluido viscoelástico el esfuerzo de manera eventual bajará hasta cero.

PROPIEDADES DE LOS MATERIALES CON BASE EN LOS DIAGRAMAS ESFUERZO-DEFORMACIÓN

Es posible comparar los diagramas esfuerzo-deformación de dos o más materiales para determinar cuál de ellos es rela-

tivamente más rígido, duro, tenaz, dúctil o quebradizo. Por ejemplo, la pendiente del diagrama esfuerzo-deformación en la región elástica representa el módulo elástico, que es una medida de la rígidas relativa de los materiales. A mayor módulo elástico, más rígido es el material y mayor su resistencia a la deformación. Un material dúctil es aquel que exhibe una gran deformación plástica previa a la falla. Un material quebradizo, como el cristal, muestra una falla súbita (rotura), sin sufrir una deformación plástica considerable. La tenacidad es una medida de la capacidad de un material para mantener una deformación permanente. La tenacidad de un material se mide al considerar el área total bajo su diagrama de esfuerzo-deformación. A mayor área, más tenaz es el material. La capacidad de un material para almacenar o absorber energía sin una deformación permanente se denomina resiliencia del material. La resiliencia de un material se mide a partir de su módulo de resiliencia, que equivale al área bajo la curva esfuerzo-deformación en la región elástica.

Si bien no guardan relación directa con los diagramas esfuerzo-deformación, otros conceptos importantes se utilizan para describir las propiedades de los materiales. Por ejemplo, un material se denomina homogéneo si sus propiedades no varían de una región a otra; isotrópico si sus propiedades son independientes de la dirección, e incompresible si tiene una densidad constante.

ESFUERZOS PRINCIPALES

Existen posibilidades infinitas para construir elementos en torno a un punto determinado de una estructura. Entre estas posibilidades puede existir un elemento para el cual los esfuerzos normales sean máximos y mínimos; estos se denominan esfuerzos principales, y los planos cuyas normales se encuentran en las direcciones de los esfuerzos máximo y mínimo se denominan planos principales. En un plano principal, el esfuerzo normal puede ser máximo o mínimo, y el esfuerzo de cizallamiento es de cero. Se sabe que la fractura o la falla del material ocurre a lo largo de los planos de esfuerzos máximos y las estructuras deben diseñarse tomando en consideración los esfuerzos máximos implicados. La falla por vencimiento (deformación excesiva) puede ocurrir en cualquier momento en que el esfuerzo principal mayor sea equivalente a la resistencia de vencimiento del material, o la falla por rotura puede ocurrir cuando el esfuerzo principal mayor se iguale a la resistencia máxima del material. Para una estructura y una condición de aplicación de carga determinadas, los esfuerzos principales pueden ubicarse dentro de los límites de la seguridad operativa. Sin embargo, la estructura también debe verificarse en cuanto a esfuerzos de cizallamiento críticos, lo que se denomina esfuerzo de cizallamiento máximo. El esfuerzo de cizallamiento máximo se alcanza en un elemento material para el cual los esfuerzos normales son iguales.

FATIGA Y TOLERANCIA

Los esfuerzos de cizallamiento principales y máximos son útiles para predecir la respuesta de los materiales a configuraciones estáticas de aplicación de carga. Cargas incapaces de causar la falla de una estructura en una aplicación aislada pueden producir fractura al aplicarse de manera repetida. La falla puede ocurrir después de pocos o muchos ciclos de carga y descarga, lo que depende de factores como la amplitud de la carga aplicada, las propiedades mecánicas del material, el tamaño de la estructura y las condiciones operativas. La fractura que resulta de la carga repetida se denomina fatiga.

Se han desarrollado varias técnicas experimentales para comprender el comportamiento de fatiga de los materiales. Considere la barra que se muestra en la figura 1-12A. Asuma que la barra está fabricada de un material cuya resistencia máxima es σ_u. Esta barra se somete primero a un esfuerzo hasta alcanzar un nivel de esfuerzo promedio σ_m y luego se le sujeta a un esfuerzo que fluctúa en el tiempo, en ocasiones tensil y en otras compresivo (fig. 1-12B). La amplitud σ_a del esfuerzo es tal

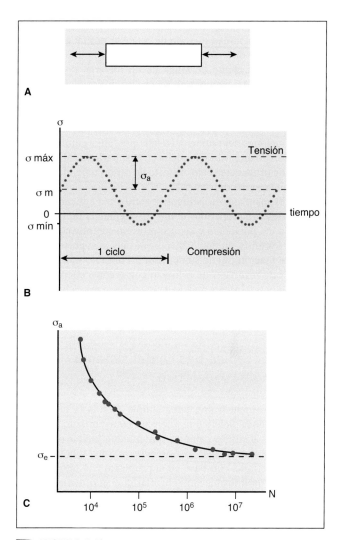

FIGURA 1-12 Fatiga y tolerancia. Reimpresa con autorización de Özkaya, N. (1998). Biomechanics. En W. N. Rom (Ed.). *Environmental and Occupational Medicine* (3rd ed., pp. 1437-1454). Philadelphia, PA: Lippincott-Raven.

que la barra se encuentra sujeta a un esfuerzo tensil máximo inferior a la resistencia máxima del material. Este esfuerzo reversible y periódico se aplica hasta que la barra se fractura y se registra el número de ciclos N para producir la fractura. Este experimento se repite en muestras que tienen las mismas propiedades materiales al aplicar esfuerzos de amplitud variable. Un resultado típico de una prueba de fatiga se grafica en la figura 1-12C, en un diagrama que muestra la amplitud del esfuerzo contra el número de ciclos hasta la falla. Para un N dado, el valor de esfuerzo correspondiente se denomina resistencia a la fatiga del material para ese número de ciclos. Para un nivel de esfuerzo determinado, N representa la vida de fatiga del material. Para algunos materiales, la curva de la amplitud de esfuerzo contra el número de ciclos pierde altura. El esfuerzo σ_e al que la curva de fatiga baja se denomina límite de tolerancia del material. Por debajo de este límite de tolerancia, el material tiene una probabilidad elevada de no fallar por fatiga, al margen del número de ciclos de esfuerzo que se le apliquen.

El comportamiento de fatiga de un material depende de varios factores. A mayor temperatura a la que se utiliza el material, menor la resistencia a la fatiga. El comportamiento de fatiga es sensible a las imperfecciones de la superficie y a la presencia de discontinuidades en el material, que pueden causar concentraciones del esfuerzo. La falla por fatiga comienza con la creación de una fisura pequeña en la superficie del material, que puede propagarse bajo el efecto de cargas repetidas, lo que resulta en la rotura del material.

Los dispositivos ortopédicos se someten a aplicaciones de carga y descarga repetidas como consecuencia de las actividades de los pacientes y las acciones de sus músculos. A lo largo de los años, un dispositivo protésico de soporte de peso o uno de fijación puede sujetarse a un número considerable de ciclos de reversión de esfuerzo como consecuencia de la actividad cotidiana normal. La carga y descarga cíclica puede causar falla por fatiga del dispositivo.

Biomecánica básica del sistema musculoesquelético

Comprender incluso una tarea simple ejecutada por el sistema musculoesquelético requiere un conocimiento amplio y profundo de distintos campos, que pueden incluir el control motor, la neurofisiología, la fisiología, la física y la biomecánica. Por ejemplo, con base en el propósito y la intención de una tarea y la información sensorial que se obtiene a partir del ambiente físico y la orientación del cuerpo y las articulaciones, el sistema nervioso central planea una estrategia para ejecutar una acción. De acuerdo con la estrategia adoptada, los músculos se reclutan para proveer las fuerzas y los momentos requeridos para el movimiento y el equilibrio del sistema. En consecuencia, las fuerzas internas se modificarán y los tejidos blandos experimentarán condiciones de carga distintas.

El propósito de este libro es presentar una síntesis bien balanceada de información obtenida a partir de distintas disciplinas para proveer un conocimiento básico en torno a la biomecánica del sistema musculoesquelético. El material que se presenta aquí se organiza para cubrir tres áreas de la biomecánica musculoesquelética.

PARTE 1: BIOMECÁNICA DE LOS TEJIDOS Y LAS ESTRUCTURAS

El material que se presenta en todo este libro de texto hace una introducción a la biomecánica básica del sistema musculoesquelético. La Parte 1 incluye capítulos sobre la biomecánica del hueso, el cartílago articular, los tendones y los ligamentos, los nervios periféricos y los músculos esqueléticos. Estos se complementan con casos de estudio para ilustrar conceptos importantes para entender la biomecánica de los tejidos biológicos.

PARTE 2: BIOMECÁNICA DE LAS ARTICULACIONES

La Parte 2 de este libro de texto cubre las articulaciones principales del cuerpo humano, desde la columna hasta el tobillo. Cada capítulo contiene información acerca de la estructura y el funcionamiento de la articulación, junto con casos de estudio que ilustran el diagnóstico clínico y el manejo de la lesión y la enfermedad articulares. Los capítulos fueron redactados por clínicos, con el fin de que tuvieran un nivel introductorio al conocimiento relacionado con cada sistema articular.

PARTE 3: BIOMECÁNICA APLICADA

La tercera sección de este libro presenta temas importantes de biomecánica aplicada. Incluyen la biomecánica de la fijación de las fracturas, la artroplastia y la marcha. Un capítulo nuevo en esta edición presenta una introducción a la biomecánica de las posturas autóctonas. Es importante para el estudiante de nivel básico comprender la aplicación de los principios biomecánicos en distintas áreas clínicas, y tomar ahora en consideración las diferencias culturales que caracterizan a las poblaciones no occidentales en su trabajo, recreación y estilos de vida.

Resumen

- La biomecánica es un campo de estudio joven y dinámico que se basa en el reconocimiento de que las teorías y los métodos de ingeniería convencionales pueden ser útiles para comprender y resolver problemas en la fisiología y la medicina. La biomecánica considera las aplicaciones de la mecánica clásica a problemas biológicos. El campo de la biomecánica florece a partir de la cooperación entre estudiosos de ciencias de la vida, médicos, ingenieros y científicos básicos. Esta cooperación requiere cierto vocabulario común: un ingeniero debe aprender algo de anatomía y fisiología, y el personal médico necesita entender algunos de los conceptos básicos de la física y la matemática.

- La información que se presenta en todo este libro de texto se obtuvo a partir de una gran beca. Los autores buscan introducir algunos de los conceptos básicos de la biomecánica relacionada con los tejidos biológicos y las articulaciones. El libro no pretende ser una revisión integral de la literatura, y se alienta a los lectores a consultar la lista de lecturas sugeridas al final del capítulo para complementar su conocimiento. Se mencionan aquí algunos libros de texto básicos, y los estudiantes deben consultar en revistas revisadas por expertos textos detallados sobre la investigación más reciente en cada área de especialidad.

Lecturas sugeridas

Bartel, D. L., Davy, D. T., Keaveny, T. M. (2006). *Orthopaedic Biomechanics: Mechanics and Design in Musculoskeletal Systems.* New York: Pearson/Prentice Hall.

Chaffin, D. B., Andersson, G. B. J., Martin, B. J. (2006). *Occupational Biomechanics* (3rd ed.). New York: Wiley-Interscience.

Nordin, M., Andersson, G. B. J., Pope, M. H. (Eds.). (2007). *Musculoskeletal Disorders in the Workplace* (2nd ed.). Philadelphia, PA: Mosby-Year Book.

Özkaya, N., Leger, D., Goldsheyder, D., et al. (2017). *Fundamentals of Biomechanics: Equilibrium, Motion, and Deformation* (4th ed.). New York: Springer-Verlag.

Whiting, W. C., Zernicke, R. F. (2008). *Biomechanics of Musculoskeletal Injury* (2nd ed.). New York: Human Kinetics.

Winter, D. A. (2005). *Biomechanics and Motor Control of Human Movement* (3rd ed.). New York: John Wiley & Sons.

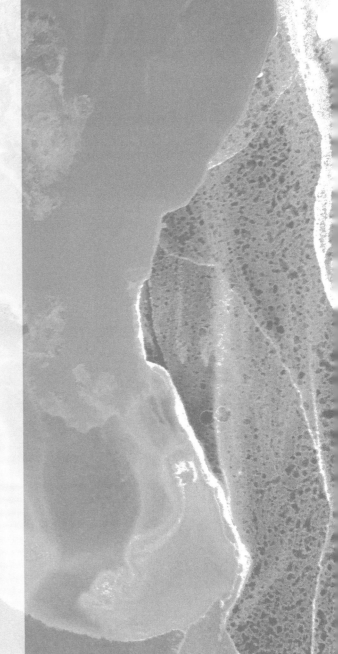

APÉNDICE

El Sistema Internacional de Unidades (Le Système International d'Unités)

Dennis R. Carter

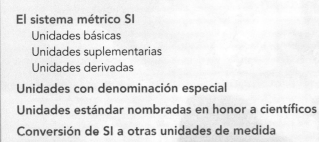

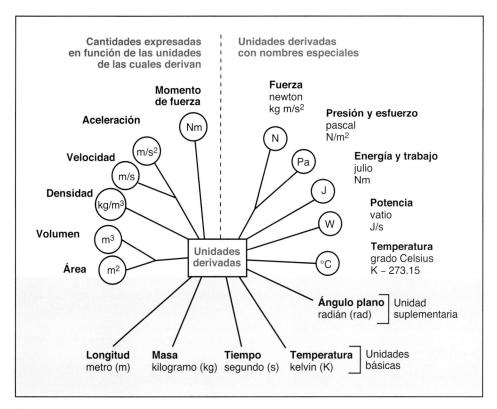

FIGURA A-1 El Sistema Internacional de Unidades.

El sistema métrico SI

El Sistema Internacional de Unidades (Le Système Internacional d'Unités [SI]), el sistema métrico, evolucionó para constituir el sistema de medidas más preciso que existe. En esta sección, se describen las unidades de medida SI utilizadas en la ciencia de la mecánica. Las unidades SI que se utilizan en las ciencias eléctricas y de la luz se omitieron con fines de simplificación.

UNIDADES BÁSICAS

Las unidades SI pueden analizarse en tres grupos: (1) las unidades básicas, (2) las unidades suplementarias y (3) las unidades derivadas (fig. A-1). Las unidades básicas son un grupo pequeño de medidas estándares que se definieron de manera arbitraria. La unidad básica para la longitud es el metro (m) y la unidad básica para la masa es el kilogramo (kg). Las unidades básicas para el tiempo y la temperatura son el segundo (s) y el kelvin (K), respectivamente. Las definiciones de las unidades básicas se han hecho cada vez más sofisticadas en respuesta a las necesidades y las capacidades en expansión de la comunidad científica (tabla A-1). Por ejemplo, el metro se define ahora desde la perspectiva de la longitud de onda de la radiación que emite el átomo del kriptón-86.

UNIDADES SUPLEMENTARIAS

El radián (rad) es una unidad suplementaria para medir ángulos en un plano. Esta unidad, al igual que las unidades básicas, tiene una definición arbitraria (tabla A-1). Si bien el radián es la unidad SI para el ángulo en un plano, la unidad del grado se ha conservado para uso general, toda vez que está firmemente establecida y tiene uso amplio en todo el mundo. Un grado equivale a $\pi/180$ rad.

UNIDADES DERIVADAS

La mayor parte de las unidades del sistema SI son unidades derivadas, lo que significa que se establecieron a partir de las unidades básicas en concordancia con los principios fundamentales de la física. Algunas de estas unidades se expresan en función de las unidades básicas de las cuales derivan. Ejemplos son el área, la velocidad y la aceleración, que se expresan en unidades SI de metros cuadrados (m^2), metros por segundo (m/s) y metros por segundo al cuadrado (m/s^2), respectivamente.

Unidades con denominación especial

Otras unidades derivadas se establecieron de manera similar a partir de las unidades básicas, pero han recibido nombres espe-

TABLA A-1   Definiciones de unidades SI

Unidades SI básicas

metro (m)	El metro es la longitud equivalente a 1650763.73 longitudes de onda en el vacío de la radiación correspondiente a la transición entre los niveles $2p_{10}$ y $5d_5$ del átomo de kriptón-86.
kilogramo (kg)	El kilogramo es la unidad de masa y equivale a la masa del prototipo internacional del kilogramo.
segundo (s)	El segundo es la duración de 9192631770 periodos de la radiación correspondiente a la transición entre dos niveles hiperfinos del estado fundamental del átomo del cesio-133.
kelvin (k)	El kelvin, una unidad de la temperatura termodinámica, es la fracción 1/273.16 de la temperatura termodinámica del punto triple del agua.

Unidades SI suplementarias

radián (rad)	El radián es el ángulo que existe en el plano entre dos radios de un círculo que subtienden en la circunferencia de un arco con igual longitud al radio.

Unidades SI derivadas con nombres especiales

newton (N)	El newton es la fuerza que, al aplicarse a una masa de un kilogramo, le genera una aceleración de un metro por segundo al cuadrado (1 N = 1 kg m/s²).
pascal (Pa)	El pascal es la presión que produce una fuerza de un newton que se aplica, con una distribución uniforme, sobre un área de un metro cuadrado. 1 Pa = 1 N/m².
julio (J)	El julio (*joule*) es el trabajo que se realiza cuando el punto de aplicación de una fuerza de un newton se desplaza una distancia de un metro en la dirección de la fuerza. 1 J = 1 Nm.
vatio (W)	El vatio (*watt*) es la potencia que da origen en un segundo a la energía de un julio. 1 W = 1 J/s.
grado Celsius (°C)	El grado Celsius es una unidad de la temperatura termodinámica y es equivalente a K – 273.15.

ciales (ver fig. A-1 y tabla A-1). Estas unidades se definen por medio del uso de ecuaciones fundamentales de las leyes de la física aunadas a unidades básicas SI de definición arbitraria. Por ejemplo, la segunda ley del movimiento de Newton indica que cuando un cuerpo que tiene libertad para moverse se sujeta a una fuerza, experimentará una aceleración proporcional a esa fuerza e inversamente proporcional a su propia masa. En términos matemáticos, este principio puede expresarse como sigue:

$$\text{fuerza} = \text{masa} \times \text{aceleración}$$

La unidad SI de la fuerza, el newton (N), se define así en función de las unidades SI básicas como

$$1\ N = kg \times 1\ m/s^2$$

La unidad SI de la presión y el esfuerzo es el pascal (Pa). La presión se define en la hidrostática como la fuerza dividida por el área en que se aplica. En términos matemáticos, esto puede expresarse como sigue:

$$\text{presión} = \text{fuerza}/\text{área}$$

La unidad SI de la presión, el pascal (Pa), se define así en función de las unidades SI básicas como sigue:

$$1\ Pa = 1\ N/1\ m^2$$

Si bien la unidad SI básica de la temperatura es el kelvin, la unidad derivada, el grado Celsius (°C o c), se usa con mucho más frecuencia. El grado Celsius es equivalente al kelvin en magnitud, pero el valor absoluto de la escala Celsius difiere de la escala Kelvin, de tal modo que °C = K – 273.15.

Cuando se recurre al sistema SI para una gran variedad de mediciones, las cantidades que se expresan en función de las unidades básicas, las suplementarias o las derivadas pueden ser

TABLA A-2	Factores de multiplicación y prefijos SI	
Factor de multiplicación	**Prefijo SI**	**Símbolo SI**
$1\ 000\ 000\ 000 = 10^9$	giga	G
$1\ 000\ 000 = 10^6$	mega	M
$1\ 000 = 10^3$	kilo	k
$100 = 10^2$	hecto	h
$10 = 10$	deca	da
$0.1 = 10^{-1}$	deci	d
$0.01 = 10^{-2}$	centi	c
$0.001 = 10^{-3}$	mili	m
$0.000\ 001 = 10^{-6}$	micro	μ
$0.000\ 000\ 001 = 10^{-9}$	nano	n
$0.000\ 000\ 000\ 001 = 10^{-12}$	pico	p

Adaptada con autorización de Springer: Özkaya, N., Leger, D., Goldsheyder, D., *et al.* (2017). Introduction. En N. Özkaya, D. Leger, D. Goldsheyder, *et al.* (Eds.). *Fundamentals of Biomechanics: Equilibrium, Motion, and Deformation* (4th ed., p. 11). Cham, Switzerland: Springer International Publishing. Copyright © 2017 Springer International Publishing Switzerland.

muy grandes o muy pequeñas. Por ejemplo, el área de la cabeza de un alfiler corresponde a un número en extremo pequeño cuando se expresa en metros cuadrados (m^2). Por otra parte, el peso de una ballena es un número muy alto cuando se expresa en newtons (N). Para permitir una representación conveniente de cantidades grandes o pequeñas, se incorporó al sistema SI un sistema de prefijos (tabla A-2). Cada prefijo tiene un significado fijo y puede utilizarse con todas las unidades SI. Cuando se utiliza junto con el nombre de la unidad, el prefijo indica que la cantidad descrita se expresa en algún múltiplo de 10 de la unidad utilizada. Por ejemplo, se usa el milímetro (mm) para representar la milésima parte (10^{-3}) de un metro, y un gigapascal (GPa) para hacer referencia a mil millones (10^9) de pascales.

Unidades estándar nombradas en honor a científicos

Uno de los aspectos más interesantes del sistema SI es que utiliza nombres de científicos famosos como unidades están-
dar. En cada caso, la unidad se nombró en honor a un científico, en reconocimiento de su contribución en el campo en que la unidad desempeña un papel importante. La tabla A-3 menciona varias unidades SI y el científico cuyo nombre llevan.

Por ejemplo, la unidad de fuerza, el newton, se denominó en honor al científico inglés Sir Isaac Newton (1642-1727). Él estudió en el Trinity College en Cambridge y después regresó al mismo como profesor de matemáticas. En una fase temprana de su carrera, Newton hizo contribuciones fundamentales a las matemáticas, que constituyeron la base del cálculo diferencial e integral. Otros de sus descubrimientos importantes corresponden a los campos de la óptica, la astronomía, la gravitación y la mecánica. Se dice que su trabajo sobre gravitación ganó impulso cuando una manzana le golpeó la cabeza al caer de un árbol. Quizá sea justicia poética el que la unidad SI para un newton sea casi equivalente al peso de una manzana de tamaño mediano. Por sus contribuciones monumentales a la ciencia, Newton recibió de la reina Ana el título de Caballero en 1705.

La unidad de la presión y el esfuerzo, el pascal, se nombró en honor al físico, matemático y filósofo francés Blaise Pascal (1623-1662). Pascal condujo investigaciones importantes sobre las características de los vacíos y los barómetros, y también inventó una máquina que haría cálculos matemáticos. Su trabajo en el área de la hidrostática ayudó a establecer el cimiento para el desarrollo posterior de estos campos científicos. Además de sus objetivos científicos, Pascal tenía un interés apasionado en la religión y la filosofía, y de este modo hizo escritos extensos sobre una gran diversidad de temas.

La unidad básica de la temperatura, el kelvin, se denominó en honor a Lord William Thomson Kelvin (1824-1907). Llamado William Thomson, estudió en la University of Glasgow y la Cambridge University. En una poca temprana de su carrera, Thomson investigó las propiedades térmicas del vapor en un laboratorio científico de París. A la edad de 32 años regresó a Glasgow para aceptar la dirección de Filosofía natural. Su encuentro con James Joule en 1847 estimuló discusiones interesantes en torno a la naturaleza del calor, que de manera eventual condujeron al establecimiento de la escala absoluta de la temperatura de Thomson, la escala Kelvin. En reconocimiento a las contribuciones de Thomson en el campo de la termodinámica, el Rey Eduardo VII le confirió el título de Lord Kelvin.

El grado Celsius, la unidad de temperatura de uso frecuente, recibió su nombre en honor al astrónomo e inventor sueco Anders Celsius (1701-1744). Celsius fue nombrado profesor de Astronomía en la University of Uppsala a la edad de 29 años y permaneció en la universidad hasta su muerte, 14 años después. En 1742 describió el termómetro centígrado en un documento preparado para la Swedish Academy of Sciences. El nombre de la escala centígrada de la temperatura se cambió de manera oficial a Celsius en 1948.

TABLA A-3 | Unidades SI nombradas en honor a científicos

Símbolo	Unidad	Cantidad	Científico	País de origen	Fechas
A	amperio (*ampere*)	corriente eléctrica	Ampere, Andre-Marie	Francia	1775–1836
C	culombio (*coulomb*)	carga eléctrica	Coulomb, Charles-Augustin de	Francia	1736–1806
°C	grado Celsius	temperatura	Celsius, Anders	Suecia	1701–1744
F	fáraday (*farad*)	capacidad eléctrica	Faraday, Michael	Inglaterra	1791–1867
H	henry	resistencia inductiva	Henry, Joseph	Estados Unidos	1797–1878
Hz	herzio (*hertz*)	frecuencia	Hertz, Heinrich Rudolph	Alemania	1857–1894
J	julio (*joule*)	energía	Joule, James Prescott	Inglaterra	1818–1889
K	kelvin	temperatura	Thomson, William (Lord Kelvin)	Inglaterra	1824–1907
N	newton	fuerza	Newton, Sir Isaac	Inglaterra	1642–1727
Ω	ohmio (*ohm*)	resistencia eléctrica	Ohm, Georg Simon	Alemania	1787–1854
Pa	pascal	presión/esfuerzo	Pascal, Blaise	Francia	1623–1662
S	siemens	conductancia eléctrica	Siemens, Carl Wilhelm (Sir William)	Alemania (Inglaterra)	1823–1883
T	tesla	densidad del flujo magnético	Tesla, Nikola	Croacia (Estados Unidos)	1856–1943
V	voltio (*volt*)	potencial eléctrico	Volta, Count Alessandro	Italia	1745–1827
W	vatio (*watt*)	potencia	Watt, James	Escocia	1736–1819
Wb	weber	flujo magnético	Weber, Wilhelm Eduard	Alemania	1804–1891

Conversión de SI a otras unidades de medida

El recuadro A-1 contiene las fórmulas para la conversión a unidades SI de las medidas expresadas en unidades inglesas y métricas distintas a las SI. Una fuente fundamental de confusión para la conversión de un sistema a otro es que existen dos tipos básicos de sistemas de medida. En el sistema "físico" (como el SI), las unidades de longitud, tiempo y *masa* se definen de manera arbitraria, y otras unidades (entre ellas la fuerza) se derivan de estas unidades básicas. En los sistemas "técnicos" o "gravitacionales" (como el sistema inglés), las unidades de longitud, tiempo y *fuerza* se definen de manera arbitraria, y otras unidades (entre ellas la masa) se derivan de estas unidades básicas. Puesto que las unidades de fuerza en los sistemas gravitacionales son de hecho los *pesos* de masas estándares, la conversión al sistema SI depende de la aceleración de la masa que produce la gravedad de la Tierra. Por acuerdo internacional, la aceleración que genera la gravedad es de $9.806650 \ \text{m/s}^2$. Este valor se ha utilizado para establecer algunos de los factores de conversión en el recuadro A-1.

RECUADRO A-1

Conversión de unidades

Longitud

1 centímetro (cm) = 0.01 metro (m)

1 pulgada (*inch*, in) = 0.0254 m

1 pie (*foot*, ft) = 0.3048 m

1 yarda (*yard*, yd) = 0.9144 m

1 milla = 1609 m

1 angstrom (Å) = 10^{-10} m

Tiempo

1 minuto (min) = 60 segundos (s)

1 hora (h) = 3600 s

1 día (d) = 86400 s

Masa

1 libra de masa (l bm) = 0.4536 kilogramos (kg)

1 *slug* = 14.59 kg

Fuerza

1 kilogramo de fuerza (kgf) = 9.807 newtons (N)

1 libra de fuerza (lbf) = 4.448 N

1 dina (dina) = 10^{-5} N

Presión y esfuerzo

1 kg/m s^2 = 1 N/m^2 = 1 Pascal (Pa)

1 lbf/in^2 (psi) = 6896 Pa

1 lbf/ft^2 (psf) = 992966 Pa

1 dina/cm^2 = 0.1 Pa

Momento (torque)

1 dina cm = 10^{-7} N m

1 lbf ft = 1.356 N m

Trabajo y energía

1 kg m^2/s^2 = 1 N m = 1 julio (J)

1 dina cm = 1 ergio (erg) = 10^{-7} J

1 lbf ft = 1.356 J

Potencia

1 kg m^2/s^2 = 1 J/s = 1 vatio (W)

1 caballo de fuerza (*horsepower*, hp) = 550 lbf ft/s = 746 W

Ángulo de un plano

1 grado (°) = $\pi/180$ radianes (rad)

1 revolución (rev) = 360°

1 rev = 2π rad = 6.283 rad

Temperatura

°C = °K − 273.2

°C = 5 (°F − 32)/9

Adaptada con autorización de Springer: Özkaya, N., Leger, D., Goldsheyder, D., *et al*. (2017). Introduction. En N. Özkaya, D. Leger, D. Goldsheyder, *et al*. (Eds.). *Fundamentals of Biomechanics: Equilibrium, Motion, and Deformation* (4th ed., pp. 11-12). Cham, Switzerland: Springer International Publishing. Copyright © 2017 Springer International Publishing Switzerland.

Lecturas sugeridas

Feirer, J. L. (1977). *SI Metric Handbook*. New York: Charles Scribner's Sons.

Özkaya, N., Leger, D., Goldsheyder, D., et al. (2017). *Fundamentals of Biomechanics: Equilibrium, Motion, and Deformation* (4th ed.). New York: Springer-Verlag.

Pennychuick, C. J. (1974). *Handy Matrices of Unit Conversion Factors for Biology and Mechanics*. New York: John Wiley and Sons.

World Health Organization. (1977). *The SI for the Health Professions*. Geneva, Switzerland: WHO.

PARTE 1

Biomecánica de los tejidos y las estructuras del sistema musculoesquelético

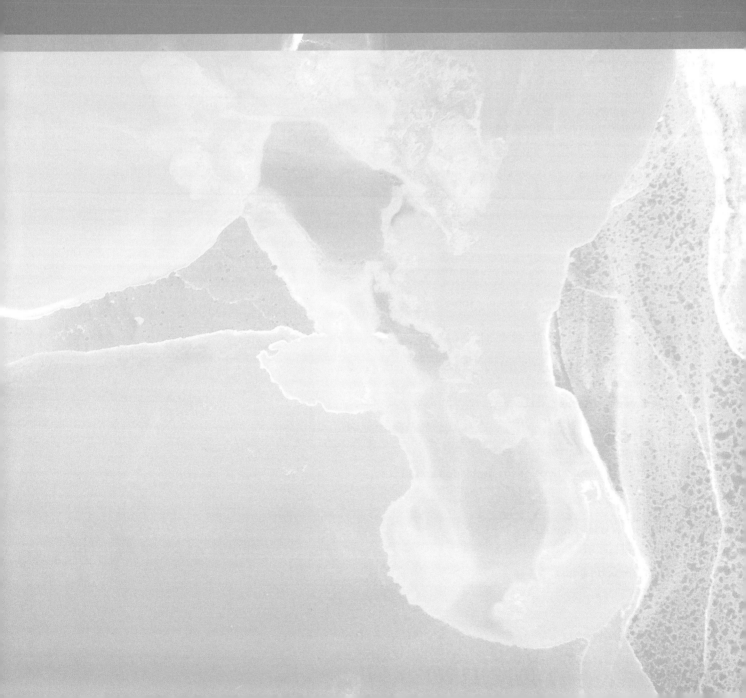

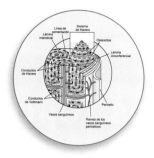

CAPÍTULO 2

Biomecánica del hueso

Andreas Martin Seitz, Hans-Joachim Wilke
y Margareta Nordin

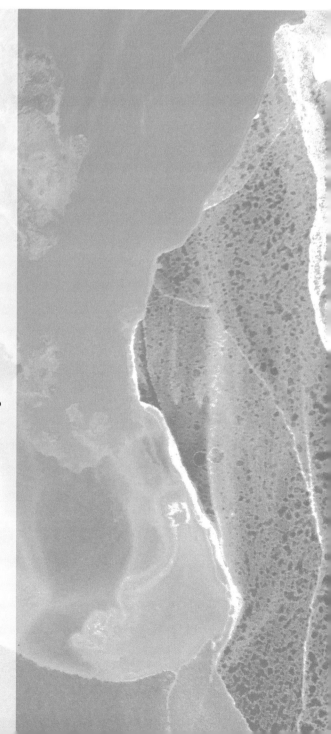

Introducción

El propósito del sistema esquelético es proteger a los órganos internos, proveer enlaces cinemáticos rígidos y sitios de inserción muscular, así como facilitar la acción muscular y el movimiento corporal. El hueso tiene propiedades estructurales y mecánicas únicas que le permiten desempeñar estos papeles. Se encuentra entre las estructuras más duras del organismo; solo la dentina y el esmalte dental son más duros. Es uno de los tejidos con mayor dinamismo y actividad metabólica en el organismo y se mantiene activo durante toda la vida. Con gran vascularidad, es un tejido con una excelente capacidad para la autorreparación y puede modificar sus propiedades y configuración en respuesta a los cambios de la demanda mecánica. Por ejemplo, tras periodos de desuso y gran intensificación del uso es común notar cambios de la densidad ósea; se observan cambios de la forma del hueso durante la consolidación de las fracturas y después de ciertas cirugías. De este modo, el hueso se adapta a las demandas mecánicas que se le imponen.

Este capítulo describe la composición y estructura del tejido óseo, las propiedades mecánicas del hueso y su comportamiento bajo distintas condiciones de aplicación de carga. También se analizan diversos factores que afectan el comportamiento mecánico del hueso *in vitro* e *in vivo*.

Composición y estructura del hueso

El tejido óseo es un tejido conectivo especializado cuya composición sólida resulta apropiada para sus funciones de soporte y protección. Al igual que otros tejidos conectivos, está integrado por células y una matriz extracelular orgánica de fibras y sustancia amorfa producida por las células. La característica distintiva del hueso es su gran contenido de materiales inorgánicos, en forma de sales minerales, que se combinan de manera íntima con la matriz orgánica (Boskey, 2013; Buckwalter y cols., 1995). El componente inorgánico del hueso hace al tejido duro y rígido, en tanto su componente orgánico le confiere su flexibilidad y resiliencia. La composición del hueso difiere con base en su ubicación, la edad, los antecedentes dietéticos y la presencia de enfermedad (Kaplan y cols., 1994).

En el hueso humano normal, su porción mineral o inorgánica está integrada ante todo por calcio y fosfato, en forma de cristales pequeños que se asemejan a los sintéticos de hidroxiapatita, con una composición $Ca_{10}(PO_4)_6(OH)_2$, si bien en toda su estructura pueden encontrarse impurezas como carbonato, fluoruro y otras moléculas (Currey, 2002). Estos minerales, que generan 60% de su peso, confieren al hueso su consistencia sólida, en tanto 10% de su peso corresponde al agua. La matriz orgánica, integrada de manera predominante por colágena tipo I, constituye el 30% restante. Las proporciones de estas sustancias desde la perspectiva del volumen se aproximan a 40% de minerales, 25% de agua y 35% de colágena. El hueso sirve como un reservorio para los minerales esenciales en el organismo, en particular el calcio. La mayor parte del agua en el hueso se ubica en la matriz orgánica, en torno a las fibras colágenas y la sustancia amorfa, y en la hidratación, cubiertas que circundan los cristales óseos, si bien una cantidad pequeña se localiza en los canales y las cavidades que albergan a las células óseas y llevan los nutrientes al tejido óseo.

El mineral óseo está incrustado en fibras de orientación diversa de la proteína colágena (de manera predominante, de tipo I), la porción fibrosa de la matriz extracelular —la matriz orgánica. Estas fibras colágenas son tenaces y flexibles, aunque se resisten a la tracción y su capacidad para elongarse es escasa (Bartel y cols., 2006). La colágena tipo I constituye 90% de la matriz extracelular, y la porción restante está integrada por otros tipos menores de colágena (III y IV) y una mezcla de proteínas no colágenas. Bloque de construcción universal del organismo, la colágena también es el componente fibroso principal de otras estructuras esqueléticas (más adelante en este capítulo puede encontrarse un breve análisis sobre la relevancia biomecánica de la colágena tipo I, y en el capítulo 3 se incluye una descripción detallada de su microestructura y comportamiento mecánico).

La sustancia amorfa gelatinosa que rodea a las fibras colágenas mineralizadas consiste ante todo de polisacáridos proteicos o glucosaminoglucanos (GAG), en particular en forma de macromoléculas complejas llamadas proteoglucanos (PG). Los GAG sirven como sustancia de cementación entre las capas de fibras colágenas mineralizadas. Estos GAG, junto con distintas glucoproteínas no colágenas, constituyen alrededor de 5% de la matriz extracelular. (La estructura de los PG, que son componentes vitales del cartílago articular, se describen en detalle en el capítulo 3).

En el nivel microscópico, la unidad estructural fundamental del hueso es la osteona o sistema de Havers (fig. 2-1). En el centro de cada osteona se localiza un pequeño conducto —el conducto de Havers— que contiene vasos sanguíneos y fibras nerviosas. La osteona en sí está integrada por una serie concéntrica de capas (láminas) de matriz mineralizada que rodean el conducto central, una configuración similar al crecimiento en anillos en un tronco de árbol.

A lo largo de los límites de cada capa o lámina, existen pequeñas cavidades conocidas como lagunas, cada una de las cuales contiene una célula ósea —un osteocito—, que se sepultó en la matriz ósea (fig. 2-1C). Numerosos canales delgados, denominados canalículos, irradian a partir de cada laguna para conectarse con los de las láminas adyacentes y llegar por último al conducto de Havers. Permiten la comunicación entre células, en gran medida como una telaraña alerta a la araña del movimiento en cualquier sitio vecino (fig. 2-2). A su vez, a partir de los osteocitos en los canalículos se extienden procesos celulares, lo que permite a los nutrientes de los vasos sanguíneos en el conducto de Havers llegar a los osteocitos.

En la periferia de cada osteona hay una línea de cementación, un área estrecha de sustancia amorfa similar al cemento compuesta sobre todo por GAG. Los canalículos de la osteona no rebasan esta línea de cementación. Al igual que los canalículos, las fibras colágenas en la matriz ósea se interconectan de una lámina a otra en una osteona, pero no atraviesan la línea de cementación. Enlaces cruzados efectivos de las fibras

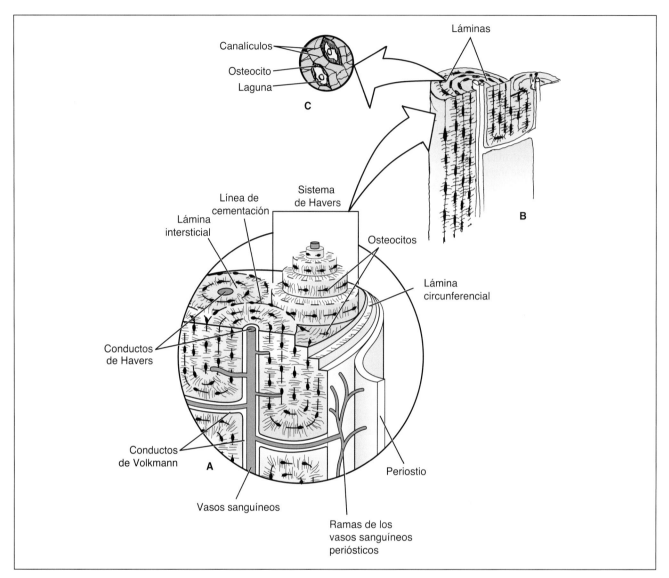

FIGURA 2-1   A. La fina estructura del hueso se ilustra a manera de esquema en una sección de la diáfisis de un hueso largo, que se representa sin la médula interna. Las osteonas, o sistemas de Havers, se observan como unidades estructurales del hueso. Los conductos de Havers se ubican en el centro de las osteonas y forman las ramas principales de la red circulatoria en el hueso. Cada osteona está limitada por una línea de cementación. Se muestra una osteona que sobresale del hueso (20X). De Bassett, C. A. (1965). Electrical effects in bone. *Sci Am*, *213*, 18. Reproducida con autorización. Copyright © 1965 Scientific American, una división de Nature America, Inc. todos los derechos reservados. **B.** Cada osteona está integrada por láminas, anillos concéntricos compuestos por una matriz mineral que circunda al conducto de Havers. Adaptada con autorización de Tortora G. J., Anagnostakos, N. P. (1984). *Principles of Anatomy and Physiology* (4th ed.). New York: Harper & Row. **C.** A lo largo de los límites de las láminas se ubican pequeñas cavidades conocidas como lagunas, cada una de las cuales contiene una sola célula ósea u osteocito. A partir de las lagunas irradian conductos diminutos, o canalículos, dentro de los cuales se extienden los procesos citoplásmicos de los osteocitos. Adaptada con autorización de Tortora G. J., Anagnostakos, N. P. (1984). *Principles of Anatomy and Physiology* (4th ed.). New York: Harper & Row.

de colágena en la osteona incrementan en gran medida la resistencia del hueso al esfuerzo mecánico y quizás expliquen la razón por la que la línea de cementación es la porción más débil de la microestructura ósea. La línea de cementación también mejora las propiedades de fatiga del hueso cortical al disipar la energía mediante la propagación de fisuras, lo que permite a estas y al daño microscópico mantenerse confinados al hueso intersticial más viejo y con mineralización más densa que se ubica entre las osteonas (Hernandez & Keaveny, 2006).

Una osteona típica mide alrededor de 200 micrómetros (μm) de diámetro. De este modo, cualquier punto de ella se localiza a menos de 100 μm de su fuente de irrigación sanguínea central. En los huesos largos, las osteonas suelen distribuirse en sentido longitudinal, pero se ramifican con frecuencia y forman entre sí numerosas anastomosis. Esta interconexión, a través de la red de canalículos de las osteonas, permite a los osteocitos detectar la deformación y enviar señales a otros, lo que facilita el remodelamiento óseo.

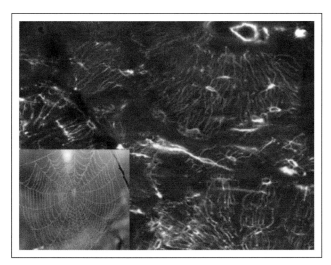

FIGURA 2-2 Los canalículos se extienden como una telaraña (**abajo a la izquierda**) a partir de las lagunas de una osteona, y conectan a los osteocitos entre sí. Puede observarse una fisura en la lámina intersticial, entre las osteonas. Adaptada con autorización de Springer: Seeman, E. (2006). Osteocytes—martyrs for the integrity of bone strength. *Osteoporos Int*, *17*, 1444. Copyright © 2006 Springer Nature.

En las regiones ubicadas entre osteonas completas se extienden láminas intersticiales (fig. 2-1A). Guardan continuidad con las osteonas y están integradas por el mismo material, con una configuración geométrica distinta. Al igual que en las osteonas, ningún punto de la lámina intersticial se ubica a más de 100 µm de su irrigación sanguínea, si bien muchas de las lagunas en dichas láminas no están habitadas por osteocitos. Por esta razón, las láminas intersticiales tienden a ser regiones de hueso muerto con mayor mineralización y fragilidad.

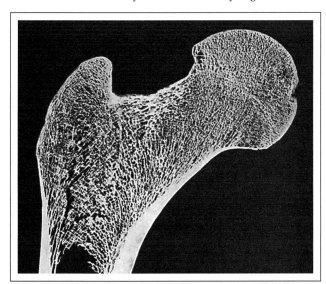

FIGURA 2-3 Vista frontal de un corte longitudinal que pasa por la cabeza, el cuello, el trocánter mayor y la región proximal de la diáfisis del fémur de un adulto. El hueso esponjoso, con sus trabéculas orientadas formando un entramado, se ubica al interior de la cubierta de hueso cortical. Reimpresa con autorización de Gray, H. (1985). *Anatomy of the Human Body* (13th American ed.). Philadelphia, PA: Lea & Febiger.

A nivel macroscópico, todos los huesos están integrados por dos tipos de tejido óseo: hueso cortical (compacto) y hueso esponjoso (trabecular; fig. 2-3). El hueso cortical forma la cubierta externa, o corteza, del hueso y tiene una estructura densa similar a la del marfil. El hueso esponjoso ubicado dentro de esta cubierta está compuesto por bastoncillos delgados o placas, denominados trabéculas, que forman una estructura de red laxa; los intersticios entre las trabéculas están ocupados por médula roja (fig. 2-4). El tejido óseo esponjoso está dispuesto en láminas concéntricas que contienen lagunas, pero carece de conductos de Havers. Los osteocitos reciben nutrientes a través

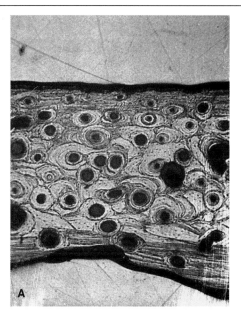

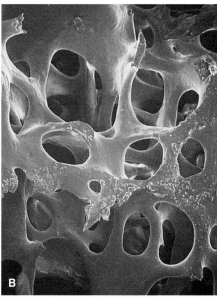

FIGURA 2-4 **A.** Microfotografía de transmisión del hueso cortical de una tibia humana (40×). **B.** Microfotografía electrónica de barrido del hueso esponjoso de una tibia humana (30×). Cortesía de Dennis R. Carter, Ph. D.

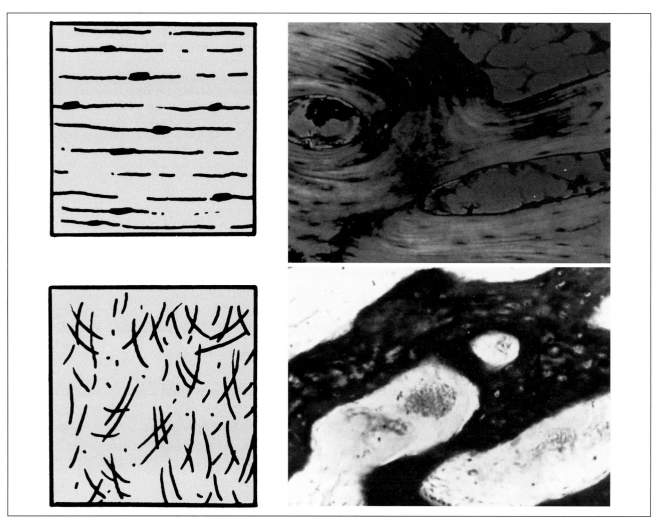

FIGURA 2-5   Dibujo esquemático y microfotografías de los huesos laminar y reticular. Adaptada con autorización de Kaplan, F. S., Hayes, W. C., Keaveny, T. M., *et al*. (1994). Form and function of bone. En S. R. Simon (Ed.). *Orthopaedic Basic Science* (pp. 129-130). Rosemont, IL: American Academy of Orthopaedic Surgeons.

de canalículos, a partir de los vasos sanguíneos que pasan por la médula roja. El hueso cortical siempre rodea al hueso esponjoso, pero la cantidad relativa de cada uno de ellos varía de un hueso a otro y en un mismo hueso, según sus necesidades fisiológicas.

A nivel microscópico se identifican dos variantes de hueso: reticular y laminar (fig. 2-5). El hueso reticular se considera un hueso inmaduro. Este tipo de hueso se identifica en el embrión, en el neonato, en el callo de una fractura y en la región metafisaria del hueso en crecimiento, al igual que en tumores, en la osteogénesis imperfecta y en el hueso de la enfermedad de Paget. El hueso laminar comienza a formarse 1 mes después del nacimiento y sustituye de manera activa al hueso reticular, lo que implica que es una variante más madura de hueso.

Todos los huesos están circundados por una membrana fibrosa densa denominada periostio (fig. 2-1A). A la capa perióstica externa la atraviesan vasos sanguíneos (fig. 2-6) y fibras nerviosas que ingresan a la corteza por los canales de Volkmann,

que conectan con los conductos de Havers y se extienden hasta el hueso esponjoso. Una capa osteogénica interna contiene las células óseas responsables de generar hueso nuevo durante el crecimiento y la reparación (osteoblastos). El periostio cubre todo el hueso, excepto sus superficies articulares, que están cubiertas por cartílago articular. En los huesos largos existe una membrana más delgada, el endostio, que recubre la cavidad central (medular), que está ocupada por la médula adiposa amarilla. El endostio contiene osteoblastos y células óseas multinucleadas gigantes denominadas osteoclastos, siendo ambos importantes para la remodelación y la resorción del hueso.

Propiedades biomecánicas del hueso

Desde la perspectiva biomecánica, el tejido óseo puede considerarse un material compuesto de dos fases (bifásico), siendo el mineral una fase, y la colágena y la sustancia amorfa la otra.

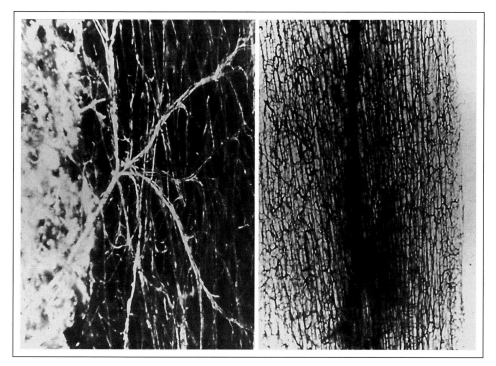

FIGURA 2-6 Microfotografía que muestra la vasculatura del hueso cortical. Adaptada con autorización de Kaplan, F. S., Hayes, W. C., Keaveny, T. M., *et al*. (1994). Form and function of bone. En S. R. Simon (Ed.). *Orthopaedic Basic Science* (p. 131). Rosemont, IL. American Academy of Orthopaedic Surgeons.

En este tipo de materiales (un ejemplo no biológico es la fibra de vidrio) en que un material fuerte quebradizo se encuentra incrustado en uno más débil y flexible, las sustancias combinadas son más resistentes con base en su peso que cualquiera de ellas por separado (Bassett, 1965; Rho y cols., 1998).

Desde la perspectiva funcional, las propiedades mecánicas más importantes del hueso son su resistencia, rigidez y tenacidad. Estas y otras características pueden entenderse mejor para el hueso, o cualquier otra estructura, al analizar su comportamiento en condiciones de carga, es decir, bajo la influencia de fuerzas de aplicación externa. La aplicación de una carga genera una deformación, o cambio de las dimensiones, de la estructura. Cuando se impone una carga en una dirección conocida sobre una estructura, la deformación que esta sufre puede medirse y graficarse en una curva carga-deformación. Al analizar esta curva puede obtenerse mucha información en torno a la resistencia, la rigidez y otras propiedades mecánicas de la estructura.

Si bien se piensa que su componente mineral confiere resistencia y rigidez al hueso, se ha demostrado que la colágena tipo I es la más importante en la determinación de la tenacidad fundamental y las propiedades posteriores al vencimiento del tejido óseo (Burr, 2002). La investigación demuestra que la desnaturalización de la colágena disminuye la tenacidad y resistencia general del hueso hasta 60%, como se muestra en la figura 2-7 (Morgan y cols., 2017; Wang y cols., 2002). Estos estudios también demuestran que el contenido total de colágena guarda una relación intensa con la energía de falla y tenacidad

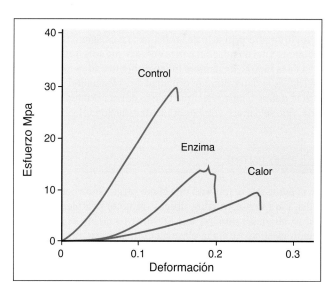

FIGURA 2-7 Curvas esfuerzo-deformación de la red de colágena, con y sin tratamientos. La desnaturalización que induce el calentamiento o la escisión enzimática de la colágena hace que dicha red sea más débil, y tenga mayor complianza y menor tenacidad. Adaptada con autorización de Springer: Wang, X., Li, X., Bank, R., *et al*. (2002). Effects of collagen unwinding and cleavage on the mechanical integrity of the collagen network in bone. *Calcif Tissue Int*, *71*, 188. Copyright © 2002 Springer Nature.

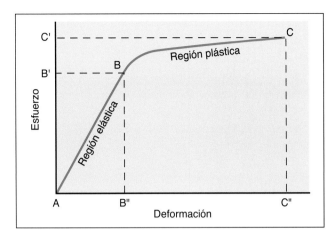

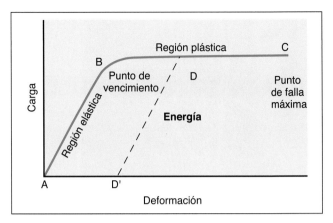

FIGURA 2-8 **FIGURA 2-8**   Curva esfuerzo-deformación para una
muestra de hueso cortical probada en tensión (tracción).
Punto de vencimiento (B): punto después del cual ocurre cierto
grado de deformación permanente en la muestra de hueso.
Esfuerzo de vencimiento (B'): carga por unidad de área soportada
por la muestra de hueso antes de que ocurra una deformación
plástica. Deformación de vencimiento (B''): grado de deformación
soportado por la muestra antes de que ocurra una deformación
plástica. La deformación en cualquier punto de la región elástica
de la curva es proporcional al esfuerzo en ese punto. Punto de falla
máxima (C): punto después del cual ocurre la falla de la muestra.
Esfuerzo máximo (C'): carga por unidad de área que soporta la
muestra antes de la falla. Deformación máxima (C''): grado de
formación soportado por la muestra antes de la falla. Como se
indica, el área bajo la curva se conoce como módulo de tenacidad.

FIGURA 2-9   Curva carga-deformación de una estructura
integrada por un material con cierto grado de flexibilidad. Si
se aplica una carga en el intervalo elástico de la estructura (A
a B en la gráfica) y luego se libera, no ocurre una deformación
permanente. Si la carga se mantiene más allá del punto de
vencimiento (B) y a lo largo del intervalo plástico de la estructura
(B a C en la gráfica) y luego se libera, se presenta una deformación
permanente. El grado de deformación permanente que ocurre si
se aplica una carga a la estructura hasta el punto D en la región
plástica y luego se retira, está representado por la distancia entre
A y D. Si la carga continúa a lo largo del intervalo plástico se
alcanza un punto de falla máxima (C).

a la fractura del tejido óseo, lo que sugiere que la colágena tipo I
es un limitador primario de las fisuras. La colágena tipo I es un
elemento vital en relación con la energía que se requiere para la
falla de la matriz, de manera independiente a su tamaño o geometría; es el determinante principal de la tenacidad del hueso,
que se define a partir del área bajo la curva esfuerzo-deformación, que se conoce como módulo de tenacidad (fig. 2-8).

HUESO ENTERO

En la figura 2-9 se muestra una curva carga-deformación hipotética para una estructura fibrosa un tanto flexible, como un
hueso largo. La porción inicial (línea recta) de la gráfica, la
región elástica, revela la elasticidad de la estructura, es decir,
su capacidad para recuperar su configuración original una vez
que se retira la carga. Al aplicar la carga se presenta deformación, pero no es permanente; la estructura recupera su forma
original al eliminarse la carga. Al continuar la aplicación de
la carga, las fibras más externas de la estructura comienzan a
ceder. Este punto de vencimiento señala el límite elástico de la
estructura. Si la carga excede este límite, la estructura exhibe un
comportamiento plástico, que se refleja en la segunda porción
(curva) de la gráfica, la región plástica. La estructura ya no recuperará sus dimensiones originales cuando la carga se haya retirado; será permanente cierto grado de deformación residual. Si

la aplicación de carga aumenta de manera progresiva, la estructura sufrirá falla en algún punto (el hueso se fracturará). Este
punto está indicado por el punto de falla final en la curva.

En la curva carga-deformación se reflejan tres parámetros
para determinar la resistencia de una estructura: (1) la carga
que la estructura puede soportar antes de fallar, (2) la deformación que puede soportar antes de fallar, y (3) la energía
que puede almacenar antes de fallar. El punto de falla final en
la curva indica la resistencia desde la perspectiva de la carga
y la deformación, o resistencia máxima. La dimensión de toda
el área bajo la curva indica la resistencia desde la perspectiva del almacenamiento de energía. A mayor área, mayor energía se acumula en la estructura al tiempo que se aplica la carga.
La rigidez de la sutura está indicada por la pendiente de la
curva en la región elástica. A mayor pendiente, más rígido será
el material. La curva carga-deformación es útil para determinar
las propiedades mecánicas de estructuras completas, como el
hueso entero, todo un ligamento o tendón, o un implante metá-
lico. Este conocimiento es útil al estudiar el comportamiento y
la reparación de las fracturas, la respuesta de una estructura al
esfuerzo físico y el efecto de distintos programas terapéuticos.

MATERIAL ÓSEO

Para describir un hueso u otra estructura en términos del material del que está compuesto, de manera independiente a su
geometría, se requiere la estandarización de las condiciones de
prueba, así como del tamaño y la forma de las muestras probadas. Las pruebas estandarizadas de este tipo son útiles para

comparar las propiedades mecánicas de dos o más materiales, como la resistencia relativa del hueso y el tejido tendinoso, o la rigidez relativa de distintos materiales utilizados en los implantes protésicos. Puede recurrirse a unidades de medida más precisas cuando se prueban muestras estandarizadas, es decir, la carga por unidad de área de la muestra (esfuerzo) y el grado de deformación en términos del porcentaje de cambio en las dimensiones de la muestra (deformación). La gráfica que se obtiene es una curva esfuerzo-deformación.

Se considera que el esfuerzo es la intensidad de la carga, o fuerza, por unidad de área que se desarrolla en una superficie plana en una estructura en respuesta a cargas de aplicación externa. Las unidades de uso más frecuente para cuantificar el esfuerzo en muestras estandarizadas de hueso son los newtons por centímetro cuadrado (N/cm^2), los newtons por metro cuadrado o pascales (N/m^2, Pa) y los meganewtons por metro cuadrado o megapascales (MN/m^2, MPa).

La deformación es el cambio de forma (cambio en dimensión) que se desarrolla en una estructura en respuesta a cargas de aplicación externa. Los dos tipos básicos de deformación son la deformación lineal, que produce un cambio en la longitud de la muestra, y la deformación de cizallamiento, que produce un cambio en las relaciones angulares entre líneas imaginarias al interior de la estructura. La deformación lineal se mide como el grado de cambio lineal de forma (elongación o acortamiento) de la muestra dividido por su longitud original. Se trata de un parámetro adimensional que se expresa como porcentaje (p. ej., centímetro por centímetro). La deformación por cizallamiento se mide como la cantidad de cambio angular (y) en un ángulo recto que se ubica en el plano de interés de la muestra. Se expresa en radianes (un radián equivale a cerca de 57.3°; International Society of Biomechanics, 1987).

Los valores de esfuerzo y deformación para el hueso pueden obtenerse al colocar una muestra estandarizada de tejido óseo en un dispositivo de prueba y aplicarle una carga hasta que falle (fig. 2-10). Estos valores pueden graficarse entonces en una curva esfuerzo-deformación (fig. 2-8). Las regiones de esta curva son similares a las de la curva carga-deformación. Las cargas en la región elástica no producen una deformación permanente, pero una vez que se excede el punto de vencimiento existe cierta deformación permanente. Como se señaló antes, la resistencia del material en términos del almacenamiento de energía se conoce como módulo de tenacidad y está representado por el área total bajo la curva (fig. 2-9). La rigidez se representa a partir de la pendiente de la curva en la región elástica. Se obtiene un valor de rigidez al dividir el esfuerzo en un punto de la porción elástica (línea recta) de la gráfica por la deformación en ese punto. Este valor se denomina módulo de elasticidad (módulo de Young). El módulo de Young (E) se deriva partir de la relación entre el esfuerzo (σ) y la deformación (ε):

$$E = \sigma/\varepsilon$$

La elasticidad de un material, o módulo de Young (E), equivale a la pendiente del diagrama de esfuerzo (σ) y deformación

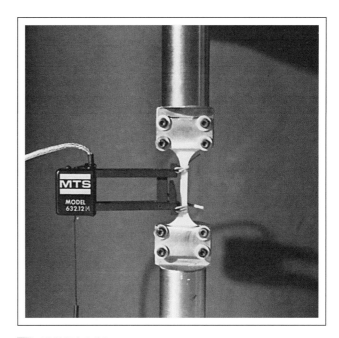

FIGURA 2-10 Muestra ósea estandarizada en un dispositivo de prueba. La deformación en el segmento de hueso ubicado entre los dos brazos calibrados se mide con un calibrador de deformación. El esfuerzo se calcula a partir de la carga total cuantificada. Cortesía de Dennis R. Carter, Ph. D.

(ε) en la región lineal elástica. E representa la rigidez del material, lo que implica que a mayor el módulo elástico o de Young, más rígido será el material (Hart y cols., 2017; Özkaya y cols., 2017.

Las propiedades mecánicas difieren entre los dos tipos de hueso. El hueso cortical es más rígido que el esponjoso, y soporta un mayor esfuerzo pero una menor deformación antes de la fractura. El hueso esponjoso puede soportar *in vitro* hasta 50% de las deformaciones antes de ceder, en tanto el hueso cortical se vence y fractura cuando la deformación excede 1.5 a 2%. Por su estructura porosa, el hueso esponjoso tiene una gran capacidad para almacenar energía (Hart y cols., 2017; Keaveny & Hayes, 1993). La diferencia física entre los dos tejidos óseos se cuantifica en términos de la densidad aparente del hueso, que se define como la masa de tejido óseo presente en una unidad de volumen de hueso (gramo por centímetro cúbico [g/cc]). La figura 2-11 muestra las características típicas de esfuerzo-deformación de los huesos cortical y esponjoso con las diferentes densidades óseas estudiadas bajo condiciones similares. En general, no resulta suficiente describir la resistencia del hueso con un solo número. Es mejor examinar la curva esfuerzo-deformación para el tejido óseo bajo las circunstancias de prueba.

Las curvas esfuerzo-deformación esquemáticas para el hueso, el metal y el vidrio son útiles para ilustrar la relación entre sus distintos comportamientos mecánicos (fig. 2-12). Las disparidades en cuanto a la rigidez se reflejan en las distintas pendientes de la región elástica de las gráficas. La pendiente marcada del metal denota que es el más rígido de los tres.

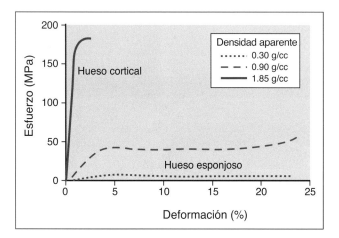

FIGURA 2-11 Ejemplo de curvas esfuerzo-deformación de los huesos cortical y esponjoso con densidades aparentes distintas. La prueba se realizó en compresión. La figura muestra la diferencia del comportamiento mecánico de las dos estructuras óseas. El hueso esponjoso tiene un módulo de tenacidad mucho mayor (área bajo la curva) que el hueso cortical. Reimpresa con autorización de Keaveny, T. M., Hayes, W. C. (1993). Mechanical properties of cortical and trabecular bone. En B. K. Hall (Ed.). Bone (Vol. VII., pp. 285-344) Bone growth, part B. Boca Raton, FL: CRC Press.

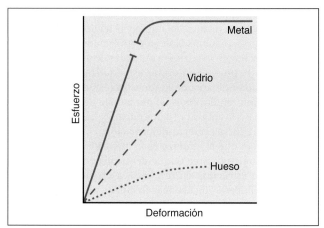

FIGURA 2-12 Curvas esfuerzo-deformación esquemáticas de tres materiales. El metal tiene la pendiente más inclinada en la región elástica y es así el material más rígido. La porción elástica de la curva para el metal es una línea recta, lo que indica un comportamiento elástico lineal. El hecho de que el metal tenga una región plástica larga indica que este material dúctil típico sufre gran deformación antes de la falla. El vidrio, un material quebradizo, muestra un comportamiento elástico lineal pero falla en forma abrupta con poca deformación, como lo indica la ausencia de una región plástica en la curva esfuerzo-deformación. El hueso tiene tanto una cualidad dúctil como una quebradiza, que se demuestra por una curva discreta en la región elástica, que indica cierto vencimiento durante la aplicación de la carga en esta región.

TABLA 2-1	Propiedades mecánicas de biomateriales específicos		
	Resistencia máxima (MPa)	**Módulo (GPa)**	**Elongación (%)**
Metales			
Aleación cobalto-cromo			
Férula	600	220	8
Forjada	950	220	15
Acero inoxidable	850	210	10
Titanio	900	110	15
Polímeros			
Cemento óseo	20	2.0	2-4
Cerámicas			
Alúmina	300	350	< 2
Biológicos			
Hueso cortical	100-150	10-15	1-3
Hueso esponjoso	8-50		2-4
Tendón, ligamento	20-35	2.0-4.0	10-25

Adaptada con autorización de McGraw Hill LLC, de Kummer, J. K. (1999). Implant biomaterials. En J. M. Spivak, P. E. DiCesare, D. S. Feldman, et al. (Eds.). Orthopaedics: A Study Guide (pp. 45-48). New York: McGraw-Hill. Autorización otorgada mediante el Copyright Clearance Center, Inc.

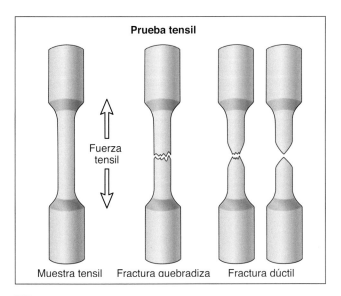

Prueba tensil

Fuerza tensil

Muestra tensil   Fractura quebradiza   Fractura dúctil

FIGURA 2-13 Superficies de fractura de muestras de un material dúctil y uno quebradizo. Las líneas de rotura en el material dúctil indican la longitud original de la muestra, antes de deformarse. El material quebradizo se deforma muy poco antes de fracturarse.

La porción elástica de la curva para el vidrio y el metal es una línea recta, que indica un comportamiento elástico lineal; casi no ceden antes de alcanzar el punto de vencimiento. En comparación, pruebas precisas con hueso cortical han demostrado que la porción elástica de la gráfica no es recta sino un tanto curva, lo que indica que el hueso cede en cierto grado durante la aplicación de carga en la región elástica y, por ende, su comportamiento no corresponde a una elasticidad lineal (Bayraktar y cols., 2004; Bonefield & Li, 1967; Grimal y cols., 2009). La tabla 2-1 muestra las propiedades mecánicas de ciertos biomateriales seleccionados con fines de comparación. Los materiales se clasifican como quebradizos o dúctiles con base en el grado de deformación previo a la fractura. El cristal es un material quebradizo típico, y un metal blando es un material dúctil típico. La diferencia del grado de deformación la reflejan las superficies de fractura de los dos materiales (fig. 2-13). Cuando se unen los trozos después de una fractura, el material dúctil no se apega a su configuración original, en tanto que el material quebradizo sí lo hace. El hueso muestra un comportamiento más quebradizo o dúctil según su edad (el hueso más joven es más dúctil) y velocidad a la cual se le aplica la carga (el hueso es más quebradizo a una mayor velocidad de aplicación de carga).

Una vez que se alcanza el punto de vencimiento, el cristal se deforma muy poco antes de fallar, situación que revela la ausencia de una región plástica en la curva esfuerzo-deformación (fig. 2-10). En contraste, el metal muestra una deformación importante antes de fallar, como lo indica la región plástica prolongada de la curva. El hueso también se deforma antes de fracturarse, pero en un grado mucho menor que el metal. La diferencia del comportamiento plástico del metal y el hueso es consecuencia de las diferencias de los eventos micromecánicos en el momento del vencimiento. El venci-

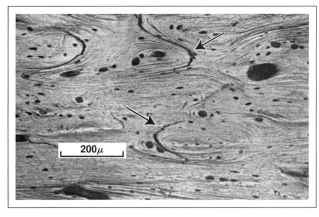

FIGURA 2-14 Microfotografía de transmisión de una muestra de hueso cortical humano probado en tensión (30×). Las *flechas* indican la separación por las líneas de cementación y la tracción de las osteonas hacia la periferia. Cortesía de Dennis R. Carter, Ph. D.

miento en el metal (probado en tensión o tracción) se debe a un flujo plástico y la formación de líneas de deslizamiento plástico, las cuales se forman cuando las moléculas de la estructura laminar del metal se dislocan. El vencimiento en el hueso (probado en tensión) se debe a la separación de las osteonas en las líneas de cementación y a la microfractura (fig. 2-14), en tanto el vencimiento en el hueso como consecuencia de la compresión está indicado por la fisura de las osteonas o las láminas intersticiales (fig. 2-15).

COMPORTAMIENTO BIOMECÁNICO DEL HUESO

El comportamiento mecánico del hueso —su comportamiento bajo la influencia de fuerzas y momentos— se ve afectado por sus propiedades mecánicas, sus características geométricas, la modalidad de aplicación de carga, la dirección, velocidad y frecuencia de la misma.

Anisotropía

Al igual que la madera, el hueso tiene una veta que corresponde a sus láminas, por lo que tiene un comportamiento anisotrópico (Li y cols., 2013). Esto significa que muestra propiedades mecánicas distintas cuando se le carga a lo largo de varios ejes, toda vez que su estructura difiere en las direcciones transversal y longitudinal. Los materiales isotrópicos, como el metal, por otra parte, tienen las mismas propiedades cuando se les carga en cualquier dirección.

La figura 2-16 ilustra las variaciones de la resistencia y rigidez de muestras de hueso cortical obtenidas de la diáfisis de un fémur humano, probadas en tensión en cuatro direcciones (Carter, 1978; Frankel & Burstein, 1970). Los valores para los dos parámetros alcanzan su máximo en las muestras a las que se aplica una carga en dirección longitudinal. La figura 2-11 muestra la resistencia y la rigidez del hueso esponjoso probado en dos direcciones: compresión y tensión. El hueso trabecular

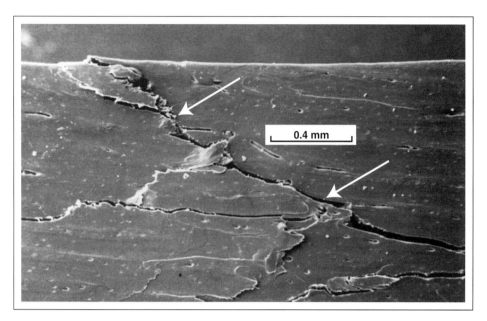

FIGURA 2-15 Microfotografía electrónica de barrido de una muestra de hueso cortical humano probado en compresión (30×). Las *flechas* señalan las fisuras oblicuas que sufren las osteonas. Cortesía de Dennis R. Carter, Ph. D.

o esponjoso es alrededor de 25% tan denso, 5 a 10% tan rígido, y cinco veces tan dúctil como el hueso cortical.

Si bien la relación entre los patrones de aplicación de carga y las propiedades mecánicas del hueso en todo el esqueleto es en extremo compleja, en general puede decirse que la resistencia y la rigidez del hueso son máximas en la dirección en la cual se aplican con más frecuencia las cargas cotidianas.

COMPORTAMIENTO DEL HUESO BAJO DISTINTAS MODALIDADES DE APLICACIÓN DE CARGA

Las fuerzas y los momentos pueden aplicarse a una estructura en distintas direcciones, y producir tensión, compresión, flexión, cizallamiento, torsión y carga combinada (fig. 2-17). El hueso *in vivo* se sujeta a todas estas modalidades de carga. La descripción siguiente de estas modalidades aplica a las estructuras en equilibrio (en reposo o desplazándose a una velocidad constante); la aplicación de carga produce un efecto de deformación interno sobre la estructura.

Tensión

Durante la aplicación de una carga tensil, cargas iguales y opuestas se aplican alejándose a partir de la superficie de la estructura, y se generan un esfuerzo y una deformación tensiles dentro de la estructura. Puede pensarse en el esfuerzo tensil como muchas pequeñas fuerzas que se orientan en dirección opuesta a la superficie de la estructura. El esfuerzo tensil máximo ocurre en un plano perpendicular a la carga aplicada (fig. 2-18). Bajo una carga tensil, la estructura se elonga y adelgaza.

Desde la perspectiva clínica, las fracturas que se producen por una carga tensil suelen observarse en los huesos con una gran proporción de hueso esponjoso. Algunos ejemplos son las fracturas en la base del quinto metatarsiano, en adyacencia a la inserción del tendón del peroneo corto, y las fracturas del calcáneo en adyacencia a la inserción del tendón de Aquiles. La figura 2-19 muestra una fractura tensil que atraviesa el cal-

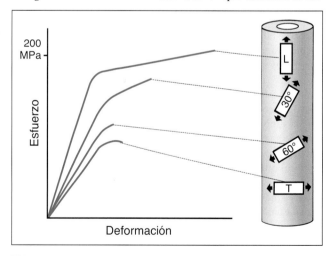

FIGURA 2-16 Comportamiento anisotrópico de las muestras de hueso cortical obtenidas de una diáfisis de fémur humano probados en tensión (tracción) en cuatro direcciones: longitudinal (*L*), inclinación de 30° respecto del eje neutral del hueso, inclinación de 60° y transversal (*T*). El módulo de tenacidad es sin duda también anisotrópico en el hueso y alcanza el máximo cuando se aplica tensión en sentido longitudinal. Datos de Frankel, V. H., Burstein, A. H. (1970). *Orthopaedic Biomechanics*. Philadelphia, PA: Lea & Febiger.

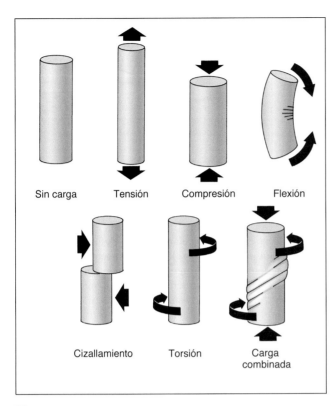

FIGURA 2-17 Representación esquemática de varias modalidades de aplicación de carga.

Sin carga   Tensión   Compresión   Flexión

Cizallamiento   Torsión   Carga combinada

cáneo; la contracción intensa del tríceps sural produce cargas tensiles altas anormales sobre el hueso, lo cual es problemático debido a que este suele ser más débil en tensión que en compresión (Currey, 2002).

Compresión

Durante la aplicación de una carga compresiva, se aplican cargas iguales y opuestas en dirección a la superficie de la estruc-

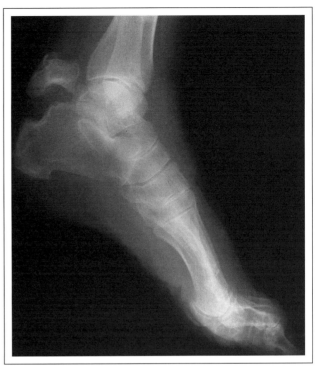

FIGURA 2-19 Fractura tensil que pasa por el calcáneo, producida por una contracción intensa del tríceps sural durante un juego de tenis. Cortesía de Robert A. Winquist, M. D.

tura, y se desarrollan esfuerzo y deformación en su interior. Puede pensarse en el esfuerzo compresivo como muchas fuerzas pequeñas dirigidas hacia el interior de la superficie de la estructura. El esfuerzo compresivo máximo tiene lugar en un plano perpendicular a la carga aplicada (fig. 2-20). Bajo una carga compresiva, la estructura se acorta y ensancha.

Desde la perspectiva clínica, las fracturas por compresión se identifican con más frecuencia en las vértebras, que se someten a cargas de compresión elevadas. Estas fracturas se observan más a menudo en adultos mayores con tejido óseo osteoporótico. La figura 2-21 muestra el acortamiento y el ensanchamiento que ocurren en una vértebra humana que se sujeta a una carga compresiva alta. En una articulación, una carga com-

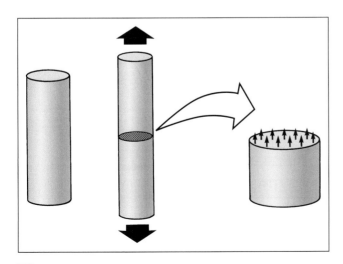

FIGURA 2-18 Aplicación de carga tensil.

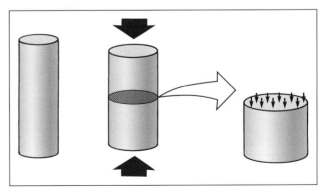

FIGURA 2-20 Aplicación de carga compresiva.

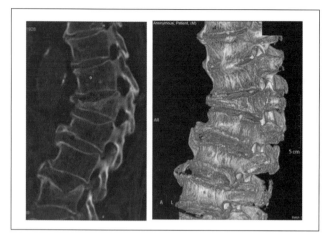

FIGURA 2-21 Fractura por compresión de la primera vértebra lumbar humana. La vértebra perdió altura y se ensanchó. Cortesía del Dr. Hans-Joachim Wilke.

presiva hasta la falla puede derivar de una contracción anómala de gran intensidad de los músculos circundantes. Un ejemplo de este efecto se presenta en la figura 2-22. Un paciente que se sometió a terapia electroconvulsiva sufrió fracturas subcapitales bilaterales del cuello femoral. Las intensas contracciones de los músculos en torno a la articulación de la cadera comprimieron la cabeza femoral contra el acetábulo y causaron la lesión.

Cizallamiento

Durante una carga de cizallamiento, esta se aplica en paralelo a la superficie de la estructura, y en su interior ocurren el esfuerzo y la deformación por cizallamiento. Puede pensarse en el esfuerzo de cizallamiento como muchas fuerzas pequeñas que actúan sobre la superficie de la estructura en un plano

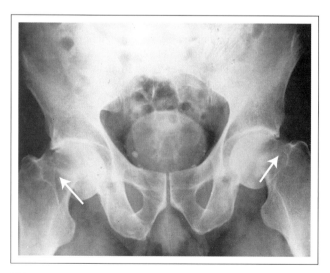

FIGURA 2-22 Fracturas subcapitales bilaterales por compresión del cuello femoral en un paciente que fue sometido a terapia electroconvulsiva.

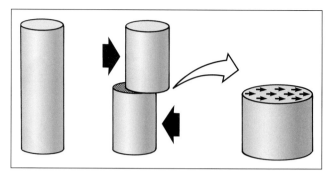

FIGURA 2-23 Aplicación de carga de cizallamiento.

paralelo a la carga aplicada (fig. 2-23). Una estructura que se sujeta a una carga de cizallamiento se deforma por dentro siguiendo un patrón angular; los ángulos rectos en una superficie plana dentro de la estructura se vuelven obtusos o agudos (fig. 2-24). Cuando una estructura se sujeta a una carga tensil o compresiva, se produce un esfuerzo de cizallamiento. La figura 2-25 ilustra la deformación angular de las estructuras que se sujetan a estas modalidades de aplicación de carga. Desde la perspectiva clínica, las fracturas por cizallamiento se identifican con más frecuencia en el hueso esponjoso. El esfuerzo de cizallamiento es máximo cuando el ángulo de la fuerza aplicada equivale a 45°, caso en que tiene un valor que corresponde a la mitad del esfuerzo normal máximo.

Flexión

En la flexión, las cargas se aplican a una estructura de manera que la hacen doblarse en torno a un eje. Cuando el hueso recibe una carga en flexión, se le sujeta a una combinación de tensión y compresión. Los esfuerzos y las deformaciones tensiles actúan en un lado del eje neutral, y los esfuerzos y las deformaciones compresivas actúan sobre el otro lado (fig. 2-26); no existen esfuerzos y deformaciones a lo largo del eje neutral. La magnitud de los esfuerzos es proporcional a su distancia del eje neutral del hueso. Mientras más alejados están los esfuerzos del

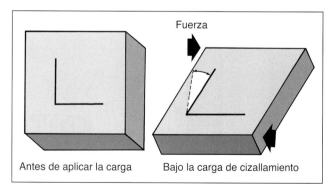

Antes de aplicar la carga   Bajo la carga de cizallamiento

FIGURA 2-24 Cuando una estructura recibe una carga de cizallamiento, las líneas que en su origen se encuentran en ángulos rectos en una superficie del plano de la estructura cambian su orientación, y el ángulo se vuelve obtuso o agudo. Esta deformación angular revela una deformación por cizallamiento.

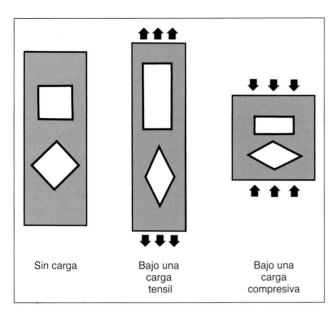

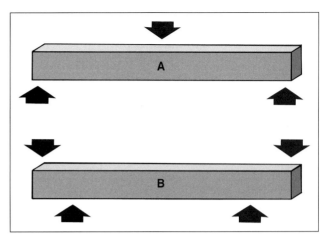

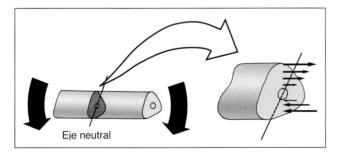

FIGURA 2-25 La presencia de una deformación por cizallamiento en una estructura a la que se aplica carga en tensión y compresión se manifiesta por una deformación angular.

eje neutral, mayor es su magnitud. Puesto que una estructura ósea es asimétrica, los esfuerzos pudieran no tener una distribución equitativa. La flexión puede producirse con tres fuerzas (flexión de tres puntos) o cuatro fuerzas (flexión de cuatro puntos; fig. 2-27). En la clínica se observan con frecuencia fracturas que se producen por ambos tipos de flexión, en particular en los huesos largos.

La flexión de tres puntos ocurre cuando tres fuerzas que actúan sobre una estructura producen dos momentos iguales, cada uno producto de una de las dos fuerzas periféricas y su distancia perpendicular respecto del eje de rotación (el punto en el cual se aplica la fuerza intermedia; fig. 2-27A). Si la aplicación de la carga persiste hasta el punto de vencimiento, la estructura, de ser homogénea, simétrica y sin algún defecto estructural o tisular, se romperá en el punto de aplicación de la fuerza intermedia.

FIGURA 2-27 Dos tipos de flexión. **A.** Flexión de tres puntos. **B.** Flexión de cuatro puntos.

La fractura de "borde de la bota" que sufren los esquiadores es una fractura típica de flexión de tres puntos. En este tipo de fractura, como se muestra en la figura 2-28, un momento de flexión actuó sobre la región proximal de la tibia al tiempo que el esquiador cayó hacia delante, por encima del borde superior de la bota de esquiar. Un momento igual, producido por la bota y el esquí fijos, actuó sobre la región distal de la tibia. Al tiempo que la región proximal de la tibia se flexionó hacia adelante, esfuerzos y deformaciones tensiles actuaron sobre la cara posterior del hueso, así como esfuerzos y deformaciones compresivos lo hicieron sobre su cara anterior. La tibia y el peroné se fracturaron a la altura del borde superior de la bota. Debido a que el hueso adulto es más débil en tensión que en compresión, la falla comienza en el lado sujeto a la tensión. Puesto que el hueso inmaduro es más dúctil, puede fallar primero en compresión y puede producirse una fractura en botón en el

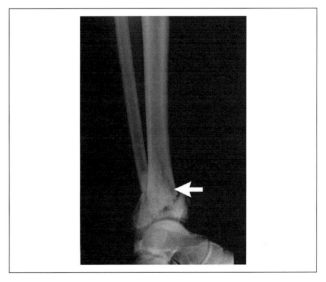

FIGURA 2-26 Corte transversal de un hueso sujeto a flexión, que muestra la distribución de los esfuerzos en torno al eje neutral. Los esfuerzos tensiles actúan sobre su cara superior, y los compresivos actúan sobre la cara inferior. Los esfuerzos alcanzan un máximo en la periferia del hueso y un mínimo cerca del eje neutral. Los esfuerzos tensiles y compresivos son desiguales porque el hueso es asimétrico.

FIGURA 2-28 Radiografía lateral de una fractura de "borde de bota" producida por una flexión de tres puntos. Cortesía de Robert A. Winquist, M. D.

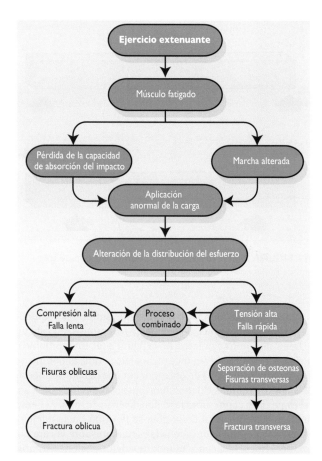

DIAGRAMA DE FLUJO 2-1

Efectos de la fatiga y el esfuerzo sobre el hueso.*

*Este diagrama de flujo está diseñado para la discusión en el salón de clase o en grupo; no pretende ser exhaustivo.

lado de la compresión (ver más información en el diagrama de flujo 2-1).

Ocurre una flexión de cuatro puntos cuando dos duplos de fuerzas que actúan sobre una estructura producen dos momentos iguales. Un duplo de fuerzas se genera cuando se aplican a una estructura dos fuerzas paralelas de igual magnitud pero dirección opuesta. Puesto que la magnitud del momento de flexión es la misma en toda el área entre los dos duplos de fuerzas, la estructura se rompe por su punto más débil. Un ejemplo de una fractura por flexión de cuatro puntos se muestra en el caso de estudio 2-1.

Torsión

En la torsión se aplica una carga a una estructura de manera tal que hace que gire en torno a un eje, y se produce un torque (o momento) al interior de la estructura. Cuando la estructura se carga en torsión, los esfuerzos de cizallamiento se distribuyen sobre toda la estructura. Al igual que en la flexión, la magnitud de estos esfuerzos es proporcional a su distancia respecto del

CASO DE ESTUDIO 2-1

Falla ósea

Durante la rehabilitación de un paciente con infección posquirúrgica de una fractura femoral se manipuló de manera incorrecta la articulación anquilosada de la rodilla. Durante la manipulación, la región posterior de la cápsula articular de la rodilla y la tibia formaron un duplo de fuerzas, y la cabeza femoral y la cápsula de la articulación de la cadera formaron otro. Al tiempo que se aplicó un momento de flexión al fémur, el hueso presentó una falla por su punto más débil, el sitio de fractura original ahora está infectado (figura del caso de estudio 2-1).

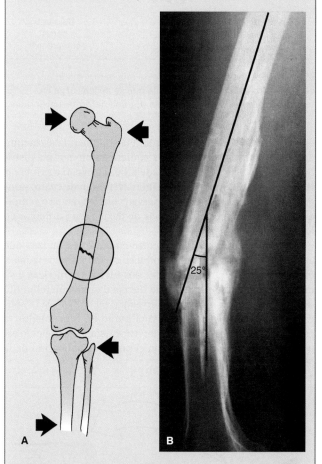

Figura del caso de estudio 2-1 **A.** Durante la manipulación para la rehabilitación de la fractura de una articulación de la rodilla anquilosada, la flexión de cuatro puntos hizo que el fémur volviera a romperse por su punto más débil, el sitio de fractura original. **B.** Radiografía lateral del fémur fracturado. Cortesía de Kaj Lundborg, M. D.

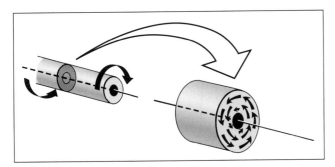

FIGURA 2-29 Corte transversal de un cilindro cargado en torsión, que muestra la distribución de los esfuerzos de cizallamiento en torno al eje neutral. La magnitud de los esfuerzos alcanza un máximo en la periferia del cilindro y un mínimo cerca del eje neutral.

eje neutral (fig. 2-29). A mayor la distancia de los esfuerzos respecto del eje neutral, mayor su magnitud.

Bajo una carga torsional, los esfuerzos de cizallamiento máximos actúan sobre planos paralelos y perpendiculares al eje neutral de la estructura. Además, los esfuerzos tensiles y compresivos máximos actúan sobre un plano diagonal al eje neutral de la estructura. La figura 2-30 ilustra estos planos en un segmento pequeño de hueso al que se aplica una carga en torsión.

El patrón de fractura para el hueso que recibe una carga en torsión sugiere que falla primero en cizallamiento, con la formación de una fisura inicial paralela al eje neutral del hueso. Suele formarse una segunda fisura siguiendo el plano de máximo esfuerzo tensil. Un patrón de este tipo puede observarse en la fractura en torsión de un fémur canino que se muestra en la figura 2-31, producida de manera experimental.

Carga combinada

Si bien cada modalidad de aplicación de carga se ha analizado por separado, el hueso vivo rara vez recibe una sola modalidad. La aplicación de una carga en el hueso *in vivo* es compleja por dos razones principales: los huesos se sujetan de manera constante a cargas indeterminadas múltiples, y su estructura

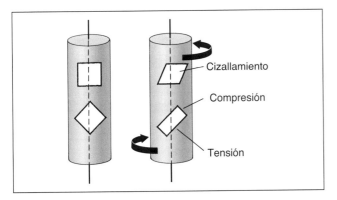

FIGURA 2-30 Representación esquemática de un pequeño segmento de hueso cargado en torsión. Los esfuerzos de cizallamiento máximos actúan sobre planos paralelos y perpendiculares al eje neutral. Los esfuerzos tensiles y compresivos máximos actúan sobre planos diagonales a este eje.

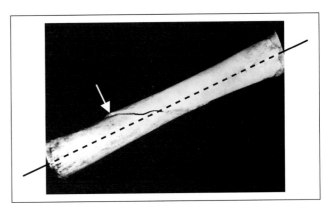

FIGURA 2-31 Fractura por torsión generada de manera experimental en un fémur canino. La fisura corta (*flecha*) paralela al eje neutral representa la falla por cizallamiento; la fractura lineal con un ángulo de 30° respecto del eje neutral representa el plano de esfuerzo tensil máximo.

geométrica es irregular. La medición *in vivo* de las deformaciones en la cara anteromedial de la tibia de un humano adulto al caminar y trotar demuestra la complejidad de los patrones de aplicación de carga durante estas actividades fisiológicas comunes (Lanyon y cols., 1975; Wehner y cols., 2009). Los valores de esfuerzo calculados a partir de estas mediciones de deformación obtenidos por Carter (1978) mostraron que al caminar con normalidad los esfuerzos eran compresivos durante el golpe de talón, tensiles durante la fase de soporte, y de nuevo compresivos durante la propulsión (fig. 2-32A). Los valores del esfuerzo de cizallamiento tuvieron un valor alto relativo en la última porción del ciclo de la marcha, lo que revela la aplicación de una carga torsional significativa. Dicha carga se asoció con la rotación externa de la tibia durante la fase de soporte y propulsión.

Al trotar, el patrón de esfuerzo fue algo distinto (fig. 2-32B). El esfuerzo compresivo que predominaba en el momento del golpe de los dedos iba seguido de un esfuerzo tensil alto durante la propulsión. El esfuerzo de cizallamiento fue bajo a lo largo del paso, lo que revela la aplicación de una carga torsional mínima producida por una rotación externa e interna discreta de la tibia en un patrón alternante. El incremento de la velocidad de la caminata a baja velocidad al trote incrementó tanto el esfuerzo como la deformación de la tibia (Lanyon y cols., 1975; Yang y cols., 2014). Este aumento de la deformación y las fuerzas con una mayor velocidad se confirmó en estudios *in vivo* con el uso de remplazos totales de rodilla instrumentados que permitieron ubicar las fuerzas que actuaban en las articulaciones de la extremidad inferior durante las distintas actividades de la vida cotidiana (Bergmann y cols., 2001, 2016; Kutzner y cols., 2010). Puede investigarse con más detalle la información en torno a las fuerzas que actúan *in vivo* en las distintas articulaciones en el humano en la página electrónica www.orthoload.com.

Fractura

Debido a sus propiedades anisotrópicas, el hueso cortical del humano adulto muestra valores de esfuerzo máximo distintos bajo la aplicación de una carga compresiva, tensil y de

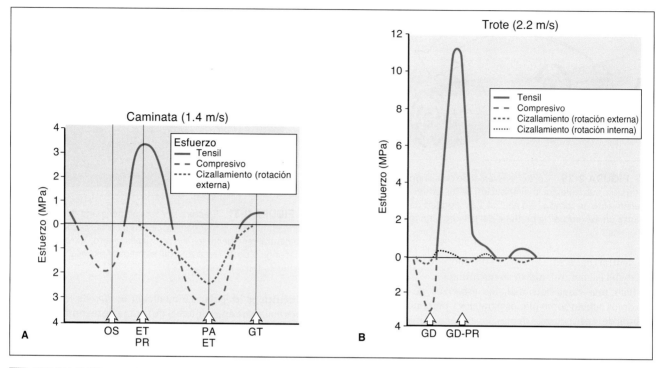

FIGURA 2-32 **A.** Esfuerzos calculados en la corteza de la cara anterolateral de la tibia humana al caminar. GT, golpe del talón; PA, pie en apoyo; ET, elevación del talón; PR, propulsión; OS, oscilación. Calculados de Lanyon, L. E., Hampson, W. G. J., Goodship, A. E., *et al.* (1975). Bone deformation recorded in vivo from strain gauges attached to the human tibial shaft. *Acta Orthop Scand*, *46*(2), 256-268. Cortesía de Dennis R. Carter, Ph. D. **B.** Esfuerzos calculados en la corteza de la cara anterolateral de la tibia humana durante el trote. GD, golpe de los dedos; PR, propulsión. Calculados de Lanyon, L. E., Hampson, W. G. J., Goodship, A. E., *et al.* (1975). Bone deformation recorded in vivo from strain gauges attached to the human tibial shaft. *Acta Orthop Scand*, *46*(2), 256-268. Cortesía de Dennis R. Carter, Ph. D.

cizallamiento. Como se muestra en la tabla 2-2, el hueso cortical puede soportar un esfuerzo mayor en comparación con la compresión (alrededor de 190 MPa) que en tensión (cerca de 130 MPa), y un mayor esfuerzo en tensión que en cizallamiento (70 MPa). La elasticidad (módulo de Young) es cercana a 17 000 MPa con la aplicación de cargas longitudinales o axiales, y cercana a 11 000 MPa con la carga transversal (tabla 2-3). Los valores del hueso esponjoso humano para las pruebas en compresión son próximos a 50 MPa y se reducen a cerca de 8 MPa si se aplica una carga en tensión. El módulo de elasticidad es bajo (0 a 400 MPa), y depende de la densidad aparente del hueso esponjoso y la dirección en que se aplica la carga. La consecuencia biomecánica clínica es que la dirección de la falla por compresión en general trae consigo una fractura estable, en

TABLA 2-2	Propiedades anisotrópicas y asimétricas promedio de esfuerzo máximo del hueso cortical femoral humano[a]	
Longitudinal (MPa)	Tensión	133
	Compresión	193
Transversal (MPa)	Tensión	51
	Compresión	133
Cizallamiento (MPa)		68

[a]Estas propiedades se refieren al sistema coordinado del material principal. Reimpresa de Reilly, D. T., Burstein, A. H. (1975). The elastic and ultimate properties of compact bone tissue. *J Biomech*, *8*(6), 393-405. Copyright © 1975 Elsevier. Con autorización.

TABLA 2-3	Propiedades anisotrópicas y elásticas promedio del hueso cortical femoral humano[a]
Módulo longitudinal (MPa)	17 000
Módulo transverso (MPa)	11 500
Módulo de cizallamiento (MPa)	3 300

[a]Estas propiedades se refieren al sistema coordinado del material principal. Reimpresa de Reilly, D. T., Burstein, A. H. (1975). The elastic and ultimate properties of compact bone tissue. *J Biomech*, *8*(6), 393-405. Copyright © 1975 Elsevier. Con autorización.

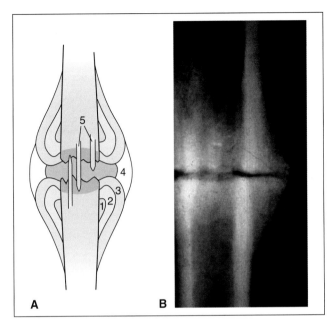

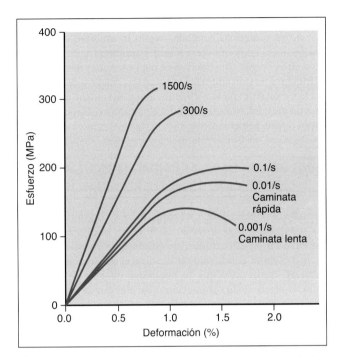

FIGURA 2-33 **A.** Esquema del crecimiento de un callo óseo en el transcurso del tiempo en una fractura diafisaria con estabilización dinámica (corte longitudinal en un hueso largo). La formación de hueso nuevo comienza lejos del sitio de fractura, con hueso membranoso nuevo (*1*), y sigue creciendo (*2-3*) hasta que forma puentes periféricos (*4*). En ese momento puede tener lugar la formación de hueso endocondral nuevo. Una vez que el callo forma puentes, puede iniciar la fase verdadera de consolidación de la fractura. El remodelamiento óseo se logra mediante el crecimiento longitudinal de osteonas para atravesar la brecha ósea y alcanzar el hueso sano (*5*). **B.** Ejemplo radiológico de la formación de un callo diafisario.

FIGURA 2-34 La tasa de dependencia del hueso cortical se demuestra a cinco velocidades de deformación. Tanto la rigidez (módulo) como la resistencia se incrementan en grado considerable con frecuencias de deformación mayores. Adaptada de McElhaney, J. H. (1966). Dynamic response of bone and muscle tissue. *J Appl Physiol*, *21*(4), 1231-1236.

tanto una fractura que inicia por tensión o cizallamiento puede tener consecuencias catastróficas.

Cuando el hueso comienza a consolidar tras una fractura, los vasos sanguíneos y el tejido conectivo del periostio migran hacia la región de la fractura y forman una cápsula de tejido fibroso denso, o callo (hueso reticular), en torno al sitio de la lesión, para estabilizar el área (fig. 2-33A). El callo incrementa en grado significativo en el área y los momentos polares de inercia, con lo que aumenta la resistencia y rigidez del hueso para la flexión y torsión durante el periodo de consolidación. Conforme la fractura consolida y el hueso recupera de manera gradual su resistencia normal, la cápsula de callo sufre resorción progresiva y el hueso recupera tanto como le es posible su tamaño y configuración normales (fig. 2-33B).

DEPENDENCIA DE LA VELOCIDAD DE LA DEFORMACIÓN EN EL HUESO: VISCOELASTICIDAD

Puesto que el hueso es un material viscoelástico, su comportamiento biomecánico varía con la velocidad a la cual se le carga (es decir, la velocidad a la cual se aplica y retira la carga). El hueso es más rígido y soporta una carga mayor hasta la falla cuando las cargas se aplican a velocidades más altas. También almacena más energía antes de la falla con velocidades de aplicación de carga mayores, siempre y cuando estas se encuentren dentro del intervalo fisiológico.

La deformación diaria *in vivo* puede variar en grado considerable. La velocidad de deformación calculada para la caminata lenta es de 0.001 por segundo, en tanto la carrera lenta muestra una velocidad de deformación de 0.03 por segundo. En general, cuando las actividades se vuelven más extenuantes la velocidad de deformación aumenta (Keaveny & Hayes, 1993; Wu y cols., 2012; Xie y cols., 2017). La figura 2-34 muestra el comportamiento del hueso cortical en las pruebas tensiles con velocidades de deformación fisiológica distintas. Como se muestra, el mismo cambio de velocidad de deformación produce un cambio mayor en el esfuerzo (resistencia) máximo que en la elasticidad (módulo de Young). Los datos indican que el hueso es alrededor de 30% más fuerte para la caminata rápida que para la lenta. Con velocidades de deformación muy altas (> 1 por segundo), que representan el traumatismo por impacto, el hueso se vuelve más quebradizo. En una serie completa de pruebas experimentales para la resistencia tensil máxima y elasticidad del hueso cortical, la resistencia aumenta por un factor de tres y el módulo por un factor de dos (Keaveny & Hayes, 1993).

La velocidad de carga tiene relevancia clínica puesto que influye tanto en el patrón de fractura como en el grado de daño a los tejidos blandos en el sitio de la fractura. Cuando un hueso se rompe, se libera la energía almacenada. Con una velocidad de carga baja, la energía puede disiparse mediante la formación de una sola línea de fisura; el hueso y los tejidos blandos conservan en general su integridad, y no existe desplazamiento de los fragmentos óseos o es mínimo. Sin embargo, con una velocidad de carga elevada, la mayor energía almacenada no puede disiparse con rapidez suficiente por una sola línea de fisura, y la consecuencia es la fractura conminuta del hueso y un daño extenso de los tejidos blandos.

Desde la perspectiva clínica, las fracturas óseas pertenecen a tres categorías generales según la cantidad de energía que se libera en el sitio de la lesión: baja energía, alta energía y muy alta energía. Una fractura de baja energía la ejemplifica la sufrida por torsión simple al esquiar, una fractura de alta energía suele ocurrir en los accidentes automovilísticos, y una fractura de muy alta energía se produce por una herida por arma de fuego de alta velocidad.

INFLUENCIA DE LA ACTIVIDAD MUSCULAR SOBRE LA DISTRIBUCIÓN DEL ESFUERZO EN EL HUESO

Cuando el hueso recibe una carga *in vivo*, la contracción de los músculos que se insertan en él altera la distribución del esfuerzo en su estructura. Esta contracción muscular disminuye o elimina el esfuerzo tensil sobre el hueso al generar un esfuerzo compresivo que lo neutraliza de manera parcial o total. El efecto de la contracción muscular puede ilustrarse en una tibia que se sujeta a una flexión en tres puntos. La figura 2-35A representa la pierna de un esquiador que está cayendo hacia delante, lo que sujeta a la tibia a un momento de flexión. Se produce un esfuerzo tensil elevado en la cara posterior de la tibia, y sobre su cara anterior actúa un esfuerzo compresivo intenso. La contracción del tríceps sural produce un esfuerzo compresivo intenso sobre la cara posterior (fig. 2-35B), lo que neutraliza el gran esfuerzo tensil y de este modo protege la tibia de la falla en tensión. Esta contracción muscular puede dar origen a un esfuerzo compresivo más alto en la cara anterior de la tibia y proteger así al hueso de la falla. El hueso del adulto suele soportar este esfuerzo, pero el hueso inmaduro, que es más débil, puede fallar en compresión.

La contracción muscular produce un efecto similar en la articulación de la cadera (fig. 2-36). Durante la locomoción se aplican momentos de flexión sobre el cuello femoral y se produce esfuerzo tensil en la región superior de la corteza. La contracción del músculo glúteo medio produce un esfuerzo

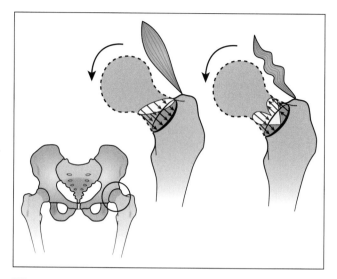

FIGURA 2-36   Distribución del esfuerzo en un cuello femoral sujeto a flexión. Cuando el músculo glúteo medio se relaja (*derecha*), el esfuerzo tensil actúa sobre la corteza de la cara superior y el esfuerzo compresivo lo hace sobre la corteza de la cara inferior. La contracción de este músculo (*centro*) neutraliza el esfuerzo tensil.

compresivo que neutraliza este esfuerzo tensil, y el resultado neto es que no existe esfuerzo compresivo o tensil que actúe sobre la región superior de la corteza. De este modo, la contracción muscular permite que el cuello femoral soporte cargas mayores que lo que sería posible de otro modo.

FATIGA ÓSEA BAJO CARGAS REPETITIVAS

Las fracturas óseas pueden producirse por una sola carga que exceda la resistencia máxima del hueso o por aplicaciones repetidas de una carga de menor magnitud. Una fractura producida por la aplicación repetida de una carga se denomina fractura por fatiga. El caso de estudio 2-2 muestra el impacto de pocas repeticiones de una carga alta. El caso de estudio 2-3 muestra el efecto de muchas repeticiones de una carga más bien normal. La deformación que conduce al microdaño se ubica entre la usual (400 a 1 500 µε) y la que causa la falla (10 000 µε; Warden y cols., 2006).

Esta teoría de la fatiga muscular como causa de la fractura por fatiga en las extremidades inferiores se pone en relieve en el esquema del diagrama de flujo 2-1. Las fracturas por fatiga pertenecen a dos subcategorías principales: las fracturas de tipo fatiga por esfuerzo se observan en el hueso normal tras una actividad excesiva, en tanto las fracturas de tipo insuficiencia se generan por la actividad normal y a menudo derivan de la osteoporosis y la osteomalacia, por lo que aparecen con más frecuencia en los adultos mayores (caso de estudio 2-4). Cada una de estas formas de fracturas por esfuerzo se clasifican en dos subcategorías adicionales: fracturas por fatiga por tensión y por compresión. La más peligrosa de las dos es la fractura por tensión, que deriva de la separación de las osteonas y se aprecia como una fisura transversa —"la temida línea negra"— que

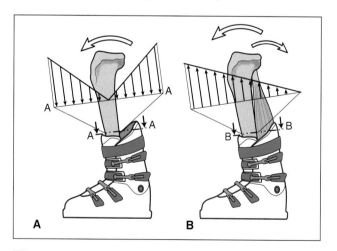

FIGURA 2-35   **A.** Distribución de los esfuerzos compresivos y tensiles en una tibia sujeta a flexión de tres puntos. **B.** La contracción del músculo tríceps sural produce un esfuerzo compresivo intenso sobre la cara posterior, lo que neutraliza el esfuerzo tensil elevado.

CASO DE ESTUDIO 2-2

Fractura por fatiga

Un recluta militar de 21 años de edad recibió la orden de correr 90 m cargando a otro recluta sobre su espalda. Después de correr alrededor de 55 m, el hombre se colapsó, con una fractura por fatiga del fémur izquierdo. Si bien la fatiga muscular sin duda desempeñó algún papel en este caso, la intensidad de la carga, que era próxima al punto de falla máxima, tiene probabilidad de ser la causa principal, y condujo a una fractura por fatiga tras pocas aplicaciones (baja repetición). Después de varias aplicaciones de una fuerza tan intensa, el microdaño tensil inicial avanzó con rapidez hasta una fractura completa (figura del caso de estudio 2-2).

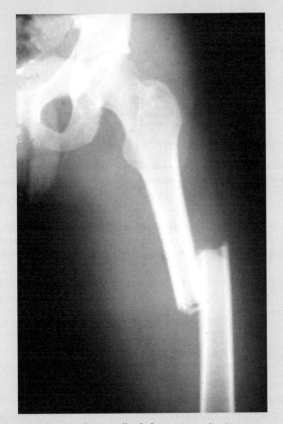

Figura del caso de estudio 2-2 Radiografía de una fractura por fatiga.

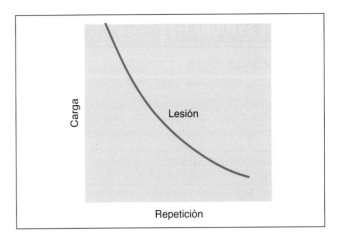

FIGURA 2-37 La interacción de la carga y la repetición se representan en una curva de fatiga.

La interacción de la carga y la repetición para cualquier material puede graficarse en una curva de fatiga (fig. 2-37). Para algunos materiales (p. ej., algunos metales), la curva de fatiga es asintótica, lo que indica que si la carga se mantiene por debajo de cierto nivel, el material en teoría conservará su integridad de manera independiente al número de repeticiones aplicadas. Para el hueso que se prueba *in vitro* la curva no es asintótica. Cuando el hueso se sujeta a cargas bajas repetidas puede sufrir microfracturas. Las pruebas del hueso *in vitro* también revelan que el hueso se fatiga con más rapidez cuando la carga o la deformación se aproxima a su resistencia de vencimiento, es decir, el número de repeticiones necesarias para producir una fractura disminuye con rapidez. La figura 2-38 muestra la dependencia no lineal del hueso de la intensidad de la carga y el número de ciclos para el mantenimiento de la masa y la morfología óseas. Se ha planteado la hipótesis de que cualquier punto por encima del índice óptimo de intensidad de la carga respecto del número de ciclos es anabólico (con lo que incrementa el riesgo de fractura), en tanto cualquier punto por debajo estimulará la resorción.

En la carga repetitiva del hueso vivo el proceso de fatiga se ve afectado no solo por el grado de carga y el número de repeticiones, sino también por el número de aplicaciones de la carga en un periodo específico (frecuencia de carga), como se muestra en la figura 2-39 (Burr y cols., 1985). Puesto que el hueso vivo se autorrepara, puede producirse una fractura por fatiga cuando el proceso de remodelamiento se ve rebasado por la velocidad del proceso de fatiga, es decir, cuando la aplicación de carga es tan frecuente que impide el remodelamiento necesario para prevenir la falla.

El tiempo de remodelamiento requerido para alcanzar un nuevo equilibrio tras un cambio de la rutina de actividad se aproxima a un periodo de remodelamiento, que es cercano a 3 o 4 meses. El incremento del número de unidades de remodelamiento óseo activas también elimina hueso de manera provisional, lo que conduce a una disminución de la masa ósea y a un aumento del riesgo de fractura (Warden y cols., 2006).

La fatiga del músculo, que determina su incapacidad para contraerse de manera efectiva, puede conducir a fracturas por

avanzará hasta ser completa y, por último, al desplazamiento si la actividad persiste. Por otro lado, en las fracturas por compresión el hueso falla por la formación de fisuras oblicuas, que aíslan áreas de hueso y dan origen a la desvascularización. Las fracturas por compresión a menudo aparecen con más lentitud y la mayor parte de ellas puede mostrar resolución espontánea (Egol & Frankel, 2001).

CASO DE ESTUDIO 2-3

Sobrecarga ósea

Un recluta militar de 23 años de edad fue expuesto a un régimen de entrenamiento físico en extremo intenso que incluyó arrastrarse de manera continua y repetitiva en una posición extraña durante varias semanas (**A**; figura del caso de estudio 2-3). La aplicación repetida de cargas (repeticiones numerosas) y el número de aplicaciones de la carga durante un periodo breve (alta frecuencia de carga) sobrepasó el tiempo requerido por el proceso de remodelamiento óseo para evitar la fractura. Ocurrió fatiga muscular como consecuencia del patrón anormal de aplicación de carga y el entrenamiento intensivo. Esto afectó la función muscular para la neutralización del esfuerzo impuesto, lo que condujo a la aplicación anormal de la carga y a una distribución alterada del esfuerzo (**B**).

Después de 4 semanas de actividad física extenuante, la acumulación del daño por fatiga en la diáfisis femoral desencadenó una fractura oblicua.

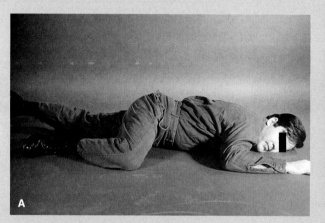 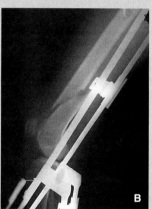

Figura del caso de estudio 2-3   Se aplicaron cargas anómalas en la diáfisis femoral.

fatiga en situaciones de actividad física extenuante sostenida. Como consecuencia tiene menos capacidad para almacenar energía y por último neutralizar los esfuerzos impuestos al hueso. La alteración resultante de la distribución del esfuerzo en el hueso genera la imposición de cargas intensas anómalas, y ocurre una acumulación de daño por fatiga que puede desencadenar una fractura.

La resistencia al comportamiento de fatiga es mayor en la compresión que en la tensión (Keaveny & Hayes, 1993). En promedio, alrededor de 5 000 ciclos de carga experimental corresponden al número de pasos al correr 16 kilómetros. Un millón de ciclos corresponde a cerca de 1 600 kilómetros. Una distancia total inferior a 1 600 km puede producir una fractura en el tejido del hueso cortical. Esto es congruente con las fracturas de esfuerzo informadas en los reclutas militares que se someten a un entrenamiento extenuante de marcha y carrera en un periodo corto (6 semanas) así como en los corredores universitarios que entrenan hasta 120 km por semana. Se han observado fracturas de trabéculas independientes del hueso esponjoso en muestras de humanos *post mortem* y pueden derivar de la acumulación de fatiga. Ubicaciones comunes son las vértebras lumbares, la cabeza femoral y la región proximal de la tibia.

La investigación ha demostrado que estas fracturas participan en el remodelamiento óseo, así como en las fracturas relacionadas con la edad, el colapso del hueso subcondral, las artropatías degenerativas y otros trastornos óseos. La capacidad del hueso para soportar este tipo de microdaño es importante, toda vez que resulta un medio vital para la disipación de la energía como defensa contra una fractura completa, el único otro medio alternativo de liberación de la energía (Seeman & Delmas, 2006).

REMODELAMIENTO ÓSEO

El hueso tiene la capacidad de remodelarse al alterar su tamaño, configuración y estructura, para cubrir las demandas mecánicas que se le imponen (Buckwalter y cols., 1995). Este fenómeno, en que el hueso gana o pierde hueso esponjoso, cortical o ambos en respuesta al nivel de esfuerzo sostenido, se resume como ley de Wolff, que indica que el remodelamiento del hueso recibe influencia de los esfuerzos mecánicos y es modulado por ellos (Wolff, 1892).

La carga sobre el esqueleto puede ocurrir ya sea por actividad muscular o gravedad. Existe una correlación positiva entre la masa ósea y el peso corporal. Un mayor peso corporal se ha asociado con una mayor masa ósea (Exner y cols., 1979). Por el contrario, se descubrió que una condición prolongada

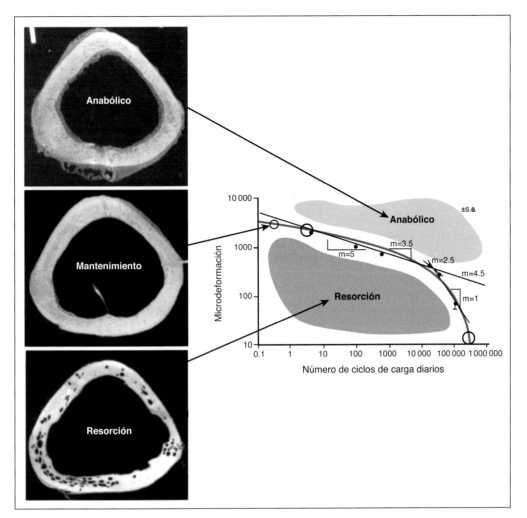

FIGURA 2-38 El proceso de fatiga se ve afectado no solo por la cantidad de carga y el número de repeticiones (ciclos), sino también por el número de aplicaciones de la carga en un periodo determinado (frecuencia de aplicación de carga).

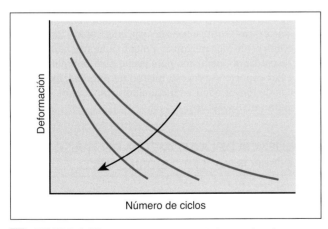

FIGURA 2-39 La interacción de la deformación y la repetición se representan en esta curva de fatiga. A mayor deformación (eje y) y número de repeticiones (eje x), mayor el daño al hueso. El tiempo (*flecha*) indica una frecuencia más alta de deformación.

de ausencia de peso, como la que se experimenta durante un viaje espacial, disminuye la masa ósea en los huesos de soporte de peso. Los astronautas experimentan una pérdida rápida de calcio y, en consecuencia, pérdida ósea (Rambaut & Johnston, 1979; Whedon, 1984). Estos cambios no son del todo reversibles.

El desuso o la inactividad tienen efectos letales sobre el esqueleto. El reposo en cama induce una disminución de la masa ósea aproximada de 1% por semana (Jenkins & Cochran, 1969; Krolner & Toft, 1983). En la inmovilización parcial o total el hueso no se sujeta a los esfuerzos mecánicos usuales, lo que determina la resorción del hueso perióstico y subperióstico, y una disminución de las propiedades mecánicas óseas (es decir, resistencia y rigidez). Esta disminución de la resistencia y la rigidez del hueso fue demostrada por Kazarian y Von Gierke (1969), que inmovilizaron a monos Rhesus durante 60 días utilizando férulas corporales totales. Pruebas compresivas subsecuentes *in vitro* de las vértebras de los monos inmovilizados y de controles demostraron una disminución de tres veces de la

CASO DE ESTUDIO 2-4

Pérdida ósea y envejecimiento

Una mujer de más de 65 años, sin antecedente de fracturas u osteoporosis, acudió con fracturas bilaterales en ambos tobillos, sin referir incremento de la actividad en torno al inicio de los síntomas. Una radiografía del tobillo derecho reveló una fractura trimaleolar con desplazamiento medial del maleolo medial por una fractura oblicua, así como una consolidación fallida del peroné (figuras A y B del caso de estudio 2-4). Una radiografía del tobillo izquierdo reveló una fractura oblicua y una fractura con desplazamiento mínimo del maleolo medial (figuras A y C del caso de estudio 2-4).

El único factor de riesgo identificable era la osteopenia generalizada observada en las radiografías. Una absorciometría por rayos X con energía dual (DXA) descartó la osteoporosis; una tomografía computarizada y una tomografía por emisión de positrones del hueso no revelaron signos de patología o enfermedad maligna. El reumatólogo tampoco encontró evidencia de artritis sistémica inflamatoria. Las causas más probables de estas fracturas por insuficiencia son la osteopenia generalizada y quizás una disminución de la formación de enlaces cruzados de colágena, que habrían determinado una disminución de la tenacidad del hueso.

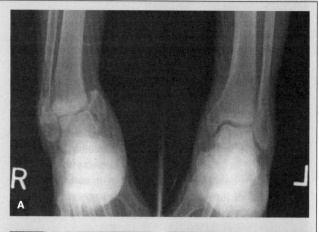

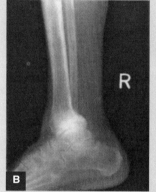
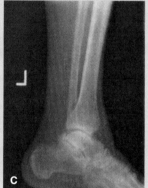

Figura del caso de estudio 2-4 Radiografías preoperatorias (**A**) anteroposterior de ambos tobillos, (**B**) lateral del tobillo derecho, y (**C**) lateral del tobillo izquierdo, que revelan fractura bilateral del maleolo medial y del maleolo lateral derecho.

carga hasta la falla y la tenacidad de las vértebras que se inmovilizaron; la rigidez también mostró disminución significativa (fig. 2-40).

La investigación actual ha demostrado que el microdaño es una parte importante del remodelamiento óseo debido a que conduce a dos procesos importantes que ayudan al cuerpo a identificar el sitio en que se requiere resorción ósea y, por ende, remodelamiento. Se trata de la apoptosis de los osteocitos, que tiene importancia puesto que se cree que los osteocitos vivos inhiben la resorción ósea, y una disminución de la formación de enlaces cruzados de la colágena (Seeman, 2006). Si bien los efectos del envejecimiento sobre el hueso se analizan más adelante, es importante señalar que el proceso de remodelamiento mismo recibe un impacto intenso del avance de la edad; en los casos en que el hueso joven sufre resorción y remodelamiento en regiones con esfuerzo intenso, a menudo existe una osteopenia sintomática en sitios sujetos a la demanda mecánica más alta (Rubin y cols., 2001a), como se observa en el caso de estudio 2-4.

Varias técnicas inspiradas en el conocimiento de la ley de Wolff, entre otras el ultrasonido de baja intensidad y los estímulos mecánicos de baja magnitud y alta frecuencia, han demostrado respaldar al organismo para acelerar el remodelamiento óseo y dar soporte al proceso mismo de remodelamiento en personas de mayor edad y en aquellas incapaces de soportar peso (Rubin y cols., 2001b).

INFLUENCIA DE LA GEOMETRÍA DEL HUESO SOBRE SU COMPORTAMIENTO BIOMECÁNICO

La geometría del hueso influye en gran medida sobre su comportamiento mecánico (Wright & Maher, 2008). En tensión y compresión, la carga hasta la falla y la rigidez son proporcionales al área transversal del hueso. A mayor el área, más fuerte y rígido el hueso. Durante la flexión, tanto el área transversal como la distribución del tejido óseo en torno a un eje neutral

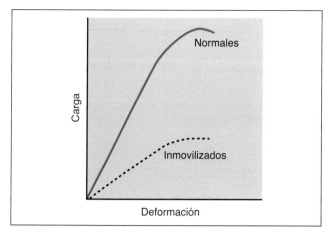

FIGURA 2-40 Curvas carga-deformación de segmentos vertebrales L5 a L7 de monos Rhesus normales e movilizados. Observe la pérdida intensa de resistencia y rigidez en las muestras inmovilizadas inmovilizados. Adaptada con autorización de Kazarian, L. L., Von Gierke, H. E. (1969). Bone loss as a result of immobilization and chelation. Preliminary results in Macaca mulatta. *Clin Orthop*, *65*, 67.

afectan el comportamiento mecánico del hueso. La cantidad que toma en consideración estos dos factores en la flexión se denomina momento de inercia del área. Un mayor momento de inercia da origen a un hueso más resistente y rígido. La figura 2-41 muestra la influencia del momento de inercia del área sobre la carga hasta la falla y la rigidez de tres estructuras rectangulares que tienen la misma área pero configuraciones distintas.

En la flexión, la viga III es la más rígida de las tres y puede soportar la carga más alta como consecuencia de que la mayor cantidad de material se distribuye a cierta distancia del eje neutral. Para los cortes transversales rectangulares, la fórmula

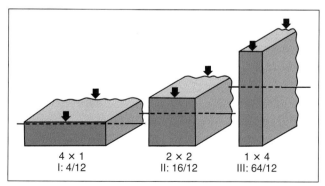

FIGURA 2-41 Tres vigas con área idéntica pero configuración distinta, sujetas a flexión. El momento de inercia del área para la viga I es de 4/12; para la viga II, 16/12, y para la viga III, 64/12. Adaptada con autorización de Frankel, V. H., Burstein, A. H. (1970). *Orthopaedic Biomechanics*. Philadelphia, PA: Lea & Febiger.

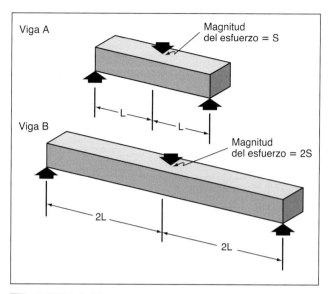

FIGURA 2-42 La viga B tiene dos veces la longitud (L) de la viga A, y soporta un momento de flexión equivalente al doble. De este modo, la magnitud del esfuerzo en la viga B es dos veces mayor. Adaptada con autorización de Frankel, V. H., Burstein, A. H. (1970). *Orthopaedic Biomechanics*. Philadelphia, PA: Lea & Febiger.

para el momento de inercia del área corresponde al producto del ancho (B) por la altura elevada al cubo (H³), dividido por 12:

$$(B \times H^3)/12$$

Por efecto de su gran momento de inercia del área, la viga III puede soportar cuatro veces más carga en flexión que la viga I.

La longitud hueso también influye sobre su resistencia y rigidez en flexión. A más largo el hueso, mayor la magnitud del momento de flexión que produce la aplicación de una fuerza. En una estructura rectangular, la magnitud de los esfuerzos producidos en el punto de aplicación del momento de flexión es proporcional a la longitud de la estructura. La figura 2-42 representa las fuerzas que actúan sobre dos vigas con ancho y altura idénticos, pero de diferente longitud: la longitud de la viga B es el doble de la viga A. El momento de flexión para la viga más larga es del doble que para la viga más corta; en consecuencia, la magnitud del esfuerzo aplicado a la viga es del doble. Por efecto de su longitud, los huesos largos del esqueleto están sujetos a momentos de flexión altos y, a su vez, a esfuerzos tensiles y compresivos elevados, no obstante su configuración tubular les confiere capacidad para resistir los momentos de flexión en todas las direcciones.

Estos huesos también tienen momentos de inercia de área altos debido a que gran parte de su tejido óseo se distribuye a distancia del eje neutral. La aposición perióstica —la resorción de hueso del endostio y la formación de hueso perióstico— es el proceso natural de remodelamiento que incrementa el momento de inercia de un hueso al engrosar el hueso cortical y desplazarlo alejándolo del eje neutral. Esto es en particular

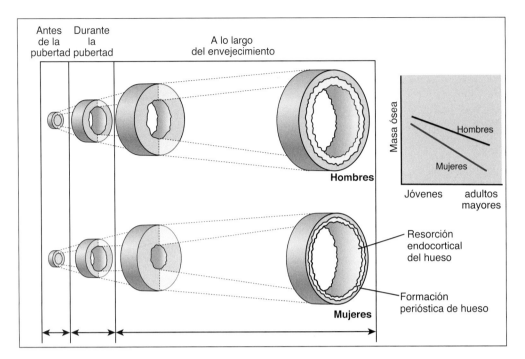

FIGURA 2-43 Variaciones entre los huesos de los hombres y las mujeres en cuanto a la aposición perióstica y la pérdida ósea neta en el proceso de envejecimiento. Adaptada de Seeman, E. (2003). Periosteal bone formation–a neglected determinant of bone strength. *N Engl J Med, 349*(4), 322.

importante en términos de la resistencia del hueso en hombres comparada con la de mujeres, toda vez que los estrógenos inhiben la formación de hueso perióstico y la favorecen en la superficie endocortical en la mujer, que reduce el diámetro interno del hueso (fig. 2-43). Después de la menopausia y, con ello, con el inicio de la deficiencia estrogénica, se incrementa el remodelamiento endóstico, lo que determina una mayor remoción de hueso endocortical y, con ello, fragilidad ósea (Seeman, 2003).

Los factores que afectan la resistencia y la rigidez del hueso en torsión son los mismos que operan en la flexión: el área transversal y la distribución del tejido óseo en torno al eje neutral. La cantidad que toma en consideración estos dos factores en la carga torsional es el momento de inercia polar. A mayor el momento de inercia polar, más resistente y rígido el hueso.

La figura 2-44 muestra cortes transversales distales y proximales de una tibia sujeta a una carga torsional. Si bien la sección proximal tiene un área ósea un poco menor que la distal, tiene un momento de inercia polar mucho más alto debido a que gran parte del tejido óseo está distribuido a distancia del eje neutral. El corte distal, si bien tiene un área ósea mayor, está sujeto a un esfuerzo por cizallamiento mucho mayor porque gran parte del tejido está distribuido cerca del eje neutral. La magnitud del esfuerzo de cizallamiento en la sección distal es cercana al doble de la correspondiente a la proximal. Por esta razón, es común que las fracturas por torsión de la tibia ocurran en un sitio distal.

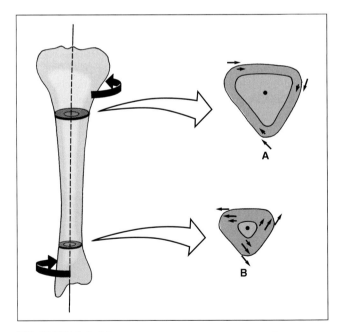

FIGURA 2-44 Distribución del esfuerzo de cizallamiento en dos cortes transversales de una tibia sujeta a una carga torsional. La sección proximal **A** tiene un momento de inercia más alto que la sección distal **B**, toda vez que existe una mayor cantidad de material óseo distribuida lejos del eje neutral. Adaptada con autorización de Frankel, V. H., Burstein, A. H. (1970). *Orthopaedic Biomechanics*. Philadelphia, PA: Lea & Febiger.

Efectos quirúrgicos

Ciertos procedimientos quirúrgicos originan defectos que debilitan al hueso en gran medida, en particular en torsión. Estos defectos caen en dos categorías: aquellos cuya longitud es inferior al diámetro del hueso (intensificadores del esfuerzo) y aquellos cuya longitud excede el diámetro del hueso (defectos de sección abierta).

INTENSIFICADORES DEL ESFUERZO

Un intensificador del esfuerzo se produce por medios quirúrgicos cuando se retira un pequeño trozo de hueso o se inserta un tornillo. La resistencia ósea se reduce debido a que los esfuerzos que se imponen durante la carga no pueden distribuirse de manera homogénea en todo el hueso y, en vez de ello, se concentran en torno al defecto. Este defecto es análogo a una piedra en un arroyo, que desvía el agua y produce gran turbulencia en torno a ella. El efecto de debilitamiento de un intensificador del esfuerzo es en particular marcado bajo la carga torsional; la disminución total de la resistencia ósea en esta modalidad de carga puede alcanzar 60%.

Burstein y cols., (1972) demostraron el efecto de los intensificadores del esfuerzo mediante el uso de tornillos y con orificios para tornillos vacíos sobre la capacidad de almacenamiento de energía de huesos de conejo que se probaron en torsión con una velocidad de carga elevada. El efecto inmediato de la perforación de un orificio y la inserción de un tornillo en el fémur de conejo fue una disminución de 74% de la capacidad de almacenamiento de energía. Después de 8 semanas, el efecto de intensificación del esfuerzo producido por los tornillos y los orificios sin tornillos desapareció por completo debido a que el hueso se había remodelado: se había depositado hueso en torno a los tornillos para estabilizarlos y los orificios sin tornillo había sido ocupados por hueso. Sin embargo, en fémures de los que los tornillos se habían retirado justo antes de la prueba, la capacidad de almacenamiento de energía del hueso disminuyó 50%, de manera primordial porque el tejido óseo en torno al tornillo sufrió microdaño durante el retiro del dispositivo (fig. 2-45).

La inserción quirúrgica de implantes intramedulares grandes también puede conducir de manera directa a la fractura por la naturaleza anisotrópica del hueso. Por ejemplo, los vástagos para cadera con reducción progresiva no cementados que se insertan demasiado profundo en la diáfisis femoral durante la cirugía pueden producir esfuerzos circunferenciales o en anillo, que por último conducen a la fractura (Bartel y cols., 2006).

DEFECTOS DE SECCIÓN ABIERTA

Un defecto de sección abierta es una discontinuidad en el hueso generada por la extirpación quirúrgica de un trozo de hueso cuya longitud supera el diámetro del mismo (p. ej., al cortar un bloque durante una biopsia del hueso). Debido a que la superficie externa del corte transversal del hueso pierde su continuidad, su capacidad para resistir cargas se compromete, en particular en torsión.

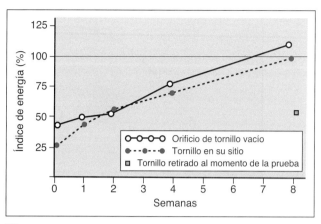

FIGURA 2-45 Efectos de los tornillos y de los orificios de tornillos vacíos sobre la capacidad de almacenamiento de energía de fémures de conejo. El almacenamiento de energía para animales experimentales se expresa como porcentaje de la capacidad de almacenamiento de energía total para animales control. Cuando se retiraron los tornillos justo antes de las pruebas, la capacidad de almacenamiento de energía disminuyó 50%. Adaptada de Burstein, A. H., Currey, J., Frankel, V. H., *et al.* (1972). Bone strength: The effect of screw holes. *J Bone Joint Surg Am*, *54A*, 1143.

En un hueso normal sujeto a torsión, el esfuerzo de cizallamiento se distribuye por todo el hueso y actúa para resistirse al torque. Este patrón de esfuerzo se ilustra en el corte transversal de un hueso largo en la figura 2-46A (una sección transversal con una superficie externa continua se denomina sección cerrada). En un hueso con un defecto de sección abierta, solo el esfuerzo de cizallamiento en la periferia del hueso resiste el torque aplicado. Al tiempo que el esfuerzo de cizallamiento alcanza el defecto, se ve forzado a cambiar de dirección (fig. 2-46B). En el interior del hueso el esfuerzo se distribuye en paralelo al torque aplicado y la cantidad de tejido óseo que soportar la carga se encuentra muy disminuida.

En pruebas de torsión *in vitro* con tibias de humano adulto, un defecto de sección abierta redujo la carga hasta la falla y el almacenamiento de energía hasta la falla en cerca de 90%. La deformación hasta la falla disminuyó alrededor de 70% (Frankel & Burstein, 1970; fig. 2-47).

Desde el punto de vista clínico, la extirpación quirúrgica de un trozo de hueso puede debilitarlo en gran medida, en par-

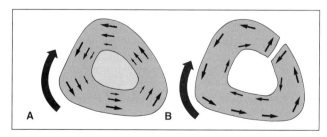

FIGURA 2-46 Patrón de esfuerzo en una sección abierta y una cerrada bajo una carga torsional. **A.** En la sección cerrada, todo el esfuerzo de cizallamiento se resiste al torque aplicado. **B.** En la sección abierta, solo el esfuerzo de cizallamiento en la periferia del hueso se resiste al torque aplicado.

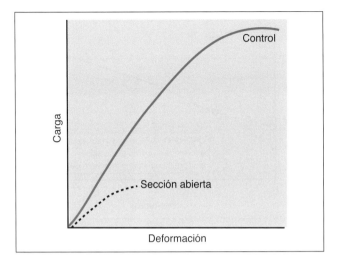

FIGURA 2-47   Curvas carga-deformación para tibias de humanos adultos probadas *in vitro* bajo una carga torsional. La curva de control representa una tibia sin defecto; la curva de sección abierta representa una tibia con un defecto de sección abierta. Adaptada con autorización de Frankel, V. H., Burstein, A. H. (1970). *Orthopaedic Biomechanics*. Philadelphia, PA: Lea & Febiger.

ticular en torsión. La figura 2-48 es una radiografía de una tibia a partir de la cual se obtuvo un injerto para una artrodesis de la cadera. Algunas semanas después de la cirugía, la paciente tropezó mientras giraba y el hueso se fracturó a través del defecto.

DEPÓSITO Y RESORCIÓN DEL HUESO

La figura 2-49 muestra las proyecciones radiológicas posquirúrgicas anteroposterior (A) y lateral (B) del cúbito de un hombre de 30 años de edad que se sometió al retiro quirúrgico de una placa cubital tras una estabilización por una fractura desplazada.

El implante se utilizó para estabilizar la fractura para una consolidación rápida. Sin embargo, en situaciones como esta, la remoción tardía de la placa disminuye la cantidad de esfuerzos mecánicos necesarios para el remodelamiento óseo. Es relevante cuando la placa soporta la mayor parte o toda la carga mecánica y permanece en su sitio tras la consolidación de la fractura. De este modo, de acuerdo con la ley de Wolff, favorecerá la resorción ósea localizada como consecuencia de una disminución del esfuerzo y el estímulo mecánicos que recibe el hueso bajo la placa, lo que resulta en una disminución de su resistencia y rigidez.

Un implante que permanece firmemente unido a un hueso una vez que una fractura consolida también puede disminuir la resistencia y la rigidez del hueso. En el caso de una placa que se fija al hueso con tornillos, la placa y el hueso comparten la carga en proporciones determinadas por la geometría y las propiedades del material de cada estructura. Una placa larga, que soporta cargas altas, descarga en gran medida al hueso; el cual entonces se atrofia en respuesta a esta disminución de la carga (el hueso puede hipertrofiarse en la interfase hueso-tornillo para tratar de limitar el microdesplazamiento de los tornillos).

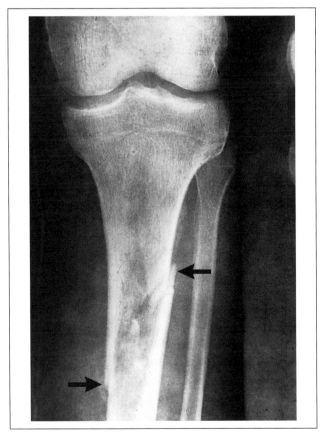

FIGURA 2-48   Un paciente sufrió una fractura tibial a través de un defecto de sección abierta producido por medios quirúrgicos, al tropezarse pocas semanas después de tomada la biopsia.

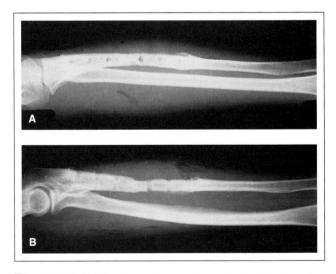

FIGURA 2-49   Proyecciones anteroposterior (**A**) y lateral (**B**) de un cúbito tras el retiro de una placa; se aprecia una disminución del diámetro óseo producida por la resorción del hueso bajo la placa. La sustitución del tejido cortical por hueso esponjoso y la presencia de los orificios de tornillos también debilitan el hueso. Cortesía de Marc Martens, M. D.

La resorción ósea bajo una placa se ilustra en la figura 2-49. Una placa de compresión de un material alrededor de 10 veces más rígido que el hueso se aplicó a un cúbito fracturado y permaneció en su sitio una vez que la fractura consolidó. El hueso bajo la placa soportaba una carga inferior a la normal; mostraba resorción parcial, y el diámetro de la diáfisis disminuyó mucho. Una pérdida del tamaño del diámetro del hueso reduce en gran medida su resistencia, en particular en flexión y torsión, toda vez que disminuye los momentos de inercia de área y polar. Una reducción de 20% del diámetro del hueso puede disminuir su resistencia en torsión 60%. Los cambios en el tamaño y la configuración del hueso que se muestran en la figura 2-49 sugieren que las placas rígidas deben retirarse poco después de la consolidación de una fractura y antes de que el hueso sufra una marcada disminución de su tamaño. Una disminución de este tipo del tamaño del hueso suele ir acompañada de osteoporosis secundaria, lo que lo debilita aún más (Slätis y cols., 1980).

Un implante puede causar hipertrofia ósea en sus sitios de fijación. Un ejemplo de hipertrofia del hueso en torno a los tornillos se muestra en la figura 2-50. Se aplicó una placa de clavo a una fractura del cuello femoral y el hueso se hipertrofió en torno a los tornillos en respuesta al incremento de la carga en esos sitios.

La hipertrofia también puede ocurrir si el hueso se sujeta de manera repetida a esfuerzos mecánicos intensos dentro del intervalo fisiológico normal. Se ha observado una hipertrofia del hueso normal del adulto en respuesta al ejercicio extenuante (Dalen & Olsson, 1974; Huddleston y cols., 1980; Jones y cols., 1977), al igual que un incremento de la densidad ósea (Nilsson & Westlin, 1971).

Cambios degenerativos óseos asociados con el envejecimiento

Se ha observado una pérdida progresiva de la densidad ósea como parte del proceso de envejecimiento normal. Las trabéculas longitudinales se adelgazan y algunas de las transversales sufren resorción (Siffert & Levy, 1981; fig. 2-51). El resultado es una marcada disminución de la cantidad de hueso esponjoso y un adelgazamiento del hueso cortical. La relación entre la masa ósea, la edad y el género se muestra en la figura 2-52. La disminución del tejido óseo y la reducción discreta del tamaño del hueso limitan su resistencia y rigidez.

Las curvas de esfuerzo-deformación obtenidas de muestras de tibias de humanos adultos de dos edades muy distintas probados en tensión se muestran en la figura 2-53. El esfuerzo máximo fue casi el mismo para el hueso joven y el viejo; sin embargo, la muestra de hueso viejo solo pudo soportar la mitad de la deformación que el hueso joven, lo que indica que es más

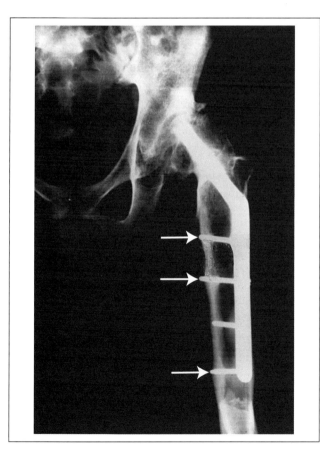

FIGURA 2-50 Radiografía de un cuello femoral fracturado al que se aplicó una placa de clavo. Las cargas se transmitían de la placa al hueso a través de los tornillos. Se depositó hueso en torno a los tornillos para soportar estas cargas debido a la presencia de un mayor esfuerzo local.

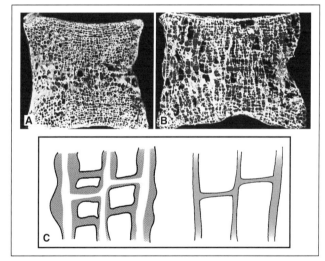

FIGURA 2-51 Cortes transversales de vértebras obtenidas de muestras de autopsia de una persona joven (**A**) y una paciente adulto mayor (**B**). El hueso mostraba una disminución marcada del hueso esponjoso en el segundo caso. Reimpresa con autorización de Nordin, B. E. C. (1973). *Metabolic Bone and Stone Disease*. Edinburgh, Scotland: Churchill Livingstone. **C.** Se representa por medios esquemáticos la pérdida del hueso. Al tiempo que el hueso normal (*izquierda*) sufre resorción (*zona sombreada*) a lo largo del proceso de envejecimiento, las trabéculas longitudinales se adelgazan y algunas de las transversas desaparecen (*derecha*). Adaptada con autorización de John Wiley & Sons de Siffert, R. S., Levy, R. N. (1981). Trabecular patterns and the internal architecture of bone. *Mt. Sinai J Med*, *48*, 221. Autorización obtenida por medio del Copyright Clearance Center, Inc.

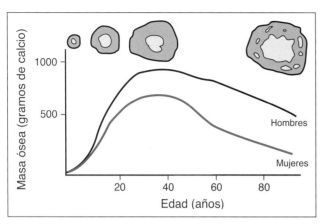

FIGURA 2-52   Gráfica que muestra la relación entre la masa ósea, la edad y el sexo. En la parte superior de la figura se muestra un corte transversal de la diáfisis del fémur y la configuración de la masa ósea. Reimpresa con autorización de Kaplan, F. S., Hayes, W. C., Keaveny, T. M., et al. (1994). Form and function of bone. En S. R. Simon (Ed.). Orthopaedic Basic Science (p. 167). Rosemont, IL: American Academy of Orthopaedic Surgeons.

quebradizo y existe reducción de su tenacidad (Wang & Qian, 2006). La disminución de la formación de enlaces cruzados de colágena, y la densidad, resistencia, rigidez y tenacidad del hueso generan un aumento de su fragilidad. La pérdida ósea relacionada con la edad depende de varios factores, entre ellos sexo, edad, deficiencia posmenopáusica de estrógenos, anomalías endocrinas, inactividad, desuso y deficiencia de calcio. A lo largo de varias décadas la masa esquelética puede redu-

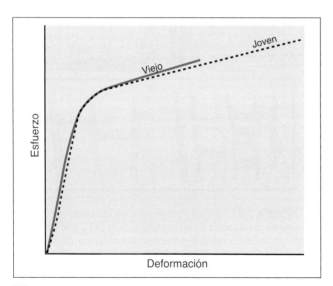

FIGURA 2-53   Curvas esfuerzo-deformación de muestras de tibias humanas de adultos jóvenes y adultos mayores probadas en tensión. Observe que la resistencia del hueso es comparable, pero que el hueso viejo es más quebradizo y ha perdido su capacidad para deformarse. Esto representa la disminución sustancial del módulo de tenacidad en la muestra de hueso viejo. Adaptada de Burstein, A. H., Reilly, D. T., Martens, M. (1976). Aging of bone tissue: Mechanical properties. J Bone Joint Surg Am, 58A, 82.

cirse hasta 50% de la masa trabecular y 25% de la masa cortical originales. En la cuarta década las mujeres pierden alrededor de 1.5 a 2% de la masa por año como consecuencia en gran medida de la resorción endocortical, en tanto los varones la pierden a menos de la mitad de esa velocidad (0.5 a 0.75% por año). La actividad física y el ejercicio practicados con regularidad (Zetterberg y cols., 1990), y el uso de suplementos de calcio y quizás estrógenos pueden disminuir la velocidad de pérdida mineral ósea durante el envejecimiento.

Resumen

- El hueso es un material compuesto complejo de dos fases. Una fase está integrada por sales minerales inorgánicas y la otra es una matriz orgánica de colágena tipo I y sustancia amorfa. El componente inorgánico hace al hueso duro y rígido, en tanto el componente orgánico le confiere su flexibilidad y tenacidad.

- Desde la perspectiva microscópica, la unidad estructural fundamental del hueso es la osteona o sistema de Havers, integrada por láminas concéntricas de matriz mineralizada que circundan a un conducto central que contiene vasos sanguíneos y fibras nerviosas.

- A nivel macroscópico el esqueleto está integrado por hueso cortical y esponjoso (trabecular). El hueso cortical tiene alta densidad, en tanto el esponjoso tiene una densidad muy variable.

- El hueso es un material anisotrópico que cuenta con una veta como la madera y exhibe propiedades mecánicas distintas cuando se le carga en diferentes direcciones. El hueso maduro es más resistente y rígido en compresión.

- El hueso se sujeta a patrones de carga complejos durante las actividades fisiológicas comunes como el caminar y el trotar. La mayor parte de las fracturas óseas se produce por una combinación de varias modalidades de aplicación de carga.

- La contracción muscular afecta los patrones de esfuerzo en el hueso al producir esfuerzos compresivos que neutralizan de manera parcial o total el esfuerzo tensil que actúa sobre el hueso.

- El hueso es un material viscoelástico. Por lo tanto es más rígido, soporta cargas mayores antes de fallar y almacena más energía cuando se le carga a velocidades de deformación fisiológicas más altas.

- El hueso vivo se fatiga cuando la frecuencia de carga impide el remodelamiento necesario para evitar la falla.

- El comportamiento mecánico de un hueso recibe influencia de su geometría (longitud, área transversal y distribución del tejido óseo en torno al eje neutral, que a su vez es afectada por la aposición perióstica).

- El hueso se remodela en respuesta a las demandas mecánicas que se le aplican; se deposita en el sitio en que se requiere y se resorbe donde no se requiere, como lo define la ley de Wolff.

- Con el envejecimiento viene una marcada disminución de la cantidad de hueso esponjoso y una disminución del grosor del hueso cortical. Estos cambios disminuyen la tenacidad del hueso, al igual que su resistencia y rigidez.

Preguntas para práctica

1. El esqueleto está constituido por hueso cortical y esponjoso.

   A. Describa las diferencias fisiológicas y anatómicas entre el hueso cortical y el esponjoso.

   B. Explique las propiedades biomecánicas de los dos tipos de huesos.

2. El hueso es anisotrópico. ¿Qué significa esto?

3. El hueso puede remodelarse. Discuta cuándo, cómo y dónde se remodela el hueso.

4. Con la edad se modifica la densidad ósea. ¿Cómo afecta este cambio las propiedades biomecánicas de los huesos cortical y esponjoso?

5. ¿Cuáles son las mejores alternativas para mantener e incrementar la densidad ósea? Mencione factores tanto negativos como positivos para la salud ósea.

Referencias

Bartel, D. L., Davy, D. T., Keaveny, T. M. (2006). *Orthopaedic Biomechanics: Mechanics and Design in Musculoskeletal Systems.* New York: Pearson/Prentice Hall.

Bassett, C. A. (1965). Electrical effects in bone. *Sci Am, 213*(4), 18–25.

Bayraktar, H. H., Morgan, E. F., Niebur, G. L., et al. (2004). Comparison of the elastic and yield properties of human femoral trabecular and cortical bone tissue. *J Biomech, 37*(1), 27–35.

Bergmann, G., Bender, A., Dymke, J., et al. (2016). Standardized loads acting in hip implants. *PLoS One, 11*(5), e0155612.

Bergmann, G., Deuretzbacher, G., Heller, M., et al. (2001). Hip contact forces and gait patterns from routine activities. *J Biomech, 34*(7), 859–871.

Bonefield, W., Li, C. H. (1967). Anisotropy of nonelastic flow in bone. *J Appl Phys, 38*(6), 2450–2455.

Boskey, A. L. (2013). Bone composition: Relationship to bone fragility and antiosteoporotic drug effects. *Bonekey Rep, 2*, 447.

Buckwalter, J. A., Glimcher, M. J., Cooper, R. R., et al. (1995). Bone biology. I: Structure, blood supply, cells, matrix and mineralization. Part 1: Formation, form, remodelling and regulation of cell function (Instructional Course Lecture). *J Bone Joint Surg, 77*(8), 1256–1275.

Burr, D. B. (2002). The contribution of the organic matrix to bone's material properties. *Bone, 31*(1), 8–11.

Burr, D. B., Martin, R. B., Schaffler, M. B., et al. (1985). Bone remodeling in response to in vivo fatigue microdamage. *J Biomech, 18*(3), 189–200.

Burstein, A. H., Currey, J., Frankel, V. H., et al. (1972). Bone strength: The effect of screw holes. *J Bone Joint Surg Am, 54*(6), 1143–1156.

Burstein, A. H., Reilly, D. T., Martens, M. (1976). Aging of bone tissue: Mechanical properties. *J Bone Joint Surg Am, 58*(1), 82–86.

Carter, D. R. (1978). Anisotropic analysis of strain rosette information from cortical bone. *J Biomech, 11*(4), 199–202.

Carter, D. R., Hayes, W. C. (1977). Compact bone fatigue damage: A microscopic examination. *Clin Orthop Relat Res,* (127), 265–274.

Currey, J. D. (2002). *Bones: Structure and Mechanics.* Princeton, NJ: Princeton University Press.

Dalén, N., Olsson, K. E. (1974). Bone mineral content and physical activity. *Acta Orthop Scand, 45*(2), 170–174.

Egol, K. A., Frankel, V. H. (2001). Problematic stress fractures. In D. B. Burr & C. M. Milgrom (Eds.), *Musculoskeletal Fatigue and Stress Fractures.* Boca Raton, FL: Lewis Publishers.

Exner, G. U., Prader, A., Elsasser, U., et al. (1979). Bone densitometry using computed tomography. Part 1: Selective determination of trabecular bone density and other bone mineral parameters. Normal values in children and adults. *Br J Radiol, 52*(613), 14–23.

Frankel, V. H., Burstein, A. H. (1970). *Orthopaedic Biomechanics.* Philadelphia, PA: Lea & Febiger.

Grimal, Q., Haupert, S., Mitton, D., et al. (2009). Assessment of cortical bone elasticity and strength: Mechanical testing and ultrasound provide complementary data. *Med Eng Phys, 31*(9), 1140–1147.

Hart, N. H., Nimphius, S., Rantalainen, T., et al. (2017). Mechanical basis of bone strength: Influence of bone material, bone structure and muscle action. *J Musculoskelet Neuronal Interact, 17*(3), 114–139.

Hernandez, C. J., Keaveny, T. M. (2006). A biomechanical perspective on bone quality. *Bone, 39*(6), 1173–1181.

Huddleston, A. L., Rockwell, D., Kulund, D. N., et al. (1980). Bone mass in lifetime tennis athletes. *JAMA, 244*(10), 1107–1109.

International Society of Biomechanics. (1987). *Quantities and Units of Measurements in Biomechanics* (unpublished).

Jenkins, D. P., Cochran, T. H. (1969). Osteoporosis: The dramatic effect of disuse of an extremity. *Clin Orthop Relat Res, 64*, 128–134.

Jones, H. H., Priest, J. D., Hayes, W. C., et al. (1977). Humeral hypertrophy in response to exercise. *J Bone Joint Surg Am, 59*(2), 204–208.

Kaplan, F. S., Hayes, W. C., Keaveny, T. M., et al. (1994). Form and function of bone. In S. R. Simon (Ed.), *Orthopaedic Basic Science* (pp. 127–184). Rosemont, IL: American Academy of Orthopaedic Surgeons.

Kazarian, L. E., Von Gierke, H. E. (1969). Bone loss as a result of immobilization and chelation. Preliminary results in Macaca mulatta. *Clin Orthop Relat Res, 65*, 67–75.

Keaveny, T. M., Hayes, W. C. (1993). Mechanical properties of cortical and trabecular bone. *Bone, 7*, 285–344.

Krølner, B., Toft, B. (1983). Vertebral bone loss: An unheeded side effect of therapeutic bed rest. *Clin Sci, 64*(5), 537–540.

Kummer, J. K. (1999). Implant biomaterials. In J. M. Spivak, P. E. DiCesare, D. S. Feldman, K. J. Koval, A. S. Rokito, & J. D. Zuckerman (Eds.), *Orthopaedics: A Study Guide* (pp. 45–48). New York: McGraw-Hill.

Kutzner, I., Heinlein, B., Graichen, F., et al. (2010). Loading of the knee joint during activities of daily living measured in vivo in five subjects. *J Biomech, 43*(11), 2164–2173.

Lanyon, L. E., Hampson, W. G., Goodship, A. E., et al. (1975). Bone deformation recorded in vivo from strain gauges attached to the human tibial shaft. *Acta Orthop Scand, 46*(2), 256–268.

Li, S., Demirci, E., Silberschmidt, V. V. (2013). Variability and anisotropy of mechanical behavior of cortical bone in tension and compression. *J Mech Behav Biomed Mater, 21*, 109–120.

Morgan, E. F., Unnikrisnan, G. U., Hussein, A. I. (2018) Bone mechanical properties in healthy and diseased states. *Annu Rev Biomed Eng, 20*, 119–143.

Nilsson, B. E., Westlin, N. E. (1971). Bone density in athletes. *Clin Orthop Relat Res, 77*, 179–182.

Özkaya, N., Leger, D., Goldsheyder, D., et al. (2017). *Fundamentals of Biomechanics: Equilibrium, Motion, and Deformation* (4th ed.). New York: Springer-Verlag.

Rambaut, P. C., Johnston, R. S. (1979). Prolonged weightlessness and calcium loss in man. *Acta Astronaut, 6*(9), 1113–1122.

Rho, J. Y., Kuhn-Spearing, L., Zioupos, P. (1998). Mechanical properties and the hierarchical structure of bone. *Med Eng Phys, 20*(2), 92–102.

Rubin, C., Bolander, M., Ryaby, J. P., et al. (2001). The use of low-intensity ultrasound to accelerate the healing of fractures. *J Bone Joint Surg Am, 83*(2), 259–270.

Rubin, C. T., Sommerfeldt, D. W., Judex, S., et al. (2001). Inhibition of osteopenia by low magnitude, high-frequency mechanical stimuli. *Drug Discov Today, 6*(16), 848–858.

Seeman, E. (2003). Periosteal bone formation–A neglected determinant of bone strength. *N Engl J Med, 349*(4), 320–323.

Seeman, E. (2006). Osteocytes–Martyrs for integrity of bone strength. *Osteoporos Int, 17*(10), 1443–1448.

Seeman, E., Delmas, P. D. (2006). Bone quality–The material and structural basis of bone strength and fragility. *N Engl J Med, 354*(21), 2250–2261.

Siffert, R. S., Levy, R. N. (1981). Trabecular patterns and the internal architecture of bone. *Mt Sinai J Med, 48*(3), 221–229.

Slätis, P., Paavolainen, P., Karaharju, E., et al. (1980). Structural and biomechanical changes in bone after rigid plate fixation. *Can J Surg, 23*(3), 247–250.

Wang, X., Shen, X., Li, X., et al. (2002). Age-related changes in the collagen network and toughness of bone. *Bone, 31*(1), 1–7.

Wang, X., Qian, C. (2006). Prediction of microdamage formation using a mineral-collagen composite model of bone. *J Biomech, 39*(4), 595–602.

Warden, S. J., Burr, D. B., Brukner, P. D. (2006). Stress fractures: Pathophysiology, epidemiology, and risk factors. *Curr Osteoporos Rep, 4*(3), 103–109.

Wehner, T., Claes, L., Simon, U. (2009). Internal loads in the human tibia during gait. *Clin Biomech (Bristol, Avon), 24*(3), 299–302.

Whedon, G. D. (1984). Disuse osteoporosis: Physiological aspects. *Calcif Tissue Int, 36*(1), S146–S150.

Wolff, J. (1892). *Das gesetz der transformation der knochen.* Hirschwald.

Wright, T. M., Maher, S. A. (2008). Musculoskeletal biomechanics. In J. S. Fischgrund (Ed.), *Orthopaedic Knowledge Update 9.* New York: American Academy of Orthopaedic Surgeons.

Wu, Z., Ovaert, T. C., Niebur, G. L. (2012). Viscoelastic properties of human cortical bone tissue depend on gender and elastic modulus. *J Orthop Res, 30*(5), 693–699.

Xie, S., Manda, K., Wallace, R. J., et al. (2017). Time dependent behaviour of trabecular bone at multiple load levels. *Ann Biomed Eng, 45*(5), 1219–1226.

Yang, P. F., Sanno, M., Ganse, B., et al. (2014). Torsion and antero-posterior bending in the in vivo human tibia loading regimes during walking and running. *PLoS One, 9*(4), e94525.

Zetterberg, C., Nordin, M., Skovron, M. L., et al. (1990). Skeletal effects of physical activity. *Geri-Topics, 13*(4), 17–24.

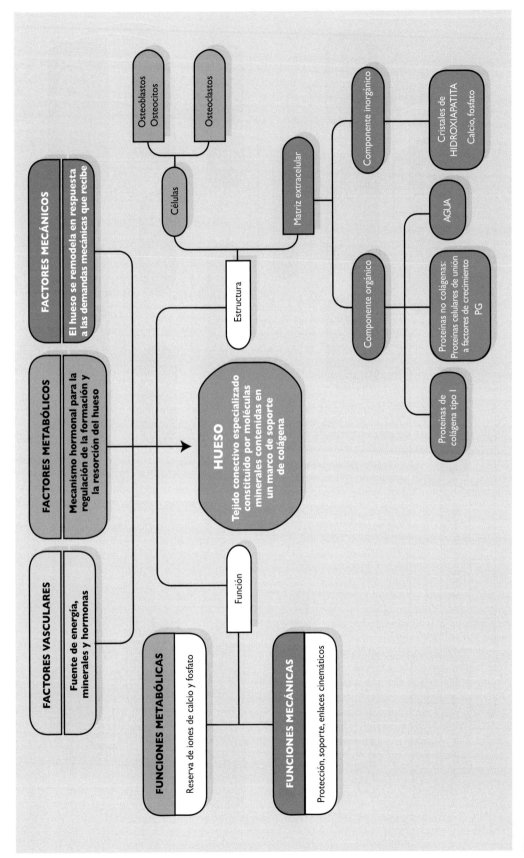

DIAGRAMA DE FLUJO 2-2

Composición, estructura y función del hueso.*

*Este diagrama de flujo está diseñado para la discusión en el salón de clase o en grupo; no pretende ser exhaustivo. PG, proteoglucanos.

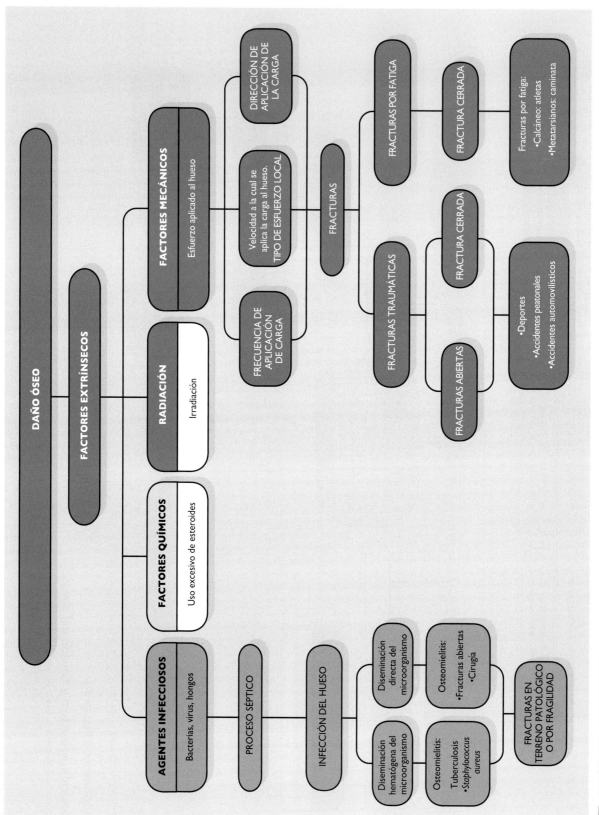

DIAGRAMA DE FLUJO 2-3

Factores extrínsecos asociados con el daño óseo. Ejemplos clínicos.*

*Este diagrama de flujo está diseñado para la discusión en el salón de clase o en grupo; no pretende ser exhaustivo.

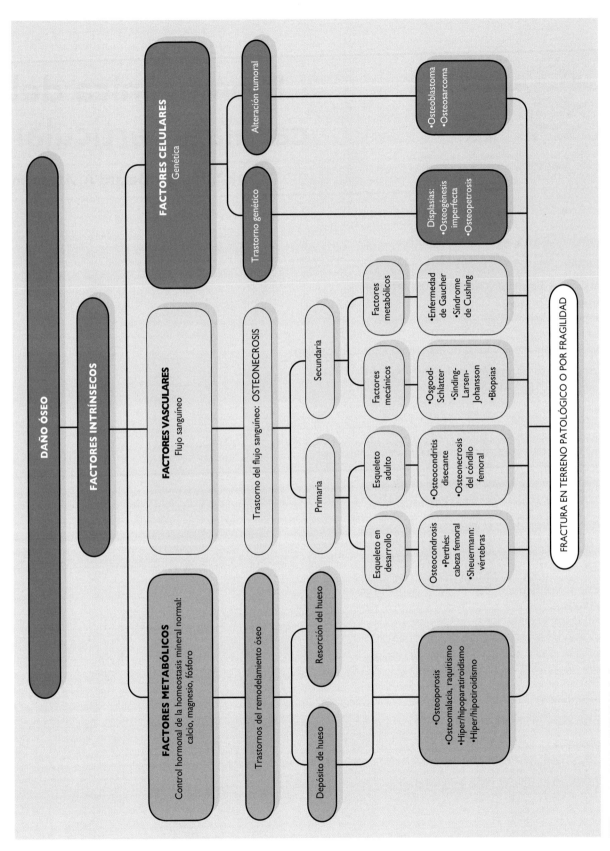

DIAGRAMA DE FLUJO 2-4

Factores intrínsecos asociados con el daño óseo. Ejemplos clínicos.*

*Este diagrama de flujo está diseñado para la discusión en el salón de clase o en grupo; no pretende ser exhaustivo.

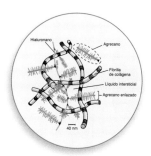

Biomecánica del cartílago articular

Clark T. Hung y Gerard A. Ateshian

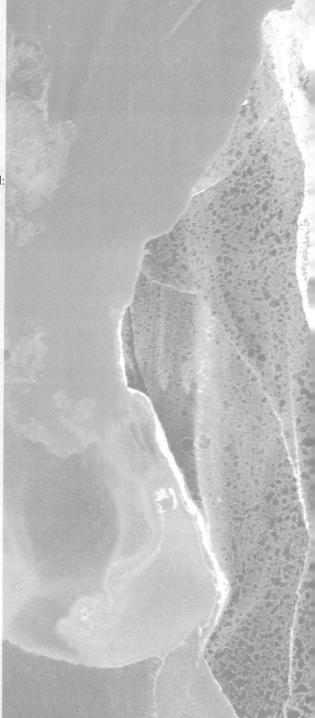

Introducción

Existen tres tipos de articulaciones en el cuerpo humano: fibrosas, cartilaginosas y sinoviales. Solo una de ellas, la articulación sinovial o diartrosis, permite un amplio grado de movimiento. En las diartrosis sanas, los extremos de los huesos que se articulan están cubiertos por un tejido conectivo delgado (1 a 6 mm), denso, translúcido y de color blanco, denominado cartílago hialino articular (recuadro 3-1). El cartílago articular es un tejido muy especializado adaptado de manera precisa para soportar el ambiente articular con gran carga sin presentar falla durante un periodo de vida promedio. Sin embargo, desde la perspectiva fisiológica, el cartílago del adulto es casi un tejido aislado, carente de vasos sanguíneos, conductos linfáticos e inervación, que obtiene la mayor parte de sus nutrientes a partir del líquido sinovial. Por otra parte, su densidad celular es inferior a la de cualquier otro tejido (Stockwell, 1979).

En las diartrosis el cartílago articular tiene dos funciones principales: (1) distribuir las cargas articulares en un área amplia, de modo que disminuye los esfuerzos que soportan las superficies articulares en contacto (Ateshian & Wang, 1995; Helminen, 1987) y (2) permitir un movimiento relativo de las superficies articulares que se oponen, con una fricción y un desgaste mínimos (Mow & Ateshian, 1997). En este capítulo se describe el modo en que las propiedades biomecánicas del cartílago articular, según lo determinan su composición y estructura, permiten el desempeño óptimo de estas funciones.

Composición y estructura del cartílago articular

Los condrocitos, las células disgregadas del cartílago articular, generan menos de 10% del volumen del tejido (Stockwell, 1979). En una representación esquemática, la disposición por zonas de los condrocitos se muestra en la figura 3-1. A pesar de su dis-

RECUADRO 3-1

Cartílago hialino articular

Una notoria excepción a la definición de cartílago hialino articular es la articulación temporomandibular, una articulación sinovial en la que hay fibrocartílago cubriendo los extremos óseos. El fibrocartílago y un tercer tipo de cartílago, el elástico, guardan relación estrecha con el cartílago hialino desde la perspectiva embrionaria e histológica, pero son muy distintos en cuanto a propiedades mecánicas y bioquímicas. El fibrocartílago representa un cartílago transicional que se localiza en los bordes de algunas cavidades articulares, en las cápsulas articulares, y en los sitios de inserción ósea de los ligamentos y los tendones.

También forma los meniscos localizados entre los cartílagos articulares de algunas articulaciones e integra la cubierta externa de los discos intervertebrales, el anillo fibroso. Se identifica cartílago elástico en el oído externo, en la zona cartilaginosa de la trompa de Eustaquio, en la epiglotis y en ciertas regiones de la laringe.

gregación, los condrocitos producen, secretan, organizan y mantienen el componente orgánico de la matriz extracelular (ME; Fosang & Hardingham, 1996). La matriz orgánica está integrada por una red densa de finas fibrillas de colágena (en su mayoría, colágena de tipo II, con cantidades menores de los tipos V, VI, IX y XI) que se encuentran inmersas en una solución concentrada de proteoglucanos (PG; Eyre, 1980; Muir, 1983). En el cartílago

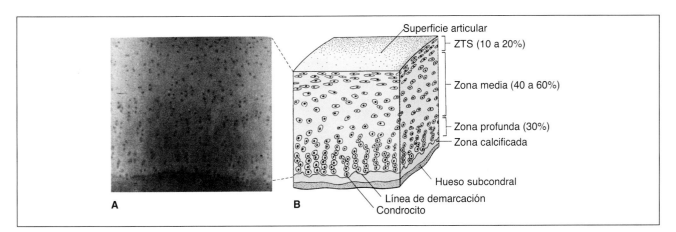

FIGURA 3-1 Microfotografía **(A)** y representación esquemática **(B)** de la disposición de los condrocitos en todo el grosor del cartílago articular no calcificado. En la zona tangencial superficial (ZTS) los condrocitos tienen configuración oblonga y sus ejes longitudinales se alinean en paralelo a la superficie articular. En la zona media los condrocitos son "redondos" y muestran distribución aleatoria. Los condrocitos en la zona profunda están dispuestos en columnas orientadas en sentido perpendicular a la línea de demarcación, el límite entre el tejido calcificado y el no calcificado.

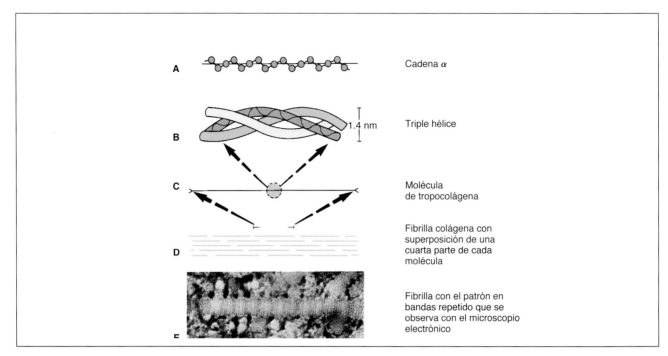

FIGURA 3-2   Características moleculares de la estructura de la colágena, desde la cadena alfa (α) hasta la fibrilla. La secuencia flexible de aminoácidos en la cadena alfa **(A)** permite a estas cadenas enrollarse con fuerza en una configuración de triple hélice orientada a la derecha **(B)**, para constituir así la molécula de tropocolágena **(C)**. Esta disposición en triple hélice apretada de las cadenas contribuye a la gran resistencia tensil de la fibrilla colágena. La alineación en paralelo de cada molécula de tropocolágena, con casi la cuarta parte de la longitud de cada molécula superpuesta a la otra **(D)**, determina un patrón en bandas repetitivo en la fibrilla colágena, visible en la microscopia electrónica (20 000X) **(E)**. Reimpresa con autorización de Donohue, J. M., Buss, D., Oegema, T. R., *et al.* (1983). The effects of indirect blunt trauma on adult canine articular cartilage. *J Bone Joint Surg Am, 65A*, 948-957. Copyright © 1983 de The Journal of Bone and Joint Surgery, Incorporated.

articular sano del adulto, el contenido de colágena varía entre 15 y 22% y el de PG de 4 a 7%, ambos con base en su peso húmedo; el 60 a 85% restante corresponde a agua, sales inorgánicas y cantidades pequeñas de otras proteínas de la matriz, glucoproteínas y lípidos (Mow & Ratcliffe, 1997). Las fibrillas de colágena y los PG, cada uno capaz de formar redes estructurales con resistencia significativa (Broom & Silyn-Roberts, 1990; Kempson y cols., 1976; Schmidt y cols., 1990; Zhu y cols., 1991, 1993), son componentes estructurales que soportan los esfuerzos mecánicos internos que derivan de las cargas que se aplican al cartílago articular. Por otra parte, estos componentes estructurales, junto con el agua, determinan el comportamiento biomecánico de este tejido (Ateshian, 1997; Maroudas, 1979; Mow & Ateshian, 1997; Mow y cols., 1980).

COLÁGENA

La colágena es la proteína más abundante en el organismo (Bateman y cols., 1996; Eyre, 1980). En el cartílago articular la colágena tiene un nivel de organización estructural alto, que provee una ultraestructura fibrosa (Clark, 1985; Clarke, 1971; Mow & Ratcliffe, 1997). La unidad biológica básica de la colágena es la tropocolágena, una estructura integrada por tres cadenas polipeptídicas de procolágena (cadenas alfa) enrolladas en hélices de giro antihorario (fig. 3-2A), que a su vez se enrollan una en torno de la otra para formar una triple hélice con un giro en

sentido horario (fig. 3-2B). Estas moléculas de tropocolágena, similares a bastoncillos de 1.4 nanómetros (nm) de diámetro y 300 nm de longitud (figs. 3-2C y D), se polimerizan para formar fibrillas de colágena mayores (Bateman y cols., 1996; Eyre, 1980). En el cartílago articular estas fibrillas tienen un diámetro promedio de 25 a 40 nm (fig. 3-2E; recuadro 3-2); sin embargo, esto es muy variable.

RECUADRO 3-2

Diferencias entre los tipos de colágena

Las diferencias en las cadenas alfa de la tropocolágena en varios tejidos corporales dan origen a especies moleculares específicas, o tipos de colágena. El tipo de colágena en el cartílago hialino, la colágena tipo II, difiere de la colágena tipo I que se encuentra en el hueso, el ligamento y el tendón. La colágena tipo II forma una fibrilla más delgada que la tipo I, lo que permite una dispersión máxima de la colágena en todo el tejido cartilaginoso.

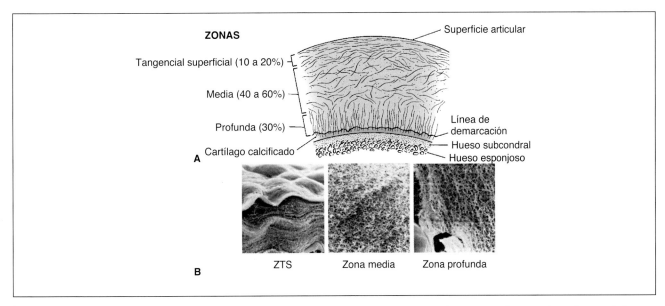

FIGURA 3-3   A. Representación esquemática. Reimpresa de Mow, V. C., Lai, W. M., Redler, I. (1974). Some surface characteristics of articular cartilage. I. A scanning electron microscopy study and a theoretical model for the dynamic interaction of synovial fluid and articular cartilage. *J Biomech, 7*(5), 449-456. Copyright © 1974 Elsevier. Con autorización. **B.** Microfotografías (3 000x; cortesía del Dr. T. Takei, Nagano, Japón) de la disposición ultraestructural de la red de colágena en todo el espesor del cartílago articular. En la zona tangencial superficial (ZTS) las fibrillas de colágena se entretejen en forma íntima para formar láminas dispuestas en paralelo a la superficie articular. En la zona media, fibrillas de disposición aleatoria muestran una menor densidad que da espacio a la gran concentración de proteoglucanos y agua. Las fibrillas de colágena en la zona profunda forman haces de fibras de orientación radial de mayor tamaño, que atraviesan la línea de demarcación, ingresan a la zona calcificada y anclan el tejido al hueso subyacente. Observe la correspondencia entre la arquitectura de estas fibras colágenas y la disposición espacial de los condrocitos, que se muestra la figura 3-1. En las microfotografías en **B**, la ZTS se muestra bajo la aplicación de una carga compresiva, en tanto las zonas media y profunda aparecen sin carga.

Por ejemplo, los estudios con microscopio electrónico de barrido han descrito fibrillas con diámetros que van hasta 200 nm (Clarke, 1971). Se forman enlaces cruzados covalentes entre estas moléculas de tropocolágena, lo que incrementa la resistencia tensil alta de la fibrilla (Bateman y cols., 1996). La colágena en el cartílago articular tiene distribución heterogénea, lo que confiere al tejido un aspecto laminado (Lane & Weiss, 1975; Mow & Ratcliffe, 1997). Numerosas investigaciones que utilizaron microscopia de luz, de transmisión de electrones y de barrido han identificado tres zonas estructurales (fig. 3-3). En la zona tangencial superficial, que representa entre 10 y 20% del grosor total, láminas de fibrillas delgadas de distribución densa se entrelazan de manera aleatoria en planos paralelos a la superficie articular (Clarke, 1971; Redler & Zimny, 1970; Weiss y cols., 1968). En la zona media (40 a 60% del grosor total) existen mayores distancias entre las fibras de orientación aleatoria y dispersión homogénea. Bajo ella, en la zona profunda (alrededor de 30% del grosor total), las fibrillas se unen formando haces de mayor tamaño con orientación radial (Redler y cols., 1975). Estos haces cruzan entonces la línea de demarcación, la interfase entre el cartílago articular y el cartílago calcificado bajo el mismo, para ingresar a este último y formar así un sistema de "raíz" entrelazado que ancla el cartílago al hueso subyacente (Bullough & Goodfellow, 1968; Redler y cols., 1975). Esta orientación anisotrópica de las fibrillas se ve reflejada en las variaciones zonales heterogéneas del contenido de colágena, que alcanza su

máximo en la superficie y permanece más o menos constante en las zonas más profundas (Lipshitz y cols., 1975). Esta composición en capas parece cumplir una función biomecánica importante al favorecer el soporte superficial del líquido intersticial y las propiedades de fricción (Krishnan y cols., 2003).

El cartílago está integrado de manera primordial por colágena tipo II. Además, es posible identificar una mezcla de distintas colágenas (tipos V, VI, IX, XI) en cantidades menores en el cartílago articular. La colágena tipo II se encuentra sobre todo en el cartílago articular, el tabique nasal y el cartílago esternal, así como en las regiones internas del disco intervertebral y el menisco. Para referencia, la colágena tipo I es la más abundante en el cuerpo humano y puede encontrarse en el hueso y los tejidos blandos, como los discos intervertebrales (sobre todo en el anillo fibroso), la piel, los meniscos, los tendones y los ligamentos. Las propiedades mecánicas más importantes de las fibras de colágena son su rigidez tensil y su resistencia. Las propiedades de una sola fibra de colágena tipo I se probaron en tensión y su valor fue de 860 MPa (Shen y cols., 2008). Las interacciones de las fibrillas de colágena con otras fibrillas, así como con otros componentes de la ME generan propiedades mecánicas tisulares mucho menos efectivas. Por ejemplo, los tendones están constituidos por alrededor de 80% de colágena (peso seco) y tienen una rigidez tensil de 10^3 MPa y una resistencia tensil de 50 MPa (Akizuki y cols., 1986; Kempson, 1979; Kempson y cols., 1976). El acero, en comparación, tiene una rigidez tensil aproximada de

220×10^3 MPa. Si bien son resistentes en tensión, las fibrillas de colágena ofrecen poca resistencia a la compresión por efecto de su gran índice de delgadez, la proporción entre su longitud y su grosor, que facilita el que se doblen bajo cargas compresivas.

El cartílago articular es anisotrópico; sus propiedades materiales difieren según la dirección de la aplicación de la carga (Akizuki y cols., 1986; Huang y cols., 2005; Kempson, 1979; Mow & Ratcliffe, 1997; Roth & Mow, 1980; Wang y cols., 2003; Woo y cols., 1987). Se piensa que esta anisotropía se relaciona con las disposiciones variables de las fibrillas de colágena en los planos paralelos a la superficie articular. A pesar de esto, se cree que las variaciones de la densidad de enlaces cruzados en las fibrillas de colágena y las de las interacciones entre la colágena y los PG también contribuyen a la anisotropía tensil del cartílago articular. En tensión, esta anisotropía suele describirse respecto a la dirección de las líneas de separación de la superficie articular. Estas líneas de separación son fisuras elongadas que se producen al perforar la superficie articular con un pequeño punzón redondo (Hultkrantz, 1898). El origen del patrón se relaciona con la variación direccional de las características de rigidez tensil y de resistencia del cartílago articular ya descritas. De manera característica se alinean en dirección a la mayor convexidad superficial.

PROTEOGLUCANOS

En el cartílago se identifican muchos tipos de PG. De manera fundamental, se trata de una molécula grande de proteínas y polisacáridos integrada por un núcleo proteico al cual se enlazan uno o más glucosaminoglucanos (GAG; Fosang & Hardingham, 1996; Muir, 1983; Ratcliffe & Mow, 1996). Incluso las más pequeñas de estas moléculas, el biglucano y la decorina, son bastante grandes (alrededor de 1×10^4 g/mol), pero comprenden menos de 10% de todos los PG presentes en el tejido. Los agrecanos son mucho más grandes (1 a 4×10^6 g/mol) y tienen una capacidad notable para unirse a una molécula de hialuronano (HA: 5×10^5 g/mol) por medio de una región de unión específica para el HA (HABR, por sus siglas en inglés). Esta unión se estabiliza por medio de una proteína de enlace (PE; 40 a 48×10^3 g/mol). La estabilización es crucial para la función del cartílago normal; sin ella, los componentes de la molécula del PG escaparían con rapidez del tejido (Hardingham & Muir, 1974; Hascall, 1977; Muir, 1983).

El agrecano está integrado por dos tipos de GAG: el condroitín sulfato (CS) y el queratán sulfato (KS). Cada cadena de CS contiene 25 a 30 unidades disacáridas, en tanto la cadena más corta del KS contiene 13 unidades disacáridas (Muir, 1983). Los agrecanos (antes citados como subunidades en las publicaciones estadounidenses o como monómeros en las publicaciones del Reino Unido y Europa) están integrados por un núcleo proteico de cerca de 200 nm de longitud al cual se unen por vía covalente alrededor de 150 cadenas de GAG, a la vez que oligosacáridos con enlaces O y N (Fosang & Hardingham, 1996; Muir, 1983). Por otra parte, la distribución de los GAG a lo largo del núcleo proteico es heterogénea; existe una región rica en KS y oligosacáridos con enlace O, y una región rica en CS (fig. 3-4A). La figura 3-4A representa el famoso modelo en "botella" o "cepillo" de un agrecano (Muir, 1983). En la figura 3-4A también se muestra la heterogeneidad

del núcleo proteico, que contiene tres regiones globulares: G_1, la HABR ubicada en el extremo N-terminal, que contiene una cantidad pequeña de KS (Poole, 1986) y unos pocos oligosacáridos con enlace N; G_2, ubicada entre la región HABR y la rica en KS (Hardingham y cols., 1990); y G_3, la región C-terminal del núcleo proteico. Existe una estequiometría 1:1 entre la PE y la región de unión a G_1 en el cartílago. Las otras dos regiones globulares se han estudiado de manera extensa (Fosang & Hardingham, 1996), pero su relevancia funcional aún no se determina. La figura 3-4B muestra la configuración molecular aceptada de un agregado de PG; Rosenberg y cols., (1975) fueron los primeros en obtener una microfotografía electrónica de esta molécula. Se ha recurrido a técnicas de microscopio de fuerza atómica (AFM, por sus siglas en inglés) para obtener imágenes (Seog y cols. 2005) y también medir las fuerzas de interacción netas entre moléculas (Ng y cols., 2003) de los PG.

En el cartílago nativo, la mayor parte de los agrecanos se asocia con el HA para formar agregados grandes de PG (fig. 3-4C). Estos cúmulos pueden tener hasta varios cientos de agrecanos en enlace no covalente al núcleo central de HA por medio de su HABR, y cada sitio se estabiliza por medio de una PE. La molécula central filamentosa de HA es una cadena de disacáridos no sulfatados que puede tener hasta 4 mm de longitud. La estabilidad que confieren los agregados de PG tiene gran relevancia funcional. En la actualidad se acepta que la agregación de los PG promueve la inmovilización de estas moléculas al interior de la red fina de colágena, lo que da mayor estabilidad estructural y rigidez a la ME (Mow y cols., 1989; Muir, 1983; Ratcliffe y cols., 1986). Por otra parte, se han identificado en la ME del cartílago articular dos formas adicionales del PG dermatán sulfato (Rosenberg y cols., 1975). Se ha demostrado que en los tendones los PG de dermatán sulfato se unen por medios no covalentes a las superficies de las fibrillas colágenas (Scott & Orford, 1981); a pesar de esto, el papel del dermatán sulfato en el cartílago articular se desconoce, tanto desde la perspectiva biológica como la funcional.

Si bien los agrecanos por lo general tienen la estructura básica descrita antes, su estructura no es idéntica (Fosang & Hardingham, 1996). Los agrecanos varían en longitud, peso molecular y composición en distintos aspectos; en otras palabras, son polidispersos. Algunos estudios han demostrado dos poblaciones diferentes de agrecanos (Buckwalter y cols., 1985; Heinegård y cols., 1985). La primera población se encuentra presente a lo largo de toda la vida y es rica en CS; la segunda contiene PG ricos en KS y solo se identifica en el cartílago del adulto. Al tiempo que el cartílago articular madura, se presentan otros cambios relacionados con la edad en cuanto a la composición y estructura de los PG. Con la maduración del cartílago, su contenido de agua (Armstrong & Mow, 1982; Bollet & Nance, 1966; Linn & Sokoloff, 1965; Maroudas, 1979; Venn, 1978) y la proporción entre carbohidratos y proteínas disminuyen en forma progresiva (Garg & Swann, 1981; Roughley & White, 1980). Esta disminución ocurre a la par de una reducción del contenido de CS. Por el contrario, el KS, que solo se identifica en cantidades bajas al nacer, se incrementa a lo largo del desarrollo y el envejecimiento. De este modo, la proporción entre CS y KS, que es cercana a 10:1 al nacer, se aproxima a tan solo 2:1 en el cartílago del adulto (Roughley & White, 1980;

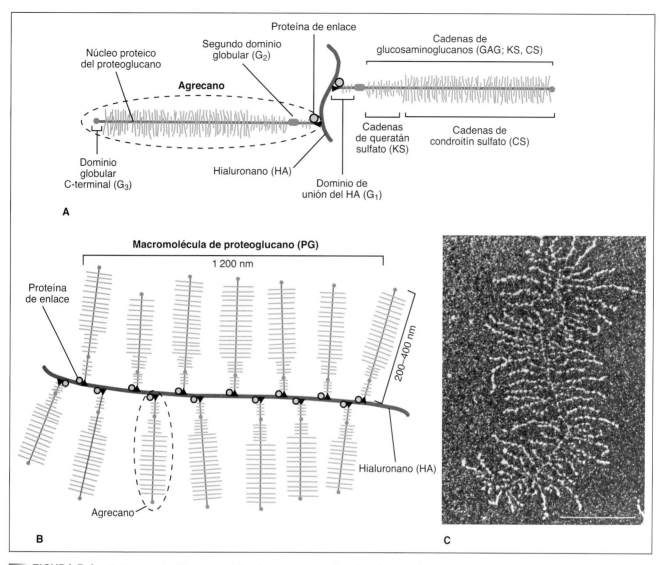

FIGURA 3-4 **A.** Representación esquemática de un agrecano, el cual está integrado por cadenas de queratán sulfato y condroitín sulfato en unión covalente a una molécula central proteica. El núcleo proteico del proteoglucano tiene tres regiones globulares, así como regiones ricas en queratán sulfato y condroitín sulfato. **B.** Representación esquemática de una macromolécula de proteoglucano. En la matriz, el agrecano mediante un enlace no covalente se une al hialuronano (HA) para formar una macromolécula con un peso aproximado de 200 × 10⁶. La proteína de enlace estabiliza esta interacción entre la región de unión del agrecano y la molécula central de HA. **C.** Micrografía electrónica de campo oscuro de un cúmulo de proteoglucanos obtenido a partir de cartílago articular de húmero bovino (120 000×). La *línea horizontal* en la región inferior derecha representa 0.5 mm. Republicada con autorización de la American Society for Biochemistry & Molecular Biology, de Rosenberg, L., Hellmann, W., Kleinschmidt, A. K. (1975). Electron microscopic studies of proteoglycan aggregates from bovine articular cartilage. *J Biol Chem*, 250, 1877. Autorización otorgada mediante el Copyright Clearance Center, Inc.

Sweet y cols., 1979; Thonar & Bjornsson, 1986). Por otra parte, la sulfatación de las moléculas de CS, que puede ocurrir ya sea en la sexta o la cuarta posición, también sufre cambios relacionados con la edad. *In utero*, se identifican cantidades molares iguales de condroitín-6-sulfato y condroitín-4-sulfato; sin embargo, en la madurez esta proporción se incrementa hasta cerca de 25:1 (Roughley y cols., 1981). Otros estudios también han documen-

tado una disminución relacionada con la edad del tamaño hidrodinámico del agrecano. Muchos de estos cambios tempranos observados en el cartílago articular pueden reflejar la maduración del cartílago, quizá como consecuencia de un incremento de la demanda funcional con un creciente soporte de peso. Sin embargo, la relevancia funcional de estos cambios, así como los que ocurren más adelante en la vida, no se ha determinado.

AGUA

El agua, el componente más abundante del cartílago articular, está más concentrada cerca de la superficie articular (~80%) y disminuye de manera casi lineal al incrementarse la profundidad hasta una concentración aproximada de 65% en la zona profunda (Lipshitz & Glimcher, 1976; Maroudas, 1979). Este líquido contiene muchos cationes móviles libres (p. ej., Na^+, K^+ y Ca^{2+}) que influyen en gran medida sobre el comportamiento mecánico y fisicoquímico del cartílago (Gu y cols., 1998; Lai y cols., 1991; Maroudas, 1979; Venn, 1978). El componente líquido del cartílago articular también es esencial para la salud de este tejido avascular debido a que permite el desplazamiento bidireccional de gases, nutrientes y productos de desecho entre los condrocitos y el líquido sinovial circundante rico en nutrientes (Bollet & Nance, 1966; Linn & Sokoloff, 1965; Mankin & Thrasher, 1975; Maroudas, 1975, 1979).

Un pequeño porcentaje del agua en el cartílago se ubica dentro de la célula, y cerca de 30% guarda una intensa asociación con las fibrillas de colágena (Maroudas y cols., 1991; Torzilli y cols., 1982). Se piensa que la interacción entre la colágena, los PG y el agua, por efecto de la presión osmótica de Donnan, desempeña una función importante en la regulación de la organización estructural de la ME y sus propiedades de tumefacción (Donnan, 1924; Maroudas, 1968, 1975). La mayor parte del agua ocupa así el espacio interfibrilar de la ME y tiene libertad para moverse cuando se aplican al tejido una carga o un gradiente de presión, o bien fuerzas motrices electroquímicas (Gu y cols., 1998; Maroudas, 1979). Cuando se le carga con una fuerza de compresión, la mayor parte del agua puede desplazarse. Este movimiento del líquido intersticial es importante para controlar el comportamiento mecánico del cartílago y la lubricación articular (Ateshian, 1997; Ateshian y cols., 1998; Hlavacek, 1995; Hou y cols., 1992; Mow & Ateshian, 1997; Mow y cols., 1980).

INTERACCIÓN ESTRUCTURAL Y FÍSICA DE LOS COMPONENTES DEL CARTÍLAGO

La estructura química y las interacciones físicas de los agregados de PG influyen sobre las propiedades de la ME (Guterl y cols., 2010; Ratcliffe & Mow, 1996). Los grupos cargados sulfato y carboxilo, cercanos entre sí (5 a 15 Å) en las cadenas de CS y KS, se disocian en solución en el pH fisiológico, lo que deja una elevada concentración de cargas negativas fijas que crea fuerzas de repulsión intramoleculares e intermoleculares (Seog y cols., 2005); la suma total de estas fuerzas (cuando el tejido se sumerge en una solución salina fisiológica) contribuye a la rigidez estructural, que varía de acuerdo con la concentración de sal en la solución del baño (Guterl y cols., 2010). A nivel estructural, estas fuerzas de repulsión entre cargas tienden a extender y rigidizar las macromoléculas de PG al interior del espacio interfibrilar que forma la red de colágena circundante.

En la naturaleza, un cuerpo cargado no puede mantenerse un periodo largo sin liberar su carga o atraer iones con carga contraria para mantener la neutralidad eléctrica. De este modo, los grupos sulfato y carboxilo cargados en posiciones fijas a lo largo de los PG en el cartílago articular deben atraer diversos iones con carga positiva o negativa (de manera primordial Na^+, Ca^{2+} y Cl^-) hacia el tejido para mantener la electroneutralidad. La concentración total de estos iones de carga positiva y negativa se calcula a partir de la bien conocida ley de distribución del equilibrio iónico de Donnan (Donnan, 1924). Al interior del tejido, los iones móviles con carga positiva y negativa forman una nube que rodea a las cargas fijas de sulfato y carboxilo, de modo que estas últimas no entran en contacto. Este aislamiento de las cargas sirve para disminuir las fuerzas de repulsión eléctrica tan altas que existirían de otro modo. El resultado neto es una presión de tumefacción que describe la ley de presión osmótica de Donnan (Buschmann & Grodzinsky, 1995; Donnan, 1924; Gu y cols., 1998; Lai y cols., 1991; Schubert & Hammerman, 1968). La teoría de la presión osmótica de Donnan se ha utilizado con amplitud para calcular las presiones de tumefacción del cartílago articular y el disco intervertebral (Mauck y cols., 2003a; Urban & McMullin, 1985). Al tiempo que el tejido se comprime y pierde el contenido de agua, la densidad de cargas de los PG se incrementa, lo que determina un aumento de la presión osmótica de Donnan; este cambio de presión con la compresión también contribuye a la rigidez compresiva del cartílago articular (Ateshian y cols., 2004). A su vez, esta presión de tumefacción encuentra resistencia y es equilibrada por la tensión que se desarrolla en la red de colágena, que confina a los PG en solo 20% de su dominio libre en solución (Maroudas, 1976; Mow & Ratcliffe, 1997; Setton y cols., 1996, 1998). En consecuencia, esta presión de tumefacción sujeta a la red de colágena a un "preesfuerzo" de magnitud relevante incluso en ausencia de cargas externas (Setton y cols., 1996, 1998). Los PG del cartílago muestran una distribución heterogénea en toda la matriz, y su concentración suele ser máxima en la zona media, un poco menor en la zona profunda y mucho menor en la zona superficial (Lipshitz & Glimcher, 1976; Maroudas, 1968, 1979; Venn, 1978). De igual modo, los resultados de modelos recientes que incorporan la distribución heterogénea de PG demuestran que tiene un efecto profundo sobre la distribución intersticial de iones de carga contraria en toda la región profunda del tejido (Sun y cols., 1999) y el ambiente osmótico en el cartílago (Oswald y cols., 2008).

Cuando se aplica un esfuerzo compresivo a la superficie del cartílago, el líquido sale con lentitud y la concentración de PG aumenta, lo que a su vez incrementa la presión de tumefacción osmótica de Donnan y la fuerza de repulsión entre cargas. De este modo, las propiedades fisicoquímicas del gel de PG atrapado al interior de la red de colágena le permiten resistir la compresión. Este mecanismo complementa el papel que juega la colágena que, como ya se describió, es resistente en tensión pero débil en compresión. La capacidad de los PG para resistir la compresión deriva así de dos fuentes: (1) la presión osmótica de tumefacción de Donnan asociada con la gran concentración de grupos aniónicos fijos en los GAG, y (2) la rigidez compresiva por volumen de la matriz sólida de colágena-PG. En el medio experimental, la presión osmótica de Donnan varía entre 0.05 y 0.35 MPa (Maroudas, 1979), en tanto el módulo elástico de la matriz sólida de colágena-PG varía entre 0.5 y 1.5 MPa (Armstrong & Mow, 1982; Athanasiou y cols., 1991; Mow & Ratcliffe, 1997).

En la actualidad se reconoce que la colágena y los PG también interactúan, y que todas estas interacciones tienen gran relevancia funcional. Se ha demostrado que una pequeña porción de los PG está en asociación estrecha con la colágena y puede fungir como agente de unión entre las fibrillas de colágena, al cruzar los espacios que son demasiado grandes para que se formen enlaces cruzados de colágena (Bateman y cols., 1996; Mow & Ratcliffe, 1997; Muir, 1983).

También se piensa que los PG desempeñan un papel importante en el mantenimiento de la estructura ordenada y las propiedades mecánicas de las fibrillas de colágena (Muir, 1983; Scott & Orford, 1981). Investigaciones recientes demuestran que, en soluciones concentradas, los PG interactúan entre sí para formar redes con resistencia significativa (Mow y cols., 1989; Zhu y cols., 1991, 1996). Por otra parte, se demostró que la densidad y la resistencia de los sitios de interacción que forman la red dependen de la presencia de PE entre los agrecanos y los agregados, así como de colágena. La evidencia sugiere que en la zona superficial del cartílago articular existen menos cúmulos y más biglucanos y decorinas que agrecanos. De este modo, debe existir alguna diferencia en cuanto a la interacción entre estos PG y las fibrillas de colágena de la zona superficial en comparación con los de las zonas más profundas (Poole, 1986). De hecho, la interacción entre los PG y la colágena no solo desempeña un papel directo en la organización de la ME, sino también contribuye directamente a las propiedades mecánicas del tejido (Kempson y cols., 1976; Kempson, 1979; Schmidt y cols., 1990; Zhu y cols., 1993).

Las características específicas de las interacciones físicas, químicas y mecánicas entre la colágena y los PG siguen siendo áreas abiertas de investigación. Sin embargo, como se analiza antes, se sabe que estas macromoléculas estructurales interactúan para formar una matriz compuesta porosa-permeable, reforzada con fibras, que posee todas las características mecánicas esenciales de un sólido ocupado por agua y iones, y que es capaz de resistir los esfuerzos y las deformaciones intensas de la articulación (Andriacchi y cols., 1997; Hodge y cols., 1986; Mow & Ateshian, 1997; Paul, 1976). Se demostró que estas interacciones entre la colágena y los PG involucran un agrecano, un filamento de HA, colágena tipo II, otros tipos menos comunes de colágena, un agente de unión desconocido, y quizá componentes más pequeños del cartílago, como la colágena tipo IX, glucoproteínas de identificación reciente, HA polimérico o todos ellos (Poole, 1986). En la figura 3-5 se muestra un diagrama esquemático en el cual se representa la disposición estructural en un volumen pequeño de cartílago articular.

Cuando al cartílago articular está sujeto a cargas externas, la matriz sólida de colágena-PG y el líquido intersticial actúan en conjunto de una manera única para proteger contra los niveles elevados de esfuerzo y deformación que se desarrollan en la ME. Por otra parte, los cambios de la composición bioquímica y la organización estructural de la ME, como en el caso de la osteoartritis (OA), ocurren en paralelo a cambios de las propiedades biomecánicas del cartílago. En la sección siguiente se analiza en detalle el

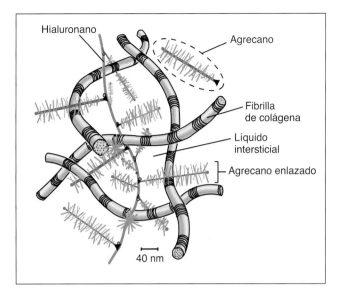

FIGURA 3-5 Representación esquemática de la organización molecular del cartílago. Los componentes estructurales del cartílago, la colágena y los proteoglucanos interactúan para formar una matriz sólida orgánica porosa compuesta reforzada con fibras, que aumenta de volumen con el agua. Los agrecanos se unen mediante enlace covalente al HA para constituir macromoléculas de proteoglucano.

comportamiento del cartílago articular bajo la aplicación de una carga y los mecanismos del flujo de líquido del cartílago.

Comportamiento biomecánico del cartílago articular

Este puede entenderse mejor cuando se mira al tejido como un medio multifásico. En el presente contexto, el cartílago articular se analiza como un material bifásico integrado por dos fases distintas que de manera intrínseca no son comprensibles o miscibles (Bachrach y cols., 1998; Mow y cols., 1980): una fase de líquido intersticial y una fase sólida porosa-permeable (es decir, la ME). Para hacer un análisis explícito de la contribución de las cargas de los PG y los iones, sería necesario considerar tres fases diferentes: una líquida, una iónica y una sólida con carga eléctrica (Gu y cols., 1998; Lai y cols., 1991). Para comprender el modo en que el agua contribuye a sus propiedades mecánicas, en el presente contexto el cartílago articular puede considerarse un medio bifásico poroso-permeable (sin cargas eléctricas) lleno de líquido, en que cada constituyente desempeña algún papel en el comportamiento funcional del cartílago.

En el proceso de articulación, las fuerzas en la superficie articular pueden variar desde casi cero hasta más de 10 veces el peso corporal (Andriacchi y cols., 1997; Paul, 1976). Las áreas de contacto también varían de manera compleja y es típico que solo sean del orden de algunos centímetros cuadrados (Ahmed & Burke, 1983; Ateshian y cols., 1994). Se estima que el esfuerzo de contacto máximo típico durante las actividades de la vida cotidiana es de 5 MPa en la cadera (Todd y cols., 2018) y la rodilla (Huberti & Hayes, 1984; más de 700 libras por pulgada cuadrada). Así, el cartílago articular es un material sometido a un gran esfuerzo bajo condiciones de carga fisiológicas. Para comprender el modo en que este tejido responde a estas condiciones de carga fisiológicas intensas, deben determinarse sus propiedades mecánicas intrínsecas en compresión, tensión y cizallamiento. A partir de estas propiedades es posible comprender los mecanismos de soporte de carga de la ME. En consecuencia, las secciones siguientes describen el comportamiento del tejido bajo estas modalidades de carga.

PERMEABILIDAD DEL CARTÍLAGO ARTICULAR

Los materiales porosos llenos de líquido pueden o no ser permeables. La proporción entre el volumen del fluido o el poro (V^f) respecto del volumen total (V^T) del material se conoce como porosidad ($\beta = V^f/V^T$); de este modo, la porosidad es una propiedad geométrica. El cartílago articular es así un material de alta porosidad (cercana a 80%). Cuando los poros se interconectan, el material poroso es permeable. La permeabilidad es una medida de la facilidad con la cual el líquido puede fluir por el material poroso, y es inversamente proporcional al arrastre friccional que ejerce el fluido que se desplaza por el material poroso-permeable. De este modo, la permeabilidad es un concepto físico; es una medida de la fuerza de resistencia que se requiere para hacer que el fluido se desplace a una velocidad determinada a través del material poroso-permeable. Esta fuerza de resistencia friccional se genera a partir de la interacción del líquido intersticial y las paredes del poro del material poroso-permeable. El coeficiente de permeabilidad k se relaciona con el coeficiente de arrastre friccional K por medio de la relación $k = \beta^2/K$ (Lai & Mow, 1980). El cartílago articular tiene una permeabilidad muy baja y, por ende, se generan altas fuerzas de resistencia friccional cuando se obliga al líquido a desplazarse a través de la matriz sólida porosa.

El líquido fluye por el cartílago articular cuando la matriz sólida sufre compresión. Por efecto de permeabilidad baja del cartílago, la velocidad de desplazamiento del líquido respecto de la matriz sólida porosa es muy baja, inferior a 1 μm/s. Mediante la cuantificación de esta velocidad relativa del flujo bajo una caída de presión específica a través del espesor del tejido, es posible calcular la permeabilidad k. En la figura 3-6A se representa un experimento de este tipo; una muestra del tejido se mantiene fija dentro de una cámara sujeta a la acción de un gradiente de presión; la presión proximal impuesta P_1 es superior a la presión distal P_2. El espesor de la muestra se representa con la letra h y el área transversal de permeación, con la letra A. La ley de Darcy, que se utiliza para determinar la permeabilidad k a partir de este montaje experimental simple, indica que $k = Qh/A\,(P_1 - P_2)$, donde Q es la descarga volumétrica por unidad de tiempo a través de la muestra, cuya área de permeación es A (Mow & Ratcliffe, 1997) y Q/A es la velocidad del líquido respecto al sólido. Al utilizar presiones bajas, de tal modo que $P_1 - P_2$ sea casi de 0.1 MPa, este método se utilizó por vez primera para determinar la permeabilidad del cartílago articular

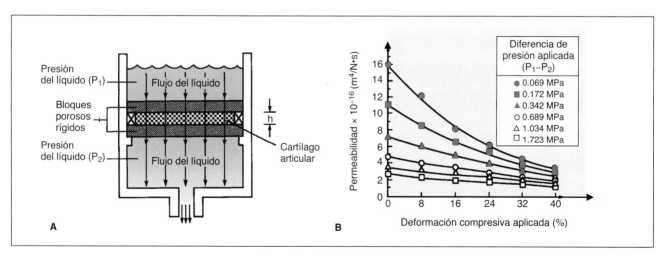

FIGURA 3-6 **A.** Configuración experimental utilizada para cuantificar la permeabilidad del cartílago articular, que implica la aplicación de un gradiente de presión $(P_1 - P_2)/h$ a lo largo de una muestra del tejido (h = grosor del tejido). Puesto que la presión del líquido (P_1) por encima de la muestra es superior que la que existe bajo ella (P_2), el líquido fluirá por el tejido. El coeficiente de permeabilidad k en este experimento se obtiene a partir de la expresión $Qh/A\,(P_1 - P_2)$, donde Q es la descarga volumétrica por unidad de tiempo y A es el área de permeación. Adaptada de Torzilli, P. A., Mow, V. C. (1976). On the fundamental fluid transport mechanisms through normal and pathological articular cartilage during function. I. The formulation. *J Biomech, 9*(8), 541-552. Copyright © 1976 Elsevier. Con autorización. **B.** Curvas experimentales de la permeabilidad del cartílago articular que muestran su dependencia intensa de la deformación compresiva y la presión aplicada. Las mediciones se tomaron para el diferencial de la presión aplicada $(P_1 - P_2)$ y las deformaciones aplicadas. La permeabilidad disminuyó de manera exponencial como función tanto de la deformación compresiva aplicada creciente como de la presión aplicada progresiva. Adaptada de Lai, W. M., Mow, V. C. (1980). Drag-induced compression of articular cartilage during a permeation experiment. *Biorheology, 17*(1-2), 111-123. Copyright © 1980, con autorización de IOS Press. La publicación está disponible en IOS Press, en https://doi.org/10.3233/bir-1980-171-213.

(Maroudas, 1975). El valor de k obtenido de este modo varió entre 1.1×10^{-15}/N·s y 7.6×10^{-15} m^4/N·s. Además, al utilizar un modelo de tubo recto uniforme, el "diámetro de poro" promedio se estimó en 6 nm (Maroudas, 1979). De este modo, el tamaño de los "poros" dentro del cartílago articular es molecular.

Al tiempo que el cartílago se deforma y el volumen del poro disminuye, la resistencia al flujo aumenta; en otras palabras, la permeabilidad disminuye al hacerlo la porosidad. Mansour y Mow (1976) calcularon por vez primera la permeabilidad del cartílago articular bajo una deformación compresiva y con presiones fisiológicas altas (3 MPa), que fue analizada luego por Lai y Mow (1980). Las condiciones de presión y esfuerzo compresivo elevados analizados en estos estudios se asemejan en mayor medida a las condiciones identificadas durante la carga de una diartrosis. En estos experimentos, k se midió como función de dos variables: el gradiente de presión a través de la muestra y la deformación compresiva axial aplicada a ésta. En la figura 3-6B se muestran los resultados de estos experimentos. La permeabilidad disminuyó de manera exponencial como función tanto de la deformación compresiva creciente como de la presión progresiva aplicada al líquido. Sin embargo, más tarde se demostró que la dependencia de k de la presión aplicada al líquido deriva de la compactación de la matriz sólida que, a su vez, es consecuencia del arrastre friccional producido por el líquido que la permea (Lai & Mow, 1980). Desde la perspectiva de la estructura del poro, la compactación de la matriz sólida disminuye la porosidad y, de este modo, el "diámetro de poro" promedio en la matriz sólida; así, la compactación de la matriz sólida incrementa la resistencia friccional (Mow y cols., 1984).

La permeabilidad no lineal del cartílago articular que se muestra en la figura 3-6B sugiere que el tejido tiene un sistema de retroalimentación mecánica con varios propósitos importantes en condiciones fisiológicas. Cuando se le sujete a cargas elevadas por medio del mecanismo de incremento del arrastre friccional que se opone al flujo del líquido intersticial, el tejido parecerá más rígido y será más difícil inducir exudación de fluido. Por otra parte, este mecanismo también es importante en la lubricación articular.

NATURALEZA DE LA VISCOELASTICIDAD DEL CARTÍLAGO ARTICULAR

Si un material se sujeta a la acción de una carga constante (independiente del tiempo) o a una deformación constante y su respuesta varía con el tiempo, se dice que el comportamiento mecánico del material es viscoelástico. En general, la respuesta de un material de este tipo puede integrarse a un modelo teórico como una combinación de la respuesta de un líquido viscoso (pistón) y un sólido elástico (resorte), de donde deriva el concepto viscoelástico.

Dos respuestas fundamentales de un material viscoelástico son la fluencia y la relajación. La fluencia ocurre cuando se sujeta a un sólido viscoelástico a la acción de una carga constante prescrita. Es típico que bajo la aplicación de una carga de fluencia un sólido viscoelástico exhiba una deformación inicial rápida seguida de una deformación creciente progresiva lenta (dependiente del tiempo), conocida como deformación de fluencia, hasta que se alcanza un estado de equilibrio. La relajación tiene lugar cuando un sólido viscoelástico se sujeta a la acción de una deformación prescrita. De manera típica, bajo relajación, un sólido viscoelástico responde con un esfuerzo que se incrementa con tanta rapidez como la deformación aumenta, y le sigue un esfuerzo decreciente progresivo lento (dependiente del tiempo) una vez que la deformación se mantiene constante.

Los fenómenos de fluencia y relajación pueden ser causados por distintos mecanismos viscoelásticos microscópicos. Para los materiales poliméricos sólidos monofásicos, estos fenómenos son consecuencia de la fricción interna producida por el movimiento de las cadenas poliméricas largas que se desplazan una sobre otra al interior del material sometido a esfuerzo (Green & Tobolsky, 1946). El comportamiento viscoelástico de los tendones y los ligamentos deriva ante todo de este mecanismo (Pioletti y cols., 1998). Para el hueso, se piensa que el comportamiento viscoelástico a largo plazo se debe a un desplazamiento relativo de las láminas dentro de las osteonas, junto con el flujo del líquido intersticial (Lakes & Saha, 1979). En el cartílago articular el comportamiento viscoelástico compresivo se debe sobre todo al flujo del líquido intersticial y el arrastre friccional asociado con este flujo (Ateshian y cols., 1997; Mow y cols., 1980, 1984). En el cizallamiento, como en los polímeros viscoelásticos monofásicos, se debe de manera primordial a las interacciones friccionales de cadenas poliméricas largas, como la colágena y los PG (Zhu y cols., 1991, 1996). La contribución del flujo del líquido intersticial a la viscoelasticidad del cartílago articular se conoce como comportamiento viscoelástico bifásico (Mow y cols., 1980), y la contribución de la fricción macromolecular se conoce como comportamiento viscoelástico independiente del flujo (Hayes & Bodine, 1978) o intrínseco de la matriz sólida de colágena y PG.

En estudios anteriores, el comportamiento de deformación del cartílago integró a un modelo que recurría a teorías válidas para un sólido elástico lineal (Hirsch, 1944) o un sólido con viscoelasticidad intrínseca (Hayes & Mockros, 1971). Modelos posteriores reconocieron el papel del agua en el comportamiento viscoelástico del cartílago, así como la contribución significativa que la presurización del líquido intersticial desempeña en el soporte de la carga articular y la lubricación del cartílago (Ateshian y cols., 1998; Elmore y cols., 1963; Mow & Ratcliffe, 1997; Sokoloff, 1963).

COMPORTAMIENTO DEL CARTÍLAGO ARTICULAR BAJO LA TENSIÓN MONOAXIAL: PAPEL FUNCIONAL DE LAS FIBRILLAS DE COLÁGENA

El comportamiento mecánico del cartílago articular en tensión muestra diferencias significativas respecto al que presenta en compresión, como consecuencia de las diferentes estructuras y funciones de las fibrillas de colágena y los PG. Las fibrillas de colágena forman una matriz continua que puede soportar fuerzas tensiles intensas, de modo que le confiere una rigidez tensil elevada a este tejido. Sin embargo, al aplicar una carga compresiva, las fibras de colágena de manera característica se doblan y

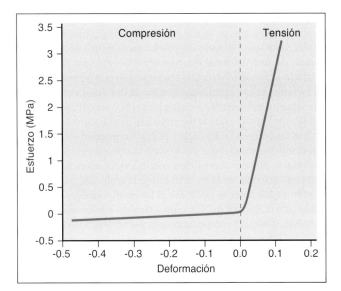

FIGURA 3-7 Gráfica típica de esfuerzo frente a deformación en equilibrio del cartílago articular humano, obtenida de pruebas tensiles y de compresión confinada para la región central de la cabeza del húmero. La pendiente de la respuesta esfuerzo-deformación representa el módulo. Adaptada de Huang, C. Y., Stankiewicz, A., Ateshian, G. A., *et al.* (2005). Anisotropy, inhomogeneity, and tension-compression nonlinearity of human glenohumeral cartilage in finite deformation. *J Biomech, 38*(4), 799–809. Copyright © 2004 Elsevier. Con autorización.

ofrecen muy poca resistencia. Este comportamiento se ha hecho evidente a partir de estudios que analizaron el módulo del cartílago tras una digestión intensa de los PG (Guterl y cols., 2010; Schmidt y cols., 1990). Las macromoléculas de PG están dispersas y atrapadas en la matriz colágena porosa, y constituyen la matriz amorfa de este material fibroso compuesto. La disparidad entre las respuestas tensiles y compresivas del cartílago ante la aplicación de cargas se conoce como no linealidad tensión-compresión (fig. 3-7).

Además, el tejido es anisotrópico bajo tensión, y es más rígido y resistente en muestras resecadas en dirección paralela a la del patrón de las líneas de separación que los obtenidos en dirección perpendicular al mismo. El cartílago del adulto también presenta gran heterogeneidad, siendo más rígido y resistente en las muestras resecadas a partir de regiones superficiales que las obtenidas de zonas más profundas del tejido (Kempson, 1979; Roth & Mow, 1980). Es interesante que el cartílago articular obtenido de la rodilla de bovinos inmaduros no muestra estas variaciones heterogéneas en capas; sin embargo, las zonas superficiales del cartílago bovino maduro e inmaduro parecen tener la misma rigidez tensil (Roth & Mow, 1980). Estas características no lineales, anisotrópicas y heterogéneas en las articulaciones maduras derivan de la organización estructural variable de la colágena y los PG en la superficie articular y las disposiciones estructurales en capas identificadas en el tejido. La zona superficial rica en

colágena parece proveer al cartílago articular una piel protectora tenaz resistente al desgaste (Setton y cols., 1993; fig. 3-3A).

El cartílago articular también muestra un comportamiento viscoelástico en tensión (Park & Ateshian, 2006; Woo y cols., 1980), el cual puede atribuirse tanto a la fricción interna asociada con el movimiento de los polímeros como, en menor grado, al flujo del líquido intersticial. Para examinar la respuesta mecánica en equilibrio de la matriz sólida de colágena y PG en tensión, es necesario anular los efectos viscoelásticos. Para hacer esto, deben realizarse experimentos con deformación escasa de baja velocidad (Akizuki y cols., 1986; Roth & Mow, 1980; Woo y cols., 1976, 1979) o un experimento de deformación incremental en el que se permita la relajación para avanzar hacia un equilibramiento tras cada aumento de la deformación (Akizuki y cols., 1986).

Al igual que otros tejidos biológicos fibrosos (tendones y ligamentos), el cartílago articular tiende a endurecer al aumentar la deformación cuando esta se vuelve intensa. De este modo, a lo largo del intervalo total de deformación en tensión (elongación hasta de 60%), la rigidez del cartílago articular no puede describirse a partir de la pendiente constante de una línea recta. Más bien, debe recurrirse a módulo tangencial, definido por la tangente de la curva esfuerzo-deformación, para describir la rigidez tensil del tejido. Este resultado fundamental dio origen al intervalo amplio de módulo de Young, de 3 a 100 MPa, informado para el cartílago articular en tensión (Akizuki y cols., 1986; Kempson, 1979; Roth & Mow, 1980; Woo y cols., 1979). Sin embargo, con niveles de deformación fisiológicos (inferiores a 15%; Armstrong y cols., 1979), el módulo lineal de Young para el cartílago articular varía entre 5 y 10 MPa (Akizuki y cols., 1986).

Desde la perspectiva morfológica, la causa de la configuración de la curva esfuerzo-deformación tensil para deformaciones intensas se atribuye a la región basal inicial, producida por la desalineación y realineación de las fibrillas de colágena durante la fase inicial del experimento tensil, en tanto la región lineal final deriva del estiramiento de las fibrillas de colágena rectificadas y alineadas. La falla ocurre cuando todas las fibrillas de colágena que contiene la muestra se rompen. Sin duda puede observarse que la red de colágena dentro del cartílago responde al esfuerzo y a la deformación de tipo tensil (Wada & Akizuki, 1987).

Si se altera la estructura molecular de la colágena, la organización de las fibrillas de colágena en la red colagenosa o los enlaces cruzados de las fibrillas de colágena (como puede ocurrir en el deshilachamiento, o rotura fibrilar, leve o la OA), las propiedades tensiles de la red se modifican. Schmidt y cols. (1990) demostraron una relación definitiva entre los enlaces cruzados de hidroxipiridina de la colágena y la rigidez y la resistencia tensiles del cartílago bovino normal. Akizuki y cols. (1986) demostraron que la degradación progresiva del cartílago de la rodilla del humano, desde la rotura fibrilar leve hasta la OA (fig. 3-8), desencadena un deterioro progresivo de las propiedades tensiles intrínsecas de la matriz sólida de colágena y PG. En fecha reciente se observaron resultados similares en modelos animales de OA (Guilak y cols., 1994; Setton y cols., 1994). Juntas, estas observaciones respaldan la creencia de que la disrupción de la red de colágena es un factor clave en los eventos iniciales que conducen al desarrollo de OA. De igual modo, suele considerarse que el desarrollo de laxitud

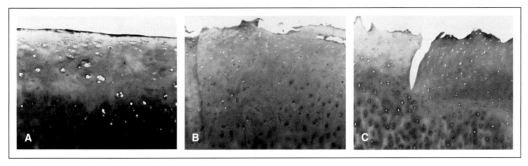

FIGURA 3-8 Microfotografías de cortes verticales que pasan por una superficie del cartílago articular en el cual se aprecia una superficie intacta normal (**A**), la deslaminación de la superficie (**B**) y una fisura vertical o deshilachamiento de la superficie articular, que de manera eventual se extenderá para abarcar todo el espesor del cartílago (**C**). Microfotografías cortesía del Dr. S. Akizuki, Nagano, Japón.

en la red de colágena es responsable de la tumefacción, de ahí el mayor contenido de agua del cartílago osteoartrítico (Mankin & Thrasher, 1975; Maroudas, 1979). Por otra parte, estudios experimentales en cultivos confirmaron que la colágena contribuye en grado significativo a las propiedades compresivas dinámicas del cartílago, al demostrar que la digestión con colagenasa altera estas propiedades bajo amplitudes y frecuencias de esfuerzo representativas de las condiciones fisiológicas de aplicación de carga (Park y cols., 2008).

PRESURIZACIÓN DEL LÍQUIDO INTERSTICIAL Y ENDURECIMIENTO DEL CARTÍLAGO

En fecha más reciente, mediciones experimentales determinaron que la presurización del líquido intersticial soporta más de 90% de la carga aplicada a la superficie del cartílago (Park y cols., 2003; Soltz & Ateshian, 1998, 2000a, 2000b) de inmediato tras la aplicación de la carga. Este efecto puede persistir más de 1 000 s y, de este modo, protege a la ME y los condrocitos de las deformaciones por trituración de los esfuerzos intensos (hasta 12 MPa) derivados de la aplicación de una carga articular. Los modelos matemáticos del cartílago también han demostrado que el líquido intersticial en el cartílago se presuriza de inmediato al aplicarse la carga, incluso si su velocidad en la matriz porosa sigue siendo casi nula (Ateshian & Wang, 1995; Ateshian y cols., 1994). Esta presión elevada enfrenta la resistencia de la rigidez tensil alta de la matriz de cartílago-colágena y minimiza el grado de deformación tisular. Puesto que la magnitud de la presurización del líquido intersticial aumenta con la velocidad de aplicación de carga, la rigidez compresiva también lo hace. En estudios con cartílago articular bovino inmaduro se demostró que el módulo compresivo dinámico del cartílago aumenta de 3 MPa a 0.001 Hz hasta 16 MPa a 1 Hz bajo deformaciones pequeñas (Park & Ateshian, 2006). A consecuencia de la respuesta no lineal del cartílago ante la deformación compresiva creciente, las magnitudes fisiológicas de esfuerzo en el intervalo de 5 MPa producen un módulo compresivo dinámico de hasta 66 MPa (Park y cols., 2004). Estas medidas confirman el conocimiento de que el

cartílago puede soportar esfuerzos compresivos fisiológicos con reducciones más bien escasas de su espesor (inferiores a 15%).

COMPORTAMIENTO DE TUMEFACCIÓN DEL CARTÍLAGO ARTICULAR

La presión osmótica de tumefacción de Donnan, asociada con los grupos aniónicos fijos de distribución densa (SO_3^- y COO^-) en las cadenas de GAG, así como la rigidez compresiva de volumen de los cúmulos de PG entreverados en la red de colágena, permite al gel de PG en la red colagenosa resistirse a la compresión (Guterl y cols., 2010; Donnan, 1924; Maroudas, 1979; Mow & Ratcliffe, 1997). En la ciencia, a menudo se recurre a modelos teóricos para investigar mecanismos postulados como responsables de las observaciones experimentales. Para tomar en cuenta los efectos de la densidad de cargas fijas (DCF) en el cartílago, se desarrolló una teoría mecanoelectroquímica multielectrolítica trifásica, que representa al cartílago como una mezcla de tres fases miscibles: una fase sólida cargada que representa la red de colágena y PG, una fase líquida que representa el solvente acuoso intersticial, y una fase iónica que comprende al catión Na^+ y al anión Cl^- monovalentes, así como varias especies multivalentes distintas, como el Ca^{2+} (Gu y cols., 1998; Lai y cols., 1991). En esta teoría, el esfuerzo total se obtiene a partir de la suma de la presión del líquido intersticial y el esfuerzo de la matriz sólida que da origen a su cambio de configuración (deformación). La presión del líquido incluye de manera similar dos contribuciones, una que deriva de la presión osmótica de Donnan y la otra, de la deformación de la matriz sólida porosa. Cuando la deformación del cartílago se equilibra, la presión solo corresponde a la presión osmótica de Donnan. Derivada de todas las leyes fundamentales de la mecánica y la termodinámica, esta teoría trifásica aporta una serie de leyes constitutivas termodinámicas viables para describir las propiedades fisicoquímicas, mecánicas y eléctricas dependientes del tiempo de los tejidos blandos con cargas eléctricas e hidratados. Además, la teoría multielectrolítica trifásica demostró ser del todo congruente con la teoría especializada clásica de la presión osmótica para las soluciones poliméricas con carga eléctrica, las teorías fenomenológicas del transporte y la teoría bifásica (Donnan, 1924; Katzir-Katchalsky & Curran, 1965; Mow y cols., 1980; Onsager, 1931), todas las cuales se han utilizado con frecuencia para estudiar aspectos específicos del cartílago articular.

La teoría trifásica se ha utilizado con éxito para describir muchos de los comportamientos mecanoelectroquímicos del cartílago articular. Estos incluyen la predicción de la tumefac-

ción libre bajo una carga química (fig. 3-9), la dependencia no lineal de la permeabilidad hidráulica con DCF, la dependencia no lineal de los potenciales transmitidos con DCF, el rizado de las capas del cartílago, el preesfuerzo, los flujos osmóticos y osmóticos negativos, el edema y las respuestas eléctricas de las células a la aplicación de carga por choque osmótico, y la influencia de la densidad heterogénea de cargas fijas (Gu y cols., 1993, 1997, 1998;

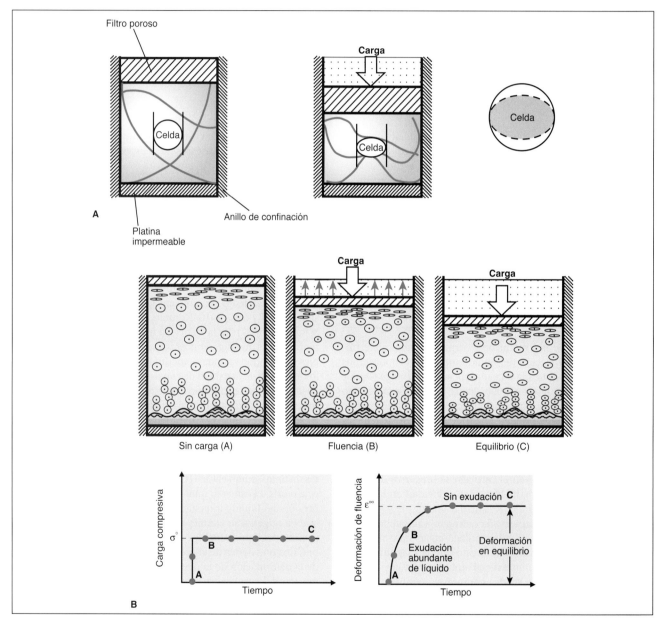

FIGURA 3-9 **A.** Representación esquemática de la configuración de la aplicación de una carga compresiva confinada. Una muestra tisular cilíndrica se fija con firmeza dentro de un anillo de confinación impermeable que no permita la deformación (o el flujo del líquido) en dirección radial. Al aplicarse la carga, se presenta exudación de líquido a través de la platina porosa, en dirección vertical. **B.** Aplicación de un esfuerzo constante σ^0 a una muestra de cartílago articular (**abajo a la izquierda**) y respuesta de fluencia de la muestra bajo un esfuerzo aplicado constante (**abajo a la derecha**). Los dibujos de bloques de tejido ubicados arriba de las curvas ilustran que la fluencia va acompañada de una exudación copiosa de líquido a partir de la muestra y que la velocidad de exudación disminuye al transcurrir el tiempo entre los puntos A a B y B a C. En equilibrio (ε^∞), el flujo de líquido se detiene y la carga se sostiene del todo sobre la matriz sólida (punto C). Adaptada de Mow, V.C., Kuei, S.C., Lai, W.M., *et al.* (1980). Biphasic creep and stress relaxation of articular cartilage in compression: Theory and experiments. *J Biomech Eng*, 102, 73-84.

Lai y cols., 1991; Mow y cols., 1998; Setton y cols., 1998). Para tener mayor versatilidad, la teoría trifásica se generalizó para incluir electrolitos múltiples en el tejido (Gu y cols., 1998).

Al igual que la teoría bifásica, la teoría mecanoelectroquímica trifásica puede utilizarse para dilucidar mecanismos potenciales de transducción de señales mecánicas en el cartílago. Por ejemplo, debido a sus efectos potenciales sobre la función de los condrocitos, es importante describir y predecir los fenómenos electrocinéticos como los potenciales en transmisión y las corrientes en transmisión (Gu y cols., 1993, 1998; Katzir-Katchalsky & Curran, 1965; Kim y cols., 1994) que se originan a partir del movimiento iónico producido por la convección del flujo del líquido intersticial más allá de la DCF de la matriz sólida.

Lubricación y desgaste del cartílago articular

Como se analizó antes, las articulaciones sinoviales están sujetas a un intervalo enorme de condiciones de aplicación de carga, y bajo circunstancias normales la superficie del cartílago sufre poco desgaste. El desgaste mínimo del cartílago normal asociado con esa gran variedad de cargas indica que en la articulación actúan procesos sofisticados de lubricación, al igual que dentro del tejido y en su superficie. En el pasado, los estudios sobre la lubricación del cartílago se concentraban en medir su coeficiente de fricción como medida indirecta de la propensión al desgaste, al asumir que este último ocurriría por una fricción intensa. Los experimentos han demostrado que las articulaciones sinoviales intactas tienen un coeficiente de fricción en extremo bajo, de alrededor de 0.02 (Dowson, 1966; Linn, 1968; McCutchen, 1962; Mow & Ateshian, 1997). Esta observación implica que una articulación que soporta una carga de contacto de 800 N (un peso corporal) solo experimenta una fuerza de fricción de 16 N (menos de 2 kg) al tiempo que las superficies articulares se deslizan una respecto de la otra. Estudios más recientes demostraron que el coeficiente de fricción no se incrementa en la osteoartritis (Caligaris y cols., 2009), lo que sugiere que la progresión del desgaste no guarda relación directa con el coeficiente de fricción. A pesar de esto, existe una probabilidad muy alta de que los mecanismos responsables de la baja fricción en el cartílago también le confieran una excelente resistencia al desgaste.

PAPEL DE LA PRESURIZACIÓN DEL LÍQUIDO INTERSTICIAL EN LA LUBRICACIÓN ARTICULAR

En el proceso de articulación, las cargas que se transmiten por una articulación pueden ser soportadas por las superficies articulares opuestas mediante un contacto directo de sólido a sólido, a través de una película delgada de líquido sinovial que separa las superficies articulares, o por una mezcla de ambas. Si bien la lubricación mediada por una película líquida puede lograrse bajo un deslizamiento continuo a grandes velocidades (p. ej., en las articulaciones de la extremidad inferior al correr), su contribución a la lubricación articular suele ser transitoria, una consecuencia de la expulsión de la película líquida lubri-cante fuera del área de contacto articular durante la aplicación sostenida de una carga a velocidades de deslizamiento bajas (p. ej., como en las actividades de las extremidades superiores, o en las extremidades inferiores al caminar y mantenerse de pie). McCutchen (1962) propuso que está lubricación ocurriría como consecuencia de la presurización del líquido intersticial del cartílago, que generaría que "exudara" a partir de las capas articulares para producir una película líquida lubricante constante. Ateshian y cols. (1997, 1998), tras adoptar el marco de referencia de la teoría bifásica (Mow y cols., 1980), propusieron que la presurización del líquido intersticial era suficiente para producir una fricción baja, de manera independiente a la dirección del flujo del líquido intersticial durante el proceso de aplicación de una carga por contacto. Presentaron una formulación matemática de un modelo de fricción de límites del cartílago articular para describir el mecanismo subyacente a la lubricación de las diartrosis, en particular, la dependencia del tiempo del coeficiente de fricción para el cartílago reportado en experimentos de fluencia y relajación (Malcom, 1976; McCutchen, 1962).

Si bien la carga se reparte entre las fases sólida y líquida del material bifásico (Mow y cols., 1980), Ateshian y cols. (1997, 1998) derivaron una expresión para el coeficiente de fricción efectivo (o medido) que dependía solo de la proporción de la carga soportada por la matriz sólida (es decir, la diferencia entre la carga total y la soportada por la presión hidrostática en el líquido). La implicación de una expresión de este tipo es que las propiedades friccionales del cartílago varían con el tiempo durante la aplicación de la carga, un reflejo de las interacciones entre el líquido intersticial y la matriz de colágena y PG que dan origen a las propiedades viscoelásticas del tejido dependientes del flujo, descritas antes. Se demostró que la degradación del cartílago con enzimas para la colágena (Park y cols., 2008) y los PG (Basalo y cols., 2004) altera las propiedades mecánicas y de fricción del cartílago.

Para validar este modelo se diseñaron experimentos en los que se cuantificaba el coeficiente de fricción al tiempo que se realizaban mediciones o predicciones de la presión del líquido intersticial, con aplicación de cargas de fluencia con carga constante (Krishnan y cols., 2004b) o dinámica (Krishnan y cols., 2005), aplicación de cargas con esfuerzo-relajación (Ateshian y cols., 1998; Basalo y cols., 2005) y contacto migratorio (Caligaris & Ateshian, 2008). Se encontró que las predicciones teóricas corresponden bien con los resultados experimentales. Los experimentos de aplicación de carga de fluencia demostraron que durante la aplicación inicial de la carga, cuando la presurización intersticial es alta, el coeficiente de fricción puede ser muy bajo (fig. 3-10). Al tiempo que se alcanza el equilibrio de fluencia y la carga se transfiere a la matriz sólida, el coeficiente de fricción se vuelve alto (p. ej., 0.15). La constante de tiempo para esta respuesta transitoria tuvo una concordancia excelente con resultados experimentales previos (Malcom, 1976; McCutchen, 1962). Un resultado importante de este trabajo es que la presurización de líquido puede actuar en la lubricación articular sin que exista una exudación concomitante del mismo hacia el área de contacto, como lo proponía la lubricación por exudación (McCutchen, 1962). Igual relevancia tiene el que esta teoría de la lubricación puede explicar la disminución observada del coeficiente de fricción efectivo al aumentar las velocidades de

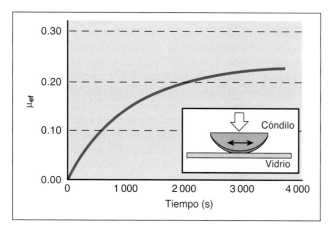

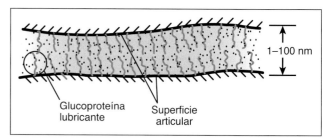

FIGURA 3-10 Coeficiente de fricción efectivo dependiente del tiempo (μ_{ef}) para el deslizamiento recíproco del cóndilo femoral contra un vidrio plano. Adaptada de Caligaris, M., Ateshian, G. A. (2008). Effects of sustained interstitial fluid pressurization under migrating contact area, and boundary lubrication by synovial fluid, on cartilage friction. *Osteoarthritis Cartilage, 16*(10), 1220-1227. Copyright © 2008 Osteoarthritis Research Society International. Con autorización.

rodamiento y deslizamiento articular, y con un incremento de la carga articular (Linn, 1968).

LUBRICACIÓN DE REGIONES LIMÍTROFES

La superficie del cartílago articular, al igual que todas las superficies, no es del todo lisa (fig. 3-11). En la lubricación de regiones limítrofes, las superficies articulares se protegen por medio de

una capa adsorbida de lubricante limítrofe, que puede reducir la fricción y el desgaste. En las articulaciones sinoviales, una glucoproteína específica, la "lubricina", parece ser el constituyente del líquido sinovial responsable de la lubricación de las regiones limítrofes (Swann y cols., 1981, 1985).

La lubricina, también conocida como proteína de zona superficial (SZP, por sus siglas en inglés) o proteoglucano tipo 4 (PRG4; 25×10^4 g/mol) se adsorbe como una monocapa macromolecular a cada superficie que se articula (fig. 3-12).

Estas dos capas, cuyo espesor combinado varía entre 1 y 100 nm, pueden soportar cargas y parecen ser más efectivas para reducir la fricción (Swann y cols., 1981). En fecha más reciente se sugirió que varios constituyentes del líquido sinovial, entre ellos

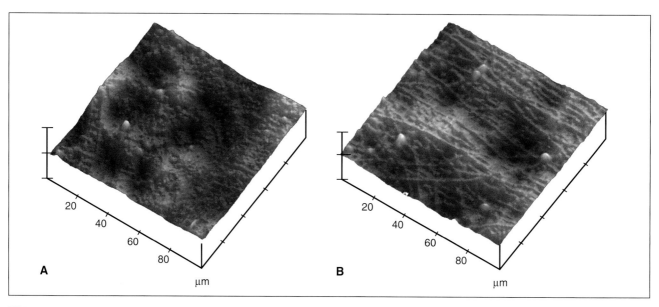

FIGURA 3-11 Imagen de superficie del cartílago articular obtenida con un microscopio de fuerza atómica con una sonda esférica de 5 μm de diámetro. La fina estructura de la superficie articular del bovino puede mostrar estructuras ya sea (**A**) amorfas o (**B**) fibrilares, de acuerdo con la ubicación (escala Z = 10 μm). Reimpresa de Park, S., Costa, K. D., Ateshian, G. A. (2004). Microscale frictional response of bovine articular cartilage from atomic force microscopy. *J Biomech, 37*(11), 1679-1687. Copyright © 2004 Elsevier. Con autorización.

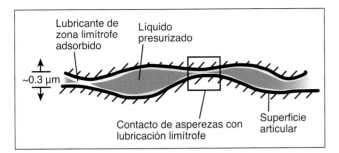

Lubricante de
zona limítrofe
adsorbido

Líquido
presurizado

~0.3 µm

Contacto de asperezas con
lubricación limítrofe

Superficie
articular

FIGURA 3-13 Representación esquemática de la lubricación mixta que opera en el cartílago articular. La lubricación de zona limítrofe se identifica cuando el espesor de la película de líquido es del mismo orden que la tenacidad de las superficies de soporte. La lubricación por película líquida ocurre en zonas con superficies más separadas entre sí. Adaptada con autorización de Armstrong, C. G., Mow, V. C. (1980). Friction, lubrication and wear of synovial joints. En R. Owen, J. Goodfellow, P. Bullough (Eds.). *Scientific Foundations of Orthopaedics and Traumatology* (pp. 223-232). London, UK: William Heinemann.

la lubricina, el hialuronano y los fosfolípidos activos de superficie, actúan en combinación en la lubricación de las regiones limítrofes del cartílago articular (Schmidt y cols., 2007). Si bien los experimentos confirman que un lubricante de las zonas limítrofes puede explicar la reducción del coeficiente de fricción por un factor de 1.5 a 6 (Caligaris & Ateshian, 2008; Swann y cols., 1985; Williams y cols., 1993), esta reducción es modesta en comparación con el intervalo mucho mayor (es decir, hasta de 60 veces) derivado de la presurización del líquido intersticial (Caligaris y cols., 2009; Caligaris & Ateshian, 2008). Por otra parte, la eliminación de la zona superficial del cartílago (con su capa de SZP adsorbida) no afecta su coeficiente de fricción en el cartílago bovino inmaduro (Krishnan y cols., 2004a). Sin embargo, estos resultados sí sugieren que existe una lubricación de regiones limítrofes como modalidad de lubricación complementaria (Gleghorn y cols., 2009; Jay y cols., 2007; Schmidt y cols., 2007) a la presurización del líquido intersticial. La lubricación de zonas limítrofes también puede actuar en concierto con la lubricación mediante película líquida en un mecanismo de lubricación mixto (fig. 3-13).

DESGASTE

El desgaste es la eliminación indeseable de material a partir de las superficies sólidas por medio de una acción mecánica. Existen dos componentes de desgaste: desgaste interfacial, que deriva de la interacción de las superficies de soporte, y desgaste por fatiga, consecuencia de soportar deformación bajo una carga.

El desgaste interfacial ocurre cuando las superficies de soporte entran en contacto directo sin que exista una película lubricante (limítrofe o líquido) que las separe. Este tipo de desgaste puede ocurrir por uno de dos mecanismos: adhesión o abrasión. El desgaste por adhesión se genera cuando, al tiempo que las superficies articulares entran en contacto, fragmentos de ellas se adhieren entre sí y se desprenden de la superficie durante el deslizamiento. El desgaste abrasivo, por el contrario,

ocurre cuando un material blando es raspado por uno más duro; el material más duro puede corresponder ya sea a una superficie articular opuesta o a partículas libres entre las dos superficies. Las bajas tasas de desgaste interfacial observadas en el cartílago articular probado *in vitro* (Lipshitz & Glimcher, 1979) sugiere que rara vez ocurre un contacto superficial directo entre las asperezas de las dos superficies cartilaginosas. De manera similar, la medición directa de partículas de desgaste durante las pruebas de fricción del cartílago bovino inmaduro demostró que el desgaste abrasivo es insignificante bajo una carga sostenida, incluso cuando la presión del líquido intersticial cede (Oungoulian y cols., 2013, 2015). La combinación de la presurización del líquido intersticial y la lubricación de las regiones limítrofes hace poco probable el desgaste interfacial del cartílago articular.

El desgaste por fatiga de las superficies articulares no deriva del contacto entre ellas, sino de la acumulación de daño microscópico bajo la superficie por esfuerzos repetitivos. Puede presentarse falla del cartílago con la aplicación repetida de cargas elevadas en un periodo breve relativo o con la repetición de cargas bajas durante un periodo prolongado. Si bien la magnitud de esas cargas puede ser mucho menor que la resistencia a la falla del material, la naturaleza repetitiva de las mismas puede desencadenar falla por fatiga, quizá por la desnaturalización de las moléculas de colágena. Este desgaste por fatiga, que deriva de la deformación cíclica repetida de los materiales articulares, puede ocurrir incluso en superficies articulares bien lubricadas.

En las articulaciones sinoviales, la variación cíclica de la carga articular total durante la mayor parte de las actividades fisiológicas produce un esfuerzo repetitivo del cartílago articular (deformación). Además, durante la rotación y el deslizamiento, una región específica de la superficie articular "entra y sale" del área de contacto en que se aplica la carga, y genera un esfuerzo repetitivo en esa región articular. Las cargas impuestas sobre el cartílago articular son soportadas por la matriz de colágena y PG, y por la resistencia que genera el desplazamiento del líquido a través de la matriz. De este modo, el movimiento articular repetitivo y la aplicación de cargas generarán un esfuerzo repetitivo en la matriz sólida, a la vez que exudación e imbibición del líquido intersticial del tejido (Mow & Ateshian, 1997). Estos procesos dan origen a dos mecanismos potenciales por los que pudiera acumularse daño por fatiga en el cartílago articular: disrupción de la matriz sólida de colágena y PG, y "lavado" de los PG.

En primer lugar, el esfuerzo repetitivo de la matriz de colágena y PG alteraría las fibrillas de colágena, las macromoléculas de PG, la interfase entre estos dos componentes o a todos ellos. Una hipótesis popular indica que la fatiga del cartílago es secundaria a una falla tensil de la red fibrilar de colágena (Weightman y cols., 1973). De igual modo, como ya se analizó, se han observado cambios pronunciados de la población de PG en el cartílago articular con el envejecimiento y la enfermedad (Buckwalter, 1985; Roughley & White, 1980; Sweet, 1979). Estos cambios de los PG podrían considerarse parte del daño tisular acumulado. Estos cambios estructurales moleculares traerían consigo una interacción menor entre los sitios de los PG y, con ello, una disminución de la resistencia de la red (Mow y cols., 1989; Zhu y cols., 1991, 1996).

Otro mecanismo de daño y desgaste articular secundario se asocia con la aplicación de cargas de impacto en la articulación sinovial, es decir, la aplicación rápida de una carga elevada. Cuando las cargas se aplican con rapidez tal que el tiempo resulta insuficiente para que la redistribución del líquido intersticial libere la región compactada, los esfuerzos intensos que se producen en la matriz de colágena y PG pueden inducir daño (Newberry y cols., 1997; Thompson y cols., 1991). Este fenómeno bien pudiera explicar la razón por la que Radin y Paul (1971) encontraron un daño cartilaginoso articular dramático tras aplicar cargas de impacto repetitivas.

Estos mecanismos de desgaste y daño pueden ser la causa de la gran variedad de defectos estructurales que es común observar en el cartílago articular (Bullough & Goodfellow, 1968; Meachim & Fergie, 1975). Un defecto de este tipo es la fisuración de la superficie del cartílago. La revisión de cortes verticales de cartílago que muestran estas lesiones, que se conocen como fisuras, demuestran que de manera eventual se extienden para abarcar todo el grosor del cartílago articular (fig. 3-8B). En otras muestras, la capa de cartílago parece estar erosionada, más que fisurada. Esta erosión puede derivar de la deslaminación de la zona superficial por una falla por fatiga.

Si se consideran los diversos defectos observados en el cartílago articular, es poco probable que un solo mecanismo de desgaste sea el responsable de todos ellos. En cualquier sitio, el antecedente de esfuerzo puede ser tal que la fatiga sea el mecanismo de falla desencadenante. En otro, el daño inicial puede deberse a la aplicación de cargas de impacto o a factores enzimáticos que derivan de otras lesiones de los tejidos blandos intraarticulares. Una vez que la matriz de colágena y PG del cartílago se altera, puede presentarse daño adicional por cualquiera de los mecanismos de desgaste mencionados.

Hipótesis sobre la biomecánica de la degeneración del cartílago

PAPEL DE LOS FACTORES BIOMECÁNICOS

El cartílago articular cuenta nada más con una capacidad limitada de reparación y regeneración, y si se le sujeta a un número anómalo de esfuerzos puede presentar falla total con rapidez (fig. 3-14). Se propuso la hipótesis de que la progresión de la falla se relaciona con lo siguiente: (1) la magnitud de los esfuerzos impuestos; (2) el número total de picos de esfuerzo sostenidos; (3) los cambios de la estructura molecular y microscópica intrínseca de la matriz de colágena y PG; y (4) los cambios de la propiedad mecánica intrínseca del tejido. Al parecer, el factor más importante de inicio de la falla es el "aflojamiento" de la red de colágena, que permite una expansión anómala de los PG y, con ello, aumento del volumen tisular (Maroudas, 1976; McDevitt & Muir, 1976). Junto con este cambio se observan una disminución de la rigidez del cartílago y un incremento de su permeabilidad (Altman y cols., 1984; Armstrong & Mow, 1982; Guilak y cols., 1994; Setton y cols., 1996), mismos que alteran la función del cartílago en la diartrosis durante el movimiento, como se muestra en la figura 3-15 (Mow & Ateshian, 1997).

La magnitud del esfuerzo que soporta un cartílago articular se determina tanto por la carga total sobre la articulación como por

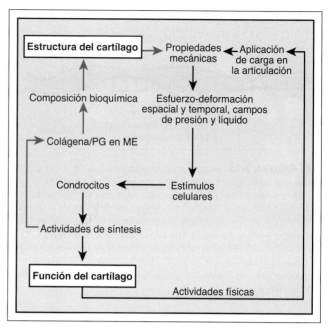

FIGURA 3-14 Diagrama de flujo de los eventos que determinan la estructura y función del cartílago articular. Las actividades físicas generan cargas articulares que se transmiten al condrocito por medio de la matriz extracelular (ME). El condrocito modifica sus actividades celulares en respuesta a los estímulos mecanoelectroquímicos generados por la aplicación de cargas de su ambiente. La etiología de la osteoartritis es incierta, pero pudiera atribuirse a los cambios intrínsecos del condrocito o a una alteración de la ME (p. ej., derivada de una lesión o de desgaste gradual) que da origen a anomalías de los estímulos y las actividades del condrocito.

el modo en que dicha carga se distribuye sobre el área de contacto de la superficie articular (Ahmed & Burke, 1983; Armstrong y cols., 1979; Paul, 1976). Cualquier concentración intensa de esfuerzo en el área de contacto desempeñará un papel primario en la degeneración tisular. Un número elevado de condiciones bien conocidas produce concentraciones excesivas de esfuerzo en el cartílago articular y traen consigo la falla del cartílago. La mayor parte de estas concentraciones de esfuerzo son consecuencia de una incongruencia de la superficie articular, lo que determina un área de contacto anormalmente pequeña. Algunos ejemplos de condiciones que producen incongruencias articulares de este tipo son la OA secundaria a la displasia acetabular congénita, el deslizamiento de la epífisis de la cabeza femoral y las fracturas intraarticulares. Otros dos ejemplos son la meniscectomía de la articulación de la rodilla, que elimina la función de distribución de cargas del menisco (Mow y cols., 1992), y la rotura de ligamentos, que permite un desplazamiento excesivo y la generación de esfuerzos mecánicos anormales en la articulación afectada (Altman y cols., 1984; Guilak y cols., 1994; McDevitt & Muir, 1976; Setton y cols., 1994). En todos estos casos, el proceso anómalo de articulación incrementa el esfuerzo que actúa sobre la superficie articular, el cual parece predisponer al cartílago a la falla.

A nivel macroscópico, la localización y la concentración del esfuerzo en las superficies articulares ejercen un efecto adi-

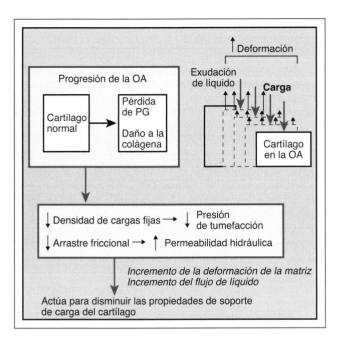

FIGURA 3-15 Figura que ilustra el modo en que los cambios osteoartríticos de la red de colágena y PG pueden comprometer la capacidad del cartílago articular para mantener la presurización del líquido intersticial, el cual subyace a la capacidad de soporte de carga y de lubricación articular del tejido. La pérdida de los PG y el daño a las fibras de colágena determinan un incremento de la permeabilidad hidráulica (disminución de la resistencia al flujo de líquido), así como cargas y deformaciones supranormales en la matriz sólida (y el condrocito).

cional. Las presiones de contacto elevadas entre las superficies articulares disminuyen la probabilidad de una lubricación mediante película líquida (Mow & Ateshian, 1997). El contacto subsecuente directo de las asperezas de las superficies genera concentraciones microscópicas de esfuerzo, que son responsables del mayor daño tisular (Ateshian, 1997; Ateshian & Wang, 1995; Ateshian y cols., 1998; caso de estudio 3-1).

La elevada incidencia de una degeneración articular específica en personas con ciertas ocupaciones, como las rodillas de los jugadores de fútbol y los tobillos de las bailarinas de ballet, puede explicarse por la mayor frecuencia y magnitud de cargas intensas y anormales que soportan las articulaciones de estas personas. Se sugirió que, en algunos casos, la OA puede derivar de deficiencias de los mecanismos que actúan para minimizar las fuerzas máximas en las articulaciones. Algunos ejemplos de estos mecanismos incluyen los procesos activos de flexión articular y elongación muscular, y la absorción pasiva del impacto por el hueso subcondral (Radin, 1976) y los meniscos (Mow y cols., 1992).

Los cambios degenerativos de la estructura y composición del cartílago articular pudieran desencadenar el aumento de volumen tisular anómalo y propiedades biomecánicas inferiores desde la perspectiva funcional. En este estado de debilitamiento, la ultraestructura del cartílago se destruirá de manera gradual por efecto de los esfuerzos del proceso normal de articulación (fig. 3-15). La OA también puede ser secundaria al daño de la estructura molecular y microscópica intrínseca de la matriz de

CASO DE ESTUDIO 3-1

Meniscectomía de rodilla

Considere el caso de un hombre de 40 años de edad que se sometió a meniscectomía de rodilla derecha hace 10 años. En la actualidad presenta dolor asociado con el movimiento, aumento de volumen y limitación del movimiento de la rodilla (figura del caso de estudio 3-1).

El antecedente de meniscectomía de la rodilla no solo implica una alteración de la congruencia de la superficie articular, sino también la eliminación de la función de distribución de la carga que cumple el menisco. El efecto es una articulación anormal, caracterizada por un incremento del esfuerzo que actúa sobre la superficie articular, que da origen a una falla del cartílago. La mayor parte de estas concentraciones del esfuerzo es producto de la falta de congruencia de la superficie articular, lo que origina un área de contacto anormalmente pequeña que sufrirá una presión de contacto elevada, lo cual incrementa la probabilidad de que se presente falla por fatiga y desgaste por deslaminación.

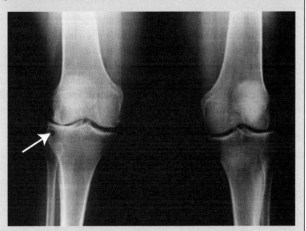

Figura del caso de estudio 3-1 Radiografía que muestra el impacto de la meniscectomía en la rodilla derecha.

colágena y PG. Muchos trastornos pueden favorecer una degradación de este tipo de la integridad de la matriz; incluyen la degeneración asociada con la artritis reumatoide, la hemorragia hacia el espacio articular vinculada con la hemofilia, distintos trastornos del metabolismo de la colágena y la degradación tisular por enzimas proteolíticas. La presencia de mediadores solubles, como las citocinas (p. ej., interleucina-1; Ratcliffe y cols., 1986) y factores de crecimiento (p. ej., factor de crecimiento transformador beta tipo 1) también parecen desempeñar un papel importante en la OA. Otros factores que contribuyen a la etiología de la OA pueden ser los cambios que presentan los condrocitos con el envejecimiento (caso de estudio 3-2).

CASO DE ESTUDIO 3-2

Osteoartritis

Una mujer de 70 años de edad con sobrepeso acude por OA de la articulación de la cadera derecha, con síntomas asociados de dolor, limitación de movimiento, deformidad articular y marcha anómala (figura del caso de estudio 3-2).

La OA se caracteriza por lesiones erosivas del cartílago, pérdida y destrucción del mismo, esclerosis y formación de quistes en el hueso subcondral, así como formación de osteofitos grandes en los bordes de la articulación (Mow & Ratcliffe, 1997). En este caso, las radiografías de la cadera derecha de la paciente revelan una disminución del espacio interarticular y cambios en las superficies óseas, como esclerosis y formación de osteofitos. Las alteraciones más graves se ubican en el punto de presión máxima contra la superficie cartilaginosa opuesta, en este caso en la cara superior de la cabeza femoral.

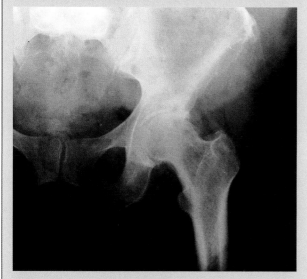

Figura del caso de estudio 3-2 Radiografía de una cadera con osteoartritis.

IMPLICACIONES SOBRE LA FUNCIÓN DE LOS CONDROCITOS

La ME modula la transmisión de las cargas articulares al condrocito, y actúa como un transductor que convierte la aplicación de la carga mecánica en una plétora de indicios ambientales que median la función de los condrocitos. En el cartílago articular sano, las cargas que derivan del movimiento de la función articular normal dan origen a la generación de estímulos mecanoelectroquímicos (p. ej., presión hidrostática, campos de esfuerzo y deformación, potenciales de transmisión) que promueven el mantenimiento del cartílago normal (por los condrocitos) y la función tisular normal (fig. 3-14). Sin embargo, cuando la integridad de la red de colágena y PG (el transductor) del cartílago articular se compromete, como por un traumatismo o una enfermedad, el proceso de articulación normal desencadena estímulos mecanoelectroquímicos anormales, y un remodelamiento anómalo subsecuente de la ME mediado por los condrocitos, a la vez que una función tisular debilitada.

En ausencia de aplicación de cargas articulares, el ambiente normal del condrocito se caracteriza por el preesfuerzo establecido por el equilibrio entre la tensión de las fibras de colágena y la presión osmótica de Donnan. Durante la aplicación de una carga articular, en virtud de la baja permeabilidad del tejido, el ambiente normal del condrocito queda dominado por la presión hidrostática en el líquido intersticial. También existen varios fenómenos que se originan a partir del flujo del líquido intersticial. Implicado en la potenciación de la difusión de los nutrientes, el flujo del líquido intersticial (es decir, del agua libre) da origen a estímulos celulares de naturaleza eléctrica, de manera específica potenciales y corrientes de transmisión (Frank & Grodzinsky, 1987a, 1987b; Gu y cols., 1993, 1998). Además, el flujo del líquido intersticial por los poros pequeños asociados con la matriz sólida (~ 50 nm) del cartílago normal, que ofrecen una resistencia considerable al flujo de líquido (Maroudas, 1979; McCutchen, 1962; Mow y cols., 1984), puede dar origen a un fenómeno mecánico denominado compactación de la matriz inducida por líquido (Lai & Mow, 1980). La interacción friccional entre el líquido y el sólido del intersticio son consecuencia de una resistencia de arrastre al flujo forzado por la matriz de cartílago porosa-permeable y un esfuerzo de cizallamiento viscoso que ejerce el líquido intersticial. Dadas las tasas de flujo nominal del líquido intersticial mencionadas antes y la baja permeabilidad de la matriz del cartílago, es probable que la percepción de esta fuerza de interacción friccional por los condrocitos esté dominada por la resistencia de arrastre del flujo por la matriz, más que por el esfuerzo de cizallamiento viscoso directo sobre la célula (Ateshian y cols., 2007). Esta fuerza de arrastre friccional puede producir una deformación de la matriz sólida del orden de 15 a 30%.

A partir del análisis previo, puede considerarse que la deformación de los condrocitos está gobernada por tres mecanismos acoplados de aplicación de carga: deformación directa de la ME, compactación inducida por flujo y presurización del líquido. En la OA, el incremento de la permeabilidad tisular disminuye el mecanismo normal de soporte de la carga por presión del líquido. De este modo, existe un desplazamiento del soporte de la carga hacia la matriz sólida, que causa la imposición esfuerzos y deformaciones superiores a los normales sobre los condrocitos (fig. 3-15). Estos altos niveles de esfuerzo y deformación anormales, al igual que otros cambios mecanoelectroquímicos que se manifiestan con la OA, pueden desencadenar un desequilibrio de las actividades anabólicas y catabólicas de los condrocitos, y contribuir en mayor medida al círculo vicioso de degeneración cartilaginosa progresiva. De hecho, los cambios de la composición bioquímica y la estructura del cartílago pueden tener un profundo impacto sobre la función del tejido y de los condrocitos. Con colaboraciones multidisciplinarias y un marco teórico apropiado, como la teoría bifásica, puede obtenerse más información sobre los factores que gobiernan la función de los condrocitos, la estructura y la función del cartílago, y la etiología de la osteoartritis.

Ingeniería tisular funcional de cartílago articular

Puesto que el cartílago articular es avascular, no puede desencadenar una respuesta típica de cicatrización asociada con factores químicos y células sanguíneas. Esta capacidad de cicatrización limitada, y la vida promedio de 15 a 20 años de los implantes ortopédicos, ha dado pie a investigación relevante para el desarrollo de terapias de base celular e ingeniería de tejidos cartilaginosos para reparación articular. Las estrategias de ingeniería tisular de manera característica incorporan una fuente celular apropiada (p. ej., células troncales, condrocitos), material de soporte y un ambiente de cultivo (estímulos químicos y biofísicos) para desarrollar tejidos fabricados para la reparación y el remplazo de tejidos y órganos dañados o enfermos.

Con su raíz en el campo de la biomecánica, la ingeniería tisular funcional hace referencia a la incorporación de la aplicación de cargas fisiológicas durante el proceso de cultivo *in vitro* de los tejidos producidos, con el fin de promover el desarrollo de sustitutos tisulares con propiedades mecánicas funcionales capaces de soportar las demandas biomecánicas que se les imponen *in vivo* tras la implantación (Butler y cols., 2000). La ingeniería tisular de cartílago se ha realizado en sistemas con soporte 3D y sin soporte, que mantienen el fenotipo normal del condrocito (es decir, expresión de colágena tipo II y agrecano). Los estímulos físicos que se originan a partir de la aplicación de la carga articular pueden describirse a partir de las propiedades materiales y bioquímicas del cartílago acopladas a un marco constitutivo apropiado, como la teoría trifásica (Lai y cols., 1991). En conjunto, permiten la descripción y la predicción de los estímulos espaciotemporales inducidos por la aplicación de cargas al tejido, que se originan en el cartílago y modulan las actividades de los condrocitos (Wang y cols., 2002).

Muchos de los dispositivos de prueba descritos antes para medir las propiedades materiales de los tejidos blandos hidratados, como el cartílago, inspiraron diseños para sistemas biorreactores para aplicación de cargas fisiológicas con el fin de impulsar el crecimiento del cartílago producido mediante ingeniería tisular en cultivo. Dos ejemplos son los biorreactores de permeación de compresión confinada (Dunkelman y cols., 1995; Pazzano y cols., 2000) y los biorreactores deslizantes (Grad y cols., 2005), cuyo origen son las configuraciones clásicas para pruebas de materiales que miden la permeabilidad y las propiedades de fricción y desgaste del tejido, respectivamente. Al incrementarse la maduración tisular en un cultivo, se refiere que los tejidos obtenidos mediante ingeniería desarrollan muchas de las relaciones estructura-función importantes que gobiernan el comportamiento del cartílago durante la aplicación de la carga (p. ej., Mauck y cols., 2002; Vunjak-Novakovic y cols., 1999).

La deformación tisular durante la aplicación de una carga articular resulta crítica para proveer los nutrientes a los condrocitos en el cartílago avascular, al incrementar por difusión el transporte de los nutrientes desde el líquido sinovial que baña la articulación hacia el interior del tejido (Albro y cols., 2008; Mauck y cols., 2003a). Como tal, la aplicación de carga articular aporta los nutrientes y también numerosos estímulos físicos multidimensionales complejos a los condrocitos, que son importantes para el mantenimiento del cartílago. Tras tomar en cuenta consideraciones de bioingeniería para la producción de tejido cartilaginoso (Mow & Wang, 1999), el primer estudio en demostrar que la aplicación de cargas deformantes fisiológicas a largo plazo a los constructos de ingeniería podía favorecer un desarrollo mejorado del tejido fue reportado por Mauck y cols. (2000). En el laboratorio se ha demostrado que los biorreactores de deformación y aplicación de carga promueven el desarrollo de cartílago funcional de ingeniería (Hung y cols., 2004) por mecanismos que tienen probabilidad de incluir la mecanotransducción y un incremento de la disponibilidad de nutrientes (Mauck y cols., 2003b).

En el laboratorio se han cultivado tejidos con propiedades del cartílago casi nativas en 8 semanas o menos mediante el uso de condrocitos juveniles (Lima y cols., 2007) y adultos (Bian y cols., 2010), con la aplicación de cargas uniaxiales de deformación por compresión no confinada. La aplicación de cargas de compresión no confinada entre platinas impermeables lisas (otra configuración para prueba de materiales que se utiliza para determinar el módulo compresivo de Young del cartílago) somete a los constructos a deformaciones compresivas, deformaciones normales respecto de la superficie (es decir, paralelas a la dirección de la carga) y tensiles, y tangenciales a la superficie (es decir, perpendiculares a la dirección de la aplicación de la carga), algo en gran medida similar a lo que experimenta el cartílago nativo *in situ* bajo condiciones fisiológicas de aplicación de carga (Park y cols., 2003). En contraste a la compresión confinada, provee un acceso para los nutrientes y exudación-imbibición de líquidos a partir de las superficies periféricas de los tejidos cilíndricos durante la aplicación de cargas (fig. 3-16, arriba). Se ha informado que al utilizar biorreactores de aplicación de carga compresiva no confinada (fig. 3-16, abajo) se obtiene un crecimiento tisular expedito y mejoras significativas de las propiedades del constructo (fig. 3-16, derecha), en comparación con los constructos control de aumento de tumefacción libre. El módulo de Young potenciado puede atribuirse en parte al desarrollo de propiedades tensiles radiales (es decir, tangenciales a la superficie) que limitan en forma efectiva la expansión tisular lateral ante las cargas de aplicación axial (es decir, normales a la superficie; Kelly y cols., 2006). Esta estrategia también puede aplicarse a fuentes celulares alternativas, como las células troncales, para favorecer el crecimiento de cartílago funcional en el laboratorio (Tan & Hung, 2017).

Queda por definir si el cartílago de ingeniería cultivado mediante un paradigma de ingeniería tisular funcional y con "precondicionamiento" mecánico permite una mucho mejor evolución clínica al compararse con la reparación con constructos tisulares producidos sin carga. Además de las diferencias inducidas por la aplicación de carga en el desarrollo y las propiedades de los tejidos, se anticipa que sujetar a los condrocitos a régimen de carga *in vitro* pudiera fungir como un entrenamiento (como el de los atletas para la competencia) para el ambiente dinámico *in vivo* de aplicación de carga articular.

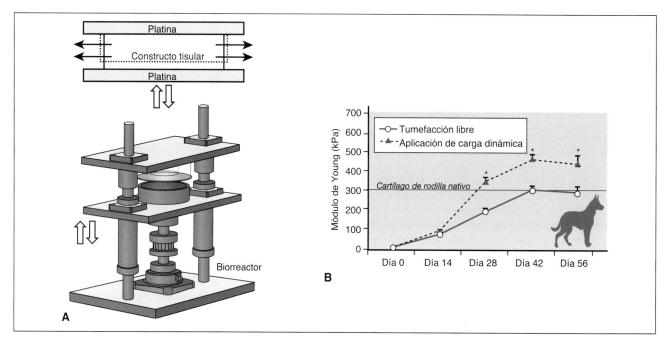

FIGURA 3-16 Se multiplicaron condrocitos caninos adultos en un cultivo 2D mediante la aplicación de dos pasos de un coctel de factor de crecimiento y luego se les sembró en un hidrogel de agarosa p/v al 2%. **A.** A continuación se cultivaron los constructos en un medio definido libre de suero suplementado con factor de crecimiento transformador β3 y se les sujetó a la aplicación de carga deformante (compresión uniaxial no confinada entre platinas impermeables lisas, que se representan en la figura superior, 10% de deformación máxima a máxima, 3 h/día) mediante el uso de un biorreactor adaptado que se representa en la parte inferior de la figura, o bien se les mantuvo en condición de tumefacción libre (o sin carga). **B.** La aplicación de la carga aceleró el desarrollo tisular y dio origen a una rigidez tisular mucho mayor en comparación con el material desarrollado mediante tumefacción libre (sin carga). Utilizada con autorización de la International Cartilage Regeneration & Joint Preservation Society, de Hung, C. T., Bian, L., Stoker, A. M., *et al.* Functional tissue engineering of articular cartilage using adult chondrocytes. Trans. Int. Cartilage Repair Society, Miami, Florida, May 23-26, 2009. 8th World Congress of the International Cartilage Repair Society, 169.

Resumen

- La función del cartílago articular en las diartrosis es incrementar el área de distribución de la carga (y con ello reducir el esfuerzo) y proveer una superficie de soporte lisa resistente al desgaste.

- Desde la perspectiva biomecánica, el cartílago articular debe considerarse un material multifásico. Analizado como material bifásico, el cartílago articular está integrado por una matriz sólida porosa-permeable de colágena y PG (alrededor de 25% del peso húmedo) ocupada por líquido intersticial de desplazamiento libre (alrededor de 75% del peso húmedo). Además de la sólida y la líquida, existe una fase iónica adicional al considerar al cartílago articular como un medio trifásico. La fase iónica es necesaria para describir la tumefacción y otros comportamientos electromecánicos del tejido.

- Propiedades biomecánicas importantes del cartílago articular son las intrínsecas del material de la matriz sólida y la resistencia friccional al flujo del líquido intersticial a través de la matriz sólida porosa-permeable (un parámetro inversamente proporcional a la permeabilidad del tejido). En conjunto, estos parámetros definen el nivel de presurización del líquido intersticial, un determinante importante de la capacidad de

soporte de carga y lubricación del tejido, que puede producirse en el cartílago.

- El daño al cartílago articular, cualquiera que sea la causa, puede alterar la capacidad normal de soporte de carga del líquido intersticial del tejido y, con ello, el proceso de lubricación normal que opera en la articulación. Así, la insuficiencia para la lubricación puede ser un factor importante en la etiología de la OA.

- Al describir al cartílago articular en el contexto de un marco teórico riguroso, como las teorías bifásica, trifásica o multifásica, es posible predecir de manera precisa sus comportamientos biomecánicos bajo la carga y dilucidar los mecanismos subyacentes que gobiernan su función de soporte de carga y lubricación. Por otra parte, pueden obtenerse conocimientos en cuanto a la naturaleza temporal y espacial de los estímulos físicos que pudieran afectar la función de los condrocitos *in situ* y utilizarse para orientar las estrategias para la ingeniería tisular funcional de cartílago.

Reconocimientos

Este trabajo fue financiado en parte por los National Institutes of Health/National Institutes of Arthritis & Musculoskeletal and Skin Diseases.

Preguntas para práctica

Los datos sobre permeabilidad que se muestran abajo se obtuvieron de un hidrogel que se usa como material de soporte para ingeniería tisular. El grosor original de la muestra es de 3 mm y se comprime según los desplazamientos que se observan en la tabla incluida y la permeabilidad respectiva, calculada mediante la ley de Darcy.

1. Grafique los datos de permeabilidad y determine la permeabilidad intrínseca del hidrogel.

(a) Puede utilizarse una función exponencial para describir la dependencia de la deformación que tiene la permeabilidad. Determine el coeficiente M, que representa la dependencia de la deformación de k.

(b) ¿Por qué la permeabilidad dependiente de la deformación pudiera beneficiar a los mecanismos de soporte de la carga de un tejido hidratado?

Desplazamiento (mm)	Permeabilidad m⁴/N·s
-0.1	2.39×10^{-14}
-0.2	1.96×10^{-14}
-0.3	1.62×10^{-14}
-0.4	1.48×10^{-14}

(c) Desde una perspectiva práctica, ¿por qué se requiere una carga de tara para realizar el experimento?

(d) ¿Por qué es importante que las platinas del dispositivo de permeabilidad se desplacen con libertad?

2. Dadas las siguientes curvas de datos de prueba del material,

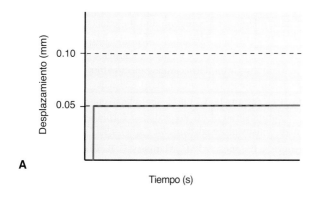

A

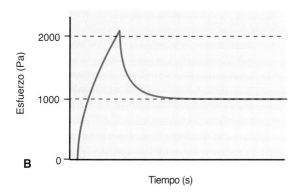

B

(a) Calcule el módulo de equilibrio de una muestra cilíndrica (grosor: 5 mm) que recibe una carga axial en compresión no confinada. El eje x corresponde al tiempo (s).

(b) Para un material compuesto por una fase líquida y una sólida, ¿qué mecanismo de soporte de carga existe para la mayor parte de la carga máxima? Explique esto.

(c) ¿Qué tipo de prueba es esta?

Referencias

Ahmed, A. M., Burke, D. L. (1983). In-vitro measurement of static pressure distribution in synovial joints–Part I: Tibial surface of the knee. *J Biomech Eng, 105*(3), 216–225.

Akizuki, S., Mow, V. C., Müller, F., et al. (1986). Tensile properties of human knee joint cartilage: I. Influence of ionic conditions, weight bearing, and fibrillation on the tensile modulus. *J Orthop Res, 4*(4), 379–392.

Albro, M. B., Chahine, N. O., Li, R., et al. (2008). Dynamic loading of deformable porous media can induce active solute transport. *J Biomech, 41*(15), 3152–3157.

Altman, R. D., Tenenbaum, J., Latta, L., et al. (1984). Biomechanical and biochemical properties of dog cartilage in experimentally induced osteoarthritis. *Ann Rheum Dis, 43*(1), 83–90.

Andriacchi, T. P., Natarajan, R. N., Hurwitz, D. E. (1997). Musculoskeletal dynamics, locomotion, and clinical application. In V. C. Mow, W. C. Hayes (Eds.), *Basic Orthopaedic Biomechanics* (pp. 31–68). Philadelphia, PA: Lippincott-Raven Publishers.

Armstrong, C. G., Bahrani, A. S., Gardner, D. L. (1979). In vitro measurement of articular cartilage deformations in the intact human hip joint under load. *J Bone Joint Surg Am, 61*(5), 744–755.

Armstrong, C. G., Mow, V. C. (1980). Friction, lubrication and wear of synovial joints. In R. Owen, J. Goodfellow, P. Bullough (Eds.), *Scientific Foundations of Orthopaedics and Traumatology* (pp. 223–232). London, UK: William Heinemann.

Armstrong, C. G., Mow, V. C. (1982). Variations in the intrinsic mechanical properties of human articular cartilage with age, degeneration, and water content. *J Bone Joint Surg Am, 64*(1), 88–94.

Ateshian, G. A. (1997). A theoretical formulation for boundary friction in articular cartilage. *J Biomech Eng, 119*(1), 81–86.

Ateshian, G. A., Chahine, N. O., Basalo, I. M., et al. (2004). The correspondence between equilibrium biphasic and triphasic material properties in mixture models of articular cartilage. *J Biomech, 37*(3), 391–400.

Ateshian, G. A., Costa, K. D., Hung, C. T. (2007). A theoretical analysis of water transport through chondrocytes. *Biomech Model Mechanobiol, 6*(1–2), 91–101.

Ateshian, G. A., Kwak, S. D., Soslowsky, L. J., et al. (1994). A stereophotogrammetric method for determining in situ contact areas in diarthrodial joints, and a comparison with other methods. *J Biomech, 27*(1), 111–124.

Ateshian, G. A., Lai, W. M., Zhu, W. B., et al. (1994). An asymptotic solution for the contact of two biphasic cartilage layers. *J Biomech, 27*(11), 1347–1360.

Ateshian, G. A., Wang, H. (1995). A theoretical solution for the frictionless rolling contact of cylindrical biphasic articular cartilage layers. *J Biomech, 28*(11), 1341-1355.

Ateshian, G. A., Wang, H. Q., Lai, W. M. (1998). The role of interstitial fluid pressurization and surface porosities on the boundary friction of articular cartilage. *J Tribol, 120*(2), 241-248.

Ateshian, G. A., Warden, W. H., Kim, J. J., et al. (1997). Finite deformation biphasic material properties of bovine articular cartilage from confined compression experiments. *J Biomech, 30*(11-12), 1157-1164.

Athanasiou, K. A., Rosenwasser, M. P., Buckwalter, J. A., et al. (1991). Interspecies comparisons of in situ intrinsic mechanical properties of distal femoral cartilage. *J Orthop Res, 9*(3), 330-340.

Bachrach, N. M., Mow, V. C., Guilak, F. (1998). Incompressibility of the solid matrix of articular cartilage under high hydrostatic pressures. *J Biomech, 31*(5), 445-451.

Basalo, I. M., Mauck, R. L., Kelly, T. A. N., et al. (2004). Cartilage interstitial fluid load support in unconfined compression following enzymatic digestion. *J Biomech Eng, 126*(6), 779-786.

Basalo, I. M., Raj, D., Krishnan, R., et al. (2005). Effects of enzymatic degradation on the frictional response of articular cartilage in stress relaxation. *J Biomech, 38*(6), 1343-1349.

Bateman, J. F., Lamande, S. R., Ramshaw, J. A. M. (1996). Collagen superfamily. In W. D. Comper (Ed.), *Extracellular Matrix* (Vol. 2) (pp. 2267). Amsterdam, Netherlands: Harwood Academic Publishers.

Bian, L., Fong, J. V., Lima, E. G., et al. (2010). Dynamic mechanical loading enhances functional properties of tissue-engineered cartilage using mature canine chondrocytes. *Tissue Eng Part A, 16*(5), 1781-1790.

Bollet, A. J., Nance, J. L. (1966). Biochemical findings in normal and osteoarthritic articular cartilage. II. Chondroitin sulfate concentration and chain length, water, and ash content. *J Clin Invest, 45*(7), 1170-1177.

Broom, N. D., Silyn-Roberts, H. (1990). Collagen-collagen versus collagen-proteoglycan interactions in the determination of cartilage strength. *Arthritis Rheum, 33*(10), 1512-1517.

Buckwalter, J. A., Kuettner, K. E., Thonar, E. J. (1985). Age-related changes in articular cartilage proteoglycans: Electron microscopic studies. *J Orthop Res, 3*(3), 251-257.

Bullough, P., Goodfellow, J. (1968). The significance of the fine structure of articular cartilage. *J Bone Joint Surg Br, 50*(4), 852-857.

Buschmann, M. D., Grodzinsky, A. J. (1995). A molecular model of proteoglycan-associated electrostatic forces in cartilage mechanics. *J Biomech Eng, 117*(2), 179-192.

Butler, D. L., Goldstein, S. A., Guilak, F. (2000). Functional tissue engineering: The role of biomechanics. *J Biomech Eng, 122*(6), 570-575.

Caligaris, M., Ateshian, G. A. (2008). Effects of sustained interstitial fluid pressurization under migrating contact area, and boundary lubrication by synovial fluid, on cartilage friction. *Osteoarthritis Cartilage, 16*(10), 1220-1227.

Caligaris, M., Canal, C. E., Ahmad, C. S., et al. (2009). Investigation of the frictional response of osteoarthritic human tibiofemoral joints and the potential beneficial tribological effect of healthy synovial fluid. *Osteoarthritis Cartilage, 17*(10), 1327-1332.

Clark, J. M. (1985). The organization of collagen in cryofractured rabbit articular cartilage: A scanning electron microscopic study. *J Orthop Res, 3*(1), 17-29.

Clarke, I. C. (1971). Articular cartilage: A review and scanning electron microscope study. 1. The interterritorial fibrillar architecture. *J Bone Joint Surg Br, 53*(4), 732-750.

Donnan, F. G. (1924). The theory of membrane equilibria. *Chem Rev, 1*(1), 73-90.

Donohue, J. M., Buss, D., Oegema, T. R., Jr., et al. (1983). The effects of indirect blunt trauma on adult canine articular cartilage. *J Bone Joint Surg Am, 65*(7), 948-957.

Dowson, D. (1966). Modes of lubrication in human joints. *ARCHIVE: Proceedings of the Institution of Mechanical Engineers, Conference Proceedings 1964–1970 (vols 178–184), Various titles labelled Volumes A to S, 181*(310), 45-54.

Dunkelman, N. S., Zimber, M. P., Lebaron, R. G., et al. (1995). Cartilage production by rabbit articular chondrocytes on polyglycolic acid scaffolds in a closed bioreactor system. *Biotechnol Bioeng, 46*(4), 299-305.

Elmore, S. M., Sokoloff, L., Norris, G., et al. (1963). Nature of imperfect elasticity of articular cartilage. *J Appl Physiol, 18*(2), 393-396.

Eyre, D. R. (1980). Collagen: Molecular diversity in the body's protein scaffold. *Science, 207*(4437), 1315-1322.

Fosang, A. J., Hardingham, T. E. (1996). Matrix proteoglycans. In W. D. Comper (Ed.), *Extracellular Matrix* (Vol. 2) (pp. 200-229). Amsterdam, Netherlands: Harwood Academic Publishers.

Frank, E. H., Grodzinsky, A. J. (1987a). Cartilage electromechanics-I. Electrokinetic transduction and the effects of electrolyte pH and ionic strength. *J Biomech, 20*(6), 615-627.

Frank, E. H., Grodzinsky, A. J. (1987b). Cartilage electromechanics-II. A continuum model of cartilage electrokinetics and correlation with experiments. *J Biomech, 20*(6), 629-639.

Garg, H. G., Swann, D. A. (1981). Age-related changes in the chemical composition of bovine articular cartilage. The structure of high-density proteoglycans. *Biochem J, 193*(2), 459-468.

Gleghorn, J. P., Jones, A. R. C., Flannery, C. R., et al. (2009). Boundary mode lubrication of articular cartilage by recombinant human lubricin. *J Orthop Res, 27*(6), 771-777.

Grad, S., Lee, C. R., Gorna, K., et al. (2005). Surface motion upregulates superficial zone protein and hyaluronan production in chondrocyte-seeded three-dimensional scaffolds. *Tissue Eng, 11*(1-2), 249-256.

Green, M. S., Tobolsky, A. V. (1946). A new approach to the theory of relaxing polymeric media. *J Chem Phys, 14*, 80-92.

Gu, W. Y., Lai, W. M., Mow, V. C. (1993). Transport of fluid and ions through a porous-permeable charged-hydrated tissue, and streaming potential data on normal bovine articular cartilage. *J Biomech, 26*(6), 709-723.

Gu, W. Y., Lai, W. M., Mow, V. C. (1997). A triphasic analysis of negative osmotic flows through charged hydrated soft tissues. *J Biomech, 30*(1), 71-78.

Gu, W. Y., Lai, W. M., Mow, V. C. (1998). A mixture theory for charged-hydrated soft tissues containing multi-electrolytes: passive transport and swelling behaviors. *J Biomech Eng, 120*(2), 169-180.

Guilak, F., Ratcliffe, A., Lane, N., et al. (1994). Mechanical and biochemical changes in the superficial zone of articular cartilage in canine experimental osteoarthritis. *J Orthop Res, 12*(4), 474-484.

Guterl, C. C., Hung, C. T., Ateshian, G. A. (2010). Electrostatic and non-electrostatic contributions of proteoglycans to the compressive equilibrium modulus of bovine articular cartilage. *J Biomech, 43*(7), 1343-1350.

Hardingham, T. E., Fosang, A. J., Dudhia, J. (1990). Domain structure in aggregating proteoglycans from cartilage. *Biochem Soc Trans, 18*(5), 794-796.

Hardingham, T. E., Muir, H. (1974). Hyaluronic acid in cartilage and proteoglycan aggregation. *Biochem J, 139*(3), 565-581.

Hascall, V. C. (1977). Interaction of cartilage proteoglycans with hyaluronic acid. *J Supramol Struct, 7*(1), 101-120.

Hayes, W. C., Bodine, A. J. (1978). Flow-independent viscoelastic properties of articular cartilage matrix. *J Biomech, 11*(8-9), 407-419.

Hayes, W. C., Mockros, L. F. (1971). Viscoelastic properties of human articular cartilage. *J Appl Physiol, 31*(4), 562-568.

Heinegård, D., Wieslander, J., Sheehan, J., et al. (1985). Separation and characterization of two populations of aggregating proteoglycans from cartilage. *Biochem J, 225*(1), 95-106.

Helminen, H. J., Kiviranta, I., Tammi, M., et al. (Eds.) (1987). *Joint Loading: Biology and Health of Articular Structures*. Bristol, UK: Wright and Sons, Publishers.

Hirsch, C. (1944). The pathogenesis of chondromalacia of the patella. *Acta Chir Scand, 83*(1), 1-106.

Hlavácek, M. (1995). The role of synovial fluid filtration by cartilage in lubrication of synovial joints-IV. Squeeze-film lubrication: the central film thickness for normal and inflammatory synovial fluids for axial symmetry under high loading conditions. *J Biomech, 28*(10), 1199-1205.

Hodge, W. A., Fijan, R. S., Carlson, K. L., et al. (1986). Contact pressures in the human hip joint measured in vivo. *Proc Natl Acad Sci U S A, 83*(9), 2879-2883.

Hou, J. S., Mow, V. C., Lai, W. M., et al. (1992). An analysis of the squeeze-film lubrication mechanism for articular cartilage. *J Biomech, 25*(3), 247-259.

Huang, C. Y., Stankiewicz, A., Ateshian, G. A., et al. (2005). Anisotropy, inhomogeneity, and tension-compression nonlinearity of human glenohumeral cartilage in finite deformation. *J Biomech, 38*(4), 799-809.

Huberti, H. H., Hayes, W. C. (1984). Patellofemoral contact pressures. The influence of q-angle and tendofemoral contact. *J Bone Joint Surg Am, 66*(5), 715-724.

Hultkrantz, W. (1898). Ueber die Spaltrichtungen der Gelenkknorpel. *Verh Anat Ges, 12*, 248.

Hung, C. T., Bian, L., Stoker, A. M., et al. (2009). Functional tissue engineering of articular cartilage using adult chondrocytes. *Trans International Cartilage Repair Society, Miami, Florida, May 23-26, 2009, 8th World Congress of the International Cartilage Repair Society* (p. 169).

Hung, C. T., Mauck, R. L., Wang, C. C. B., et al. (2004). A paradigm for functional tissue engineering of articular cartilage via applied physiologic deformational loading. *Ann Biomed Eng, 32*(1), 35-49.

Jay, G. D., Torres, J. R., Rhee, D. K., et al. (2007). Association between friction and wear in diarthrodial joints lacking lubricin. *Arthritis Rheum, 56*(11), 3662-3669.

Katchalsky, A., Curran, P.F. (1975). *Nonequilibrium Thermodynamics in Biophysics* (4th ed.). Cambridge, MA: Harvard University Press.

Kelly, T. A. N., Ng, K. W., Wang, C. C. B., et al. (2006). Spatial and temporal development of chondrocyte-seeded agarose constructs in free-swelling and dynamically loaded cultures. *J Biomech, 39*(8), 1489-1497.

Kempson, G. E. (1979). Mechanical properties of articular cartilage. In M. A. R. Freeman (Ed.), *Adult Articular Cartilage* (pp. 333-414). Kent: Pitman Medical.

Kempson, G. E., Tuke, M. A., Dingle, J. T., et al. (1976). The effects of proteolytic enzymes on the mechanical properties of adult human articular cartilage. *Biochim Biophys Acta, 428*(3), 741-760.

Kim, Y. J., Sah, R. L., Grodzinsky, A. J., et al. (1994). Mechanical regulation of cartilage biosynthetic behavior: physical stimuli. *Arch Biochem Biophys, 311*(1), 1-12.

Krishnan, R., Caligaris, M., Mauck, R. L., et al. (2004a). Removal of the superficial zone of bovine articular cartilage does not increase its frictional coefficient. *Osteoarthritis Cartilage, 12*(12), 947-955.

Krishnan, R., Kopacz, M., Ateshian, G. A. (2004b). Experimental verification of the role of interstitial fluid pressurization in cartilage lubrication. *J Orthop Res, 22*(3), 565-570.

Krishnan, R., Mariner, E. N., Ateshian, G. A. (2005). Effect of dynamic loading on the frictional response of bovine articular cartilage. *J Biomech, 38*(8), 1665-1673.

Krishnan, R., Park, S., Eckstein, F., et al. (2003). Inhomogeneous cartilage properties enhance superficial interstitial fluid support and frictional properties, but do not provide a homogeneous state of stress. *J Biomech Eng, 125*(5), 569-577.

Lai, W. M., Hou, J. S., Mow, V. C. (1991). A triphasic theory for the swelling and deformation behaviors of articular cartilage. *J Biomech Eng, 113*(3), 245-258.

Lai, W. M., Mow, V. C. (1980). Drag-induced compression of articular cartilage during a permeation experiment. *Biorheology, 17*(1-2), 111-123.

Lakes, R., Saha, S. (1979). Cement line motion in bone. *Science, 204*(4392), 501-503.

Lane, J. M., Weiss, C. (1975). Review of articular cartilage collagen research. *Arthritis Rheum, 18*(6), 553-562.

Lima, E. G., Bian, L., Ng, K. W., et al. (2007). The beneficial effect of delayed compressive loading on tissue-engineered cartilage constructs cultured with TGF-beta3. *Osteoarthritis Cartilage, 15*(9), 1025-1033.

Linn, F. C. (1968). Lubrication of animal joints. II. The mechanism. *J Biomech,, 1*(3), 193–205.

Linn, F. C., Sokoloff, L. (1965). Movement and composition of interstitial fluid of cartilage. *Arthritis Rheum, 8*(4), 481–494.

Lipshitz, H., Etheredge, 3rd, R., Glimcher, M. J. (1975). In vitro wear of articular cartilage. *J Bone Joint Surg Am, 57*(4), 527–534.

Lipshitz, H., Etheredge, R., Glimcher, M. J. (1976). Changes in the hexosamine content and swelling ratio of articular cartilage as functions of depth from the surface. *J Bone Joint Surg Am, 58*(8), 1149–1153.

Lipshitz, H., Glimcher, M. J. (1979). In vitro studies of the wear of articular cartilage II. Characteristics of the wear of articular cartilage when worn against stainless steel plates having characterized surfaces. *Wear, 52*(2), 297–339.

Malcom, L. L. (1976). *An experimental investigation of the frictional and deformational responses of articular cartilage interfaces to static and dynamic loading.* Doctoral thesis, University of California, San Diego.

Mankin, H. J., Thrasher, A. Z. (1975). Water content and binding in normal and osteoarthritic human cartilage. *Bone Joint Surg Am, 57*(1), 76–80.

Mansour, J. M., Mow, V. C. (1976). The permeability of articular cartilage under compressive strain and at high pressures. *J Bone Joint Surg Am, 58*(4), 509–516.

Maroudas, A. (1968). Physicochemical properties of cartilage in the light of ion exchange theory. *Biophys J, 8*(5), 575–595.

Maroudas, A. (1975). Biophysical chemistry of cartilaginous tissues with special reference to solute and fluid transport. *Biorheology, 12*(3–4), 233–248.

Maroudas, A. (1976). Balance between swelling pressure and collagen tension in normal and degenerate cartilage. *Nature, 260*(5554), 808–809.

Maroudas, A. (1979). Physicochemical properties of articular cartilage. In M. A. R. Freeman (Ed.), *Adult Articular Cartilage* (2nd ed., pp. 215–290). Kent: Pitman Medical.

Maroudas, A., Wachtel, E., Grushko, G., et al. (1991). The effect of osmotic and mechanical pressures on water partitioning in articular cartilage. *Biochim Biophys Acta, 1073*(2), 285–294.

Mauck, R. L., Hung, C. T., Ateshian, G. A. (2003a). Modeling of neutral solute transport in a dynamically loaded porous permeable gel: Implications for articular cartilage biosynthesis and tissue engineering. *J Biomech Eng, 125*(5), 602–614.

Mauck, R. L., Nicoll, S. B., Seyhan, S. L., et al. (2003b). Synergistic action of growth factors and dynamic loading for articular cartilage tissue engineering. *Tissue Eng, 9*(4), 597–611.

Mauck, R. L., Seyhan, S. L., Ateshian, G. A., et al. (2002). Influence of seeding density and dynamic deformational loading on the developing structure/function relationships of chondrocyte-seeded agarose hydrogels. *Ann Biomed Eng, 30*(8), 1046–1056.

Mauck, R. L., Soltz, M. A., Wang, C. C., et al. (2000). Functional tissue engineering of articular cartilage through dynamic loading of chondrocyte-seeded agarose gels. *J Biomech Eng, 122*(3), 252–260.

McCutchen, C. W. (1962). The frictional properties of animal joints. *Wear, 5*(1), 1–17.

McDevitt, C. A., Muir, H. (1976). Biochemical changes in the cartilage of the knee in experimental and natural osteoarthritis in the dog. *J Bone Joint Surg Br, 58*(1), 94–101.

Meachim, G., Fergie, I. A. (1975). Morphological patterns of articular cartilage fibrillation. *J Pathol, 115*(4), 231–240.

Mow, V. C., Ateshian, G.A. (1997). Lubrication and wear of diarthrodial joints. In V.C. Mow, W.C. Hayes (Eds.). *Basic Biomechanics* (2nd ed.). Philadelphia: Lippincott–Raven Publishers, 275–315.

Mow, V. C., Ateshian, G. A., Lai, W. M., et al. (1998). Effects of fixed charges on the stress–relaxation behavior of hydrated soft tissues in a confined compression problem. *Int J Solids Struct, 35*(34–35), 4945–4962.

Mow, V. C., Holmes, M. H., Lai, W. M. (1984). Fluid transport and mechanical properties of articular cartilage: A review. *J Biomech, 17*(5), 377–394.

Mow, V. C., Kuei, S. C., Lai, W. M., et al. (1980). Biphasic creep and stress relaxation of articular cartilage in compression: Theory and experiments. *J Biomech Eng, 102*(1), 73–84.

Mow, V. C., Lai, W. M., Redler, I. (1974). Some surface characteristics of articular cartilage — I. A scanning electron microscopy study and a theoretical model for the dynamic interaction of synovial fluid and articular cartilage. *J Biomech, 7*(5), 449–456.

Mow, V. C., Ratcliffe, A. (1997). Structure and function of articular cartilage and meniscus. In V. C. Mow & W. C. Hayes (Eds.), *Basic Orthopaedic Biomechanics* (pp. 113–177). Philadelphia, PA: Lippincott-Raven Publishers.

Mow, V. C., Ratcliffe, A., Poole, A. R. (1992). Cartilage and diarthrodial joints as paradigms for hierarchical materials and structures. *Biomaterials, 13*(2), 67–97.

Mow, V. C., Wang, C. C. (1999). Some bioengineering considerations for tissue engineering of articular cartilage. *Clin Orthop Relat Res*, (367 Suppl), S204–S223.

Mow, V. C., Zhu, W., Lai, W. M., et al. (1989). The influence of link protein stabilization on the viscometric properties of proteoglycan aggregate solutions. *Biochim Biophys Acta, 992*(2), 201–208.

Muir, H. (1983). Proteoglycans as organizers of the intercellular matrix. *Biochem Soc Trans, 11*(6), 613–622.

Newberry, W. N., Zukosky, D. K., Haut, R. C. (1997). Subfracture insult to a knee joint causes alterations in the bone and in the functional stiffness of overlying cartilage. *J Orthop Res, 15*(3), 450–455.

Ng, L., Grodzinsky, A. J., Patwari, P., et al. (2003). Individual cartilage aggrecan macromolecules and their constituent glycosaminoglycans visualized via atomic force microscopy. *J Struct Biol, 143*(3), 242–257.

Onsager, L. (1931). Reciprocal relations in irreversible processes. I. *Physical Review, 37*(4), 405.

Oswald, E. S., Chao, P. H. G., Bulinski, J. C., et al. (2008). Dependence of zonal chondrocyte water transport properties on osmotic environment. *Cell Mol Bioeng, 1*(4), 339–348.

Oungoulian, S. R., Chang, S., Bortz, O., et al. (2013). Articular cartilage wear characterization with a particle sizing and counting analyzer. *J Biomech Eng, 135*(2), 024501.

Oungoulian, S. R., Durney, K. M., Jones, B. K., et al. (2015). Wear and damage of articular cartilage with friction against orthopedic implant materials. *J Biomech, 48*(10), 1957–1964.

Park, S., Ateshian, G. A. (2006). Dynamic response of immature bovine articular cartilage in tension and compression, and nonlinear viscoelastic modeling of the tensile response. *J Biomech Eng, 128*(4), 623–630.

Park, S., Costa, K. D., Ateshian, G. A. (2004). Microscale frictional response of bovine articular cartilage from atomic force microscopy. *J Biomech, 37*(11), 1679–1687.

Park, S., Hung, C. T., Ateshian, G. A. (2004). Mechanical response of bovine articular cartilage under dynamic unconfined compression loading at physiological stress levels. *Osteoarthritis Cartilage, 12*(1), 65–73.

Park, S., Krishnan, R., Nicoll, S. B., et al. (2003). Cartilage interstitial fluid load support in unconfined compression. *J Biomech, 36*(12), 1785–1796.

Park, S., Nicoll, S. B., Mauck, R. L., et al. (2008). Cartilage mechanical response under dynamic compression at physiological stress levels following collagenase digestion. *Ann Biomed Eng, 36*(3), 425–434.

Paul, J. P. (1976). Force actions transmitted by joints in the human body. *Proc Roy Soc Lond, 192*(1107), 163–172.

Pazzano, D., Mercier, K. A., Moran, J. M., et al. (2000). Comparison of chondrogensis in static and perfused bioreactor culture. *Biotechnol Prog, 16*(5), 893–896.

Pioletti, D. P., Rakotomanana, L. R., Benvenuti, J. F., et al. (1998). Viscoelastic constitutive law in large deformations: application to human knee ligaments and tendons. *J Biomech, 31*(8), 753–757.

Poole, A. R. (1986). Proteoglycans in health and disease: structures and functions. *Biochem J, 236*(1), 1–14.

Radin, E. L. (1976). Aetiology of osteoarthrosis. *Clin Rheum Dis, 2*, 509–522.

Radin, E. L., Paul, I. L. (1971). Response of joints to impact loading. I. In vitro wear. *Arthritis Rheum, 14*(3), 356–362.

Ratcliffe, A., Mow, V. C. (1996). Articular cartilage. In W. D. Comper (Ed.), *Extracellular Matrix* (Vol. 1; pp. 234–302). Amsterdam, Netherlands: Harwood Academic Publishers.

Ratcliffe, A., Tyler, J. A., Hardingham, T. E. (1986). Articular cartilage cultured with interleukin 1. Increased release of link protein, hyaluronate-binding region and other proteoglycan fragments. *Biochem J, 238*(2), 571–580.

Redler, I., Mow, V. C., Zimny, M. L., et al. (1975). The ultrastructure and biomechanical significance of the tidemark of articular cartilage. *Clin Orthop Relat Res*, (112), 357–362.

Redler, I., Zimny, M. L. (1970). Scanning electron microscopy of normal and abnormal articular cartilage and synovium. *J Bone Joint Surg Am, 52*(7), 1395–1404.

Rosenberg, L., Hellmann, W., Kleinschmidt, A. K. (1975). Electron microscopic studies of proteoglycan aggregates from bovine articular cartilage. *J Biol Chem, 250*(5), 1877–1883.

Roth, V., Mow, V. C. (1980). The intrinsic tensile behavior of the matrix of bovine articular cartilage and its variation with age. *J Bone Joint Surg Am, 62*(7), 1102–1117.

Roughley, P. J., White, R. J. (1980). Age-related changes in the structure of the proteoglycan subunits from human articular cartilage. *J Biol Chem, 255*(1), 217–224.

Roughley, P. J., White, R. J., Santer, V. (1981). Comparison of proteoglycans extracted from high and low weight-bearing human articular cartilage, with particular reference to sialic acid content. *J Biol Chem, 256*(24), 12699–12704.

Schmidt, T. A., Gastelum, N. S., Nguyen, Q. T., et al. (2007). Boundary lubrication of articular cartilage: Role of synovial fluid constituents. *Arthritis Rheum, 56*(3), 882–891.

Schmidt, M. B., Mow, V. C., Chun, L. E., et al. (1990). Effects of proteoglycan extraction on the tensile behavior of articular cartilage. *J Orthop Res, 8*(3), 353–363.

Schubert, M., Hammerman, D. (1968). *A Primer on Connective Tissue Biochemistry*. Philadelphia, PA: Lea & Febiger.

Scott, J. E., Orford, C. R. (1981). Dermatan sulphate-rich proteoglycan associates with rat tail-tendon collagen at the d band in the gap region. *Biochem J, 197*(1), 213–216.

Seog, J., Dean, D., Rolauffs, B., et al. (2005). Nanomechanics of opposing glycosaminoglycan macromolecules. *J Biomech, 38*(9), 1789–1797.

Setton, L. A., Gu, W., Lai, W. M., et al. (1996). Predictions of the swelling-induced pre-stress in articular cartilage. In *Mechanics of Poroelastic Media* (pp. 299–320). Dordrecht: Springer.

Setton, L. A., Mow, V. C., Müller, F. J., et al. (1994). Mechanical properties of canine articular cartilage are significantly altered following transection of the anterior cruciate ligament. *J Orthop Res, 12*(4), 451–463.

Setton, L. A., Tohyama, H., Mow, V. C. (1998). Swelling and curling behaviors of articular cartilage. *J Biomech Eng, 120*(3), 355–361.

Setton, L. A., Zhu, W., Mow, V. C. (1993). The biphasic poroviscoelastic behavior of articular cartilage: Role of the surface zone in governing the compressive behavior. *J Biomech, 26*(4–5), 581–592.

Shen, Z. L., Dodge, M. R., Kahn, H., et al. (2008). Stress-strain experiments on individual collagen fibrils. *Biophys J, 95*(8), 3956–3963.

Sokoloff, L. (1963). Elasticity of articular cartilage: Effect of ions and viscous solutions. *Science, 141*(3585), 1055–1057.

Soltz, M. A., Ateshian, G. A. (1998). Experimental verification and theoretical prediction of cartilage interstitial fluid pressurization at an impermeable contact interface in confined compression. *J Biomech, 31*(10), 927–934.

Soltz, M. A., Ateshian, G. A. (2000a). A conewise linear elasticity mixture model for the analysis of tension-compression nonlinearity in articular cartilage. *J Biomech Eng, 122*(6), 576–586.

Soltz, M. A., Ateshian, G. A. (2000b). Interstitial fluid pressurization during confined compression cyclical loading of articular cartilage. *Ann Biomed Eng, 28*(2), 150–159.

Stockwell, R. A. (1979). *Biology of cartilage cells*. Cambridge: Cambridge University Press.

Sun, D. N., Gu, W. Y., Guo, X. E., et al. (1999). A mixed finite element formulation of triphasic mechano-electrochemical theory for charged, hydrated biological soft tissues. *Int J Numer Method Biomed Eng, 45*(10), 1375–1402.

Swann, D. A., Hendren, R. B., Radin, E. L., et al. (1981). The lubricating activity of synovial fluid glycoproteins. *Arthritis Rheum, 24*(1), 22–30.

Swann, D. A., Silver, F. H., Slayter, H. S., et al. (1985). The molecular structure and lubricating activity of lubricin isolated from bovine and human synovial fluids. *Biochem J*, *225*(1), 195–201.

Sweet, M. B., Thonar, E. J., Marsh, J. (1979). Age-related changes in proteoglycan structure. *Arch Biochem Biophys*, *198*(2), 439–448.

Tan, A. R., Hung, C. T. (2017). Concise review: Mesenchymal stem cells for functional cartilage tissue engineering: Taking cues from chondrocyte-based constructs. *Stem Cells Transl Med*, *6*(4), 1295–1303.

Thompson, R. C., Jr., Oegema, T. R., Jr., Lewis, J. L., et al. (1991). Osteoarthrotic changes after acute transarticular load. An animal model. *J Bone Joint Surg Am*, *73*(7), 990–1001.

Thonar, E. J.-M. A., Bjornsson, S., Kuettner, K. E. (1986). Agerelated changes in cartilage proteoglycans. In K. Kuettner, R. S. Schleyerbach, V. C. Hascall (Eds.), *Articular Cartilage Biochemistry*. New York: Raven Press.

Todd, J. N., Maak, T. G., Ateshian, G. A., et al. (2018). Hip chondrolabral mechanics during activities of daily living: Role of the labrum and interstitial fluid pressurization. *J Biomech*, *69*, 113–120.

Torzilli, P. A., Mow, V. C. (1976). On the fundamental fluid transport mechanisms through normal and pathologic cartilage during function–I. The formulation. *J Biomech*, *9*(8), 541–552.

Torzilli, P. A., Rose, D. E., Dethmers, D. A. (1982). Equilibrium water partition in articular cartilage. *Biorheology*, *19*(4), 519–537.

Urban, J. P., McMullin, J. F. (1985). Swelling pressure of the intervertebral disc: Influence of proteoglycan and collagen contents. *Biorheology*, *22*(2), 145–157.

Venn, M. F. (1978). Variation of chemical composition with age in human femoral head cartilage. *Ann Rheum Dis*, *37*(2), 168–174.

Vunjak-Novakovic, G., Martin, I., Obradovic, B., et al. (1999). Bioreactor cultivation conditions modulate the composition and mechanical properties of tissue-engineered cartilage. *J Orthop Res*, *17*(1), 130–138.

Wada, T., Akizuki, S. (1987). An ultrastructural study of solid matrix in articular cartilage under uniaxial tensile stress. *J Jpn Orthop Assoc*, 61.

Wang, C. C. B., Chahine, N. O., Hung, C. T., et al. (2003). Optical determination of anisotropic material properties of bovine articular cartilage in compression. *J Biomech*, *36*(3), 339–353.

Wang, C. C. B., Guo, X. E., Sun, D., et al. (2002). The functional environment of chondrocytes within cartilage subjected to compressive loading: A theoretical and experimental approach. *Biorheology*, *39*(1–2), 11–25.

Weightman, B. O., Freeman, M. A. R., Swanson, S. A. V. (1973). Fatigue of articular cartilage. *Nature*, *244*(5414), 303–304.

Weiss, C., Rosenberg, L., Helfet, A. J. (1968). An ultrastructural study of normal young adult human articular cartilage. *J Bone Joint Surg Am*, *50*(4), 663–674.

Williams 3rd, P. F., Powell, G. L., LaBerge, M. (1993). Sliding friction analysis of phosphatidylcholine as a boundary lubricant for articular cartilage. *Proc Inst Mech Eng H*, *207*(1), 59–66.

Woo, S. L., Akeson, W. H., Jemmott, G. F. (1976). Measurements of nonhomogeneous, directional mechanical properties of articular cartilage in tension. *J Biomech*, *9*(12), 785–791.

Woo, S. L., Lubock, P., Gomez, M. A., et al. (1979). Large deformation nonhomogeneous and directional properties of articular cartilage in uniaxial tension. *J Biomech*, *12*(6), 437–446.

Woo, S. L-Y., Mow, V. C., Lai, W. M. (1987). Biomechanical properties of articular cartilage. In R. Skalak, S. Chien (Eds.), *Handbook of Bioengineering* (pp. 4.1–4.44). New York: McGraw-Hill.

Woo, S. L., Simon, B. R., Kuei, S. C., et al. (1980). Quasi-linear viscoelastic properties of normal articular cartilage. *J Biomech Eng*, *102*(2), 85–90.

Zhu, W., Iatridis, J. C., Hlibczuk, V., et al. (1996). Determination of collagen-proteoglycan interactions in vitro. *J Biomech*, *29*(6), 773–783.

Zhu, W., Lai, W. M., Mow, V. C. (1991). The density and strength of proteoglycan-proteoglycan interaction sites in concentrated solutions. *J Biomech*, *24*(11), 1007–1018.

Zhu, W., Mow, V. C., Koob, T. J., et al. (1993). Viscoelastic shear properties of articular cartilage and the effects of glycosidase treatments. *J Orthop Res*, *11*(6), 771–781.

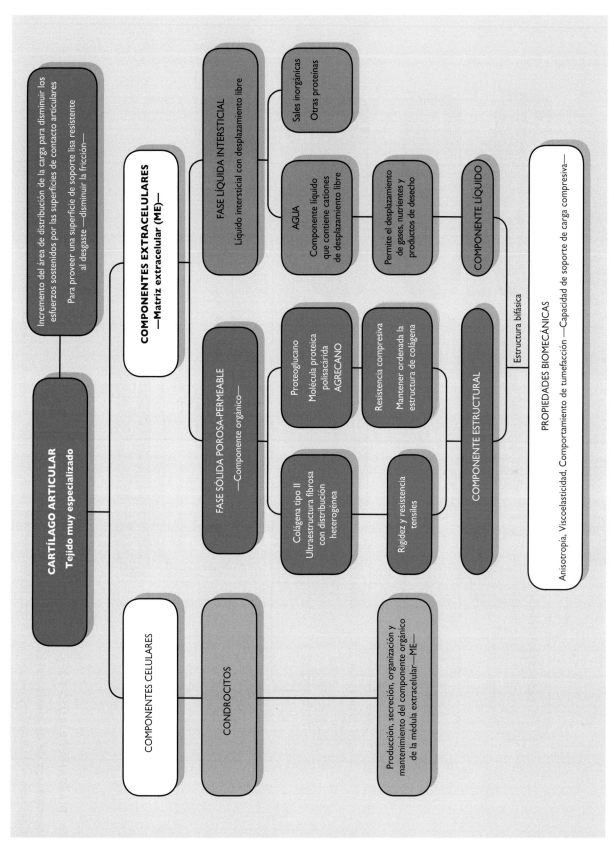

DIAGRAMA DE FLUJO 3-1

Estructura y propiedades biomecánicas del cartílago articular.*

*Este diagrama de flujo está diseñado para la discusión en el salón de clase o en grupo, no pretende ser exhaustivo.

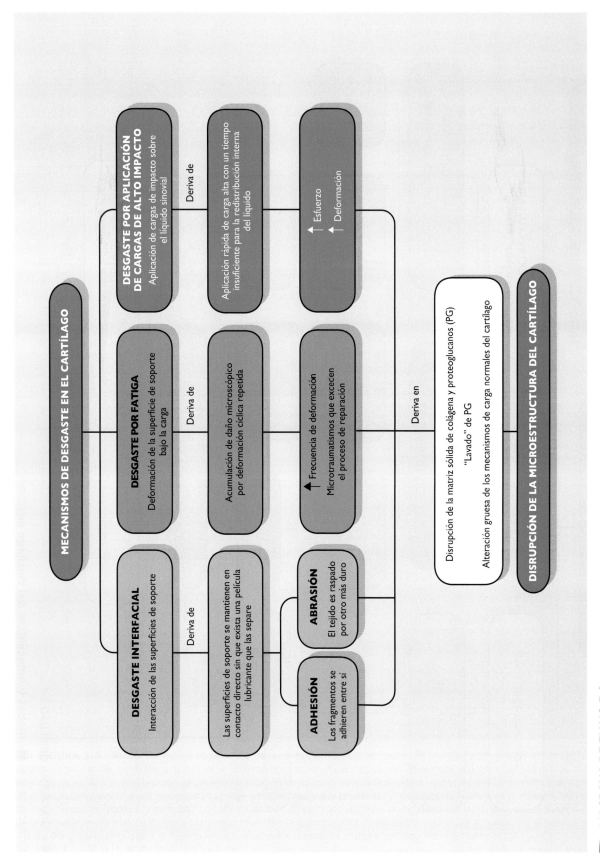

DIAGRAMA DE FLUJO 3-2

Mecanismos de desgaste del cartílago articular.*

*Este diagrama de flujo está diseñado para la discusión en el salón de clases o en grupo, no pretende ser exhaustivo.

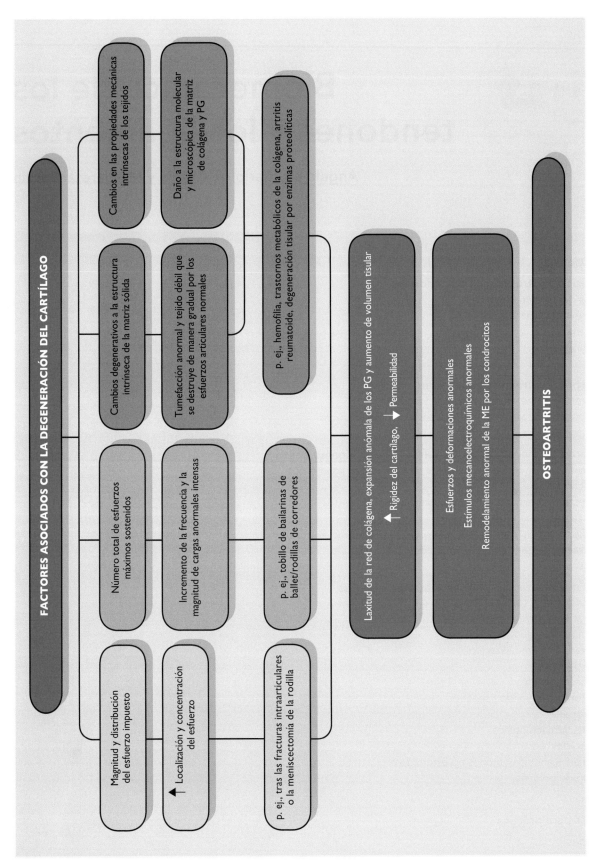

DIAGRAMA DE FLUJO 3-3

Factores asociados con la degeneración del cartílago.*

*Este diagrama de flujo está diseñado para la discusión en el salón de clase o en grupo, no pretende ser exhaustivo.
PG, proteglucanos; ME, matriz extracelular.

FACTORES ASOCIADOS CON LA DEGENERACIÓN DEL CARTÍLAGO

Cambios en las propiedades mecánicas intrínsecas de los tejidos

Daño a la estructura molecular y microscópica de la matriz de colágena y PG

Cambios degenerativos a la estructura intrínseca de la matriz sólida

Tumefacción anormal y tejido débil que se destruye de manera gradual por los esfuerzos articulares normales

p. ej., hemofilia, trastornos metabólicos de la colágena, artritis reumatoide, degeneración tisular por enzimas proteolíticas

Número total de esfuerzos máximos sostenidos

Incremento de la frecuencia y la magnitud de cargas anormales intensas

p. ej., tobillo de bailarinas de ballet/rodillas de corredores

Magnitud y distribución del esfuerzo impuesto

Localización y concentración del esfuerzo

p. ej., tras las fracturas intraarticulares o la meniscectomía de la rodilla

Laxitud de la red de colágena, expansión anómala de los PG y aumento de volumen tisular

↑ Rigidez del cartílago. → Permeabilidad

Esfuerzos y deformaciones anormales

Estímulos mecanoelectroquímicos anormales

Remodelamiento anormal de la ME por los condrocitos

OSTEOARTRITIS

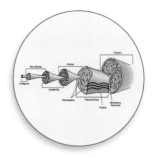

CAPÍTULO 4

Biomecánica de los tendones y los ligamentos

Angela Lis, Carlo de Castro y Margareta Nordin

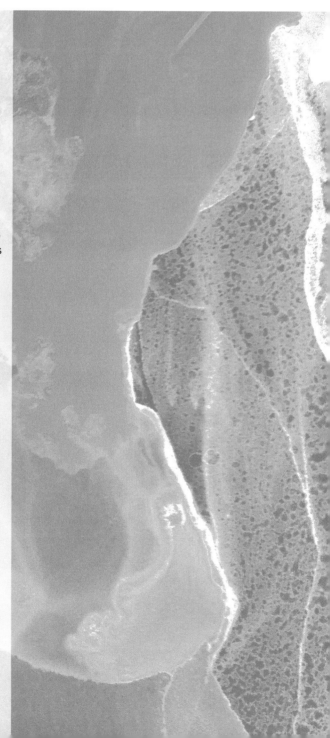

Introducción

Las tres estructuras principales que circundan y conectan las articulaciones del sistema esquelético son los tendones, los ligamentos y las cápsulas articulares. Si bien, desde el punto de vista mecánico, estas estructuras son pasivas (es decir, no se contraen o producen movimiento como los músculos), cada una desempeña un papel esencial en el movimiento y la estabilidad de la articulación.

El papel de los ligamentos y las cápsulas articulares, que conectan un hueso con otro, es incrementar la estabilidad mecánica de las articulaciones, guiar el movimiento articular, evitar el movimiento excesivo, y contribuir a la propiocepción o sentido de posición. Los ligamentos y las cápsulas articulares actúan como contenciones estáticas. La función de los tendones es fijar el músculo y transmitir la carga tensil que genera hacia el hueso para producir el movimiento articular o favorecer la estabilidad de la articulación, y contribuir al mantenimiento de la postura corporal. Los tendones y los músculos integran la unidad miotendinosa, que actúa como una limitación dinámica y permite a los músculos posicionarse con anticipación a una distancia óptima respecto de las articulaciones, sin que se requiera una elongación muscular.

Tendones, ligamentos y cápsulas articulares también desempeñan un papel crítico en el control motor, toda vez que contienen estructuras neurales que proveen retroalimentación constante en cuanto a la posición de la articulación en el espacio. Las lesiones y las disfunciones de los tendones y los ligamentos son comunes. Para el apropiado manejo de estos trastornos se requiere conocimiento de las propiedades biomecánicas y las funciones de los tendones y los ligamentos, así como de sus mecanismos de cicatrización. Este capítulo analiza los aspectos siguientes sobre los tendones y los ligamentos:

1. Composición y estructura
2. Propiedades y comportamiento biomecánicos normales
3. Propiedades y comportamiento biomecánicos tras la lesión
4. Factores que afectan la función biomecánica de los tendones y los ligamentos

Composición y estructura de los tendones

Los tendones conectan al músculo con el hueso al tiempo que se extienden desde el primero hasta el sitio de inserción ósea, lo que les permite transmitir la carga tensil que se genera por medio de la contracción muscular o la elongación pasiva. También protegen a las articulaciones de la inestabilidad. Para transmitir la carga tensil y proteger la articulación de posiciones inestables, los tendones están compuestos por tejido conectivo denso. Están integrados por una matriz extracelular (ME) dominada por una red de fibras colágenas en paralelo y células fibroblásticas con actividad metabólica denominadas tenocitos.

Al igual que otros tejidos conectivos, los tendones tienen una cantidad relativamente baja de células (tenocitos) y una ME abundante. En general, el material celular ocupa alrededor de 20% del volumen tisular total, en tanto la ME genera el 80% restante. Cerca de 55 a 70% de la matriz está integrada por agua y una parte sustancial de ella se asocia con proteoglucanos en la ME. El porcentaje restante corresponde a sólidos, integrados sobre todo por colágena (60 a 85%), una sustancia inorgánica como el proteoglucano (< 0.2%), una cantidad escasa de elastina (~ 2%) y otras proteínas (~ 4.5%; Kjaer, 2004).

CÉLULAS DEL TENDÓN (TENOCITOS)

Las células ubicadas en la sustancia del tendón son fibroblastos especializados denominados tenocitos. Los fibroblastos son células inmaduras que conservan la capacidad de dividirse. El principal papel de estas células es controlar el metabolismo del tendón (por medio de la producción y degradación de la ME, de manera específica fibras de colágena y sustancia amorfa) y responder a los estímulos mecánicos que se aplican al tendón, en particular las cargas tensiles que sirven como señales para la síntesis de colágena en un proceso denominado mecanotransducción (Marieswaran y cols., 2018). Los tenocitos se disponen en filas longitudinales a lo largo de las fibrillas de colágena, siguiendo la carga tensil que les genera esfuerzo. Se descubrió que los tenocitos tienen extensiones múltiples que se extienden de manera amplia en la ME, lo que permite una comunicación intercelular tridimensional por medio de uniones en brecha (Kjaer, 2004). El bloqueo de estas uniones en brecha *in vitro* dio origen a la suspensión de la producción de colágena en respuesta a las cargas tensiles (Benjamin y cols., 2008). La investigación actual sugiere que estas células de tejido conectivo coordinan múltiples mecanismos de interacción de la transducción mecánica de señales. Así, en vez de existir una sola vía de mecanotransducción, diversos mecanismos interactuantes desempeñan diferentes papeles en los tendones y los ligamentos. Por ejemplo, las vías de señalización mecánica incluyen la activación de cilios, de receptores celulares y canales iónicos, o incluso cambios de la expresión de genes y proteínas (Lavagnino y cols., 2015). Esta línea de investigación está en cambio constante al tiempo que los clínicos buscan nuevas estrategias terapéuticas para el manejo de los trastornos que afectan a los tendones y los ligamentos.

MATRIZ EXTRACELULAR

La ME de los tendones está integrada en gran medida por una red de fibras colágenas y un porcentaje menor de proteoglucanos, elastina y otras proteínas. La función primordial de la ME es mantener la estructura del tendón y facilitar su respuesta biomecánica a la aplicación de cargas mecánicas.

COLÁGENA

La red de colágena está dominada por fibras de tipo I (~ 60%), pero también participan otros tipos —en particular la colágena tipo III— (Benjamin y cols., 2008; Kjaer, 2004; Marieswaran y

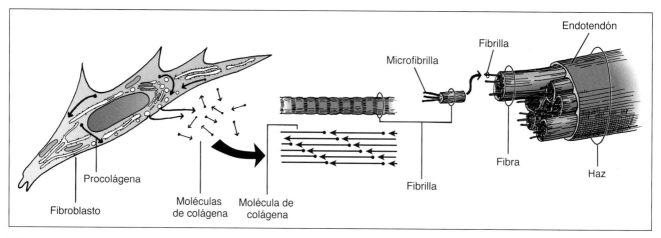

FIGURA 4-1 Representación esquemática de las fibrillas, las fibras y los haces de colágena en los tendones y los ligamentos colagenosos (el dibujo no está a escala). Los fibroblastos sintetizan y secretan las moléculas de colágena, las triples hélices de las cadenas polipeptídicas enrolladas. Estas moléculas (que se muestran con "cabezas" y "colas" para representar cargas polares positivas y negativas) se agregan en la matriz extracelular con una disposición en paralelo, para formar microfibrillas y luego fibrillas. La disposición escalonada de las moléculas, en que cada una se superpone a la otra, determina el aspecto con bandas de las fibrillas de colágena al observarlas con el microscopio electrónico. Las fibrillas se unen de manera adicional para formar fibras, que se conjuntan para generar haces densos.

cols., 2018). Las fibras de colágena tipo I se caracterizan por su capacidad para soportar cargas tensiles elevadas al tiempo que permiten cierto grado de complianza o deformación mecánica. La colágena se sintetiza en los tenocitos en un proceso complejo que por último contribuye a la calidad y estabilidad de la molécula de colágena (fig. 4-1). Este proceso de síntesis de colágena es similar en todos los tejidos conectivos, con ciertas diferencias con base en el tipo de colágena que se produce. De este modo, tendones, ligamentos y hueso que comparten colágena tipo I tienen procesos de síntesis y degradación similares.

El proceso de síntesis comienza en la membrana de los fibroblastos (en los tendones: tenocitos; fig. 4-2). En este nivel existen moléculas de *integrina* que fungen como un enlace directo entre el citoesqueleto y la ME. La integrina desempeña un papel clave en la producción de colágena debido a que estas moléculas son sensibles a la transferencia de la aplicación de cargas mecánicas desde el exterior hasta el interior de la célula, y viceversa. Existe la hipótesis de que las integrinas son sensores, un puente por el cual se transmiten las fuerzas. Se piensa que son sensibles a la deformación tensil en la membrana celular (Kjaer, 2004) y tienen la capacidad de transformar estos estímulos mecánicos en respuestas celulares adaptativas. De este modo, se presume que esta mecanotransducción, a la par de la presencia de factores de crecimiento, como el factor de crecimiento transformador beta (TGF-β, por sus siglas en inglés), el factor de crecimiento similar a la insulina (IGF, por sus siglas en inglés), el IGF y sus proteínas de unión (IGF-BP, por sus siglas en inglés), el factor de crecimiento de los fibroblastos (FGB, por sus siglas en inglés) y el factor de crecimiento endotelial vasoactivo (VEGF, por sus siglas en inglés), es la reguladora principal de la síntesis de colágena. Las interleucinas (IL-1, IL-6) y las prostaglandinas también están implicadas en este proceso.

Se han sugerido varias vías de señalización de la mecanotransducción entre los reguladores ya mencionados y el núcleo celular. La más crucial entre ellas es la de la cinasa de proteínas activada por mitógenos (MAPK, por sus siglas en inglés), que

es una enzima que induce la señalización del citosol al núcleo. Esta información media la expresión genética y la activación de la síntesis proteica para iniciar la producción de procolágena. La síntesis de la fibra colágena ocurre primero en el nivel

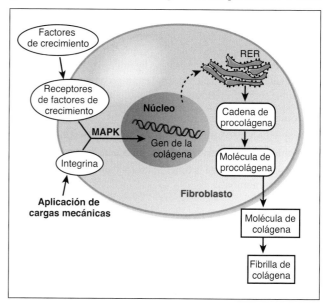

FIGURA 4-5 DDiagrama esquemático que simplifica el proceso de mecanotransducción. En presencia de aplicación de cargas mecánicas y factores clave de crecimiento, un fibroblasto responde en una serie de eventos que involucra la señalización de la integrina, la cinasa de proteínas activada por mitógenos (MAPK, por sus siglas en inglés) y el núcleo celular, para desencadenar la producción de fibrillas de procolágena en el retículo endoplásmico rugoso (RER), que se separan en el medio extracelular para formar colágena. Adaptada con autorización de Kjaer, M. (2004). Role of extracellular matrix in adaptation of tendon and skeletal muscle to mechanical loading. *Physiol Rev*, 84(2), 658. Copyright © 2004 the American Physiological Society.

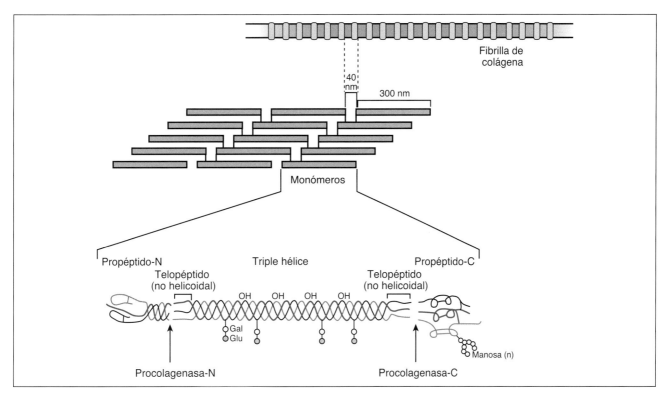

FIGURA 4-3 Dibujo esquemático de la microestructura de la colágena. La molécula de colágena está integrada por tres cadenas α que forman una triple hélice (*parte inferior*). Varias moléculas de colágena se conjuntan en una disposición en paralelo escalonada. Este escalonamiento, que genera regiones vacías y zonas de superposición, da origen a las estriaciones cruzadas (patrón en bandas) que se identifica en la fibrilla de colágena con el microscopio electrónico. Gal y Glu, aminoácidos; OH, puentes de hidrógeno.

intracelular, con el ensamblaje y la secreción de procolágena en el retículo endoplásmico rugoso (RER). Las fibrillas de procolágena se secretan entonces hacia el exterior de la célula y se separan para formar colágena. La molécula de colágena está integrada por tres cadenas polipeptídicas (cadenas α), cada una enrollada en una hélice orientada a la izquierda, con cerca de 100 aminoácidos (fig. 4-3). Cada tipo de colágena tiene cadenas α similares o distintas, de modo que las moléculas de colágena pueden ser homotriméricas o heterotriméricas. Por ejemplo, Marieswaran y cols. (2018) informaron que la colágena tipo I tiene dos cadenas α idénticas y una distinta, en tanto la colágena tipo III tiene tres cadenas α diferentes, que se combinan para formar una triple hélice orientada a la derecha. Se trata de una característica única y peculiar que confiere a la colágena tipo III su forma de bastoncillo (Prockop, 1990). La longitud de la molécula se aproxima a 280 nanómetros (nm) y su diámetro es de cerca de 1.5 nm.

Casi 300 secuencias repetidas de aminoácidos (glicina, prolina e hidroxiprolina), que no suelen identificarse en otras proteínas, caracterizan a la colágena (Prockop, 1990). Cada tercer aminoácido de una cadena es glicina, y esta secuencia repetitiva es esencial para la formación apropiada de la triple hélice. El pequeño tamaño de este aminoácido permite la disposición apretada de la hélice de la molécula de colágena. Por otra parte, la glicina favorece la estabilidad de la molécula al formar enlaces de hidrógeno entre las tres cadenas de la superhélice.

La hidroxiprolina y la prolina forman enlaces de hidrógeno, o puentes de agua unidos por hidrógeno, en cada cadena. La formación de enlaces en y entre las cadenas, o puentes cruzados, entre grupos específicos en ellas, resulta esencial para la estabilidad de la molécula.

También se forman puentes cruzados entre las moléculas de colágena, y son esenciales para la agregación en el nivel fibrilar. Es el carácter de enlace cruzado de las fibrillas de colágena el que confiere la resistencia a los tejidos que integran, y permite a estos tejidos funcionar bajo el esfuerzo mecánico. Al interior de las fibrillas, al parecer las moléculas forman enlaces cruzados mediante interacciones entre "cabeza y cola" (fig. 4-1), pero también pudiera ocurrir una formación de enlaces cruzados interfibrilar de naturaleza más compleja.

En la colágena recién formada, los enlaces cruzados son más bien escasos y susceptibles a la reducción; la colágena es soluble en soluciones salinas neutrales y en soluciones ácidas, y los enlaces cruzados se desnaturalizan con bastante facilidad con el calor. Al tiempo que la colágena envejece, el número total de puentes cruzados reducibles disminuye hasta un mínimo y se forman muchos enlaces cruzados no reducibles estables, por efecto de la glucosilación. La colágena madura no es soluble en soluciones salinas neutrales o en soluciones ácidas, y soporta una temperatura de desnaturalización más alta. Se piensa que esto se asocia con la acumulación de productos de la glucosilación avanzada (Riley, 2004).

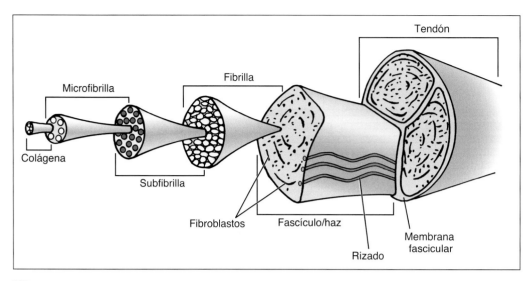

FIGURA 4-4 Representación esquemática de la microarquitectura de un tendón.

Una fibrilla se forma por la unión de varias moléculas de colágena en una estructura cuaternaria. Esta estructura, en la que cada molécula se superpone a la otra, es responsable de las bandas repetidas observadas en las fibrillas con el microscopio electrónico (fig. 4-3). La estructura cuaternaria de la colágena se relaciona con la organización de las moléculas de colágena para formar una unidad biológica estable de baja energía. Al disponerse las moléculas adyacentes de colágena con una cuarta parte de su estructura sobrelapada, los aminoácidos de carga opuesta se alinean. Se requiere una gran cantidad de energía y fuerza para separar las moléculas de esta estructura estable, lo que contribuye a la resistencia de la estructura. De este modo, las moléculas de colágena organizadas (cinco) forman unidades de microfibrillas, subfibrillas y fibrillas (fig. 4-4; Simon, 1994). Las fibrillas se reúnen para constituir fibras de colágena, que son visibles bajo la microscopia de luz. Las fibras se conjuntan en un nivel adicional para formar haces que se alinean en la dirección de la carga mecánica y los tenocitos se elongan formando filas entre aquellos (fig. 4-5). Esta disposición provee resistencia mecánica contra las fuerzas tensiles a lo largo del eje de las fibras.

Los segmentos fibrilares pueden variar en longitud, desde algunas micras hasta cerca de 100 μm, con diámetros que varían de acuerdo con la configuración de la fibrilla (Kjaer, 2004). Tienen una forma ondulada característica que se denomina *rizado* (fig. 4-4), la cual desempeña una importante función biomecánica toda vez que su configuración ondulada les permite estirarse durante la aplicación de una carga tensil (Benjamin y cols., 2008; Kjaer, 2004). Se ha sugerido que la interacción entre el rizado y la ME fibrosa puede ser responsable de las propiedades viscoelásticas no lineales de estos tejidos (p. ej., la región basal de la deformación; Dourte y cols., 2008; Riley, 2004).

El recambio metabólico de las fibras colágenas puede ocurrir dentro y fuera de la célula. La degradación intracelular se realiza por medio de fagocitosis. En el medio extracelular, en particular en el caso de la colágena tipo I, se ha encontrado

que las metaloproteinasas de la matriz (MMP, por sus siglas en inglés) y los inhibidores tisulares de las metaloproteinasas de la matriz (TIMP, por sus siglas en inglés) facilitan la degradación de la colágena en presencia de lesión e inflamación. Sin embargo, no está claro si las MMP y los TIMP participan en el recambio fisiológico de la colágena. La colágena en animales maduros tiende a tener una vida media muy larga, y la mayor parte de las moléculas se conserva toda la vida (Kjaer, 2004).

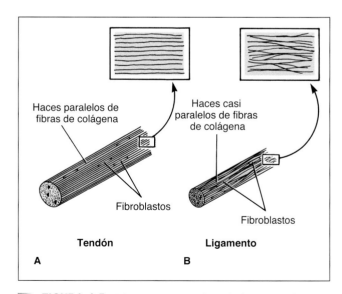

FIGURA 4-5 Diagrama esquemático de la orientación estructural de las fibras de un tendón **(A)** y un ligamento **(B)**; los recuadros muestran cortes longitudinales. En las dos estructuras, los fibroblastos se elongan siguiendo el eje de la dirección de la función. Adaptada con autorización de Snell, R. S. (1984). *Clinical and Functional Histology for Medical Students.* Boston, MA: Little, Brown and Company.

ELASTINA

Las propiedades mecánicas de tendones y ligamentos dependen no solo de la arquitectura y las propiedades de las fibras de colágena, sino también de la proporción de elastina que contienen estas estructuras. La proteína elastina es escasa en los tendones y los ligamentos de las extremidades, y corresponde a cerca de 2% de su peso seco (Kjaer, 2004), pero en los ligamentos elásticos, como el ligamento amarillo, la proporción de fibras elásticas es sustancial. Nachemson y Evans (1968) encontraron una proporción 2:1 de fibras elásticas respecto de colágena en el ligamento amarillo. Este ligamento, que conecta las láminas de las vértebras adyacentes, parece cumplir un papel especializado, que es proteger las raíces de los nervios espinales del pinzamiento mecánico, para generar un esfuerzo previo (precarga) en el segmento de movimiento (la unidad funcional de la columna vertebral) y proveer cierta estabilidad intrínseca a la columna vertebral.

SUSTANCIA AMORFA

La sustancia amorfa constituye la otra parte de la ME. Forma la matriz y funciona para dar soporte y unir a las células entre sí, así como con la matriz, al tiempo que almacena agua y controla la actividad metabólica general de los tejidos (Marieswaran y cols., 2018). La sustancia amorfa en los tendones y los ligamentos está integrada sobre todo por sustancias inorgánicas y otras proteínas, y corresponde a < 0.2% y aproximadamente 4.5% de su peso, en cada caso. De las sustancias inorgánicas, las moléculas que predominan son los proteoglucanos (PG), que son macromoléculas integradas por varias cadenas de polisacáridos sulfatadas (glucosaminoglucanos) unidas a una proteína central que se enlaza a una cadena larga de ácido hialurónico (HA, por sus siglas en inglés) que forma un agregado de PG con peso molecular en extremo elevado, como el que se identifica en la sustancia amorfa del cartílago articular. En la sustancia amorfa se identifican pocos PG, de los cuales los más comunes —y los que se ha descubierto contribuyen en mayor medida a sus propiedades biomecánicas y viscoelásticas— son la decorina y la proteína de la oligomatriz del cartílago (POMC; Kjaer, 2004).

Los agregados de PG ligan la mayor parte del agua extracelular del ligamento y el tendón, lo que convierte a la matriz en un material similar a un gel muy estructurado, más que en una solución amorfa. Esta combinación permite el espaciamiento y la lubricación entre las microfibrillas de colágena, al tiempo que actúa como una sustancia similar a un cemento que puede ayudar a estabilizar el esqueleto colagenoso de los tendones y los ligamentos, y contribuye a la resistencia general de estas estructuras compuestas. Además de la decorina y la POMC, se identifican otros PG en la sustancia de los tendones y los ligamentos. Sin embargo, puesto que estas moléculas no se encuentran unidas a las cadenas de HA, su función aún es incierta (Kjaer, 2004).

Composición y estructura de los ligamentos

Los ligamentos tienen la misma composición general de los tendones, con unas cuantas diferencias clave. En similitud a lo que ocurre con los tenocitos, los ligamentos cuentan con fibroblastos que se ubican en la sustancia del ligamento alineados a las fibrillas de colágena. Al igual que los tenocitos, los fibroblastos ligamentosos forman una red extensa con otras células mediante extensiones citoplásmicas que se unen por medio de uniones en brecha. La ME también está integrada sobre todo por colágena tipo I, si bien en contraste con los tendones, las fibras no se disponen en paralelo y son multidireccionales (fig. 4-5A y B). La mayor parte de ellas se alinea con el eje del ligamento. Aunque los ligamentos por lo general soportan cargas tensiles en una dirección predominante, también pueden soportar cargas tensiles menores en otras direcciones, lo que sugiere que las fibras se encuentran entrelazadas incluso si no son del todo paralelas (fig. 4-5 B). De este modo, la orientación específica de los haces de fibras varía en cierto grado entre los ligamentos y depende de la función de estos últimos (Amiel y cols., 1984). Además de la orientación de las fibras, gran parte del comportamiento mecánico de un ligamento se atribuye al patrón rizado de sus fibras de colágena. El patrón rizado de un ligamento, que se observa en los estudios histológicos y la microscopia electrónica de barrido con distintos grados de magnificación, refleja un endurecimiento gradual bajo la aplicación de cargas tensiles al tiempo que la colágena se estira con esfuerzos bajos como una primera respuesta a la carga (Marieswaran y cols., 2018).

IRRIGACIÓN DE LOS TENDONES Y LOS LIGAMENTOS

Los tendones y los ligamentos tienen una vascularización limitada. Esto afecta de manera directa su actividad metabólica, en grado más crítico durante el proceso de cicatrización y reparación. Los vasos sanguíneos en los tendones representan solo alrededor de 1 a 2% de la ME (Kjaer, 2004). De este modo, tienen un aspecto blanquecino, en comparación con los músculos de tonalidad roja con gran vascularidad a partir de los cuales se originan. Además de su vascularidad limitada, varios factores, como su localización anatómica, morfología, lesión previa y grados de actividad física, contribuyen también a su irrigación sanguínea. Por ejemplo, existe evidencia de que algunos ligamentos y tendones son más vasculares debido a su localización anatómica e inserciones, o su configuración y función (p. ej., regiones avasculares de los tendones flexores largos que se localizan sobre las poleas óseas). También existe evidencia de que el flujo sanguíneo aumenta en los tendones y los ligamentos, al igual que en los tejidos circundantes, tras periodos con aumento de la actividad física (Benjamin y cols., 2008), sin evidencia de isquemia tisular, incluso con la aplicación de cargas intensas (Kjaer, 2004) y tras una lesión que parece desencadenar la revascularización y la neovascularización en regiones antes avasculares.

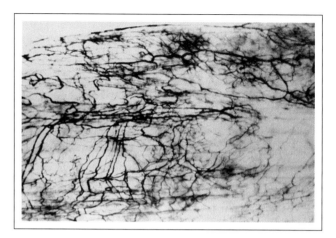

FIGURA 4-6 Inyección de tinta de la India (técnica Spälteholz) en el tendón calcáneo de un conejo, que revela la vasculatura de un tendón cubierto por paratendón. Los vasos ingresan desde muchos sitios en la periferia y establecen anastomosis con un sistema longitudinal de capilares. Reimpresa con autorización de Woo, S. L. Y., An, K. N., Arnoczky, D. V. M., *et al.* (1994). Anatomy, biology, and biomechanics of the tendon, ligament, and meniscus. En S. R. Simon (Ed.). *Orthopaedic Basic Science* (p. 50). Rosemont, IL: American Academy of Orthopaedic Surgeons.

Los tendones reciben su irrigación sanguínea directo de los vasos en el perimisio, la inserción perióstica y el tejido circundante, por medio de vasos en el paratendón o el mesotendón. A los tendones rodeados por paratendón se les ha denominado tendones vasculares y a aquellos circundados por vainas tendinosas se les llama tendones avasculares. Se trata de una denominación errónea, toda vez que estos tendones "avasculares" poseen vasos sanguíneos que pasan por el mesotendón. En los tendones vasculares, los vasos sanguíneos ingresan a partir de muchos puntos en la periferia, establecen anastomosis con un sistema longitudinal de capilares y pasan por el endotendón que rodea a los haces de fibras (fascículos; fig. 4-6).

Los tendones que están envueltos en vainas tienen un mecanismo de irrigación sanguínea distinto y también se encuentran bañados por el líquido sinovial localizado dentro de las vainas. Los vasos sanguíneos discurren a través de los mesotendones, que se aprecian como pliegues o estructuras elongadas conocidas como vínculos (fig. 4-7). Estos últimos se identifican en los tendones digitales. Los vínculos conectan a la vaina tendinosa con el tendón a intervalos regulares, y generan regiones con mayor y menor vascularidad (Benjamin y cols., 2008). Las regiones hipovasculares llevaron a varios investigadores a proponer una vía dual para la nutrición del tendón: una vía vascular y, para las regiones hipovasculares, una vía sinovial (difusión). El concepto de nutrición por difusión es de gran relevancia clínica debido a que implica que, para los tendones incluidos en una vaina, la cicatrización y la reparación puede ocurrir en ausencia de adherencias.

En contraste con los tendones, los ligamentos tienen una capa externa, a menudo indistinguible, denominada epiligamento, que tiene conexión directa con el periostio de los huesos adyacentes y contiene en particular la mayor parte de sus escasos vasos sanguíneos. En los ligamentos intraarticulares, como el ligamento cruzado anterior (LCA), el epiligamento queda sustituido por una sinovial delgada (Frank, 2004; Frank y cols., 1999), que se ha demostrado desempeña un papel importante en la provisión de irrigación al LCA con avascularidad relativa, al tiempo que lo protege del líquido sinovial irritante. Sin embargo, en la investigación de laboratorio se descubrió que en el LCA lesionado la sinovial se interrumpe y no se regenera sino hasta alrededor de 5 u 8 semanas después de la lesión (Jung y cols., 2009). Esto, además de la proliferación celular limitada y la síntesis de ME, genera una desventaja notoria para las personas con lesiones del LCA.

Los ligamentos suelen ser hipovasculares en comparación con los tejidos circundantes. A pesar del pequeño calibre y el flujo sanguíneo limitado de este sistema vascular, es de primordial importancia para el mantenimiento del ligamento. De manera específica, esto ocurre al proveer nutrición y mantener

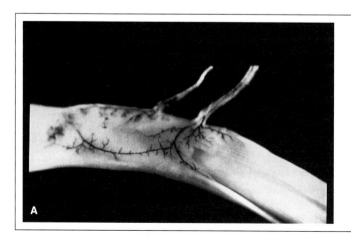
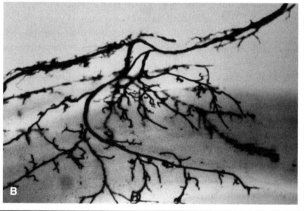

FIGURA 4-7 **A.** Muestra a la que se inyectó tinta de la India en que se observa la red vascular del flexor profundo de los dedos del humano, que ingresa a través del vínculo largo. **B.** Acercamiento de la muestra (técnica Spälteholz) que demuestra la extensión de la irrigación sanguínea a través del vínculo largo. Los vasos en el vínculo se dividen en ramas dorsales, proximales y distales, y dan origen a haces vasculares que ingresan a la sustancia del tendón. Reimpresa con autorización de Woo, S. L. Y., An, K. N., Arnoczky, D. V. M., *et al.* (1994). Anatomy, biology, and biomechanics of the tendon, ligament, and meniscus. En S. R. Simon (Ed.). *Orthopaedic Basic Science* (p. 51). Rosemont, IL: American Academy of Orthopaedic Surgeons.

el proceso continuo de síntesis y reparación de la matriz. En su ausencia, el daño por las actividades normales se acumula (fatiga) y el ligamento puede quedar en riesgo de rotura (Woo y cols., 1994).

COMPONENTES NEURALES DE LOS TENDONES Y LOS LIGAMENTOS

En estudios en humanos y animales se ha demostrado que los ligamentos y los tendones tienen terminaciones nerviosas especializadas y mecanorreceptores diversos. Desempeñan un papel importante en la propiocepción y la nocicepción articular, que guarda relación directa con la funcionalidad de las articulaciones, y quizás en la regulación del flujo sanguíneo hacia los tendones y los ligamentos. En presencia de cicatrización tendinosa, los estudios encontraron que en trastornos como la tendonitis crónica existe evidencia de un mayor desarrollo neurovascular interno, que se presume juega algún papel en la presencia del dolor crónico. Este desarrollo neurovascular interno parece ser una estrategia para la cicatrización del tendón, pero junto con él pueden desarrollarse terminales nerviosas que antes eran menos sensibles al dolor (Benjamin y cols., 2008). Esta fuerte evidencia sugiere la importancia de los componentes neurales, no solo en la propiocepción sino también en la nocicepción.

ESTRUCTURA EXTERNA E INSERCIÓN EN EL HUESO

Se identifican ciertas similitudes en la estructura externa de los tendones y los ligamentos, pero también existen diferencias importantes en relación con su función. Tanto tendones como ligamentos están circundados por tejido conectivo areolar laxo. En los ligamentos este tejido se denomina epiligamento, y en los tendones se llama paratendón. Más estructurado que el epiligamento, el paratendón forma una vaina que protege al tendón y facilita su deslizamiento. Las vainas tendinosas tienen dos hojas continuas: la parietal externa y la visceral interna. La hoja visceral está circundada por células sinoviales que producen líquido sinovial. En algunos tendones, como los tendones flexores de los dedos, la vaina se extiende a todo lo largo de los tendones, en tanto en otros solo se localiza en el sitio en que el tendón se flexiona junto con una articulación. Si se desarrollan adherencias dentro de la vaina, como en el caso de la inflamación crónica, los tendones ya no pueden deslizarse y su movilidad se compromete en gran medida (Benjamin y cols., 2008).

En los sitios en que los tendones se encuentran sujetos a fuerzas friccionales en particular elevadas (p. ej., en la palma de la mano, los dedos y a la altura de la articulación de la muñeca), se identifica una capa sinovial parietal justo por debajo del paratendón; esta membrana similar a la sinovial, denominada epitendón, rodea varios haces de fibras. El líquido sinovial producido por las células sinoviales del epitendón facilita el deslizamiento del tendón. En los sitios en que los tendones están sujetos a una fricción menor, solo se encuentran rodeados por el paratendón.

Cada haz de fibras se mantiene unido por el endotendón (fig. 4-1), que se extiende en la unión musculotendinosa hacia el interior del perimisio. En la unión osteotendinosa, las fibras de colágena del endotendón se extienden al interior del hueso, a manera de fibras perforantes de Sharpey, y adquieren continuidad con el periostio (Woo, 1988). Este sitio de inserción (unión osteotendinosa u osteoligamentaria) se conoce como "entesis" y se reconoce como un sitio de gran concentración del esfuerzo, toda vez que corresponde a la interfaz de tejidos duros y blandos (Benjamin y cols., 2008).

La estructura de las inserciones en el hueso es similar en ligamentos y tendones, y está integrada por cuatro zonas; la figura 4-8 ilustra estas zonas en un tendón. En el extremo distal del tendón (zona 1), las fibras de colágena se entremezclan con el fibrocartílago (zona 2). Este fibrocartílago de manera gradual se convierte en fibrocartílago mineralizado (zona 3) y luego se funde en el hueso cortical (zona 4). El cambio de un material más tendinoso a uno más óseo produce una alteración gradual de las propiedades mecánicas del tejido (es decir, rigidez creciente), que determina una disminución del efecto de concentración del esfuerzo en la inserción del tendón en el hueso más rígido (Cooper & Misol, 1970).

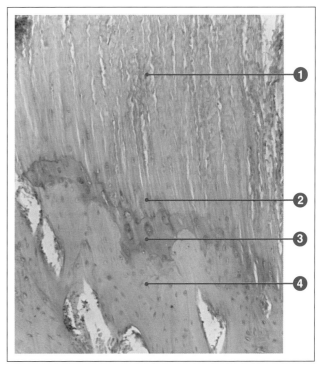

FIGURA 4-8 Micrografía electrónica de la inserción de un tendón rotuliano de un perro, en que se aprecian cuatro zonas (25 000X): zona 1, fibras colágenas en paralelo; zona 2, fibrocartílago no mineralizado; zona 3, fibrocartílago mineralizado; zona 4, hueso cortical. La unión entre el ligamento y el hueso (no se muestra) tiene un aspecto similar. Reimpresa con autorización de Cooper, R. R., Misol, S. (1970). Tendon and ligament insertion. A light and electron microscopic study. *J Bone Joint Surg Am*, *52A*, 1-20. Copyright © 1970 de The Journal of Bone and Joint Surgery, Incorporated.

Es importante agregar que los tendones y los ligamentos tienen una conexión íntima con la fascia. Se ha sugerido que esta interconexión desempeña tres funciones biomecánicas importantes: dispersar las cargas para reducir el desgaste y la rotura; facilitar los enlaces para formar cadenas mecánicas; y, en el caso de los tendones, incrementar la eficiencia muscular mediante la transmisión de la fuerza hacia tejidos no contráctiles (Benjamin y cols., 2008).

Propiedades biomecánicas de los tendones y los ligamentos

Los tendones y ligamentos son estructuras viscoelásticas con propiedades mecánicas únicas. Los tendones tienen resistencia suficiente para soportar las altas fuerzas tensiles que se generan por la contracción muscular durante el movimiento articular, no obstante tienen flexibilidad suficiente para angularse en torno a las superficies óseas y desviarse bajo los retináculos para modificar la dirección final de la tracción muscular. Los ligamentos son plegables y flexibles, lo que permite el movimiento natural de los huesos en los cuales se insertan, pero tienen resistencia y rigidez suficiente como para soportar las fuerzas aplicadas. Las dos estructuras soportan cargas tensiles breves durante la aplicación de cargas normales y excesivas. Cuando se presenta lesión, el grado de daño se relaciona con la velocidad de aplicación de la carga y con la intensidad de la misma.

Puesto que la función principal de los ligamentos y los tendones es transmitir las fuerzas tensiles, los estudios experimentales sobre sus propiedades biomecánicas suelen realizarse con tensión uniaxial. Probar un ligamento y un tendón aislados conlleva una dificultad inherente, por lo que las pruebas tensiles suelen realizarse mediante el uso de muestras montadas que conservan la inserción ósea, como una muestra "hueso-ligamento-hueso". Pruebas tensiles uniaxiales similares también generan curvas esfuerzo-deformación. Esto se logra al normalizar la carga tensil con base en el área transversal de la estructura (es decir, esfuerzo) y el cambio de elongación en una región definida del tejido a partir de la longitud inicial (es decir, deformación). Un aspecto que se asume en esta prueba es que el esfuerzo tiene una distribución uniforme en toda la muestra (Jung y cols., 2009).

Avances recientes permitieron utilizar cierta instrumentación para la medición *in situ* de las fuerzas en humanos. Incluyen el uso de transductores de bucle, instrumentación en los sitios de inserción, imagenología por resonancia magnética, mediciones con enlace cinemático y transductores implantables (Woo y cols., 2000). Los avances en otras técnicas, como el diseño de modelos de elementos finitos (FEM, por sus siglas en inglés), las imágenes elastográficas y las pruebas con sensor robótico/universal de fuerza-momento (UFS, por sus siglas en inglés), están aportando información invaluable al conocimiento sobre la biomecánica tisular (Dourte y cols., 2008). Las propiedades estructurales y mecánicas de los tendones y ligamentos se analizan entonces mediante las técnicas mencionadas para obtener curvas carga-elongación y diagramas esfuerzo-deformación.

Una curva carga-elongación ofrece información en cuanto a la capacidad tensil de una estructura ligamentaria o tendinosa tras aplicarle una carga hasta la falla. En una curva carga-elongación (fig. 4-9A), la rigidez de la estructura (N/nm) es la pendiente de la curva entre dos límites de elongación. Representa el grado de carga, elongación o ambas, que la estructura puede soportar antes de fallar. La carga máxima (N) es la carga más alta que se aplica a la estructura antes de la falla. La elongación máxima (mm) es la elongación máxima del complejo en el momento de la falla. Por último, la energía que se absorbe en el momento de la falla (N/mm) corresponde al área bajo la curva completa, que representa la energía máxima almacenada por el complejo (Woo y cols., 2000).

Las curvas carga-elongación tienen varias regiones que caracterizan el comportamiento del tejido (fig. 4-9A). La primera región de estas curvas se denomina región "basal". Se piensa que la elongación que se refleja en esta región es consecuencia de un cambio del patrón ondulado o rizado (fig. 4-4) de las fibras de colágena relajadas. En esta región, el tejido se estira con facilidad con esfuerzos bajos, las fibras de colágena se rectifican y pierden su aspecto rizado, y se presenta deslizamiento entre las fibrillas y los fascículos al tiempo que progresa la aplicación de la carga (Woo y cols., 1994). La figura 4-10 muestra el aspecto de las fibras de colágena relajadas y con carga bajo el microscopio electrónico.

Al tiempo que continúa la aplicación de carga, la rigidez del tejido se incrementa y existe un cambio secundario de la elongación del tejido. Esta región se denomina región elástica o lineal de la curva. Sigue a la región basal y se observa como un incremento súbito de la pendiente de la curva. Cuando se rebasa la región lineal, ocurre una falla mayor impredecible de los haces de fibras. La curva puede terminar en forma abrupta o describir una pendiente negativa como consecuencia de cambios irreversibles (falla; Woo y cols., 1994). Al alcanzarse la carga máxima que refleja la resistencia tensil máxima de la muestra, la falla total ocurre con rapidez, y la capacidad de soporte de carga del tendón o el ligamento se reduce en grado sustancial (falla total). El tejido se elonga hasta que se rompe, y se grafica la fuerza resultante o carga (N).

Donde la curva pierde nivel y se acerca al eje de elongación, el valor de la carga se designa como P_{lin}. El punto en que se alcanza este valor es el punto de vencimiento del tejido. La captación de energía hasta el P_{lin} queda representada por el área bajo la curva hasta el final de la región lineal.

Para hacer pruebas adicionales de deformación tensil en una muestra de tendón y ligamento, también se generan curvas esfuerzo-deformación (fig. 4-9B). En un diagrama esfuerzo-deformación, la elongación a menudo se expresa como deformación (ε), que es el cambio de forma del tejido calculado a manera de porcentaje de la longitud original de la muestra. La fuerza por unidad de área (en este caso, la carga tensil total por unidad respecto del área transversal del tendón o el ligamento que se analiza) se expresa como esfuerzo (σ). En las curvas esfuerzo-deformación (fig. 4-9B) se calcula un módulo (N/mm^2 o MPa) a partir de la pendiente lineal de la curva esfuerzo-deformación entre dos límites de cambio de forma (deformación), donde la resistencia tensil (N/mm^2) es el esfuerzo máximo alcan-

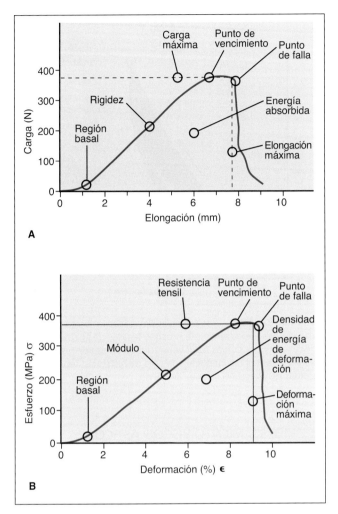

A

B

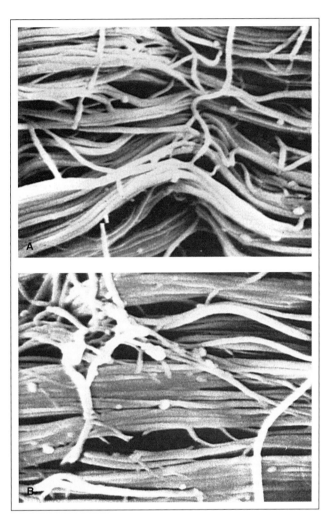

FIGURA 4-9 **A.** Curva carga-elongación de una estructura tendón-ligamento tras la aplicación de cargas hasta la falla. El eje x es la elongación que sufre la estructura como consecuencia de la aplicación de cargas, que se mide en milímetros. El eje y es la carga tensil aplicada al tejido, medida en newtons (N). La rigidez de la estructura (N/nm) es la pendiente de la curva entre dos límites de elongación. La carga máxima (N) es la carga más alta que se aplica a la estructura antes de la falla. La elongación máxima (mm) es la elongación máxima del complejo en el momento de la falla. La energía que se absorbe en el momento de la falla (N/mm) es el área bajo toda la curva, que representa la energía máxima almacenada por el complejo. **B.** Curva esfuerzo-deformación de una estructura tendón-ligamento bajo la aplicación de cargas tensiles. El eje x es el porcentaje de deformación (elongación) expresado como deformación (ε), y el eje y es el esfuerzo o carga por unidad de área (MPa) que se expresa como esfuerzo (σ), que hace referencia a la resistencia tensil del tejido. Se obtiene un módulo de elasticidad (N/mm² o MPa) a partir de la pendiente lineal de la curva esfuerzo-deformación entre dos límites de deformación. La resistencia tensil (N/mm²) es el esfuerzo máximo alcanzado, la deformación máxima (en porcentaje) es la deformación en el momento de la falla, y la densidad de energía de deformación (MPa) es el área bajo la curva esfuerzo-deformación. Adaptada de Woo, S. L. Y., *et al.* (2000). Injury and repair of ligaments and tendons. *Ann Rev Biomed Eng, 2*, 86.

FIGURA 4-10 Micrografía electrónica de barrido de fibras de colágena sin carga (relajadas) y con carga, de ligamentos de rodilla humana (10000X). **A.** Las fibras de colágena sin carga tienen una configuración ondulada. **B.** Las fibras colágenas se rectificaron bajo la carga. Reimpresa con autorización de Kennedy, J. C., Hawkins, R. J., Willis, R. B., *et al.* (1976). Tension studies of human knee ligaments. Yield point, ultimate failure, and disruption of the cruciate and tibial collateral ligaments. *J Bone Joint Surg Am, 58A*, 350-355. Copyright © 1976 de The Journal of Bone and Joint Surgery, Incorporated.

zado, la deformación máxima (en porcentaje) es la deformación en el momento de la falla, y la densidad de energía de deformación (MPa) es el área bajo la curva esfuerzo-deformación. Este módulo de elasticidad para los tendones y los ligamentos se ha determinado en varias investigaciones (Fung, 1972; Jung y cols., 2009), y representa una relación lineal y proporcional entre la carga y deformación, o el esfuerzo y deformación:

$$E = \sigma/\varepsilon \text{ (donde E es el módulo de elasticidad, } \sigma \text{ es el esfuerzo y } \varepsilon \text{ es la deformación)}$$

El intervalo de respuestas de distintos ligamentos y tendones es muy amplio, toda vez que estos tejidos están diseñados

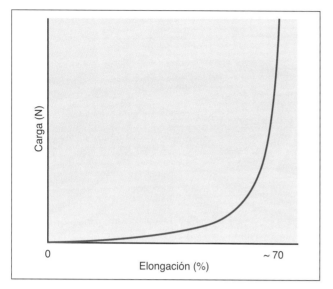

FIGURA 4-11 Curva carga-elongación para un ligamento amarillo humano (60 a 70% de fibras elásticas) probado en tensión hasta la falla. A una elongación de 70%, el ligamento mostró un gran incremento de la rigidez con la aplicación adicional de carga y falló en forma abrupta, sin deformación posterior. Adaptada de Nachemson, A. L., Evans, J. H. (1968). Some mechanical properties of the third human lumbar interlaminar ligament (ligamentum flavum). *J Biomech*, *1*, 211-220. Copyright © 1968 Elsevier. Con autorización.

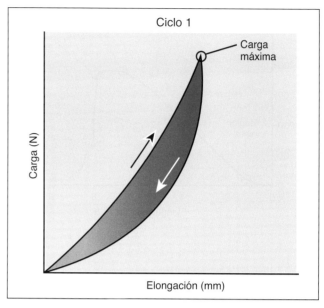

FIGURA 4-12 Curvas típicas de aplicación de carga (*arriba*) y descarga (*abajo*) de pruebas tensiles de ligamentos de la rodilla. Las dos curvas no lineales forman un asa de histéresis. El área entre las curvas, denominada área de histéresis, representa las pérdidas de energía al interior del tejido.

de manera específica para actuar en diferentes articulaciones que responden a velocidades y magnitudes de esfuerzo y deformación distintas. Además, puesto que los ligamentos y los tendones son tejidos fibrosos muy organizados, sus propiedades mecánicas dependen de la dirección (son anisotrópicos; Jung y cols., 2009).

Las curvas carga-elongación antes analizadas suelen aplicar a los tendones y los ligamentos de las extremidades. La curva para el ligamento amarillo, con su proporción elevada de fibras elásticas, es distinta (fig. 4-11). En las pruebas tensiles del ligamento amarillo del humano, la elongación de la muestra alcanzó 50% antes de que la rigidez se incrementara en grado apreciable. Al rebasarse ese punto, la rigidez aumentó en gran medida con la aplicación adicional de cargas y el ligamento falló en forma abrupta (alcanzó el $P_{máx}$), con poca deformación adicional (Nachemson & Evans, 1968). La mayor proporción de proteínas elásticas y capacidad elástica resultante del ligamento amarillo le confieren una mayor capacidad para elongarse antes de la falla (gran deformación hasta la falla).

La proporción de proteínas elásticas en los ligamentos y las cápsulas es en extremo importante para la deformación elástica discreta que pueden soportar bajo la deformación tensil, y para el almacenamiento y la pérdida de energía. Durante la aplicación y el retiro de las cargas a un ligamento entre dos límites de elongación, las fibras elásticas permiten que el material recupere su forma y tamaño originales tras deformarse. Entretanto, parte de la energía invertida se almacena. Lo que se conserva representa la pérdida de energía durante el ciclo y se denomina histéresis. El área incluida en el asa representa la pérdida de energía (fig. 4-12).

COMPORTAMIENTO VISCOELÁSTICO EN LOS TENDONES Y LOS LIGAMENTOS ANTE CARGAS TENSILES

Los materiales biológicos que se someten a una aplicación de carga, como los ligamentos y los tendones, muestran comportamientos viscoelásticos dependientes del tiempo y sus propiedades mecánicas cambian con velocidades de aplicación de carga distintas. Tanto los ligamentos como los tendones muestran este comportamiento viscoelástico, que se asume deriva de la interacción compleja de sus constituyentes (es decir, colágena, agua, proteínas circundantes y sustancia amorfa; Woo y cols., 2000). Cuando las muestras de ligamento y tendón se sujetan a velocidades mayores de aplicación de carga, la porción lineal de la curva esfuerzo-deformación se vuelve más inclinada, lo que indica una mayor rigidez del tejido con frecuencias de deformación más altas. Con velocidades de deformación mayores, los ligamentos y los tendones aislados almacenan más energía, requieren más fuerza para romperse y sufren una mayor elongación (Kennedy y cols., 1976). Las curvas de aplicación de carga y descarga de estos tejidos no siguen el mismo patrón, sino forman un asa de histéresis que representa la disipación de energía interna durante cada ciclo (Jung y cols., 2009).

Durante las pruebas cíclicas de los ligamentos y los tendones, en las cuales se aplican y retiran cargas a intervalos específicos, la curva esfuerzo-deformación puede desplazarse hacia la derecha siguiendo el eje de la elongación (deformación) con cada ciclo de aplicación de carga. Esto revela la presencia de un componente no elástico (plástico) que se caracteriza por una deformación permanente del tejido, que es cada vez mayor con cada ciclo de aplicación de carga. Al tiempo que progresa la aplicación repetitiva de cargas, la muestra también presenta un aumento de la rigidez elástica como consecuencia de la deformación plástica (desplazamiento molecular). Puede entonces ocurrir la microfalla en el intervalo fisiológico si se impone una aplicación de carga frecuente en una estructura ya dañada, en que la rigidez ha disminuido. Este fenómeno se ilustra más adelante en el caso de estudio 4-2.

Se utilizan dos pruebas estándar experimentales para ilustrar el comportamiento viscoelástico, dependiente del tiempo y el comportamiento no lineal de los ligamentos y los tendones.

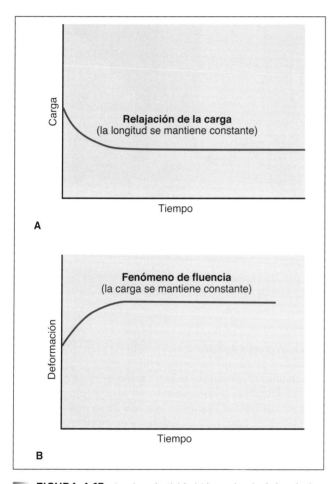

FIGURA 4-13 La viscoelasticidad (dependencia de la velocidad o del tiempo) de los ligamentos y los tendones puede demostrarse mediante dos pruebas estándar: la prueba carga-relajación y la prueba de fluencia. **A.** La carga-relajación se demuestra cuando la aplicación de carga a una muestra se detiene con seguridad por debajo de la región lineal de la curva carga-deformación, y la muestra se mantiene a una longitud constante durante un periodo prolongado (es decir, el grado de elongación es constante). La carga disminuye con rapidez al inicio (es decir, durante las primeras 6 a 8 h de la aplicación de la carga) y luego de manera gradual con más lentitud, no obstante el fenómeno puede persistir a una velocidad menor durante meses. **B.** La respuesta de fluencia ocurre cuando la aplicación de carga a una muestra se detiene con seguridad por debajo de la región lineal de la curva carga-formación, y el grado de carga permanece constante durante un periodo prolongado. La deformación se incrementa con rapidez relativa al inicio (en el transcurso de las 6 a 8 h iniciales de la aplicación de la carga), pero luego se hace cada vez más lenta y continúa a una baja velocidad durante meses.

Se trata de las pruebas de esfuerzo-relajación y fluencia-deformación (fig. 4-13). En una prueba de esfuerzo-relajación (prueba carga-relajación; fig. 4-13A), la muestra se estira (deforma) hasta una longitud constante, de tal modo que la deformación se mantiene constante durante un periodo prolongado, lo que permite al esfuerzo variar en el tiempo. Como se observa en la figura 4-13A, cuando la longitud se mantiene constante el esfuerzo disminuye con rapidez al inicio y luego con más lentitud. Cuando la prueba de esfuerzo-relajación se repite de manera cíclica, la disminución del esfuerzo se hace menos pronunciada de manera gradual.

Por otra parte, una prueba fluencia-deformación implica sujetar la muestra a una carga constante (el esfuerzo se mantiene constante durante un periodo prolongado) en tanto la longitud (deformación) se incrementa de manera gradual al transcurrir el tiempo (fig. 4-13B). La deformación se incrementa de manera más bien rápida al inicio, y luego con más lentitud cada vez. Cuando esta prueba es cíclica, el incremento de la deformación se hace menos pronunciado de modo gradual.

La aplicación clínica de una carga baja constante a los tejidos blandos durante un periodo prolongado, que aprovecha la respuesta de fluencia, es un tratamiento útil para varios tipos de deformidades. Un ejemplo es la manipulación del pie equino varo aducto de un niño que se somete a cargas constantes por medio de un aparato de yeso, o el tratamiento de la escoliosis idiopática con un corsé, con el que se aplican cargas constantes a la región vertebral para elongar los tejidos blandos que rodean a la columna con curvatura anómala (fig. 4-14).

RESPUESTA BIOMECÁNICA DE LOS TENDONES Y LOS LIGAMENTOS A LAS CARGAS NO TENSILES

Los tendones y ligamentos también pueden sujetarse a la compresión y el cizallamiento. Si bien pocos investigadores han estudiado las propiedades mecánicas de estos tejidos bajo estas condiciones de aplicación de carga, se ha encontrado que las adaptaciones a estas fuerzas son evidentes en la estructura de los tendones y los ligamentos. En el caso de los tendones flexores largos de los dedos, las cargas compresivas se ubican en el lado del tendón más cercano a las poleas óseas, donde se encuentra el fibrocartílago a lo largo de estos puntos lo que contribuye a la adaptación mecánica de estas cargas, en tanto se presentan cargas tensiles en el lado contrario (Benjamin y cols., 2008). También se observa cizallamiento friccional en los tendones que rozan contra prominencias óseas u otros músculos. Los ligamentos, al llevar a cabo su función de guiar el movimiento articular y estabilizar los segmentos, también hacen frente a menudo a fuerzas de cizallamiento, compresión y torsión. En particular, se ha identificado que la respuesta del ligamento a las fuerzas de cizallamiento no es lineal y es independiente de la velocidad de la aplicación de la carga (Weiss y cols., 2002).

MECANISMOS DE FALLA LIGAMENTARIA Y LESIÓN TENDINOSA

Si bien se requieren cargas fisiológicas para mantener la homeostasis del tendón, la aplicación anómala de cargas puede desencadenar una lesión en el tendón y el ligamento. Los mecanismos de lesión son similares para los ligamentos y

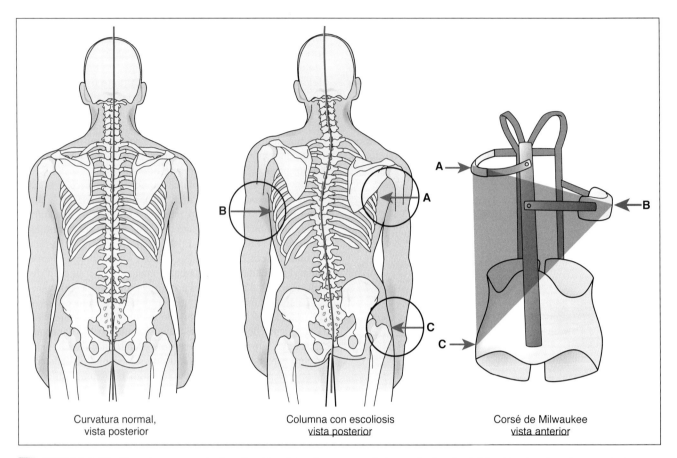

Curvatura normal,
vista posterior

Columna con escoliosis
vista posterior

Corsé de Milwaukee
vista anterior

FIGURA 4-14 Ejemplo que muestra la aplicación clínica de una carga baja constante a los tejidos blandos durante un periodo prolongado. La figura ilustra una columna vertebral con curvatura normal, una columna con escoliosis, y un corsé típico utilizado para la corrección de la escoliosis (corsé de Milwaukee). Las *flechas* señalan las regiones en que el corsé aplica las fuerzas correctivas.

los tendones. Pertenecen a una de dos categorías, o a una combinación de ambas: altos niveles de esfuerzo o carga (como en los casos en los que hay fuerza externa), velocidades elevadas de deformación (como las que se observan en la lesión por uso excesivo o microtrauma repetitivo que supera el proceso de reparación) o niveles elevados tanto de esfuerzo como de deformación (como en la lesión ligamentaria en los deportes de contacto-colisión).

Cuando un ligamento se sujeta *in vivo* a la aplicación de una carga que excede el intervalo fisiológico (lesión por niveles elevados de esfuerzo), se presentará una microfalla ya sea incluso antes de alcanzar el punto de vencimiento (P_{lin}; es decir, una rotura parcial del ligamento) o, si se rebasa el P_{lin}, el ligamento sufrirá una falla macroscópica (rotura completa). Cuando esto ocurre, la articulación comienza de manera simultánea a presentar un desplazamiento anormal y signos de inestabilidad. Esta desplazamiento también puede dar origen a un daño de las estructuras circundantes, como la cápsula articular, los ligamentos adyacentes y los vasos sanguíneos que irrigan estas estructuras. Noyes y Grood (1976) demostraron una falla progresiva del ligamento cruzado anterior (LCA) y el desplazamiento de la articulación tibiofemoral al aplicar una prueba

clínica, la prueba de cajón anterior, sobre la rodilla de un cadáver hasta el punto de falla del LCA (fig. 4-15).

Con una carga máxima, la articulación se había desplazado varios milímetros, lo que generaba un incremento progresivo de la elongación del ligamento más allá de su región elástica. Así, si bien el ligamento se mantenía en continuidad, había sufrido una extensa falla macroscópica y microscópica, y una elongación importante, con un daño estructural y mecánico como consecuencia. Como se muestra en la figura 4-15, la curva fuerza-elongación generada durante el experimento indicó el momento en que comenzó la microfalla del ligamento, en comparación con varias fases de desplazamiento articular registradas por medios fotográficos.

La correlación de los resultados de esta prueba *in vitro* con los hallazgos clínicos da luz en torno a los microeventos que tienen lugar en el LCA durante la actividad cotidiana normal y en las lesiones de distintos grados de gravedad. En la figura 4-15, la curva para el estudio experimental en las rodillas cadavéricas se había dividido en cuatro regiones, que correspondían de manera respectiva a (1) la carga aplicada al LCA durante las pruebas de estabilidad de la articulación de la rodilla practicadas por medios clínicos, (2) la carga aplicada sobre este liga-

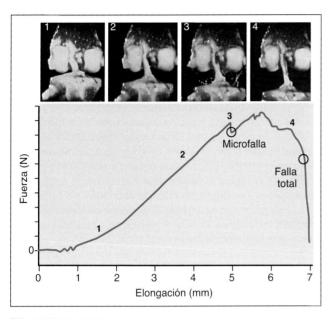

FIGURA 4-15 Falla progresiva del ligamento cruzado anterior de una rodilla cadavérica probada en tensión hasta la falla a una frecuencia de deformación fisiológica. La articulación se desplazó 7 mm antes de que el ligamento fallara por completo. La curva fuerza-elongación generada durante este experimento se correlacionó con varios grados de desplazamiento articular registrados por medios fotográficos; las fotografías corresponden a los puntos numerados de la curva. Cortesía de Frank R. Noyes, M.D. y Edward S. Grood, Ph.D.

mento durante la actividad fisiológica, (3) la carga impuesta sobre el ligamento y su deformación permanente derivada del inicio de la microfalla hasta (4) una rotura completa (caso de estudio 4-1).

Las lesiones ligamentarias se asignan a tres categorías clínicas de acuerdo con el nivel de gravedad (Magee, 2007). Las lesiones en la primera categoría (esguince de primer grado) producen síntomas mínimos; se percibe un poco de dolor pero no puede detectarse inestabilidad articular incluso si existiera cierto grado de microfalla de las fibras colágenas. No existe interrupción de las fibras del ligamento a simple vista.

Las lesiones en la segunda categoría (esguince de segundo grado) producen dolor intenso, y es posible identificar o percibir cierto grado de inestabilidad articular. Existe una falla progresiva de las fibras de colágena, que da origen a una rotura parcial del ligamento. La resistencia y la rigidez del ligamento pueden reducirse 50% o más, lo que corresponde al porcentaje de interrupción de las fibras, en particular debido a que la cantidad de tejido conservado se reduce. Como consecuencia, puede existir inestabilidad articular que puede o no ser sintomática con base en la estabilidad funcional que generan los músculos.

Las lesiones en la tercera categoría (esguince de tercer grado) producen dolor intenso durante el traumatismo y menos dolor tras la lesión. La articulación se encuentra del todo inestable. Puede haber ocurrido una rotura total, o la mayor parte de las fibras colágenas sufren rotura y algunas se conservan, lo que determina que el ligamento parezca íntegro incluso si no puede llevar a cabo su función.

CASO DE ESTUDIO 4-1

Falla del LCA

Un jugador ocasional de fútbol soccer, de 25 años de edad, se lesionó el LCA como consecuencia de un torque anómalo durante la rotación de la rodilla. El pie del jugador quedó atorado en el suelo y él hizo un movimiento de pivote sobre su extremidad inferior, lo que le produjo un torque rotacional elevado en la rodilla y cargas tensiles aumentadas sobre el LCA.

Si se genera una curva de carga-desplazamiento articular, su primera región mostrará una respuesta fisiológica a la carga. Sin embargo, el mecanismo de lesión (en este caso, el torque rotacional alto anómalo) incrementó una deformación que determinó un esfuerzo interno intenso que condujo a una rotura completa.

Una rodilla con una lesión del LCA sufre movimiento intraarticular anómalo como consecuencia de la ausencia de ese estabilizador tan importante. Podría observarse un cambio del desplazamiento del centro de rotación de la articulación y un cambio secundario de la distribución de las cargas, con esfuerzos altos anormales sobre otras superficies y estructuras articulares, como el cartílago. Esto puede originar trastornos articulares degenerativos. Además, una deficiencia de la estabilidad articular secundaria a la disfunción del LCA puede aumentar el riesgo de experimentar una sensación de que la rodilla "cede" o muestra inestabilidad funcional, lo que afecta las actividades cotidianas como la marcha, el trote y el acuclillamiento (figura del caso de estudio 4-1).

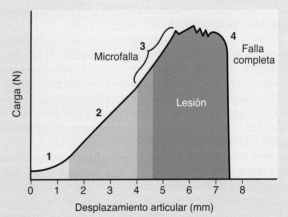

Figura del caso de estudio 4-1 Esta es una representación de una curva de carga (eje y)-elongación (eje x) y una falla progresiva del ligamento cruzado anterior de la rodilla. La zona 1 representa la región basal. Las zonas 2 y 3 representan las regiones elástica y plástica, en ese orden. La microfalla inicia como una deformación permanente que comienza en la región plástica. Al tiempo que la carga/deformación continúa, se alcanza una falla completa. La región de la lesión representa a la microfalla y la falla completa en el ligamento.

La aplicación de una carga sobre una articulación inestable como consecuencia de una lesión ligamentaria se asocia con esfuerzos elevados anormales sobre el cartílago articular. Se desencadenan entonces mecanismos de desgaste del cartílago por esta aplicación intensa anómala de la carga y por la alteración del patrón de aplicación, lo que desencadena una enfermedad articular degenerativa temprana. Si bien los mecanismos de lesión en general son comparables entre ligamentos y tendones, dos factores adicionales adquieren importancia en los tendones por efecto de su inserción en los músculos: la cantidad de fuerza producida por la contracción del músculo al cual se encuentra unido un tendón, y el área transversal del tendón respecto a la del músculo. Un tendón se sujeta a un esfuerzo creciente al tiempo que el músculo se contrae. Cuando el músculo se encuentra en contracción máxima, el esfuerzo tensil sobre el tendón alcanza niveles muy altos. El tipo de contracción muscular influye sobre las cargas generadas. Las contracciones excéntricas producen la carga tensil más alta, en tanto las contracciones concéntricas producen la más baja.

La resistencia del músculo depende de su área transversal fisiológica. A mayor el área transversal del músculo, mayor la magnitud de la fuerza producida por la contracción y, por ende, mayores las cargas tensiles que se transmiten por el tendón. De forma similar, a mayor el área transversal del tendón, son superiores las cargas que puede soportar. Si bien el esfuerzo máximo hasta la falla para un músculo ha sido difícil de cuantificar de manera precisa, este tipo de mediciones ha demostrado que la resistencia tensil de un tendón saludable puede ser más del doble que la de su músculo (Elliot, 1967). Este hallazgo recibe respaldo clínico del hecho de que las roturas musculares son más comunes que las tendinosas. Los músculos grandes suelen tener tendones con áreas transversales grandes. Algunos ejemplos son el cuádriceps (tendón rotuliano) y el tríceps sural (tendón de Aquiles). Algunos músculos pequeños tienen tendones con áreas transversales grandes, como el plantar, que es un músculo diminuto con un tendón grande.

Es importante comprender el comportamiento viscoelástico de los ligamentos y los tendones para entender la falla por fatiga durante deformaciones con alta velocidad. En las lesiones repetitivas, se presentan esfuerzo y relajación cíclicos, y el esfuerzo máximo en la sustancia del tejido disminuye con cada ciclo. Si bien es fácil comprender las lesiones asociadas con cargas elevadas, como las roturas tendinosas o ligamentarias agudas en las lesiones deportivas, los problemas patológicos comunes en los tendones (tendinitis y tendinosis) no se asocian a menudo con cargas elevadas sino más bien lo opuesto. La disfunción tendinosa dolorosa a menudo se denomina *tendinitis*. La ausencia de evidencia de inflamación en este trastorno hace que el uso de este término sea inapropiado. Un término alternativo es *tendinosis*, que sugiere un trastorno degenerativo que es asintomático y puede llevar a la rotura tendinosa. Una limitación de este término es que es en extremo difícil mirar la condición del tendón antes del desarrollo de los síntomas para verificar la existencia de algún proceso degenerativo. El término que puede utilizarse de manera más apropiada es *tenopatía*, puesto que incluye a todas las condiciones relacionadas con la patología tendinosa (Riley, 2004; caso de estudio 4-2).

Si bien se ha implicado a factores numerosos, existe acuerdo en torno a que un mecanismo común de lesión en la tenopatía se relaciona con las velocidades de deformación altas. Después de que los tendones se sujetan a una aplicación repetida de cargas durante un periodo prolongado, podrían exhibir patología crónica. La investigación ha sugerido que la cronicidad del problema es multifactorial (Woo y cols., 2000). Desde el punto de vista biomecánico, se piensa que el traumatismo ocurre primero en el tendón, lo que genera daño a un número bajo de fibrillas de colágena al tiempo que incrementa la carga sobre las restantes, ya sea por un ciclo de aplicación de carga anómalo con deformación intensa o una serie de deformaciones menores inferiores a la falla. Experimentos recientes demostraron que las deformaciones intensas (o los ciclos de uso prolongados) pueden llevar a los tenocitos a sintetizar cantidades anómalas de MMP. Esta estimulación mecanobiológica de las células tendinosas desencadena una respuesta catabólica que generaría degradación de la colágena y una degeneración que llevaría a la tenopatía (Jung y cols., 2009; Lavagnino y cols., 2015). Esto aún se encuentra sujeto a debate, ya que otros estudios encontraron respuestas bien toleradas, lo que sugiere que las deformaciones tensiles intensas pudieran no ser el único factor etiológico importante (Jung y cols., 2009).

Los niveles precisos de estimulación que promueven la homeostasis tendinosa normal o los niveles anormales precisos de estimulación que pudieran participar en la patogenia de la tenopatía todavía se desconocen, pero la evidencia actual sugiere que uno de los tratamientos más efectivos de la tenopatía es el uso de una terapia de movimiento excéntrico controlado (Habets & Van Cingel, 2015). Esta aplicación excéntrica de la carga puede contrarrestar la estimulación mecanobiológica alterada que ocurre en la tenopatía, si bien se cuenta con más evidencia para el tendón de Aquiles. Investigadores que recurrieron a un modelo en rata observaron que el entrenamiento excéntrico mejoró en grado significativo el valor final de fuerza de los tendones rotulianos entrenados, toda vez que modificó la plasticidad metabólica del tendón y mejoró la resistencia del tendón lesionado (Kaux y cols., 2017).

CICATRIZACIÓN DE TENDONES Y LIGAMENTOS

Estudios de laboratorio con ligamento colateral medial (LCM) han facilitado la comprensión de las fases de cicatrización de los ligamentos y los tendones (Jung y cols., 2009; Weis y cols., 2002). Tanto los tendones como los ligamentos cicatrizan del mismo modo que otros tejidos tras una lesión, con las mismas tres fases en sucesión: una fase inflamatoria, una fase proliferativa o de fibroplasia, y una fase de remodelamiento/maduración. En la fase inflamatoria, de inmediato tras la lesión, se forma un hematoma que persiste pocas semanas. Va seguida de una fase de reparación que se caracteriza por la proliferación de fibroblastos y la producción de una matriz de PG y colágena, en particular colágena tipo III, para formar un puente

CASO DE ESTUDIO 4-2

Tenosinovitis de De Quervain

Una diseñadora gráfica de 45 años de edad que, por una mayor carga de trabajo, en fecha reciente ha estado trabajando muchas horas, desarrolló dolor y malestar a lo largo de la cara dorsolateral de la muñeca dominante. El incremento de los síntomas con la abducción activa del pulgar o la desviación cubital pasiva con aducción del pulgar confirmaron la presencia de tenosinovitis de De Quervain, que es un trastorno doloroso que afecta a los tendones del abductor largo del pulgar y el extensor corto del pulgar, así como su vaina común, al tiempo que pasa por la muñeca (figura del caso de estudio 4-2).

Se trata de un buen ejemplo de una lesión por deformación repetitiva en que existe una exposición acumulativa en esta situación a una alta velocidad de deformación (una combinación de una tarea con repeticiones numerosas y poca fuerza). En este caso, la tolerancia mecánica de las estructuras afectadas se excede y se presenta microtrauma, lo que genera una respuesta inflamatoria, con dolor y alteración funcional subsecuentes. Si se integrara una gráfica esfuerzo-deformación sería posible observar un desplazamiento a la derecha al tiempo que la aplicación cíclica de la carga progresa, lo que indica una mayor deformación y un posible desplazamiento molecular (deformación plástica). Al pasar el tiempo, por efecto de la naturaleza repetitiva de la lesión, esta por último rebasa los procesos de cicatrización. La situación determina una respuesta inflamatoria crónica que hace al tejido incluso más susceptible a lesiones adicionales, al tiempo que sobrepasa su resistencia tensil máxima e incrementa su susceptibilidad a la falla total. Esto puede observarse con menos frecuencia en pacientes con síndrome de De Quervain, pero es más común en personas con tenopatía del manguito de los rotadores.

El principal factor de riesgo en este caso parece ser la repetición de la actividad. Sin embargo, evidencia actual sugiere que es una combinación de factores lo que contribuye por último al inicio de los síntomas. Entre ellos se encuentran la edad, fuerza, postura, vibración, temperatura, condición del tendón antes de que se incremente la frecuencia de deformación, organización del trabajo y predisposición individual (afecciones comórbidas). El dolor puede explicarse por la presencia de inflamación, pero en algunos casos la ausencia de marcadores inflamatorios sugiere que en el esfuerzo de los tendones para adaptarse al incremento de la carga, la deformación o ambas, desencadena una intensificación del desarrollo neurovascular interno. Esto no solo determina un aumento de vasos sanguíneos en el área, sino también de nervios, lo que hace a los tendones más sensibles al dolor (Barbe & Barr, 2006; Barr & Barbe, 2002; Benjamin y cols., 2008).

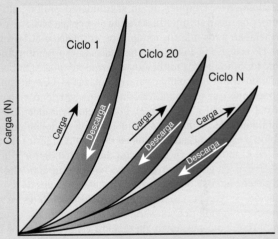

Figura del caso de estudio 4-2 Esta curva representa un ciclo típico de aplicación de carga y descarga. El eje y corresponde a la carga aplicada y el eje x a la elongación en el tejido. El área entre las curvas representa las pérdidas de energía en el tejido (histéresis). Al tiempo que el número de ciclos aumenta, el porcentaje de deformación también lo hace, lo que indica una mayor deformación y una posible disrupción molecular.

---

entre los extremos rotos del LCM. En las 6 semanas siguientes, se verifica una formación organizada de ME, de manera predominante con colágena tipo I, y proliferación celular. Al tiempo que la colágena comienza a alinearse, inicia la fase de remodelación y se caracteriza por la maduración de la matriz de colágena. Esta fase de remodelación puede durar años. Sin embargo, la velocidad de cicatrización de los ligamentos y los tendones puede variar de un tejido a otro.

Aún así, este proceso es más lento para los tendones y los ligamentos por la vascularidad limitada de estos tejidos. También existe variación en la capacidad de los tendones y los ligamentos para cicatrizar. Un buen ejemplo es el LCM de la rodilla, que puede sanar por completo después de una rotura total, sin necesidad de intervención quirúrgica (Woo y cols., 2000). Otros ligamentos, como el LCA, obligan a la aplicación de injerto y reinserción tras la rotura total. De manera similar, en el caso de los tendones, los desgarros incompletos pueden cicatrizar, en particular en el caso del tendón de Aquiles. Sin embargo, es casi imposible que los tendones flexores largos de los dedos cicatricen sin reinserción quirúrgica tras una rotura completa.

INJERTOS

La reconstrucción de los ligamentos rotos, en particular del ligamento cruzado anterior y el posterior, es ahora un procedimiento frecuente. La necesidad de reconstrucción se relaciona con la edad, el nivel de actividad y las lesiones asociadas. Los injertos obtenidos de distintos individuos de la misma especie se denominan aloinjertos; los derivados del mismo individuo se denominan autoinjertos. La conservación del tejido de aloinjerto se logra por medio de liofilización e irradiación e irradiación en dosis baja para reducir la frecuencia de rechazo e infección, y para limitar los efectos sobre sus propiedades estructurales. Los tejidos que suelen utilizarse como aloinjertos son hueso rotuliano, tendón hueso y tendón de Aquiles, en tanto el tejido central del tendón rotuliano se utiliza a menudo como tejido para autoinjerto.

Varios autores han descrito procedimiento con aloinjertos y autoinjertos (Shino y cols., 1995; Strocchi y cols., 1992) para la reconstrucción del LCA en el humano. En la actualidad existe evidencia de la ventaja de utilizar tejidos de autoinjerto más que aloinjertos. Después de un seguimiento prolongado, los aloinjertos mostraron perfiles de fibrillas colágenas que no se asemejaban a los injertos tendinosos normales o al LCA normal. De este modo, los injertos naturales hueso-tendón-hueso, como los autoinjertos rotulianos, de isquiotibiales o ambos, se prefieren como alternativa para remplazar el LCA lesionado en pacientes que desean llevar a cabo una actividad mecánica normal (Strocchi y cols., 1992). Por efecto de la necrosis tras la implantación, todos los autoinjertos sufren debilitamiento. Debido a esto, la resistencia inicial de los autoinjertos de tendón en el momento de la cosecha debe ser superior a la del LCA nativo, en grado suficiente para compensar la pérdida de la resistencia tensil que ocurre en las fases iniciales de la cicatrización. Si bien las curvas esfuerzo-deformación de los tendones y los ligamentos son similares, existen diferencias en su comportamiento mecánico, de manera específica mayor rigidez del tendón rotuliano en comparación con el LCA (fig. 4-16).

Las biopsias de los tendones rotulianos y de isquiotibiales que se utilizaron como autoinjerto para la reconstrucción de LCA rotos mostraron que el autoinjerto sufrió cambios considerables con el paso del tiempo, y que después de 24 meses tenía el aspecto de un tejido ligamentario normal (proceso de ligamentización). Evidencia limitada obtenida de estudios en animales demostró que el injerto tendinoso sufre cambios que lo hacen adquirir una estructura ligamentaria tras pasar por varias fases, desde una fase de cicatrización inicial que se caracteriza por la presencia de tejido de granulación en las áreas periféricas e hipocelularidad hacia la región central del injerto. Los haces de colágena del tejido injertado muestran una orientación aleatoria sin un patrón de rizado sinusoidal uniforme identificable. La densidad vascular durante esta fase es la más baja y el injerto no muestra signos de revascularización. Después de esta fase de cicatrización comienza otra de remodelamiento intenso, que se caracteriza por una disminución de tejido de granulación en las áreas periféricas del injerto, con sustitución por colágena de orientación longitudinal.

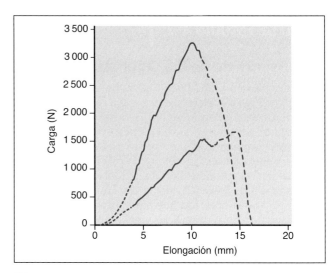

FIGURA 4-16 Curvas esfuerzo-deformación de un tendón rotuliano y un ligamento cruzado anterior (LCA). Las líneas punteadas representan la región basal, las *líneas continuas* corresponden a la región lineal/elástica, y las *líneas discontinuas* representan la región de vencimiento/plástica. La curva superior, que alcanza un máximo cerca de los 3 000 N, representa al tendón rotuliano, en tanto la curva inferior representa al LCA. Adaptada de Marieswaran, M., Jain, I., Garg, B., *et al.* (2018). A review on biomechanics of anterior cruciate ligament and materials for reconstruction. *Appl Bionics Biomech*, 2018, 4657824. Copyright © 2018 Marieswaran, M. *et al.* https://creativecommons.org/licenses/by/4.0/.

En contraste con la hipocelularidad general de la fase de cicatrización temprana, el injerto muestra hipercelularidad en comparación con el LCA nativo. Aún así el injerto tiene un aspecto heterogéneo, con áreas de hipercelularidad e hipocelularidad, con células similares a fibroblastos en la porción central. En esta fase, la colágena sigue mostrando una orientación aleatoria en el centro del injerto, sin un patrón de rizado sinusoidal. Al avanzar la fase de remodelación hacia la fase de maduración final, la colágena en la porción central del injerto muestra una orientación más longitudinal y puede identificarse un patrón de rizado uniforme. Sin embargo, pueden persistir áreas con una orientación irregular de las células y la colágena, en particular en la periferia del injerto (Pauzenberge y cols., 2013). Así, incluso un injerto con incorporación completa pudiera no ser idéntico al LCA nativo.

Factores que afectan las propiedades biomecánicas de los tendones y los ligamentos

Existen numerosos factores que afectan las propiedades biomecánicas de los tendones y los ligamentos. Los más comunes son el envejecimiento, la gestación, la movilización y la inmovilización, las afecciones comórbidas (diabetes mellitus, trastornos del tejido conectivo, nefropatía) y los agentes farmacológicos (esteroides, y antiinflamatorios no esteroides [AINE]).

MADURACIÓN Y ENVEJECIMIENTO

Las propiedades físicas de la colágena y los tejidos que compone guardan una relación estrecha con el número y la calidad de los enlaces cruzados en y entre las moléculas de colágena, así como con la madurez esquelética, que tiene un vínculo directo con el desarrollo óseo en el sitio de la inserción. Se ha demostrado que la madurez esquelética desempeña un papel importante en las propiedades biomecánicas de los tendones y los ligamentos. Existe un proceso de maduración asincrónico entre el complejo hueso-ligamento-hueso y la sustancia intermedia del ligamento. A partir de estudios en animales, existe la evidencia de que, antes de la maduración esquelética, la resistencia del ligamento, de manera específica la sustancia del LCM, se aproxima a su valor máximo. Esto ocurre mientras la unión hueso-ligamento, en particular en el sitio de inserción proximal de la tibia, sigue en maduración. Una vez que se alcanza la madurez esquelética, el sitio de inserción se vuelve más fuerte que la sustancia del ligamento (Jung y cols., 2009).

Por otra parte, durante la maduración (hasta los 20 años de edad), el número y la calidad de los enlaces cruzados se incrementa, lo que determina un aumento de la resistencia tensil del tendón y el ligamento (Viidik y cols., 1982). Si bien la formación de enlaces cruzados se ha correlacionado con la resistencia y la maduración del tejido, se encontró que existe un nivel óptimo de formación de puentes cruzados permanentes. Al parecer, cuando se rebasa este nivel ideal de enlace cruzado se observa una disminución de las propiedades biomecánicas del tejido, lo que explica su deterioro con el envejecimiento (Dressler y cols., 2002). Tras la maduración, al tiempo que avanza el envejecimiento, la colágena alcanza una meseta respecto a sus propiedades mecánicas, después de lo cual la resistencia tensil y la rigidez del tejido comienzan a disminuir.

Se ha observado un incremento del diámetro de la fibrilla colágena, con una gran variabilidad de su tamaño (intervalo de 20 a 180 nm; Strocchi y cols., 1996) en jóvenes (< 20 años). Su diámetro en adultos (20 a 60 años) y adultos mayores (> 60 años) disminuye en forma notoria (120 y 110 nm, respectivamente), pero con una distribución más homogénea. Strocchi y cols. (1996) investigaron los cambios relacionados con la edad en las fibrillas de colágena del LCA humano, e informaron un incremento de su concentración, de 68 fibrillas/mu^2 en los jóvenes hasta 140 fibrillas/mu^2 en los adultos mayores. Además, Amiel y cols. (1991) informaron que el contenido de agua y la concentración de la colágena disminuyen en forma significativa en el ligamento cruzado medial de conejos de 2, 12 y 39 meses de edad. Dressler y cols. (2002) también encontraron que en conejos en envejecimiento el diámetro de las fibrillas y las propiedades biomecánicas generales de los tendones rotulianos disminuían y se identificaba a un incremento de la colágena tipo V, que se asocia con un aumento de la rigidez tisular.

Evidencia emergente ha demostrado que los enlaces cruzados de la colágena influyen con gran intensidad sobre la función mecánica y biológica del tejido tendinoso. Los enlaces cruzados de la colágena pueden clasificarse desde la perspectiva conceptual como enzimáticos o no enzimáticos, siendo los primeros los que representan un paso esencial en el desarrollo y la reparación de los tejidos conectivos colagenosos. En tanto los enlaces cruzados enzimáticos de la colágena son esenciales para su función apropiada, otros, como los que se generan sin mediación enzimática, pueden afectar de manera adversa la salud del tejido puesto que comprometen su resistencia, rigidez y resistencia a la falla, y se han asociado con una glucosilación progresiva de la colágena, que ocurre con el envejecimiento y en presencia de diabetes (Snedeker & Gautieri, 2014).

También se ha encontrado que con el envejecimiento los tenocitos disminuyen y tienden a aplanarse y contar con una menor cantidad de extensiones citoplásmicas, lo que sugiere una disminución de la comunicación intercelular y una menor capacidad para la mecanotransducción necesaria para la síntesis y la maduración de la colágena (Benjamin y cols., 2008). También se ha encontrado que la madurez esquelética disminuye la capacidad de los factores de crecimiento para inducir actividad fibroblástica (Woo y cols., 2002). De este modo, el envejecimiento puede alterar las propiedades materiales del tendón, lo que evidencia una disminución de su rigidez y resistencia al esfuerzo.

GESTACIÓN Y EL PERIODO POSPARTO

Una observación clínica común es el incremento de la laxitud de los tendones y los ligamentos en la región del pubis durante las fases avanzadas de la gestación y el periodo posparto, que se atribuye a la hormona relaxina. La relaxina es un factor de crecimiento similar a la insulina capaz de alterar la expresión de los genes en los fibroblastos, que por último determina cambios temporales de las propiedades biomecánicas del tejido (Frank y cols., 1999). Esta observación se confirmó en estudios animales. Rundgren (1974) encontró que la fuerza tensil de los tendones y la sínfisis del pubis en ratas disminuía al final de la gestación y durante el periodo posparto. La rigidez de estas estructuras disminuía en el puerperio temprano, pero se restablecía en forma posterior.

En la regulación de la síntesis de la ME en el tejido conectivo están implicados factores de crecimiento y hormonas. Los resultados de estudios *in vitro* demostraron que los estrógenos inhiben la síntesis de colágena y que algunas lesiones del tejido conectivo, como las roturas ligamentarias (p. ej., LCA), son más frecuentes en mujeres (Kjaer, 2004). De manera similar, la síntesis de colágena en los tendones parece ser menor en mujeres que en hombres, y se incrementa con lentitud con el ejercicio (Miller y cols., 2006).

MOVILIZACIÓN E INMOVILIZACIÓN

Los tejidos vivientes son dinámicos y sus propiedades mecánicas cambian en respuesta al esfuerzo, lo que determina una adaptación funcional y una operación óptima del tejido. Al igual que el hueso, los ligamentos y los tendones parecen remodelarse en respuesta a las demandas mecánicas que se les imponen; se vuelven más resistentes y rígidos cuando se les sujeta a un mayor esfuerzo y al movimiento aplicado, y se debilitan y se vuelven menos rígidos cuando el esfuerzo se reduce (Noyes, 1977).

Se encontró que el ejercicio incrementa la resistencia tensil de los tendones y de la interfaz ligamento-hueso (Jung y cols., 2009). El área transversal de los tendones se incrementó con el entrenamiento continuo, lo que contribuyó a un aumento de su resiliencia a la sobrecarga y la rotura (Kjaer, 2004). Al inicio, el entrenamiento indujo una pérdida neta temporal de la colágena, que se presume coincide con un proceso de reestructuración y adaptación a las cargas crecientes. Con un entrenamiento continuo existe una ganancia neta que es congruente con un proceso de reparación concomitante, síntesis de colágena y adaptación biomecánica a la carga, que por último puede dar origen a tejidos más resistentes y resilientes (Benjamin y cols., 2008). Por el contrario, la privación de esfuerzo asociada con la inmovilización se encontró relacionada con una reducción de la síntesis de la colágena y un aumento de las MMP, enzimas vinculadas con la degradación de la colágena, que por último disminuyen las propiedades mecánicas del tejido (Dourte y cols., 2008; Kjaer, 2004).

Se descubrió que la inmovilización disminuye la resistencia tensil de los ligamentos (Newton y cols., 1995; Walsh y cols., 1993). Amiel y cols. (1982) encontraron una disminución de la resistencia y la rigidez de los ligamentos colaterales laterales en conejos inmovilizados durante 9 semanas. Puesto que el área transversal de las muestras no se modificó en grado significativo, la degeneración de las propiedades mecánicas se atribuyó a cambios en la sustancia ligamentaria misma. Se observó que el metabolismo tisular aumentó, lo que determinó la presencia de una mayor proporción de colágena inmadura y una disminución de la cantidad y la calidad de los enlaces cruzados entre las moléculas de colágena. Newton y cols. (1995) también informaron que el área transversal de los ligamentos en rodillas de conejos inmovilizados correspondía a 74% del valor de los controles.

Durante el ejercicio y la inmovilización podría trazarse una gráfica no lineal para representar la relación entre el grado de esfuerzo y el movimiento. Si el esfuerzo que se aplica al tejido disminuye, como tras la inmovilización, existirá un aumento rápido de las propiedades y la resistencia del tejido. En contraste, las ganancias positivas del ejercicio se representarán a partir de un incremento de la resistencia y la rigidez tisulares, pero en forma más moderada (fig. 4-17).

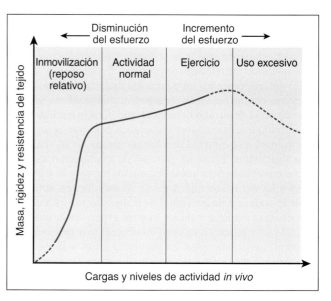

FIGURA 4-17 Respuesta no lineal a la inmovilización y el ejercicio. Respuesta a distintos grados de esfuerzo. Adaptada de Jung, H. J., Fisher, M. B., Woo, S. L. (2009). Role of biomechanics in the understanding of normal, injured, and healing ligaments and tendons. *Sports Med Arthrosc Rehabil Ther Technol, 1*(1), 9.

COMORBILIDADES

Existen muchas condiciones que contribuyen a los trastornos musculoesqueléticos que afectan a los tendones y los ligamentos, ya sea de manera directa o indirecta. En esta sección se describen varias de ellas.

Diabetes mellitus

Se sabe que la diabetes mellitus, con más frecuencia la variante dependiente de insulina de la enfermedad (diabetes tipo 1), se correlaciona con trastornos musculoesqueléticos por efecto de su asociación con cambios en el tejido conectivo y fluctuacio-

nes metabólicas que afectan de manera directa su microvascularidad y favorecen la acumulación de colágena en los tejidos periarticulares (Riley, 2004). Entre las patologías tendinosas y ligamentarias específicas asociadas con la diabetes se encuentran la queiroartropatía diabética (síndrome de mano rígida), la tenosinovitis flexora (síndrome de De Quervain), la contractura de Dupuytren, la capsulitis adherente (hombro congelado) y la periartritis calcificada (Kim y cols., 2001).

Trastornos del tejido conectivo

Los trastornos del tejido conectivo, como las afecciones reumáticas (p. ej., artritis reumatoide, espondiloartropatías), se han asociado con un infiltrado inflamatorio que favorece la destrucción del tejido colagenoso. Además, trastornos genéticos hereditarios (p. ej., síndrome de Marfan, síndrome de Ehlers-Danlos) pueden originar deficiencias en la cantidad o el tipo de colágena presente en los tendones y los ligamentos, anomalías en la estructura fibrilar, y desequilibrio de la cantidad de elastina y otras proteínas, que alteran sus propiedades biomecánicas (Riley, 2004).

Nefropatía

En la insuficiencia renal crónica se presenta una falla tendinosa secundaria, con rotura del tendón hasta en 36% de las personas que se someten a hemodiálisis. La laxitud excesiva de los tendones y los ligamentos se identificó en 74%, la elongación del tendón rotuliano en 49% y la hipermovilidad articular en 51% de las personas sometidas a hemodiálisis a largo plazo

(Rillo y cols., 1991). La amiloidosis relacionada con la diálisis puede inducir el depósito de amiloide en la sinovial de los tendones. El constituyente principal de las fibrillas de amiloide es la microglobulina beta 2 (Bardin y cols., 1985; Honda y cols., 1990; Morita y cols., 1995). También se sugirió un aumento de la destrucción de la elastina y la colágena (Riley, 2004).

AGENTES FARMACOLÓGICOS

La administración sistémica de fármacos, incluidos esteroides, AINE y otros, como las fluoroquinolonas, puede influir sobre el metabolismo de los tendones y los ligamentos.

Esteroides

Existe evidencia contradictoria en relación con el efecto a corto y largo plazos de los esteroides sobre los tendones y los ligamentos. Sin embargo, se han asociado con la inhibición de la síntesis de colágena y el compromiso subsecuente de la cicatrización, así como con una disminución de la carga máxima que soportan estos tejidos (Campbell cols., 1996; Liu y cols., 1997; Oxlund, 1980; Walsh y cols., 1995; Wiggins y cols., 1994, 1995).

Fármacos antiinflamatorios no esteroides

Los AINE se utilizan con frecuencia para el control de los trastornos inflamatorios. Existe cierta evidencia que respalda su efectividad en el tratamiento de los trastornos inflamatorios de los tendones y los ligamentos (para indometacina y diclofenaco en particular). Si bien existe investigación que respalda la promoción de las propiedades biomecánicas de los tendones y los ligamentos con el uso de AINE, estos fármacos se utilizan poco con este propósito (Carlstedt, 1987; Marsolais y cols., 2003).

Fluoroquinolonas

El consumo de fluoroquinolonas (fármacos antibióticos quimioterapéuticos) se identificó como causa de un aumento de la actividad de las MMP, de modo que favorece el incremento de la degradación de la colágena (Kjaer, 2004).

esfuerzos tensiles en una dirección y otros menores en direcciones distintas.

- Los tendones y los ligamentos tienen una provisión neurovascular intrincada, que desempeña un papel importante en su metabolismo, cicatrización, propiocepción y generación de dolor.

- En el sitio de inserción de los ligamentos y los tendones en el hueso más rígido, un cambio gradual de un material más fibroso a otro más óseo determina una disminución de la concentración del esfuerzo.

- Los tendones y los ligamentos sufren deformación antes de fallar. Cuando se rebasa la resistencia tensil máxima de estas estructuras se presenta una falla total rápida, y su capacidad de soporte de carga disminuye en grado sustancial.

- Los mecanismos de lesión en un tendón reciben influencia del grado de fuerza producido por la contracción del músculo en el que se inserta, así como del área transversal propia en comparación con la del músculo.

- El comportamiento biomecánico de los ligamentos y los tendones es viscoelástico, o dependiente de la velocidad, de tal modo que estas estructuras muestran un aumento de la resistencia y la rigidez al incrementarse la frecuencia de aplicación de cargas.

- Un efecto adicional de la dependencia de la velocidad es la deformación lenta, o fluencia, que ocurre cuando los tendones y los ligamentos se someten a una carga baja constante durante un periodo prolongado; la relajación ocurre cuando estas estructuras sostienen una elongación constante en el tiempo.

- Los ligamentos y los tendones se remodelan en respuesta a las demandas mecánicas a las que se les sujeta.

- Los aloinjertos y los autoinjertos son útiles para la reconstrucción de los ligamentos, pero sus propiedades materiales no se recuperan del todo hasta niveles normales.

- El envejecimiento da origen a una declinación de las propiedades mecánicas de los tendones y los ligamentos (su resistencia, rigidez y capacidad para soportar la deformación).

- La gestación, la inmovilización, los trastornos sistémicos y ciertos agentes farmacológicos influyen en las propiedades biomecánicas de los ligamentos y los tendones.

▌ Resumen

- Los tendones y los ligamentos de las extremidades están integrados en gran parte por colágena, cuya estabilidad mecánica confiere a estas estructuras su resistencia y flexibilidad característica. La proporción de elastina explica las variaciones de su extensibilidad.

- La disposición de las fibras de colágena es casi paralela en los tendones, lo que les permite soportar cargas unidireccionales elevadas. La disposición menos paralela en los ligamentos permite a estas estructuras soportar de manera predominante

▌ Preguntas para práctica

1. ¿Cuáles son las diferencias estructurales de la orientación de las fibras colágenas entre los tendones y los ligamentos? ¿Cuál es la relación entre la orientación de las fibras colágenas y su función respectiva?

2. Trace una gráfica (curva) hipotética de carga-elongación para un tejido vivo tendón-ligamento, que muestre todas las regiones de la curva, y asigne nombre a los ejes.

3. Explique la diferencia entre punto de vencimiento y punto de falla máxima.

4. Los ligamentos y los tendones son tejidos cuya respuesta varía con el tiempo, y que muestran un comportamiento dependiente de la velocidad al aplicarles cargas. ¿Cuál es la propiedad biomecánica de esta respuesta? Explique y trate de aclarar esta propiedad a partir del uso de curvas esfuerzo-relajación y fluencia-deformación.

5. Ilustre tres escenarios de la vida real en que se evidencian los mecanismos de lesión de los tendones y los ligamentos, en que exista una carga externa alta, una velocidad de deformación elevada con una carga baja, y una carga alta combinada con una velocidad de deformación elevada.

Referencias

Amiel, D., Frank, C., Harwood, F., et al. (1984). Tendons and ligaments: A morphological and biochemical comparison. *J Orthop Res*, *1*(3), 257–265. doi:10.1002/jor.1100010305

Amiel, D., Kuiper, S. D., Wallace, C. D., et al. (1991). Age-related properties of medial collateral ligament and anterior cruciate ligament: A morphologic and collagen maturation study in the rabbit. *J Gerontol*, *46*(4), B156–B165.

Amiel, D., Woo, S. L., Harwood, F. L., et al. (1982). The effect of immobilization on collagen turnover in connective tissue: A biochemical-biomechanical correlation. *Acta Orthop Scand*, *53*(3), 325–332.

Barbe, M. F., Barr, A. E. (2006). Inflammation and the pathophysiology of work-related musculoskeletal disorders. *Brain Behav Immun*, *20*(5), 423–429.

Bardin, T., Kuntz, D., Zingraff, J., et al. (1985). Synovial amyloidosis in patients undergoing long-term hemodialysis. *Arthritis Rheum*, *28*(9), 1052–1058.

Barr, A. E., Barbe, M. F. (2002). Pathophysiological tissue changes associated with repetitive movement: A review of the evidence. *Phys Ther*, *82*(2), 173–187.

Benjamin, M., Kaiser, E., Milz, S. (2008). Structure-function relationships in tendons: A review. *J Anat*, *212*(3), 211–228.

Campbell, R. B., Wiggins, M. E., Cannistra, L. M., et al. (1996). Influence of steroid injection on ligament healing in the rat. *Clin Orthop Relat Res*, *332*, 242–253.

Carlstedt, C. A. (1987). Mechanical and chemical factors in tendon healing: Effects of indomethacin and surgery in the rabbit. *Acta Orthop Scand*, *224*, 1–75.

Cooper, R. R., Misol, S. (1970). Tendon and ligament insertion. A light and electron microscopic study. *J Bone Joint Surg Am*, *52*(1), 1–20.

Dourte, L. M., Kuntz, A. F., Soslowsky, L. J. (2008). Twenty-five years of tendon and ligament research. *J Orthop Res*, *26*(10), 1297–1305.

Dressler, M. R., Butler, D. L., Wenstrup, R., et al. (2002). A potential mechanism for age-related declines in patellar tendon biomechanics. *J Orthop Res*, *20*(6), 1315–1322.

Elliott, D. H. (1967). The biomechanical properties of tendon in relation to muscular strength. *Ann Phys Med*, *9*(1), 1–7.

Frank, C. B. (2004). Ligament structure, physiology and function. *J Musculoskelet Neuronal Interact*, *4*(2), 199–201.

Frank, C. B., Hart, D. A., Shrive, N. G. (1999). Molecular biology and biomechanics of normal and healing ligaments—a review. *Osteoarthritis Cartilage*, *7*(1), 130–140.

Fung, Y. C. B. (1972). Stress-strain-history relations of soft tissues in simple elongation. In Y. C. Fung, N. Perrone, M. Anliker (Eds.), *Biomechanics: Its Foundations and Objectives* (pp. 181–208). Englewood Cliffs, NJ: Prentice-Hall.

Habets, B., Van Cingel, R. E. H. (2015). Eccentric exercise training in chronic mid-portion Achilles tendinopathy: A systematic review on different protocols. *Scand J Med Sci Sports*, *25*(1), 3–15.

Honda, K., Hara, M., Ogura, Y., et al. (1990). Beta 2-microglobulin amyloidosis in hemodialysis patients. An autopsy study of intervertebral disks and posterior ligaments. *Acta Pathol Jpn*, *40*(11), 820–826.

Jung, H. J., Fisher, M. B., Woo, S. L. (2009). Role of biomechanics in the understanding of normal, injured, and healing ligaments and tendons. *Sports Med Arthrosc Rehabil Ther Technol*, *1*(1), 9.

Kaux, J. F., Libertiaux, V., Leprince, P., et al. (2017). Eccentric training for tendon healing after acute lesion: A rat model. *Am J Sports Med*, *45*(6), 1440–1446. https://doi.org/10.1177/0363546517689872

Kennedy, J. C., Hawkins, R. J., Willis, R. B., et al. (1976). Tension studies of human knee ligaments. Yield point, ultimate failure, and disruption of the cruciate and tibial collateral ligaments. *J Bone Joint Surg Am*, *58*(3), 350–355.

Kim, R. P., Edelman, S. V., Kim, D. D. (2001). Musculoskeletal complications of diabetes mellitus. *Clin Diabetes*, *19*(3), 132–135.

Kjaer, M. (2004). Role of extracellular matrix in adaptation of tendon and skeletal muscle to mechanical loading. *Physiol Rev*, *84*(2), 649–698.

Lavagnino, M., Wall, M. E., Little, D., et al. (2015), Tendon mechanobiology: Current knowledge and future research opportunities. *J Orthop Res*, *33*(6), 813–822.

Liu, S. H., Al-Shaikh, R. A., Panossian, V., et al. (1997). Estrogen affects the cellular metabolism of the anterior cruciate ligament. A potential explanation for female athletic injury. *Am J Sports Med*, *25*(5), 704–709.

Magee, D. J. (2007). *Orthopedic Physical Assessment* (p. 859). Saint Louis, MO: Saunders Elsevier.

Marieswaran, M., Jain, I., Garg, B., et al. (2018). A review on biomechanics of anterior cruciate ligament and materials for reconstruction. *Appl Bionics Biomech*, *2018*, 4657824.

Marsolais, D., Côté, C. H., Frenette, J. (2003). Nonsteroidal anti-inflammatory drug reduces neutrophil and macrophage accumulation but does not improve tendon regeneration. *Lab Invest*, *83*(7), 991–999.

Miller, B. F., Hansen, M., Olesen, J. L., et al. (2006). No effect of menstrual cycle on myofibrillar and connective tissue protein synthesis in contracting skeletal muscle. *Am J Physiol Endocrinol Metab*, *290*(1), E163–E168.

Morita, H., Shinzato, T., Cai, Z., et al. (1995). Basic fibroblast growth factor-heparan sulphate complex in the human dialysis-related amyloidosis. *Virchows Arch*, *427*(4), 395–400. doi:10.1007/BF00199388

Nachemson, A. L., Evans, J. H. (1968). Some mechanical properties of the third human lumbar interlaminar ligament (ligamentum flavum). *J Biomech, 1*(3), 211–220.

Newton, P. O., Woo, S. L., MacKenna, D. A., et al. (1995). Immobilization of the knee joint alters the mechanical and ultrastructural properties of the rabbit anterior cruciate ligament. *J Orthop Res, 13*(2), 191–200.

Noyes, F. R. (1977). Functional properties of knee ligaments and alterations induced by immobilization: A correlative biomechanical and histological study in primates. *Clin Orthop Relat Res*, (123), 210–242.

Noyes, F. R., Grood, E. S. (1976). The strength of the anterior cruciate ligament in humans and Rhesus monkeys. *J Bone Joint Surg Am, 58*(8), 1074–1082.

Oxlund, H. (1980). The influence of a local injection of cortisol on the mechanical properties of tendons and ligaments and the indirect effect on skin. *Acta Orthop Scand, 51*(2), 231–238.

Pauzenberger, L., Syré, S., Schurz, M. (2013). "Ligamentization" in hamstring tendon grafts after anterior cruciate ligament reconstruction: A systematic review of the literature and a glimpse into the future. *Arthroscopy, 29*(10), 1712–1721.

Prockop, D. J. (1990). Mutations that alter the primary structure of type I collagen. *J Biol Chem, 265*(26), 15349–15352.

Riley, G. (2004). The pathogenesis of tendinopathy. A molecular perspective. *Rheumatology, 43*(2), 131–142.

Rillo, O. L., Babini, S. M., Basnak, A., et al. (1991). Tendinous and ligamentous hyperlaxity in patients receiving longterm hemodialysis. *J Rheumatol, 18*(8), 1227–1231.

Rundgren, A. (1974). Physical properties of connective tissue as influenced by single and repeated pregnancies in the rat. *Acta Physiol Scand Suppl, 417*, 1–138.

Shino, K., Oakes, B. W., Horibe, S., et al. (1995). Collagen fibril populations in human anterior cruciate ligament allografts. Electron microscopic analysis. *Am J Sports Med, 23*(2), 203–208.

Simon, S. R. (1994). *Orthopedic Basic Science*. Rosemont, IL: American Academy of Orthopaedic Surgeons.

Snedeker, J. G., Gautieri, A. (2014). The role of collagen crosslinks in ageing and diabetes—the good, the bad, and the ugly. *Muscles Ligaments Tendons J, 4*(3), 303–308.

Snell, R. S. (1984). *Clinical and Functional Histology for Medical Students*. Boston, MA: Little, Brown and Company.

Strocchi, R., De Pasquale, V., Facchini, A., et al. (1996). Age-related changes in human anterior cruciate ligament (ACL) collagen fibrils. *Ital J Anat Embryol, 101*(4), 213–220.

Strocchi, R., De Pasquale, V., Guizzardi, S., et al. (1992). Ultrastructural modifications of patellar tendon fibres used as anterior cruciate ligament (ACL) replacement. *Ital J Anat Embryol, 97*(4), 221–228.

Viidik, A., Danielsen, C. C., Oxlund, H. (1982). Fourth International Congress of Biorheology Symposium on Mechanical Properties of Living Tissues: On fundamental and phenomenological models, structure and mechanical properties of collagen, elastin and glycosaminoglycan complexes. *Biorheology, 19*(3), 437–451.

Walsh, S., Frank, C., Shrive, N., et al. (1993). Knee immobilization inhibits biomechanical maturation of the rabbit medial collateral ligament. *Clin Orthop Relat Res, 297*, 253–261.

Walsh, W. R., Wiggins, M. E., Fadale, P. D., et al. (1995). Effects of delayed steroid injection on ligament healing using a rabbit medial collateral ligament model. *Biomaterials, 16*(12), 905–910.

Weiss, J. A., Gardiner, J. C., Bonifasi-Lista, C. (2002). Ligament material behavior is nonlinear, viscoelastic and rate-independent under shear loading. *J Biomech, 35*(7), 943–950.

Wiggins, M. E., Fadale, P. D., Barrach, H., et al. (1994). Healing characteristics of a type I collagenous structure treated with corticosteroids. *Am J Sports Med, 22*(2), 279–288.

Wiggins, M. E., Fadale, P. D., Ehrlich, M. G., et al. (1995). Effects of local injection of corticosteroids on the healing of ligaments. A follow-up report. *J Bone Joint Surg Am, 77*(11), 1682–1691.

Woo, S. L. Y. (1988). Ligament, tendon, and joint capsule insertions to bone. En S. L. Y. Woo, J. Buckwalter (Eds.), *Injury and Repair of the Musculoskeletal Soft Tissues* (pp. 133–166). Park Ridge, IL: American Academy of Orthopaedic Surgeons.

Woo, S. L. Y., An, K. N., Arnoczky, D. V. M., et al. (1994). Anatomy, biology, and biomechanics of the tendon, ligament, and meniscus. In S. R. Simon (Ed.), *Orthopaedic Basic Science* (p. 52). Rosemont, IL: American Academy of Orthopaedic Surgeons.

Woo, S. L., Debski, R. E., Zeminski, J., et al. (2000). Injury and repair of ligaments and tendons. *Annu Rev Biomed Eng, 2*(1), 83–118.

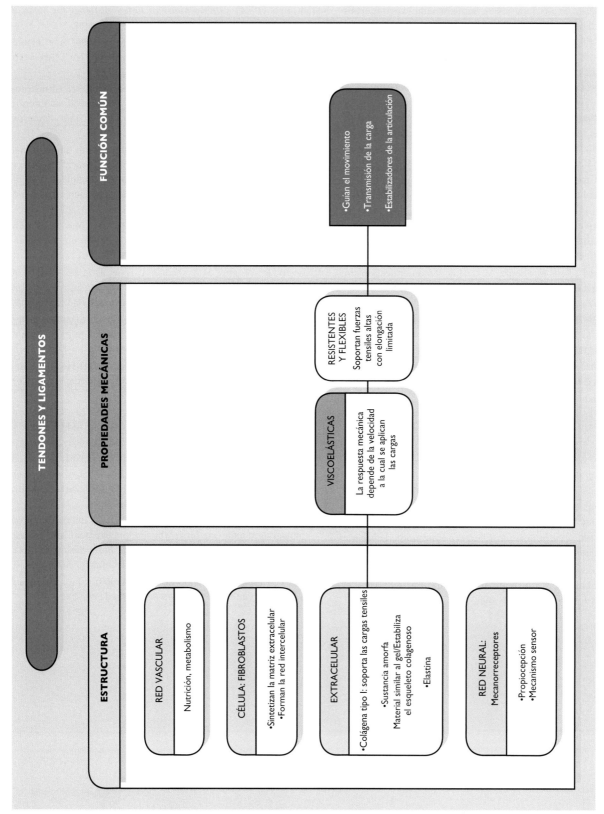

DIAGRAMA DE FLUJO 4-1

Estructura y propiedades mecánicas comunes de los tendones y los ligamentos.*

*Este diagrama de flujo está diseñado para la discusión en el salón de clase o en grupo, no pretende ser exhaustivo.

TENDONES Y LIGAMENTOS

FUNCIÓN COMÚN

•Guían el movimiento
•Transmisión de la carga
•Estabilizadores de la articulación

PROPIEDADES MECÁNICAS

RESISTENTES Y FLEXIBLES
Soportan fuerzas tensiles altas con elongación limitada

VISCOELÁSTICAS
La respuesta mecánica depende de la velocidad a la cual se aplican las cargas

ESTRUCTURA

RED VASCULAR
Nutrición, metabolismo

CÉLULA: FIBROBLASTOS
•Sintetizan la matriz extracelular
•Forman la red intercelular

EXTRACELULAR
•Colágena tipo I: soporta las cargas tensiles
•Sustancia amorfa
Material similar al gel/Estabiliza el esqueleto colagenoso
•Elastina

RED NEURAL:
Mecanorreceptores
•Propiocepción
•Mecanismo sensor

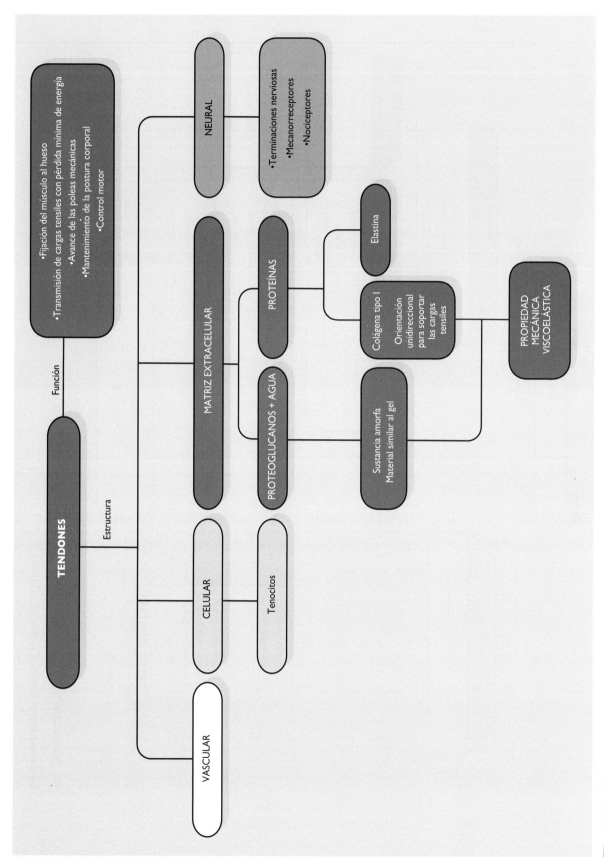

DIAGRAMA DE FLUJO 4-2

Estructura y propiedades mecánicas del tendón.*

*Este diagrama de flujo está diseñado para la discusión en el salón de clase o en grupo, no pretende ser exhaustivo.

109

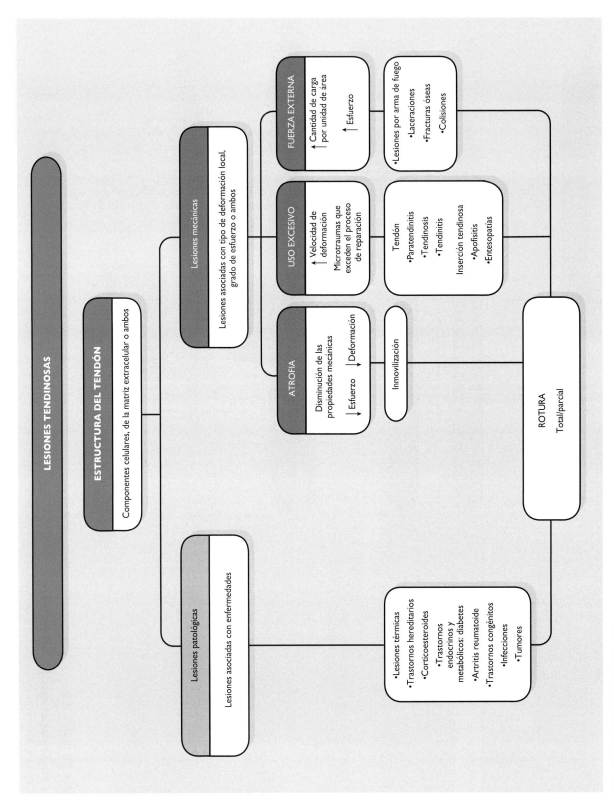

DIAGRAMA DE FLUJO 4-3

Lesiones tendinosas. Ejemplos clínicos.*

*Este diagrama de flujo está diseñado para la discusión en el salón de clase o en grupo, no pretende ser exhaustivo.

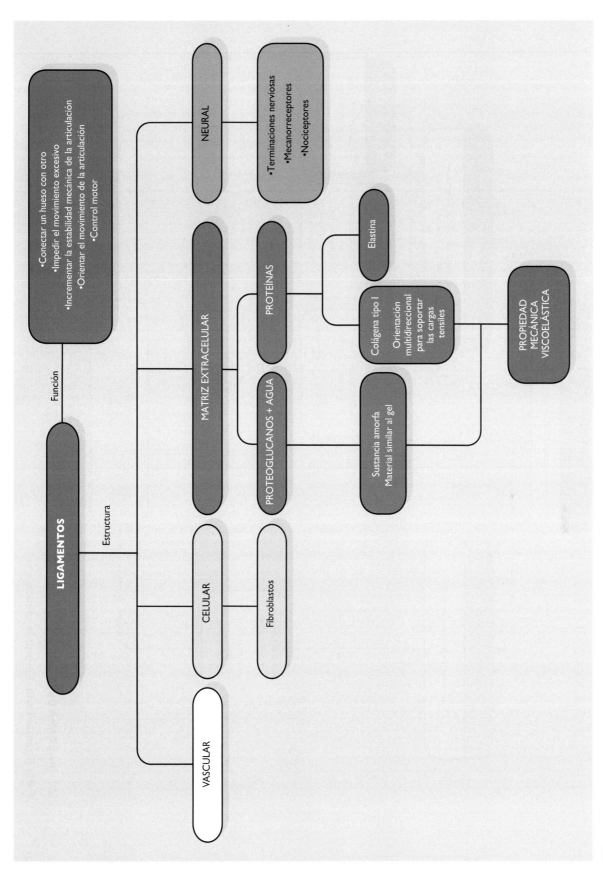

DIAGRAMA DE FLUJO 4-4

Estructura y propiedades mecánicas del ligamento.*

*Este diagrama de flujo está diseñado para la discusión en el salón de clase o en grupo, no pretende ser exhaustivo.

111

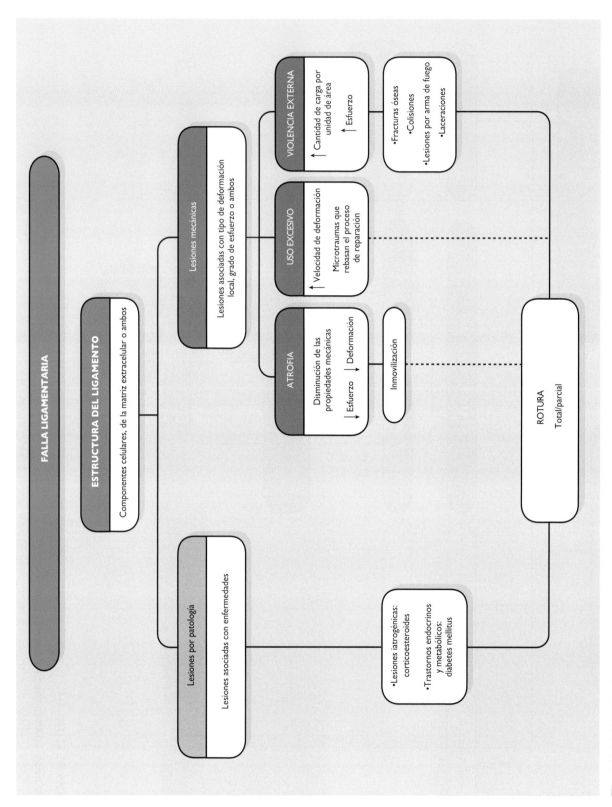

FALLA LIGAMENTARIA

ESTRUCTURA DEL LIGAMENTO
Componentes celulares, de la matriz extracelular o ambos

Lesiones mecánicas
Lesiones asociadas con tipo de deformación local, grado de esfuerzo o ambos

Lesiones por patología
Lesiones asociadas con enfermedades

VIOLENCIA EXTERNA
Cantidad de carga por unidad de área
↑ Esfuerzo

•Fracturas óseas
•Colisiones
•Lesiones por arma de fuego
•Laceraciones

USO EXCESIVO
↑ Velocidad de deformación
Microtraumas que rebasan el proceso de reparación

ATROFIA
Disminución de las propiedades mecánicas
↓ Esfuerzo | Deformación
Inmovilización

•Lesiones iatrogénicas: corticoesteroides
•Trastornos endocrinos y metabólicos: diabetes mellitus

ROTURA
Total/parcial

■ **DIAGRAMA DE FLUJO 4-5**

Falla ligamentaria. Ejemplos clínicos.*

*Este diagrama de flujo está diseñado para la discusión en el salón de clase o en grupo, no pretende ser exhaustivo.

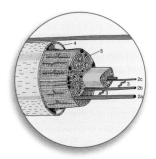

CAPÍTULO 5

Biomecánica de los nervios periféricos y las raíces nerviosas espinales

Björn Rydevik, Göran Lundborg y Robert R. Myers

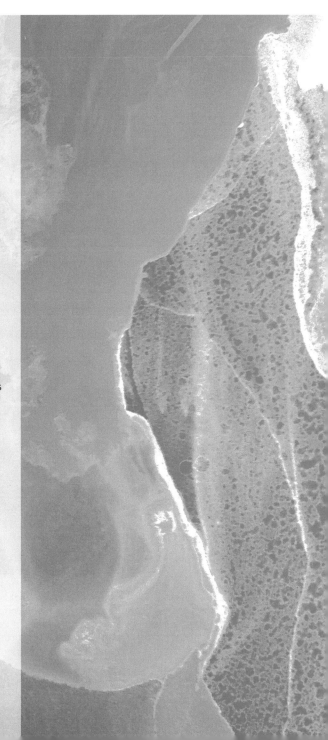

Introducción

El sistema nervioso funge como centro de control del organismo y red de comunicaciones. Como tal, desempeña tres papeles amplios: detecta los cambios en el organismo y en el ambiente externo, interpreta esos cambios, y responde a esta interpretación al iniciar acciones a manera de contracción muscular o secreción glandular.

Con fines descriptivos, es posible dividir el sistema nervioso en dos partes: el sistema nervioso central, integrado por el encéfalo y la médula espinal, y el sistema nervioso periférico, constituido por los distintos procesos nerviosos que se extienden a partir del encéfalo y la médula espinal. Estos procesos nerviosos periféricos llevan información al sistema nervioso central a partir de los receptores sensoriales en la piel, las articulaciones, los músculos, los tendones, las vísceras y los órganos de los sentidos, y conducen impulsos desde aquel hasta sus efectores (músculos y glándulas). El sistema nervioso periférico incluye 12 pares de nervios craneales y sus ramas, así como 31 pares de nervios espinales y sus ramas (fig. 5-1A). Estas ramas se denominan nervios periféricos.

Cada nervio espinal se conecta con la médula espinal por medio de una raíz posterior (dorsal) y una raíz anterior (ventral),

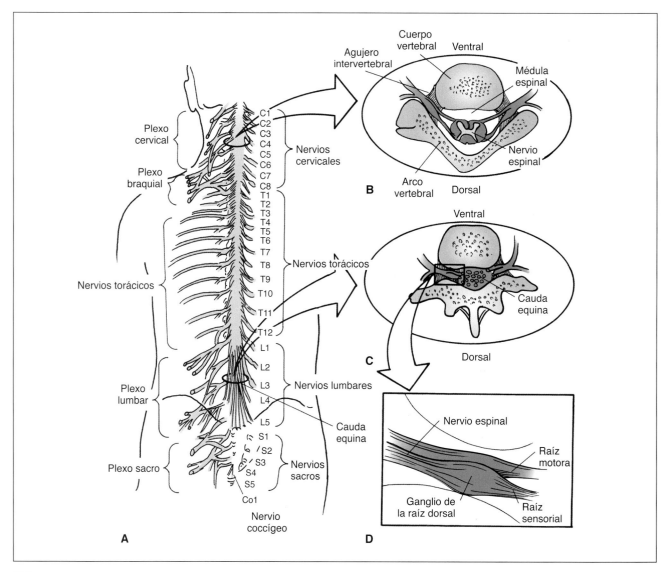

FIGURA 5-1 **A.** Dibujo esquemático de la médula espinal y los nervios espinales (vista posterior). Los nervios espinales emergen a partir del conducto vertebral por los agujeros intervertebrales. Existen ocho pares de nervios cervicales, 12 pares de nervios torácicos, cinco pares de nervios lumbares, cinco pares de nervios sacros y un par de nervios coccígeos. Excepto en la región entre la segunda y la onceava vértebras torácicas (T2-T11), los nervios forman redes complejas denominadas plexos tras salir de los agujeros intervertebrales. Solo se representa a la rama principal de cada nervio, la rama ventral. **B.** Corte transversal de la columna cervical que muestra la médula espinal en el conducto vertebral y las raíces nerviosas que salen por los agujeros intervertebrales. **C.** Corte transversal de la columna lumbar que muestra las raíces nerviosas de la cauda equina en el conducto vertebral. **D.** Cada complejo radicular que sale está integrado en el agujero intervertebral por una raíz motora, una raíz sensorial y un ganglio de la raíz dorsal.

que se unen para formar el nervio espinal en el agujero inter-vertebral (fig. 5-1B a D). Las raíces posteriores contienen fibras de neuronas sensoriales (que conducen la información sensorial a partir de los receptores en la piel, los músculos, los tendones y las articulaciones hacia el sistema nervioso central) y las raí-ces anteriores contienen sobre todo fibras de neuronas motoras (que conducen impulsos desde el sistema nervioso central hasta blancos distales, como las fibras musculares).

Poco después de que los nervios espinales salen del agujero intervertebral se dividen en dos ramas principales: las ramas dorsales, que inervan a los músculos y la piel de la cabeza, el cue-llo y la espalda, y las ramas ventrales, por lo general más grandes y de mayor importancia, que inervan las partes ventrales y late-rales de estas estructuras y también las extremidades superiores e inferiores. Excepto en la región torácica, las ramas ventrales no se dirigen en forma directa a las estructuras que inervan, sino primero forman redes entrelazadas, o plexos, con nervios adya-centes (fig. 5-1A).

Este capítulo se concentra tanto en los nervios periféricos como en las raíces nerviosas espinales, que no solo contienen fibras nerviosas sino también elementos de tejido conectivo y estructuras vasculares que las rodean. Los nervios poseen algu-nas propiedades anatómicas que pueden servir para protegerlos del daño mecánico, por ejemplo, el estiramiento (tensión) y la compresión. En este capítulo se revisa la microanatomía básica de los nervios periféricos y las raíces nerviosas espinales, con referencia particular a estos mecanismos protectores integra-dos. También se describe en cierto detalle el comportamiento mecánico de los nervios periféricos que se sujetan a la tensión y la compresión.

Anatomía y fisiología de los nervios periféricos

Los nervios periféricos son estructuras complejas compuestas integradas por fibras nerviosas, tejido conectivo y vasos sanguí-neos. Puesto que los tres elementos tisulares que constituyen los nervios reaccionan al traumatismo de diferentes modos y cada uno puede desempeñar papeles distintos en el deterioro funcional de la fibra nerviosa tras la lesión, cada componente se describe por separado.

LAS FIBRAS NERVIOSAS: ESTRUCTURA Y FUNCIÓN

El concepto de fibra nerviosa hace referencia al proceso elon-gado (axón) que se extiende desde el cuerpo, junto con su capa de mielina y células de Schwann (figs. 5-2 y 5-3). Las fibras ner-viosas de las neuronas sensoriales conducen impulsos desde la piel, los músculos, el esqueleto y las articulaciones, hasta el sistema nervioso central. Las fibras nerviosas de las neuronas motoras transmiten impulsos desde el sistema nervioso cen-tral hasta los músculos esqueléticos, e inducen la contracción muscular (en el capítulo 6 se presenta una descripción deta-llada de la mecánica de la contracción muscular).

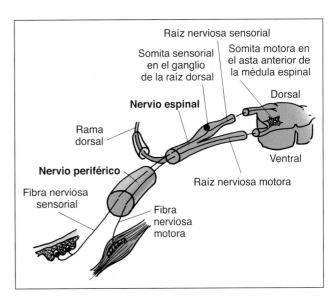

FIGURA 5-2 Representación esquemática de la disposición de un nervio espinal típico al tiempo que se forma a partir de sus raíces nerviosas dorsal y ventral. El nervio periférico inicia una vez que se separa la rama dorsal (con fines de simplificación, el nervio no se muestra entrando a un plexo). Los nervios espinales y la mayor parte de los nervios periféricos son de tipo mixto: contienen tanto fibras nerviosas sensoriales (aferentes) como motoras (eferentes). El cuerpo celular y sus fibras nerviosas forman la neurona. Las somitas de las neuronas motoras se localizan en el asta anterior de la médula espinal, y aquellas de las neuronas sensoriales se encuentran en los ganglios de la raíz dorsal. En esta imagen se muestra una fibra nerviosa motora que inerva al músculo, y se representa una fibra nerviosa sensorial que inerva la piel. Adaptada con autorización de Rydevik, B., Brown, M. D., Lundborg, G. (1984). Pathoanatomy and pathophysiology of nerve root compression. *Spine, 9,* 7.

Las fibras nerviosas no solo transmiten impulsos, tam-bién sirven como una conexión anatómica entre el cuerpo de la célula nerviosa y sus órganos terminales. Esta conexión se mantiene gracias a los sistemas de transporte axónicos, por

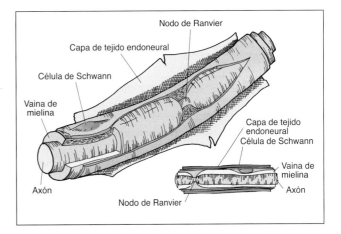

FIGURA 5-3 Dibujos esquemáticos de las características estructurales de la fibra nerviosa mielinizada. Adaptada de Sunderland, S. (1978). *Nerves and Nerve Injuries* (2nd ed.). Edinburgh, Scotland: Churchill Livingstone.

medio de los cuales varias sustancias que se sintetizan en la somita (p. ej., proteínas) se transportan hasta la periferia, y en dirección opuesta. El transporte axónico ocurre a velocidades que varían desde alrededor de 1 hasta 400 mm por día.

La mayor parte de los axones del sistema nervioso periférico está circundada por cubiertas multicapa segmentadas conocidas como vainas de mielina (fig. 5-3). Se dice que las fibras con esta cubierta son mielínicas, en tanto las que carecen de ella (en particular las fibras sensoriales de pequeño calibre que conducen impulsos de dolor a partir de la piel) son amielínicas. La vaina de mielina de los axones de los nervios periféricos es producida por células aplanadas denominadas células de Schwann, que se disponen a lo largo del axón (fig. 5-3). Se forma una vaina al tiempo que la célula de Schwann rodea al axón y gira en torno al mismo muchas veces, desplazando su citoplasma y su núcleo hacia la capa externa. Existen espacios carentes de mielina llamados nodos de Ranvier, que se ubican entre los segmentos de la vaina de mielina, a una distancia aproximada de 1 a 2 mm.

La vaina de mielina acelera la velocidad de conducción de los impulsos nerviosos, y aísla y mantiene al axón. Los impulsos se propagan a lo largo de las fibras nerviosas amielínicas de manera lenta y continua, en tanto en las fibras nerviosas mielinizadas los impulsos "brincan" a una velocidad más alta de un nodo de Ranvier al siguiente, en un proceso denominado conducción saltatoria. La velocidad de conducción en un nervio mielinizado guarda proporción directa con el diámetro de la fibra, que suele variar entre 2 y 20 mm. Las fibras motoras que inervan al músculo esquelético tienen un gran diámetro, al igual que las fibras sensoriales que reenvían impulsos asociados con el tacto, la presión, el calor, el frío y la sensación cinestésica, como la tensión del músculo esquelético y la posición articular. Las fibras sensoriales que conducen impulsos para el dolor sordo y difuso (en contraste con el dolor agudo inmediato) tienen el diámetro más escaso. Las fibras nerviosas están muy unidas dentro de los fascículos, que se disponen luego en haces que constituyen el nervio en sí. Los fascículos son las subunidades funcionales del nervio.

TEJIDO CONECTIVO INTERNO DE LOS NERVIOS PERIFÉRICOS

Capas sucesivas de tejido conectivo circundan a las fibras nerviosas —denominadas endoneuro, perineuro y epineuro— y protegen la integridad de las fibras (fig. 5-4). La función protectora de estas capas de tejido conectivo es esencial, toda vez que las fibras nerviosas son en extremo susceptibles al estiramiento y la compresión.

La capa más externa, el epineuro, se ubica entre los fascículos y en la superficie del nervio. Se trata de una capa de tejido conectivo más bien laxa que sirve como acojinamiento cuando el nervio se mueve, protegiendo a los fascículos del traumatismo externo y manteniendo el sistema de provisión de oxígeno por medio de los vasos sanguíneos epineurales. La cantidad de tejido conectivo epineural varía entre nervios y en distintos niveles de un mismo nervio. En los sitios en que los

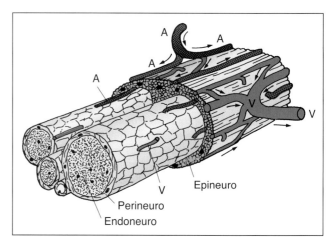

FIGURA 5-4 Dibujo esquemático de un segmento de nervio periférico. Fibras nerviosas independientes se localizan por dentro del endoneuro. Tienen una disposición compacta en fascículos, cada uno de los cuales está circundado por una vaina resistente, el perineuro. Un haz de fascículos queda incluido en un tejido conectivo laxo, el epineuro. Existen vasos sanguíneos en todas las capas del nervio. A, arteriolas (*gris*); V, vénulas (*verde*). Las *flechas* indican la dirección del flujo sanguíneo. Adaptada con autorización de Rydevik, B. (1979). Compression injury of peripheral nerve. Experimental studies on microcirculation, oedema formation, axonal transport, fibre structure and function in nerves subjected to acute, graded compression. Tesis, University of Gothenburg, Suiza.

nervios se localizan cerca del hueso o pasan sobre articulaciones, es frecuente que el epineuro sea más abundante, ya que la necesidad de protección puede ser mayor en estas ubicaciones. Las raíces nerviosas espinales carecen tanto de epineuro como de perineuro, y las fibras en la raíz nerviosa pueden ser así más susceptibles al traumatismo (Rydevik y cols., 1984).

El perineuro es una vaina laminar que rodea a cada fascículo. Esta vaina tiene gran resistencia mecánica, al igual que una barrera bioquímica específica. Su resistencia se demuestra a partir del hecho de que los fascículos pueden inundarse con líquido hasta una presión aproximada de 1 000 mm Hg antes de que el perineuro se rompa.

La función de barrera del perineuro genera un aislamiento químico de las fibras nerviosas respecto de su entorno, de modo que conserva el ambiente iónico al interior de los fascículos, un medio interno especial. El endoneuro, el tejido conectivo ubicado dentro de los fascículos, está integrado de manera primordial por fibroblastos y colágena.

La presión tisular intersticial en los fascículos, la presión del líquido endoneural, por lo regular es un poco alta ($+1.5 \pm 0.7$ mm Hg [Myers & Powell, 1981]) en comparación con la propia de los tejidos circundantes, como el tejido subcutáneo (-4.7 ± 0.8 mm Hg) y el tejido muscular (-2 ± 2 mm Hg). La presión elevada del líquido endoneural se evidencia a partir del fenómeno de herniación de las fibras nerviosas tras la incisión del perineuro. La presión del líquido endoneural puede aumentar aún más como consecuencia del traumatismo al nervio, con edema subsecuente. Un incremento tal de la presión puede afectar la microcirculación y la función del nervio.

EL SISTEMA MICROVASCULAR DE LOS NERVIOS PERIFÉRICOS

El nervio periférico es una estructura muy vascularizada que contiene redes de vasos en el epineuro, el perineuro y el endoneuro. Puesto que tanto la propagación de los impulsos como el transporte axónico dependen de la provisión local de oxígeno, es natural que el sistema microvascular tenga una gran capacidad de reserva.

La irrigación del nervio periférico como un todo deriva de vasos sanguíneos de gran calibre que tienen un acercamiento segmentario al nervio a lo largo de su trayecto. Cuando estos vasos nutricios locales alcanzan al nervio, se dividen en ramas ascendentes y descendentes. Estos vasos sanguíneos discurren en sentido longitudinal y a menudo se anastomosan con los vasos en el perineuro y el endoneuro. Al interior del epineuro, arteriolas y vénulas de gran calibre, de 50 a 100 μm de diámetro, constituyen un sistema vascular longitudinal (fig. 5-4).

Al interior de cada fascículo se ubica un plexo capilar de orientación longitudinal con formaciones en asa en distintos niveles. El sistema capilar se nutre por arteriolas de 25 a 150 μm de diámetro que penetran la membrana perineural. Estos vasos se distribuyen en sentido oblicuo por el perineuro y se piensa que por esta particularidad estructural se obliteran con facilidad, como válvulas, si la presión tisular dentro del fascículo aumenta (Lundborg, 1975; Myers y cols, 1986). El análisis de ingeniería estructural de estos vasos sanguíneos transperineurales anastomóticos sugiere que elevaciones moderadas de la presión endoneural los compriman y reduzcan el flujo sanguíneo al nervio. Este denominado mecanismo de válvula patológico es un mecanismo biomecánico de la isquemia nerviosa, y se ha verificado por medio de análisis de cortes histológicos seriados en un estado endoneural edematoso moderado inducido mediante la aplicación de una solución anestésica local de clorhidrato de 2-cloroprocaína al 3% (Myers y cols., 1986). Este fenómeno pudiera explicar la razón por la que incluso un incremento limitado de la presión del líquido endoneural se asocia con una disminución del flujo sanguíneo intrafascicular.

El sistema de seguridad integrado de las anastomosis longitudinales provee un margen de seguridad amplio si los vasos segmentarios regionales se seccionan. En un modelo experimental animal *in vivo* es en extremo difícil inducir una isquemia total en un nervio por medio de procedimientos quirúrgicos locales. Por ejemplo, si todo el complejo nervioso ciático-tibial de un conejo (15 cm de largo) se separa con técnica quirúrgica de sus estructuras circundantes y se cortan los vasos nutricios regionales, no existe reducción detectable del flujo sanguíneo intrafascicular según con lo analizado mediante técnicas microscópicas intravitales. Incluso si un nervio movilizado así se corta en la región distal o proximal, los sistemas vasculares intraneurales longitudinales pueden mantener la microcirculación a hasta 7 u 8 cm del extremo seccionado, por

lo menos. Si se secciona un nervio no liberado, persiste una microcirculación perfecta incluso en la punta misma del nervio; este fenómeno demuestra la suficiencia de las colaterales vasculares intraneurales. Sin embargo, otros estudios en ratas indican que la denudación de la circulación epineural en los haces nerviosos produce desmielinización de las fibras nerviosas subperineurales.

Anatomía y fisiología de las raíces nerviosas espinales

En las fases tempranas del desarrollo embrionario, la médula espinal tiene la misma longitud que la columna vertebral. Sin embargo, en el individuo adulto, la médula espinal termina en el cono medular, cerca del nivel de la primera vértebra lumbar. Una raíz nerviosa que sale del conducto espinal por el agujero intervertebral en la columna lumbar o sacra tiene así que llegar desde el punto en que deja la médula espinal, que corres-

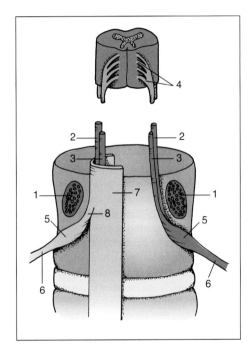

FIGURA 5-5 Estructuras nerviosas intraespinales vistas por su cara dorsal. Los arcos vertebrales se retiran mediante el corte de los pedículos (*1*). Una raíz nerviosa ventral (*2*) y una dorsal (*3*) salen de la médula espinal como raicillas de pequeño calibre (*4*). Antes de salir del conducto vertebral, la raíz dorsal forma un abultamiento denominado ganglio de la raíz dorsal (*5*), el cual contiene las somitas sensoriales, y luego constituye el nervio espinal (*6*) junto con la raíz nerviosa ventral. Las raíces nerviosas están cubiertas por un saco de duramadre central (*7*) o por extensiones de este saco, denominadas vainas de las raíces nerviosas (*8*). De Olmarker, K. (1991). Spinal nerve root compression. Nutrition and function of the porcine cauda equina compressed in vivo. *Acta Orthop Scand Suppl, 242*, 1-27. Reimpresa con autorización de Taylor & Francis Ltd, https://www.tandfonline.com.

ponde a la región inferior de la columna torácica, hasta su sitio de salida en la columna vertebral (fig. 5-5). Puesto que no hay médula espinal por debajo de la primera vértebra lumbar, el contenido nervioso del conducto vertebral está integrado solo por las raíces nerviosas lumbosacras. Se sugiere que este haz de raíces nerviosas en la región lumbar y sacra del conducto espinal se asemeja a la cola de un caballo, por lo que a menudo se le denomina cauda equina, es decir cola de caballo.

Se identifican dos tipos distintos de raíces nerviosas en la columna lumbosacra: las raíces ventrales motoras y las raíces dorsales sensoriales. Los cuerpos de los axones motores se ubican en las astas anteriores de la sustancia gris de la médula espinal, y puesto que estas raíces nerviosas salen por el aspecto ventral de la médula espinal, también se les denomina raíces ventrales. El otro tipo raíz nerviosa es la sensorial o dorsal. Como su nombre lo sugiere, esta raíces nerviosas incluyen sobre todo axones sensoriales (es decir, aferentes) y llegan a la región dorsal de la médula espinal. Los cuerpos celulares de los axones sensoriales se ubican en un abultamiento en la región más caudal de la raíz nerviosa dorsal respectiva, que se denomina ganglio de la raíz dorsal. Los ganglios de la raíz dorsal se ubican en o cerca del agujero intervertebral. A diferencia de las raíces nerviosas, los ganglios de la raíz dorsal no están rodeados por líquido cefalorraquídeo y meninges. En vez de esto, están cubiertos por una vaina con varias capas de tejido conectivo, similar al perineuro del nervio periférico, y una capa de tejido conectivo laxo denominada epineuro.

Cuando la raíz nerviosa se aproxima al agujero intervertebral, la vaina radicular rodea al tejido nervioso de manera cada vez más ajustada. El espacio subaracnoideo y la cantidad de líquido cefalorraquídeo que circunda a cada par de raíces nerviosas se reduce así de manera gradual en la dirección caudal. La lesión por compresión de una raíz nerviosa puede inducir un incremento de la permeabilidad de los capilares endoneurales, lo que da origen a la formación de edema (Olmarker y cols., 1989b; Rydevik & Lundborg, 1977). Esto puede desencadenar un incremento del líquido intraneural y una disfunción subsecuente del transporte nutricio hacia el nervio (Myers, 1998; Myers & Powell, 1981). Un mecanismo de este tipo puede ser en particular importante en sitios en que las raíces nerviosas tienen una cubierta de tejido conectivo estrecha. De este modo, existe un riesgo más intenso de un "síndrome de atrapamiento" de la raíces nerviosas en el agujero intervertebral que en una región más central, en la cauda equina (Rydevik y cols., 1984). El ganglio de la raíz dorsal, con su contenido de somitas sensoriales, con una cubierta de meninges ajustada, puede ser en particular susceptible a la formación de edema.

ANATOMÍA MICROSCÓPICA DE LAS RAÍCES NERVIOSAS ESPINALES

Desde la perspectiva microscópica, las raíces nerviosas tienen dos regiones distintas. Más cerca a la médula espinal se encuentra un segmento central de glía integrado por células gliales, que guarda similitud con la organización microscópica de las estructuras del sistema nervioso central en la médula espinal o en el cerebro. Este segmento glial se transforma en un segmento no glial en una unión con forma de domo algunos milímetros más allá de la médula espinal. Este segmento no glial está organizado del mismo modo que el endoneuro de los nervios periféricos, es decir, con células del Schwann en vez de células gliales. Sin embargo, se identifican algunos pequeños islotes de células gliales, de forma contraria el endoneuro está organizado periféricamente.

CUBIERTAS MEMBRANOSAS DE LAS RAÍCES NERVIOSAS ESPINALES

Los axones en el endoneuro están separados del líquido cefalorraquídeo por una capa delgada de tejido conectivo denominada vaina radicular. Esta es el análogo estructural a la piamadre que cubre a la médula espinal. Suelen existir entre dos y cinco capas celulares en la vaina radicular, pero se han identificado hasta 12. Las células de la porción proximal de las capas externas de la vaina radicular son similares a las células de la piamadre de la médula espinal, y las células en la región distal se asemejan más a las células aracnoideas de la duramadre espinal. Las capas internas de la vaina radicular están integradas por células que guardan similitud con las del perineuro de los nervios periféricos. Una membrana basal discontinua rodea a estas células por separado. Las capas internas de la vaina radicular constituyen una barrera para la difusión entre el endoneuro de las raíces nerviosas y el líquido cefalorraquídeo. Esta barrera se considera más bien débil y puede impedir solo el paso de macromoléculas.

La duramadre espinal contiene a las raíces nerviosas y al líquido cefalorraquídeo. Cuando las dos capas de la duramadre craneal ingresan al conducto vertebral, la capa externa se fusiona con el periostio de la cara de las láminas de las vértebras cervicales que se orienta hacia el conducto vertebral. Las capas internas se unen a la aracnoides y se convierten en la duramadre espinal. En contraste con la vaina radicular, la duramadre espinal es una barrera efectiva para la difusión. Las propiedades de barrera dependen de una vaina de tejido conectivo ubicado entre la duramadre y la aracnoides, denominada neurotelio. De manera similar a la capa interna de la vaina radicular, este neurotelio se asemeja al perineuro de los nervios periféricos. Se sugiere que estas dos capas forman de hecho el perineuro cuando la raíz nerviosa se transforma en un nervio periférico al salir de la columna vertebral.

EL SISTEMA MICROVASCULAR DE LAS RAÍCES NERVIOSAS ESPINALES

La información en torno a la anatomía vascular de las raíces nerviosas deriva en especial de estudios sobre la vascularización de la médula espinal. Por ello, la nomenclatura de los distintos vasos ha sido un tanto confusa. En los párrafos siguientes se presenta un resumen del conocimiento existente en cuanto a la vascularidad de las raíces nerviosas.

Al aproximarse al agujero intervertebral, las arterias segmentarias suelen dividirse en tres ramas: (1) una rama anterior que irriga la pared abdominal posterior y el plexo lumbar, (2) una rama posterior que irriga a los músculos paraespinales y a las articulaciones facetarias, y (3) una rama intermedia que irriga al contenido del conducto vertebral. Una rama de la rama intermedia se une a la raíz nerviosa en el nivel del ganglio de la raíz dorsal. Suelen formarse tres ramas a partir de ese vaso: una que se dirige a la raíz ventral, otra a la raíz dorsal y una más a la corona vascular de la médula espinal.

Las ramas para la corona vascular de la médula espinal, denominadas arterias medulares, son inconstantes. En adultos, solo se conservan entre siete y ocho de las 128 existentes en el periodo de vida embrionaria y cada una irriga más de un segmento de la médula espinal. La arteria medular principal en la región torácica de la médula espinal fue descubierta por Adamkiewicz en 1881, y aún lleva su nombre. Las arterias medulares se distribuyen en paralelo a las raíces nerviosas (fig. 5-6). En el humano no existen conexiones entre estos vasos y la red vascular de las raíces nerviosas. Puesto que las arterias nutricias

medulares solo irrigan de manera ocasional a las raíces nerviosas, se les ha denominado sistema vascular extrínseco de la cauda equina.

La vascularidad de las raíces nerviosas se forma a partir de las ramas de la rama intermedia de la arteria segmentaria en la región distal, y las ramas de los vasos de la corona vascular de la médula espinal en la región proximal. Contrario a lo que ocurre con las arterias medulares, esta red vascular se ha denominado sistema vascular intrínseco de la cauda equina. La rama distal que se dirige a la raíz dorsal forma primero el plexo ganglionar al interior del ganglio de la raíz dorsal. Los vasos discurren por dentro de las capas externas de la vaina radicular, que se denomina tejido epipial. Puesto que existen vasos que provienen de zonas distales y proximales, las raíces nerviosas reciben irrigación de dos sistemas vasculares independientes, los cuales se anastomosan a una distancia aproximada de dos terceras partes de la longitud de la raíz nerviosa a partir de la médula espinal. Este punto tiene una red vascular menos desarrollada y se ha sugerido que puede ser un sitio en particular vulnerable de las raíces nerviosas.

Las arterias del sistema intrínseco envían ramas hacia las regiones más profundas del tejido nervioso, con una configuración en T. Para compensar la elongación de las raíces nerviosas, las arterias se enrollan en sentido longitudinal y forman también ramas muy inclinadas que discurren entre los distintos fascículos (fig. 5-6). A diferencia de los nervios periféricos, en las raíces nerviosas las vénulas no se distribuyen unidas a las arterias, sino suelen seguir un curso espiralado en las porciones más profundas del nervio.

Los capilares endoneurales de los nervios periféricos cuentan con una barrera denominada hematoneural, que es similar a la barrera hematoencefálica en el sistema nervioso central (Lundborg, 1975; Rydevik & Lundborg, 1977). Se ha cuestionado la presencia de una barrera correspondiente en las raíces nerviosas. De existir una barrera hematoneural en las raíces nerviosas, no parece estar tan desarrollada en el nervio periférico como en los capilares endoneurales, lo que implica que puede formarse un edema con mayor facilidad en las raíces nerviosas que en los nervios periféricos (Rydevik y cols., 1984).

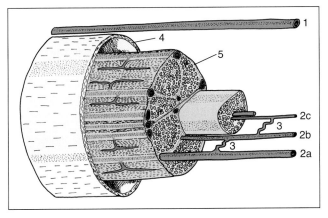

FIGURA 5-6   Representación esquemática de algunas características anatómicas de las arterias intrínsecas de las raíces nerviosas espinales. Las arteriolas en la cauda equina pueden corresponder ya sea al sistema vascular extrínseco (*1*) o al intrínseco (*2*). A partir de las arteriolas intrínsecas superficiales se forman ramas que continúan en ángulo casi recto entre los fascículos. Estos vasos a menudo siguen un curso espiralado, para formar así "resortes" vasculares (*3*). Al alcanzar un fascículo específico se ramifican en T, y una de sus ramas se distribuye en dirección craneal y otra caudal, para formar las arteriolas interfasciculares (*2b*). A partir de estas arteriolas interfasciculares se desprenden ramas pequeñas que ingresan a los fascículos, donde nutren a las redes capilares endoneurales (*2c*). Las arteriolas del sistema vascular extrínseco discurren por fuera de la duramadre espinal (*4*) y carecen de conexiones con el sistema intrínseco mediante ramas vasculares locales. Las arteriolas intrínsecas superficiales (*2a*) se localizan en la vaina radicular (*5*). De Olmarker, K. (1991). Spinal nerve root compression. Nutrition and function of the porcine cauda equina compressed in vivo. *Acta Orthop Scand Suppl, 242*, 1-27. Reimpresa con autorización de Taylor & Francis Ltd, https://www.tandfonline.com.

Comportamiento biomecánico de los nervios periféricos

El traumatismo externo en las extremidades y el atrapamiento nervioso pueden producir deformación mecánica de los nervios periféricos, lo que determina el deterioro de la función nerviosa. Si el traumatismo mecánico excede cierta intensidad, los mecanismos protectores integrados del nervio pudieran ser insuficientes, lo que traería consigo cambios en la estructura y la función del nervio. Modalidades frecuentes de lesión nerviosa son el estiramiento y la compresión, que pueden ser infligidos, respectivamente, por una extensión rápida y la trituración.

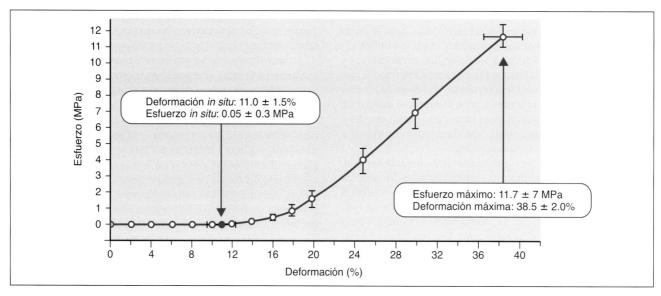

FIGURA 5-7 Comportamiento esfuerzo-deformación de un nervio tibial de conejo. El nervio muestra una rigidez baja en la región basal de alrededor de 15% y comienza a retener una tensión significativa al tiempo que la deformación supera 20%. De Rydevik, B. L., Kwan, M. K., Myers, R. R., *et al.* (1990). An in vitro mechanical and histologic study of acute stretching on rabbit tibial nerve. *J Orthop Res, 8,* 694-701. Copyright © 1990 Orthopaedic Research Society. Reimpresa con autorización de John Wiley & Sons, Inc.

LESIONES POR ESTIRAMIENTO (TENSILES) DE LOS NERVIOS PERIFÉRICOS

Los nervios son estructuras fuertes con una resistencia tensil considerable. La carga máxima que los nervios mediano y cubital pueden soportar se ubica en el intervalo de 70 a 220 newtons (N) y 60 a 150 N, respectivamente. Estas cifras son solo de interés académico debido a que la tensión produce un daño tisular intraneural grave mucho antes de que el nervio se rompa.

Una discusión sobre la elasticidad y las propiedades biomecánicas de los nervios se complica por el hecho de que estos últimos no son materiales isotrópicos homogéneos; por el contrario, son estructuras compuestas y cada componente tisular tiene sus propias propiedades biomecánicas. Los tejidos conectivos del epineuro y el perineuro son ante todo estructuras longitudinales.

Cuando se aplica tensión a un nervio, la elongación inicial de la estructura bajo una carga muy baja va seguida de un intervalo en que el esfuerzo y la elongación muestran una relación lineal característica de un material elástico (fig. 5-7). Al tiempo que se aproximan al límite de la región lineal, las fibras nerviosas comienzan a romperse dentro de los tubos endoneurales y del perineuro conservado. Las vainas perineurales se rompen cuando alcanzan una elongación aproximada de 25 a 30% (deformación máxima) respecto a su longitud *in vivo* (Rydevik y cols., 1990). Al rebasarse este punto, existe una pérdida de las propiedades elásticas y el nervio se comporta más como un material plástico (es decir, su respuesta a la liberación de las cargas es una recuperación incompleta).

Si bien hay variaciones en cuanto a resistencia tensil de los distintos nervios, la elongación máxima en el límite elástico se aproxima a 20%, y parece ocurrir una falla estructural completa con una elongación máxima de entre 25 y 30%. Estos valores son para los nervios normales; la lesión a un nervio puede inducir cambios en sus propiedades mecánicas, de manera específica rigidez y disminución de la elasticidad.

Las lesiones por estiramiento, o tensiles, de los nervios periféricos suelen asociarse con accidentes graves, como cuando se aplica una tensión de alta energía al plexo braquial que induce una lesión durante el parto, como consecuencia de una colisión automovilística a alta velocidad, o tras una caída desde cierta altura. Estas lesiones del plexo pueden inducir una pérdida funcional parcial o completa de algunos o todos los nervios de la extremidad superior, y los defectos funcionales que resultan representan una discapacidad considerable desde la perspectiva de la pérdida sensorial y motora. La evolución depende de los componentes tisulares nerviosos que sufren daño y también de la extensión de la lesión tisular. Resulta de importancia clínica la observación de que puede existir un daño estructural considerable (lesiones de la vaina perineural) inducido por el estiramiento sin que exista lesión visible en la superficie del nervio (caso de estudio 5-1).

Las lesiones de alta energía del plexo representan un tipo extremo de lesión por estiramiento producida por un traumatismo violento súbito. Una situación de estiramiento distinta de interés clínico considerable es la sutura bajo tensión moderada de dos extremos de un nervio seccionado. Esta situación se observa cuando hay una pérdida sustancial de continuidad de un tronco nervioso, y para su reparación debe aplicarse tensión para reunir los extremos del nervio. La tensión moderada gradual que se aplica al nervio en estos casos puede distender y angular vasos nutricios locales. También puede ser suficiente para reducir el área transversal del fascículo y comprometer el flujo capilar nutricio intraneural (fig. 5-8).

Al tiempo que el nervio suturado se estira, el perineuro se tensa; como consecuencia, la presión del líquido endoneural aumenta y los capilares intrafasciculares pueden obliterarse. De igual modo, el flujo se compromete en los vasos segmenta-

CASO DE ESTUDIO 5-1

Parálisis del plexo braquial

Durante el proceso de parto, un neonato sufre una lesión por tracción en el plexo braquial izquierdo. Algunos meses después lo presentan con el brazo izquierdo en una posición estática de aducción, rotación interna del hombro, extensión del codo, pronación del antebrazo y flexión de la muñeca. No responde a la estimulación sensorial del hombro y cursa con arreflexia bicipital y braquiorradial. Lesiones por una deformación súbita y un esfuerzo tensil intenso en las raíces nerviosas C5 y C6 afectaron funciones neurales mixtas (motoras y sensoriales), en particular en los músculos responsables del ritmo escapulohumeral (ver cap. 13).

Se diagnostica parálisis de Erb. La elongación súbita ocurrida durante la tracción puede desencadenar daño estructural y disminución del área transversal fascicular, lo que ocasiona compromiso del flujo vascular intraneural y de la transmisión de impulsos.

En caso menos graves puede presentarse recuperación funcional en el transcurso de semanas o meses. En los casos más graves puede ocurrir la resolución durante los primeros 2 o 3 años, pero si la lesión nerviosa estructural es grave, el resultado puede ser una discapacidad funcional considerable a largo plazo. Es posible que se requiera un injerto nervioso si existe compromiso estructural del tronco nervioso.

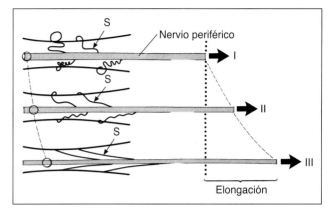

FIGURA 5-8 Representación esquemática de un nervio periférico y su irrigación sanguínea en tres etapas durante el estiramiento. **I.** Los vasos sanguíneos segmentarios (*S*) por lo regular están enrollados para permitir el desplazamiento fisiológico del nervio. **II.** Bajo una elongación creciente gradual estos vasos regionales se estiran y el flujo sanguíneo en ellos se altera. **III.** El área transversal del nervio (que se señala con el *círculo*) se reduce durante el estiramiento y el flujo sanguíneo intraneural se compromete aún más. El flujo sanguíneo suele detenerse del todo en el nervio con una elongación aproximada de 15%. Republicada con autorización de la British Editorial Society of Bone & Joint Surgery, de Lundborg, G., Rydevik, B. (1973). Effects of stretching the tibial nerve of the rabbit: A preliminary study of the intraneural circulation and the barrier function of the perineurium. *J Bone Joint Surg Br, 55B*, 390.

toria circunferencial en torno al tumor que va en expansión gradual. Los cambios funcionales son a menudo mínimos o nulos cuando existe un estiramiento tan gradual.

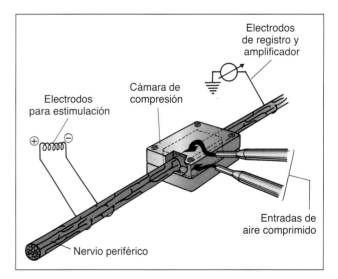

FIGURA 5-9 Dibujo esquemático de una preparación experimental para estudiar el deterioro de la función nerviosa durante la compresión. Adaptada con autorización de la American Society of Mechanical Engineers, de Dahlin, L. B., Danielsen, N., Ehira, T., *et al*. (1986). Mechanical effects of compression of peripheral nerves. *J Biomech Eng, 108*, 120-122. Permiso otorgado por medio del Copyright Clearance Center, Inc.

rios, nutricios y de drenaje, al igual que en los vasos de mayor calibre en el epineuro, y en cierta fase cesa la microcirculación intraneural. Las observaciones intravitales del flujo sanguíneo intraneural en nervios tibiales de conejo (Lundborg & Rydevik, 1973) demostraron que una elongación de 8% inducía compromiso del flujo venular y que una tensión mayor producía una alteración continua del flujo capilar y arteriolar, hasta que con una elongación de 15% la microcirculación intraneural cesaba por completo. En el mismo nervio, una elongación (deformación) de 6% inducía una reducción de la amplitud del potencial de acción nervioso de 70% después de 1 h, con una recuperación hasta valores normales tras una restitución de 1 h. Con una elongación de 12%, la conducción se bloqueaba por completo 1 h después y mostraba una recuperación mínima (Wall y cols., 1992). Estos datos tienen implicaciones clínicas para la reparación nerviosa, y el traumatismo y elongación de extremidades.

Una situación con estiramiento incluso más gradual, aplicada por un periodo prolongado, se observa ante el crecimiento de tumores intraneurales como los schwannomas. En esta situación, las fibras nerviosas son forzadas a seguir una trayec-

LESIONES POR COMPRESIÓN DE LOS NERVIOS PERIFÉRICOS

Se sabe desde hace tiempo que la compresión de un nervio puede inducir síntomas como anestesia, dolor y debilidad muscular. La base biológica de los cambios funcionales ha sido investigada en forma extensa (Rydevik & Lundborg, 1977; Rydevik y cols., 1981). En estas investigaciones (fig. 5-9) se observó que incluso la compresión leve induce cambios estructurales y funcionales, y se hizo evidente la relevancia de factores mecánicos como el nivel de presión y la modalidad de compresión.

Niveles de presión críticos

Observaciones clínicas y experimentales revelaron algunos datos sobre los niveles de presión crítica con los que ocurren los trastornos del flujo sanguíneo intraneural, el transporte axónico y la función nerviosa. Ciertos niveles de presión parecen estar bien definidos respecto de los cambios estructurales y funcionales inducidos en el nervio. La duración de la compresión también influye sobre el desarrollo de estos cambios.

Con una compresión local de 30 mm Hg, pueden presentarse cambios funcionales en el nervio y su viabilidad puede ponerse en riesgo con la compresión prolongada (4 a 6 h) con una presión de la misma intensidad (Lundborg y cols.,1982). Estos cambios parecen derivar de las anomalías del flujo sanguíneo en la región comprimida del nervio (Rydevik y cols., 1981). Se registraron niveles de presión similares (alrededor de 32 mm Hg) cerca del nervio mediano en el túnel del carpo en pacientes con síndrome del túnel del carpo, en tanto en un grupo de sujetos control la presión en esa estructura era de solo 2 mm Hg en promedio. La compresión crónica constante o intermitente con niveles de presión bajos (de alrededor de 30 a 80 mm Hg) puede inducir edema intraneural, capaz de dar origen a una cicatriz fibrótica organizada en el nervio (Rydevik & Lundborg, 1977).

La compresión con alrededor de 30 mm Hg también genera cambios en los sistemas de transporte axónicos y la compresión crónica puede así desencadenar, en la región distal al punto de compresión, una depleción de las proteínas que requieren transporte axónico. Este tipo de bloqueo del transporte axónico inducido por la compresión local (pinzamiento) pudiera hacer que los axones se vuelvan más susceptibles a una compresión adicional distal, el denominado síndrome de doble trituración.

Una presión un poco mayor (80 mm Hg, por ejemplo,) produce el cese completo del flujo sanguíneo intraneural; en el segmento comprimido el nervio desarrolla una isquemia total. Aún así, incluso después de 2 h o más de compresión, el flujo sanguíneo se restablece con rapidez cuando la presión se libera (Rydevik y cols., 1981). Niveles incluso más altos de presión (200 a 400 mm Hg, por ejemplo) aplicados de manera directa a un nervio pueden inducir daño estructural a la fibra nerviosa

y deterioro rápido de la función neural, con una recuperación incompleta incluso tras periodos más breves de compresión. De este modo, la magnitud de la presión aplicada y la gravedad de la lesión por compresión inducida parecen correlacionarse.

Modo de aplicación de la presión

El nivel de presión no es el único factor que influye en la gravedad de la lesión nerviosa que genera la compresión. Evidencia experimental y clínica indica que el modo de aplicación de la presión también tiene gran relevancia. Su importancia la ilustra el hecho de que la compresión directa de un nervio con 400 mm Hg por medio de un manguito inflable pequeño colocado sobre él induce una lesión nerviosa más grave que la compresión indirecta del nervio con 1 000 mm Hg por medio de un torniquete aplicado en la extremidad. Incluso cuando la presión hidrostática que actúa sobre el nervio en la primera situación es inferior a la mitad que en la segunda, la lesión nerviosa es más grave, quizá debido a que la compresión directa produce una deformación más pronunciada del nervio (en particular en sus bordes) que la compresión indirecta, en la cual las capas tisulares entre el dispositivo que aplica la compresión y el nervio tienen un efecto de "almohadilla". También es posible concluir que la lesión nerviosa producida por compresión no guarda relación directa con la presión hidrostática elevada en el centro del segmento nervioso comprimido, sino depende en mayor medida de la deformación mecánica específica inducida por la presión aplicada.

Aspectos mecánicos de la compresión nerviosa

El análisis con microscopio electrónico de la deformación de las fibras nerviosas en el nervio peroneo de la extremidad posterior del macaco inducida por compresión con torniquete reveló el denominado efecto de borde, es decir, se produjo una lesión específica en las fibras nerviosas de los dos bordes del segmento nervioso comprimido: los nodos de Ranvier se desplazaron hacia las regiones no comprimidas del nervio. Las fibras nerviosas en el centro del segmento comprimido, donde la presión hidrostática alcanzó su máximo, en general no se afectaron en el periodo agudo. Por lo regular, las fibras nerviosas de mayor diámetro se afectaron, pero no las de menor calibre. Este hallazgo confirma los cálculos teóricos que indican que las fibras nerviosas de mayor calibre sufren una deformación relativa mayor que las fibras más delgadas al aplicar una presión específica. Se sabe a partir de la clínica que una lesión por compresión de un nervio afecta primero a las fibras más gruesas (es decir, las que participan en la función motora), en tanto las de menor calibre (es decir, las que median la sensación de dolor) a menudo se conservan. También se ha demostrado que los vasos sanguíneos intraneurales se lesionan en los bordes del segmento comprimido (Rydevik & Lundborg, 1977). Básicamente, las lesiones de las fibras nerviosas y los vasos sanguíneos parecen ser consecuencia del gradiente de presión, que alcanza su máximo justo en los bordes del segmento comprimido.

Al considerar los efectos mecánicos de la compresión nerviosa, debe tenerse en mente que el efecto de una presión determinada depende del modo en que se aplica, su magnitud y su duración. Si bien la presión puede aplicarse con distintas distribuciones espaciales, en el ámbito experimental y en condiciones patológicas suelen identificarse dos tipos básicos de aplicación de presión. Un tipo es la presión uniforme que se aplica en toda la periferia de un segmento longitudinal de un nervio o una extremidad. Este es el tipo de presión radial pura que se genera por medio de un torniquete neumático común. También se ha utilizado un aparato en miniatura para producir una compresión controlada sobre nervios independientes (Dahlin y cols., 1986; Rydevik & Lundborg, 1977; fig. 5-9). Desde el punto de vista clínico, es posible que este tipo de carga sobre el nervio se observe cuando se eleva la presión sobre el mediano en el túnel del carpo y se produce el síndrome característico.

Otro tipo de acción mecánica tiene lugar cuando el nervio se comprime desde uno de sus lados. Se trata del tipo de deformación que se presenta si un nervio o una extremidad se coloca entre dos superficies planas paralelas rígidas que se desplazan entonces una hacia la otra y aplastan el nervio o la extremidad. Este tipo de deformación ocurre si un golpe súbito con un objeto rígido aplasta un nervio contra la superficie de algún hueso subyacente. También puede ocurrir cuando un disco herniado comprime un nervio espinal (caso de estudio 5-2).

Los detalles de la deformación de un nervio pueden ser bastante distintos en estos dos casos de aplicación de carga. En la compresión periférica uniforme, como la que se aplica con un torniquete neumático (fig. 5-10), el área transversal del nervio o la extremidad tiende a conservar su configuración circular pero pierde diámetro en la región que recibe la carga. Debido a que el material de los tejidos de cierta manera no es compresible, esta presión radial obliga a parte del tejido a escapar bajo el torniquete y desplazarse hacia fuera a partir de la línea central, en dirección a los bordes libres. Puede observarse con facilidad que el desplazamiento del tejido es nulo en la línea central y alcanza un máximo en el borde del torniquete. Se piensa que este gran desplazamiento, junto con los esfuerzos de cizallamiento concomitantes, genera el efecto de borde que se observa en experimentos *in vivo*. Esta región soporta tanto el gradiente de presión máximo como el desplazamiento máximo.

La compresión lateral no necesariamente produce un movimiento axial del material, y puede tan solo deformar el área de corte casi circular y hacerla más elíptica, como se muestra en la figura 5-11. En este tipo de compresión resulta claro que el nervio debe extenderse en dirección perpendicular a la compresión (x). Esta extensión se ilustra a partir del desplazamiento del punto G al G' durante la compresión. En el mismo punto del tiempo, A se desplaza a A', lo que indica un acortamiento o compresión, en la dirección de la aplicación de la carga. El grado de compresión puede medirse a partir de la proporción de la

Dolor ciático

Un trabajador de la construcción de 35 años de edad cursa con dolor crónico en la espalda baja, que se irradia por debajo de la rodilla izquierda y se intensifica al levantar objetos y adoptar posiciones prolongadas. Tras una cuidadosa exploración se identifican ciertos signos neurológicos. La elevación de la extremidad inferior en extensión genera dolor y hay afectación de las funciones motoras y sensoriales de L5.

Una resonancia magnética nuclear revela una herniación discal en el nivel L4-L5 con protrusión posterior y compresión lateral de la raíz nerviosa L5 izquierda. La compresión del nervio lo deforma hasta adquirir una configuración más elíptica, lo que aumenta las descargas por deformación y esfuerzo. Los efectos de la presión y la deformación mecánica que deriva de la carga afectan al tejido nervioso, su nutrición y la función de transmisión. La inflamación de la raíz nerviosa, inducida por el núcleo pulposo, puede sensibilizarla de tal modo que su deformación mecánica desencadene dolor ciático.

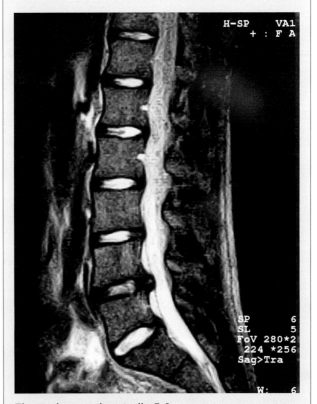

Figura de caso de estudio 5-2 La deformación mecánica de la raíz nerviosa (que se muestra en la imagen) puede inducir dolor ciático.

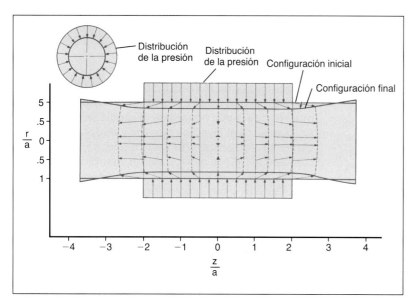

FIGURA 5-10   Campo de desplazamiento teórico bajo un manguito de presión colocado en un modelo de nervio cilíndrico con un radio (*a*). Los desplazamientos en las direcciones radial (*r*) y longitudinal (*z*) se registran con base en las propiedades materiales isotrópicas y la teoría elástica, de tal modo que la deformación es proporcional a la presión. Las *flechas* representan vectores de desplazamiento.

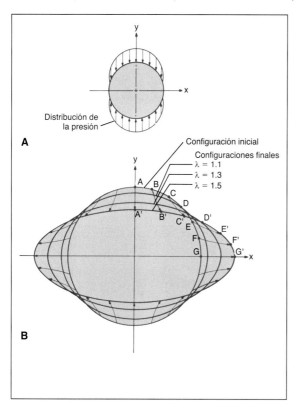

FIGURA 5-11   **A.** Campo de desplazamiento teórico bajo una compresión lateral, como consecuencia de una presión de pinzamiento uniforme. **B.** Se muestran los cortes transversales original y con deformación para una elongación máxima en la dirección x de 10, 30 y 50%. Se muestran los vectores de *A* a *A'*, *B* a *B'* y así, sucesivamente, que indican los trayectos que siguen los puntos *A*, *B*, etc., durante la deformación.

extensión máxima (l), que se define como el diámetro máximo dividido por el diámetro inicial del nervio. En esa figura se muestran las configuraciones teóricas computadas para valores de l de 1.1, 1.3 y 1.5; estos resultados teóricos se basan en la teoría de la elasticidad. Durante la deformación, el punto B se desplaza a B', el C a C', y así sucesivamente.

Se desconocen los efectos de una deformación, como la que se muestra en la figura 5-11, sobre el funcionamiento del axoplasma y la membrana neural. Parece probable que el deterioro inicial de función se asocia con el daño a la membrana. Es posible demostrar que si el área transversal del nervio que se muestra en la figura 5-11 permanece constante durante la deformación, el perímetro debe incrementarse, al pasar de la configuración circular inicial a la elíptica final. Este incremento indica que debe existir un estiramiento de la membrana, lo que tiene probabilidad de afectar su permeabilidad y propiedades eléctricas. Esta deformación es similar a la que sufre un corpúsculo de Pacini, que detecta la presión que se aplica sobre la piel. Pudiera ser este tipo de deformación el que desencadene el disparo de los nervios, lo que da origen a una sensación de dolor cuando las fibras nerviosas se comprimen en dirección lateral. Los detalles de una deformación tal de los nervios y sus consecuencias funcionales no se han estudiado en detalle y se requiere investigación adicional para dilucidarlos.

Duración de la presión frente al nivel de presión

El conocimiento en cuanto a la importancia relativa de la presión y el tiempo, respectivamente, en la producción de lesiones nerviosas por compresión es limitado. Los factores mecánicos parecen tener una importancia relativa mayor con presiones más altas que con otras inferiores. El tiempo es un factor relevante con presiones tanto altas como bajas, pero la isquemia desempeña un papel dominante en la compresión de mayor duración. Este fenómeno lo ilustra el que la compresión nerviosa directa con 30 mm Hg durante 2 a 4 h produce cambios reversibles, en tanto la compresión más prolongada con el mismo nivel de presión puede producir daño irreversible en el nervio (Lundborg y cols., 1982; Rydevik y cols., 1981). La compresión con 400 mm Hg produce una lesión nerviosa mucho más grave después de 2 h que tras 15 min. Esta información indica que incluso una presión alta tiene que "actuar" durante cierto periodo para que ocurra una lesión. Estos datos también aportan cierta información en torno a las propiedades viscoelásticas (dependientes del tiempo) del tejido nervioso periférico. Debe transcurrir un tiempo suficiente para que se desarrolle una deformación permanente.

Comportamiento biomecánico de las raíces nerviosas espinales

Las raíces nerviosas en el saco dural (tecal) carecen de epineuro y perineuro, pero bajo la aplicación de una carga tensil muestran tanto elasticidad como resistencia tensil. La carga máxima para las raíces nerviosas espinales que emergen del saco dural es de entre 2 y 22 N para las ventrales, y de entre 5 y 33 N para las dorsales. La longitud de las raíces nerviosas desde la médula espinal hasta el agujero intervertebral varía desde cerca de 60 mm en el nivel L1 hasta alrededor de 170 mm en el nivel S1.

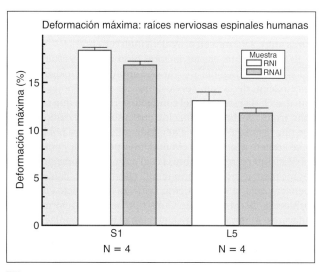

FIGURA 5-13 Deformación máxima para las raíces nerviosas espinales humanas bajo la aplicación de una carga tensil. *RNI*, raíz nerviosa intradural; *RNAI*, raíz nerviosa en el agujero intervertebral. Reimpresa con autorización de Weinstein, J. N., LaMotte, R., Rydevik, B., *et al.* (1989). Nerve. En J. W. Frymoyer, S. L. Gordon (Eds.). *New Perspectives on Low Back Pain* (p. 79). Park Ridge, IL: American Academy of Orthopaedic Surgeons.

Las propiedades mecánicas de todas raíces nerviosas espinales humanas difieren en la región central del conducto vertebral y en los agujeros intervertebrales laterales. La carga máxima para la porción intradural de las raíces nerviosas S1 humanas en el nivel S1 es de alrededor de 13 N, en tanto en el foramen se aproxima a 73 N. Para las raíces nerviosas humanas del nivel L5, los valores correspondientes son de 16 y 71 N (fig. 5-12). De este modo, bajo una aplicación de carga tensil, los valores de carga máxima son casi cinco veces superiores para el segmento de la raíces nerviosas espinales ubicado en el foramen que para su porción intradural. Sin embargo, el área transversal de la raíz nerviosa en el agujero intervertebral es significativamente mayor que la que tiene dentro del saco dural; de este modo, el esfuerzo tensil máximo es más comparable en las dos localizaciones. La deformación máxima durante la aplicación de una carga tensil es de 13 a 19% para la raíz nerviosa humana en los niveles L5 a S1 (fig. 5-13).

Las raíces nerviosas en la columna vertebral no son estructuras estáticas; se desplazan respecto a los tejidos circundantes con cada movimiento de la columna. Para permitir tal movimiento, las raíces nerviosas en el agujero intervertebral, por ejemplo, deben tener capacidad para deslizarse. La irritación crónica con fibrosis secundaria perirradicular, que se asocia con trastornos como la herniación discal, la estenosis del agujero intervertebral o ambas, puede así limitar la capacidad de deslizamiento de las raíces nerviosas. Esto genera lesiones repetidas por "microestiramiento" de las raíces nerviosas, incluso durante los movimientos normales de la columna, y puede especularse que induce una irritación tisular adicional en los componentes de la raíz nerviosa. El rango de movimiento normal de las raíces nerviosas en la columna lumbar humana

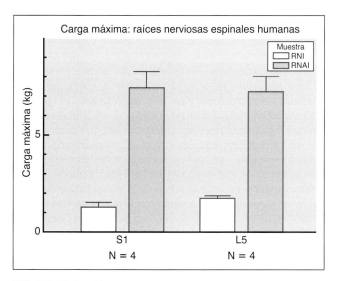

FIGURA 5-12 Diagrama que ilustra los valores para la carga máxima obtenida a partir de raíces nerviosas espinales bajo la aplicación de una carga tensil. *RNI*, raíz nerviosa intradural; *RNAI*, raíz nerviosa en el agujero intervertebral. Observe la diferencia intensa de la carga máxima entre las porciones intradural y del agujero intervertebral de las raíces nerviosas. Las *barras de error* indican la desviación estándar. Reimpresa con autorización de Weinstein, J. N., LaMotte, R., Rydevik, B., *et al.* (1989). Nerve. En J. W. Frymoyer, S. L. Gordon (Eds.). *New Perspectives on Low Back Pain* (p. 78). Park Ridge, IL: American Academy of Orthopaedic Surgeons.

se ha medido en experimentos en cadáveres. Se encontró que la elevación de la pierna en extensión desplazaba las raíces nerviosas entre 2 y 5 mm en el agujero intervertebral.

Es evidente que ciertos factores biomecánicos están implicados en la patogenia de varios síntomas inducidos por la deformación de la raíz nerviosa que se asocia con la herniación discal y la estenosis del conducto vertebral, y que causa un dolor irradiado. En la herniación discal solo suele comprimirse una raíz nerviosa. Debido a que cada raíz nerviosa por lo regular se adhiere a los tejidos circundantes por arriba y por debajo del disco intervertebral sobre el cual pasa, la compresión puede desencadenar tensión intraneural (Berthelot y cols., 2018). Spencer y cols. (1984) midieron la fuerza de contacto entre una herniación discal simulada y una raíz nerviosa deformada en cadáveres. Al tomar en consideración el área de contacto, asumieron una presión de contacto aproximada de 400 mm Hg. Al disminuir la altura del disco, la fuerza de contacto y la presión entre la herniación discal experimental y la raíz nerviosa se redujeron. Sugirieron que estos hallazgos pudieran explicar en parte la razón por la que el dolor ciático se alivia al tiempo que avanza la degeneración del disco y con ello disminuye su altura.

En la estenosis del conducto vertebral central, la mecánica de la compresión de las raíces nerviosas es distinta. En estas condiciones, la presión se aplica desde la periferia sobre las raíces nerviosas en la cauda equina a una velocidad baja y gradual. Estos factores de deformación distintos, junto con el hecho de que las raíces nerviosas de la cauda equina en la zona central difieren de las ubicadas en una región más lateral, cerca de los discos, pudieran explicar algunos de los síntomas variados que se identifican en la estenosis del conducto vertebral y en la herniación discal.

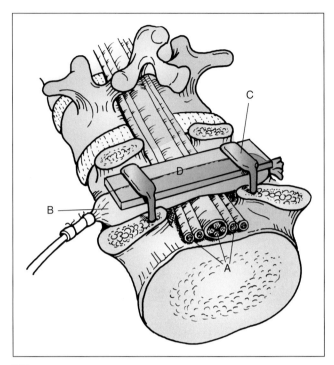

FIGURA 5-14 Dibujo esquemático de un modelo experimental. La cauda equina (*A*) se comprime con un globo inflable (*B*) que se fija a la columna vertebral mediante dos pines con forma de L (*C*) y una placa de plexiglás (*D*). Reimpresa con autorización de Olmarker, K., Rydevik, B., Holm, S. (1989a). Edema formation in spinal nerve roots induced by experimental, graded compression. An experimental study on the pig cauda equina with special reference to differences in effects between rapid and slow onset of compression. *Spine, 14*, 569.

COMPRESIÓN EXPERIMENTAL DE LAS RAÍCES NERVIOSAS ESPINALES

En el pasado existió un interés moderado en el estudio de la compresión de la raíz nerviosa en modelos experimentales. Estudios tempranos de las décadas de 1950 y 1970 detectaron que las raíces nerviosas parecían ser más susceptibles a la compresión que los nervios periféricos. Sin embargo, en años recientes el interés en la fisiopatología de las raíces nerviosas aumentó mucho y se han conducido varios estudios, que se revisan en los párrafos siguientes.

Hace algunos años se presentó un modelo para evaluar los efectos de la compresión de la cauda equina en cerdos, lo cual permitió por vez primera aplicar una compresión experimental graduada, de nivel conocido, sobre las raíces nerviosas de la cauda equina (Olmarker, 1991; fig. 5-14). En este modelo, la cauda equina se comprimía por medio de un globo inflable que se fijaba a la columna. La cauda equina también podía observarse a través del globo translúcido. Este modelo permitió estudiar el flujo en los vasos sanguíneos intrínsecos de la raíz nerviosa bajo distintos niveles de presión (Olmarker y cols.,1989a). El experimento se diseñó de modo que la presión en el globo de compresión se incrementara 5 mm Hg cada

20 s. El flujo sanguíneo y los diámetros de los vasos intrínsecos podían observarse de manera simultánea a través del globo mediante un microscopio vital. La presión de oclusión promedio para las arteriolas era un poco menor que la presión arterial sistólica y guardaba relación directa con ella, y el flujo sanguíneo en las redes capilares mostraba una dependencia íntima del flujo sanguíneo en las vénulas adyacentes. Esto corrobora la suposición de que la ectasia en las vénulas puede inducir ectasia capilar y, con ello, cambios de la microcirculación en el tejido nervioso, lo que concuerda con estudios previos en que se había sugerido la implicación de un mecanismo de este tipo en el síndrome del túnel del carpo. Las presiones de oclusión promedio para las vénulas mostraron grandes variaciones. Sin embargo, se encontró que una presión de 5 a 10 mm Hg era suficiente para inducir oclusión de las vénulas. Por efecto de la estasis retrógrada, no sería ilógico asumir que el flujo sanguíneo capilar también se afectaría en este tipo de situaciones.

En el mismo ámbito experimental se estudiaron los efectos de la descompresión gradual tras mantener una compresión aguda inicial por un periodo breve. La presión promedio para el restablecimiento del flujo sanguíneo era un poco inferior tras la descompresión gradual que tras la compresión breve de las arteriolas, los capilares y las vénulas. Sin embargo, con este protocolo no se presentó un restablecimiento completo del flujo sanguíneo sino hasta que la compresión se redujo de 5 a 0 mm Hg. Esta observación da aún más respaldo a la hipótesis previa de que se presenta compromiso vascular incluso con niveles de presión bajos.

Es así que una anomalía de la vasculatura inducida por compresión puede ser un mecanismo de la disfunción de la raíz nerviosa, toda vez que afecta su nutrición. Sin embargo, las raíces nerviosas también reciben una provisión nutricia considerable mediante difusión a partir del líquido cefalorraquídeo. Para evaluar los efectos inducidos por la compresión en relación con la contribución nutricia total para las raíces nerviosas, se diseñó un experimento en el cual se permitía el transporte de metilglucosa marcada con tritio (^{3}H), inyectada por vía sistémica, hacia el tejido nervioso del segmento comprimido a través de los vasos sanguíneos y el líquido cefalorraquídeo. Los resultados demostraron que no era posible esperar algún mecanismo compensatorio de la difusión a partir del líquido cefalorraquídeo con niveles de presión bajos. En contraste, era suficiente una compresión de 10 mm Hg para inducir una reducción de 20 a 30% del transporte de metilglucosa hacia las raíces nerviosas, en comparación con los controles.

A partir de estudios experimentales en nervios periféricos se sabe que la compresión también puede inducir un aumento de la permeabilidad vascular, que conduce a la formación de edema intraneural. Este edema puede incrementar la presión del líquido endoneural, que a su vez puede comprometer el flujo sanguíneo capilar endoneural y poner en riesgo la nutrición de las raíces nerviosas. Puesto que el edema suele persistir algún tiempo tras la eliminación del agente compresivo, puede ejercer un efecto negativo sobre la raíz nerviosa durante un periodo mayor que la compresión misma. La presencia de edema intraneural también se relaciona con el desarrollo subsecuente de fibrosis intraneural y puede por ello contribuir a la recuperación lenta que se observa en algunos pacientes con trastornos por compresión nerviosa. Para determinar si el edema intraneural también pudiera ocurrir en las raíces nerviosas como consecuencia de la compresión, se analizó la distribución de albúmina marcada con azul de Evans en el tejido neural tras la compresión de distinta intensidad y duración (Olmarker y cols., 1989b). El estudio demostró que se formaba edema incluso con niveles de presión bajos. Su ubicación predominante corresponde a los bordes de la zona de compresión.

La función de las raíces nerviosas se estudió mediante estimulación eléctrica directa y registros ya fuera en el nervio mismo o en los segmentos musculares correspondientes. Durante un periodo de compresión de 2 h, parece identificarse un nivel de presión crítico para la disminución de la amplitud de los potenciales de acción musculares de entre 50 y 75 mm Hg. Niveles de presión mayores (100 a 200 mm Hg) pueden causar bloqueo de la conducción total, con grados variables de recuperación tras el retiro de la compresión. Para estudiar los efectos de la compresión sobre las fibras nerviosas sensoriales se colocaron a electrodos en el sacro con el fin de registrar un potencial de acción nervioso compuesto tras estimular los nervios sensoriales de la cola, esto es, distales a la zona de compresión. Los resultados demostraron que las fibras sensoriales son un poco más susceptibles a la compresión que las motoras. De igual modo, las raíces nerviosas son más susceptibles a la lesión por compresión si la presión sanguínea se reduce por medios farmacológicos. Esto resalta la importancia de la irrigación sanguínea para mantener las propiedades funcionales de las raíces nerviosas.

VELOCIDAD DE INICIO DE LA COMPRESIÓN

Esta velocidad es un factor que no se ha reconocido del todo en el traumatismo por compresión del tejido nervioso. La velocidad de inicio, es decir el tiempo desde que comienza la compresión hasta que alcanza el máximo, puede variar a nivel clínico desde fracciones de segundo en los traumatismos, hasta meses o años en los procesos degenerativos. Incluso con un desarrollo clínico rápido puede existir gran variación de las velocidades de inicio. Con el modelo mencionado fue posible variar la velocidad de inicio de la compresión aplicada. Se investigaron dos velocidades de inicio. En una ya existía presión y se aplicaba una compresión rápida al encender y apagar el sistema de aire comprimido que inflaba el globo, y en la otra el nivel de presión de compresión se aumentaba con lentitud en un periodo de 20 s. La velocidad de inicio fue de 0.05 a 0.1 s en el primer caso, con una insuflación rápida de globo y un inicio de compresión rápido.

Se encontró que un inicio tan rápido inducía efectos más pronunciados en cuanto a la formación de edema, transporte de metilglucosa y propagación de impulsos que el inicio lento (Olmarker, 1991). En relación con el transporte de metilglucosa, los resultados demuestran que, los niveles dentro de la zona de compresión son más pronunciados con una velocidad de inicio rápida que con una lenta. También se observó una diferencia impresionante entre las dos velocidades de inicio al considerar los segmentos fuera de las zonas de compresión. En la zona de compresión, los niveles se aproximaron más a los valores iniciales en la serie con inicio lento, que en la serie con inicio rápido. Esto pudiera indicar la presencia de un edema más pronunciado en la zona del borde en la serie de inicio rápido, con una disminución subsecuente del transporte de nutrientes en el tejido nervioso adyacente a la zona de compresión.

Para la compresión de inicio rápido, que tiene probabilidad de relacionarse en forma más estrecha con el traumatismo medular o la herniación discal que con la estenosis del conducto vertebral, una presión de 600 mm Hg sostenida durante tan solo 1 s fue suficiente para inducir un deterioro gradual de la conducción nerviosa durante las 2 h estudiadas una vez que la compresión se retiró. En general, los mecanismos para estas diferencias pronunciadas entre las diferentes velocidades de inicio no están claros, pero pudieran relacionarse con diferencias de la velocidad de desplazamiento del tejido nervioso comprimido en dirección a las regiones no comprimidas, como consecuencia de las propiedades viscoelásticas del tejido neural. Un fenómeno de este tipo puede no solo desencadenar daño estructural en las fibras nerviosas sino también cambios estructurales en los vasos sanguíneos, con edema subsecuente.

La formación gradual de edema intraneural también puede guardar relación estrecha con las observaciones de una diferencia creciente gradual de las anomalías de la conducción nerviosa con las dos velocidades de inicio (Olmarker y cols., 1989b).

COMPRESIÓN DE LAS RAÍCES NERVIOSAS ESPINALES EN VARIOS NIVELES

Los pacientes con estenosis del conducto vertebral en dos o más niveles parecen tener síntomas más pronunciados que aquellos con estenosis en un solo nivel. El modelo presentado se modificó para analizar esta interesante pregunta clínica. Al utilizar dos globos en dos niveles discales adyacentes, lo que permitía contar con un segmento nervioso de 10 mm sin compresión entre ambos, se indujo una disfunción mucho más pronunciada de la conducción del impulso nervioso que lo identificado antes con los mismos niveles de presión (Olmarker & Rydevik, 1992). Por ejemplo, una presión de 10 mm Hg en los dos balones indujo una reducción de 60% de la amplitud del impulso nervioso durante 2 h de compresión, en tanto 50 mm Hg en un solo globo no generaron alguna reducción.

El mecanismo que determina la diferencia entre la compresión única y la doble pudiera no depender solo del hecho de que los impulsos nerviosos tienen que pasar por más de una zona de compresión cuando esta se encuentra en dos niveles, sino también de la anatomía vascular local de las raíces nerviosas. A diferencia de los nervios periféricos, no existen arterias nutricias regionales provenientes de las estructuras circundantes que se dirijan al sistema vascular intraneural en las raíces nerviosas espinales. La compresión en dos niveles pudiera así dar origen a una región con compromiso nutricional entre los dos sitios comprimidos. De este modo, el segmento afectado por la compresión aumentaría del diámetro de un globo (10 mm) al diámetro de dos globos más el segmento nervioso interpuesto (30 mm).

Esta hipótesis se confirmó en parte en un experimento de análisis continuos del flujo sanguíneo total en el segmento nervioso no comprimido ubicado entre los dos globos de compresión (Takahashi y cols., 1993). Los resultados mostraron que cuando los dos globos se inflaron a 10 mm Hg se generó una reducción de 64% del flujo sanguíneo total en el segmento sin compresión. Con una presión cercana a la presión arterial sistémica se observó una isquemia completa en el segmento nervioso. Así, la evidencia experimental demuestra que la irrigación del segmento nervioso ubicado entre dos sitios de compresión en las raíces nerviosas desarrolla un compromiso grave incluso cuando carezca de compresión. En relación con la conducción nerviosa, los efectos se intensificaron en gran medida cuando la distancia entre los globos de compresión se incrementaba de un segmento vertebral a dos (Olmarker & Rydevik, 1992). Esto indica que la anomalía funcional puede guardar relación directa con la distancia entre los dos puntos de compresión.

COMPRESIÓN CRÓNICA DE RAÍCES NERVIOSAS EN MODELOS EXPERIMENTALES

La discusión respecto a los efectos inducidos por la compresión sobre las raíces nerviosas se ha centrado ante todo en la compresión aguda, es decir, la que dura algunas horas y sin que sobreviva el animal. Para simular con más precisión varias situaciones clínicas, debe aplicarse compresión durante periodos mayores. Es probable que existan muchos cambios en el tejido nervioso, como una adaptación de los axones y la vasculatura, que ocurriría en los pacientes pero no puede estudiarse en los modelos experimentales que solo recurren a entre 1 y 6 h de compresión. Otro factor importante en este contexto es la velocidad de inicio, que se analizó antes. En los síndromes clínicos de compresión radicular, la velocidad de inicio puede en muchos casos ser bastante lenta. Por ejemplo, los cambios degenerativos de desarrollo gradual y lento en la columna lumbar capaces de inducir estenosis del conducto vertebral quizá conduzcan a una compresión radicular cuyo tiempo de establecimiento requiere varios años. Por supuesto, será difícil simular una situación de este tipo en un modelo experimental. También será imposible tener control sobre la presión que actúa en las raíces nerviosas en los modelos crónicos, debido al remodelamiento y la adaptación del tejido nervioso a la presión aplicada. Sin embargo, es probable que el conocimiento preciso de las presiones tenga menos importancia en situaciones crónicas que en las compresiones agudas. En vez de ello, los

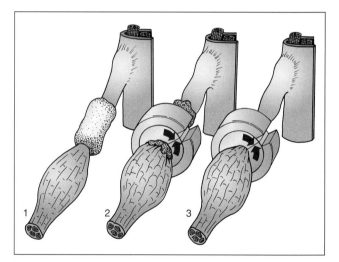

■■■ **FIGURA 5-15** Estudio experimental para analizar los efectos de la aplicación de núcleo pulposo (**1**), núcleo pulposo con compresión (**2**) y solo compresión (**3**) sobre la velocidad de conducción nerviosa. Se aplicaron núcleo pulposo y un dispositivo constrictor a la raíz del primer nervio sacro en cerdos. La raíz nerviosa contralateral sirvió como control. Reimpresa con autorización de Cornefjord, M., Sato, K., Olmarker, K., *et al.* (1997). A model for chronic nerve root compression studies. Presentation of a porcine model for controlled slow-onset compression with analyses of anatomic aspects, compression onset rate, and morphologic and neurophysiologic effects. *Spine, 22*, 946–957.

modelos crónicos deben inducir una compresión controlada de inicio lento que pueda reproducirse con facilidad. Estos modelos pudieran ser apropiados para estudiar eventos fisiopatológicos y también la intervención mediante cirugía o fármacos. Se han hecho algunos intentos para inducir una compresión de este tipo.

Delamarter y cols., (1990) presentaron un modelo de cauda equina en perro en el cual aplicaron una banda constrictiva plástica. La banda se tensó en torno al saco dural para inducir una disminución de 25, 50 o 75% de su área transversal. Se dejó en su sitio durante periodos diversos. Se realizaron análisis, y se demostró la existencia de cambios estructurales y funcionales proporcionales al grado de constricción.

Para inducir una compresión de inicio más lento y más controlada, Cornefjord y cols. (1997) utilizaron un constrictor para comprimir las raíces nerviosas en el cerdo (fig. 5-15). El constrictor tuvo como objetivo inicial inducir una oclusión vascular en condiciones de isquemia experimental en perros; consiste en una cápsula metálica externa recubierta por su parte interna con un material denominado amaroide, que se expande al entrar en contacto con líquidos. Por la presencia de la cubierta metálica, el amaroide se expande en dirección interna, y alcanza el volumen máximo después de 2 semanas, lo que produce la compresión de la raíz nerviosa colocada en la abertura central del constrictor. La compresión de la raíz del primer nervio sacro en el cerdo generó una reducción significativa de la velocidad de conducción nerviosa y lesiones axónicas tras el uso de un constrictor con un diámetro original definido. También se identificó un incremento de la sustancia P en la raíz nerviosa y en el ganglio de la raíz dorsal tras una compresión de este tipo. La sustancia P es un neurotransmisor que se relaciona con la transmisión de dolor, y el estudio pudiera aportar así evidencia experimental de que la compresión de las raíces nerviosas puede causar dolor.

El modelo con el constrictor también se usó para estudiar los cambios del flujo sanguíneo en la vasculatura de las raíces nerviosas. Pudo observarse entonces que el flujo sanguíneo no solo se reduce fuera de la zona de compresión, sino también lo hace de manera significativa en las regiones de las raíces nerviosas ubicadas dentro del constrictor. En este contexto debe señalarse que, en el caso de la herniación discal, la raíz nerviosa pudiera sensibilizarse por sustancias derivadas del tejido discal (núcleo pulposo), de tal modo que la deformación mecánica de la raíz puede inducir dolor ciático (Olmarker y cols., 1993, 2002).

Lesión nerviosa y dolor

Los factores mecánicos discutidos antes pueden constituir causas importantes de una lesión nerviosa dolorosa, al igual que el daño metabólico tóxico a las fibras nerviosas o sus cuerpos celulares (Dower y cols., 2019). Se ha recurrido en forma amplia a modelos de lesión nerviosa en roedores, aunados a valoraciones cuantitativas de comportamientos similares a los dolorosos, y han generado un conocimiento relevante en torno a la neuropatología y la fisiopatología del dolor. En particular, se han establecido dos modelos de lesión nerviosa por com-

presión para estudiar los procesos fisiopatológicos en el dolor neuropático.

El primero, desarrollado por Bennett y Xie (1988), tuvo por objetivo simular una neuropatía por compresión de bajo grado, similar a los atrapamientos nerviosos periféricos. En este modelo se aplican ligaduras laxas de catgut crómico en torno al nervio ciático y se produce una hiperalgesia intensa con duración de varias semanas. El segundo modelo (Kim & Chung, 1992) se basa en la ligadura a tensión del nervio espinal L5 (por lo general) y se observa que produce una alodinia mecánica prolongada en la distribución del nervio ciático.

En estos dos modelos existe un cambio patológico básico similar: degeneración walleriana, un proceso mediado por citocinas que inicia con la desintegración y la degeneración del axoplasma y el axolema, seguidas de la fagocitosis de los detritos axónicos y de las células de Schwann mediada por macrófagos (Stoll y cols., 2002). De hecho, se demostró que tanto la magnitud de la respuesta hiperalgésica a la lesión nerviosa como su persistencia guardan relación directa con la magnitud de la degeneración walleriana, es decir, el porcentaje de fibras que sufren degeneración walleriana (Myers y cols., 1996).

Investigación posterior vinculó la degeneración walleriana y el dolor con la expresión del factor de necrosis tumoral alfa y otras citocinas, que se liberan a partir de las células de Schwann de inmediato tras la lesión nerviosa y luego aumentan en grado significativo por los macrófagos que invaden el nervio lesionado a partir de la circulación (Myers y cols., 2006). Este estado neuroinflamatorio puede ser susceptible al tratamiento farmacológico (Bannister y cols., 2020). Estudios experimentales y clínicos dan esperanza en cuanto al éxito futuro del tratamiento del dolor neuropático asociado con la compresión y otras variantes mecánicas de lesión de los nervios periféricos y las raíces nerviosas.

Resumen

- Los nervios periféricos están integrados por fibras nerviosas, capas de tejido conectivo y vasos sanguíneos.

- Las fibras nerviosas son en extremo susceptibles al traumatismo, pero puesto que están rodeadas por capas sucesivas de tejido conectivo (el epineuro y el perineuro) tienen protección mecánica.

- El estiramiento induce cambios del flujo sanguíneo intraneural y de la estructura de la fibra nerviosa antes de que el tronco nervioso se rompa.

- La compresión del nervio puede causar lesión tanto de las fibras nerviosas como de los vasos sanguíneos que contiene, en particular en los bordes del segmento comprimido, pero también por mecanismos isquémicos.

- Nivel de presión, duración de la compresión y modos de aplicación de la presión son variables significativas para el desarrollo de la lesión nerviosa.

- Las raíces nerviosas espinales tienen una anatomía distinta a la de los nervios periféricos y por ello reaccionan de manera distinta a la deformación mecánica.

- Las raíces nerviosas espinales son más susceptibles que los nervios periféricos a la deformación mecánica, sobre todo por la carencia de capas de tejido conectivo protector en las primeras.

- La lesión mecánica a las raíces nerviosas o los nervios periféricos puede inducir degeneración del nervio y una condición neuroinflamatoria capaz de desencadenar dolor neuropático.

Preguntas para práctica

1. Describa las estructuras anatómicas que protegen al nervio periférico de los efectos de la aplicación de una carga mecánica. Explique el modo en que estas estructuras protegen el nervio.

2. Explique las diferencias entre un nervio periférico y una raíz nerviosa espinal desde la perspectiva de su estructura anatómica y sus propiedades biomecánicas.

3. ¿Qué tipo de aplicación de carga mecánica puede lesionar los nervios periféricos? ¿Qué tipo de aplicación de carga mecánica puede lesionar las raíces nerviosas espinales? Analice las similitudes y las diferencias entre los mecanismos que subyacen a la lesión de una raíz nerviosa espinal y un nervio periférico.

4. Describa los síntomas, signos, o ambos, que indican que existe una lesión en un nervio periférico. Describa los síntomas, los signos, o ambos, que indican que existe una lesión en una raíz nerviosa espinal.

5. Discuta los factores biológicos y biomecánicos que pueden estar implicados en las lesiones dolorosas de los nervios periféricos y las raíces nerviosas espinales. Dé ejemplos mediante casos de estudio reales.

Referencias

Bannister, K., Sachau, J., Baron, R., et al. (2020). Neuropathic pain: Mechanism-based therapeutics. *Annu Rev Pharmacol Toxicol, 60*, 257–274.

Bennett, G. J., Xie, Y. K. (1988). A peripheral mononeuropathy in rat that produces disorders of pain sensation like those seen in man. *Pain, 33*(1), 87–107.

Berthelot, J. M., Laredo, J. D., Darrieutort-Laffite, C., et al. (2018). Stretching of roots contributes to the pathophysiology of radiculopathies. *Joint Bone Spine, 85*(1), 41–45.

Cornefjord, M., Sato, K., Olmarker, K., et al. (1997). A model for chronic nerve root compression studies. Presentation of a porcine model for controlled, slow-onset compression with analyses of anatomic aspects, compression onset rate, and morphologic and neurophysiologic effects. *Spine, 22*(9), 946–957.

Dahlin, L. B., Rydevik, B., Lundborg, G. (1986). The pathophysiology of nerve entrapments and nerve compression injuries. En A. R. Hargens (Ed.), *Effects of Mechanical Stress on Tissue Viability*. New York: Springer-Verlag.

Delamarter, R. B., Bohlman, H. H., Dodge, L. D., et al. (1990). Experimental lumbar spinal stenosis. Analysis of the cortical evoked potentials, microvasculature, and histopathology. *J Bone Joint Surg Am, 72*(1), 110–120.

Dower, A., Davies, M. A., Ghahreman, A. (2019). Pathologic basis of lumbar radicular pain. *World Neurosurg, 128*, 114–121.

Kim, S. H., Chung, J. M. (1992). An experimental model for peripheral neuropathy produced by segmental spinal nerve ligation in the rat. *Pain, 50*(3), 355–363.

Lundborg, G. (1975). Structure and function of the intraneural microvessels as related to trauma, edema formation and nerve function. *J Bone Joint Surg Am, 57*(7), 938–948.

Lundborg, G., Gelberman, R. H., Minteer-Convery, M., et al. (1982). Median nerve compression in the carpal tunnel-functional response to experimentally induced controlled pressure. *J Hand Surg Am, 7*(3), 252–259.

Lundborg, G., Rydevik, B. (1973). Effects of stretching the tibial nerve of the rabbit. A preliminary study of the intraneural circulation and the barrier function of the perineurium. *J Bone Joint Surg Br, 55*(2), 390–401.

Myers, R. R. (1998). Morphology of the peripheral nervous system and its relationship to neuropathic pain. In T. L. Yaksh, C. Lynch III, W. M. Zapol, M. Maze, J. F. Biebuyck, & L. J. Saidman (Eds.), *Anesthesia: Biologic Foundations* (pp. 483–514). Philadelphia, PA: Lippincott-Raven Publishers.

Myers, R. R., Campana, W. M., Shubayev, V. I. (2006). The role of neuroinflammation in neuropathic pain: Mechanisms and therapeutic targets. *Drug Discov Today, 11*(1–2), 8–20.

Myers, R. R., Heckman, H. M., Powell, H. C. (1996). Axonal viability and the persistence of thermal hyperalgesia after partial freeze lesions of nerve. *J Neurol Sci, 139*(1), 28–38.

Myers, R. R., Murakami, H., Powell, H. C. (1986). Reduced nerve blood flow in edematous neuropathies: A biomechanical mechanism. *Microvasc Res, 32*(2), 145–151.

Myers, R. R., Powell, H. C. (1981). Endoneurial fluid pressure in peripheral neuropathies. In A. R. Hargens (Ed.), *Tissue Fluid Pressure and Composition* (p. 193). Baltimore, MD: Williams & Wilkins.

Olmarker, K. (1991). Spinal nerve root compression. Nutrition and function of the porcine cauda equina compressed in vivo. *Acta Orthop Scand Suppl, 242*, 1–27.

Olmarker, K., Rydevik, B. (1992). Single- versus double-level nerve root compression. An experimental study on the porcine cauda equina with analyses of nerve impulse conduction properties. *Clin Orthop Relat Res*, (279), 35–39.

Olmarker, K., Rydevik, B., Holm, S. (1989a). Edema formation in spinal nerve roots induced by experimental, graded compression. An experimental study on the pig cauda equina with special reference to differences in effects between rapid and slow onset of compression. *Spine, 14*(6), 569–579.

Olmarker, K., Rydevik, B., Holm, S., et al. (1989b). Effects of experimental graded compression on blood flow in spinal nerve roots. A vital microscopic study on the porcine cauda equina. *J Orthop Res, 7*(6), 817–823.

Olmarker, K., Rydevik, B., Nordborg, C. (1993). Autologous nucleus pulposus induces neurophysiologic and histologic changes in porcine cauda equina nerve roots. *Spine, 18*(11), 1425–1432.

Olmarker, K., Størkson, R., Berge, O. G. (2002). Pathogenesis of sciatic pain: A study of spontaneous behavior in rats exposed to experimental disc herniation. *Spine, 27*(12), 1312–1317.

Rydevik, B., Brown, M. D., Lundborg, G. (1984). Pathoanatomy and pathophysiology of nerve root compression. *Spine, 9*(1), 7–15.

Rydevik, B. L., Kwan, M. K., Myers, R. R., et al. (1990). An in vitro mechanical and histological study of acute stretching on rabbit tibial nerve. *J Orthop Res, 8*(5), 694–701.

Rydevik, B., Lundborg, G. (1977). Permeability of intraneural microvessels and perineurium following acute, graded experimental nerve compression. *Scand J Plast Reconstr Surg, 11*(3), 179–187.

Rydevik, B., Lundborg, G., Bagge, U. (1981). Effects of graded compression on intraneural blood flow. An in vivo study on rabbit tibial nerve. *J Hand Surg Am, 6*(1), 3–12.

Spencer, D. L., Miller, J. A., Bertolini, J. E. (1984). The effects of intervertebral disc space narrowing on the contact force between the nerve root and a simulated disc protrusion. *Spine, 9*(4), 422–426.

Stoll, G., Jander, S., Myers, R. R. (2002). Degeneration and regeneration of the peripheral nervous system: From Augustus Waller's observations to neuroinflammation. *J Peripher Nerv Syst, 7*(1), 13–27.

Sunderland, S. (1978). *Nerves and Nerve Injuries* (2nd ed.). Edinburgh, Scotland: Churchill Livingstone.

Takahashi, K., Olmarker, K., Holm, S., et al. (1993). Double-level cauda equina compression: An experimental study with continuous monitoring of intraneural blood flow in the porcine cauda equina. *J Orthop Res, 11*(1), 104–109.

Tortora, G. J., Anagnostakos, N. P. (1984). *Principles of Anatomy and Physiology* (4th ed.). New York: Harper & Row.

Wall, E. J., Massie, J. B., Kwan, M. K., et al. (1992). Experimental stretch neuropathy. Changes in nerve conduction under tension. *J Bone Joint Surg Br, 74*(1), 126–129.

Weinstein, J. N., LaMotte, R., & Rydevik, B. (1989). Nerve. In J. W. Frymoyer, S. L. Gordon (Eds.), *New Perspectives on Low Back Pain* (pp. 35–130). Park Ridge, IL: American Academy of Orthopaedic Surgeons. (Based on a workshop arranged by the National Institutes of Health [NIH] in Airlie, Virginia, May 1988.)

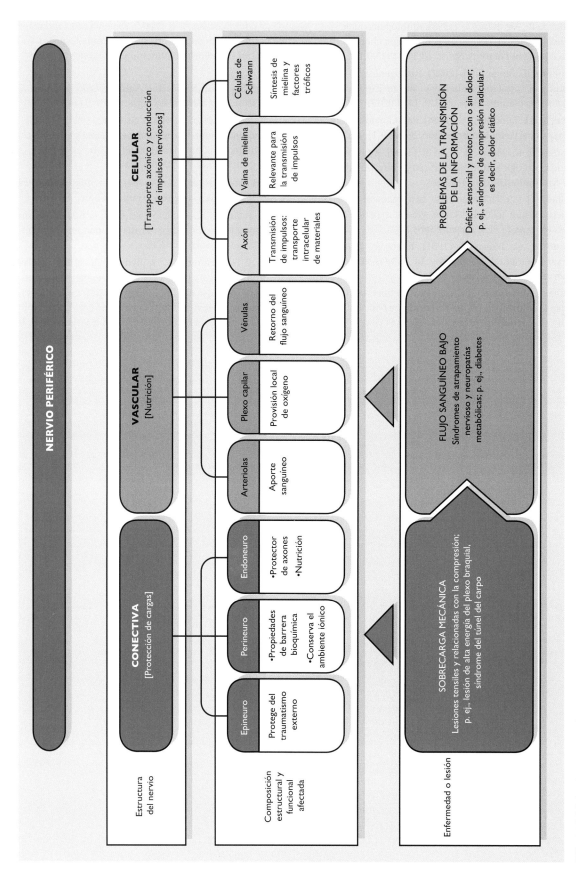

NERVIO PERIFÉRICO

Estructura del nervio

CONECTIVA [Protección de cargas]

VASCULAR [Nutrición]

CELULAR [Transporte axónico y conducción de impulsos nerviosos]

Composición estructural y funcional afectada

Epineuro — Protege del traumatismo externo

Perineuro — •Propiedades de barrera bioquímica •Conserva el ambiente iónico

Endoneuro — •Protector de axones •Nutrición

Arteriolas — Aporte sanguíneo

Plexo capilar — Provisión local de oxígeno

Vénulas — Retorno del flujo sanguíneo

Axón — Transmisión de impulsos: transporte intracelular de materiales

Vaina de mielina — Relevante para la transmisión de impulsos

Células de Schwann — Síntesis de mielina y factores tróficos

Enfermedad o lesión

SOBRECARGA MECÁNICA
Lesiones tensiles y relacionadas con la compresión; p. ej., lesión de alta energía del plexo braquial, síndrome del túnel del carpo

FLUJO SANGUÍNEO BAJO
Síndromes de atrapamiento nervioso y neuropatías metabólicas; p. ej., diabetes

PROBLEMAS DE LA TRANSMISIÓN DE LA INFORMACIÓN
Déficit sensorial y motor, con o sin dolor; p. ej., síndrome de compresión radicular, es decir, dolor ciático

DIAGRAMA DE FLUJO 5-1

Estructura del nervio periférico y su alteración. Ejemplos clínicos.*

*Este diagrama de flujo está diseñado para la discusión en el salón de clase o en grupo, no pretende ser exhaustivo.

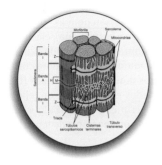

CAPÍTULO 6

Biomecánica del sistema musculoesquelético

Marco Campello, Tobias Lorenz y Florian Brunner

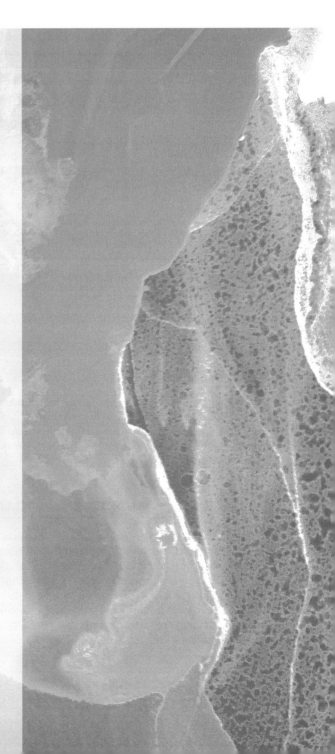

Introducción

El sistema muscular cuenta con tres tipos de músculos:

1. El músculo cardiaco, que integra el corazón.
2. El músculo liso (no estriado o involuntario), que cubre las vísceras huecas.
3. El músculo esquelético (estriado o voluntario), que se une al esqueleto por medio de los tendones.

Este capítulo se enfoca en el papel y la función del músculo esquelético. Este es el tejido más abundante en el cuerpo humano, y genera entre 40 y 45% del peso corporal total. Existen más de 430 músculos esqueléticos pareados en los lados derecho e izquierdo del cuerpo. Los movimientos más vigorosos son producidos por menos de 80 pares. Los músculos proveen resistencia y protección al esqueleto al distribuir las cargas y absorber el impacto; permiten a los huesos desplazarse por las articulaciones y mantienen la postura corporal contra la fuerza. Estas habilidades suelen representar la acción de grupos musculares más que de músculos aislados.

Los componentes del sistema musculoesquelético llevan a cabo trabajo tanto dinámico (*isocinético*) como estático (*isométrico*). El trabajo dinámico permite la locomoción y el posicionamiento de los segmentos corporales en el espacio. El trabajo estático mantiene la postura corporal.

Este capítulo da una descripción de lo siguiente:

1. La composición y la estructura del sistema musculoesquelético
2. La mecánica de la contracción muscular
3. La generación de fuerza en el músculo
4. La diferenciación de la fibra muscular
5. El remodelamiento del músculo

Composición y estructura del sistema musculoesquelético

Para comprender la biomecánica de la función muscular se requiere conocimiento en torno a la estructura anatómica macroscópica y la función de la unidad miotendinosa, así como de la estructura microscópica básica y la composición química de la fibra muscular.

ESTRUCTURA Y ORGANIZACIÓN DEL MÚSCULO

La unidad estructural del sistema musculoesquelético es la fibra muscular, una célula cilíndrica elongada con muchos cientos de núcleos. Las fibras musculares tienen un grosor que varía entre 10 y 100 µm y una longitud aproximada de 1 a 30 cm. Una fibra muscular está integrada por muchas miofibrillas, que están revestidas por una delicada membrana plasmática, el sarcolema. Este último está conectado por medio de costámeras ricas en vinculina y distrofina a las líneas Z de la sarcómera, que representan una parte del citoesqueleto extramiofibrilar. La miofibrilla está constituida por varias sarcómeras, que contienen filamentos delgados (actina), gruesos (miosina), elásticos (titina) y rígidos (nebulina). Cada fibra está delimitada por un tejido conectivo laxo denominado endomisio, y las fibras están organizadas en haces de distintos tamaños, o fascículos (fig. 6-1A y B), que a su vez están incluidos en una vaina de tejido conectivo denso conocida como perimisio. El músculo se compone de varios fascículos, rodeados por una fascia de tejido conectivo fibroso denominada epimisio.

En general, cada extremo de un músculo está unido a un hueso mediante tendones, que carecen de propiedades contráctiles activas. Los músculos forman el componente contráctil y los tendones, el componente elástico conectado en serie. Las fibras colágenas en el epimisio y el perimisio guardan continuidad con las de los tendones, y junto con estas fibras actúan como un marco estructural para la unión entre los huesos y las fibras musculares. El epimisio, el perimisio, el endomisio y el sarcolema actúan como componentes elásticos conectados en paralelo. Las fuerzas producidas por los músculos que se contraen se transmiten al hueso por medio de estos tejidos conectivos y tendones (Beason y cols., 2007).

Cada fibra muscular está compuesta por un gran número de tiras delicadas, las miofibrillas. Su estructura y función se han estudiado de manera exhaustiva mediante microscopía de luz y electrónica, y su histoquímica y bioquímica se explican en otros documentos (Arvidson y cols., 1984; Guyton, 1986). Con alrededor de 1 µm de diámetro, las miofibrillas adoptan entre sí una distribución en paralelo dentro del citoplasma (sarcoplasma) de la fibra muscular y se extienden a toda su longitud. Varían en número desde pocas hasta varios miles, según el diámetro de la fibra muscular, lo que a su vez depende del tipo de fibra muscular.

El patrón de bandas transversales en los músculos estriados se repite a lo largo de la fibra muscular, y cada repetición se denomina sarcómera (fig. 6-1C). Estas estriaciones derivan de las miofibrillas independientes, que se alinean de manera continua en toda la fibra muscular. La sarcómera es la unidad funcional del sistema contráctil del músculo, y los eventos que ocurren en una de ellas se duplican en otras. Varias sarcómeras integran una miofibrilla, varias miofibrillas constituyen la fibra muscular, y varias fibras musculares conforman el músculo.

Cada sarcómera está integrada por lo siguiente:

1. Los filamentos delgados (alrededor de 5 nm de diámetro), formados por la proteína actina.
2. Los filamentos gruesos (alrededor de 15 nm de diámetro), compuestos por la proteína miosina (fig. 6-1D y E).
3. Los ligamentos elásticos, integrados por la proteína titina (fig. 6-2).
4. Los filamentos rígidos, formados por las proteínas nebulina y titina.

La actina y la miosina son el componente contráctil de las miofibrillas, en tanto la titina y la nebulina son parte del citoesqueleto miofibrilar interno (Mijailovich y cols., 2019; Stromer, 1998). Las miofibrillas son la unidad contráctil básica.

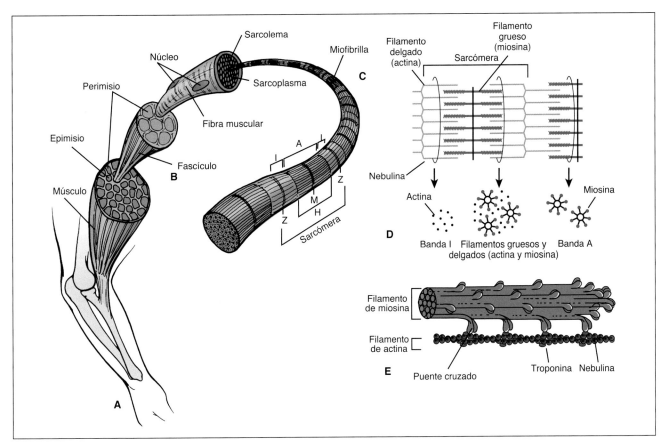

FIGURA 6-1 Dibujos esquemáticos de la organización estructural del músculo. **A.** Una fascia de tejido conectivo fibroso, el epimisio, rodea al músculo, que está integrado por muchos haces o fascículos incluidos en una vaina de tejido conectivo denso, el perimisio. **B.** Los fascículos están integrados por fibras musculares, que son células multinucleadas cilíndricas largas. Entre cada fibra muscular se encuentran los vasos capilares. Cada fibra muscular está rodeada por un tejido conectivo laxo llamado endomisio. Justo bajo el endomisio se ubica el sarcolema, una vaina elástica delgada con pliegues que se invaginan hacia el interior de la fibra. Cada fibra muscular está compuesta de numerosas tiras delicadas, las miofibrillas, los elementos contráctiles del músculo. **C.** Las miofibrillas están formadas por filamentos más pequeños, que forman un patrón en bandas repetido a lo largo de la miofibrilla. Una unidad de este patrón de repetición serial se denomina sarcómera, que es la unidad funcional del sistema contráctil del músculo. **D.** El patrón en bandas de la sarcómera se forma a partir de la organización de los filamentos gruesos y delgados, formados por las proteínas miosina y actina, respectivamente. Los filamentos de actina están unidos por un extremo pero se encuentran libres en toda su extensión para interdigitarse con los filamentos de miosina. Los filamentos gruesos tienen una disposición hexagonal. Un corte transversal por el área de superposición muestra a los filamentos gruesos rodeados por seis filamentos delgados equidistantes. **E.** Las moléculas con forma de paleta de caramelo de cada filamento de miosina se disponen de tal modo que sus colas largas forman un manojo, y las cabezas, o puentes cruzados, se proyectan a partir del mismo. Los puentes cruzados se orientan en una dirección a lo largo de la mitad del filamento, y en otra dirección en su otra mitad. En esta imagen solo se muestra una porción de una mitad de un filamento. Los puentes cruzados son un elemento esencial en el mecanismo de contracción muscular, y se extienden hacia afuera para interdigitarse con los sitios receptores en los filamentos de actina. Cada filamento de actina es una doble hélice, que se aprecia como dos hilos de cuentas que forman una espiral una en torno a la otra. Dos proteínas adicionales, la tropomiosina y la troponina, se asocian con la hélice de actina y desempeñan un papel importante en la regulación de la interdigitación de los filamentos de actina y miosina. La tropomiosina es una cadena polipeptídica larga que se ubica en las hendiduras que existen entre las hélices de la actina. La troponina es una molécula globular que se une a intervalos regulares a la tropomiosina. Existe una tercera proteína grande que se une a la actina llamada nebulina, que en años recientes ha recibido mas atención al tiempo que se obtiene más información sobre su función en la producción de la fuerza, la potenciación de la unión de puentes cruzados entre el filamento delgado y el grueso, y también su papel potencial en la detección de mutaciones patogénicas en el músculo. Adaptada de Williams, P. L., Warwick, R. (1980). *Gray's Anatomy* (36th ed., pp. 506-515). Edinburgh: Churchill Livingstone. Copyright © 1980 Elsevier. Con autorización.

La actina, el componente principal del filamento fino, tiene forma de doble hélice y se observa como dos hilos con cuentas que forman una espiral uno en torno al otro. Dos proteínas adicionales, la troponina y la tropomiosina, son constituyentes importantes de la hélice de actina, puesto que parecen regular la formación y la separación de los contactos entre los filamentos de actina y miosina durante la contracción. La tropomiosina es una cadena polipeptídica larga que se ubica en las hendiduras que existen entre las hélices de actina. La troponina es una molécula globular que, a intervalos regulares, se une a la tropomiosina (fig. 6-1D y E).

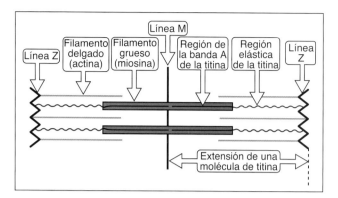

FIGURA 6-2 Disposición de las moléculas de titina en la sarcómera. Adaptada con autorización de McGraw Hill LLC de Craig, R. W., Padrón R. (1994). Molecular structure of the sarcomere. En A. G. Engel, C. Franzini-Armstrong (Eds.). *Myology: Basic and Clinical* (2nd ed., p. 150). New York: McGraw-Hill. Permiso otorgado a través del Copyright Clearance Center, Inc.

Los filamentos gruesos se ubican en la región central de la sarcómera, donde su disposición ordenada en paralelo da origen a bandas oscuras conocidas como bandas A debido a que muestran una gran anisotropía. Los filamentos delgados están unidos en alguno de los extremos de la sarcómera a una estructura conocida como línea Z, integrada por elementos cortos que enlazan a los filamentos delgados de las sarcómeras adyacentes y definen los límites de cada una de estas. Los filamentos delgados se extienden de la línea Z en dirección al centro de la sarcómera, donde se superponen a los filamentos gruesos. En los músculos estriados de los vertebrados existe un tercer grupo de filamentos de miofibrillas denominados titina. Este filamento de conexión enlaza a los filamentos gruesos con la línea Z (región elástica de la banda I de la titina) y forma parte de los filamentos gruesos (región de la banda A de la titina). Este filamento mantiene la posición central de la banda A durante la contracción y la relajación, y pudiera actuar como un templete durante el ensamblaje de la miosina.

La miosina, el filamento más grueso, está integrada por moléculas independientes, cada una de las cuales se asemeja a una paleta de caramelo con una "cabeza" globular que se proyecta a partir de un tallo elongado o "cola". Varios cientos de moléculas de este tipo se unen cola con cola formando un manojo, con sus cabezas orientadas en una dirección a lo largo de la mitad del filamento y en la dirección opuesta en la otra mitad, lo que deja una región libre de cabezas en el centro (zona H). Las cabezas globulares se orientan en espiral en torno al filamento de miosina en la región en que la actina y la miosina se superponen (banda A) y se extienden como puentes cruzados para interdigitarse con sitios ubicados en los filamentos de actina, para formar así el enlace estructural y funcional entre estos dos tipos de filamentos.

El citoesqueleto interno de la miofibrilla incluye filamentos rígidos de nebulina, que se extienden desde la línea Z hasta los filamentos de actina. La nebulina también puede actuar como un templete para el ensamblaje del filamento delgado (Ottenheijm y cols., 2012).

La titina tiene 1 µm de largo. Es el polipéptido más largo y se extiende desde la línea Z hasta la línea M; es un filamento elástico. Su región entre la línea Z y la miosina tiene aspecto de hilo. Se ha sugerido que la titina contribuye en gran medida al desarrollo de fuerza pasiva del músculo durante el estiramiento (fig. 6-2). Algunos estudios demostraron que la titina hace una contribución escasa o nula al desarrollo de fuerza pasiva (Reisman y cols., 2009). También puede actuar como templete para el ensamblaje del filamento grueso (Linke y cols., 1998; Squire, 1997; Stromer, 1998). En una revisión reciente de la literatura, Freundt y Linke (2019) concluyeron que el papel de la titina en el desarrollo de la fuerza muscular no solo es un gran determinante del desarrollo de la fuerza pasiva, sino también existe cierta indicación de que puede ser importante en el desarrollo de la fuerza activa.

La banda I está dividida en dos por las líneas Z, que contienen la porción de los filamentos delgados que no se superpone a los filamentos gruesos y la porción elástica de la titina. En el centro de la banda A, en la brecha ubicada entre los extremos de los filamentos delgados, la zona H es una banda clara que contiene solo filamentos gruesos junto con la parte de la titina que está integrada en los filamentos gruesos. Una zona oscura estrecha en el centro de la zona H es la línea M, producida por proteínas de orientación transversal y longitudinal que enlazan los filamentos gruesos adyacentes y mantienen su disposición en paralelo. Las distintas regiones del patrón en banda pueden verse en la microfotografía del músculo esquelético humano que se muestra en la figura 6-3.

Con una correlación estrecha con el patrón repetitivo de la sarcómeras se encuentra una red organizada de túbulos y sacos conocida como retículo sarcoplásmico. Los túbulos del retículo sarcoplásmico se disponen en paralelo a las miofibrillas, y tienden a dilatarse y fusionarse a la altura de las uniones entre las bandas A e I, para formar sáculos transversales, las cisternas que rodean por completo a cada miofibrilla.

Las cisternas terminales rodean a un túbulo más pequeño que se encuentra separado de ellas por su propia membrana. El túbulo de menor tamaño y las cisternas terminales que se ubican por arriba y abajo del mismo se conocen como tríada. El túbulo encerrado forma parte del sistema de túbulos transversos o sistema T, que son invaginaciones de la membrana superficial de la fibra. Esta membrana, el sarcolema, es una membrana plasmática que rodea a cada músculo estriado (fig. 6-4).

BASE MOLECULAR DE LA CONTRACCIÓN MUSCULAR

La teoría más sostenida en torno a la contracción muscular es la del deslizamiento de los filamentos, propuesta en forma simultánea por A. F. Huxley y H. E. Huxley (1964), y perfeccionada de manera subsecuente (Huxley, 1974). Según esta teoría, el acortamiento activo de la sarcómera y, por ende, del músculo, deriva del movimiento relativo de los filamentos de actina y miosina, uno por encima del otro, en tanto cada uno mantiene su longitud original. La fuerza de la contracción la desarrollan las cabezas

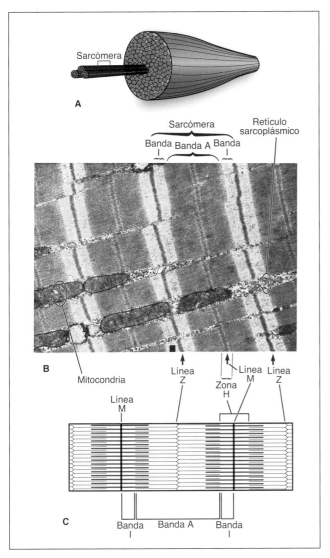

FIGURA 6-3 **A.** Fibra muscular aislada con tres miofibrillas que protruyen de ella. **B.** Microfotografía electrónica de un corte transversal de un músculo esquelético humano. La sarcómeras pueden observarse a lo largo de las miofibrillas. Se señalan regiones características de la sarcómera. **C.** Representación esquemática de la imagen B, en que se representa el mecanismo de contracción. Adaptada con autorización de McGraw Hill LLC de Craig, R. W., Padrón R. (1994). Molecular structure of the sarcomere. En A. G. Engel, C. Franzini-Armstrong (Eds.). *Myology: Basic and Clinical* (2nd ed., p. 135). New York: McGraw-Hill. Permiso otorgado a través del Copyright Clearance Center, Inc.

de miosina, o puentes cruzados, en la región de superposición de la actina y la miosina (la banda A). Estos puentes cruzados se mecen en arco en torno a sus posiciones fijas en la superficie del filamento de miosina, en gran medida como los remos de un bote. Este movimiento de los puentes cruzados en contacto con los filamentos de actina produce el deslizamiento de estos últimos en dirección al centro de la sarcómera. Una fibra muscular se contrae cuando todas sus sarcómeras se acortan de manera

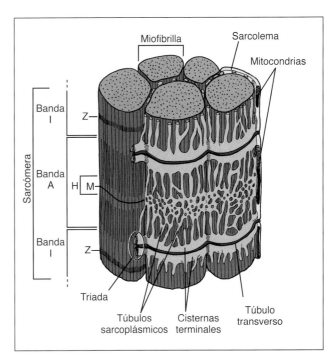

FIGURA 6-4 Diagrama de una porción de una fibra de músculo esquelético que ilustra el retículo sarcoplásmico que rodea cada miofibrilla. Las distintas regiones de la sarcómera están indicadas en la miofibrilla izquierda, para mostrar la correlación entre estas regiones y el retículo sarcoplásmico, que se muestra rodeando la miofibrilla media y la derecha. Los túbulos transversales representan una invaginación del sarcolema, la membrana plasmática cubre toda la fibra muscular. Dos túbulos transversos se distribuyen en cada sarcómera en el nivel de las uniones de las bandas A e I. Las cisternas terminales se ubican a cada lado del túbulo transverso, y juntas estas estructuras constituyen una triada. Las cisternas terminales se conectan con una red longitudinal de túbulos sarcoplásmico que abarca la región de la banda A. Adaptada con autorización de Ham, A. W., Cormack, D. H. (1979). *Histology* (8th ed.). Philadelphia, PA: JB Lippincott Co.

simultánea, en una modalidad de todo o nada, lo que se denomina fasciculación.

Debido a que un solo movimiento de un puente cruzado produce tan solo un desplazamiento discreto del filamento de actina respecto al de miosina, cada puente cruzado se desprende de un sitio receptor en el filamento de actina y vuelve a unirse a otro sitio a mayor distancia, para repetir el proceso cinco o seis veces "con una acción similar a la de un hombre que tira de una cuerda usando una mano después de la otra" (Wilkie, 1968). Los puentes cruzados no actúan de manera sincronizada; cada uno lo hace de modo independiente. Así, en cualquier momento dado, solo alrededor de la mitad de los puentes cruzados genera fuerza y desplazamiento en forma activa, y cuando se separan, otros se encargan de la tarea, de tal manera que el acortamiento se mantiene y se observa en la sarcómera como una disminución de la anchura de la banda I y de la zona H al tiempo que las líneas Z se desplazan una hacia la otra; la anchura de la banda A permanece constante.

Un elemento clave del mecanismo de deslizamiento es el ion calcio (Ca^{2+}), que activa y desactiva la actividad contráctil. La contracción muscular inicia cuando el calcio se pone a disposición de los elementos contráctiles, y cesa cuando este se elimina. Los mecanismos que regulan la disponibilidad de los iones de calcio para la maquinaria contráctil están acoplados a eventos eléctricos que ocurren en la membrana muscular (sarcolema). Un potencial de acción en el sarcolema provee la señal eléctrica para dar inicio a la actividad contráctil. El mecanismo por el cual la señal eléctrica desencadena los eventos químicos de la contracción se conoce como acoplamiento excitación-contracción.

Cuando la neurona motora estimula al músculo en la unión neuromuscular (fig. 6-5A), y el potencial de acción propagado despolariza a la membrana celular del músculo (sarcolema), ocurre una diseminación del potencial de acción hacia el interior a lo largo del sistema T. Los detalles de este proceso se muestran en la figura 6-5 A-C y el recuadro 6-1, que resume los eventos durante la excitación, contracción y relajación del músculo. La figura 6-5D muestra las características estructurales de la actina y los puentes cruzados de la miosina.

LA UNIDAD MOTORA

La unidad funcional del sistema musculoesquelético es la unidad motora, que incluye a una sola neurona motora y todas las fibras musculares que inerva. Esta unidad es la porción más pequeña del músculo capaz de contraerse de manera independiente. Cuando se le estimula, todas las fibras musculares de la unidad motora responden a la vez. Se dice que las fibras de una unidad motora muestran una respuesta de todo o nada ante la estimulación: se contraen al máximo o no se contraen.

El número de fibras musculares que forman una unidad motora guarda relación estrecha con el grado de control que se requiere del músculo. En los músculos pequeños que realizan movimientos muy finos, como los extraoculares, cada unidad motora puede tener menos de una docena de fibras musculares, en tanto en músculos grandes que realizan movimientos gruesos, como el gastrocnemio, la unidad motora puede contener entre 1 000 y 2 000 fibras musculares.

Las fibras de cada unidad motora no son contiguas, sino se encuentran dispersas en el músculo, entre fibras de otras unidades. De este modo, si se estimula una sola unidad motora parece contraerse gran parte del músculo. Si se estimulan unidades motoras adicionales del nervio que inerva al músculo, este se contrae con más fuerza. La activación de unidades motoras adicionales en respuesta a una estimulación mayor del nervio motor se denomina reclutamiento.

LA UNIDAD MIOTENDINOSA

Los tendones y los tejidos conectivos dentro y alrededor del cuerpo del músculo son estructuras viscoelásticas que ayudan a determinar las características mecánicas de todo el músculo durante la contracción y la extensión pasiva. Hill (1970) demostró que los tendones representan un componente elástico similar a un resorte, que se conectan en serie al componente contráctil (las proteínas contráctiles de la miofibrilla, la actina y la miosina), en tanto el epimisio, el perimisio, el endomisio y el sarcolema representan un segundo componente elástico distribuido en paralelo al componente contráctil (fig. 6-6).

Cuando los componentes elásticos en paralelo y en serie se estiran durante la contracción activa o la extensión pasiva de un músculo, se produce tensión y se almacena energía. Cuando se retraen con la relajación muscular, esta energía se libera. Las fibras elásticas en serie son más importantes para la producción de tensión que las fibras elásticas en paralelo (Wilkie, 1956). Varios investigadores han sugerido que los puentes cruzados de los filamentos de miosina tienen una propiedad similar a un resorte y también contribuyen a las propiedades elásticas del músculo (Hill, 1968).

La distensibilidad y la elasticidad de los componentes elásticos son valiosas para el músculo de distintas maneras:

1. Tienden a mantener al músculo listo para la contracción y aseguran que la tensión muscular se produce y transmite con suavidad durante la contracción.

2. Aseguran que los elementos contráctiles recuperan su posición original (en reposo) cuando termina la contracción.

3. Pueden ayudar a prevenir el estiramiento pasivo excesivo de los elementos contráctiles cuando estos están relajados, con lo que disminuye el riesgo de lesión muscular.

4. La propiedad viscosa de los componentes elásticos en serie y en paralelo les permite absorber una cantidad de energía proporcional a la velocidad de la aplicación de la fuerza, y disipar la energía de manera dependiente del tiempo (en el capítulo 4 puede verse un análisis sobre la viscoelasticidad).

Esta propiedad viscosa, combinada con las propiedades elásticas de la unidad miotendinosa, se demuestra en las actividades cotidianas. Por ejemplo, cuando una persona trata de estirarse y tocarse los dedos de los pies, el estiramiento inicial es elástico. Sin embargo, al tiempo que el estiramiento se sostiene, la elongación adicional del músculo deriva de la viscosidad de la estructura miotendinosa, y los dedos de las manos se acercan con lentitud cada vez más al piso.

Mecánica de la contracción muscular

La electromiografía constituye un mecanismo para evaluar y comparar los efectos neurales sobre el músculo y la actividad contráctil del músculo mismo *in vivo* e *in vitro*. Se ha aprendido mucho al utilizar la electromiografía para estudiar distintos aspectos del proceso contráctil, en particular la relación temporal entre el inicio de la actividad eléctrica en el músculo y la contracción de facto del músculo o la fibra muscular. Las secciones siguientes analizan la respuesta mecánica de un músculo a la estimulación eléctrica (neural) y los distintos modos en los que el músculo se contrae para movilizar una articulación, controlar su movimiento o mantener su posición.

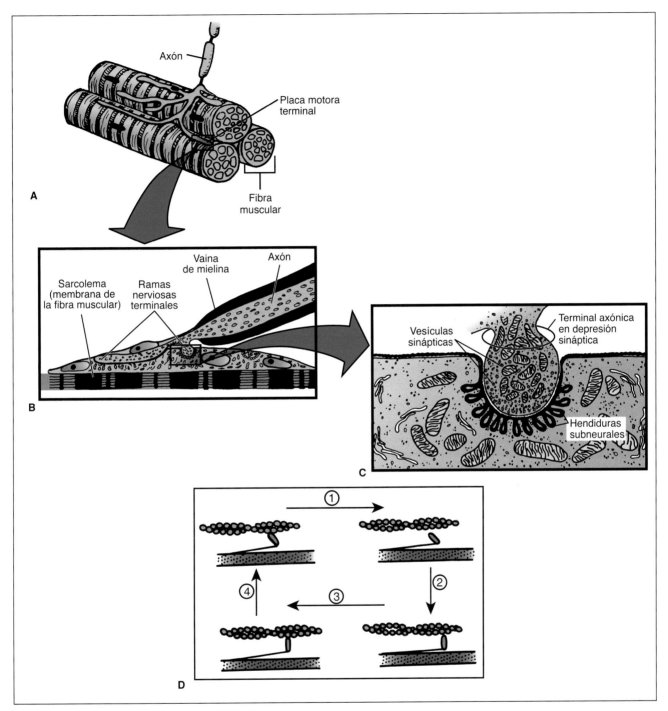

FIGURA 6-5 Representación esquemática de la inervación de las fibras musculares. **A.** Un axón de una neurona motora (que se origina a partir del cuerpo celular ubicado en el asta anterior de la médula espinal) ramifica cerca de su extremo terminal para inervar varias fibras de músculo esquelético, y forma una unión neuromuscular con cada fibra. La región de la membrana muscular (sarcolema) que se ubica justo bajo las ramas terminales del axón tiene propiedades especiales y se conoce como placa motora terminal, o membrana de la placa motora terminal. El área rectangular se muestra en detalle en la imagen **B.** Las ramas terminales delgadas del nervio (terminales axónicas), que carecen de vainas de mielina, se ubican en hendiduras del sarcolema. El área rectangular en este corte se muestra en detalle en el recuadro **C,** que corresponde a la ultraestructura de la unión de una terminal axónica y el sarcolema. La invaginación del sarcolema forma la depresión sináptica, en la que protruye la terminal axónica. El sarcolema invaginado tiene muchos pliegues, o hendiduras subneurales, que incrementan en gran medida su área de superficie. La acetilcolina se almacena en vesículas sinápticas en la terminal axónica. **D.** Ciclo de formación de puentes cruzados de la contracción muscular. **B** y **C.** Adaptadas con autorización de Best, C. H., Brobeck, J. R., Taylor, N. B. (Eds.) (1979). *Best and Taylor's Physiological Basis of Medical Practice* (10th ed., pp. 59-113). Baltimore, MD: Williams & Wilkins.

RECUADRO 6-1

Eventos durante la excitación, contracción y relajación de la fibra muscular

1. Un potencial de acción inicia y se propaga en un axón motor.

2. Este potencial de acción produce la liberación de acetilcolina a partir de las terminales axónicas en la unión neuromuscular.

3. La acetilcolina se une a sitios receptores en la membrana de la placa motora terminal.

4. La acetilcolina incrementa la permeabilidad de la placa motora terminal a los iones de sodio y potasio, y genera un potencial de placa terminal.

5. El potencial de placa terminal despolariza la membrana muscular (sarcolema) y genera un potencial de acción muscular que se propaga por la superficie de la membrana.

6. La acetilcolina se destruye con rapidez por la acción de la acetilcolinesterasa en la membrana de la placa terminal.

7. El potencial de acción muscular despolariza los túbulos transversos.

8. La despolarización de los túbulos transversos conduce a la liberación de iones de calcio a partir de las cisternas terminales del retículo sarcoplásmico que rodea a las miofibrillas. Estos iones se liberan en el sarcoplasma en la vecindad de las proteínas reguladoras tropomiosina y troponina.

9. Los iones de calcio se unen a la troponina y permiten el movimiento de la molécula de tropomiosina para alejarse de los sitios receptores de miosina en el filamento de actina que habían estado bloqueados, y elimina la inhibición que había evitado que la actina se combinara con la miosina.

10. La actina (A) se combina con el ATP de la miosina (M-ATP). En este estado el ATP se hidroliza en ADP y fosfato, pero los productos siguen unidos a la miosina (los sitios receptores en los puentes cruzados de miosina se unen a los sitios receptores en la cadena de actina):

$$A + M \cdot ATP \rightarrow A \cdot M \cdot ATP$$

11. La actina activa a la ATPasa de la miosina que se ubica en el puente cruzado de la miosina y permite que el ATP se rompa (hidrolice). Este proceso libera la energía que se utiliza para producir el movimiento de estos puentes cruzados de miosina:

$$A \cdot M \cdot ATP \rightarrow A \cdot M + ADP + P_1$$

12. Movimientos de los puentes cruzados similares a los de los remos producen el desplazamiento relativo de los filamentos gruesos y delgados sobre sí.

13. El ATP recién sintetizado se une al puente cruzado de miosina, rompe el enlace entre la actina y la miosina, y permite que el puente cruzado se disocie de la actina:

$$A \cdot M + ATP \rightarrow A + M \cdot ATP$$

14. La ATPasa hidroliza el complejo miosina-ATP en miosina y ATP, lo que representa el estado relajado de la sarcómera:

$$M \cdot ATP \rightarrow M \cdot ATP$$

15. Los ciclos de unión y separación de la actina con los puentes cruzados de la miosina en sitios sucesivos a lo largo del filamento de la primera (pasos 11 a 14) continúan en tanto la concentración de calcio sigue siendo suficiente para inhibir la acción del sistema troponina-tropomiosina.

16. La concentración de iones de calcio cae al tiempo que son bombeados hacia el interior de las cisternas terminales del retículo sarcoplásmico por medio de un proceso dependiente de energía que hidroliza ATP.

17. El calcio se disocia de la troponina y restablece la acción inhibitoria de la troponina-tropomiosina. El filamento de actina se desliza en sentido retrógrado y el músculo se elonga. En presencia de ATP la actina y la miosina permanecen disociadas, en estado relajado.

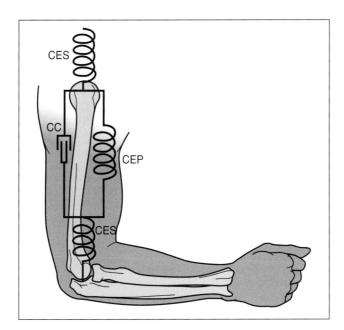

FIGURA 6-6 La unidad miotendinosa puede representarse integrada por un componente contráctil (CC) que se conecta en paralelo con un componente elástico y en serie con otro componente elástico. El CC está representado por las proteínas contráctiles de la miofibrilla, la actina y la miosina (los puentes cruzados de la miosina también pueden mostrar cierta elasticidad). El componente elástico en paralelo (CEP) comprende el tejido conectivo que rodea a las fibras musculares (el epimisio, el perimisio y el endomisio) y el sarcolema. El componente elástico en serie (CES) está representado por los tendones. Adaptada de Keele, C. A., Neil, E., Joels, N. (1982). Muscle and the nervous system. En S. Wright, C. A. Keele, E. Neil (Eds.). *Samson Wright's Applied Physiology* (13th ed., pp. 248-259). Oxford: Oxford University Press. Reproducida con autorización de Oxford Publishing Limited por mediación de PLSclear.

SUMATORIA Y CONTRACCIÓN TETÁNICA

La respuesta mecánica de un músculo a un estímulo único de su nervio motor se conoce como fasciculación, que es la unidad fundamental de la actividad muscular registrable. Tras la estimulación, existe un intervalo de algunos milisegundos, que se conoce como periodo de latencia, antes de que comience a incrementarse la tensión en las fibras musculares. Este periodo representa el tiempo que se requiere para que la eliminación de la laxitud de los componentes elásticos desaparezca. El tiempo desde el inicio del desarrollo de tensión hasta la tensión máxima es el tiempo de contracción, y el tiempo desde la tensión máxima hasta que esta cae a cero es el tiempo de relajación. Los tiempos de contracción y de relajación varían de un músculo a otro, puesto que dependen en gran medida de la constitución de las fibras musculares (que se describe más adelante). Algunas fibras musculares se contraen a una velocidad de 10 ms, en tanto otras pueden requerir 100 ms o más.

Un potencial de acción dura tan solo entre 1 y 2 ms. Se trata de una pequeña fracción del tiempo que se requiere para la respuesta mecánica subsecuente, o fasciculación, incluso en los músculos que se contraen con rapidez; de este modo, es posible que inicie una serie de potenciales de acción antes de que

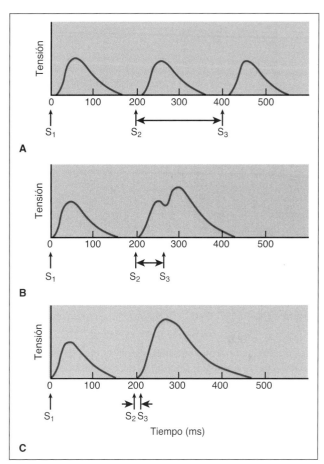

FIGURA 6-7 Sumatoria de las contracciones en un músculo cuya longitud se mantiene constante. **A.** Se aplica un estímulo inicial (S_1) al músculo y la fasciculación resultante dura 150 ms. El segundo (S_2) y el tercer (S_3) estímulos se aplican al músculo después de intervalos de 200 ms, una vez que aquel se encuentra en relajación completa, de modo que no existe sumatoria. **B.** El S_1 se aplica a 60 ms después del S_2, mientras la respuesta mecánica al S_2 está comenzando a disminuir. La tensión máxima resultante es mayor que la de una sola fasciculación. **C.** El intervalo entre el S_1 y el S_3 se reduce aún más, hasta 10 ms. La tensión máxima que resulta es incluso mayor que en la imagen **B**, y el incremento de la tensión produce una curva suave. La respuesta mecánica evocada por el S_3 se aprecia como una continuación de la producida por el S_2. Adaptada con autorización de McGraw Hill LLC de Luciano, D. S., Vander, A. J., Sherman, J. H. (1978). *Human Function and Structure* (pp. 113-136). New York: McGraw-Hill. Permiso otorgado por medio del Copyright Clearance Center, Inc.

se complete la primera fasciculación si la actividad del axón motor se mantiene. Cuando a una respuesta inicial se le agregan respuestas mecánicas a estímulos sucesivos, el resultado se conoce como sumatoria (fig. 6-7). Si durante el periodo de latencia de la primera fasciculación muscular se presenta un segundo estímulo, este no produce respuesta adicional y se dice que el músculo es del todo refractario.

La frecuencia de estimulación es variable y está modulada por unidades motoras independientes. A mayor la frecuencia de estimulación de las fibras musculares, mayor la tensión que se produce en el músculo en su totalidad. Sin embargo, se alcan-

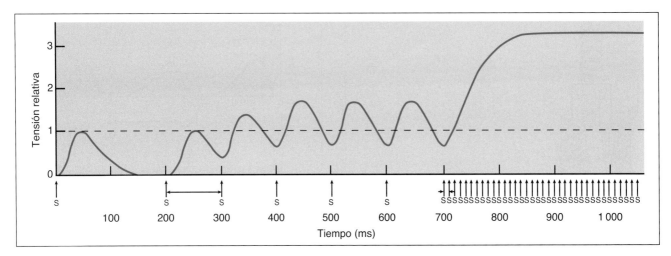

FIGURA 6-8 Generación de una contracción tetánica en un músculo. Al tiempo que la frecuencia de estimulación (S) se incrementa (es decir, los intervalos se acortan de 200 a 100 ms), la tensión muscular se eleva como consecuencia de la sumatoria. Cuando la frecuencia aumenta hasta 100 por segundo, la sumatoria alcanza un *máximo* y el músculo sufre una contracción tetánica, en que ejerce una tensión máxima sostenida. Adaptada con autorización de McGraw Hill LLC de Luciano, D. S., Vander, A. J., Sherman, J. H. (1978). *Human Function and Structure* (pp. 113-136). New York: McGraw-Hill. Permiso otorgado por medio del Copyright Clearance Center, Inc.

zará una frecuencia máxima más allá de la cual la tensión del músculo ya no aumenta. Cuando se sostiene esta tensión máxima como consecuencia de la sumatoria, se dice que el músculo está en contracción tetánica. En este caso, la rapidez de la estimulación rebasa el tiempo de contracción-relajación del músculo, de tal modo que no puede presentarse relajación antes de que inicie la siguiente contracción (fig. 6-8).

La graduación considerable de la contracción que exhiben los músculos completos se logra gracias a la actividad diferencial de sus unidades motoras, tanto por frecuencia de estimulación como por número de unidades activadas. La fasciculación repetitiva de todas las unidades motoras reclutadas de un músculo de manera asincrónica tiene como resultado sumatorias breves o contracciones subtetánicas o tetánicas más prolongadas del músculo completo, y es uno de los principales factores responsables de los movimientos suaves que producen los músculos esqueléticos.

TIPOS DE CONTRACCIÓN MUSCULAR

Durante la contracción, la fuerza que ejerce un músculo que se contrae sobre la(s) palanca(s) ósea(s) a la(s) que se encuentra unido se conoce como tensión muscular, y la fuerza externa que se ejerce sobre el músculo se conoce como resistencia o carga. Al tiempo que el músculo ejerce su fuerza, genera un efecto de giro o momento (torque) sobre la articulación implicada, toda vez que la línea de aplicación de la fuerza muscular suele ubicarse a cierta distancia del centro de movimiento de la articulación. El momento se calcula como el producto de la fuerza muscular y la distancia perpendicular entre su punto de aplicación y el centro de movimiento (esta distancia se conoce como brazo de palanca o brazo de momento de la fuerza).

Las contracciones musculares y el trabajo muscular que resulta pueden clasificarse con base en la relación que existe ya sea entre la tensión muscular y la resistencia que debe vencerse,

o el momento muscular generado y la resistencia que debe vencerse, como se muestra en el recuadro 6-2.

Si bien durante una contracción isométrica no ocurre algún movimiento o trabajo mecánico, se realiza trabajo muscular (trabajo fisiológico): se gasta energía y se disipa en su mayoría como calor, lo que también se denomina producción isométrica de calor. Todas las contracciones dinámicas implican lo que pudiera considerarse una fase estática inicial (isométrica) al tiempo que el músculo desarrolla en primer lugar una tensión idéntica a la carga que se espera rebase.

La tensión en un músculo varía con el tipo de contracción. Las contracciones isométricas producen una mayor tensión que las concéntricas. Algunos estudios sugieren que la tensión que se desarrolla en una contracción excéntrica puede incluso exceder la que se desarrolla durante una contracción isométrica. Se piensa que estas diferencias derivan en gran medida de los distintos grados de tensión suplementaria que se producen en el componente elástico en serie del músculo y de diferencias del tiempo de contracción. El mayor tiempo de contracción de las contracciones isométricas y excéntricas permite una mayor formación de puentes cruzados entre los componentes contráctiles, lo que permite que se genere una mayor tensión (Kroll, 1987). También se dispone de más tiempo para que esta tensión se transmita al componente elástico en serie al tiempo que se estira la unidad miotendinosa. Por otra parte, el mayor tiempo de contracción permite el reclutamiento de unidades motoras adicionales.

Komi (1986) señaló que las contracciones musculares concéntricas, isométricas y excéntricas ocurren rara vez aisladas en el movimiento humano normal. Más bien, un tipo de contracción o carga va precedido de un tipo distinto. Un ejemplo es la aplicación de una carga excéntrica antes de que ocurra una contracción concéntrica en el tobillo, desde la fase intermedia de soporte hasta el despegue de los dedos durante la marcha.

Puesto que los músculos se suelen acortar o elongar a velocidades variables y con grados de tensión variables, el desempeño

RECUADRO 6-2

Tipos de trabajo y contracción musculares

Trabajo dinámico: se realiza trabajo mecánico y se produce movimiento articular a través de las siguientes variantes de contracción muscular:

1. Contracción concéntrica (con, junto; centrum, centro): cuando los músculos desarrollan una tensión suficiente para vencer la resistencia del segmento corporal, se acortan y producen el movimiento articular. El momento neto generado por el músculo ocurre en la misma dirección que el cambio del ángulo articular. Un ejemplo de una contracción concéntrica es la acción del cuádriceps al extender la rodilla mientras se sube una escalera.

2. Contracción excéntrica: cuando un músculo no puede desarrollar tensión suficiente y es superado por la carga externa, se elonga de manera progresiva en vez de acortarse. El momento muscular neto ocurre en la dirección opuesta al cambio del ángulo articular. Un propósito de la contracción excéntrica es desacelerar el movimiento de una articulación. Por ejemplo, cuando se desciende una escalera, el cuádriceps realiza un trabajo excéntrico para desacelerar la flexión de la rodilla, de manera que desacelera la extremidad. La tensión que aplica es inferior a la fuerza de la gravedad, que tira del cuerpo hacia abajo, pero es suficiente para permitir el descenso controlado del cuerpo.

3. Contracción isocinética (iso, constante; cinética, movimiento): se trata de un tipo de trabajo muscular dinámico en el que el movimiento de la articulación se mantiene a velocidad constante y, por ende, la velocidad de acortamiento o elongación del músculo es constante. Puesto que la velocidad se mantiene constante, la energía muscular no puede disiparse por medio de la aceleración de la parte corporal y se convierte por completo en un momento de resistencia. La fuerza muscular varía con los cambios de su brazo de palanca en todo el arco de movimiento articular (Hislop & Perrine, 1967). El músculo se contrae en forma concéntrica y excéntrica con distintas direcciones de movimiento articular. Por ejemplo, los músculos flexores de una articulación se contraen de manera concéntrica durante la flexión y excéntrica durante la extensión, y actúan como desaceleradores durante esta última.

4. Contracción isoinercial (iso, constante; inercial, resistencia): se trata de un trabajo muscular dinámico en el que la resistencia contra la cual el músculo debe contraerse permanece constante. Si el momento (torque) que produce el músculo es igual o inferior a la resistencia que debe vencer, la longitud del músculo permanece sin cambios y el músculo presenta una contracción isométrica. Si el momento es superior a la resistencia, el músculo se acorta (contracción concéntrica) y produce la aceleración de la parte corporal. Una contracción isoinercial ocurre, por ejemplo, cuando se levanta una carga externa constante. En los extremos del movimiento debe superarse la inercia de la carga; los músculos implicados se contraen de manera isométrica y el torque muscular es máximo. En el arco intermedio del movimiento, al superarse la inercia, los músculos se contraen de manera concéntrica y el torque es submáximo.

5. Contracción isotónica (iso, constante; tónica, fuerza): este concepto se utiliza a menudo para definir la contracción muscular en que la tensión es constante en todo el arco de movimiento articular. A pesar de esto, este concepto no toma en consideración los efectos de palanca en la articulación. Puesto que el brazo de momento de la fuerza muscular cambia a lo largo del arco de movimiento articular, la tensión muscular también debe variar. De este modo, en el sentido más estricto no existe contracción muscular isotónica en la producción del movimiento articular (Kroll, 1987).

Trabajo estático: no se realiza trabajo mecánico, y la postura o la posición articular se mantiene en las siguientes variantes de contracción muscular:

1. Contracción isométrica (iso, constante; métrica, longitud): los músculos no siempre participan de manera directa en la producción de los movimientos articulares. Sin embargo, pueden ejercer una acción ya sea limitante o de sostén, como la necesaria para mantener al cuerpo en posición erecta en oposición a la fuerza de gravedad. En este caso, el músculo trata de acortarse (es decir, las miofibrillas se acortan y al hacerlo estiran el componente elástico en serie, lo que produce tensión), pero no supera la carga ni produce movimiento; en vez de ello, genera un momento que soporta la carga en una posición fija (es decir, mantiene la postura), toda vez que no ocurre algún cambio de la distancia entre los puntos de inserción del músculo.

y la medición del trabajo isocinético obligan a utilizar un dinamómetro isocinético. Este dispositivo aplica una velocidad constante de movimiento articular y una resistencia externa máxima en todo el arco de movimiento de la articulación implicada, con lo que requiere un torque muscular máximo. El uso de un dinamómetro isocinético provee un método de entrenamiento y medición selectivo, sin embargo no se simula el movimiento fisiológico.

Producción de fuerza en el músculo

La fuerza total que un músculo puede producir recibe influencia de sus propiedades mecánicas, que pueden describirse al analizar las relaciones longitud-tensión, carga-velocidad y fuerza-tiempo del músculo y la arquitectura del músculo esquelético, como el ángulo de la fibra. Otros factores centrales en la producción de fuerzas son la temperatura muscular, la fatiga muscular y el preestiramiento.

RELACIÓN LONGITUD-TENSIÓN

La fuerza, o tensión, que un músculo ejerce varía con la longitud a la cual se sostiene cuando se le estimula. Esta relación puede observarse en una sola fibra que se contrae de manera isométrica y tetánica, como lo ilustra la curva longitud-tensión en la figura 6-9. La tensión máxima se produce cuando la fibra muscular se encuentra cerca de su longitud "redundante" o en reposo. Si la fibra se sostiene a longitudes menores, la tensión cae con lentitud al inicio y luego con rapidez. Si la fibra se estira más allá de su longitud en reposo, la tensión disminuye de manera progresiva.

Los cambios en la tensión cuando la fibra se estira o acorta derivan ante todo de las alteraciones estructurales de la sarcómera. La tensión isométrica máxima puede ejercerse cuando las sarcómeras tienen su longitud en reposo (2.0 a 2.25 μm), toda vez que los filamentos de actina y miosina se superponen en toda su extensión y el número de puentes cruzados es máximo. Si las sarcómeras se elongan, existen menos uniones entre los filamentos y la tensión activa disminuye. Cuando existe una longitud sarcomérica cercana a 3.6 μm, no existe superposición y, por ende, no hay tensión activa. El acortamiento de la sarcómera hasta una longitud inferior a la de reposo reduce la tensión activa debido a que permite la superposición de los filamentos delgados en los extremos opuestos de la sarcómera, que tienen una polarización funcional en direcciones opuestas. Con una longitud sarcomérica inferior a 1.65 μm, los filamentos gruesos se superponen por completo a la línea Z y la tensión disminuye en forma aguda.

La relación longitud-tensión que se ilustra en la figura 6-9 corresponde a una fibra muscular independiente. Si esta relación se mide en todo un músculo que se contrae de manera isométrica y tetánica, debe tomarse en consideración la tensión que producen tanto el componente activo como el pasivo (fig. 6-10).

La gráfica con la leyenda *Tensión activa* en la figura 6-10 representa la tensión desarrollada por los elementos contráctiles del músculo, y se asemeja a la curva de la fibra independiente. La gráfica con la leyenda *Tensión pasiva* refleja la desarrollada cuando el músculo rebasa su longitud en reposo y se estira el

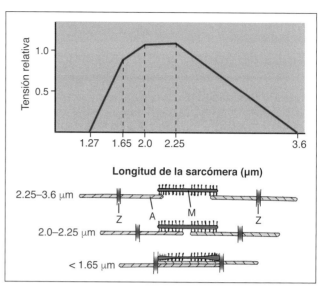

FIGURA 6-9 Curva tensión-longitud de una parte de una fibra muscular aislada que se estimula a distintas longitudes. La tensión tetánica isométrica guarda relación estrecha con el número de puentes cruzados del filamento de miosina que se superponen al filamento de actina. La tensión alcanza un máximo en la longitud redundante, o en reposo, de la sarcómera (2 μm), momento en que la superposición alcanza su máximo, y cae hasta cero con la longitud en la que ya no existe superposición (3.6 μm). La tensión también disminuye cuando la longitud de la sarcómera se reduce por debajo de la longitud en reposo, cae en forma drástica a los 1.65 μm y alcanza un valor de cero a los 1.27 μm, toda vez que la superposición excesiva interfiere con la formación de puentes cruzados. La relación estructural de los filamentos de actina y miosina en distintas etapas del acortamiento y la elongación de la sarcómera se representan por debajo de la gráfica. *A*, filamentos de actina; *M*, filamentos de miosina; *Z*, líneas Z. Adaptada de Crawford, C. N. C., James, N. T. (1980). The design of muscles. En R. Owen, J. Goodfellow, P. Bullough (Eds.), *Scientific Foundations of Orthopaedics and Traumatology* (pp. 67-74). London: William Heinemann.

cuerpo muscular que no se está contrayendo. Esta tensión pasiva se desarrolla sobre todo en los componentes elásticos en paralelo y en serie (ver fig. 6-6). Cuando el cuerpo muscular se contrae, las tensiones activa y pasiva combinadas producen la tensión total ejercida. La curva demuestra que al tiempo que un músculo se estira de manera progresiva más allá de su longitud en reposo, la tensión pasiva se eleva y la tensión activa disminuye.

La mayor parte de los músculos que atraviesan tan solo una articulación por lo regular no se estira en grado suficiente para que la tensión pasiva desempeñe un papel importante, pero el caso difiere en los músculos que abarcan dos articulaciones, en que los extremos de la relación longitud-tensión puede ser funcional (Crawford & James, 1980). Por ejemplo, los isquiotibiales se acortan a tal grado cuando la rodilla alcanza la flexión completa, que la tensión que pueden ejercer disminuye en grado considerable. Por el contrario, cuando la cadera se flexiona y la rodilla se extiende, los músculos se estiran de tal modo que la magnitud de su tensión pasiva es la que impide una mayor elongación, y hace que la rodilla se flexione si la flexión de la cadera aumenta.

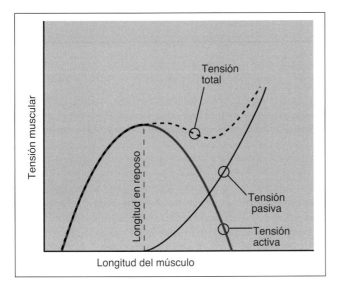

FIGURA 6-10 La tensión activa y pasiva que ejerce el músculo completo que se contrae en forma isométrica y tetánica se grafica contra la longitud muscular. La tensión activa es generada por los componentes contráctiles del músculo, y la tensión pasiva por sus componentes elásticos en serie y en paralelo, que desarrollan un esfuerzo cuando el músculo se estira más allá de su longitud en reposo. A mayor el grado de estiramiento, mayor la contribución del componente elástico a la tensión total. La configuración de la curva activa suele ser la misma en distintos músculos, pero la curva pasiva y, por ende, la curva total, varía con base en la cantidad de tejido conectivo (componente elástico) que contiene el músculo.

RELACIÓN CARGA-VELOCIDAD

La relación entre la velocidad del acortamiento concéntrico o la elongación excéntrica de un músculo y diferentes cargas constantes puede determinarse al graficar la velocidad de movimiento del brazo de palanca del músculo con distintas cargas externas, para generar así una curva carga-velocidad (fig. 6-11). La velocidad de acortamiento de un músculo que se contrae en forma concéntrica guarda relación inversa con la carga externa aplicada (Guyton, 1986). La velocidad de acortamiento alcanza su máximo cuando la carga externa es de cero, pero al tiempo que la carga aumenta el músculo se acorta cada vez con mayor lentitud. Cuando la carga externa es igual a la fuerza máxima que el músculo es capaz de ejercer, la velocidad de acortamiento se anula y el músculo desarrolla una contracción isométrica. Cuando la carga se incrementa todavía más, el músculo desarrolla una contracción excéntrica: se elonga durante la contracción. La relación carga-velocidad se invierte respecto de la de un músculo en contracción concéntrica; el músculo muestra elongación excéntrica a mayor velocidad al incrementarse la carga (Kroll, 1987; caso de estudio 6-1).

RELACIÓN FUERZA-TIEMPO

La fuerza, o tensión, que genera un músculo es proporcional al tiempo de contracción: a mayor el tiempo de contracción,

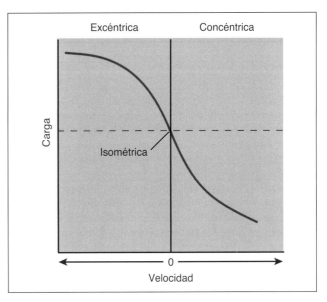

FIGURA 6-11 Curva carga-velocidad generada al graficar la velocidad de movimiento del brazo de palanca del músculo contra la carga externa. Cuando la carga externa impuesta al músculo es deleznable, el músculo desarrolla una contracción concéntrica a velocidad máxima. Con cargas crecientes el músculo se acorta con más lentitud. Cuando la carga externa equivale a la fuerza máxima que el músculo puede ejercer, este ya no puede acortarse (es decir, su velocidad es de cero) y sufre una contracción isométrica. Cuando la carga se incrementa aún más, el músculo sufre elongación excéntrica. Esta elongación es más rápida cuando la carga es mayor.

mayor la fuerza desarrollada, hasta alcanzar el punto de tensión máxima. En la figura 6-12, esta relación se ilustra con una gráfica fuerza-tiempo para un músculo completo que se contrae de manera isométrica. La contracción más lenta genera una mayor producción de fuerza debido a que se cuenta con tiempo para que la tensión producida por los elementos contráctiles se transmita por los componentes elásticos en paralelo del tendón. Si bien la producción de tensión en el componente contráctil puede alcanzar un máximo en tan solo 10 ms, pudieran requerirse hasta 300 ms para que esa tensión se transmita a los componentes elásticos. La tensión en el tendón alcanza la tensión máxima desarrollada por el elemento contráctil únicamente si el proceso de contracción activa dura lo suficiente (Ottoson, 1983).

EFECTO DE LA ARQUITECTURA DEL MÚSCULO ESQUELÉTICO

La arquitectura del músculo en cuanto a las longitudes y los ángulos de sus fibras y fascículos tiene gran impacto sobre su biomecánica, al igual que la producción de fuerza (Blazevich, 2006; Timmins y cols., 2016).

Los músculos están integrados por el elemento contráctil, la sarcómera, que produce tensión activa. La disposición de los componentes contráctiles afecta las propiedades contráctiles del músculo de manera dramática. A mayor la disposición en serie de la sarcómera, más larga la miofibrilla; a mayor la disposición

CASO DE ESTUDIO 6-1

Desgarro del músculo gastrocnemio

Un jugador profesional de tenis de 38 años de edad colapsa tras aterrizar después de un servicio. Esto ocurre durante el tercer set del juego. El jugador cae en la cancha, inmóvil y sosteniéndose la pantorrilla derecha. El personal médico llega en su ayuda, pero él no puede mover su pie derecho. El ortopedista sospecha un desgarro de la región superomedial del músculo derecho de la pantorrilla (figuras A y B del caso de estudio 6-1).

Desde la perspectiva biomecánica, esta lesión puede explicarse por la sobrecarga tensil que se verifica durante una carga excéntrica extrema. La reversión súbita de la flexión plantar a la

dorsiflexión del tobillo, con la rodilla en extensión completa, incrementa el riesgo de lesión, en particular cuando las fuerzas implican a músculos biarticulares como el gastrocnemio. Este traumatismo indirecto se asocia con fuerzas tensiles elevadas durante la contracción rápida (alta velocidad) y cambios persistentes en la longitud muscular. El estado de contracción muscular en el momento de la sobrecarga suele ser excéntrico, y la falla ocurre con más frecuencia en o cerca de la región medial del gastrocnemio. Se desarrolló edema intersticial localizado. También puede observarse un desgarro superficial de la fascia (Werner y cols., 2017).

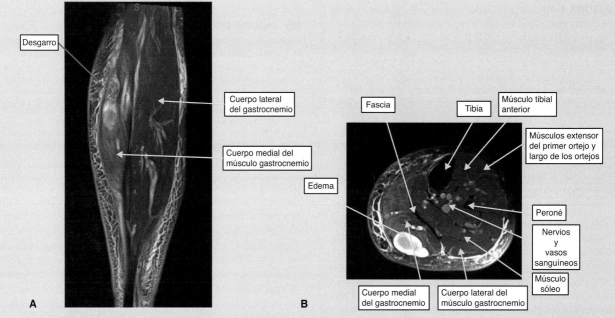

Figura de caso de estudio 6-1 **A.** Corte sagital; **B.** Corte coronal. Cortesía del Dr. Leon Rybak de la New York University Grossman School of Medicine.

en paralelo de la sarcómera, mayor el área transversal (AT) de la miofibrillas. Estos dos patrones arquitectónicos básicos de las miofibrillas (largas o gruesas) afectan las propiedades contráctiles de los músculos de los siguientes modos:

1. La velocidad y la excursión (arco de trabajo) que el músculo puede producir son proporcionales a la longitud de la miofibrilla (fig. 6-13A).

2. La fuerza que el músculo puede producir es proporcional al área transversal de la miofibrilla (fig. 6-13B).

Los músculos con fibras más cortas y un AT mayor están diseñados para producir fuerza, en tanto los músculos con fibras

más largas lo están para la excursión y la velocidad. El músculo cuádriceps contiene miofibrillas más cortas, y parece estar especializado para la producción de fuerza. El músculo sartorio tiene fibras más largas y un AT menor, y es más apto para una mayor excursión (Baratta y cols., 1998; Lieber & Bodine-Fowler, 1993).

En algunos músculos del humano, los fascículos se extienden directamente a partir del sitio de origen hasta la inserción. Sin embargo, por lo general, en un músculo los fascículos están conectados a las aponeurosis del mismo. El fascículo forma un ángulo con la aponeurosis (ángulo fascicular) y la aponeurosis forma un ángulo con el tendón (ángulo aponeurótico). El ángulo fascicular menos el ángulo aponeurótico determinan el ángulo de pennación, que se afirma tiene impacto sobre la función

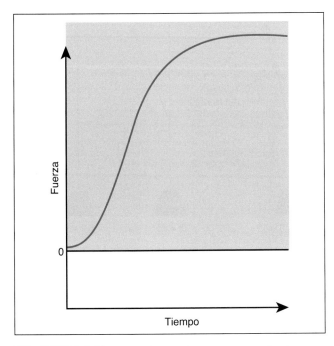

FIGURA 6-12 Curvas fuerza-tiempo para un músculo completo que se contrae en forma isométrica. La fuerza que ejerce el músculo es mayor cuando el tiempo de contracción también lo es debido a que se requiere un periodo para que la tensión que crean los componentes contráctiles se transfiera al componente elástico en paralelo y luego al componente elástico en serie al tiempo que la unidad miotendinosa se estira.

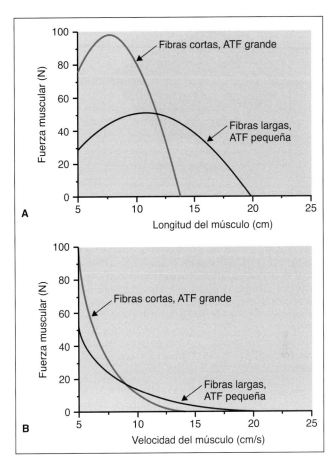

FIGURA 6-13 Propiedades isométricas e isotónicas de músculos con distinta arquitectura. **A.** Relación fuerza-longitud. **B.** Relación fuerza-velocidad. ATF, área transversal fisiológica. De Lieber, R. L., Bodine-Fowler, S. C. (1993). Skeletal muscle mechanics: Implications for rehabilitation. *Phys Ther*, 73(12), 852. Reproducida con autorización de la American Physical Therapy Association.

general del músculo. El ángulo de pennación influye sobre la producción de la fuerza de tres formas:

1. Un ángulo fascicular mayor genera un AT fisiológica mayor y una mayor producción de fuerza (fig. 6-14).

2. Un ángulo fascicular mayor determina una operación muscular potencial más cercana a la de la longitud de la fibra, lo que permite una producción máxima de fuerza por medio de la relación longitud-tensión (fig. 6-15 A y B).

3. Un mayor ángulo fascicular genera un acortamiento de las fibras que aumenta la producción de la fuerza por medio de la relación fuerza-velocidad. La velocidad de acortamiento disminuye si el desplazamiento de las fibras reduce y el acortamiento de fibras se da al mismo tiempo que la contracción ($v = d/t$, donde v es la velocidad de acortamiento, d es el desplazamiento de las fibras y t es el tiempo). Esto determina una contracción más lenta que permite una producción de fuerza mayor.

En esencia, los músculos con un ángulo de pennación mayor, como el vasto lateral o el cuádriceps, tienen fascículos más cortos. Esto determina un incremento de producción de fuerza por efecto de las relaciones longitud-fuerza y fuerza-velocidad, y por medio de un AT fisiológica mayor (Blazevich, 2006; Fukunaga y cols., 2001). Por otra parte, estos músculos tienen un arco de movimiento escaso. En contraste, los músculos con un ángu-

lo de pennación menor, como el aductor mayor y el largo, tienen fascículos más elongados, menor producción de fuerza, pero una velocidad de acortamiento elevada en un arco de movimiento amplio (Burkholder y cols., 1994; Lieber y cols., 2001).

EFECTO DEL PREESTIRAMIENTO

En anfibios y en humanos (Ciullo & Zarins, 1983) se ha demostrado que el músculo realiza más trabajo cuando se acorta de inmediato tras ser estirado en el estado de contracción concéntrica que cuando se acorta a partir de un estado de contracción isométrica. Este fenómeno no se explica del todo por la energía elástica almacenada en el componente elástico en serie durante el estiramiento, sino debe derivar también de la energía almacenada en el componente contráctil. Los cambios de las propiedades mecánicas intrínsecas de las miofibrillas son importantes en la potenciación de la producción de trabajo inducida por el

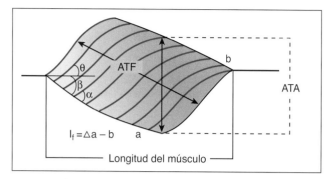

FIGURA 6-14 Parámetros arquitectónicos del músculo, que incluyen longitud de la fibra, distancia entre los extremos de una fibra (*a* a *b*) ángulo de pennación (θ), ángulo fascicular (respecto a la aponeurosis [α]) menos el ángulo aponeurótico (respecto al tendón [β]); longitud del músculo, y área transversal anatómica (ATA) o fisiológica (ATF). El ATF puede calcularse con la fórmula (V/t) × seno θ en un músculo simple unipennado, donde V es el volumen muscular, t es el grosor del músculo de una aponeurosis a otra, y θ es el ángulo de pennación. En músculos más complejos, el ATF se calcula como V/l$_r$ × cos θ, donde l$_r$ es la longitud promedio de fibra/fascículo. Reimpresa con autorización de Springer: Blazevich, A. J. (2006). Effects of physical training and detraining, immobilization, growth and aging on human fascicle geometry. *Sports Med*, *36*(12), 1003-1017. Copyright © 2012 Springer Nature.

estiramiento (Fortuna y cols., 2017; Hahn & Riedel, 2018; Takarada y cols., 1997).

EFECTO DE LA TEMPERATURA

Se ha demostrado que la temperatura afecta el desempeño muscular. Los cambios de la temperatura modifican las propiedades contráctiles de los músculos esqueléticos. Las condiciones ambientales extremas producen cambios en la velocidad de la actividad enzimática en el músculo.

Una elevación de la temperatura muscular produce un aumento de la velocidad de conducción por el sarcolema (Racinais y cols., 2017), lo que incrementa la frecuencia de estimulación y, por ende, la producción de fuerza muscular. Elevar la temperatura muscular de 6 a 34 °C trae consigo un aumento casi lineal de la proporción entre tensión y rigidez (Galler & Hilber, 1998). Una elevación de la temperatura también produce una mayor actividad enzimática del metabolismo muscular, lo que aumenta la eficiencia de la contracción muscular. Un efecto adicional de la elevación de la temperatura es el incremento de la elasticidad de la colágena en los componentes elásticos en serie y en paralelo, lo que favorece la distensibilidad de la unidad miotendinosa. Este preestiramiento incrementa así la producción de fuerza del músculo.

En contraste, algunos estudios han demostrado que con una disminución de la temperatura existe una reducción de la producción o la utilización del trifosfato de adenosina (ATP, por sus siglas en inglés) y una depleción del glucógeno intracelular (Hong y cols., 2008); en consecuencia, afecta el desempeño y la potencia del músculo. Un estudio conducido en hombres demostró que hubo una depleción de 23% del glucógeno intracelular cuando

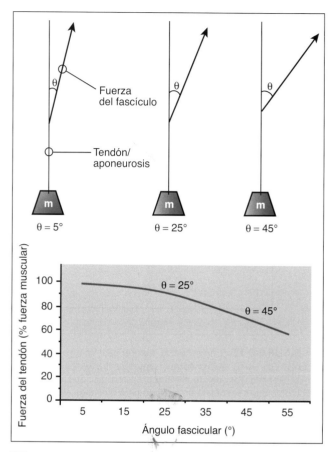

FIGURA 6-15 Efecto del ángulo fascicular sobre la fuerza que se dirige a lo largo del eje del tendón. Al tiempo que el ángulo fascicular (θ) se incrementa, la proporción de la fuerza de la fibra que se dirige a lo largo del tendón disminuye (fuerza del tendón = sumatoria de las fuerzas de la fibra × cos [ángulo de la fibra]), en que la fuerza de la fibra está representada por la flecha unida al tendón/aponeurosis. El tendón está unido a una masa (m) que representa la inercia del sistema sobre el cual trabaja el complejo músculo-tendón. El efecto de la angulación del fascículo sobre la proporción de la fuerza que se dirige a lo largo del tendón es mínimo cuando el ángulo fascicular es moderado (p. ej., < 25°), pero aumenta en forma no lineal al tiempo que dicho ángulo se incrementa, como se muestra en la gráfica. Reimpresa con autorización de Springer: Blazevich, A. J. (2006). Effects of physical training and detraining, immobilization, growth and aging on human fascicle geometry. *Sports Med*, *36*(12), 1003-1017. Copyright © 2012 Springer Nature.

se realizaron ejercicios a 9 °C, en comparación con 21 °C (Jacobs cols., 1985). Gossen y cols., (2001) observaron un mecanismo distinto de respuesta al frío en los músculos con predominio de fibras tipo I en comparación con aquellos con predominio de fibras tipo II. La hipotermia produce un incremento del tiempo de contracción y del tiempo hasta la mitad de la relajación, y reduce el desarrollo del torque de fasciculación máximo y la velocidad máxima de torque (Gossen y cols., 2001; Kimura y cols., 2003; Mallette y cols., 2020; Nomura y cols., 2002).

En otro estudio realizado en ratas se encontró que, tras una exposición prolongada al frío, la configuración de las fibras musculares cambió de fibras de contracción rápida a fibras de contracción lenta; Nomura y cols., 2002). Mallette y cols. (2020) informaron que a temperaturas bajas existía un retraso en la contracción de la fibra muscular.

EFECTO DE LA FATIGA

La capacidad de un músculo para contraerse y relajarse depende de la disponibilidad de ATP (ver recuadro 6-1). Si un músculo tiene una provisión adecuada de oxígeno y nutrientes que pueden metabolizarse para obtener ATP, puede sostener respuestas de fasciculación de baja frecuencia en serie durante un periodo prolongado. La frecuencia debe ser tan baja como para permitir que el músculo sintetice ATP a una velocidad suficiente para hacer frente a la velocidad de degradación durante la contracción. Si la frecuencia de estimulación aumenta y rebasa la velocidad de restitución del ATP, las respuestas de fasciculación pronto se hacen cada vez más lentas y de manera eventual desaparecen (fig. 6-16). Esta caída de la tensión tras una estimulación prolongada es la fatiga muscular. Si la frecuencia es suficiente para producir contracciones tetánicas, se presenta fatiga incluso antes. Si se permite un periodo de reposo antes de continuar la estimulación, la concentración de ATP se eleva y el músculo logra una recuperación breve de su capacidad contráctil antes de volver a sufrir fatiga.

Existen tres fuentes de ATP en el músculo: fosfato de creatina, fosforilación oxidativa en las mitocondrias y fosforilación de sustratos mediante glucólisis anaeróbica. Cuando inicia la contracción, la ATPasa de la miosina degrada el ATP con gran rapidez. El aumento de las concentraciones de difosfato de adenosina (ADP, por sus siglas en inglés) y fosfato inorgánico (Pi, por sus siglas en inglés) obtenidos a partir de esta degradación determina por último el aumento de las tasas de fosforilación oxidativa y glucólisis. Tras un breve periodo, estas vías metabólicas comienzan, sin embargo, a aportar ATP a gran velocidad. Durante este intervalo, la energía para la síntesis del ATP se obtiene a partir del fosfato de creatina, que representa el medio más rápido para sintetizar ATP en la célula muscular.

Con velocidades moderadas de actividad muscular, la mayor parte del ATP requerido puede formarse mediante el proceso de fosforilación oxidativa. Durante el ejercicio muy intenso, en que el ATP se degrada con gran rapidez, la capacidad de la célula para sustituirlo mediante fosforilación oxidativa puede ser limitada, de manera primordial por una provisión insuficiente de oxígeno al músculo por medio del sistema circulatorio.

Incluso cuando la provisión de oxígeno es adecuada, la velocidad a la cual puede producirse ATP mediante fosforilación oxidativa puede ser insuficiente para mantener el ejercicio muy intenso, toda vez que la maquinaria enzimática de esta vía es más bien lenta. La glucólisis anaeróbica comienza entonces a contribuir con una fracción creciente del ATP. La vía glucolítica, si bien produce cantidades mucho menores de ATP a partir del metabolismo de la glucosa, opera a una velocidad mucho mayor. También puede activarse en ausencia de oxígeno, con la formación de ácido láctico como producto terminal. De este modo, durante el ejercicio intenso la glucólisis anaeróbica se convierte en una fuente adicional para la provisión rápida de ATP al músculo.

La vía glucolítica tiene la desventaja de requerir grandes cantidades de glucosa para la producción de cantidades bajas de ATP. De esta forma, si bien el músculo almacena glucosa en forma de glucógeno, las reservas de este último pueden depletarse con rapidez cuando la actividad muscular es intensa. Por último, la ATPasa de miosina puede degradar el ATP con más velocidad que aquella con la que incluso la glucólisis puede restituirlo, y se desarrolla fatiga con rapidez al tiempo que las concentraciones de ATP caen.

Tras un periodo de ejercitación intensa, las concentraciones de fosfato de creatina caen y gran parte del glucógeno muscular puede haberse convertido en ácido láctico. Para que el músculo recupere su condición original, es necesario que vuelva a sintetizarse fosfato de creatina y que las reservas de glucógeno se restituyan. Puesto que los dos procesos requieren energía, el músculo seguirá consumiendo oxígeno a gran velocidad aunque la contracción se haya detenido. Este consumo elevado y sostenido de oxígeno se demuestra por el hecho de que una persona mantiene una respiración profunda y rápida tras un periodo de ejercitación extenuante.

Cuando se toma en consideración la energía necesaria para recuperar las concentraciones originales de glucógeno y fosfato de creatina, la eficiencia con la que el músculo convierte la energía química en trabajo (movimiento) no suele superar 20 o 25%, en tanto la mayor parte de la energía se disipa en forma de calor. Incluso cuando el músculo opera en su estado más eficiente, para la contracción solo se utiliza como máximo alrededor de 45% de la energía (Arvidson y cols., 1984; Guyton, 1986). El entrenamiento permite mejorar la producción metabólica oxidativa, y esto puede prolongar el tiempo hasta la fatiga al participar en cierta actividad deportiva (Harmer y cols., 2000).

Si bien el fenómeno de fatiga o agotamiento puede superponerse a la lesión o el daño muscular, es importante señalar que se trata de dos entidades diferentes. Los dos generan una declinación del desempeño muscular, pero la fatiga no siempre implica un daño estructural (Allen y cols., 2008).

El mecanismo celular del daño muscular no se comprende del todo (Clarkson & Hubai, 2002). En la actualidad existen dos modelos propuestos para estudiar el mecanismo, uno de tipo mecánico y otro metabólico (Tee y cols., 2007). El modelo mecá-

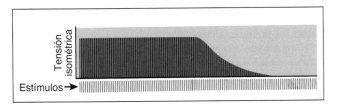

FIGURA 6-16 Fatiga en un músculo que se contrae en forma isométrica. La estimulación prolongada ocurre a una frecuencia que rebasa la capacidad del músculo para producir suficiente ATP para la contracción. Como consecuencia, la producción de tensión declina y, de manera eventual, se detiene. Adaptada con autorización de McGraw Hill LLC de Luciano, D. S., Vander, A. J., Sherman, J. H. (1978). *Human Function and Structure* (pp. 113-136). New York: McGraw-Hill. Permiso otorgado por medio del Copyright Clearance Center, Inc.

nico revela que la contracción excéntrica produce una mayor cantidad de fuerza, que incrementará la derivada de puentes cruzados y predispondrá a las proteínas contráctiles a la falla. Esto es en particular válido para las lesiones inducidas por ejercicio que implican una contracción muscular excéntrica. El mecanismo del modelo metabólico propone que se presentan deficiencias dentro del músculo que enfrenta el esfuerzo, lo que aumenta la presencia de Ca^{2+} y pudiera dar origen a la degeneración de las fibras musculares (Allen y cols., 2008). Esto puede explicar el desarrollo de daño muscular por actividades que implican ante todo una contracción muscular concéntrica, como cuando se expone a las personas a eventos de ciclismo prolongados o a la participación en maratones (Warhol y cols., 1985).

EFECTO DEL ENVEJECIMIENTO

Con el envejecimiento se observa una declinación progresiva de la función del sistema musculoesquelético humano. Esta declinación funcional se debe a una pérdida de la masa y resistencia musculares, también conocida como sarcopenia (McGregor y cols., 2014). Se calcula que después de los 50 años los humanos pierden alrededor de 2% de la masa muscular cada año (Lang y cols., 2010). Este proceso no ocurre de manera uniforme en todos los individuos mayores. Existen factores intrínsecos y extrínsecos que predisponen o protegen a una persona mayor a desarrollar sarcopenia. Los rasgos genéticos, el estilo de vida y la presencia de comorbilidades parecen ser determinantes en el desarrollo de la pérdida y la función del músculo con el paso del tiempo (Sorensen y cols., 2018).

El mecanismo de fatigabilidad y envejecimiento no se entiende bien. Ciertos estudios han demostrado resultados contradictorios en cuanto a la fatiga y el envejecimiento. Existen informes recientes de que la fatigabilidad no se modifica con la edad y que de hecho algunos sujetos mayores muestran un umbral mayor para la fatiga que grupos de comparación de menor edad (Callahan y cols., 2016; Christie y cols., 2011). Sundberg y cols. (2018) pudieron observar una diferencia de la pérdida de potencia (fatiga) en diferentes grupos de edad que realizaban ejercicios dinámicos. Su estudio incluyó tres grupos de participantes que se clasificaron como jóvenes (< 35 años), adultos mayores (60 a 79 años) y adultos mayores longevos (> 80 años). Existió una disminución significativa de la potencia entre los tres grupos, y el tercer grupo mostró una disminución significativa de la generación de potencia mecánica en comparación con los grupos de adultos mayores y jóvenes.

La sarcopenia relacionada con el envejecimiento tiene un impacto negativo sobre la calidad de vida del adulto mayor. Los estudios que analizan ciertos factores asociados con la sarcopenia han mostrado resultados preliminares positivos. En un estudio conducido en Alemania con hombres adultos mayores que vivían en la comunidad (72 años o más), los participantes se asignaron de manera aleatoria a dos grupos: un grupo con ejercicio para entrenamiento que también recibía un suplemento vitamínico, y un grupo que solo recibía el suplemento vitamínico. El grupo con ejercicio para entrenamiento mostró mejorías significativas en el índice de masa muscular y la resistencia de la prensión manual en comparación con el grupo con el suple-

mento vitamínico en el seguimiento a 6 meses (Lichtenberg y cols., 2019). Un estudio reciente conducido en el Reino Unido también mostró resultados positivos en quienes participaron en un programa de ejercicio de resistencia ofrecido a adultos mayores que vivían en la comunidad (Kirk y cols., 2020). Si bien no encontraron alguna diferencia de la masa muscular entre los grupos, los participantes del grupo de ejercicio mostraron una mejoría significativa de la fatigabilidad muscular y la calidad de vida general vinculada con la salud.

EFECTO DE LA VIBRACIÓN

Los efectos de la vibración local y la vibración de cuerpo entero (VCE) aún son controversiales. La literatura aporta un respaldo débil o moderado en cuanto a la eficacia de la vibración muscular sobre la función del músculo.

Una revisión sistemática reciente concluyó que el uso de vibración local en sujetos sanos puede incrementar la resistencia muscular del músculo objetivo (Alghadir y cols., 2018). Sin embargo, un metaanálisis previo conducido por los mismos autores no demostró algún efecto adicional de la VCE sobre la resistencia del músculo cuádriceps en individuos con osteoartritis de la rodilla (Anwer y cols., 2016).

Se han realizado algunos estudios de laboratorio para analizar el efecto de la exposición de la vibración y los cambios en la generación de fuerza, potencia y velocidad. Un estudio conducido en jugadoras profesionales de voleibol en que se les expuso a un entrenamiento con vibración mostró un incremento significativo de su velocidad, potencia y resistencia promedio en comparación con un grupo control (Bosco y cols., 1999). Un estudio conducido en sujetos sanos sometidos a reposo en cama durante casi 2 meses mostró que quienes se expusieron a una placa vibratoria tenían más probabilidad de mantener la estructura muscular y la generación de fuerza en los músculos de la pantorrilla en comparación con los controles. El entrenamiento no tuvo el mismo efecto sobre los músculos del muslo (Blottner y cols., 2006). Individuos jóvenes sin entrenamiento expuestos a entrenamiento con VCE mostraron un incremento de la producción de torque en la extensión de la rodilla tras la intervención (Jacobs & Burns, 2009).

Bogaerts y cols. (2007) estudiaron hombres adultos mayores y compararon tres grupos: acondicionamiento, entrenamiento con VCE (30 a 45 Hz) y control. Los dos primeros grupos mostraron un incremento significativo de la resistencia muscular en comparación con el grupo control. Pietrangelo y cols. (2009) condujeron un estudio en una población de adultos mayores en que se sometió a los dos sexos a un entrenamiento con vibración local a 300 Hz. Concluyeron que el entrenamiento fue efectivo para disminuir la pérdida muscular por sarcopenia.

Marin y Rhea (2010) condujeron una revisión de metaanálisis de distintos tipos de entrenamiento con vibración en humanos. Encontraron que el tipo de equipo de vibración utilizado tendría resultados distintos en cuanto a resistencia muscular. La vibración vertical producía efectos mayores sobre la resistencia muscular con el entrenamiento crónico en comparación con el equipo de vibración oscilatoria. Por otra parte, concluyeron que la vibración oscilatoria produjo un efecto mayor en el entrenamiento agudo.

Diferenciación de la fibra muscular

En la sección previa se describen los factores principales que determinan la tensión total que desarrolla el músculo completo al contraerse. Además, las fibras musculares independientes muestran diferencias específicas en cuanto a su velocidad de contracción, desarrollo de tensión y susceptibilidad a la fatiga.

Se han diseñado muchos métodos para clasificar las fibras musculares. Incluso desde 1678, Lorenzini observó la diferencia anatómica macroscópica entre el músculo rojo y el blanco, y en 1873 Ranvier clasificó al músculo con base en su velocidad de contracción y fatigabilidad. Si bien ha existido una confusión considerable en cuanto al método y la terminología para la clasificación del sistema musculoesquelético, observaciones histológicas e histoquímicas recientes condujeron a la identificación de tres tipos de fibras musculares con base en sus propiedades contráctiles y metabólicas (Brandstater & Lambert, 1969; Buchtahl & Sohmalburch, 1980; tabla 6-1).

Los tipos de fibras se diferencian ante todo por las vías metabólicas por las que pueden generar ATP y la velocidad a la cual esta energía se encuentra disponible para el sistema contráctil de la sarcómera, lo que determina la velocidad de contracción. Los tres tipos de fibras se denominan tipo I, fibras rojas oxidativas de contracción lenta (OL); tipo IIA, fibras rojas oxidativas-glucolíticas de contracción rápida (OGR); y tipo IIX, fibras blancas glucolíticas de contracción rápida (GR).

Las fibras tipo I (OL) se caracterizan por una actividad baja de la ATPasa de la miosina en la fibra muscular y, por ende, un tiempo prolongado relativo para la contracción. La actividad glucolítica (anaeróbica) es baja en este tipo de fibra, pero un contenido elevado de mitocondrias produce un gran potencial para la actividad oxidativa (aeróbica). Es muy difícil que las fibras tipo I se fatiguen,

toda vez que la tasa elevada de flujo sanguíneo hacia ellas aporta oxígeno y nutrientes a una velocidad suficiente para sostener la velocidad baja relativa de degradación del ATP de la ATPasa de la miosina. De este modo, las fibras son aptas para un trabajo prolongado de baja intensidad. Estas fibras tienen un diámetro más bien escaso y producen así una tensión relativa baja. El contenido elevado de mioglobina de las fibras tipo I confiere al músculo su color rojo.

Las fibras musculares tipo II se dividieron en dos subgrupos principales, IIA y IIX, con base en sus diferentes susceptibilidades al tratamiento con amortiguadores distintos antes de la incubación (Brooke & Kaiser, 1970). Un tercer subgrupo —las fibras tipo II C— incluye a fibras indiferenciadas raras que suelen observarse antes de la semana 30 de la gestación. Este tipo de fibra es infrecuente en el músculo humano (Banker, 1994). Las fibras de los tipos IIA y IIX se caracterizan por una actividad elevada de la ATPasa de la miosina, lo que determina una contracción más bien rápida.

Las fibras tipo IIA (OGR) se consideran intermedias a las de los tipos I y IIX, debido a que su tiempo de contracción se combina con una capacidad moderadamente bien desarrollada tanto para la actividad aeróbica (oxidativa) como para la anaeróbica (glucolítica). Estas fibras también tienen una irrigación sanguínea bien desarrollada. Pueden mantener su actividad contráctil durante periodos más bien largos; sin embargo, con tasas elevadas de actividad la velocidad alta de hidrólisis del ATP excede la capacidad tanto de la fosforilación oxidativa como de la glucólisis para aportar ATP, y estas fibras sufren fatiga eventual. Debido a que el contenido de mioglobina de este tipo de músculo es bastante alto, a menudo se le cataloga como un músculo rojo.

Las fibras tipo IIX (FC) dependen sobre todo de la actividad glucolítica (anaeróbica) para la síntesis de ATP. En la vecin-

TABLA 6-1	Propiedades de los tres tipos de fibras del músculo esquelético		
	Tipo I, oxidativa de contracción lenta (OL)	Tipo IIA, oxidativa-glucolítica de contracción rápida (OGR)	Tipo IIX,* glucolítica de contracción rápida (GR)
Velocidad de contracción	Lenta	Rápida	Rápida
Fuente primaria de producción de ATP	Fosforilación oxidativa	Fosforilación oxidativa	Glucólisis anaeróbica
Actividad enzimática glucolítica	Baja	Intermedia	Alta
Capilares	Abundantes	Abundantes	Escasos
Contenido de mioglobina	Alto	Alto	Bajo
Contenido de glucógeno	Bajo	Intermedio	Alto
Diámetro de la fibra	Bajo	Intermedio	Alto
Velocidad de fatiga	Lenta	Intermedia	Rápida

*Observar que la terminología actual para el tipo IIB es tipo IIX.

dad de estas fibras se identifican muy pocos capilares y, puesto que contienen poca mioglobina, a menudo se les denomina músculo blanco. Si bien las fibras tipo IIX pueden producir ATP con rapidez, se fatigan con gran facilidad y su velocidad elevada de hidrólisis del ATP depleta con rapidez el glucógeno necesario para la glucólisis. Estas fibras suelen tener un gran diámetro y por ello son capaces de producir mucha tensión, aunque solo por periodos breves antes de fatigarse.

Está bien demostrado que los nervios que inervan la fibra muscular determinan su tipo (Burke y cols., 1971); de este modo, las fibras musculares de cada unidad motora corresponden a un único tipo. En el humano y en otras especies, se descubrió que la estimulación eléctrica modifica el tipo de fibra (Munsat cols., 1976). En estudios sobre animales, en donde se seccionaron transversalmente los nervios que inervan las fibras musculares de contracción lenta y de contracción rápida y posteriormente cruzando estos nervios se observó que se invertían los tipos de fibras. Tras la recuperación de la inervación cruzada, las fibras de contracción lenta desarrollaron propiedades contráctiles e histoquímicas de fibras rápidas, en tanto las fibras de contracción rápida se volvieron lentas.

El tipo de fibras que componen a un músculo específico depende de la función que este desempeña. Algunos músculos realizan ante todo un tipo de actividad contráctil y a menudo están integrados por un tipo de fibra muscular predominante. Un ejemplo es el músculo sóleo de la pantorrilla, que en particular mantiene la postura y está integrado por un porcentaje alto de fibras tipo II. Sin embargo, es más frecuente que sea necesario que bajo ciertas circunstancias un músculo realice una actividad de resistencia y de gran fuerza en otras. Estos músculos por lo general tienen una mezcla de los tres tipos de fibra muscular.

En un músculo mixto típico que ejerce una tensión baja, se contraen algunas de las unidades motoras pequeñas integradas por fibras tipo I. Al tiempo que la fuerza muscular aumenta, se reclutan más unidades motoras y aumenta su frecuencia de estimulación. Cuando la frecuencia llega al máximo, se alcanza una fuerza muscular mayor por medio del reclutamiento de unidades motoras más grandes integradas por fibras tipo IIA (OGR) y, de manera eventual, fibras tipo IIX (GR). Al tiempo que disminuye la fuerza muscular máxima, las unidades de mayor tamaño son las primeras en suspender su actividad (Guyton, 1986; Luciano y cols., 1978).

En general, mas no de manera universal, se acepta que los tipos de fibra están determinados por la genética (Costill y cols., 1976; Gollnick, 1982). En la población promedio, aproximadamente de 50 a 55% de las fibras musculares es de tipo I, cerca de 30 a 35% es de tipo IIA, y alrededor de 15% es de tipo IIX, pero estos porcentajes varían en gran medida entre las personas.

En atletas de élite, el porcentaje relativo del tipo de fibras difiere del de la población general y parece depender de si la actividad principal del atleta requiere un esfuerzo breve, explosivo y máximo o implica una resistencia submáxima. Los corredores de velocidad y los lanzadores, por ejemplo, tienen un porcentaje elevado de fibras tipo II, en tanto los corredores de distancia y los esquiadores a campo traviesa tienen un porcentaje más alto de fibras tipo I. Los atletas de resistencia tienen incluso hasta 80% de fibras tipo I, y quienes realizan esfuerzos breves explosivos pueden tener solo 30% de este tipo de fibras (Saltin y cols., 1977).

La determinación genética del tipo de fibra puede ser responsable del proceso selectivo natural por el que los atletas se ven atraídos por el tipo de deporte para el que son más aptos. Debido a que los tipos de fibra están determinados por el nervio que inerva la fibra muscular, puede existir cierto control cortical de esta inervación que influya sobre el que un atleta elija el deporte en el que tiene capacidad genética para destacar.

Remodelamiento de la fibra muscular

El remodelamiento del tejido muscular es similar al de otros tejidos esqueléticos como el hueso, el cartílago articular y los ligamentos. Al igual que estos otros tejidos, el músculo se atrofia en respuesta al desuso y la inmovilización, y se hipertrofia cuando se le sujeta a un mayor uso que el ordinario.

EFECTOS DEL DESUSO Y LA INMOVILIZACIÓN

El desuso y la inmovilización tienen efectos negativos sobre las fibras musculares.

Estos efectos incluyen la pérdida de la resistencia y la producción de fuerza, y atrofia muscular en los niveles micro y macroestructural. Estos efectos dependen del tipo de fibra y la longitud del músculo durante la inmovilización, y pudieran depender de la causa de esta última. La inmovilización en una posición de elongación tiene un efecto menos deletéreo (Appell, 1997; Kasser, 1996; Ohira y cols., 1997; Sandmann y cols., 1998).

Se ha descrito que la pérdida de producción de fuerza muscular puede deberse de manera predominante a la disminución de la actividad física y el envejecimiento biológico. A partir de estudios en humanos y animales, en los cuales se incluyó reposo en cama, inmovilización y ensayos en viajes espaciales, se documentó bien que el desuso y la inmovilización tienen un efecto deletéreo sobre la fuerza muscular. El resultado de un estudio realizado por LeBlanc y cols. (1995) indica que la pérdida de fuerza tras la inmovilización inducida por un vuelo al espacio es mayor en la extremidad inferior que en la superior.

Se ha demostrado que la inmovilización con un aparato de yeso reduce el AT de la fibra muscular humana y también la acorta (Okita y cols., 2004; Slimani y cols., 2012; Slimani y cols., 2015). La inmovilización con un aparato de yeso puede reducir 8.6% el AT del tríceps sural y 14.2% su fuerza isométrica después de 4 semanas (Clark y cols., 2006), con una reducción de 15% del AT y de 54% de la fuerza isométrica después de 7 semanas de inmovilización, respectivamente (Christensen y cols., 2008).

En el caso del desuso por dolor, como en la osteoartritis, estos cambios son menos pronunciados. Suetta y cols. (2007) encontraron una reducción del AT del músculo cuádriceps en el humano con osteoartritis sintomática de la cadera durante más de un año. El AT se redujo 7% en hombres y 8.7% en mujeres, y la fuerza isométrica disminuyó 19.8 y 20.3%, respectivamente. Sin embargo, hasta este momento aún es incierto si estas diferencias derivan de las distintas causas de la inmovilización (con o sin dolor).

Se piensa que la reducción del AT de los músculos afectados deriva de distintos mecanismos. Jones y cols. (2004) condujeron un estudio que incluyó a sujetos humanos sanos a quienes se expuso a 2 semanas de inmovilización de la extremidad inferior. Detectaron una disminución de la masa muscular de 4.7%. Esto se explicó por un incremento de la expresión de genes vinculados con la atrofia del tejido muscular, lo que determinó un aumento de la degradación de proteínas y una reducción de la síntesis proteica. Resulta interesante que la inmovilización solo afectó a un gen ligado con la hipertrofia del tejido muscular.

Powers y cols. (2007) encontraron que las especies reactivas de oxígeno (ERO), como el peróxido de hidrógeno, se producen en los músculos esqueléticos activos e inactivos. Las ERO regulan la señalización fisiológica y patológica, y participan en la regulación de la degradación de las proteínas y la muerte celular. Las concentraciones bajas de ERO promueven la supervivencia de la célula. La producción de ERO en periodos de desuso muscular puede exceder la capacidad antioxidante de la célula. En ese estado, las ERO pueden fungir como segundos mensajeros e inducir vías intracelulares que conducen a la degradación de las proteínas, la muerte celular y la atrofia muscular, y de ese modo a una reducción del área transversal.

La disminución de la producción de fuerza también puede vincularse con otros factores. En un estudio de animales, Udaka y cols. (2008) identificaron un acortamiento de los filamentos gruesos y delgados que modifica las propiedades biomecánicas del músculo por efecto de la producción de fuerza dependiente de la longitud (ver fig. 6-13A). Los autores también encontraron una disminución de la sensibilidad al Ca^{2+} después de 6 semanas de inmovilización. Los dos cambios pueden explicar en parte la disminución de la producción de fuerza que se encontró en este estudio.

También se ha descrito que la inmovilización afecta la producción de energía. Estudios de vuelos espaciales en humanos y animales mostraron que la inmovilización disminuye la oxidación de los lípidos e incrementa la glucólisis como fuentes de energía de los músculos. Esto favorece las actividades breves y de alta intensidad (fibra tipo IIA) en detrimento de las actividades sostenidas (fibra tipo I), lo que puede alterar las propiedades biomecánicas del músculo, de manera específica, reducir la capacidad de mantener la postura (Stein & Wade, 2005).

Se ha aceptado de manera amplia que el desuso y la inmovilización también afectan la composición del músculo. Estudios con biopsias musculares en humanos revelaron que son ante todo las fibras tipo I las que se atrofian con la inmovilización; su AT disminuye, la fibra muscular se acorta y su potencial para la actividad enzimática oxidativa se reduce (Kannus y cols., 1998a). El reposo en cama prolongado determina una demanda menor sobre el mantenimiento postural y conduce a la atrofia de las fibras de contracción lenta, lo que determina dificultades para el mantenimiento de la postura (Fitts cols., 2000). La eliminación de la carga en las extremidades posteriores en la rata, que es un modelo muy aceptado de desuso muscular, reveló que la inmovilización de un músculo postural de contracción lenta (fibra tipo I) como el sóleo no solo determina la atrofia del músculo, sino también induce en él una transición de fibras de contracción lenta a otras de contracción rápida.

El músculo sóleo en personas sanas suele contar con menos de 15% de fibras de contracción rápida (tipo II), lo que se incrementa hasta 40% después de 15 días de inmovilización (Pierno y cols., 2007). En este caso no solo existe atrofia del músculo, sino también un cambio de su composición, lo que altera sus propiedades biomecánicas. Las distintas fibras musculares muestran propiedades diferentes en cuanto a la producción de fuerza (ver tabla 6-1). La composición en cuanto a la mezcla de fibras musculares define propiedades biomecánicas específicas en un músculo dado, lo que puede modificarse si tal composición cambia. Sin embargo, los resultados obtenidos de estudios en animales no se observan de manera constante en humanos. Los resultados de un estudio en humanos, en que se incluyó a pacientes con osteoartritis de la rodilla, revelaron una atrofia selectiva de las fibras tipo II en el músculo vasto medial (Fink y cols., 2007).

El movimiento temprano puede evitar esta atrofia. Al parecer, si el músculo se coloca bajo tensión cuando el segmento corporal se mueve, los impulsos aferentes (sensoriales) de los husos musculares intrafusales se incrementan, lo que determina un aumento de la estimulación de la fibra tipo I. Si bien el ejercicio isométrico intermitente puede ser suficiente para mantener la capacidad metabólica de la fibra tipo II, la fibra tipo I (la fibra postural) requiere impulsos más continuos. También existe evidencia de que la estimulación eléctrica puede prevenir la disminución del tamaño de la fibra tipo I y la declinación de su actividad enzimática oxidativa causada por la inmovilización (Eriksson y cols., 1981).

En atletas de élite, la inactividad tras una lesión, cirugía o inmovilización reduce con rapidez el tamaño y la capacidad aeróbica de las fibras musculares, en particular en el tipo de fibra afectado por el deporte elegido. En los atletas de resistencia, se afectan las fibras tipo I, en tanto en aquellos que participan en alguna actividad explosiva, como la carrera de velocidad, se afectan las fibras tipo II (caso de estudio 6-2).

Estudios clínicos y de laboratorio de tejido muscular humano y animal sugieren que un programa de movimiento inmediato o temprano puede prevenir la atrofia muscular tras la lesión o la cirugía. En un estudio de lesiones por aplastamiento del músculo de rata, el efecto de la inmovilización de la extremidad triturada se comparó con el de la movilización inmediata. Se encontró que las fibras musculares se regeneraban con una orientación más paralela en el animal movilizado que en el inmovilizado, la formación de capilares ocurrió con mayor rapidez y la resistencia tensil se recuperó en menos tiempo. Se encontraron resultados similares en un estudio posterior sobre el efecto de la inmovilización sobre la morfología de los músculos de la pantorrilla de la rata (Kannus y cols., 1998b).

A nivel clínico se ha encontrado que la atrofia que el músculo cuádriceps desarrolla mientras la extremidad está inmovilizada con un aparato de yeso rígido no puede revertirse mediante ejercicios isométricos. La atrofia puede limitarse si se permite el movimiento temprano como el que se logra con una férula con movilidad parcial. En este caso pueden realizarse ejercicios dinámicos.

Por último, aún es incierto si la causa de la inmovilización (con dolor *vs.* sin dolor), las distintas propiedades biomecánicas del músculo inmovilizado (fuerza *vs.* velocidad) o todas ellas

CASO DE ESTUDIO 6-2

Rotura del ligamento cruzado anterior izquierdo

Un hombre de 25 años de edad, posoperado de una reparación por rotura del ligamento cruzado anterior izquierdo, se somete a una medición del torque en la extremidad afectada y la no afectada tras 10 semanas del procedimiento quirúrgico (figura A del caso de estudio 6-2), que se repite 6 semanas después de iniciado el entrenamiento (figura B del caso de estudio 6-2). Se muestra un incremento del torque del músculo en la segunda prueba isocinética. El déficit inicial en el lado afectado era cercano a 63% al compararse con el lado conservado. Después de 6 semanas de entrenamiento el déficit en el lado afectado disminuyó hasta 43% en comparación con el conservado.

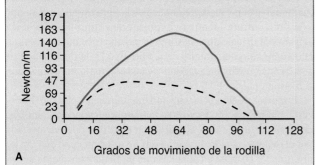

A

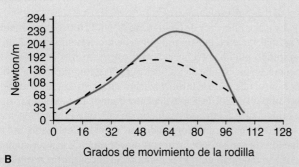

B

Figura de caso de estudio 6-2   Prueba isocinética a 180°/s. **A.** Medición de la producción de torque del cuádriceps femoral 10 semanas después del procedimiento quirúrgico. La *línea discontinua* representa la generación de torque en la extremidad afectada. La *línea continua* representa la generación de torque en la extremidad conservada. **B.** Mediciones de la producción de torque en el cuádriceps femoral 16 semanas tras el procedimiento quirúrgico y 6 semanas tras las sesiones de entrenamiento. La *línea punteada* representa la producción de torque en la extremidad afectada. La *línea continua* representa la producción de torque en la extremidad conservada.

participan en relación con los efectos deletéreos de la inmovilización sobre las distintas fibras musculares. Lo anterior muestra, sin embargo, que el desuso modifica las propiedades biomecánicas de los músculos en muchos niveles distintos.

EFECTOS DEL ENTRENAMIENTO FÍSICO

La actividad física influye sobre la arquitectura de los músculos (Blazevich, 2006) y la producción de fuerza. Los músculos posturales de la columna vertebral necesitan diferentes propiedades metabólicas y contráctiles (actividad a largo plazo para el mantenimiento postural) que los extensores de la pierna (actividad explosiva para la locomoción). Se piensa que esto se relaciona con la expresión genética dependiente de los nervios motores durante la actividad física, que ha demostrado actuar en el desarrollo y la edad adulta (Schiaffino & Serrano, 2002). La investigación ha demostrado que la arquitectura vinculada con la longitud del fascículo, el AT y el ángulo de pennación difiere en atletas con mayor o menor entrenamiento y en controles sin entrenamiento. También es posible identificar una geometría muscular única en atletas que practican distintos deportes (p. ej., corredor de velocidad *vs.* resistencia; corredor *vs.* pesista). Resulta interesante que no existió alguna diferencia relativa o absoluta de la longitud del fascículo entre ambos sexos (Abe y cols., 2001; Kumagai y cols., 2000). Sin embargo, existe evidencia contradictoria en cuanto al efecto del entrenamiento en quienes no son atletas. Gondin y cols. (2005) describieron un incremento del ángulo fascicular de 14% en el vasto medial después de 8 semanas de fortalecimiento, con un incremento de 27% de la fuerza máxima y un aumento de 6% del AT. Blazevich y Giorgi (2001) no encontraron estos cambios de la longitud del fascículo o el ángulo en relación con el entrenamiento físico.

Debido a que se recurre a poblaciones diferentes (no entrenadas *vs.* bien entrenadas), músculos diferentes (tríceps braquial *vs.* cuádriceps) y protocolos distintos (5 a 16 semanas con o sin inyecciones de testosterona), no es posible integrar conclusiones definitivas en cuanto al cambio de la arquitectura muscular como consecuencia del entrenamiento en personas que no son atletas. Hasta este momento no se han llevado a cabo estudios relacionados con el entrenamiento de resistencia y sus efectos sobre la geometría de los músculos.

Se encontró que el entrenamiento físico incrementa el AT de todas las fibras musculares, y explica el aumento del volumen y la fuerza del músculo. Se describe que el entrenamiento físico influye sobre la activación neural del músculo, lo que determina un incremento de la producción de fuerza en el transcurso de 6 semanas de iniciado el entrenamiento. Se piensa que el entrenamiento persistente da origen a un incremento del tejido contráctil y así a un aumento del AT del músculo entrenado. El entrenamiento a largo plazo puede entonces conducir a incrementos adicionales, más bien discretos, de la producción de fuerza por medio de mecanismos neurales (Chilibeck y cols., 1998; Enoka, 1997).

Cierta evidencia sugiere que el porcentaje relativo de los tipos de fibra en los músculos de una persona también puede cambiar con el entrenamiento físico (Arvidson y cols., 1984). Además de los factores genéticos, la actividad física influye sobre la diferenciación en fibras de contracción lenta y rápida, lo que puede modificar las propiedades biomecánicas de la producción de fuerza. Esto último puede ser específico de la actividad. Por otra parte, los músculos esqueléticos se adaptan a las demandas cambiantes, lo que en parte deriva de la plasticidad del tejido muscular.

Labarque y cols. (2002) realizaron un estudio en humanos sanos que implicó la inmovilización con aparato de yeso de la extremidad inferior durante 2 semanas y el reentrenamiento por 10 semanas. El torque dinámico e isométrico se redujo en grado significativo en los músculos extensores y flexores de la rodilla tras la inmovilización. Sin embargo, después de 3 semanas de entrenamiento isocinético, el torque dinámico e isométrico no mostraba alguna diferencia significativa respecto a su condición previa a la inmovilización. Durante la inmovilización, las fibras tipo I y IIA mostraron una reducción más pronunciada pero no significativa en comparación con las fibras tipo IIX. Después del reentrenamiento, la distribución de fibras recuperó su condición previa a la inmovilización.

Los efectos que los diferentes ejercicios tienen sobre los distintos tipos de fibra muscular también se han demostrado. Hortobagyi y cols. (2000) realizaron un estudio en humanos sobre la composición muscular tras la inmovilización y el reentrenamiento. Detectaron que las fibras de los tipos IIA y B mostraban un crecimiento mayor tras el entrenamiento excéntrico que después del entrenamiento concéntrico, lo que coincidía con el incremento de la producción de fuerza isométrica.

Los distintos estudios utilizan músculos diferentes (extremidad superior *vs.* extremidad inferior) y protocolos de entrenamiento diversos (concéntricos *vs.* excéntricos), lo que impide la comparación de los resultados. Sin embargo, estos estudios sugieren que el entrenamiento físico tiene un efecto sobre la distribución del tipo de fibra muscular. El AT de las fibras afectadas por la actividad principal del atleta se incrementa. Por ejemplo, en los atletas de resistencia el área del músculo integrada por fibras de los tipos I y IIA se incrementa a expensas del área total de las fibras tipo IIX.

El envejecimiento trae consigo sarcopenia (disminución de la masa muscular) y reducción del AT, que se reconocen como factores de debilidad muscular (Frontera y cols., 2000; Narici y cols., 2003). Estas reducciones suelen comenzar al aproximarse los 60 años y se detecta que son mayores en las extremidades inferiores. La disminución resultante del AT alcanza incluso 25 a 33% en el cuádriceps al comparar a personas más jóvenes (edad, 20 a 29 años) y mayores (edad, 70 a 81 años; Narici y cols., 2003). Se piensa que la reducción del AT no explica por sí misma la disminución de la fuerza. Thom y cols. (2007) encontraron que en individuos de más edad (69 a 82 años), la velocidad de torque era 38.2% menor y la velocidad de la potencia era 48.5% menor que en el grupo control más joven (edad, 19 a 35 años). La potencia máxima fue 80% menor. El AT y la longitud del fascículo se redujeron 14.3 y 19.3% en los individuos mayores. Sin embargo, estos cambios fueron insuficientes para explicar las diferencias en cuanto al torque y la potencia.

D'Antona y cols. (2003) realizaron un estudio *in vitro* con músculos humanos. Los autores encontraron que incluso si la composición de fibras musculares de un músculo se mantiene sin cambios con el envejecimiento, la producción de fuerza por unidad muscular se reduce. Esto puede derivar de factores intrínsecos que se modifican. Encontraron una concentración menor de miosina en las fibras tipo I y IIA en adultos mayores. Esto puede traer como consecuencia una reducción de la interacción de la actina y la miosina, y una disminución de la producción de la fuerza. Por otro lado, Conley y cols. (2000) describieron que la pérdida de desempeño aeróbico con el envejecimiento puede deberse a la disminución de la velocidad de captación máxima de oxígeno (−45%) y la reducción de la capacidad oxidativa del músculo cuádriceps investigado (−36%).

Aún es incierto si el envejecimiento modifica el ángulo de pennación. Binzoni y cols. (2001) investigaron los efectos del envejecimiento sobre el ángulo de pennación. Escanearon a individuos de 0 a 70 años. Los autores identificaron un aumento del ángulo de pennación desde el nacimiento hasta el brote de crecimiento de la adolescencia, tras lo cual permanece estable. Se piensa que el ángulo de pennación no se modifica con el envejecimiento y, por ende, no contribuye a la reducción de la producción de fuerza en adultos mayores. Sin embargo, Narici y cols. (2003) compararon adultos jóvenes (edad de 27 a 42 años) e individuos de mayor edad (de 71 a 80 años). Se describió que ambos grupos tenían una actividad física similar. Los autores encontraron una reducción significativa del ángulo de pennación de 13.2% en el grupo de más edad. Una disminución del ángulo de pennación reduce la producción de fuerza.

Resumen

- La unidad estructural del sistema musculoesquelético es la fibra, que está rodeada por el endomisio y se organiza en fascículos incluidos en el perimisio. El epimisio circunda todo el músculo.

- Las fibras están integradas por miofibrillas, que se alinean de tal modo que crean un patrón en bandas. Cada repetición de este patrón corresponde a una sarcómera, la unidad funcional del sistema contráctil.

- Las miofibrillas están integradas por filamentos delgados de la proteína actina y filamentos gruesos de la proteína miosina, así como un citoesqueleto miofibrilar interno integrado por el filamento elástico titina y el filamento rígido nebulina.

- De acuerdo con la teoría del deslizamiento de los filamentos, el acortamiento activo del músculo depende del movimiento relativo de los filamentos de actina por sobre los de miosina. La fuerza de contracción se desarrolla por el movimiento de las cabezas de miosina, o puentes cruzados, que están en contacto con los filamentos de actina. La troponina y la tropomiosina, dos proteínas en la hélice de actina, regulan la formación y la separación de los contactos entre los filamentos.

- Una clave para el mecanismo de deslizamiento es el ión calcio, que activa e inactiva la actividad contráctil.

- La unidad motora del sistema musculoesquelético, una sola neurona motora y todas las fibras musculares que inerva, es la fracción más pequeña del músculo capaz de contraerse de manera independiente. La "llamada a" la activación de unidades motoras adicionales en respuesta a una mayor activación del nervio motor se conoce como reclutamiento.

- Los tendones y el endomisio, el perimisio, el sarcolema y el epimisio representan componentes elásticos en paralelo y en serie, que se estiran con la contracción activa o la extensión muscular pasiva, y se retraen con la relajación muscular.

- Se presenta sumatoria cuando las respuestas mecánicas del músculo a estímulos sucesivos se agregan a una respuesta inicial. Cuando una tensión máxima se sostiene como consecuencia de la sumatoria, el músculo sufre una contracción tetánica. La fibra muscular se contrae con una modalidad de todo o nada.

- Los músculos pueden contraerse de manera concéntrica, excéntrica o isométrica, lo cual depende de la relación entre la tensión muscular y la resistencia que debe vencerse. Las contracciones concéntricas y excéntricas implican trabajo dinámico, en el que el músculo mueve una articulación o controla su movimiento.

- La producción de fuerza en el músculo recibe influencia de las relaciones longitud-tensión, carga-velocidad y fuerza-tiempo del músculo. La relación longitud-tensión en un músculo completo recibe influencia de sus componentes activos (contráctiles) y los pasivos (elásticos en serie y en paralelo).

- Otros dos factores que incrementan la producción de fuerza son el preestiramiento del músculo y la elevación de su temperatura.

- La energía para la contracción del músculo y su liberación depende de la hidrólisis del ATP. La fatiga muscular se presenta cuando la capacidad del músculo para sintetizar ATP es insuficiente para compensar la velocidad con que se degrada durante la contracción.

- Se han identificado tres tipos principales de fibras: tipo I, oxidativa de contracción lenta; tipo IIA, oxidativa-glucolítica de contracción rápida; y tipo IIX, glucolítica de contracción rápida. La mayor parte de los músculos contiene una mezcla de estos tipos.

- La atrofia muscular se desarrolla por desuso e inmovilización, y el trofismo muscular puede restablecerse por medio de una movilización activa temprana.

- El envejecimiento modifica la arquitectura del músculo y la producción de fuerza por unidad muscular, y reduce la masa muscular. Esto determina una reducción de la producción de fuerza del sistema muscular a edad avanzada.

Preguntas para práctica

1. Mencione y explique las diferentes formas de trabajo muscular y las distintas formas correspondientes de contracción muscular.

2. Mencione y explique las funciones de los diferentes componentes de una sarcómera.

3. ¿Qué es el ángulo de pennación y de qué manera influye sobre la producción de fuerza de un músculo?

4. ¿Cómo puede influirse sobre el remodelamiento muscular?

5. Mencione y explique los diferentes tipos de fibras musculares.

Referencias

Abe, T., Fukashiro, S., Harada, Y., et al. (2001). Relationship between sprint performance and muscle fascicle length in female sprinters. *J Physiol Anthropol Appl Human Sci*, *20*(2), 141-147.

Alghadir, A. H., Anwer, S., Zafar, H., et al. (2018). Effect of localised vibration on muscle strength in healthy adults: A systematic review. *Physiotherapy*, *104*(1), 18-24.

Allen, D. G., Lamb, G. D., Westerblad, H. (2008). Skeletal muscle fatigue: Cellular mechanisms. *Physiol Rev*, *88*(1), 287-332.

Anwer, S., Alghadir, A., Zafar, H., et al. (2016). Effect of whole body vibration training on quadriceps muscle strength in individuals with knee osteoarthritis: A systematic review and meta-analysis. *Physiotherapy*, *102*(2), 145-151.

Appell, H. J. (1997). The muscle in the rehabilitation process. *Orthopade*, *26*(11), 930-934.

Arvidson, I., Eriksson, E., Pitman, M. (1984). Neuromuscular basis of rehabilitation. In E. Hunter, J. Funk (Eds.), *Rehabilitation of the Injured Knee* (pp. 210-234). St. Louis, MO: C. V. Mosby.

Banker, B. Q. (1994). Basic reaction of muscle. In A. G. Engel, C. Franzini-Armstrong (Eds.), *Myology* (2nd ed.). New York: McGraw-Hill, Inc.

Baratta, R. V., Solomonow, M., Zhou, B. H. (1998). Frequency domain-based models of skeletal muscle. *J Electromyogr Kinesiol*, *8*(2), 79-91.

Beason, D., Soslowsky, L., Karthikeyan, T., et al. (2007). Muscle, tendon and ligament. Chapter 4. In J. S. Fischgrund (Ed.), *Orthopedic Update 9*. Rosemont, IL: American Academy of Orthopedic Surgeons.

Binzoni, T., Bianchi, S., Hanquinet, S., et al. (2001). Human gastrocnemius medialis pennation angle as a function of age: From newborn to the elderly. *J Physiol Anthropol Appl Human Sci*, *20*(5), 293-298.

Blazevich, A. J. (2006). Effects of physical training and detraining, immobilisation, growth and aging on human fascicle geometry. *Sports Med*, *36*(12), 1003-1017.

Blazevich, A. J., Giorgi, A. (2001). Effect of testosterone administration and weight training on muscle architecture. *Med Sci Sports Exerc*, *33*(10), 1688-1693.

Blottner, D., Salanova, M., Puttmann, B., et al. (2006). Human skeletal muscle structure and function preserved by vibration muscle exercise following 55 days of bed rest. *Eur J Appl Physiol*, *97*(3), 261-271.

Bogaerts, A., Delecluse, C., Claessens, A. L., et al. (2007). Impact of whole-body vibration training versus fitness training on muscle strength and muscle mass in older men: A 1-year randomized controlled trial. *J Gerontol A Biol Sci Med Sci*, *62*(6), 630-635.

Bosco, C., Colli, R., Introini, E., et al. (1999). Adaptive responses of human skeletal muscle to vibration exposure. *Clin Physiol*, *19*(2), 183-187.

Brandstater, M. E., Lambert, E. H. (1969). A histologic study of the spatial arrangements of muscle fibers in single motor units within rat tibialis anterior muscle. *Bull Am Assoc Electromyog Electro Diag*, *82*, 15-16.

Brooke, M. H., Kaiser, K. K. (1970). Three myosin adenosine triphosphatase systems: The nature of their pH liability and sulfhydryl dependence. *J Histochem Cytochem*, *18*(9), 670-672.

Buchtahl, F., Sohmalburch, H. (1980). Motor units of mammalian muscle. *Physiol Rev*, *60*(1), 90-142.

Burke, R. E., Levine, D. N., Zajac, F. E., et al. (1971). Mammalian motor units: Physiological histochemical correlation in three types of motor units in cat gastrocnemius. *Science*, *174*(4010), 709-712.

Burkholder, T. J., Fingado, B., Baron, S., et al. (1994). Relationship between muscle fiber types and sizes and muscle architectural properties in the mouse hindlimb. *J Morphol*, *221*(2), 177-190.

Callahan, D. M., Umberger, B. R., Kent, J. A. (2016). Mechanisms of in vivo muscle fatigue in humans: Investigating age-related fatigue resistance with a computational model. *J Physiol*, *594*(12), 3407-3421.

Chilibeck, P. D., Calder, A. W., Sale, D. G., et al. (1998). A comparison of strength and muscle mass increases during resistance training in young women. *Eur J Appl Physiol Occup Physiol*, *77*(1-2), 170-175.

Christensen, B., Dyrberg, E., Aagaard, P., et al. (2008). Effects of long-term immobilization and recovery on human triceps surae and collagen turnover in the Achilles tendon in patients with healing ankle fracture. *J Appl Physiol*, *105*(2), 420-426.

Christie, A., Snook, E. M., Kent-Braun, J. A. (2011). Systematic review and meta-analysis of skeletal muscle fatigue in old age. *Med Sci Sports Exerc*, *43*(4), 568-577.

Ciullo, J. V., Zarins, B. (1983). Biomechanics of the musculotendinous unit: Relation to athletic performance and injury. *Clin Sports Med*, *2*, 71-86.

Clark, B. C., Fernhall, B., Ploutz-Snyder, L. L. (2006). Adaptations in human neuromuscular function following prolonged unweighting: I. Skeletal muscle contractile properties and applied ischemia efficacy. *J Appl Physiol*, *101*(1), 256-263.

Clarkson, P. M., Hubai, M. J. (2002). Exercise-induced muscle damage in humans. *Am J Phys Med Rehabil*, *81*(11 Suppl), S52-S69.

Conley, K. E., Esselman, P. C., Jubrias, S. A., et al. (2000). Aging, muscle properties and maximal O_2 uptake rate in humans. *J Physiol*, *526*(Pt 1), 211-217.

Costill, P. L., Coyle, E. F., Fink, W. F., et al. (1976). Adaptations in skeletal muscles following strength training. *J Appl Physiol*, *46*(1), 96-99.

Crawford, C. N. C., James, N. T. (1980). The design of muscles. In R. Owen, J. Goodfellow, P. Bullough (Eds.), *Scientific Foundations of Orthopaedics and Traumatology* (pp. 67-74). London: William Heinemann.

D'Antona, G., Pellegrino, M. A., Adami, R., et al. (2003). The effect of ageing and immobilization on structure and function of human skeletal muscle fibres. *J Physiol*, *552*(2), 499-511.

Enoka, R. M. (1997). Neural adaptations with chronic physical activity. *J Biomech*, *30*(5), 447-455.

Eriksson, E., Haggmark, T., Kiessling, K. H., et al. (1981). Effect of electrical stimulation on human skeletal muscle. *Int J Sports Med*, *2*(1), 18-22.

Fink, B., Egl, M., Singer, J., et al. (2007). Morphologic changes in the vastus medialis muscle in patients with osteoarthritis of the knee. *Arthritis Rheum*, *56*(11), 3626-3633.

Fitts, R. H., Romatowski, J. G., Blaser, C., et al. (2000). Effect of spaceflight on the isotonic contractile properties of single skeletal muscle fibers in the rhesus monkey. *J Gravit Physiol*, *7*(1), S53-S54.

Fortuna, R., Groeber, M., Seiberl, W., et al. (2017). Shortening-induced force depression is modulated in a time- and speed-dependent manner following a stretch-shortening cycle. *Physiol Rep*, *5*(12), e13279.

Freundt, J., Linke, W. (2019). Titin as a force-generating muscle protein under regulatory control. *J Appl Physiol*, *126*(5), 1474-1482.

Frontera, W. R., Suh, D., Krivickas, L. S., et al. (2000). Skeletal muscle fiber quality in older men and women. *Am J Physiol Cell Physiol*, *279*(3), 611-618.

Fukunaga, T., Miyatani, M., Tachi, M., et al. (2001). Muscle volume is a major determinant of joint torque in humans. *Acta Physiol Scand*, *172*(4), 240-255.

Galler, S., Hilber, K. (1998). Tension/stiffness ratio of skinned rat skeletal muscle fiber types at various temperatures. *Acta Physiol Scand*, *162*(2), 119-126.

Gollnick, P. D. (1982). Relationship of strength and endurance with skeletal muscle structure and metabolic potential. *Int J Sports Med*, *3*, 26-32.

Gondin, J., Guette, M., Ballay, Y., et al. (2005). Electromyostimulation training effects on neural drive and muscle architecture. *Med Sci Sports Exerc*, *37*(8), 1291-1299.

Gossen, E. R., Allingham, K., Sale, D. G. (2001). Effect of temperature on post-tetanic potentiation in human dorsiflexor muscles. *Can J Physiol Pharmacol*, *79*(1), 49-58.

Guyton, A. C. (1986). *Textbook of Medical Physiology* (7th ed.). Philadelphia, PA: W. B. Saunders.

Hahn, D., Riedel, T. N. (2018). Residual force enhancement contributes to increased performance during stretch-shortening cycles of human plantar flexor muscles in vivo. *J Biomech*, *77*, 190-193.

Harmer, A. R., McKenna, M. J., Sutton, J. R., et al. (2000). Skeletal muscle metabolic and ionic adaptations during intense exercise following sprint training in humans. *J Appl Physiol*, *89*(5), 1793-1803.

Hill, D. K. (1968). Tension due to interaction between the sliding filaments of resting striated muscle. The effect of stimulation. *J Physiol*, *199*(3), 637-684.

Hill, A. V. (1970). *First and Last Experiments in Muscle Mechanics*. Cambridge: Cambridge University Press.

Hislop, H. J., Perrine, J. (1967). The isokinetic concept of exercise. *Phys Ther*, *47*(1), 114-117.

Hong, J. H., Kim, H. J., Kim, K. J., et al. (2008). Comparison of metabolic substrates between exercise and cold exposure in skaters. *J Physiol Anthropol*, *27*(5), 273-281.

Hortobagyi, T., Dempsey, L., Fraser, D., et al. (2000). Changes in muscle strength, muscle fibre size and myofibrillar gene expression after immobilization and retraining in humans. *J Physiol*, *524*(1), 293-304.

Huxley, A. F. (1974). Muscular contraction. *J Physiol, 243*(1), 1.

Huxley, A. F., Huxley, H. E. (1964). Organizers of a discussion of the physical and chemical basis of muscular contraction. *Proc R Soc Lond B Biol Sci, 160*, 433.

Jacobs, P. L., Burns, P. (2009). Acute enhancement of lower-extremity dynamic strength and flexibility with whole body vibration. *J Strength Cond Res, 23*(1), 51–75.

Jacobs, I., Romet, T., Kerrigan-Brown, D. (1985). Muscle glycogen depletion during exercise at 9 degrees Celsius and 21 degrees Celsius. *Eur J Appl Physiol, 54*(1), 35–39.

Jones, S. W., Hill, R. J., Krasney, P. A., et al. (2004). Disuse atrophy and exercise rehabilitation in humans profoundly affects the expression of genes associated with the regulation of skeletal muscle mass. *FASEB J, 18*(9), 1025–1027.

Kannus, P., Jozsa, L., Järvinen, T. L., et al. (1998a). Free mobilization and low- to high-intensity exercise in immobilization-induced muscle atrophy. *J Appl Physiol, 84*(4), 1418–1424.

Kannus, P., Jozsa, L., Kvist, M., et al. (1998b). Effects of immobilization and subsequent low- and high-intensity exercise on morphology of rat calf muscles. *Scand J Med Sci Sports, 8*(3), 160–171.

Kasser, J. R. (1996). General knowledge. In J. R. Kasser (Ed.), *Orthopaedic Knowledge Update 5: Home Study Syllabus*. Rosemont, IL: American Academy of Orthopaedic Surgeons.

Kimura, T., Hamada, T., Ueno, L., et al. (2003). Changes in contractile properties and neuromuscular propagation evaluated by simultaneous mechanomyogram and electromyogram during experimentally induced hypothermia. *J Electromyogr Kinesiol, 13*(5), 433–440.

Kirk, B., Mooney, K., Cousins, R., et al. (2020). Effects of exercise and whey protein on muscle mass, fat mass, myoelectrical muscle fatigue and health-related quality of life in older adults: A secondary analysis of the Liverpool Hope University—Sarcopenia Ageing Trial (LHU-SAT). *Eur J Appl Physiol, 120*(2), 493–503.

Komi, P. V. (1986). The stretch-shortening cycle and human power output. In N. L. Jones, N. McCartney, A. J. McConas (Eds.), *Human Muscle Power* (pp. 27–39). Champaign, IL: Human Kinetics Publishers.

Kroll, P. G. (1987). *The effect of previous contraction condition on subsequent eccentric power production in elbow flexor muscles*. Unpublished doctoral dissertation. New York University, New York.

Kumagai, K., Abe, T., Brechue, W. F., et al. (2000). Sprint performance is related to muscle fascicle length in male 100-m sprinters. *J Appl Physiol, 88*(3), 811–816.

Labarque, V. L., Op't Eijnde, B., Van Leemputte, M. (2002). Effect of immobilization and retraining on torque-velocity relationship of human knee flexor and extensor muscles. *Eur J Appl Physiol, 86*(3), 251–257.

Lang, T., Streeper, T., Cawthorn, P., et al. (2010). Sarcopenia: Etiology, clinical consequences, intervention and assessment. *Osteoporos Int, 21*(4), 543–559.

LeBlanc, A., Rowe, R., Schneider, V., et al. (1995). Regional muscle loss after short duration spaceflight. *Aviat Space Environ Med, 66*(12), 1151–1154.

Lichtenberg, T., von Stengel, S., Sieber, C., et al. (2019). The favorable effects of a high-intensity resistance training on sarcopenia in older community-dwelling men with osteosarcopenia: The randomized controlled FrOST Study. *Clin Interv Aging, 14*, 2173–2186.

Lieber, R. L., Bodine-Fowler, S. C. (1993). Skeletal muscle mechanics: Implications for rehabilitation. *Phys Ther, 73*(12), 844–856.

Lieber, R. L., Jacobson, M. D., Fazeli, B. M., et al. (2001). Architecture of selected muscles of the arm and forearm: Anatomy and implications for tendon transfer. *J Hand Surg, 17*(5), 787–798.

Linke, W. A., Ivemeyer, M., Mundel, P., et al. (1998). Nature of PEVK-titin elasticity in skeletal muscle. *Proc Natl Acad Sci U S A, 95*(14), 8052–8057.

Luciano, D. S., Vander, A. J., Sherman, J. H. (1978). *Human Function and Structure* (pp. 113–136). New York: McGraw-Hill.

Mallette, M., Cheung, S., Kumar, R., et al. (2020). The effects of local forearm heating and cooling on motor unit properties during submaximal contractions. *Exp Physiol*. In press.

Marin, P., Rhea, M. (2010). Effects of vibration training in muscle strength: A meta-analysis. *J Strength Cond Res, 24*(2), 548–556.

McGregor, R. A., Cameron-Smith, D., Poppitt, S. D. (2014). It is not just muscle mass: A review of muscle quality, composition and metabolism during ageing as determinants of muscle function and mobility in later life. *Longev Healthspan, 3*(1), 9. DOI: 10.1186/2046-2395-3-9

Mijailovich, S. M., Stojanovic, B., Nedic, D., et al. (2019). Nebulin and titin modulate cross-bridge cycling and length-dependent calcium sensitivity. *J Gen Physiol, 151*(5), 680–704.

Munsat, T. L., McNeal, D., Waters, R. (1976). Effects of nerve stimulation on human muscle. *Arch Neurol, 33*(9), 608–617.

Narici, M. V., Maganaris, C. N., Reeves, N. D., et al. (2003). Effect of aging on human muscle architecture. *J Appl Physiol, 95*(6), 2229–2234.

Nomura, T., Kawano, F., Kang, M. S., et al. (2002). Effects of long-term cold exposure on contractile properties in slow- and fast-twitch muscles of rats. *Jpn J Physiol, 52*(1), 85–93.

Ohira, Y., Yasui, W., Roy, R. R., et al. (1997). Effects of muscle length on the response to unloading. *Acta Anat (Basel), 159*(2–3), 90–98.

Okita, M., Yoshimura, T., Nakano, J., et al. (2004). Effects of reduced joint mobility on sarcomere length, collagen fibril arrangement in the endomysium, and hyaluronan in rat soleus muscle. *J Muscle Res Cell Motil, 25*(2), 159–166.

Ottenheijm, C. A., Granzier, H., Labeit, S. (2012). The sarcomeric protein nebulin: Another multifunctional giant in charge of muscle strength optimization. *Front Physiol, 3*, 37.

Ottoson, D. (1983). *Physiology of the Nervous System* (pp. 78–116). New York: Oxford University Press.

Pierno, S., Desaphy, J. F., Liantonio, A., et al. (2007). Disuse of rat muscle in vivo reduces protein kinase C activity controlling the sarcolemma chloride conductance. *J Physiol, 584*(3), 983–995.

Pietrangelo, T., Mancinelli, R., Toniolo, L., et al. (2009). Effects of local vibrations on skeletal muscle trophism in elderly people: Mechanical, cellular, and molecular events. *Int J Mol Med, 24*(4), 503–512.

Powers, S. K., Kavazis, A. N., McClung, J. M. (2007). Oxidative stress and disuse muscle atrophy. *J Appl Physiol*, *102*(6), 2389-2397.

Racinais, S., Wilson, M. G., Gaoua, N., et al. (2017). Heat acclimation has a protective effect on the central but not peripheral nervous system. *J Appl Physiol*, *123*(4), 816-824.

Reisman, S., Allen, T., Proske, U. (2009). Changes in passive tension after stretch of unexercised and eccentrically exercised human plantar flexor muscles. *Exp Brain Res*, *193*(4), 545-554.

Saltin, B., Henriksson, J., Nygaard, E., et al. (1977). Fiber types and metabolic potentials of skeletal muscles in sedentary man and endurance runners. *Ann N Y Acad Sci*, *301*, 3-29.

Sandmann, M. E., Shoeman, J. A., Thompson, L. V. (1998). The fiber-type-specific effect of inactivity and intermittent weight-bearing on the gastrocnemius of 30-month-old rats. *Arch Phys Med Rehabil*, *79*(6), 658-662.

Schiaffino, S., Serrano, A. (2002). Calcineurin signaling and neural control of skeletal muscle fiber type and size. *Trends Pharmacol Sci*, *23*(12), 569-575.

Slimani, L., Micol, D., Amat, J., et al. (2012). The worsening of tibialis anterior muscle atrophy during recovery post-immobilization correlates with enhanced connective tissue area, proteolysis, and apoptosis. *Am J Physiol Endocrinol Metab*, *303*(11), E1335-E1347.

Slimani, L., Vazeille, E., Deval, C., et al. (2015). The delayed recovery of the remobilized rat tibialis anterior muscle reflects a defect in proliferative and terminal differentiation that impairs early regenerative processes. *J Cachexia Sarcopenia Muscle*, *6*(1), 73-83.

Sorensen, J., Skousen, C., Holland, A., et al. (2018). Acute extracellular matrix, inflammatory and MAPK response to lengthening contractions in elderly human skeletal muscle. *Exp Gerontol*, *106*, 28-38.

Squire, J. M. (1997). Architecture and function in the muscle sarcomere. *Curr Opin Struct Biol*, *7*(2), 247-257.

Stein, T. P., Wade, C. E. (2005). Metabolic consequences of muscle disuse atrophy. *J Nutr*, *135*(7), 1824S-1828S.

Stromer, M. H. (1998). The cytoskeleton in skeletal, cardiac and smooth muscle cells. *Histol Histopathol*, *13*(1), 283-291.

Suetta, C., Aagaard, P., Magnusson, S. P., et al. (2007). Muscle size, neuromuscular activation, and rapid force characteristics in elderly men and women: Effects of unilateral long-term disuse due to hip osteoarthritis. *J Appl Physiol*, *102*(3), 942-948.

Sundberg, C. W., Kuplic, A., Hassanlouei, H., et al. (2018). *Journal of Applied Physiology*, *125*(1). DOI: 10.1152/japplphysiol.00141.2017

Takarada, Y., Iwamoto, H., Sugi, H., et al. (1997). Stretch-induced enhancement of mechanical work production in long frog single fibers and human muscle. *J Appl Physiol*, *83*(5), 1741-1748.

Tee, J. C., Bosch, A. N., Lambert, M. I. (2007). Metabolic consequences of exercise-induced muscle damage. *Sports Med*, *37*(10), 827-836.

Thom, J. M., Morse, C. I., Birch, K. M., et al. (2007). Influence of muscle architecture on the torque and power-velocity characteristics of young and elderly men. *Eur J Appl Physiol*, *100*(5), 613-619.

Timmins, R. G., Shield, A. J., Williams, M. D., et al. (2016). Architectural adaptations of muscle to training and injury: A narrative review outlining the contributions by fascicle length, pennation angle and muscle thickness. *Br J Sports Med*, *50*(23), 1467-1472.

Udaka, J., Ohmori, S., Terui, T., et al. (2008). Disuse-induced preferential loss of the giant protein titin depresses muscle performance via abnormal sarcomeric organization. *J Gen Physiol*, *131*(1), 33-41.

Warhol, M. J., Siegel, A. J., Evans, W. J., et al. (1985). Skeletal muscle injury and repair in marathon runners after competition. *Am J Pathol*, *118*(2), 331-339.

Werner, B. C., Belkin, N. S., Kennelly, S., et al. (2017). Acute gastrocnemius-soleus complex injuries in national football league athletes. *Orthop J Sports Med*, *5*(1), 2325967116680344.

Wilkie, D. R. (1956). The mechanical properties of muscle. *Br Med Bull*, *12*(3), 177-182.

Wilkie, D. R. (1968). *Muscle*. London: Edward Arnold.

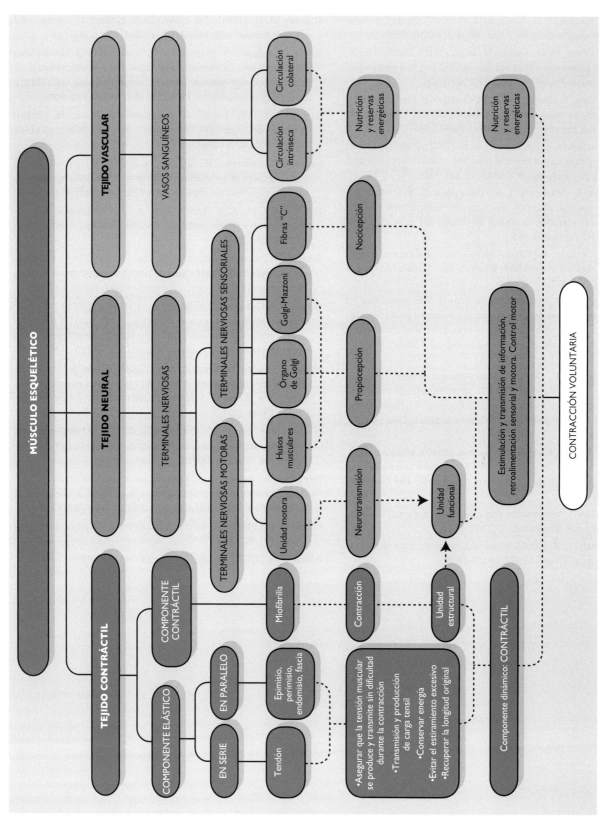

DIAGRAMA DE FLUJO 6-1

Estructura y organización del músculo esquelético.[a]

[a]Este diagrama de flujo está diseñado para la discusión en el salón de clase o en grupo, no pretende ser exhaustivo.

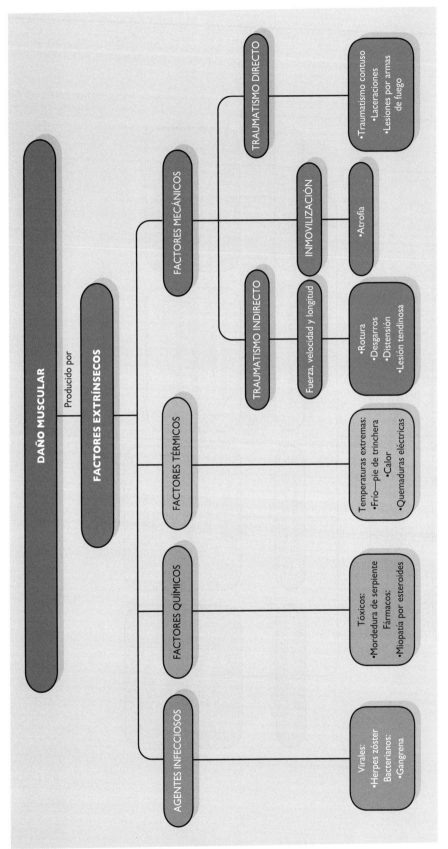

DIAGRAMA DE FLUJO 6-2

Factores extrínsecos asociados con el daño muscular. Ejemplos clínicos.[a]

[a]Este diagrama de flujo está diseñado para la discusión en el salón de clase o en grupo, no pretende ser exhaustivo.

The flow diagram contains the following elements:

DAÑO MUSCULAR
Producido por
FACTORES EXTRÍNSECOS

- AGENTES INFECCIOSOS
  - Virales:
    - Herpes zóster
    - Bacterianos:
    - Gangrena
- FACTORES QUÍMICOS
  - Tóxicos:
    - Mordedura de serpiente
    - Fármacos:
    - Miopatía por esteroides
- FACTORES TÉRMICOS
  - Temperaturas extremas:
    - Frío—pie de trinchera
    - Calor
    - Quemaduras eléctricas
- FACTORES MECÁNICOS
  - TRAUMATISMO INDIRECTO
    - Fuerza, velocidad y longitud
      - Rotura
      - Desgarros
      - Distensión
      - Lesión tendinosa
  - INMOVILIZACIÓN
    - Atrofia
  - TRAUMATISMO DIRECTO
    - Traumatismo contuso
    - Laceraciones
    - Lesiones por armas de fuego

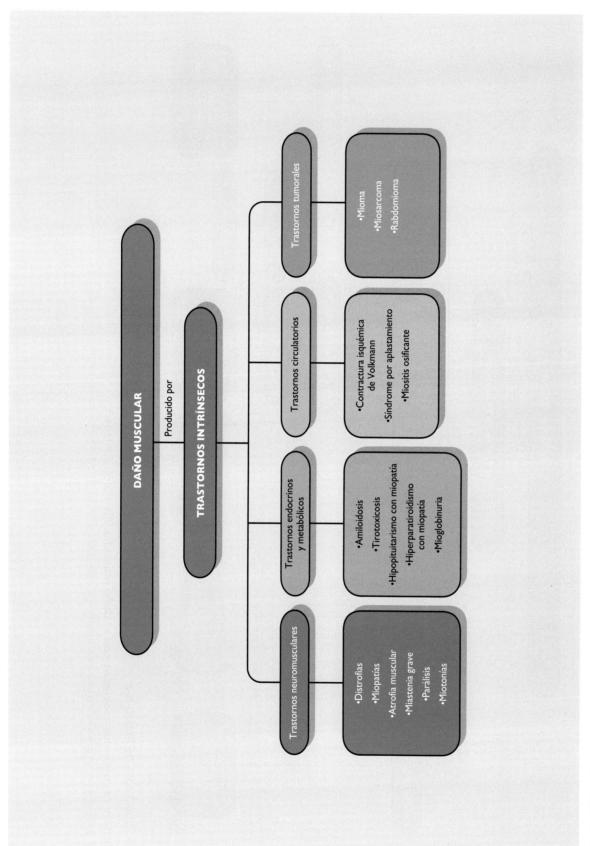

DIAGRAMA DE FLUJO 6-3

Trastornos intrínsecos asociados con el daño muscular. Ejemplos clínicos.[a]

[a]Este diagrama de flujo está diseñado para la discusión en el salón de clase o en grupo, no pretende ser exhaustivo.

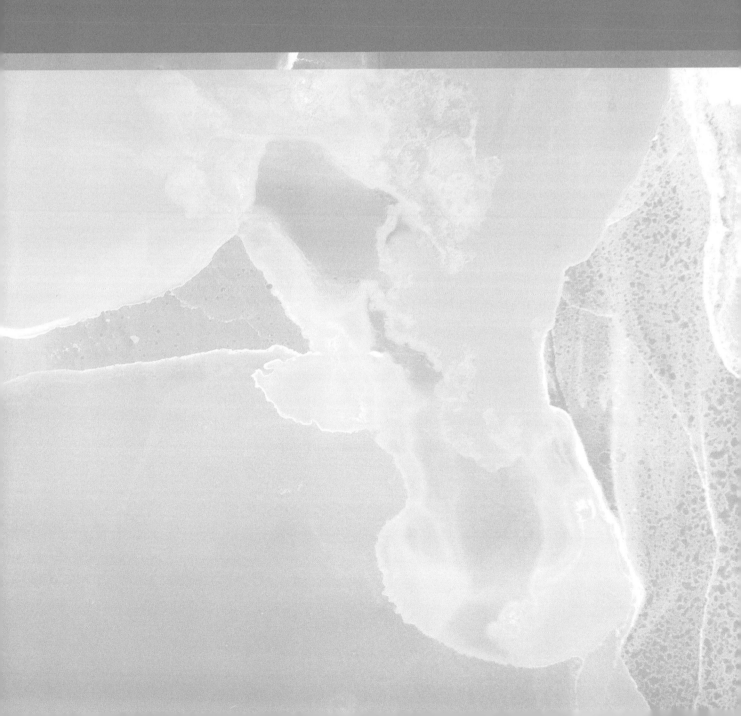

PARTE 2

Biomecánica de las articulaciones

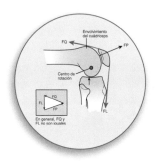

CAPÍTULO 7

Biomecánica de la rodilla

Peter Stanley Walker, Victor H. Frankel y Margareta Nordin

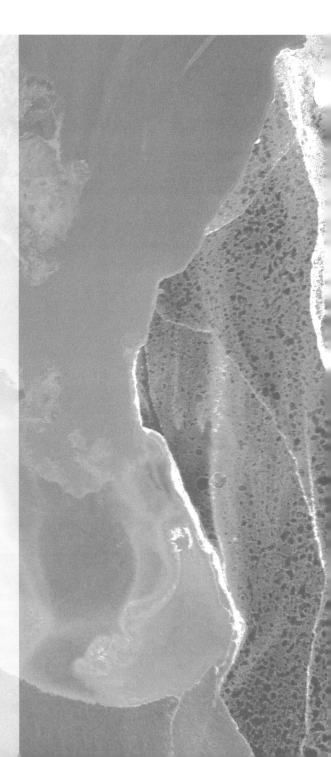

Introducción

La articulación de la rodilla transmite cargas, facilita posiciones y movimientos del cuerpo, auxilia en la conservación del momento y provee los momentos necesarios para las actividades que implican a la pierna. La rodilla humana, la más grande y quizá más compleja articulación del cuerpo, es de manera primordial una estructura biarticular integrada por la articulación tibiofemoral y la articulación patelofemoral (fig. 7-1). La articulación tibioperonea tiene un papel valioso pero no participa en el movimiento. La rodilla sostiene fuerzas y momentos intensos, y se sitúa entre los dos brazos de palanca más largos del organismo, el fémur y la tibia, lo que la hace en particular susceptible a la lesión. Al tiempo que analiza la rodilla de manera específica, este capítulo expone conceptos básicos, explica los métodos y demuestra los cálculos necesarios para analizar el movimiento articular y las fuerzas y los momentos que actúan sobre una articulación. Esta metodología se aplica a las otras articulaciones analizadas en los capítulos subsecuentes.

La rodilla está en particular bien adaptada para demostrar los análisis biomecánicos de las articulaciones, toda vez que estos pueden simplificarse y aún así aportar datos útiles. Si bien el movimiento de la rodilla ocurre de manera simultánea en los tres planos, predomina el movimiento en el plano sagital, de tal modo que explica casi toda la actividad. De igual manera, si bien muchos músculos producen fuerzas sobre la rodilla, en cualquier momento específico predomina el grupo muscular del cuádriceps, al generar una fuerza que corresponde a la mayor parte de la fuerza muscular que actúa sobre la rodilla. De este modo, los análisis biomecánicos básicos pueden limitarse al movimiento en un plano y a la fuerza producida por un solo grupo muscular, y aún así permitir comprender el movimiento de la rodilla, y estimar la magnitud de las fuerzas y los momentos principales en ella. Los análisis biomecánicos dinámicos avanzados de la articulación de la rodilla, que incluyen a todas las estructuras de tejido blando, son complejos y siguen en investigación.

Este capítulo se divide en dos partes: cinemática y cinética. La cinemática es la rama de la mecánica que analiza el movimiento de un cuerpo sin referencia a la fuerza o la masa. Sin embargo, para una comprensión básica de la cinemática es necesario considerar las distintas estructuras de la articulación, por lo que se incluyen en esta sección. La cinética es la rama de la mecánica que analiza el movimiento de un cuerpo bajo la acción de fuerzas y momentos. Esta sección trata sobre estas fuerzas y los

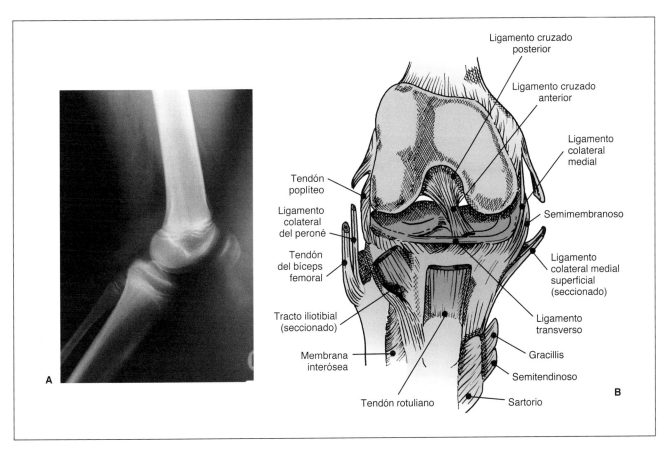

■■ FIGURA 7-1 Estructura biarticular de la rodilla. **A.** Vista lateral de una articulación de la rodilla con placas de crecimiento abiertas, con el fémur en la parte superior, y la tibia en la inferior. El peroné puede observarse por detrás de la tibia. **B.** Vista anterior sin la rótula. Los meniscos lateral y medial se ubican en la superficie superior de la tibia.

métodos por los cuales se determinaron estos datos. Además, se discuten algunos de los efectos de las fuerzas sobre las estructuras de la rodilla.

Cinemática

La cinemática describe el movimiento de una articulación en tres planos: frontal (coronal o longitudinal), sagital y transverso (horizontal; fig. 7-2A y B). Las mediciones clínicas del arco de movimiento articular definen la posición anatómica en que la rodilla se encuentra en relajación en la posición de pedestación como la posición cero para la medición. Esta taxonomía relativa a los ejes y posiciones de referencia se utiliza para el movimiento articular en todo este texto. Existen otras taxono-

mías y sistemas de referencia (Andriacchi y cols., 1979; Grood & Suntay, 1983; Kroemer y cols., 1990; Özkaya y cols., 2017), pero el sistema de referencia anatómica es por mucho el de uso más común para las descripciones y los estudios básicos. De las dos articulaciones que integran la rodilla, la tibiofemoral se presta en particular bien para el análisis del movimiento articular. El análisis del rodamiento y el deslizamiento relativos en las superficies articulares puede realizarse a partir del movimiento general y la geometría de las superficies. Cualquier impedimento para el arco de movimiento o el movimiento sobre la superficie articular altera el patrón normal de aplicación de la carga de una articulación y trae consigo consecuencias adversas. Por ejemplo, un menisco roto causa anomalías en los movimientos tibiofemoral y patelofemoral, y puede conducir a una posterior degeneración articular.

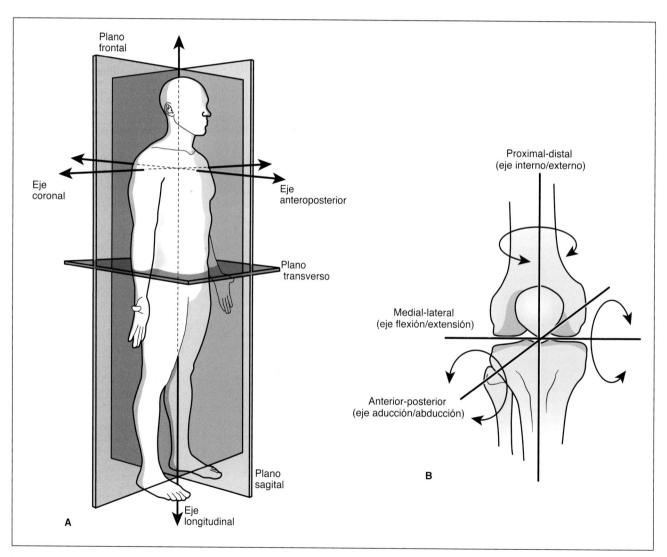

FIGURA 7-2 **A.** Planos frontal (coronal o longitudinal), sagital y transverso (horizontal) en el cuerpo humano. **B.** Representación y nomenclatura de los seis grados de libertad del movimiento de la rodilla: traslación anterior-posterior, traslación medial-lateral, traslación proximal-distal, rotación flexión-extensión, rotación interna-externa, rotación varo-valgo.

ARCO DE MOVIMIENTO

Es posible realizar medidas aproximadas del arco de movimiento de la rodilla con un goniómetro, del que los brazos se alinean con los ejes largos estimados del fémur y la tibia. Para mediciones más precisas se requieren métodos como electrogoniometría, radiología, fluoroscopia, estereofotogrametría, o técnicas fotográficas y de video en que se utilizan marcadores cutáneos. El eje mecánico del fémur se define como una línea ubicada entre el centro de la cabeza femoral y el centro de los cóndilos distales: el eje tibial une el centro del segmento proximal de la tibia con el centro del tobillo.

En la articulación tibiofemoral el movimiento ocurre en los tres planos, pero el arco de movimiento es mayor en el plano sagital. El movimiento en este plano desde la extensión completa hasta la flexión completa de la rodilla es por lo general de 3° de hiperextensión (− 3° de flexión) hasta 155° de flexión. En una flexión máxima, la corteza femoral posteromedial impacta sobre el cuerno posterior del menisco. El contacto entre muslo y pantorrilla suele ser el factor principal que limita la flexión. Por otra parte, en culturas en las que es común el arrodillamiento profundo, los ángulos de flexión pueden alcanzar más de 155°, punto en el cual los cóndilos femorales ejercen una acción de palanca sobre los cóndilos tibiales posteriores. Para medir el ángulo de flexión es importante diferenciar entre el movimiento activo y el pasivo (Dennis y cols., 1998). El movimiento activo es aquel en el que la persona aplica fuerzas musculares activas para alcanzar los extremos del movimiento; el movimiento pasivo es el que induce quien realiza la medición al aplicar tan solo una fuerza ligera en los extremos de la flexión y la extensión. El movimiento pasivo suele tener entre 5 y 10° más que el activo, de modo que los estudios que incluyen ángulos de flexión deben definir en forma cuidadosa la técnica de medición.

El movimiento en el plano transverso, la rotación interna y externa, se describe como laxitud (fig. 7-3). Cada curva de laxitud tiene la forma de un asa de histéresis que refleja las propiedades de los tejidos blandos, como los ligamentos, la cápsula y los meniscos, que limitan el movimiento en sus extremos. En primer lugar, los tejidos se rigidizan con la deformación, de modo que a mayor la elongación, mayor su rigidez. En segundo lugar, los tejidos son viscoelásticos, lo que implica que la elongación depende del tiempo y existe retraso temporal para que recuperen su forma original. Con cualquier ángulo de flexión, si se aplica a la tibia un torque interno y luego uno externo, existe una laxitud rotacional en cada dirección, con un límite en cada extremo en el intervalo del torque fisiológico normal.

En cuanto a la posición neutra, los ángulos de rotación en el intervalo de los ángulos de flexión se denominan laxitud rotacional interna y externa. Con la rodilla en extensión completa (o hiperextensión), la laxitud rotacional se encuentra restringida por el bloqueo de los cóndilos femorales y tibiales. Esto ocurre cuando los ligamentos colaterales, el ligamento cruzado anterior y la región posterior de la cápsula se tensan. El intervalo de laxitud rotacional aumenta al tiempo que la rodilla se flexiona y alcanza un máximo con una flexión de 30 a 40°; con la rodilla en esta posición, la rotación tibial externa es cercana

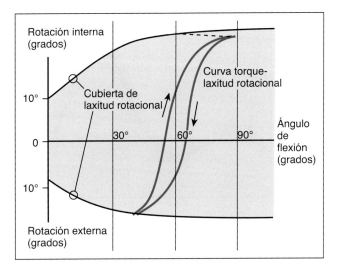

FIGURA 7-3 La curva torque-laxitud rotacional describe la libertad para la rotación interna-externa en torno al eje longitudinal de la tibia con un ángulo de flexión particular, de 60° en la curva que se muestra. Al conectar los valores de laxitud para el arco de flexión completo se obtiene la cubierta de laxitud rotacional de la rodilla.

a 18°, en tanto la interna se aproxima a 25° (Blankevoort y cols., 1988). Más allá de los 40° de flexión, el arco de rotación interna y externa permanece constante hasta cerca de 120° de flexión y luego disminuye de nuevo hasta la flexión completa por efecto de la tensión de los tejidos blandos.

El movimiento en el plano frontal, la abducción (varo) y la aducción (valgo) se ven afectadas de modo similar por el grado de flexión articular. Los movimientos en varo y valgo del fémur se definen respecto a los ejes en el plano frontal de la tibia. La extensión completa de la rodilla impide casi cualquier movimiento en el plano frontal. La abducción y la aducción pasivas se incrementan con una flexión de la rodilla hasta de 30°, pero cada una alcanza un máximo de pocos grados. Con la rodilla en una flexión superior a 30°, el movimiento en el plano frontal de nuevo disminuye, por efecto de la función limitante de los tejidos blandos. La rotación en varo es mayor que en valgo, en particular en flexión, consecuencia de la mayor rigidez y tensión del ligamento colateral medial que del lateral. Sin embargo, mientras se encuentra en función, las fuerzas axiales y la acción muscular en torno a la rodilla suelen impedir las rotaciones en varo y valgo, no obstante pueden presentarse periodos breves de elevación.

El arco de movimiento de la articulación tibiofemoral necesario para el desempeño de varias actividades físicas puede determinarse a partir del análisis cinemático (Kettelkamp y cols., 1970; Lamoreux, 1971; Murray y cols., 1964; fig. 7-4). Al caminar, se observó que existe extensión completa al inicio de la marcha en la fase de apoyo total (0% del ciclo) al momento del choque del talón con el piso. Al tiempo que inició el soporte de peso, el ángulo de flexión se incrementó hasta alrededor de 15°, seguido de una extensión hasta casi regresar a 0°. En ese punto, la flexión se incrementó con rapidez para comenzar la fase de oscilación. Durante la primera parte de la fase de osci-

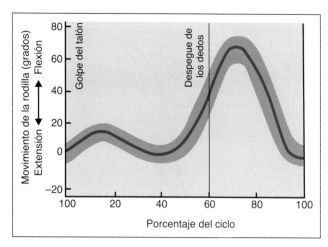

FIGURA 7-4 Arco de movimiento de la articulación tibiofemoral en el plano sagital durante un ciclo de marcha sobre el plano horizontal. El *área sombreada* indica la variación entre 60 sujetos (intervalo de edad, 20 a 65 años). Adaptada de Murray, M. P., Drought, A. B., Kory, R. C. (1964). Walking patterns of normal men. *J Bone Joint Surg Am, 46*, 335-360.

lación se identificó una flexión máxima de alrededor de 60° (ver información más detallada en el cap. 18, Biomecánica de la marcha).

Los valores para el arco de movimiento de la articulación tibiofemoral en el plano sagital en varias actividades comunes se presentan en la tabla 7-1. La flexión máxima de la rodilla ocurre al tiempo que se levanta un objeto desde el suelo. Parece necesitarse un arco de movimiento que va desde la extensión completa hasta una flexión de por lo menos 117° para realizar las actividades de la vida cotidiana. Sin embargo, existen actividades adicionales que pueden considerarse demandantes desde la perspectiva biomecánica, como acuclillarse y arrodillarse, que requieren ángulos de flexión incluso mayores. Al estudiar el arco de movimiento de la articulación tibiofemoral al caminar y realizar otras actividades, los investigadores encontraron que a una velocidad de movimiento mayor se requiere un arco de movimiento mayor en la articulación tibiofemoral (Holden y cols., 1997; Perry y cols., 1977). Al tiempo que se acelera el paso desde la marcha lenta hasta la carrera, se requiere una flexión cada vez mayor de la rodilla durante la fase de soporte (tabla 7-2).

MOVIMIENTO DE LAS SUPERFICIES ARTICULARES

El movimiento de las superficies articulares, que es el que ocurre entre las superficies que interactúan en una articulación, puede describirse para cualquier articulación en cualquier plano mediante el uso de métodos estereofotogramétricos (Selvik, 1978, 1983). Debido a que estos métodos son muy técnicos y complejos, es posible utilizar uno más simple que evolucionó a lo largo del siglo XIX (Reuleaux, 1876). Este método, denominado técnica de centro instantáneo, determina el movimiento relativo en un plano de dos segmentos adyacentes del cuerpo y

TABLA 7-1	Arco de movimiento de la articulación tibiofemoral en el plano sagital en actividades comunes
Actividad	**Arco de movimiento desde la extensión hasta la flexión de la rodilla (grados)**
Caminar	0-67[a]
Subir escaleras	0-83[b]
Bajar escaleras	0-90
Sentarse	0-93
Atarse las agujetas	0-106
Levantar un objeto	0-117

[a]Promedio para 22 sujetos. Se encontró una diferencia discreta entre las rodillas derecha e izquierda (promedio para la rodilla derecha, 68.1°; promedio para la rodilla izquierda, 66.7°). Datos de Kettelkamp, D. B., Johnson, R. J., Smidt, G. L., *et al.* (1970). An electrogoniometric study of knee motion in normal gait. *J Bone Joint Surg Am, 52*(4), 775-790.
[b]Promedio para 30 sujetos. Estos datos y los subsecuentes provienen de Laubenthal, K. N., Smidt, G. L., Kettelkamp, D. B. (1972). A quantitative analysis of knee motion during activities of daily living. *Phys Ther, 52*(1), 34-43.

la dirección de desplazamiento de los puntos de contacto entre estos segmentos.

La porción esquelética de un segmento corporal se denomina eslabón. Al tiempo que un eslabón móvil rota en torno a un eslabón fijo, existe en cualquier instante un punto en el plano del eslabón en movimiento que no se mueve, es decir, un

TABLA 7-2	Grado de flexión de la rodilla durante la fase de soporte al caminar y correr
Actividad	**Arco (grados)**
Caminar	
Lento	0-6
Libre	6-12
Rápido	12-18
Correr	18-30

Intervalo para siete sujetos. Datos de Perry, J., Norwood, L., House, K. (1977). Knee posture and biceps and semimembranosus muscle action in running and cutting (an EMG study). *Trans Orthop Res Soc, 2*, 258.

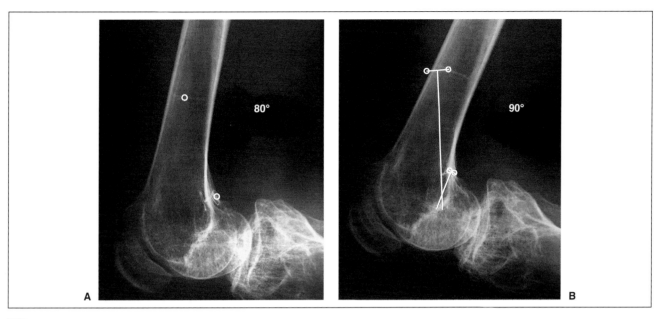

FIGURA 7-5 Localización del centro instantáneo. **A.** Se eligen en la radiografía de una rodilla en flexión a 80° dos puntos que se aprecien con facilidad en el fémur, que se señalan con *círculos*. **B.** Esta radiografía se compara con otra radiografía de la rodilla en flexión de 90°, en la que se marcan estos mismos puntos. Las imágenes de la tibia se superponen y se dibujan líneas que conecten cada par de puntos. Se trazan las bisectrices perpendiculares de estas dos líneas. El punto en el que estas bisectrices perpendiculares se intersectan corresponde al centro instantáneo de la articulación tibiofemoral para el movimiento entre 80 y 90° de flexión. Cortesía de Ian Goldie, M.D., University of Gothenburg, Gothenburg, Suecia.

punto cuya velocidad es de cero. Como ejemplo, considérese la acción de levantarse de una silla. En este ejemplo, la tibia es el eslabón fijo y el fémur es el eslabón móvil. Para un arco de movimiento que se visualiza en el plano sagital, existe en el fémur un punto que permanece fijo y constituye un centro instantáneo de movimiento, o centro instantáneo.

Este centro se encuentra al identificar el desplazamiento de dos puntos en el eslabón móvil, al tiempo que este se desplaza de una posición a otra respecto al eslabón fijo adyacente. Los puntos en el eslabón móvil en su posición original y en su posición desplazada se representan en una gráfica, y se trazan líneas que conectan los dos pares de puntos. A continuación, se trazan las bisectrices perpendiculares de estas dos líneas. La intersección de las bisectrices perpendiculares corresponde al centro instantáneo (fig. 7-5).

Desde la perspectiva clínica, es posible determinar el trayecto de un centro instantáneo para una articulación al tomar radiografías sucesivas de la misma en posiciones secuenciales, como con 10° de diferencia, por todo el arco de movimiento en un plano y aplicar el método de Reuleaux para ubicar el centro instantáneo para cada intervalo de movimiento.

Cuando se determina el trayecto de un centro instantáneo para el movimiento articular en un plano es posible describir el movimiento de la superficie articular. Para cada intervalo de movimiento el punto en el que las superficies articulares entran en contacto se localiza en las radiografías utilizadas para el análisis del centro instantáneo, y se traza una línea desde este último hasta el punto de contacto. Se traza una segunda línea en ángulo recto a la primera, que indica la dirección instantá-

nea de desplazamiento del punto de contacto. La dirección de desplazamiento de estos puntos en todo el arco de movimiento describe el movimiento de superficie en la articulación. En la mayoría de las articulaciones los centros instantáneos se ubican a cierta distancia de la superficie articular, y la línea que indica la dirección del desplazamiento de los puntos de contacto es tangencial a la superficie que soporta la carga, lo que demuestra que una superficie articular se desliza sobre la otra. En el caso en que un centro instantáneo se ubica en la superficie, la articulación tiene un movimiento de rodamiento y no existe deslizamiento. Puesto que la técnica de centro instantáneo permite la descripción del movimiento solo en un plano, pierde precisión si existe rotación relevante en otro plano. Sin embargo, esto puede compensarse al elegir en las radiografías puntos de referencia que no sean sensibles a esta rotación, según con lo que se observa en el plano sagital.

En la rodilla, el movimiento de las superficies articulares ocurre entre los cóndilos tibiales y femorales, y entre los cóndilos femorales y la rótula. En la articulación tibiofemoral, el movimiento de superficie ocurre sobre todo en la dirección anteroposterior. El movimiento de superficie en la articulación patelofemoral sucede de manera simultánea en dos planos, el frontal y el transverso, pero es mucho mayor en el frontal.

Movimiento de la articulación tibiofemoral

Como ejemplo, se toma una radiografía lateral de la rodilla en extensión completa y luego proyecciones sucesivas a intervalos de 10° de flexión progresiva. Se cuida mantener la tibia en posición paralela a la mesa de rayos X y evitar su rotación en torno al fémur.

Se seleccionan dos puntos en el fémur que se visualicen con facilidad en todas las radiografías y se les identifica en cada placa (fig. 7-5A). Las placas se comparan entonces por pares mediante la superposición de las imágenes de la tibia en ambas. Se trazan líneas entre los puntos del fémur en las dos posiciones y también bisectrices perpendiculares para estas líneas. El punto en el que estas bisectrices perpendiculares se intersectan es el centro instantáneo de la articulación tibiofemoral para cada intervalo de 10° de movimiento (fig. 7-5B). Puede graficarse entonces el trayecto del centro instantáneo por todo el arco de flexión y extensión de la rodilla. En una rodilla normal, el trayecto del centro instantáneo para la articulación tibiofemoral es semicircular. La razón es que el radio de la curvatura de los cóndilos femorales se reduce de manera gradual a partir del extremo distal, que se articula en ángulos de flexión bajos, en dirección al extremo posterosuperior, que se articula durante la flexión intensa. Además, el movimiento de las superficies articulantes es una combinación de rodamiento y deslizamiento, que baja los centros instantáneos en el fémur en dirección al punto de contacto.

En una rodilla normal, las líneas que describen el movimiento de superficie son tangenciales a la superficie de la tibia para cada intervalo de movimiento, desde la extensión completa hasta la flexión completa, lo que demuestra que el fémur se está deslizando sobre los cóndilos tibiales (Frankel y cols., 1971; fig. 7-6). Durante el movimiento normal de la rodilla en el plano sagital, desde la extensión completa hasta la flexión completa, el trayecto del centro instantáneo del plano sagital medio se desplaza en dirección posterior, lo que indica una combinación de rodamiento y deslizamiento entre las superficies articulares (fig. 7-6A y B).

Este mecanismo único impide que el fémur ruede fuera del aspecto posterior de la meseta tibial al tiempo que la rodilla alcanza una flexión mayor (Draganich y cols., 1987; Fu y cols., 1994; Kapandji, 1970). El movimiento que se muestra en la figura 7-6B es característico del lado medial de la rodilla, en el que el desplazamiento anteroposterior del fémur sobre la tibia es escaso y existe un deslizamiento casi completo del fémur sobre la tibia. Si existiera un rodamiento puro, el cóndilo femoral se desplazaría hasta salir de la región posterior de la meseta tibial (fig. 7-6C). La figura 7-6D representa la cara lateral en la que el punto de contacto se desplaza hasta un sitio muy posterior en la tibia, por una combinación de rodamiento y deslizamiento. El mecanismo que impide un rodamiento completo es el eslabón que se forma entre los sitios de inserción tibial y femoral de los ligamentos cruzados anterior y posterior, y la geometría de los cóndilos femorales (Fu y cols., 1994).

Un modelo del plano sagital que se ha utilizado para explicar la función de los ligamentos cruzados es el vínculo de cuatro barras (fig. 7-7; O'Connor y cols., 1989; Zavatsky & O'Connor, 1992). Las cuatro barras son la línea PA en la tibia, el ligamento cruzado anterior AA, el ligamento cruzado posterior PP y la línea PA en el fémur. Para el objetivo del modelo, se asume que todas las barras se encuentran en un solo plano y tienen una longitud constante durante el movimiento. Se trata de una aproximación razonable para los ligamentos cruzados incluso si están formados por bandas de fibras más que por líneas rectas y sus longitudes se modifican alrededor de 5% durante la

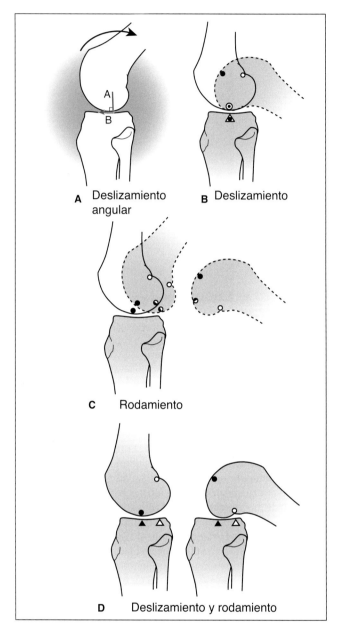

FIGURA 7-6   A. En una rodilla normal, una línea que se traza a partir del centro instantáneo de la articulación tibiofemoral hacia el punto de contacto tibiofemoral (línea A) forma un ángulo recto con una línea tangencial a la superficie de la tibia (línea B). La *flecha* indica la dirección del desplazamiento de los puntos de contacto. La línea B es tangencial a la superficie tibial, lo que indica que el fémur se desliza sobre los cóndilos tibiales a lo largo del intervalo de movimiento cuantificado. **B.** Deslizamiento puro del fémur sobre la tibia con la extensión de la rodilla. Nótese que el punto de contacto de la tibia no cambia al tiempo que el fémur se desliza sobre esta. De manera eventual se presentaría un choque si todo el movimiento de superficie se limitara al deslizamiento. Los *círculos* señalan los puntos de contacto en el fémur, en tanto los *triángulos* señalan los puntos de contacto en la tibia. **C.** Rodamiento puro del fémur sobre la tibia con la flexión de la rodilla. Obsérvese que tanto los puntos de contacto en la tibia como del fémur cambian de sitio al tiempo que el fémur rueda sobre la tibia. Nótese también que con una flexión moderada el fémur comenzaría a rodar fuera de la tibia si el movimiento de superficie se limitara al rodamiento. **D.** Movimiento real de la rodilla, que incluye tanto deslizamiento como rodamiento.

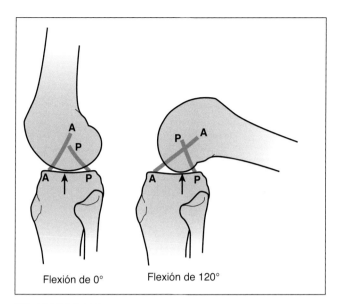

FIGURA 7-7 Modelo de eslabones y cuatro barras para el movimiento de la rodilla en el plano sagital. El modelo predice el desplazamiento femoral posterior en flexión (*flechas*) y muestra el modo en que los ligamentos cruzados proveen estabilidad anterior y posterior durante el movimiento de flexión. *AA*, ligamento cruzado anterior; *PP*, ligamento cruzado posterior.

flexión y la extensión (Girgis y cols., 1975). Sin embargo, como se muestra en la figura, cuando la rodilla se flexiona de 0 a 120°, el modelo predice que el punto de contacto entre el fémur y la tibia, que se señala con flechas, se desplazará en dirección posterior. Si se toma el promedio del movimiento de los cóndilos lateral y medial del fémur, esta predicción es correcta. En realidad, el cóndilo medial se desplaza una distancia mínima, en tanto el cóndilo lateral lo hace hasta una zona muy posterior.

El modelo también muestra que con cualquier ángulo de flexión el ligamento cruzado posterior (LCP) limita el desplazamiento anterior del fémur sobre la tibia, en tanto el ligamento cruzado anterior (LCA) impide su desplazamiento posterior. Si bien el modelo de eslabones y cuatro barras aporta información en torno al control de los desplazamientos anteriores y posteriores entre el fémur y la tibia, se requiere un modelo más elaborado para explicar fenómenos tridimensionales.

En la figura 7-8 se presenta un modelo cinemático tridimensional de este tipo. Los cóndilos femorales se muestran como superficies esféricas cuya validez se ha demostrado para una flexión aproximada de 0 a 120° (Kurosawa y cols., 1985). El cóndilo tibial medial es cóncavo, con un radio tan solo unos milímetros mayor que el del cóndilo femoral. Esta concavidad tibial representa el hundimiento discreto del cóndilo tibial mismo en combinación con un menisco medial más bien inmóvil. El cóndilo tibial lateral muestra una depresión curva para permitir el

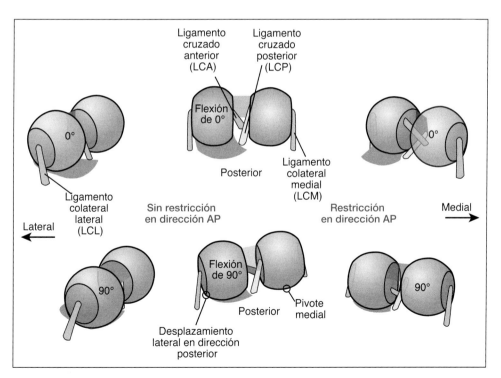

FIGURA 7-8 Modelo tridimensional de la rodilla para explicar el movimiento de la articulación. El lado medial actúa como un pivote. El cóndilo femoral lateral se desplaza en dirección posterior con la flexión, guiado por los ligamentos cruzados. *AP*, anteroposterior.

desplazamiento anteroposterior (AP) libre del cóndilo femoral al tiempo que el fémur hace un efecto de pivote en torno al lado medial. Si bien existe un menisco lateral, cuya forma se adapta en gran medida al cóndilo femoral, en términos de la cinemática tiene poca influencia debido a su movilidad AP sobre la cara superior de la tibia.

La orientación de los ligamentos colaterales es vertical en el plano sagital. Los ligamentos cruzados tienen un ángulo respecto a la horizontal de 30 a 60° en el plano sagital, pero también se angulan en el plano frontal (Girgis y cols., 1975). Cuando la rodilla se encuentra en una flexión de 0°, el cóndilo femoral lateral se ubica en posición anterior al centro de la tibia, posición que determinan ante todo los ligamentos cruzados. Al tiempo que la rodilla se flexiona, la limitación medial y el ligamento colateral medial rígido limitan el desplazamiento AP. Sin embargo, los ligamentos cruzados actúan para desplazar al fémur en dirección posterior. Este desplazamiento ocurre en particular sobre la región lateral, con el lado medial actuando como pivote. El ligamento colateral lateral es mucho más móvil que el ligamento colateral medial y permite este desplazamiento lateral.

Desde la perspectiva conceptual, este modelo describe muchos aspectos de la cinemática de la rodilla en relación con la estructura de los cóndilos y los ligamentos. Se ha descrito una explicación mucho más detallada que incluye muchas características anatómicas más (Freeman & Pinskerova, 2005). La cinemática en extensión es compleja y se caracteriza por un mecanismo de "rotación automática", en el que la tibia rota en dirección externa (fig. 7-9) y los puntos de contacto se desplazan hacia adelante para actuar como un freno a la extensión adicional y proveer una posición estable a la rodilla. Esta acción depende de los radios sagitales amplios de la región distal anterior de los cóndilos femorales, la región anterolateral poco profunda de la tibia y la elevación de la región anteromedial de la tibia. Todos los ligamentos y la cápsula posterior se tensan en esta posición.

El modelo que se muestra en la figura 7-8 muestra los ligamentos como eslabones rígidos. Si lo fueran, quizá sería imposible lograr una compatibilidad cinemática entre los ligamentos y las superficies articulares a lo largo del arco de flexión. Sin embargo, los ligamentos están compuestos por bandas o haces de fibras con superficies amplias de inserción en el fémur y la tibia. De este modo, distintas partes de los ligamentos se tensan o relajan durante la flexión. Los ligamentos mismos pueden elongarse algunos milímetros bajo tensión, en tanto las superficies del cartílago pueden deformarse hasta entre 0.5 y 1 mm. Estos factores permiten el movimiento guiado de la rodilla pero con un grado considerable de laxitud, en particular en la rotación axial. De este modo, si bien la rodilla tiene un trayecto de movimiento neutral característico, el movimiento real depende de las fuerzas externas y de la actividad que se está realizando.

Una descripción completa del movimiento tridimensional de la rodilla implica a ejes ubicados dentro del fémur y la tibia, y los seis grados de libertad determinados en una sucesión de posiciones. Sin embargo, pueden elegirse movimientos específicos para su estudio (fig. 7-10). El problema inicial es seleccionar los ejes con base en referentes anatómicos. Para el fémur,

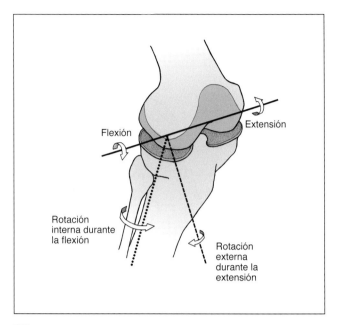

FIGURA 7-9 Mecanismo de rotación automática de la articulación tibiofemoral. Durante la extensión de la rodilla, la tibia rota en dirección externa. Este movimiento se invierte al tiempo que la rodilla se flexiona. Esta figura muestra una vista oblicua del fémur y la tibia. El *área sombreada* señala la meseta tibial. Adaptada con autorización de Helfet, A. J. (1974). Anatomy and mechanics of movement of the knee joint. En A. Helfet (Ed.). *Disorders of the Knee* (pp. 1-17). Philadelphia, PA: JB Lippincott Co.

dos ejes transversales posibles son el eje circular CC (Eckhoff y cols., 2007; Kurosawa y cols., 1985) y el eje epicondíleo EE. Algunos estudios han demostrado que el eje circular corresponde mejor con los puntos de contacto en la superficie tibial. Con cualquier ángulo de flexión, los puntos CC se trasladan hacia abajo al plano que pasa por la superficie tibial PP. El sistema de ejes en la tibia puede definirse como una línea que atraviesa los cóndilos posteriores CC, una línea perpendicular anterior TT y una línea vertical que pasa por T. Se determinan entonces las coordenadas AP de los puntos PP a lo largo de la línea TT, en tanto el ángulo de rotación axial corresponde a la inclinación de PP a CC. La imagen en el lado izquierdo de la figura 7-10 muestra un grupo de líneas PP que representan diferentes actividades. La línea anterior muestra el modo en que el contacto medial se desplaza en dirección anterior en la hiperextensión. Las otras líneas muestran que durante la flexión tiende a existir una acción de pivote medial. Sin embargo, en la flexión profunda el lado medial se desplaza en dirección posterior y ejerce una acción de palanca sobre el cuerno posterior del menisco.

Estudios recientes sobre la cinemática de la rodilla con fluoroscopia han demostrado este patrón de cinemática para varias actividades distintas (Dennis y cols., 2001; Komistek, y cols., 2003; Li y cols., 2005). El método implica tomar una serie de imágenes fluoroscópicas sucesivas durante la actividad. Se obtiene entonces un barrido de tomografía computarizada (TC; o resonancia magnética [RM]) y se genera un modelo

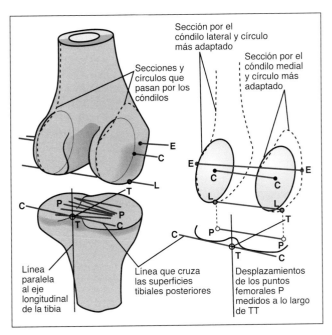

Sección por el
cóndilo lateral y círculo
más adaptado

Secciones y
círculos que
pasan por los
cóndilos

Sección por el
cóndilo medial
y círculo más
adaptado

Línea
paralela
al eje
longitudinal
de la tibia

Línea que cruza
las superficies
tibiales posteriores

Desplazamientos
de los puntos
femorales P
medidos a lo largo
de TT

■ FIGURA 7-10 Líneas o ejes potenciales distintos, fijos en el fémur y la tibia. El seguimiento del movimiento de las líneas femorales (EE, CC, LL) en el plano tibial horizontal permite comprender los movimientos de los cóndilos femorales sobre la superficie tibial.

sólido mediante programas especiales como el Mimics (Materialise, Leuven, Bélgica). Los modelos para el fémur y la tibia se rotan entonces en la computadora hasta que coinciden con la imagen fluoroscópica. A continuación se calculan las posiciones 3D relativas del fémur y la tibia. Esta técnica se denomina alineación de imágenes; también se utiliza para determinar el movimiento 3D de las articulaciones artificiales de la rodilla.

Movimiento y contacto de la articulación patelofemoral

El movimiento de superficie de la articulación patelofemoral puede describirse mediante la técnica de centro instantáneo (fig. 7-11). Para un arco de flexión de 15°, se marcan los desplazamientos de un punto superior e inferior sobre la rótula. Se traza la bisectriz perpendicular de las dos líneas, correspondiendo el centro instantáneo (CI) de rotación al punto de intersección. El CI se conecta entonces con el punto de contacto (PC). La línea perpendicular (flecha) representa la dirección de deslizamiento. Se observa que para este arco de flexión, de 75 a 90°, el punto de contacto tiene una posición superior en la rótula. En contraste, en la flexión inicial el punto de contacto se ubica en un sitio distal en la rótula. Esta transferencia distribuye las áreas de contacto por toda la superficie de la rótula durante la flexión y también actúa para modificar el brazo de palanca del cuádriceps, que resulta esencial para el control eficiente del movimiento de la rodilla.

En la figura 7-12 se muestran imágenes de cortes que pasan por la rótula y los cóndilos femorales. En la flexión inicial, la

rótula suele entrar en contacto con el fémur en la región perióstica ubicada por arriba de su superficie cartilaginosa de soporte. Esto no genera problema debido a que, incluso si la fuerza del cuádriceps es alta, el componente de esa fuerza que comprime la rótula contra el fémur es pequeño. Entre los 30 y los 90° se presenta contacto sobre las facetas lateral y medial de la tróclea femoral, lo que provee estabilidad tanto medial como lateral. Sin embargo, existen casos en los que la rótula se subluxa sobre la faceta lateral y produce dolor e inestabilidad. Esto ocurre si hay un ángulo Q demasiado amplio, que determina un exceso de fuerza lateral sobre la rótula, una tróclea lateral demasiado superficial y un desequilibrio entre las fuerzas del vasto medial y el lateral. El ángulo Q se define en el plano frontal con la rodilla en extensión como el que se forma entre el recto femoral y el ligamento rotuliano. Al rebasarse una flexión aproximada de 90°, la rótula se monta sobre la escotadura intercondílea del fémur y la superficie de contacto se divide en medial y lateral. Con una flexión mayor, la rótula se hunde entre los cóndilos femorales y reduce la tensión del cuádriceps.

Es interesante estudiar las posiciones de las áreas de contacto en las articulaciones patelofemoral y femorotibial, en particular con una flexión intensa (fig. 7-13). En su estudio, Walker y cols. (2006) determinaron los centros de los puntos de contacto en seis rodillas distintas que luego se colocaron en una máquina de prueba. Se registraron posiciones tridimensionales para todo el arco de flexión, junto con las laxitudes AP y

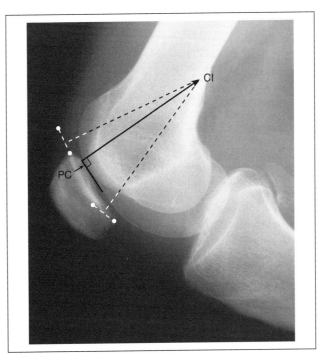

■ FIGURA 7-11 Después de identificar el centro instantáneo (CI) para la articulación patelofemoral en un movimiento de 75 a 90° de flexión de la rodilla, se traza una línea desde el mismo hasta el punto de contacto (PC) entre la rótula y el cóndilo femoral. Una línea que se traza en ángulo recto a la línea previa es tangencial a la superficie de la rótula e indica deslizamiento.

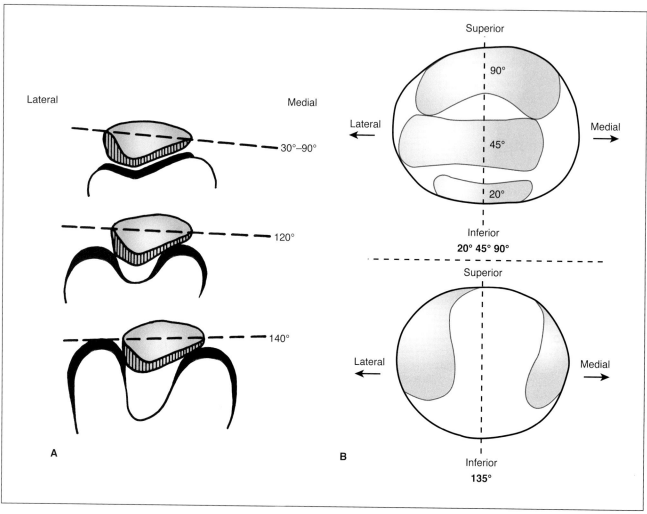

FIGURA 7-12 **A.** Posición de la rótula en distintos grados de flexión de la rodilla. Hasta una flexión de 90° el contacto ocurre sobre los aspectos lateral y medial de la troclear femoral. En una flexión intensa el contacto se divide en dos regiones distintas. Adaptada con autorización de Hehne, H. J. (1990). Biomechanics of the patellofemoral joint and its clinical relevance. *Clin Orthop, 258*, 73-85. **B.** Áreas de contacto en distintos ángulos de flexión. Nótese el desplazamiento superior gradual de los contactos con el ángulo de flexión. Resulta evidente la división del contacto con una flexión intensa.

rotacionales, para abarcar un espectro completo de actividades potenciales. Las reconstrucciones de las imágenes del fémur, la tibia y la rótula en programas computacionales permitieron determinar los centros de las áreas de contacto, los puntos de contacto. En la región medial del fémur, los contactos tibiofemorales en la flexión temprana se ubican por debajo de los centros del cóndilo, en tanto los contactos rotulianos en la flexión intensa se orientan hacia la escotadura intercondílea, para en esencia separar estas áreas. Lo opuesto ocurre en la región lateral, donde existe una superposición entre los contactos con la flexión intensa y la escasa. Sin embargo, en los dos casos las áreas de superposición (o superposición potencial) solo se desarrollan tras rebasar un ángulo de flexión aproximado de 135°. Los contactos en la superficie tibial parecen cubrir casi toda la superficie cartilaginosa como consecuencia de una gran laxitud AP cercana a ± 2 a 4 mm, una laxitud rotacional de alrededor de ± 20° y el rodamiento posterior de la estructura

lateral del fémur en la flexión intensa. El rodamiento posterior explica los contactos posteriores extremos que se observan en el lado lateral. Puede apreciarse que las áreas de contacto reales necesitan tomarse en cuenta para un análisis completo, pero dependen de muchos factores, como el efecto de los meniscos y las cargas que actúan en la articulación.

Cinética

La cinética incluye el análisis tanto estático como dinámico de las fuerzas y los momentos que actúan sobre una articulación. La estática es el estudio de las fuerzas y los momentos que actúan sobre un cuerpo en equilibrio, lo que implica que ese cuerpo se encuentra en reposo o se desplaza a una velocidad constante. Para que un cuerpo esté en equilibrio deben cumplirse dos condiciones: la sumatoria de las fuerzas en cualquier

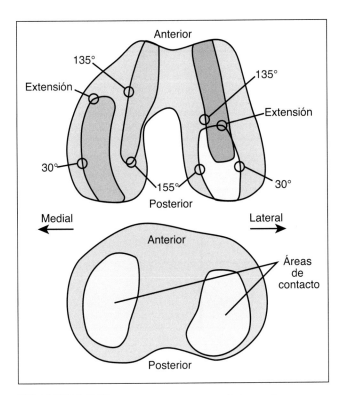

FIGURA 7-13 Imágenes compuestas de los centros de las áreas de contacto de las articulaciones patelofemoral y tibiofemoral para seis rodillas distintas, con flexión de 0 a 155°, y para posiciones de laxitud máxima con un desplazamiento anterior-posterior y rotación interna-externa.

dirección debe ser de cero, y la sumatoria de los momentos en torno a cualquier punto o eje debe ser de cero. Estas condiciones se expresan como $\Sigma F = 0$ y $\Sigma M = 0$.

La dinámica es el estudio de las fuerzas y los momentos que actúan sobre un cuerpo cuando se está acelerando o desacelerando. Si la fuerza resultante sobre el cuerpo no es igual a cero, existirá aceleración en la dirección de la fuerza: la segunda ley de Newton expresa esto como $F = ma$, donde F es la fuerza, m es la masa y a es la aceleración. De manera similar, un torque resultante producirá una aceleración angular. El análisis cinético permite determinar en una articulación la magnitud de los momentos y las fuerzas que son producto del peso corporal, la acción muscular, la resistencia del tejido blando y de cargas de aplicación externa en cualquier situación, ya sea estática o dinámica: identifica las situaciones que producen momentos o fuerzas en extremo intensos.

En este capítulo y en los subsecuentes, el análisis sobre la estática y la dinámica de las articulaciones del sistema esquelético se refiere a la magnitud de las fuerzas y los momentos que actúan para mover una articulación en torno a un eje o para mantener su posición. A esto se le denomina análisis de cuerpo rígido, en el sentido de que no toma en consideración el efecto deformante de estas fuerzas y estos momentos sobre las estructuras articulares. No obstante, dichos efectos se analizarán en distintos puntos de este capítulo.

ESTÁTICA DE LA ARTICULACIÓN TIBIOFEMORAL

El análisis estático puede utilizarse para determinar las fuerzas y los momentos que actúan sobre una articulación cuando no hay movimiento o en un instante durante una actividad dinámica, como caminar, correr o levantar un objeto. Puede realizarse para cualquier articulación en cualquier posición y bajo cualquier configuración de aplicación de carga. En este tipo de análisis es posible recurrir a métodos gráficos o matemáticos para calcular las fuerzas o los momentos desconocidos.

Un análisis estático completo que incluya todos los momentos y las fuerzas que se imponen sobre una articulación en tres dimensiones resulta complicado. Por esta razón, puede utilizarse una técnica simplificada. Una técnica de este tipo corresponde al uso de un diagrama de cuerpo libre y limitar el análisis a un plano, a las fuerzas coplanares principales que actúan sobre el cuerpo libre y a los momentos principales que actúan en torno a la articulación que se considera. Pueden calcularse entonces, por ejemplo, las magnitudes de las fuerzas que actúan en las superficies articulares o los músculos.

Cuando se recurre a la técnica de cuerpo libre para analizar las fuerzas coplanares, una porción del cuerpo se aísla del resto del organismo y se identifican todas las fuerzas que actúan sobre este cuerpo libre. Se traza un diagrama del cuerpo libre en la situación de aplicación de carga que va a analizarse. Las fuerzas coplanares principales que actúan sobre el cuerpo libre se identifican y representan en el diagrama de cuerpo libre.

Estas fuerzas se designan como vectores si se conocen cuatro características: magnitud, sentido (positivo o negativo), línea de aplicación y punto de aplicación. Si existe un total de tres fuerzas, y se conocen los puntos de aplicación de las tres y las direcciones de dos, el resto de las características puede calcularse si existe una situación de equilibrio de fuerzas. Cuando el cuerpo libre se encuentra en equilibrio, las tres fuerzas coplanares principales son concurrentes; esto es, se intersectan en un punto común. En otras palabras, estas fuerzas forman un sistema cerrado que carece de resultante y la suma de sus vectores es de cero. Por esta razón, la línea de aplicación de una fuerza puede determinarse si se conocen las líneas de aplicación de las otras dos. Una vez que se conocen las líneas de aplicación para las tres fuerzas es posible construir un triángulo de fuerzas y derivar las magnitudes de las tres fuerzas a partir de él.

Un ejemplo ilustra la aplicación de esta técnica simplificada de cuerpo libre para las fuerzas coplanares en la rodilla. En este caso, la técnica se utiliza para calcular la magnitud de la fuerza de reacción articular que actúa sobre la articulación tibiofemoral de la extremidad que soporta peso cuando la otra se levanta al subir una escalera. La extremidad inferior se analiza como un cuerpo libre, independiente del resto del cuerpo, y se dibuja un diagrama de este cuerpo libre subiendo una escalera (recuadro de cálculo 7-1).

A partir de todas las fuerzas que actúan sobre el cuerpo libre se identifican las tres fuerzas coplanares principales: la fuerza de reacción de tierra, que equivale al peso corporal; la fuerza tensil, que pasa por el tendón rotuliano y que ejerce el músculo cuádriceps; y la fuerza de reacción articular sobre la meseta tibial (nótese que esta última es la sumatoria

Diagrama de cuerpo libre de la articulación de la rodilla

Las tres fuerzas coplanares principales que actúan sobre la pierna (fuerza de reacción de tierra [*W*], fuerza del tendón rotuliano [*P*] y fuerza de reacción articular [*J*]) se señalan en un diagrama de cuerpo libre de la pierna al subir unas escaleras (figura 1 del recuadro de cálculo 7-1).

Puesto que la pierna se encuentra en equilibrio, las líneas de aplicación de las tres fuerzas se intersectan en un punto. Debido a que se conocen las líneas de aplicación de dos fuerzas (*W* y *P*), es posible determinar la línea de aplicación de la tercera fuerza (*J*). Las líneas de aplicación para las fuerzas *W* y *P* se prolongan hasta que se intersectan. La línea de aplicación de *J* puede entonces trazarse a partir de este punto de aplicación sobre la superficie tibial, pasando por el punto de intersección (figura 2 del recuadro de cálculo 7-1).

Una vez que se determina la línea de aplicación de *J*, es posible construir un triángulo de fuerzas (figura 3 del recuadro de cálculo 7-1). En primer lugar, se dibuja un vector que represente a *W*. A continuación, se dibuja *P* a partir de la cabeza del

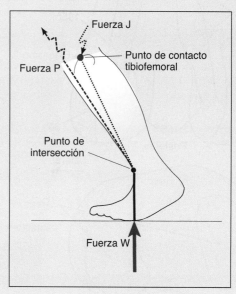

Figura 2 del recuadro de cálculo 7-1

vector *W*. Luego, para cerrar el triángulo, se dibuja la fuerza *J* a partir de la cabeza del vector *W*. El punto en que las fuerzas *P* y *J* se intersectan define la longitud de estos vectores. Ahora que se conoce la longitud de los tres vectores, es posible calcular la magnitud de las fuerzas *P* y *J* a partir de la fuerza *W*, que es igual al peso corporal. En este caso, la fuerza *P* equivale a 3.2 veces el peso corporal y la fuerza *J* a 4.1 veces el peso corporal.

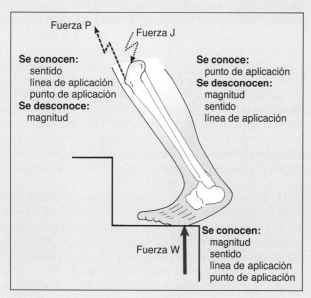

Figura 1 del recuadro de cálculo 7-1

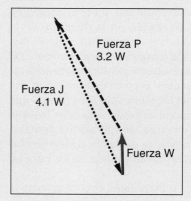

Figura 3 del recuadro de cálculo 7-1

de las fuerzas sobre las mesetas lateral y medial). La fuerza de reacción de tierra (*W*) tiene una magnitud (idéntica al peso corporal), un sentido, una línea de aplicación y un punto de aplicación (punto de contacto entre el pie y el suelo) conocidos. La fuerza del tendón rotuliano (*P*) tiene un sentido (se aleja de la articulación de la rodilla), una línea de aplicación (a lo largo del tendón rotuliano) y un punto de aplicación (punto de inserción del tendón rotuliano en la tuberosidad tibial) conocidos, pero se desconoce su magnitud. La fuerza de reacción articular (*J*) tiene un punto de aplicación conocido sobre la superficie de la tibia (el punto de contacto de las superficies articulares entre los cóndilos tibiales y los femorales, que se calcula a partir de una radiografía de la articulación en la configuración de aplicación de carga apropiada), no obstante se desconocen su magnitud, sentido y línea de aplicación. Mediante el cálculo vectorial, es posible determinar la fuerza de reacción articular (*J*) y la fuerza del tendón rotuliano (*P*).

Puede observarse que la fuerza del cuádriceps tiene una influencia mucho mayor sobre la magnitud de la fuerza de reacción articular que la fuerza de reacción de tierra que produce el peso corporal. En este ejemplo solo se ha calculado la magnitud mínima de la fuerza de reacción articular. Si se tomaran en consideración otras fuerzas musculares, como la fuerza que se produce por la contracción de los músculos isquiotibiales para estabilizar la rodilla, la fuerza de reacción articular aumentaría.

Incluso si solo actúa el cuádriceps, la fuerza articular se calcula en más de cuatro veces el peso corporal. Esto se debe a que el brazo de palanca del músculo en torno al centro de rotación de la articulación de la rodilla es corto, en tanto el momento de la fuerza suelo-pie es mucho mayor. Se trata de un principio importante que aplica para cualquier articulación del cuerpo. Sin embargo, desde el punto de vista fisiológico los músculos pueden generar grandes fuerzas, mientras que las superficies articulares y los meniscos las distribuyen sobre áreas de contacto amplias, para producir esfuerzos de contacto aceptables.

El siguiente paso en el análisis estático es el cálculo de los momentos que actúan en torno al centro de rotación de la articulación tibiofemoral con la rodilla en la misma posición y configuración de aplicación de carga que se muestran en la figura 1 del recuadro de cálculo 7-1. El análisis de momento se utiliza para calcular la magnitud mínima del momento que se produce por el tendón rotuliano, que se contrapone al momento generado por el peso del cuerpo en la pierna al tiempo que el sujeto asciende por las escaleras (recuadro de cálculo 7-2).

DINÁMICA DE LA ARTICULACIÓN TIBIOFEMORAL

Si bien las estimaciones de la magnitud de las fuerzas y los momentos que se imponen sobre una articulación en situaciones estáticas son útiles, la mayor parte de las actividades humanas es de naturaleza dinámica. Para el análisis de las fuerzas y los momentos que actúan sobre una articulación durante el movimiento es necesario recurrir a una técnica distinta que resuelva problemas dinámicos.

Al igual que en el análisis estático, las fuerzas principales que se consideran en el análisis dinámico son las que producen el peso corporal, los músculos, otros tejidos blandos y las cargas de aplicación externa. Las fuerzas de fricción son delezables en una articulación normal y no se consideran aquí. En el análisis dinámico deben tomarse en cuenta dos factores adicionales a los necesarios para el análisis estático: la aceleración de la parte corporal que se analiza y el momento de inercia de la masa de la parte corporal. El momento de inercia de la masa es la unidad que se utiliza para expresar la cantidad de fuerza necesaria para acelerar un cuerpo, y depende de la forma de este último y la distribución de su masa (ver un análisis más profundo sobre dinámica en Özkaya y cols., 2017).

Los pasos para calcular las magnitudes mínimas de las fuerzas que actúan sobre una articulación en un instante específico durante una actividad dinámica son los siguientes:

1. Se identifican las estructuras anatómicas: definiciones de estructuras, puntos de referencia anatómicos, punto de contacto de la superficie articular, y brazos de palanca implicados en la producción de fuerzas para los análisis biomecánicos.

2. Se determina la aceleración angular de la parte corporal que se mueve.

3. Se determina el momento de inercia de masa de la parte corporal que se mueve.

4. Se calcula el torque (momento) que actúa en torno a la articulación.

5. Se calcula la magnitud de la fuerza muscular principal que acelera la parte corporal.

6. Se calcula, mediante análisis estático, la magnitud de la fuerza de reacción articular en un instante específico.

En el primer paso se identifican las estructuras corporales implicadas en la producción de fuerzas en la articulación. Se trata de la parte corporal que se mueve y los músculos principales de esa región corporal implicados en la producción del movimiento. Debe tenerse cuidado al aplicar este primer paso. Por ejemplo, los brazos de palanca para todos los músculos principales de la rodilla se modifican con base en el grado de flexión de la rodilla y el sexo (Wretenberg y cols., 1996).

En las articulaciones de las extremidades, la aceleración de la parte corporal implica un cambio del ángulo articular. Para determinar esta aceleración angular de la parte corporal en movimiento se registra por medios fotográficos todo el movimiento de la parte corporal. El registro puede realizarse con luz estroboscópica y una cámara de video, con videofotogrametría, con sistemas de Selspot, con estereofotogrametría o con otros métodos (Gardner y cols., 1994; Ramsey & Wretenberg, 1999; Winter, 1990). Se calcula la aceleración angular máxima para un movimiento específico.

A continuación se determina el momento de inercia de masa para la parte corporal en movimiento. Para esta determinación puede recurrirse a los datos antropométricos de la parte corporal. Puesto que el cálculo de estos datos es un procedimiento complicado, es común el uso de tablas (Drillis y cols., 1964).

Diagrama de cuerpo libre de la pierna al subir una escalera

Los dos momentos principales que actúan en torno al centro de movimiento de la articulación tibio-femoral (punto negro) se designan en el diagrama de cuerpo libre de la pierna al subir una escalera (figura 1 del recuadro de cálculo 7-2).

El momento de flexión sobre la pierna es el producto del peso del cuerpo (*W*, la fuerza de reacción de tierra) y su brazo de palanca (*a*), que es la distancia perpendicular de la fuerza *W* al centro de rotación de la articulación tibiofemoral. El momento de extensión que se contrapone es el producto de la fuerza del músculo cuádriceps, que pasa por el tendón rotuliano (*P*), y su brazo de palanca (*b*). Puesto que la pierna se encuentra en equilibrio, la sumatoria de estos dos momentos debe ser igual a cero (ΣM = 0).

En este ejemplo, el momento en sentido contrario a las manecillas del reloj se considera de manera arbitraria positivo [$W \times (a - P) \times b = 0$]. Los valores para los brazos de palanca *a* y *b* pueden medirse a partir de muestras anatómicas o mediante imagenología de tejidos blandos o fluoroscopia (Kellis & Baltzopoulos, 1999; Wretenberg y cols., 1996), y la magnitud de *W* puede determinarse a partir del peso corporal de la persona. La magnitud de *P* puede entonces identificarse a partir de la ecuación de equilibrio del momento:

$$P = (W \times a)/b$$

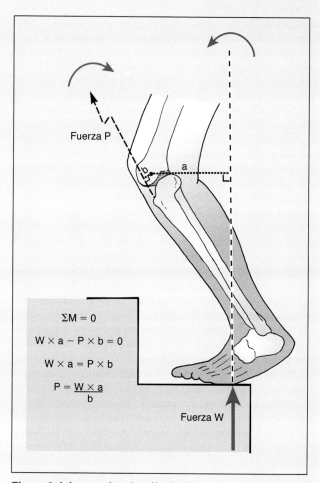

$$\Sigma M = 0$$
$$W \times a - P \times b = 0$$
$$W \times a = P \times b$$
$$P = \frac{W \times a}{b}$$

Fuerza P

Fuerza W

Figura 1 del recuadro de cálculo 7-2

Puede entonces calcularse el torque en torno a la articulación mediante la aplicación de la segunda ley del movimiento de Newton, que indica que cuando el movimiento es angular el torque es un producto del momento de inercia de la masa de la parte corporal y la aceleración angular de esa parte:

$$T = Ia$$

donde:

T es el torque expresado en newtons por metro (Nm)

I es el momento de inercia de la masa expresada en newtons por metro por segundo al cuadrado (Nm s^2)

a es la aceleración angular expresada en radianes por segundo al cuadrado (r/s^2).

El torque no es solo un producto del momento de inercia de la masa y la aceleración angular de la parte corporal, sino también de la fuerza muscular principal que acelera la parte

corporal y la distancia perpendicular de la fuerza a partir del centro de movimiento de la articulación (brazo de palanca). De este modo,

$$T = Fd$$

donde:

F es la fuerza expresada en newtons (N)

d es la distancia perpendicular expresada en metros (m).

Debido a que se conoce *T* y es posible medir *d* en la parte corporal a partir de la línea de aplicación de la fuerza hasta el centro de movimiento de la articulación, puede despejarse *F* en la ecuación. Cuando se calcula *F* el resto del problema puede resolverse como uno de estática mediante el uso de una técnica simplificada de cuerpo libre para determinar la magnitud mínima de la fuerza de reacción articular que actúa sobre la articulación en un determinado instante.

Un ejemplo clásico ilustrará el uso del análisis dinámico para calcular la fuerza de reacción articular en la articulación tibiofemoral en un instante particular durante una actividad dinámica, de manera específica, patear una pelota (Frankel & Burstein, 1970). Se tomó una película estroboscópica de la rodilla y la pierna, y se encontró que la aceleración angular es máxima en el instante en que el pie golpea la pelota; la pierna tenía una posición casi vertical en ese instante. A partir de la película, se calculó la aceleración angular máxima en 453 r/s². A partir de tablas de datos antropométricos (Drillis y cols., 1964), se determinó que el momento de inercia de la masa de la pierna era de 0.35 Nm s². El torque en torno a la articulación tibiofemoral se calculó de acuerdo con la ecuación que indica que el torque es igual al momento de inercia de la masa multiplicado por la aceleración angular ($T = Ia$),

$$0.35 \text{ Nm s}^2 \times 453 \text{ r/s}^2 = 158.5 \text{ Nm}$$

Una vez que se determinó que el torque era de 158.5 Nm y que la distancia perpendicular desde el tendón rotuliano del sujeto hasta el centro instantáneo de la articulación tibiofemoral era de 0.05 m, se calculó la fuerza muscular que actuaba sobre la articulación por medio del tendón rotuliano mediante el uso de la ecuación que indica que el torque es igual a la fuerza multiplicada por la distancia ($T = Fd$),

$$158.5 \text{ Nm} = F \times 0.05 \text{ m}$$
$$F = 158.5 \text{ Nm}/0.05 \text{ m}$$
$$F = 3\,170 \text{ N}$$

Así, la fuerza máxima ejercida por el músculo cuádriceps durante el movimiento de patada fue de 3 170 N. Esto equivale a casi dos veces el peso corporal para una persona promedio.

Ahora puede realizarse el análisis estático para determinar la magnitud mínima de la fuerza de reacción articular en la articulación tibiofemoral. Las fuerzas principales en esta articulación se identifican como la fuerza del tendón rotuliano (P), la fuerza de la gravedad sobre la pierna (T) y la fuerza de reacción articular (J). P y T son vectores conocidos. J tiene una magnitud, un sentido y una línea de aplicación desconocidas. Para calcular J se recurre a la técnica de cuerpo libre para tres fuerzas coplanares, y se identifica que es tan solo un poco menor que P.

Como se evidencia a partir de los cálculos, los dos factores principales que influyen en la magnitud de las fuerzas sobre una articulación en situaciones dinámicas son la aceleración de la parte corporal y el momento de inercia de su masa. Un incremento de la aceleración angular de la parte corporal producirá un aumento proporcional del torque en torno a la articulación. Si bien el momento de inercia de la masa en el cuerpo tiene una definición anatómica, puede manipularse desde el exterior. Por ejemplo, se incrementa cuando se aplica al pie el peso de una bota durante los ejercicios de rehabilitación para los músculos extensores de la rodilla. Por lo regular se genera una fuerza de reacción articular cercana a 50% del peso corporal cuando la rodilla se extiende con lentitud (sin fuerzas de aceleración) desde una flexión de 90° hasta la extensión completa. En una persona de 70 kg, esta fuerza se aproxima a 350 N. Si se coloca en el pie una bota pesa de 10 kg, ejercerá una fuerza gravitacional de 100 N. Esto incrementará 1 000 N la fuerza de reacción articular y hará que la fuerza articular sea de casi cuatro veces su valor sin la bota.

FUERZAS EN LA RODILLA EN ACTIVIDAD

En años recientes dos grupos, uno en la Scripps Clinic en San Diego (D'Lima y cols., 2006, 2007, 2008; Münderman y cols., 2008; Zhao y cols., 2007) y otro en la Universidad de Berlín (Heinlein y cols., 2009), desarrollaron instrumentación telemétrica para el componente tibial de una articulación artificial de la rodilla, para medir las fuerzas in vivo en distintas actividades. El ejemplo siguiente se refiere al estudio de Berlín, en el cual se implantó a dos pacientes un dispositivo de restitución de la superficie condílea, de adaptación moderada. Se resecaron los ligamentos cruzados, de tal modo que la superficie tibial pudiera soportar fuerzas de compresión sobre los cóndilos lateral y medial, así como fuerzas de cizallamiento AP, y torques internos y externos. El momento varo-valgo se representaría a partir de fuerzas desiguales sobre los cóndilos lateral y medial. El sistema de coordenadas para la cuantificación y la descripción de las fuerzas y los momentos se ubicó en el centro de las superficies de soporte en el componente tibial, como se muestra en la figura 7-14.

La figura muestra los vectores de fuerza, que están compuestos por la resultante de las fuerzas vertical, AP y mediolateral (ML). Todas las fuerzas máximas ocurren durante el golpe del talón y el despegue de los dedos, momento en que todo el peso corporal se sostiene sobre una extremidad. Queda claro que en todas las actividades el componente de fuerza vertical predomina. Para determinar los otros componentes de fuerza a partir de esta figura, se asume que la resultante R forma un ángulo θ con la vertical. El componente vertical será R cos θ, y el componente horizontal, R seno θ. Para ángulos de 3, 5 y 8°, que cubren todas las tablas, se calculan los componentes de fuerzas con dos decimales: 1.00 R y 0.05 R; 1.00 R y 0.08 R; 0.99 R y 0.13 R. En otras palabras, los componentes de la fuerza vertical son cercanos a las resultantes, en tanto los componentes de la fuerza de cizallamiento son mucho menores, pero aún así son significativos.

Para la marcha en el plano horizontal, la fuerza compresiva máxima fue de 2.65 veces el peso corporal (PC) para uno de los dos pacientes. Estas fuerzas son la sumatoria de las fuerzas articulares lateral y medial, cuyas cantidades relativas se analizan más adelante. En la vista frontal, existieron fuerzas de cizallamiento en las direcciones lateromediales, pero su valor era bajo. Sin embargo, existieron fuerzas de cizallamiento anteriores y posteriores poco significativas en la fase temprana y tardía de la fase estacionaria, de 0.3 a 0.4 PC.

Al subir las escaleras, las fuerzas resultantes en el plano frontal se concentraron en una dirección vertical, con componentes de fuerza laterales y mediales muy pequeños. El valor pico fue de 3.55 PC, 34% mayor al correspondiente para la marcha en el plano horizontal. Incluso en el plano sagital, las fuerzas se encontraban más concentradas que para la marcha en el plano horizontal. En este caso, las fuerzas de cizallamiento AP pico se ubicaron en el intervalo de 0.2 a 0.3 PC. Resaltó que en la fase de oscilación, en que la resultante general fue mucho menor

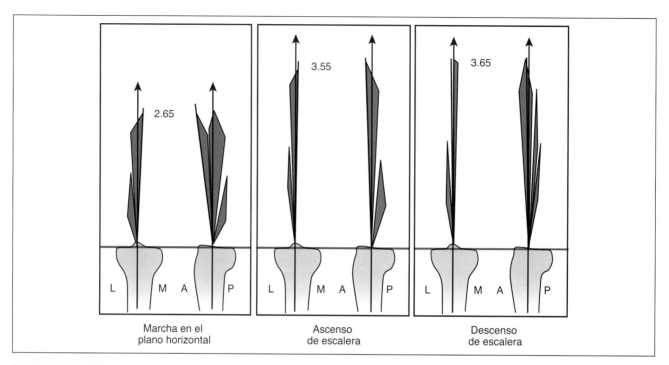

| Marcha en el plano horizontal | Ascenso de escalera | Descenso de escalera |

FIGURA 7-14 Fuerzas resultantes sobre la tibia para tres actividades. Las *líneas verticales con cabeza de flecha* son los ejes de referencia verticales. Los *triángulos estrechos y elongados* representan las fronteras de los vectores de fuerza durante la fase de soporte de la actividad. Los *triángulos más cortos* son los vectores de fuerza en la fase de oscilación. Las *líneas verticales gruesas* son los vectores de la fuerza máxima, representados por cifras que corresponden a unidades de peso corporal. *L*, lateral; *M*, medial; *A*, anterior; *P*, posterior. Adaptada de Heinlein, B., Kutzner, I., Graichen, F., *et al.* (2009). Complete data of total knee replacement loading for level walking and stair climbing measured in vivo with a follow-up of 6-10 months. *Clin Biomech, 24*(4), 315-326.

que en la fase de soporte, la fuerza de cizallamiento anterior aún fue de 0.3 PC. Al descender las escaleras, las fuerzas en la fase de soporte se concentraron de nuevo en sentido vertical, con un máximo de 3.65 PC. Las fuerzas de cizallamiento anteriores y posteriores fueron similares a las observadas al subir las escaleras.

Al considerar de nuevo el plano frontal, la distribución de la fuerza resultante entre las caras lateral y medial puede determinarse a partir de la figura 7-15, que muestra los momentos en el plano frontal. Los valores máximos para las tres actividades se encuentran en el intervalo de 3 a 4% PC × m de varo. La fuerza lateral (*FL*) y la fuerza medial (*FM*) pueden calcularse si se asume una distancia entre los contactos lateral y medial de 48 mm, y un peso corporal de 750 N (fig. 7-16). Las ecuaciones son, en unidades apropiadas: $FL + FM = FR$, $(FM - FL) \times 24 = M$,

donde *FR* es la fuerza resultante y *M* es el momento. Para el valor de 4%, la proporción medial/lateral es 2.7. En otras palabras, la fuerza en la región medial es mucho mayor que en la lateral para esta actividad en los instantes en que ocurren las fuerzas máximas.

Las comparaciones de las fuerzas en las distintas actividades fueron provistas por Mündermann y cols. (2008). Ellos definieron tres categorías: categoría uno, aplicación de carga de ciclado alto, con una carga moderada (2 a 3 PC), muchos ciclos y carga máxima con ángulos de flexión bajos (representada por la marcha sobre el plano horizontal); categoría dos, aplicación de carga elevada en flexión intermedia (3 a 4 PC; que incluye el ascenso y descenso de escaleras, y el *swing* del golf); categoría tres, que incluye el movimiento con cargas moderadas y ángulos de flexión altos (2 a 3 PC; ponerse de pie tras estar sentado y acucli-

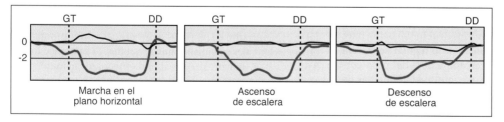

FIGURA 7-15 Torque axial (curvas de menor magnitud, en *negro*) y momento de varo (curvas de mayor magnitud, en *verde*) para tres actividades. Los valores positivos corresponden a los momentos en rotación interna y valgo. *GT*, golpe del talón; *DD*, despegue de los dedos; *0*, −2 son unidades de % PC × m.

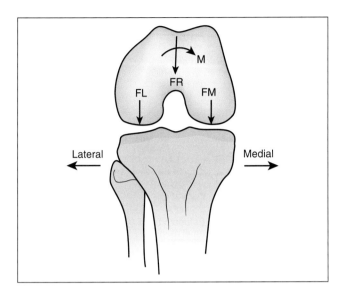

FIGURA 7-16 Vista frontal de una rodilla con un remplazo total de rodilla instrumentado. La fuerza resultante y el momento que actúan sobre la tibia son *FR* y *M*. Estos son equivalentes a las fuerzas lateral y medial independientes *FL* y *FM*, donde en general *FL* < *FM*.

llamiento). El grupo de Berlín midió las fuerzas en una bicicleta estacionaria (Kutzner y cols., 2008), y encontró que eran hasta de 1.4 PC, según la velocidad y el esfuerzo. En casi todas las actividades la carga medial fue mayor que la lateral, por un factor hasta de ocho veces en el acuclillamiento.

Los datos obtenidos a partir de remplazos de rodilla instrumentados, que se ampliarán en estudios futuros, han aportado información invaluable en cuanto a las fuerzas en la rodilla al realizar distintas actividades. Es posible aplicar principios biomecánicos en su interpretación. Estos datos se obtuvieron a partir de pacientes con remplazo total de rodilla, quienes tienen disminución de la fuerza del cuádriceps incluso 1 año después de la cirugía o más (Mizner y cols., 2005), de tal modo que las fuerzas en personas normales pudieran ser mayores. Los patrones en marcha y la alineación en el plano frontal no son del todo normales, de modo que la distribución mediolateral de la fuerza depende de la ubicación quirúrgica de la prótesis total. De igual modo, debido al costo de la tecnología, es probable que solo se obtengan datos en pocos sujetos.

En general, las magnitudes de las fuerzas en estas distintas actividades pueden explicarse por medio del modelo que se presenta en el recuadro de cálculo 7-1. La fuerza compresiva axial está constituida por el peso corporal directo sobre la articulación más la fuerza muscular necesaria para estabilizar el momento de la fuerza externa del suelo al pie en torno al centro de rotación de la articulación. En general, el brazo de palanca se incrementa con el ángulo de flexión, lo que explica la razón por la que las actividades en escaleras generan fuerzas mayores. Sentarse y levantarse usando ambas extremidades de manera simultánea requiere menos fuerza, en tanto en el ciclismo el pie no soporta el peso completo del cuerpo. A continuación se analiza el efecto de las fuerzas de la rodilla sobre las distintas estructuras de esta articulación.

Las fuerzas de cizallamiento anteroposteriores que actúan sobre la tibia con hasta 0.4 veces el peso corporal son conse-

cuencia de la interacción tanto del peso corporal como de las fuerzas musculares. Una fuerza de cizallamiento anterior sobre la tibia sería soportada por el LCP, el menisco medial y el borde elevado de la superficie tibial. Una fuerza de cizallamiento posterior sería soportada por el LCA y el menisco medial. En ambas direcciones, el MCL también soportaría parte de la fuerza. Las contribuciones de los ligamentos cruzados (LCA y LCP) pueden apreciarse a partir de la figura 7-7.

TRANSMISIÓN DE FUERZA POR LA RODILLA

Incluso desde 1961 y con base en sus observaciones anatómicas, Barnett, Davies y MacConaill propusieron la teoría de que los meniscos tenían diferentes funciones mecánicas importantes. Actúan como amortiguadores, de manera que protegen al cartílago articular: esto es factible puesto que absorben energía durante la aplicación del impacto de la carga, al deformarse. Incrementan la congruencia articular y, por ende, la estabilidad: esto se analiza en la siguiente sección. Impiden el deslizamiento angular (deslizamiento) anterior inapropiado del fémur sobre la tibia, análogo a lo que ocurre con una cuña bajo una rueda: en la región lateral esto aplica en los extremos de movimiento por efecto de la movilidad anteroposterior del menisco; en la región medial esto ocurre en dirección anterior en la flexión temprana y en la posterior en la flexión tardía. Distribuyen el peso en la articulación al incrementar el área de contacto: esto fue respaldado por estudios subsecuentes. Participan en la lubricación de la articulación: esto ocurre al restituir el líquido sinovial sobre las superficies cartilaginosas durante la flexión. Estas propuestas han recibido en gran medida respaldo de la investigación subsecuente, pero en aquel momento en el área de la ortopedia clínica su trabajo se conocía poco. Aún era frecuente retirar los meniscos en caso de desgarro, lo que en la actualidad se reconoce como un factor que incrementa el riesgo de artritis en años posteriores.

Bullough y cols. (1970) aportaron evidencia indirecta en torno a que los meniscos eran estructuras para soporte de peso. Desde la perspectiva histológica, los meniscos están integrados ante todo por fibras de colágena con una disposición característica. La orientación principal de las fibras era circunferencial, de tal modo que el menisco pudiera resistir con intensidad la elongación. Con el cóndilo femoral asentado en el menisco con una fuerza axial aplicada, el menisco podía expandirse en dirección radial para reforzar la resistencia de toda la estructura bajo presión (fig. 7-17). Esta propuesta recibió respaldo de las mediciones de la resistencia tensil del tejido meniscal en distintas direcciones. La resistencia y la rigidez eran por mucho más altas en dirección circunferencial, en comparación con las otras dos direcciones. Sin embargo, existía un número considerable de fibras de colágena orientadas en otras direcciones, de manera más aleatoria. Estas fibras se oponen a la falla del menisco y son necesarias por la naturaleza multidireccional de los esfuerzos, a diferencia de lo que ocurre en un ligamento o tendón, en el que predominan los esfuerzos tensiles. A pesar de esto, existe cierta analogía con la estructura del hueso esponjoso: si bien los esfuerzos principales ocurren en una sola dirección, se requieren resistencia y rigidez en las direcciones

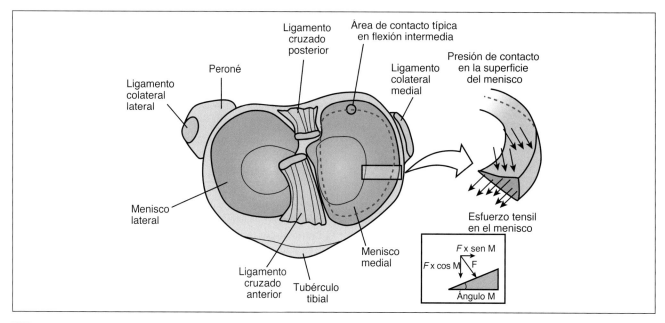

FIGURA 7-17 Vista superior de la tibia en que se muestran varias estructuras, excepto los músculos. En la región medial (y en la lateral), la fuerza femorotibial actúa sobre el *área punteada*. La fuerza resultante *F* produce una fuerza radial *F* × sen M y una fuerza compresiva *F* × cos M. El componente de la fuerza radial produce esfuerzos tensiles (asa) en el menisco.

perpendiculares. Esto queda cubierto gracias a las trabéculas transversales numerosas que se unen a las longitudinales.

No fue sino hasta la década de 1970 y principios de la de 1980 que existió evidencia directa del papel de soporte de carga de los meniscos (Ahmed & Burke y cols., 1983; Kurosawa y cols., 1980; Walker & Erkman, 1975). En los primeros dos estudios, las áreas de contacto de la rodilla se determinaron al hacer moldes acrílicos cuando una rodilla recibía carga con distintas fuerzas en diferentes ángulos de flexión. En todos los casos, las áreas de contacto incluyeron al cartílago que no estaba cubierto por menisco y a la superficie del menisco. En la flexión temprana los contactos ocurrieron ante todo en la mitad anterior de las superficies meniscales; en la flexión más avanzada se observaron en la mitad posterior de dichas superficies. En promedio, las áreas de contacto en el cartílago y en los meniscos fueron similares, lo que llevó a la conclusión de que alrededor de la mitad de la carga se transmitiría por el menisco. Sin embargo, el área de contacto no es una indicadora directa de la fuerza. Por ejemplo, los meniscos podían ocupar el espacio pero no soportar gran parte de la fuerza. El estudio de Ahmed y Burke (1983) recurrió a una película delgada sensible a la presión, que se insertó entre las superficies articulares. Obtuvieron patrones de distribución de la presión, a partir de los cuales podían calcular las fuerzas. Los resultados confirmaron que con una flexión de 0 a 90°, los meniscos soportaban por lo menos 50% de la carga. Cuando los meniscos se extirpaban, las áreas de contacto se reducían 50% y los esfuerzos de contacto promedio se duplicaban. Esto tiene implicaciones importantes para el grado de esfuerzo en el cartílago y el hueso esponjoso subyacente.

Experimentos más recientes estudiaron el efecto de las fuerzas de cizallamiento —así como las fuerzas compresivas— sobre las cargas soportadas por el menisco medial (Walker y

cols., 2015). Se diseñó una plataforma de prueba para aplicar fuerzas de este tipo en todos los ángulos de flexión y se promediaron los resultados para 10 rodillas. Se utilizó película Tekscan sensible a la presión para medir las presiones de las fuerzas específicas que se estaban estudiando. La figura 7-18 muestra los resultados. Para una fuerza compresiva aislada, el cuerno anterior del menisco soportó cargas solo hasta los 30° de flexión. El cuerpo central recibió solo 20% de la carga pero durante todo el arco de flexión. El cuerno posterior recibió 30%, lo que se incrementó en mayor medida en la flexión intensa. Una fuerza de cizallamiento anterior incrementó por mucho la fuerza sobre el cuerno anterior en la flexión temprana. Una fuerza de cizallamiento posterior incrementó la fuerza sobre el cuerno posterior, de tal modo que soportaba 60% de la fuerza compresiva. Estos experimentos demostraron que si se presentaban fuerzas de cizallamiento durante la actividad, habría una posibilidad mayor de daño al menisco medial, en particular en el cuerno posterior.

En un estudio reciente sobre el soporte de carga de los meniscos, se montaron muestras en una máquina simuladora de rodilla (Stanmore Knee Simulating Machine) y se les sujetó a patrones de carga y movimiento propios de la marcha en el plano horizontal y al subir escaleras (Gilbert y cols., 2014). Al igual que en el estudio previo, se utilizó película Tekscan sensible a la presión para medir las presiones de contacto sobre las superficies articulares. En promedio, el área de contacto y los índices de fuerza fueron de casi 50:50 entre los contactos cartílago-cartílago y cartílago-menisco. Sin embargo, las proporciones se modificaban de manera continua durante la fase de soporte en las actividades, y en algunas fases del ciclo el cartílago-cartílago transmitía más fuerza. En la tibia, esta área de cartílago a menudo desarrolla fibrilación (deshilacha-

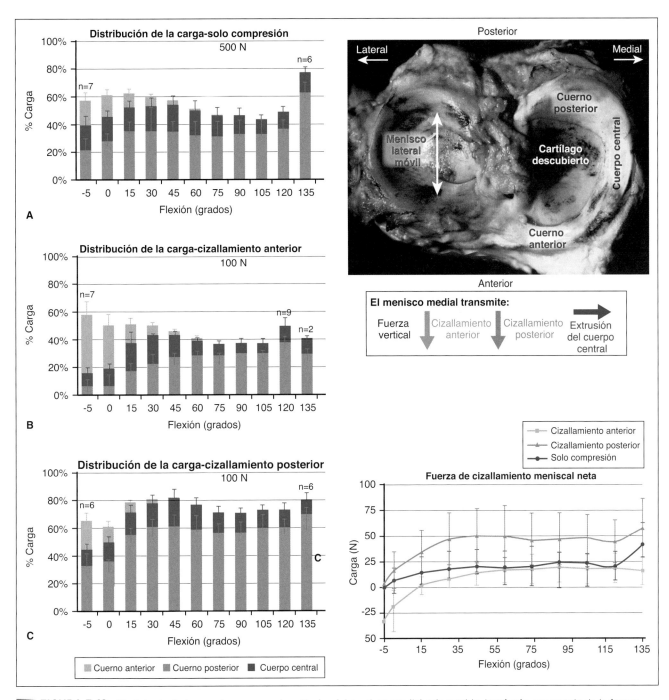

FIGURA 7-18 Morfología de los meniscos, y papel particular del menisco medial más estable. **Izquierda**, porcentaje de la fuerza compresiva vertical que transmite el menisco medial en distintas condiciones de aplicación de carga. **Abajo a la derecha**, fuerza de cizallamiento transmitida por el menisco medial solo para la compresión, y al aplicar 100 N de cizallamiento.

miento), en contraste con el cartílago tibial bajo los meniscos, que suele mantenerse firme y libre de daño (fig. 7-18). En todos los estudios mencionados, los investigadores observaron la gran variabilidad de los resultados en distintas muestras de rodilla. Las variaciones tienen más probabilidad de derivar de diferencias discretas de configuración entre las superficies

articulares, así como otras en la rigidez del cartílago y los tejidos meniscales, lo que genera cambios intensos relativos en la distribución de la presión. De este modo, cada articulación se adapta a su serie específica de condiciones, pero algunas pudieran ser más susceptibles al daño al cartílago, los meniscos y otras estructuras.

ESTABILIDAD DE LA RODILLA

Por lo general se considera que la estabilidad anteroposterior de la rodilla depende de los ligamentos cruzados, por efecto de su orientación y gran resistencia. Muchos estudios respaldan esta visión, así como el papel de los ligamentos cruzados en la orientación del movimiento de los cóndilos femorales sobre la meseta tibial. Sin embargo, estudios tempranos demostraron que cuando una fuerza compresiva axial actuaba sobre la rodilla, la laxitud anteroposterior se reducía en grado considerable. De este modo, en esa situación deben haber existido estructuras adicionales a los ligamentos cruzados que aportaran estabilidad. Un estudio realizado por Walker y cols. (2015) demostró que el menisco medial estaba transmitiendo una proporción considerable de la fuerza de cizallamiento aplicada (fig. 7-18). En

particular, para una fuerza de cizallamiento posterior, cerca de 50% del cizallamiento estaba siendo soportado por el cuerno posterior del menisco medial al superarse una flexión cercana a 30°. Por otra parte, para una fuerza de cizallamiento anterior el menisco soportaba solo alrededor de 30% de la fuerza en la flexión temprana, pero menos para un arco de flexión mayor.

Esto puede explicarse al utilizar cortes de RM a la altura de la rodilla (fig. 7-19). En la flexión temprana, el cuerno anterior del menisco cubre solo la mitad externa. La parte interna del menisco se une a la raíz, que se fija en la región anterior de la tibia. Esto explica la razón por la que el cuerno anterior del menisco medial no es efectivo sino en la extensión completa. Por otra parte, los cóndilos internos muestran una pendiente que sube, que da estabilidad al desplazamiento anterior del fémur sobre la tibia en una situación de soporte de peso. El cuerno posterior del

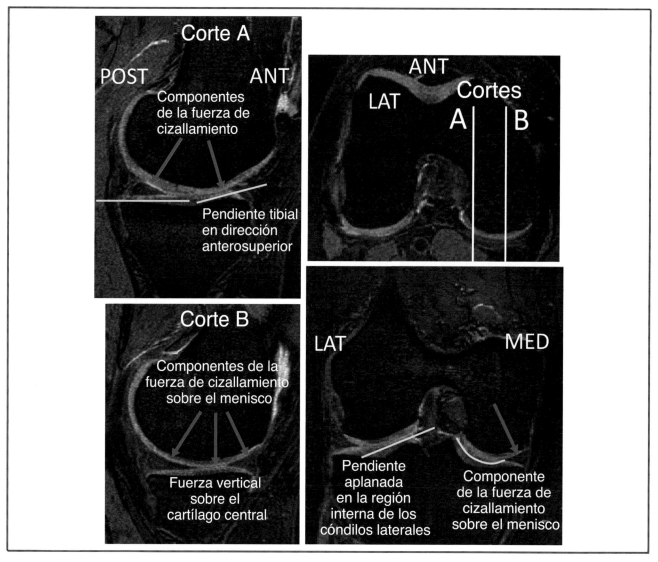

FIGURA 7-19 Imágenes de cortes obtenidos de un estudio de RM. Las fuerzas se transmiten en distintas direcciones con base en la geometría de las estructuras en la interfase. Las fuerzas de cizallamiento son evidentes en los contactos meniscales, que son las periferias de las superficies de soporte. También se desarrollan fuerzas de cizallamiento en los contactos cartilaginosos por efecto de las pendientes locales.

menisco medial tiene una posición apropiada para transmitir el cizallamiento posterior en casi todo el arco de flexión.

Respecto a la estabilidad medial y lateral, los cortes de RM muestran un contraste interesante entre los contactos de los cóndilos lateral y medial, que se observan en un ángulo de flexión escaso. La región interna de los cóndilos laterales está aplanada, y da estabilidad contra el desplazamiento medial del fémur sobre la tibia. Sin embargo, en la región medial las superficies de contacto tienen un borde curvo. Esto también daría estabilidad al evitar el desplazamiento femoral lateral. Además, las superficies curvas son compatibles con la rotación axial en torno a un punto pivote medial.

Se han realizado estudios numerosos sobre la estabilidad de la rodilla desde la década de 1970. Como se analizó antes, la estabilidad de manera característica se describe en relación con las distintas estructuras. La morfología aporta información sobre las estructuras implicadas en la estabilidad, pero no puede especificar la contribución relativa de cada una de ellas. La situación se complica todavía más por el hecho de que los mecanismos de estabilización en condiciones con y sin carga, y el ángulo de flexión, son por completo distintos. En este sentido, Reynolds y cols. (2017) investigaron los mecanismos que operan para la estabilidad anteroposterior en la flexión temprana. Para el deslizamiento anterior del fémur sobre la tibia, sin carga, se identificó una laxitud de 4 a 6 mm, limitada por el ligamento cruzado posterior, la pendiente tibial anterior y el cuerno anterior del menisco medial. Al aplicar una carga axial la laxitud era mínima, y el desplazamiento femoral era evitado en particular por la pendiente tibial anterior. El desplazamiento femoral posterior se limitaba a 4 a 6 mm por la acción del LCA, existiera o no una carga axial. La mitad posterior de la superficie tibial, casi plana o incluso con una pendiente posterior discreta, no podía generar estabilidad. Sin embargo, el cuerno posterior del menisco medial generaba restricción, pero solo después de un desplazamiento de 4 a 6 mm.

Varios estudios han demostrado que el grado de pendiente tibial posterior tiene un efecto importante sobre la estabilidad de la rodilla. Un hallazgo común es que, a mayor la pendiente tibial, más posterior es la posición neutral del fémur sobre la tibia (Wang y cols., 2019). Esto puede explicarse por un análisis de fuerzas en el plano sagital (fig. 7-20). En las superficies en contacto en el centro de la meseta tibial se alcanza en forma parcial una fuerza vertical entre el fémur y la tibia, aplicada por el peso corporal y las fuerzas musculares. Si esa región de la meseta es horizontal (ángulo de pendiente tibial escaso), no se producen fuerzas de cizallamiento en la superficie tibial. Sin embargo, puesto que también se genera una fuerza de reacción en el cuerno posterior del menisco tibial, es necesario que la equilibre una fuerza en el ligamento cruzado anterior. A pesar de esto, estas fuerzas son más bien débiles.

La situación es del todo distinta cuando existe una pendiente tibial intensa. El vector de fuerza en la región central de la tibia tiene un componente que desplaza a este hueso en dirección anterior respecto del fémur. Esto tendrá dos efectos. Primero, se produce una fuerza de reacción mayor en el cuerno posterior del menisco. En segundo lugar, se desarrolla una fuerza más intensa en el LCA. Estudios clínicos han demostrado que esta situación puede desencadenar daño en las estructuras de la rodilla. En el menisco, esto puede originar un desgarro en el

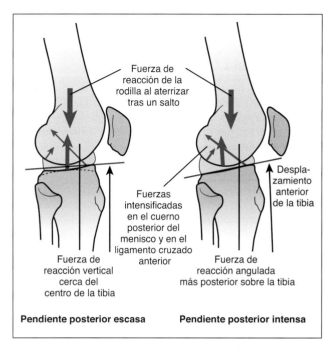

FIGURA 7-20 Efecto de la pendiente tibial posterior sobre las fuerzas al aterrizar de un salto. Izquierda: con una pendiente posterior pequeña, la fuerza de reacción del cartílago es vertical, y las fuerzas en el ligamento cruzado anterior y la región posterior del menisco medial son pequeñas. Derecha: para una pendiente tibial mayor, la fuerza de reacción del cartílago tiene un componente posterior y la tibia se desplaza en dirección anterior. Existen fuerzas intensas en el ligamento cruzado anterior y en la región posterior del menisco medial. La *línea punteada* (*izquierda*) señala el perfil de la meseta tibial lateral.

cuerno posterior o en la raíz, en el sitio en que se inserta en la tibia. En el LCA, la fuerza puede producir una rotura parcial o total (caso de estudio 7-1). Estas situaciones se han identificado con más frecuencia al aterrizar tras una actividad con saltos, por ejemplo, cuando se baila o juega baloncesto. Un factor de exacerbación en este caso es la gran cantidad de energía que tiene que absorberse durante el aterrizaje. Si bien los músculos pueden absorber una cantidad considerable de energía, el volumen escaso del ligamento cruzado anterior y el cuerno posterior del menisco medial implican que tienen poca capacidad para absorber energía.

Un LCA roto tiene diversas consecuencias negativas. Una de ellas es permitir una rotación tibial interna excesiva. En la figura 7-20 se muestra el perfil sagital convexo de la meseta tibial lateral. Cuando la fuerza axial actúa sobre la rodilla, la fuerza en la meseta tibial lateral tiene un componente que desplaza la meseta en dirección anterior, en mayor medida que en el lado medial, por efecto de la pendiente posterior más marcada en la región lateral. Por lo regular, el ligamento cruzado anterior y el tracto iliotibial (TIT) limitan esta rotación interna excesiva de la tibia. En consecuencia, las dos estructuras pueden romperse en un aterrizaje con impacto a partir de un salto (Kittl y cols., 2018). Con estas lesiones de los tejidos blandos se asocia una inestabilidad para la rotación interna, que puede detectarse mediante la prueba de pivote. Existen otras implicaciones de la lesión combi-

CASO DE ESTUDIO 7-1

Lesión del LCA

Un hombre de 30 años de edad sufrió un traumatismo en la rodilla derecha por rotación tibial interna mientras esquiaba colina abajo. Tras el traumatismo, experimentó un dolor agudo y desarrolló derrame articular progresivo y sensación subjetiva de inestabilidad. En la exploración realizada por un especialista de medicina del deporte fueron positivas las pruebas de cajón anterior, de Lachman y de pivote. Una RM confirmó la rotura del ligamento cruzado anterior (LCA; fig. 1 del caso de estudio 7-1).

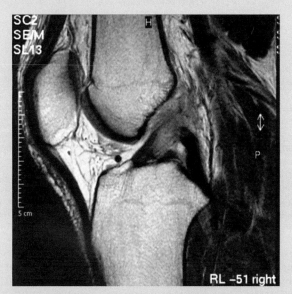

Figura 1 del caso de estudio 7-1

La rotura del estabilizador principal de la articulación de la rodilla, el LCA, puede generar una alteración estructural progresiva de la articulación en caso de no tratarse. Un objetivo central del tratamiento es prevenir la reincidencia de la lesión de la rodilla con la esperanza de evitar lesiones

adicionales de los ligamentos y los meniscos, y una degeneración potencial del cartílago. En este caso, el paciente se sometió primero a un ciclo completo de tratamiento conservador con fisioterapia. Sin embargo, después de 6 meses refería inestabilidad subjetiva al practicar deporte y en las actividades cotidianas, como caminar y subir escaleras. Para compensar la deficiencia del LCA, el paciente alteró sus patrones de marcha, lo que incluyó una marcha de evitación del cuádriceps, que previene la traslación anterior de la tibia al tiempo que ese músculo se contrae en la fase de soporte medio de la marcha (Andriacchi & Birac, 1993; Berchuck y cols., 1990). Sin embargo, no se trata de una situación que deba tolerarse a largo plazo y, por ende, el paciente optó por un tratamiento quirúrgico. La RM (figura 2 del caso de estudio 7-1) muestra la condición del LCA una vez que se llevó a cabo un autoinjerto de hueso-tendón-hueso rotuliano 10 meses después del traumatismo.

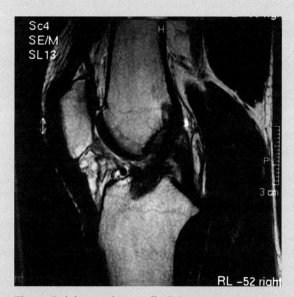

Figura 2 del caso de estudio 7-1

nada cuando se realiza una reconstrucción del LCA. La pérdida de estabilidad para la rotación interna por un desgarro del TIT induce una deformación adicional del injerto del LCA.

Existe evidencia clínica considerable que indica que la pérdida del LCA desencadena osteoartritis años después (Neuman y cols., 2008), e incluso existe una asociación de este tipo tras la reparación de ese ligamento. En los dos casos la causa puede atribuirse a la alteración de la cinemática articular en las actividades comunes, en particular al caminar (Chaudhari y cols., 2008). El cambio principal de movimiento es que la tibia mues-

tra tanto desplazamiento anterior como rotación interna. Esto hace que las cargas se transmitan a la superficie tibial en regiones distintas a las normales. El efecto es que algunas áreas se ven sujetas a esfuerzos superiores a los usuales, en tanto otras experimentan esfuerzos menores. Los autores sugieren que el efecto sobre el cartílago deriva no solo de la magnitud de los esfuerzos, sino de la naturaleza de estos, ya sea que impliquen tensión o compresión sobre las capas superficiales del cartílago.

La orientación de las fibras colágenas genera una capacidad muy distinta para soportar los esfuerzos tensiles o compresivos:

si se modifican los esfuerzos, las superficies del cartílago pueden sufrir deshilachamiento. Esto generará una pérdida gradual del cartílago en ciertas regiones, lo que causa una deformidad que incrementa en mayor medida la aplicación de la carga articular. En particular en individuos de más edad, los mecanismos metabólicos de los condrocitos no pueden adaptarse con rapidez suficiente. De este modo, incluso si se repara un ligamento cruzado anterior roto, aún existe la posibilidad de que la cinemática sea anormal y que de manera eventual se desarrollen cambios osteoartríticos. La naturaleza del injerto, la ubicación de los túneles óseos y la tensión inicial son parámetros cruciales para el éxito a largo plazo del procedimiento.

FUNCIÓN DE LA ARTICULACIÓN PATELOFEMORAL

La rótula cumple una función biomecánica importante, al elongar el brazo de palanca de la fuerza del músculo cuádriceps en torno al centro de rotación de la rodilla, y mejorar así la mecánica y la eficiencia del cuádriceps en general (Hehne, 1990). La figura 7-21 muestra las líneas de acción de las tres fuerzas que actúan sobre la rótula a los 90° de flexión. Es posible considerar los brazos de palanca para el fémur y la tibia por separado, según el hueso que realice la rotación activa. Los brazos de palanca son las distancias perpendiculares desde el centro de rotación hasta las líneas de acción de las fuerzas. Puede observarse que estas distancias aumentan gracias a la rótula. A menudo se asume que las fuerzas del cuádriceps y el ligamento, la *FQ* y la *FL*, son iguales, al recurrir a una analogía con una cuerda que pasa por una polea lisa. Sin embargo, tanto los experimentos como los análisis demuestran que este no es

el caso, como consecuencia de la geometría del contacto patelofemoral (Ellis y cols., 1980; Huberti & Hayes, 1984).

En la articulación patelofemoral la fuerza del músculo cuádriceps suele incrementarse con la flexión de la rodilla. En una posición erecta en pedestación relajada, se requieren fuerzas mínimas del músculo cuádriceps para contrarrestar los momentos de flexión leves en torno al centro de la articulación, toda vez que el centro de gravedad del cuerpo por encima de la rodilla se ubica casi justo sobre el centro de rotación. Al tiempo que la flexión de la rodilla aumenta, las fuerzas externas se desplazan alejándose del centro de rotación, de modo que se incrementan en gran medida los momentos de flexión que deben ser equilibrados por la fuerza del músculo cuádriceps. Al tiempo que la fuerza del cuádriceps se intensifica, lo hace también la fuerza de reacción articular patelofemoral (Hungerford & Barry, 1979; Reilly & Martens, 1972).

En la figura 7-21, la fuerza de reacción de la rótula sobre el fémur se muestra como una sola fuerza resultante. En la proyección isométrica del corte transversal que se muestra en la figura 7-22, las fuerzas resultantes en las regiones lateral y medial se analizan por separado. Para calcularlas, primero es necesario considerar las fuerzas del cuádriceps y del ligamento rotuliano. Los componentes de estas fuerzas en el plano frontal XY son *QS* y *TS*, respectivamente.

De esta manera, $QS + QT = (RL - RM) \cos G$, donde G es el ángulo de las facetas lateral y medial del surco rotuliano (que se consideran iguales) en el plano transverso XZ. El ángulo G es casi de 25° en la mayor parte de las rodillas. Puede observarse que si el ángulo Q es de cero, QS y QT son cero y $RL = RM$, lo cual indica que existen fuerzas iguales en las facetas lateral y medial de la rótula. Para $QS > 0$ y $TS > 0$, entonces $RL > RM$, la condición más común es una fuerza lateral mayor. Para calcular las magnitudes de RL y RM en función de QF y TF se necesita resolver las fuerzas en los tres planos. En general, a mayor el ángulo de flexión, mayores las fuerzas, y a mayor ángulo Q, mayor la proporción RL/RM. En teoría, se alcanza una condición en que $RM = 0$ y la rótula está a punto de desplazarse en dirección lateral (Hvid, 1983). Sin embargo, esta condición solo aplica en un valgo extremo o bajo una condición dinámica traumática. Muchas subluxaciones rotulianas ocurren al flexionar a partir de la extensión, debido a que la rótula avanza en posición lateral al surco rotuliano y no entra en él en lo absoluto.

En la figura 7-22, como lo muestra la vista frontal, las fuerzas del cuádriceps y el ligamento no son colineales, lo que produce una fuerza en dirección lateral sobre la rótula. En general, a mayor el ángulo valgo de la rodilla, mayor el ángulo Q. Este último también es mayor con la rodilla en extensión cuando el mecanismo de rotación automática hace que la tibia gire en dirección externa. Sin embargo, la dirección precisa de la fuerza resultante dependerá de las fuerzas relativas en el vasto lateral, el vasto medial y el recto femoral. En cualquier caso, el componente lateral de la fuerza pone a la rótula en riesgo de subluxarse en dirección lateral. Esto lo evitan la pendiente y la altura del surco rotuliano en su región lateral. En contraste, la región medial del surco es superficial. Cuando la rodilla se flexiona más allá de un ángulo aproximado de 90°, la rótula comienza a hundirse en la escotadura intercondílea, que tiene pendientes elevadas a ambos lados. En esta situación, la posición rotacio-

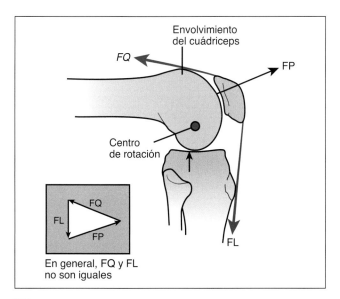

FIG. 7-21 Corte sagital de la rodilla en flexión de 90°, en que se muestra la fuerza del cuádriceps *FQ*, la fuerza de reacción rotuliana *FP* y la fuerza del ligamento rotuliano *FL*. El *triángulo de fuerza* muestra los valores relativos.

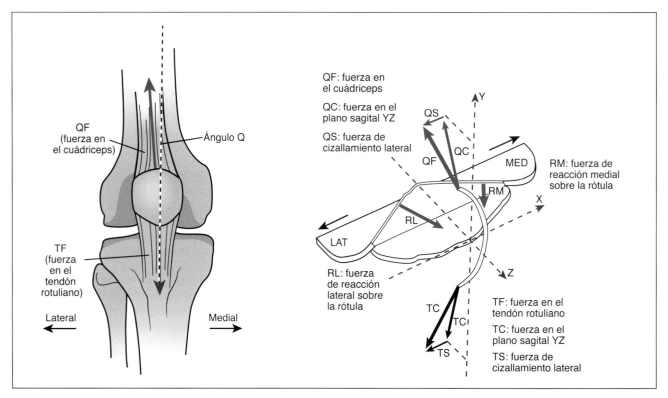

■ **FIGURA 7-22** Fuerzas sobre el mecanismo rotuliano. **Diagrama izquierdo:** las fuerzas del cuádriceps y el tendón rotuliano no son colineales, por efecto del ángulo Q. **Diagrama derecho:** plano de corte transversal (horizontal) a la altura de la rótula y la tróclea femoral, con un ángulo aproximado de 60° de flexión.

CASO DE ESTUDIO 7-2

Lesión del mecanismo extensor

Un jugador de baloncesto de 30 años de edad realizó una flexión forzada de la rodilla al aterrizar tras un salto. Una contracción excéntrica intensa del cuádriceps produjo cargas tensiles elevadas anómalas en la rótula, lo que produjo una fractura de su polo inferior. En este caso, la fractura rotuliana ocurrió porque las fuerzas musculares del cuádriceps superaron la resistencia ósea de la rótula. El eslabón más débil era la rótula.

La imagen muestra una fractura rotuliana acompañada de un desplazamiento significativo que derivó de la fuerza de tracción del cuádriceps (fig. 1 del caso de estudio 7-2). Debido a la fractura, el mecanismo extensor no puede actuar y extender la rodilla. Esto afecta en forma directa la estabilidad de la articulación patelofemoral y la distribución de los esfuerzos compresivos sobre el fémur. Al mismo tiempo, la alteración de la función del cuádriceps disminuye la estabilidad dinámica de la articulación de la rodilla (articulaciones patelofemoral y tibiofemoral), que se requiere para las actividades cotidianas como caminar y subir escaleras.

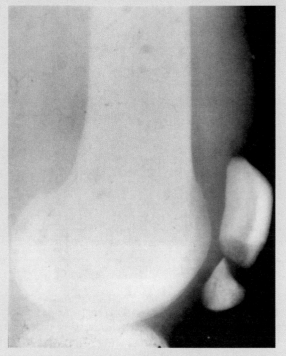

Figura 1 del caso de estudio 7-2

nal interna-externa de la tibia sobre el fémur es muy variable, y requiere gran estabilidad en todas las condiciones. Cada una de estas estructuras puede soportar fuerzas que superan muchas veces el peso corporal; sin embargo, en una lesión traumática la rótula misma puede fracturarse, como se muestra en el caso de estudio 7-2.

Cuando la rodilla se extiende, la parte inferior de la rótula descansa sobre el fémur. Debido a que la rodilla se flexiona a 90°, la superficie de contacto entre la rótula y el fémur se desplaza en dirección craneal *in vivo* y en condiciones de soporte de peso (Komistek y cols., 2000). El área de superficie de contacto se amplía (Goodfellow y cols., 1976). De cierto modo, este incremento de la superficie de contacto con la flexión de la rodilla compensa la mayor fuerza de reacción articular patelofemoral. Si existe un tracto iliotibial tenso, la fuerza articular patelofemoral puede desviarse en sentido lateral y determinar una cinemática rotuliana y un soporte de carga anómalos (Kwak y cols., 2000).

La fuerza del músculo cuádriceps y el torque en torno a la articulación patelofemoral pueden ser en extremo altos bajo ciertas circunstancias, en particular cuando la rodilla está flexionada —por ejemplo, cuando un jugador de baloncesto sufre una fractura rotuliana como consecuencia de las fuerzas indirectas que genera la contracción excéntrica del cuádriceps (caso de estudio 7-2). Otra situación extrema se observó durante un estudio del torque externo sobre la rodilla producido por el levantamiento de pesas: un sujeto sufrió rotura del tendón rotuliano al levantar una pesa de barra de 175 kg (Zernicke cols., 1977). En el instante de la rotura del tendón la rodilla estaba flexionada a 90°, el torque sobre la articulación de la rodilla era de 550 Nm y la fuerza del músculo cuádriceps se aproximaba a 10 330 N.

Por efecto de la gran magnitud de la fuerza del músculo cuádriceps y la fuerza de reacción articular durante las actividades que requieren un alto grado de flexión de la rodilla, los pacientes con alteraciones de la articulación patelofemoral experimentan un mayor dolor al realizarlas. Un mecanismo efectivo para reducir estas fuerzas es limitar el grado de flexión de la rodilla.

Resumen

- La rodilla es una estructura biarticular que comprende la articulación tibiofemoral y la articulación patelofemoral.

- En la articulación tibiofemoral el movimiento de superficie ocurre en tres planos de manera simultánea, y los movimientos más amplios se desarrollan en el plano sagital. En la articulación patelofemoral el movimiento de superficie ocurre ante todo en el plano sagital respecto de ejes femorales fijos.

- El movimiento de las superficies articulares puede describirse al utilizar una técnica de centro instantáneo. Cuando se aplica en una rodilla normal, la técnica revela lo siguiente: el centro instantáneo para intervalos sucesivos de movimiento de la articulación tibiofemoral en el plano sagital sigue un trayecto curvo que refleja los radios de curvatura cambiantes del fémur en el

plano sagital. La dirección de desplazamiento de los puntos de contacto tibiofemorales es tangencial a la superficie de la tibia, lo que indica el deslizamiento en todo el arco de movimiento.

- En la región medial, el punto de contacto en la tibia es casi constante, lo que indica un movimiento de deslizamiento. En la región lateral el punto de contacto se desplaza en dirección posterior con la flexión, lo que indica una combinación de rodamiento y deslizamiento.

- El mecanismo de rotación automática de la articulación tibiofemoral en la extensión confiere mayor estabilidad a la articulación en extensión completa. La rodilla logra una estabilidad pasiva adicional gracias a las estructuras ligamentarias y los meniscos, al tiempo que su estabilidad dinámica depende de los músculos que la rodean.

- La cinemática y la estabilidad de la rodilla pueden representarse en modelos 2D o 3D que incorporan las superficies articulares, los meniscos y los ligamentos principales.

- Las articulaciones tibiofemoral y patelofemoral se sujetan a fuerzas intensas. Las fuerzas musculares tienen la mayor influencia sobre la magnitud de la fuerza de reacción articular, que puede alcanzar varias veces el peso corporal en las dos articulaciones. En la articulación patelofemoral, la flexión de la rodilla también afecta a la fuerza de reacción articular, de modo que al aumentar la primera también lo hace la segunda.

- Las fuerzas de compresión totales en la rodilla se encuentran en el intervalo de 2 a 4 PC, siendo las actividades en mayor flexión las que tienen las fuerzas más intensas, al tiempo que la región medial soporta fuerzas más altas que la lateral.

- Si bien las mesetas tibiales son las estructuras principales de soporte de carga en la rodilla, el cartílago, los meniscos y los ligamentos también soportan fuerzas. Los meniscos facilitan la distribución de los esfuerzos y reducen las presiones impuestas sobre las mesetas tibiales.

- La rótula facilita la extensión de la rodilla al elongar el brazo de palanca de la fuerza del cuádriceps en todo el arco de movimiento, y permite una distribución más amplia del esfuerzo compresivo sobre el fémur.

- Fuerzas de cizallamiento excesivas, que se incrementan por una pendiente tibial posterior mayor, pueden causar daño al cuerno posterior del menisco y al ligamento cruzado anterior.

- Un torque interno excesivo puede producir daño al ligamento cruzado anterior y al tracto iliotibial.

Preguntas para práctica

1. ¿Qué quiere decir laxitud de la articulación de la rodilla? ¿Alrededor de cuántos grados de laxitud rotacional ocurren en la rodilla, y cuáles son los limitantes activos y pasivos de esta laxitud?

2. Explique el modelo de eslabones y cuatro barras para el movimiento de flexión-extensión de la rodilla en el plano sagital. ¿En qué sentidos es este modelo una simplificación de la realidad?

3. Defina el trayecto neutral del movimiento de la rodilla durante la flexión. ¿Cuáles son las estructuras que definen este movimiento, y qué es lo que ocurre cuando existen fuerzas de cizallamiento anteroposteriores superpuestas o torques de aplicación externa o por la acción muscular?

4. ¿Por qué existen áreas de contacto sobre las superficies femorotibiales cuando una fuerza actúa en la rodilla? ¿Cuál es el papel de los meniscos en relación con las áreas de contacto?

5. ¿Cuáles son las fuerzas resultantes en la articulación de la rodilla al caminar en el plano horizontal, subir una escalera y bajar una escalera? ¿Qué tan intensas son las fuerzas de cizallamiento anteroposteriores en relación con las fuerzas de compresión axiales?

6. ¿Cómo se generan las fuerzas en la articulación de la rodilla? ¿Cuáles son las fuerzas relativas en las regiones lateral y medial de la articulación? ¿Qué es lo que puede ocurrir si el componente de la fuerza medial se incrementa de manera anormal al pasar el tiempo por una anomalía de la marcha o una desalineación ósea?

7. Describa la transmisión de la fuerza entre la rótula y el fémur. ¿En qué momento es mayor la fuerza resultante? ¿Qué músculos generan esta fuerza?

Referencias

Ahmed, A. M., Burke, D. L. (1983). In-vitro measurement of static pressure distribution in synovial joints–Part 1: Tibial surface of the knee. *J Biomech Eng*, *105*(3), 216-225.

Andriacchi, T. P., Birac, D. (1993). Functional ligament testing in the anterior cruciate ligament deficient knee. *Clin Orthop Relat Res*, *288*, 40-47.

Andriacchi, T. P., Kramer, G. M., Landon, G. C. (1979). Three-dimensional coordinate data processing in human motion analysis. *J Biomech Eng*, *101*, 279-283.

Berchuck, M., Andriacchi, T. P., Bach, B. R., et al. (1990). Gait adaptations by patients who have a deficient anterior cruciate ligament. *J Bone Joint Surg Am*, *72*(6), 871-877.

Blankevoort, L., Huiskes, R., De Lange, A. (1988). The envelope of passive knee joint motion. *J Biomech*, *21*(9), 705-720.

Bullough, P. G., Munuera, L., Murphy, J., et al. (1970). The strength of the menisci of the knee as it relates to their fine structure. *J Bone Joint Surg Br*, *52*(3), 564-570.

Chaudhari, A. M. W., Briant, P. L., Bevill, S. L., et al. (2008). Knee kinematics, cartilage morphology, and osteoarthritis after ACL injury. *Med Sci Sports Exerc*, *40*(2), 215-222.

Dennis, D., Komistek, R., Scuderi, G., et al. (2001). In vivo three-dimensional determination of kinematics for subjects with a normal knee or a unicompartmental or total knee replacement. *J Bone Joint Surg Am*, 83-A(Suppl 2 Pt 2), S104-S115.

Dennis, D. A., Komistek, R. D., Stiehl, J. B., et al. (1998). Range of motion after total knee arthroplasty: The effect of implant design and weight-bearing conditions. *J Arthroplasty*, *13*(7), 748-752.

D'Lima, D. D., Patil, S., Steklov, N., et al. (2007). In vivo knee moments and shear after total knee arthroplasty. *J Biomech*, *41*(10), 2332-2335.

D'Lima, D. D., Patil, S., Steklov, N., et al. (2006). Tibial forces measured in vivo after total knee arthroplasty. *J Arthroplasty*, *21*(2), 255-262.

D'Lima, D. D., Steklov, N., Patil, S., et al. (2008). The Mark Coventry Award: In vivo knee forces during recreation and exercise after knee arthroplasty. *Clin Orthop Relat Res*, *466*(11), 2605-2611.

Draganich, L. D., Andriacchi, T. P., Andersson, G. B. J. (1987). Interaction between intrinsic knee mechanism and the knee extensor mechanism. *J Orthop Res*, *5*(4), 539-547.

Drillis, R., Contini, R., Bluestein, M. (1964). Body segment parameters. A survey of measurement techniques. *Artif Limbs*, *8*, 44-66.

Eckhoff, D., Hogan, C., DeMatteo, L., et al. (2007). Difference between the epicondylar and cylindrical axis of the knee. *Clin Orthop Relat Res*, *461*, 238-244.

Ellis, M. I., Seedhom, B. B., Wright, V., et al. (1980). An evaluation of the ratio between the tensions along the quadriceps tendon and the patellar ligament. *Eng Med*, *9*(4), 189-194.

Frankel, V. H., Burstein, A. H. (1970). *Orthopaedic Biomechanics*. Philadelphia, PA: Lea & Febiger.

Frankel, V. H., Burstein, A. H., Brooks, D. B. (1971). Biomechanics of internal derangement of the knee. Pathomechanics as determined by analysis of the instant centers of motion. *J Bone Joint Surg Am*, *53*(5), 945-977.

Freeman, M. A. R., Pinskerova, V. (2005). The movement of the normal tibio-femoral joint. *J Biomech*, *38*(2), 197-208.

Fu, F. H., Harner, C. D., Johnson, D. L., et al. (1994). Biomechanics of the knee ligaments: Basic concepts and clinical application. *Instr Course Lect*, *43*, 137-148.

Gardner, T. R., Ateshian, G. A., Grelsamer, R. P., et al. (1994). A 6 DOF knee testing device to determine patellar tracking and patellofemoral joint contact area via stereophotogrammetry. *Adv Bioeng ASME BED*, *28*, 279-280.

Gilbert, S., Chen, T., Hutchinson, I. D., et al. (2014). Dynamic contact mechanics on the tibial plateau of the human knee during activities of daily living. *J Biomech*, *47*(9), 2006-2012.

Girgis, F. G., Marshall, J. L., Al Monajema, R. M. (1975). The cruciate ligaments of the knee joint. Anatomical, functional and experimental analysis. *Clin Orthop Relat Res*, *106*, 216-231.

Goodfellow, J., Hungerford, D. S., Zindel, M. A. R. C. (1976). Patellofemoral joint mechanics and pathology. 1. Functional anatomy of the patellofemoral joint. *J Bone Joint Surg Br*, *58*(3), 287-290.

Grood, E. S., Suntay, W. J. (1983). A joint coordinate system for clinical description of three-dimensional motions: Application to the knee. *J Biomech Eng*, *105*(2), 136-144.

Hehne, H. J. (1990). Biomechanics of the patellofemoral joint and its clinical relevance. *Clin Orthop Relat Res*, *258*, 73-85.

Heinlein, B., Kutzner, I., Graichen, F., et al. (2009). Complete data of total knee replacement loading for level walking and stair climbing measured in vivo with a follow-up of 6-10 months. *Clin Biomech (Bristol, Avon)*, *24*(4), 315-326.

Helfet, A. J. (1974). Anatomy and mechanics of movement of the knee joint. In A. Helfet (Ed.), *Disorders of the Knee* (pp. 1-17). Philadelphia, PA: JB Lippincott Co.

Holden, J. P., Chou, G., Stanhope, S. J. (1997). Changes in knee joint function over a wide range of walking speeds. *Clin Biomech (Bristol, Avon), 12*(6), 375–382.

Huberti, H. H., Hayes, W. C. (1984). Patellofemoral contact pressures. The influence of Q-angle and tendofemoral contact. *J Bone Joint Surg Am, 66*(5), 715–724.

Hungerford, D. S., Barry, M. (1979). Biomechanics of the patellofemoral joint. *Clin Orthop Relat Res, 144*, 9–15.

Hvid, I. (1983). The stability of the human patello-femoral joint. *Eng Med, 12*(2), 55–59.

Kapandji, I. A. (1970). The knee. In I. A. Kapandji (Ed.), *The Physiology of the Joints* (Vol. 2, pp. 72–135). Paris, France: Editions Maloine.

Kellis, E., Baltzopoulos, V. (1999). In vivo determination of the patella and hamstrings moment arms in adult males using videofluoroscopy during submaximal knee extension and flexion. *Clin Biomech (Bristol, Avon), 14*(2), 118–124.

Kettelkamp, D. B., Johnson, R. J., Smidt, G. L., et al. (1970). An electrogoniometric study of knee motion in normal gait. *J Bone Joint Surg Am, 52*(4), 775–790.

Kittl, C., Inderhaug, E., Williams, A., et al. (2018). Biomechanics of the anterolateral structures of the knee. *Clin Sports Med, 37*(1), 21–31.

Komistek, R. D., Dennis, D. A., Mabe, J. A., et al. (2000). An in vivo determination of patellofemoral contact positions. *Clin Biomech (Bristol, Avon), 15*(1), 29–36.

Komistek, R. D., Dennis, D. A., Mahfoua, M. (2003). In vivo fluoroscopic analysis of the normal human knee. *Clin Orthop Relat Res, 410*, 69–81.

Kroemer, K. H. E., Marras, W. S., McGlothlin, J. D., et al. (1990). On the measurements of human strength. *Int J Ind Ergon, 6*(3), 199–210.

Kurosawa, H., Fukubayashi, T., Nakajima, H. (1980). Load-bearing mode of the knee joint: Physical behavior of the knee joint with or without menisci. *Clin Orthop Relat Res, 149*, 283–290.

Kurosawa, H., Walker, P. S., Abe, S., et al. (1985). Geometry and motion of the knee for implant and orthotic design. *J Biomech, 18*(7), 487–499.

Kutzner, I., Heinlein, B., Graichen, F., et al. (2008). In vivo measurements of loads during ergometer cycling 6 months post-operatively. 16th ESB Congress Short Talks. *J Biomech, 41*(S1), S323.

Kwak, S. D., Ahmad, C. S., Gardner, T. R., et al. (2000). Hamstrings and iliotibial forces affect knee ligaments and contact pattern. *J Orthop Res, 18*(1), 101–108.

Lamoreux, L. (1971). Kinematic measurements in the study of human walking. Biomechanics Lab, University of California, San Francisco. *Bull Prosthet Res, 10*(15), 3–84.

Laubenthal, K. N., Smidt, G. L., Kettelkamp, D. B. (1972). A quantitative analysis of knee motion during activities of daily living. *Phys Ther, 52*(1), 34–43.

Li, G., DeFrate, L. E., Park, S. E., et al. (2005). An investigation using dual-orthogonal fluoroscopy and magnetic resonance image-based computer models. *Am J Sports Med, 33*(1), 102–107.

Liu, F., Kozanek, M., Hosseini, A., et al. (2010). In vivo tibiofemoral cartilage deformation during the stance phase of gait. *J Biomech, 43*(4), 658–665.

Markolf, K. L., Graff-Radford, A., Amstutz, H. C. (1978). In vivo knee stability. A quantitative assessment using an instrumented clinical testing apparatus. *J Bone Joint Surg Am, 60*(5), 664–674.

McDermott, I. D., Amis, A. A. (2006). The consequences of meniscectomy. *J Bone Joint Surg Br, 88*(12), 1549–1556.

Mizner, R. L., Petterson, S. C., Stevens, J. E., et al. (2005). Early quadriceps strength loss after total knee arthroplasty. The contributions of muscle atrophy and failure of voluntary muscle activation. *J Bone Joint Surg Am, 87*(5), 1047–1053.

Mündermann, A., Dyrby, C. O., D'Lima, D. D., et al. (2008). In vivo knee loading characteristics during activities of daily living as measured by an instrumented total knee replacement. *J Orthop Res, 26*(9), 1167–1172.

Murray, M. P., Drought, A. B., Kory, R. C. (1964). Walking patterns of normal men. *J Bone Joint Surg Am, 46*, 335–360.

Neuman, P., Englund, M., Kostogiannis, I., et al. (2008). Prevalence of tibiofemoral osteoarthritis 15 years after nonoperative treatment of anterior cruciate ligament injury: A prospective cohort study. *Am J Sports Med, 36*(9), 1717–1725.

O'Connor, J. J., Shercliff, T. L., Biden, E., et al. (1989). The geometry of the knee in the sagittal plane. *Proc Inst Mech Eng H, 203*(4), 223–233.

Özkaya, N., Leger, D., Goldsheyder, D., et al. (2017). *Fundamentals of Biomechanics: Equilibrium, Motion, and Deformation* (4th ed.). New York: Springer-Verlag.

Perry, J., Norwood, L., House, K. (1977). Knee posture and biceps and semimembranosus muscle action in running and cutting (an EMG study). *Trans Orthop Res Soc, 2*, 258.

Ramsey, D. K., Wretenberg, P. F. (1999). Biomechanics of the knee: Methodological considerations in the in vivo kinematic analysis of the tibiofemoral and patellofemoral joint. Review paper. *Clin Biomech (Bristol, Avon), 14*(9), 595–611.

Reilly, D. T., Martens, M. (1972). Experimental analysis of the quadriceps muscle force and patellofemoral joint reaction force for various activities. *Acta Orthop Scand, 43*(2), 126–137.

Reuleaux, F. (1876). *The Kinematics of Machinery: Outline of a Theory of Machines*. London, UK: Macmillan.

Reynolds, R. J., Walker, P. S., Buza, J. (2017). Mechanisms of anterior-posterior stability of the knee joint under load-bearing. *J Biomech, 57*, 39–45.

Selvik, G. (1978). Roentgen stereophotogrammetry in Lund, Sweden. In A. M. Coblenz, R. E. Herron (Eds.), *Applications of Human Biostereometrics. Proc SPIE*, (166), 184–189.

Selvik, G. (1983). Roentgen stereophotogrammetry in orthopaedics. In R. E. Herron (Ed.), *Biostereometrics '82. Proc SPIE*, (361), 178–185.

Walker, P. S., Arno, S., Bell, C., et al. (2015). Function of the medial meniscus in force transmission and stability. *J Biomech, 48*(8), 1383–1388.

Walker, P. S., Erkman, M. J. (1975). The role of the menisci in force transmission across the knee. *Clin Orthop Relat Res, 109*, 184–192.

Walker, P. S., Yildirim, G., Sussman-Fort, J., et al. (2006). Relative positions of the contacts on the cartilage surfaces of the knee joint. *Knee, 13*(5), 382–388.

Wang, D., Kent III, R. N., Amirtharaj, M. J., et al. (2019). Tibio-femoral kinematics during compressive loading of the ACL-intact and ACL-sectioned knee: Roles of tibial slope, medial eminence volume, and anterior laxity. *J Bone Joint Surg Am, 101*(12), 1085–1092.

Wilson, S. A., Vigorita, V. J., Scott, W. N. (1994). Anatomy. In N. Scott (Ed.), *The Knee* (p. 17). Philadelphia, PA: Mosby Elsevier.

Winter, D. A. (1990). *Biomechanics and Motor Control of Human Behaviour* (2nd ed.). New York: John Wiley and Sons.

Wretenberg, P., Nemeth, G., Lamontagne, M., et al. (1996). Passive knee muscle moment arms measured in vivo with MRI. *Clin Biomech (Bristol, Avon), 11*(8), 439–446.

Zavatsky, A. B., O'Connor, J. J. (1992). A model of the human knee ligaments in the sagittal plane. Part 1: Response to passive flexion. *Proc Inst Mech Eng H, 206*(3), 125–134.

Zernicke, R. F., Garhammer, J., Jobe, F. W. (1977). Human patellar tendon rupture. *J Bone Joint Surg Am, 59*(2), 179–183.

Zhao, D., Banks, S. A., D'Lima, D. D., et al. (2007). In vivo medial and lateral tibial loads during dynamic and high flexion activities. *J Orthop Res, 25*(5), 593–602.

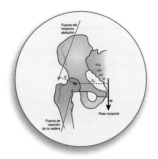

CAPÍTULO 8

Biomecánica de la cadera

Ali Sheikhzadeh, Patrick A. Meere y Victor H. Frankel

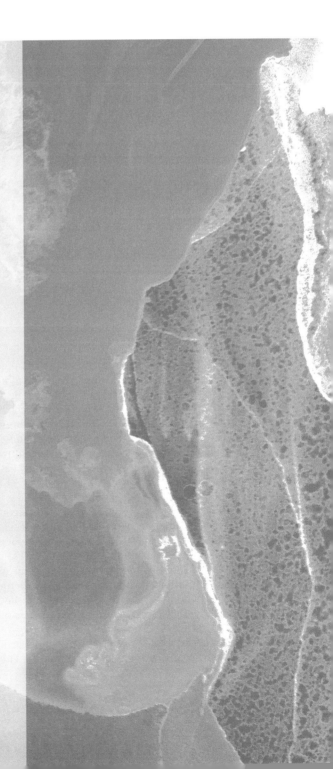

Introducción

La función principal de la articulación de la cadera es sostener el peso de la cabeza, los brazos y el tronco durante actividades cotidianas como caminar, correr y subir escaleras. Su capacidad para transmitir fuerzas entre el torso y las extremidades inferiores es vital para el funcionamiento normal del cuerpo humano. La configuración de esfera y cavidad de la articulación le confiere una estabilidad inherente al tiempo que le permite una movilidad sustancial. Las lesiones y las enfermedades de la cadera son bastante comunes, y su disfunción puede producir anomalías de la distribución del esfuerzo en el cartílago articular y el hueso. Esto puede desencadenar artritis degenerativa, así como limitaciones funcionales sustanciales, como dificultad para caminar, vestirse, conducir, y levantar y cargar objetos. Este capítulo hace referencia a la anatomía funcional de la articulación de la cadera y luego analiza cuestiones fundamentales de cinética y cinemática, como el arco de movimiento (AM), y las fuerzas estáticas y dinámicas que en ella actúan.

Consideraciones anatómicas

La articulación de la cadera está integrada por el acetábulo pélvico, la cabeza del fémur y el cuello femoral, y está controlada y protegida por el rodete acetabular, la cápsula articular y muchos músculos potentes (fig. 8-1). Cuando estas estructuras fundamentales trabajan en armonía, la articulación de la cadera tiene estabilidad, flexibilidad y resistencia sustanciales.

EL ACETÁBULO

Es la porción cóncava de la estructura articular en esfera y cavidad de la cadera. No es del todo esférico por la presencia de la escotadura acetabular en su región inferior, que le confiere en esencia una configuración en herradura (fig. 8-2). El cartílago articular, que recubre la superficie del acetábulo, se engrosa en la periferia y la región lateral, pero sobre todo en la región anterosuperior del domo. La articulación en el acetábulo tiene lugar solo en el cartílago hialino con forma de herradura en la periferia de la superficie semilunar. La fosa cotiloidea está recubierta por sinovial, al igual que el ligamento redondo. En la cadera del adulto, este último es una estructura vestigial que ya no contribuye en grado significativo a la irrigación arterial y genera una restricción mecánica casi nula. En la artritis progresiva con migración lateral de la cabeza femoral respecto al centro del acetábulo, la fosa cotiloidea muestra una marcada profundización. La rama acetabular de la rama posterior de la arteria obturadora penetra por la región posteroinferior de la base de la fosa, y puede llevar a una hemorragia significativa si se lesiona durante una disección de rutina. El rodete acetabular, un borde fibrocartilaginoso que rodea al acetábulo y lo hace más profundo, se funde con el ligamento acetabular transverso, que pasa por encima

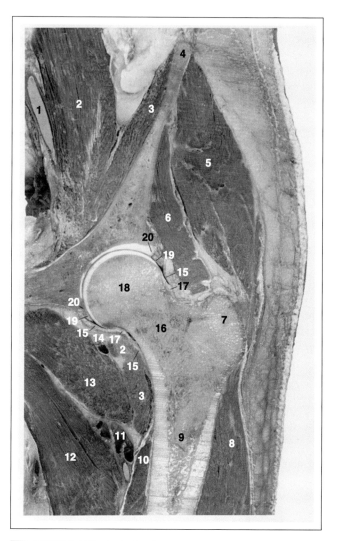

FIGURA 8-1 Articulación de la cadera (vista frontal): 1. Arteria iliaca externa. 2. Músculo psoas mayor. 3. Músculo iliaco. 4. Cresta iliaca. 5. Músculo glúteo medio. 6. Músculo glúteo menor. 7. Trocánter mayor. 8. Músculo vasto lateral. 9. Diáfisis femoral. 10. Músculo vasto medial. 11. Vasos femorales profundos. 12. Músculo aductor largo. 13. Músculo pectíneo. 14. Vasos femorales circunflejos mediales. 15. Cápsula de la articulación de la cadera. 16. Cuello del fémur. 17. Zona orbicular de la cápsula. 18. Cabeza del fémur. 19. Rodete acetabular. 20. Borde del acetábulo. Reimpresa con autorización de McMinn, R. H., Hutchings, R. H. R. (1988). *Color Atlas of Human Anatomy* (2nd ed., p. 302). Chicago, IL: Year Book Medical.

de la escotadura acetabular e impide la luxación caudal de la cabeza femoral (Ferguson y cols., 2003).

La cavidad del acetábulo tiene una orientación anterior oblicua, externa y caudal, y un acetábulo mal orientado no cubre de manera adecuada la cabeza femoral, lo que a menudo causa luxación crónica y osteoartritis. El ángulo centro-borde (CB, o de Wiberg) y el ángulo de anteversión acetabular son los que describen el grado en que el acetábulo provee cobertura a la cabeza femoral (fig. 8-3). El ángulo CB denota la superficie de la cabeza femoral que el acetábulo cubre en el plano frontal;

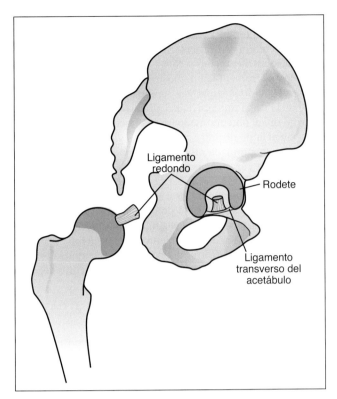

FIGURA 8-2 Dibujo esquemático que muestra la cara lateral del acetábulo con el rodete y el ligamento transverso del acetábulo conservado. Reimpresa con autorización de Kelly, B. T., Williams, R. J., III, Philippon, M. J. (2003). Hip arthroscopy: Current indications, treatment options, and management issues. *Am J Sports Med*, *31*(6), 1020-1037. Copyright © 2003 SAGE Publications.

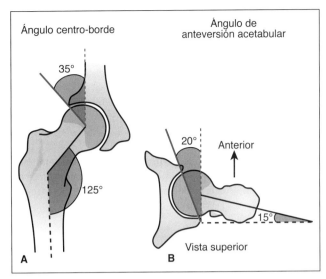

FIGURA 8-3 El ángulo centro-borde (ángulo de Wiberg) (**A**) y el ángulo de anteversión acetabular (**B**) son los ángulos que describen el grado en que el acetábulo cubre la cabeza femoral. El ángulo centro-borde denota la extensión a la cual el acetábulo cubre la cabeza femoral en el plano frontal; es muy variable, pero mide en promedio de 35 a 40° en radiografías de adultos. El ángulo de anteversión acetabular se relaciona con el grado al que el acetábulo rodea la cabeza femoral en el plano horizontal. Su valor promedio se aproxima a 20°. Adaptada de Neumann, D. A. (2002). *Kinesiology of the Musculoskeletal System: Foundations for Physical Rehabilitation*. St Louis, MO: Mosby. Copyright © 2002 Elsevier. Con autorización.

es muy variable, pero en promedio mide entre 35 y 40° en las radiografías de personas adultas. Un ángulo CB normal permite que exista un techo protector sobre la cabeza femoral, en tanto que una configuración más vertical (un ángulo menor) contiene en menor grado a la cabeza femoral, lo que incrementa el riesgo de luxación. La displasia acetabular abarca un amplio espectro de anomalías del desarrollo que se caracterizan por un ángulo CB anormal y un acetábulo poco profundo. Incluso en los casos más leves con pérdida funcional mínima, la inestabilidad sutil que produce la incongruencia de las superficies articulares se ha asociado con una incidencia más alta de inestabilidad de la cadera, lo que conduce a una artritis degenerativa en la edad adulta intermedia o avanzada, en particular en mujeres (Ganz y cols., 2010). El ángulo de anteversión acetabular describe el grado al que el acetábulo rodea la cabeza femoral en el plano horizontal. El valor promedio se aproxima a 20%; los incrementos patológicos del citado ángulo se asocian con una disminución de la estabilidad articular y un incremento del riesgo de luxación anterior de la cabeza del fémur (Barrack, 2003). La anteversión acetabular fisiológica se ve afectada en gran medida por la anatomía de la columna vertebral y la pelvis, que puede determinar un incremento del riesgo de luxación tras la artroplastia de cadera. En la actua-

lidad, cuando existe una inclinación pélvica patológica en el plano sagital, se recurre a radiografías laterales en bipedestación y sedestación para determinar la anteversión acetabular óptima ajustada. En estos casos, el uso de cubiertas de movilidad dual para la copa acetabular tiene ventajas específicas (DelSole y cols., 2017).

El acetábulo sin carga tiene un diámetro un poco menor que la cabeza femoral. Cuando la articulación de la cadera recibe una carga, el acetábulo sufre una deformación viscoelástica en torno a la cabeza femoral, lo que implica que la carga y la velocidad a la cual se aplica sobre la cadera guardan una proporción inversa con el grado de deformación que se presenta.

El rodete acetabular mismo es en extremo importante para un funcionamiento apropiado de la articulación de la cadera (fig. 8-2). A diferencia del tejido capsular, el tejido del rodete está integrado de modo predominante por fibrocartílago. La visualización artroscópica del tejido dañado del rodete ha demostrado una penetración más amplia del tejido vascular en toda su estructura, lo que sugiere un potencial de cicatrización mayor que el que se suponía (Harris, 2016). El rodete participa en la retención de la cabeza femoral en los extremos de movimiento, en particular en la flexión. Junto con la cápsula articular, el rodete también actúa como una estructura de soporte de carga durante la flexión, lo que implica que las personas con defectos del rodete experimentan inestabilidad y laxitud capsular. Existe un potencial de inestabilidad rotacional e hipermovilidad de la articulación de la cadera con los defectos del rodete debido al papel que este desempeña en la estabilización y el mantenimiento de la congruencia de la articulación. Una inestabilidad de este tipo puede originar una redundancia del tejido capsular articular y una distribución anómala de la carga.

Se piensa que existe una interacción entre el líquido articular y el rodete, que disminuye las presiones máximas en la articulación (Ferguson y cols., 2003). El rodete también ayuda a mantener el vacío en el espacio articular, que produce la fosa acetabular o cotiloidea, una depresión en el centro del acetábulo (fig. 8-2). Se ha demostrado que el vacío que produce la fosa acetabular, y mantiene el rodete, desempeña un papel más importante en la estabilización de la articulación de la cadera que la estructura capsuloligamentaria (Wingstrand y cols., 1990).

LA CABEZA FEMORAL

Es el componente convexo de la estructura en esfera y cavidad de la articulación de la cadera; forma dos terceras partes de una esfera. El cartílago articular que cubre la cabeza femoral es más grueso en la superficie medial central que rodea a la fóvea en que se inserta el ligamento redondo, y es más delgado hacia la periferia. Las variaciones de su grosor traen consigo diferencias de la resistencia y la rigidez en distintas regiones de la cabeza femoral. Como se señaló antes, el cartílago en la articulación de la cadera es viscoelástico, lo que influye sobre el patrón de aplicación de la carga sobre la cabeza femoral con base en la magnitud de la carga recibida.

El área de soporte de carga se concentra en la periferia de la superficie semilunar de la cabeza femoral con cargas meno-

res, pero se desplaza hacia el centro de esa superficie y hacia los cuernos anteriores y posteriores al tiempo que las cargas se incrementan (Von Eisenhart-Rothe y cols., 1997). Estudios realizados por Bergmann y cols. (1993, 1995) con una cabeza protésica instrumentada demostraron que las regiones anterior y medial de la superficie semilunar transmiten la mayor parte de la carga durante la actividad cotidiana, aunque es en extremo difícil obtener mediciones directas como estas como consecuencia de distintas restricciones y consideraciones. La formación inapropiada de la cabeza femoral, como la que se observa en la coxa magna y plana tras la osteonecrosis en la enfermedad de Legg-Calvé-Perthes, produce cambios patológicos de la distribución de las cargas durante la actividad y se asocia con un riesgo elevado de osteoartritis (Kim, 2010). De manera similar, la secuela en el adulto de la consolidación inapropiada de la placa de crecimiento en el paciente pediátrico tras el deslizamiento de la epífisis de la cabeza femoral conlleva un riesgo significativo de mecánica patológica y artritis degenerativa (Goodman y cols., 1997).

EL CUELLO FEMORAL

La estructura del cuello femoral también participa en el funcionamiento apropiado de la articulación de la cadera, en particular desde la perspectiva de sus relaciones angulares con la diáfisis del fémur. Los dos ángulos más relevantes son el ángulo entre el cuello y la diáfisis, que se conoce como ángulo de inclinación (fig. 8-4), y el ángulo de torsión, que es el que se forma entre el eje que pasa por la cabeza y el cuello del fémur, y el eje que pasa por los cóndilos femorales (fig. 8-5).

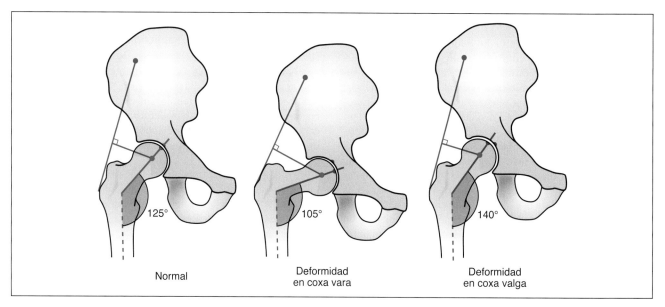

Normal

Deformidad en coxa vara

Deformidad en coxa valga

FIGURA 8-4 El ángulo cervicodiafisario normal (ángulo de inclinación de la cabeza femoral respecto de la diáfisis en el plano frontal) se aproxima a 125°. La condición en la que este ángulo es inferior a 125° se denomina coxa vara. Si el ángulo es superior a 125°, la condición se denomina coxa valga. El ángulo de inclinación es de entre 140 y 150° al nacer, y de manera gradual se reduce hasta cerca de 125°, con una variación de 45° (90 a 135°) en la edad adulta. Modificada con autorización de Callaghan, J. J., Rosenberg, A. G., Rubash, H. E. (2007). *The Adult Hip* (2nd ed.). Philadelphia, PA: Lippincott Williams & Wilkins.

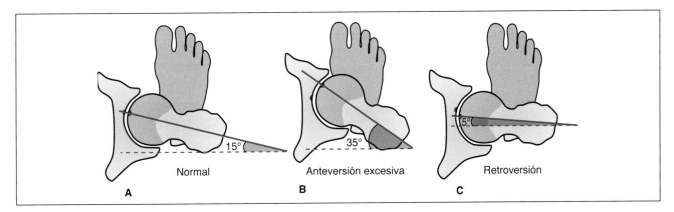

FIGURA 8-5 Esta imagen muestra el efecto de distintos ángulos de torsión, siendo el ángulo de torsión el que se forma entre el eje que pasa por la cabeza y el cuello femorales y el que pasa por los cóndilos femorales. El ángulo de torsión refleja la migración rotatoria medial de la yema de la extremidad inferior que ocurrió a lo largo del desarrollo fetal; a menudo se calcula en 40° en neonatos pero disminuye de modo sustancial durante los primeros 2 años de la vida. Un ángulo de torsión de entre 10 y 20° se considera normal, no obstante ángulos superiores a 12° (conocidos como anteversión) e inferiores a 12° (conocidos como retroversión) son más o menos comunes, y tienen impacto sobre las rotaciones interna y externa, respectivamente. Adaptada de Neumann, D. A. (2002). *Kinesiology of the Musculoskeletal System: Foundations for Physical Rehabilitation*. St Louis, MO: Mosby. Copyright © 2002 Elsevier. Con autorización.

El ángulo de inclinación es de entre 140 y 150° al nacer y se reduce de manera gradual hasta cerca de 125°, con una variabilidad de 45° (90 a 135°) en la edad adulta (Ogus, 1996). Un ángulo superior a 125° genera una condición conocida como coxa valga, en tanto uno inferior a 125° se conoce como coxa vara (figs. 8-4 y 8-6). Estos ángulos anormales cambian la alineación entre el acetábulo y la cabeza femoral, con lo que alteran los momentos en la cadera al modificar el brazo de palanca y el impacto de las fuerzas que aplica el segmento superior del cuerpo sobre la articulación. Si bien la coxa valga y la coxa vara tienen ciertas ventajas, sus efectos negativos, como se muestra en la figura 8-6, rebasan estos beneficios y confirman el valor y la importancia del ángulo de inclinación promedio (125°).

El ángulo de torsión es un reflejo de una migración rotatoria medial de la yema de la extremidad inferior que ocurre durante el desarrollo fetal; es común que se calcule en 40° en neonatos, pero disminuye en grado sustancial durante los primeros 2 años de la vida. Un ángulo de torsión entre 10 y 20° se considera normal. Los ángulos superiores a entre 12 y 15°, que se conocen como anteversión, hacen que una parte de la cabeza femoral quede descubierta y determinan una tendencia a la rotación interna de la extremidad inferior durante la marcha, para mantener la cabeza femoral dentro de la cavidad acetabular (fig. 8-5B). La retroversión, un ángulo inferior a 12°, genera una tendencia a la rotación externa de la extremidad inferior durante la marcha (fig. 8-5C). Ambas son bastante comunes durante la niñez y suelen resolverse con el crecimiento.

Las anomalías de los ángulos de inclinación y torsión, así como las deformidades estructurales, también pueden generar choque femoroacetabular, que se produce por el contacto del hueso del cuello femoral con el acetábulo. El choque femoroacetabular, que deriva de deformidades estructurales, se considera una causa importante de osteoartritis (Maheshwari y cols., 2007).

El interior de la cabeza y el cuello femoral está integrado por hueso esponjoso, con trabéculas organizadas en un sistema trabecular medial y uno lateral (fig. 8-7A y B). Las fuerzas y los esfuerzos sobre la cabeza femoral, de manera más específica, la fuerza de reacción articular, se aplican en paralelo a las trabéculas del sistema medial (Frankel, 1960), lo que resalta su importancia para el soporte de esta fuerza. Las placas epifisarias se disponen en ángulos rectos respecto a las trabéculas del sistema medial y la función apropiada de las primeras depende de un equilibrio complejo entre las fuerzas que se aplican en la región, la nutrición y la vascularización (Nguyen y cols., 2017). Es probable que el sistema trabecular lateral resista la fuerza compresiva que genera la contracción de los músculos abductores, el glúteo medio, el glúteo menor y el tensor de la fascia lata, sobre la cabeza femoral. La cubierta delgada de hueso cortical que rodea la región superior del cuello femoral se engrosa de manera progresiva en su región inferior.

Con el envejecimiento, el cuello femoral sufre cambios degenerativos graduales: el hueso cortical se adelgaza y se anula, y las trabéculas sufren resorción gradual (ver fig. 2-53). Estos cambios pueden predisponer al cuello femoral a la fractura, que se analiza con más detalle en el capítulo 2. Vale la pena señalar que el cuello femoral es el sitio más frecuente de fractura en los adultos mayores (caso de estudio 8-1). La figura 8-8 muestra los cambios de densidad ósea durante el envejecimiento, que permiten intuir la causa común de la fractura en el adulto mayor (Poole y cols., 2010).

LA CÁPSULA Y LOS MÚSCULOS QUE RODEAN A LA ARTICULACIÓN DE LA CADERA

La cápsula de la cadera, integrada por tres ligamentos capsulares, es un importante estabilizador de esta articulación, en particular en los extremos del movimiento, en que actúa como un freno para evitar la luxación (Johnston y cols., 2007). El ligamento capsular está integrado por tres ligamentos de refuerzo:

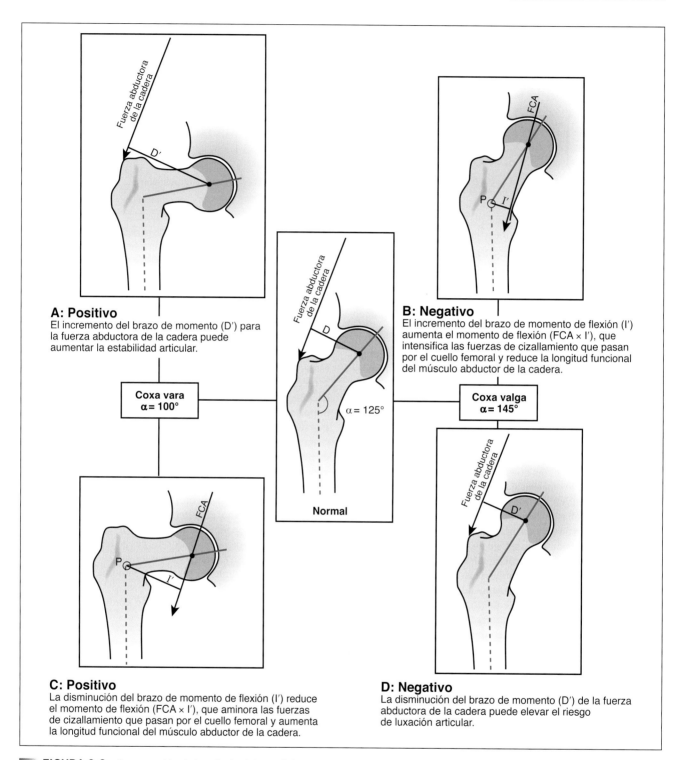

A: Positivo
El incremento del brazo de momento (D') para la fuerza abductora de la cadera puede aumentar la estabilidad articular.

Coxa vara
α = 100°

Normal

B: Negativo
El incremento del brazo de momento de flexión (I') aumenta el momento de flexión (FCA × I'), que intensifica las fuerzas de cizallamiento que pasan por el cuello femoral y reduce la longitud funcional del músculo abductor de la cadera.

Coxa valga
α = 145°

C: Positivo
La disminución del brazo de momento de flexión (I') reduce el momento de flexión (FCA × I'), que aminora las fuerzas de cizallamiento que pasan por el cuello femoral y aumenta la longitud funcional del músculo abductor de la cadera.

D: Negativo
La disminución del brazo de momento (D') de la fuerza abductora de la cadera puede elevar el riesgo de luxación articular.

FIGURA 8-6 Comparación de los efectos biomecánicos negativos y positivos de la coxa vara y la coxa valga. Como referencia, se muestra una cadera con un ángulo de inclinación normal (α = 125°) en el centro del esquema. *D* es el brazo de momento interno que utiliza la fuerza abductora de la cadera; *I* es el brazo del momento de flexión que pasa por el cuello femoral. FCA, fuerza de contacto acetabular. Adaptada de Neumann, D. A. (2002). *Kinesiology of the Musculoskeletal System: Foundations for Physical Rehabilitation*. St Louis, MO: Mosby. Copyright © 2002 Elsevier. Con autorización.

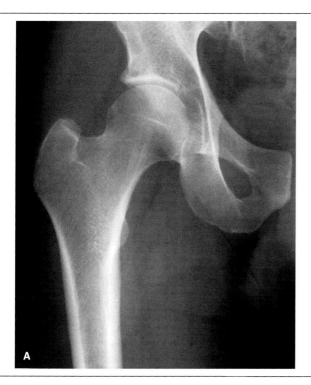 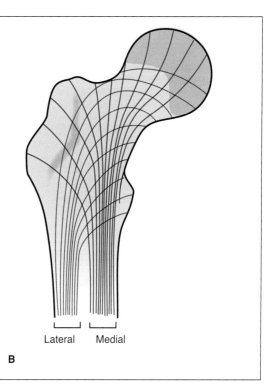

Lateral   Medial

A   **B**

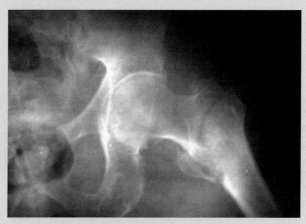

FIGURA 8-7 **A.** El interior de la cabeza y el cuello del fémur está formado por hueso esponjoso, con trabéculas organizadas en un sistema trabecular medial y uno lateral. La radiografía de un cuello femoral muestra estos sistemas trabeculares. La cubierta delgada de hueso cortical en torno a la región superior del cuello femoral se engrosa de manera progresiva en la región inferior. **B.** Dibujo simplificado de los sistemas trabeculares medial y lateral. Modificada con autorización de Brody, L. T., Hall, C. M., (2005). *Therapeutic Exercise: Moving Toward Function* (2nd ed.). Baltimore, MD: Lippincott Williams & Wilkins.

CASO DE ESTUDIO 8-1

Fracturas femorales intertrocantéricas

Una mujer de 80 años de edad cayó tras estar de pie y perder el equilibrio. Presentaba dolor intenso en la cadera e incapacidad para pararse o caminar por sí misma. Se le trasladó al servicio de urgencias y, tras una cuidadosa exploración y una valoración radiológica, se le diagnosticó una fractura intertrocantérica derecha (figura del caso de estudio 8-1).

La radiografía muestra una fractura intertrocantérica femoral derecha inestable con desplazamiento del trocánter menor. La imagen muestra cambios osteoporóticos característicos del proceso de envejecimiento. La disminución de la masa ósea en el cuello femoral determina una disminución de la resistencia y la rigidez del hueso como consecuencia de la disminución de la cantidad de hueso esponjoso y el adelgazamiento del hueso cortical, lo que incrementa el riesgo de fractura en el nivel más débil.

Al caer, la magnitud de las fuerzas compresivas en el cuello femoral superó su rigidez y resistencia. Además, las fuerzas tensiles producidas por la contracción protectora de músculos como el psoasiliaco generaron una fractura por tracción en el nivel del trocánter menor.

Figura de caso de estudio 8-1

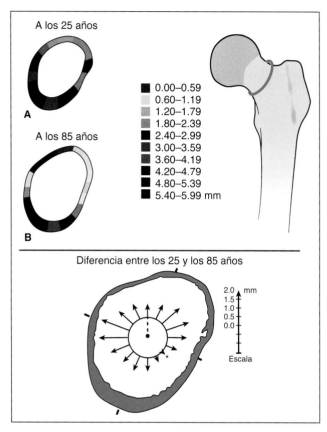

A los 25 años

A

A los 85 años

B

- 0.00–0.59
- 0.60–1.19
- 1.20–1.79
- 1.80–2.39
- 2.40–2.99
- 3.00–3.59
- 3.60–4.19
- 4.20–4.79
- 4.80–5.39
- 5.40–5.99 mm

Diferencia entre los 25 y los 85 años

2.0 mm
1.5
1.0
0.5
0.0

Escala

FIGURA 8-8 Figura que ilustra los efectos del envejecimiento sobre el adelgazamiento cortical en la región media del cuello femoral (*anillo resaltado* en el fémur) en voluntarias estudiadas mediante tomografía computarizada de la cadera (Poole, *et al.*, 2010). En la parte superior de la figura se ilustra la densidad ósea a los 25 años (A) y los 85 años (B). La parte inferior de la figura muestra la pérdida de densidad ósea en el transcurso de 60 años en cuatro regiones distintas de la región media del cuello femoral. La longitud de las *flechas* es proporcional al grado de pérdida de densidad ósea en una escala milimétrica. Adaptada de Poole, K. E., Mayhew, P. M., Rose, C. M., *et al.* (2010). Changing structure of the femoral neck across the adult female lifespan. *J Bone Miner Res*, 25(3), 482-491. Copyright © 2010 American Society for Bone and Mineral Research. Reimpresa con autorización de John Wiley & Sons, Inc.

dos de ubicación anterior y uno posterior (fig. 8-9). La cápsula muestra engrosamiento anterosuperior, donde tienen lugar los esfuerzos predominantes, y en la región posteroinferior es más bien delgada y tiene inserción laxa (Lavigne y cols., 2005). Debido a la rotación que ocurre durante el desarrollo de la articulación de la cadera en el feto, los ligamentos capsulares están enrollados en torno al cuello femoral en dirección caudal e interna, lo que implica que se tensan al máximo con el movimiento combinado de extensión y rotación medial de la articulación de la cadera, lo cual hace que los ligamentos se enrollen aún más, para alcanzar su laxitud máxima en flexión y rotación lateral, que hace que se desenrollen. Comprender la manera en que esto influye sobre la estabilidad de la cadera en distintas posiciones, como cuando una persona se sienta y

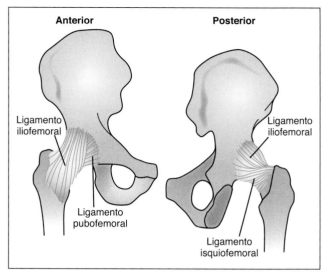

Anterior   Posterior

Ligamento
iliofemoral

Ligamento
pubofemoral

Ligamento
iliofemoral

Ligamento
isquiofemoral

FIGURA 8-9 Aquí se muestran las estructuras primarias de los ligamentos capsulares, que actúan como freno en los extremos del movimiento para impedir la luxación. Debido a la rotación que ocurre durante el desarrollo fetal de la articulación de la cadera, los ligamentos capsulares están enrollados en torno al cuello femoral en dirección caudal y medial, lo que implica que se tensan al máximo en un movimiento combinado de extensión y rotación medial de la articulación de la cadera, que hace que los ligamentos se enrollen aún más, para alcanzar su laxitud máxima en flexión y rotación lateral, que hacen que se desenrollen. Modificada con autorización de Kelly, B. T., Williams, R. J., III, Philippon, M. J. (2003). Hip arthroscopy: Current indications, treatment options, and management issues. *Am J Sports Med*, 31(6), 1020-1037. Copyright © 2003 SAGE Publications.

cruza las piernas de modo que la articulación se desestabiliza en mayor medida por la aducción, puede explicar la razón por la que las fuerzas que se aplican desde la diáfisis femoral pueden impulsar a la cabeza femoral a salir del acetábulo y causar luxación (Barrack, 2003).

La resistencia y la flexibilidad de las más de 27 unidades miotendinosas que atraviesan la articulación de la cadera son vitales para el funcionamiento apropiado de la articulación. Para obtener una estimación realista de las fuerzas articulares, un modelo biomecánico de la articulación de la cadera debe incluir a las fuerzas de los músculos agonistas-antagonistas en ambientes dinámicos tridimensionales, de tal modo que el uso de modelos tridimensionales es demasiado complejo para este capítulo. Las figuras 8-10 y 8-11 representan la línea de acción de la musculatura articular en un modelo complejo de fuerzas musculares en la articulación de la cadera. La simplificación de estas fuerzas puede lograrse al combinar vectores, no obstante no se incluye aquí algún análisis adicional de estas fuerzas musculoesqueléticas.

Se ha demostrado que la musculatura en otras regiones de las extremidades inferiores, de la rodilla hasta el tobillo y el pie, también influye sobre el funcionamiento de la cadera, y viceversa. La hiperextensión crónica de la rodilla por la debilidad del cuádriceps y de los flexores plantares cortos, por ejemplo, transmite una fuerza anterior hacia la cabeza del fémur. Esto

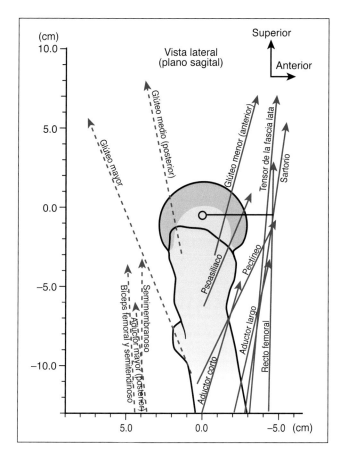

FIGURA 8-10 Esta imagen recurre a vectores bidimensionales para describir la línea de acción de las fuerzas musculares individuales que actúan sobre la articulación de la cadera en el plano sagital. Adaptada de Neumann, D. A. (2002). *Kinesiology of the Musculoskeletal System: Foundations for Physical Rehabilitation*. St Louis, MO: Mosby. Copyright © 2002 Elsevier. Con autorización.

puede contribuir a la compresión ventral de la cabeza del fémur en el acetábulo. La distensión y la debilidad de los rotadores laterales de la cadera también puede producir problemas, y llevar a la cadera a funcionar en rotación medial crónica e inducir una pronación excesiva del pie. La resistencia y la flexibilidad suficientes de cada una de las 27 unidades miotendinosas, así como de la musculatura de toda la extremidad inferior, resultan vitales para un funcionamiento efectivo de la articulación de la cadera. Son numerosos los ejemplos clínicos de resistencia o equilibrio insuficientes entre los músculos agonistas y antagonistas en torno a la cadera. La debilidad selectiva producida por deformidades espinales como la espina bífida determinan luxaciones posterolaterales de la cadera (Thompson y cols., 2019). De manera similar, la enfermedad de Parkinson en su fase espástica avanzada puede alterar el equilibrio muscular vulnerable entre agonistas y antagonistas, lo que determina una preferencia general por el abordaje con conservación posterior cuando se requiere cirugía, con el objetivo de minimizar el riesgo de luxación crónica (Gausden y cols., 2018).

Resulta fundamental contar con información de anatomía funcional para comprender la biomecánica de la articulación

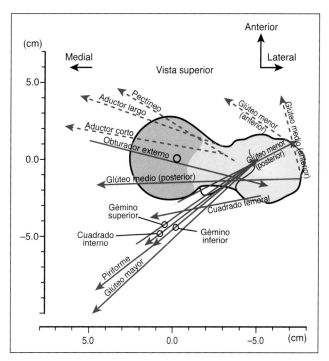

FIGURA 8-11 Esta imagen, de manera similar a la figura 8-10, utiliza vectores bidimensionales para describir la línea de acción de las fuerzas musculares individuales que actúan sobre la articulación de la cadera en el plano transverso. Adaptada de Neumann, D. A. (2002). *Kinesiology of the Musculoskeletal System: Foundations for Physical Rehabilitation*. St Louis, MO: Mosby. Copyright © 2002 Elsevier. Con autorización.

de la cadera que permita entender el modo en que la fuerza se transfiere del acetábulo a la cabeza femoral, por el cuello femoral y, por último, al fémur. La efectividad de esta transmisión de la fuerza, que puede verse como la fuerza de reacción articular entre el acetábulo y la cabeza femoral, depende de la configuración anatómica del cuello y la cabeza del fémur respecto al acetábulo (fig. 8-12). Debido a la naturaleza tridimensional de esta estructura, las transmisiones de contacto y fuerza pueden diferir de manera radical de una persona a otra. La transmisión de la fuerza también puede recibir influencia de los cambios de la actividad, distintas enfermedades artríticas y otras afecciones.

Cinemática

La configuración articular en esfera y cavidad permite que el movimiento de la cadera ocurra en los tres planos: sagital (flexión-extensión), frontal (abducción-aducción) y transverso (rotación interna-externa; fig. 8-13). Un prerrequisito para evaluar el desempeño individual en las actividades cotidianas y el tiempo necesario para la reintegración laboral o a otras actividades físicas es entender el AM de la articulación de la cadera.

El AM de la cadera es mayor en el plano sagital, en que el ángulo de flexión va desde 0 hasta cerca de 140°, y el de extensión va de 0 a 15°. El ángulo de abducción va de 0 a 30°, en tanto el de aducción es un poco menor, de entre 0 y 25°. La rotación externa va desde 0 hasta 90° y la interna desde 0 a 70° cuando la

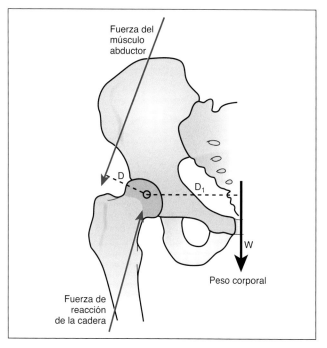

Fuerza del
músculo
abductor

D

D₁

Peso corporal

Fuerza de
reacción
de la cadera

FIGURA 8-12 Esta imagen muestra la fuerza de reacción articular entre el acetábulo y la cabeza femoral, que depende de la configuración anatómica del cuello y la cabeza del fémur en relación con el acetábulo. Por la naturaleza tridimensional de esta estructura, la transmisión del contacto y la fuerza puede mostrar diferencias radicales de una persona a otra. La transmisión de la fuerza también puede recibir influencia de los cambios por la actividad, distintos trastornos artríticos y otras patologías. Modificada con autorización de Oatis, C. A. (2009). *Kinesiology: The Mechanics and Pathomechanics of Human Movement* (2nd ed.). Baltimore, MD: Wolters Kluwer Health/Lippincott Williams & Wilkins.

articulación de la cadera está en flexión. Se presenta una rotación menor cuando la articulación de la cadera se extiende por efecto de la función restrictiva de los tejidos blandos. La biomecánica de la cadera es compleja, en parte debido a su papel como punto de transición entre el segmento superior y el inferior del cuerpo. Por lo regular, los movimientos de la articulación de la cadera se denotan ya sea como rotación del fémur sobre la pelvis, que describe la rotación del primero sobre la pelvis fija, o rotación de la pelvis sobre el fémur, que describe la rotación de la pelvis y, a menudo, del tronco superpuesto, respecto al fémur fijo. Debe señalarse que el AM de la cadera y también su cinemática pueden alterarse por factores diversos, como el tipo de actividades, la velocidad del movimiento y la interacción con los músculos y las articulaciones distales o proximales a esta articulación. La complejidad de la cinemática de la cadera puede demostrarse en forma apropiada en las distintas actividades cotidianas o recreativas.

ACTIVIDADES DE LA VIDA DIARIA Y RECREATIVAS

El AM anatómico de la articulación de la cadera en adultos sanos a menudo es más que suficiente para realizar las distintas actividades cotidianas o recreativas, y muchas veces se usa como referencia para que los médicos restablezcan los movimientos funcionales del paciente. Un indicador para evaluar la capacidad de la persona para participar en actividades físicas es valorar su AM para las actividades cotidianas. Han y sus colaboradores revisaron de manera sistemática el AM tanto en las actividades cotidianas como en las recreativas (Han y cols., 2019). El AM máximo promedio durante estas actividades se muestra en la tabla 8-1. El autor reveló que, entre las diferentes actividades cotidianas, atarse las agujetas, sentarse, levantar

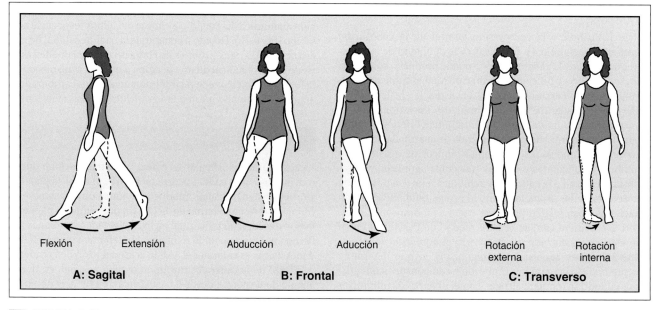

Flexión   Extensión   Abducción   Aducción   Rotación   Rotación
                                                                    externa   interna

A: Sagital   **B: Frontal**   **C: Transverso**

FIGURA 8-13 Movimientos de la articulación de la cadera: **A.** Sagital: flexión-extensión. **B.** Frontal: abducción-aducción. **C.** Transverso: rotación externa-rotación interna.

TABLA 8-1	Valores promedio para el movimiento máximo de la cadera en tres planos al realizar actividades comunes		
Actividad	Flexión/extensión	Abducción/aducción	Rotación interna/ rotación externa
Atarse las agujetas	121.00/92.00	14.00/–7.00	10.00/–5.00
Sentarse tras estar de pie	115.00/80.00	19.00/–2.00	9.00/–14.00
Levantar algo del suelo	110.00/74.00	21.00/3.00	32.00/–3.00
Acuclillarse	121.3/–11.2	29.5/–22.4	18.7/–31.6
Subir escaleras	67.07/3.55	4.90/–10.59	5.59/–9.27
Bajar escaleras	39.96/1.60	5.40/–9.40	6.05/–20.20
Arrodillarse	110.50/0.00	26.70/–4.00	12.10/–25.10
Aterrizar	95.00/–9.25	30.10/–21.00	21.60/–14.00
Acostarse	130.00/85.00	25.00/–5.00	11.00/–21.00
Correr	89.90/–37.67	15.00/–16.00	11.17/–18.00
Tener relaciones sexuales	108.00/–10.00	35.00/–17.00	17.00/–47.00
Sentarse con las piernas cruzadas	101.70/–1.90	34.10/–2.40	11.90/–37.10
Caminar	57.50/–19.60	9.18/–21.60	14.90/–12.40

Valores promedio obtenidos de 67 estudios. Datos adaptados de Han, S., Kim, R. S., Harris, J. D., *et al*. (2019). The envelope of active hip motion in different sporting, recreational, and daily-living activities: A systematic review. *Gait Posture, 71*, 227-233.

un objeto del piso, subir las escaleras y otras, el AM máximo requerido en el plano sagital era para atarse las agujetas y acuclillarse, que hacían necesaria una flexión de la cadera cercana a 120°. Por otra parte, el AM más amplio necesario en los planos frontal y transverso se registró al sentarse con las piernas cruzadas, que requería una abducción de 34° y una rotación externa de 37°. De este modo, para realizar las actividades cotidianas normales la persona debe alcanzar una flexión mínima de la cadera de 120° y rotaciones superiores a 30°, tanto en el plano transverso como en el frontal. Sin embargo, las actividades recreativas o deportivas, como el ballet, la carrera corta con pivote y el hockey requieren a menudo un grado adicional de AM que las actividades cotidianas.

El AM en las actividades cotidianas debe interpretarse con cautela. Se ha demostrado que los AM reciben influencia de la edad, el género, la velocidad del movimiento y las limitaciones ambientales para la tarea, como la altura de la silla y las escaleras. Investigadores como Mulholland y Wyss (2001) analizaron las implicaciones de la falta de perspectiva cultural en relación con las actividades cotidianas. En muchas partes del mundo el uso de una silla en el hogar o en el trabajo no es común, y es más frecuente sentarse en el piso sin respaldo, sentarse con las piernas cruzadas o arrodillarse que en los países occidentales.

Incluso se ha sugerido que los estilos de vida rurales y urbanos en distintas localizaciones geográficas pudieran hacer necesarias estrategias divergentes al considerar las actividades físicas de la vida cotidiana (Mulholland & Wyss, 2001). Los requisitos de AM para ciertas actividades relacionadas en este capítulo se basan en los estándares occidentales, por lo que es poco probable que puedan aplicarse en otras culturas.

ARCO DE MOVIMIENTO DE LA CADERA AL CAMINAR Y CORRER

Caminar no es tan solo una actividad funcional en extremo importante, sino también una de las actividades cotidianas básicas. El patrón de marcha que se adopta al caminar también revela gran cantidad de información tanto para los investigadores como para los médicos, con el fin de establecer un diagnóstico potencial de enfermedad musculoesquelética. Por otra parte, la información sobre la marcha debe interpretarse a la luz de factores que la afectan de forma directa o indirecta y, de manera más específica, la biomecánica de la cadera, como la velocidad, la edad, la superficie sobre la que se camina, etc. Para obtener más detalles sobre el análisis de la cinemática de la cadera y de la cinética de la marcha se recomienda revisar el capítulo 17.

1. Velocidad. La velocidad con que se camina y corre tiene impacto sobre casi todos los aspectos de la biomecánica de la marcha, como la cinemática y el momento articulares, la fuerza de reacción de tierra, y parámetros temporales y espaciales de la marcha, pero en esta sección el enfoque se limitará a los ángulos de la articulación de la cadera. La revisión sistemática realizada por Fukuchi y sus colaboradores demostró que la flexión máxima de la cadera se incrementaba al caminar a mayor velocidad (Fukuchi y cols., 2019). Por otra parte, este patrón fue congruente en distintos grupos de edad (4 a 85 años). Mentiplay y sus colaboradores analizaron los ángulos de la cadera en diferentes fases de la marcha a velocidades distintas (Mentiplay y cols., 2018). El resultado del estudio demostró que el AM de la cadera en el plano sagital tenía el mismo patrón al caminar a distintas velocidades, pero había un incremento de la extensión máxima al tiempo que la velocidad de la marcha aumentaba (Mentiplay y cols., 2018). De manera similar, algunos investigadores encontraron que entre distintos grupos de edad, los adultos mayores demostraban un AM de aducción de la cadera mayor al correr distancias cortas a alta velocidad. Entretanto, en esta actividad el grupo de mayor edad tuvo un incremento de la caída de la pelvis, lo que pudiera indicar una menor producción de fuerza de abducción de la cadera para mantener la estabilidad frontal de la pelvis (Kulmala y cols., 2017).

2. Edad. Al avanzar la edad se modifica una serie de características de la marcha, incluida la cinemática de la cadera. La revisión sistemática de Boyer y sus colaboradores demostró que los adultos mayores tienen una velocidad de marcha menor, disminución del movimiento articular y de los momentos máximos en el tobillo, así como de la fuerza de reacción de tierra (Boyer y cols., 2017). La evidencia indica que cuando se controla el efecto de la velocidad, los adultos mayores tienen una flexión mayor y una flexión pico de la cadera superior durante el golpe del talón en comparación con adultos jóvenes (fig. 8-14).

Si bien la causa precisa de estos cambios de la marcha en los adultos mayores sigue sin definirse del todo, pudieran existir cambios del control motor, pérdida de las unidades motoras y disminución de las fibras musculares de contracción rápida. Los músculos que envejecen, incapaces de producir el mismo grado de fuerza por periodo equivalente en relación con los músculos jóvenes, determinan modificaciones sustanciales de la producción de fuerza. Se han demostrado defectos importantes en los grupos flexores plantares en comparación con otros grupos musculares de la extremidad inferior, que pudieran desempeñar algún papel en los cambios relacionados con la edad de los arcos de movimiento articulares y la mecánica de la marcha (Boyer y cols., 2008). Algo que vale la pena señalar es que los cambios posturales relacionados con la edad, entre ellos una mayor cifosis dorsal y la inclinación anterior del segmento superior del cuerpo, producto de un cambio fisiológico del envejecimiento, también son un factor que compromete la marcha normal. Los investigadores demostraron que una postura menos erecta contribuye en grado significativo al costo energético metabólico durante la locomoción (Boyer y cols., 2017).

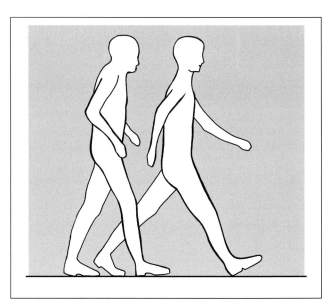

FIGURA 8-14 Diferencias de las posiciones corporales en el plano sagital entre hombres mayores (*izquierda*) y más jóvenes (*derecha*) en el instante del golpe del talón. Los hombres mayores mostraron ciclos de marcha más cortos, disminución del grado de flexión y extensión de la cadera, disminución de la flexión plantar del tobillo y del ángulo talón-piso de la extremidad de seguimiento; también mostraron menos dorsiflexión del tobillo y menor elevación del primer ortejo en la extremidad de avance. De Murray, M. P., Kory, R. C., Clarkson, B. H. (1969). Walking patterns in healthy old men. *J Gerontol*, *24*, 169-178. Reproducida con autorización de la Oxford University Press.

Cinética

Los estudios sobre cinética han demostrado que existen fuerzas sustanciales que actúan sobre la articulación de la cadera al realizar actividades simples (Hurwitz & Andriacchi, 1997, 1998). Un análisis biomecánico de la articulación de la cadera puede hacer referencia ya sea a las fuerzas que actúan sobre la articulación como una simple fotografía estática durante la bipedestación en una o dos extremidades, o a las fuerzas que actúan sobre la articulación al realizar una tarea dinámica (p. ej., subir escaleras, caminar o correr). Los objetivos principales de estos análisis biomecánicos son los siguientes:

1. Entender los factores implicados en la producción de las fuerzas totales que actúan en la articulación, al igual que su magnitud.

2. Aportar un conocimiento más preciso sobre las actividades que bien pudieran ser dañinas para las articulaciones y el tejido blando circundante.

3. Entender el funcionamiento de una articulación saludable y una enferma al realizar distintas actividades.

4. Diseñar planes para el tratamiento y la valoración de los pacientes con problemas de la cadera o con remplazos articulares totales.

5. Comprender la estructura de la articulación de la cadera para un desempeño óptimo.

Formular un modelo dinámico integral de la articulación de la cadera permitiría entender las fuerzas articulares reales que produce la actividad, pero resulta un reto por la complejidad de las fuerzas internas que actúan sobre la articulación, así como por las dificultades intrínsecas a la medición de parámetros anatómicos precisos. Un modelo integral de la articulación de la cadera, por ejemplo, tendría que incluir la línea de acción de los músculos que pasan sobre ella respecto a sus ejes de rotación en los planos sagital, frontal y transverso, como se describe antes y se muestra en las figuras 8-9 y 8-10. Además, un modelo de este tipo debe tomar en consideración los cambios dinámicos de estos parámetros durante el movimiento articular.

CUANTIFICACIÓN INDIRECTA DE LAS FUERZAS ARTICULARES

A menudo, incluso los modelos más simples de las fuerzas externas gravitacionales que actúan sobre el cuerpo proveen información funcional y clínica crucial en torno a una articulación. Un diagrama simplificado de cuerpo libre de la articulación de la cadera de un paciente que se encuentra parado sobre una sola extremidad puede aportar una medición indirecta de las fuerzas articulares implicadas. Si bien esto considera la influencia del grupo de músculos abductores (glúteos medio y menor) sobre la articulación de la cadera como estabilizador principal en la monopedestación, puede proveer una estimación relativamente buena de las fuerzas articulares (Kumagai y cols., 1997). Calcular la fuerza articular en el soporte sobre dos extremidades es bastante más sencillo y se considera más pre-

ciso que para la monopedestación debido a la naturaleza simplificada de la musculatura implicada y la estabilidad inherente de la articulación de la cadera en esa posición.

Durante la postura sobre las dos extremidades inferiores la línea de gravedad del cuerpo suprayacente pasa posterior a la sínfisis púbica lo que permite lograr una postura erguida a través del efecto estabilizador de la cápsula articular y los ligamentos capsulares, sin que exista contracción muscular. Sin actividad muscular para producir momentos en torno a la articulación de la cadera, el cálculo de la fuerza de reacción articular se simplifica: la magnitud de la fuerza sobre cada cabeza femoral durante la bipedestación en posición erecta sobre dos extremidades es la mitad del peso del cuerpo suprayacente. Se considera que cada extremidad inferior tiene una sexta parte del peso corporal, lo que implica que la fuerza de reacción en cada articulación de la cadera es una tercera parte del peso total, que es la mitad de los dos tercios restantes. Cuando los músculos que rodean a la articulación de la cadera se contraen para impedir el balanceo y mantener el cuerpo en posición erecta, como lo que ocurre en la bipedestación prolongada, esta fuerza se modifica y su medición indirecta se dificulta, no obstante tiende a incrementarse de manera proporcional al nivel de actividad muscular.

La línea de gravedad del cuerpo suprayacente se desplaza en los tres planos cuando se pasa del soporte sobre dos extremidades a aquella sobre una sola extremidad. Esto produce momentos en torno a la articulación de la cadera que las fuerzas musculares deben contrarrestar, lo que incrementa la fuerza de reacción articular. La magnitud de los momentos y, por ende, de la fuerza de reacción articular, depende de la posición del

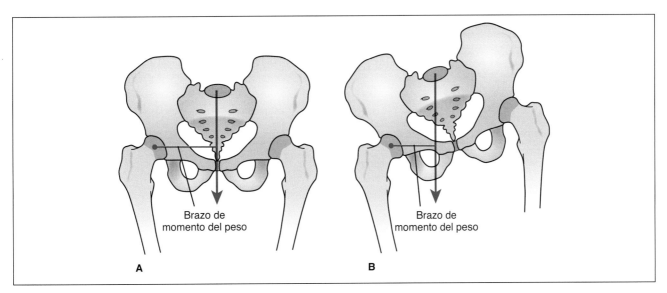

FIGURA 8-15 Estos dibujos simplificados de la pelvis y el segmento inferior del cuerpo muestran que la línea de gravedad se desplaza en el plano frontal con las distintas posiciones de segmento superior del cuerpo y la inclinación de la pelvis. **A.** La pelvis se encuentra en posición neutral. La línea de gravedad cae casi a través de la sínfisis del pubis. El brazo de palanca de la fuerza que produce el peso corporal (la distancia perpendicular entre la línea de gravedad y el centro de rotación de la cabeza femoral) influye sobre el momento en torno a la articulación de la cadera y, por ende, sobre la fuerza de reacción articular. **B.** En una marcha adaptada conocida como marcha de Trendelenburg, el segmento superior se inclina en dirección a la articulación de la cadera que sostiene en la fase soporte. La línea de gravedad se desplazó y ahora se encuentra más cerca de la cadera de soporte. Puesto que este desplazamiento minimiza el brazo de palanca, se reduce al mínimo el momento en torno a la articulación de la cadera y también la fuerza de reacción articular.

tronco y la cabeza, las extremidades superiores y de la extremidad que no soporta peso. En la figura 8-15 se muestra el modo en que la línea de gravedad en el plano frontal se desplaza con las distintas posiciones del segmento superior del cuerpo y la inclinación de la pelvis. El desplazamiento de la línea de gravedad y, por ende, de la longitud del brazo de palanca de la fuerza gravitacional (la distancia perpendicular entre la línea de gravedad y el centro de rotación de la cabeza femoral) influye sobre la magnitud de los momentos en torno a la articulación de la cadera y, en consecuencia, la fuerza de reacción articular. Si bien la mayor parte de los cambios incrementa la fuerza de reacción articular, cuando el tronco se inclina sobre la articulación de la cadera el brazo de palanca de la fuerza gravitacional y la fuerza de reacción articular se minimizan porque la línea de carga adopta una posición más vertical (fig. 8-15). Sin embargo, tras una artroplastia por artritis, los músculos abductores se debilitan y atrofian como consecuencia del proceso patológico y la cirugía, lo que implica que debe utilizarse un soporte externo, como un bastón, hasta que los músculos abductores se rehabiliten —lo que la ausencia de claudicación unilateral confirma con más precisión.

La figura 8-11 es un ejemplo de un diagrama de cuerpo libre simplificado que pudiera usarse para calcular la fuerza de reacción articular en la cadera durante el soporte sobre una extremidad. Es importante incluir la dirección de la fuerza, su magnitud y distancia respecto al centro de rotación de la articulación de la cadera. El uso de métodos con diagramas de cuerpo libre permite comparar los efectos de ciertos trastornos sobre la fuerza de reacción articular de la cadera, como el soporte sobre una o dos extremidades, y la portación de cargas externas.

CUANTIFICACIÓN DIRECTA: USO DE IMPLANTES QUIRÚRGICOS

Aunque los modelos biomecánicos pueden obtener estimaciones indirectas de las fuerzas internas, la señal continua en tiempo real de una prótesis telemétrica instrumentada puede proveer mediciones directas de las fuerzas internas que actúan sobre las regiones proximal o distal del fémur durante actividades cotidianas como caminar y subir escaleras.

Si bien antes los implantes utilizados para obtener mediciones de carga *in vivo* se fijaban a las prótesis de cadera o directo al hueso mediante placas de clavo durante la osteosíntesis de las fracturas de cadera, en la actualidad se integran a las prótesis articulares utilizadas en la artroplastia de la cadera. Uno de los modelos mejor conocidos tiene un circuito de baja potencia que mide seis componentes de carga, al igual que la temperatura y el voltaje aplicado. También incluye una memoria programable, un modulador de intervalos de pulso y un transmisor de radiofrecuencia para enviar los resultados de estas mediciones *in vivo* a los investigadores. Estas prótesis equipadas para medición se cementan entonces al fémur para generar remplazos estables de cadera y permiten obtener mediciones *in vivo* mejoradas (fig. 8-16).

La medición directa arroja cálculos más realistas de las fuerzas internas y puede utilizarse para validar modelos biomecánicos, al aportar información útil en torno al desgaste, resistencia y estabilidad de la fijación. Sin embargo, la medición directa es compleja debido a la restricción tecnológica,

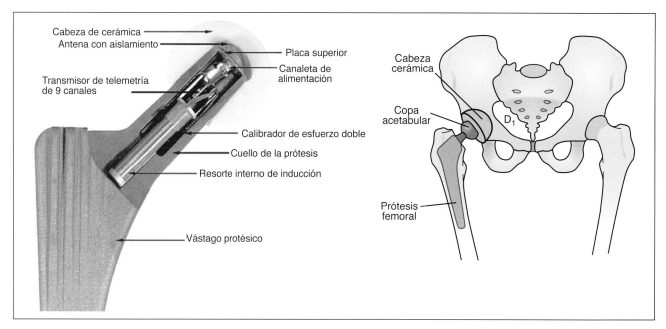

FIGURA 8-16 Las dos imágenes muestran el modo en que las prótesis modernas se fijan y se utilizan para realizar mediciones *in vivo* —la ubicada a la *izquierda* con un detalle del circuito de una prótesis que se utiliza para medir las fuerzas *in vivo* en la articulación de la cadera, y la ubicada a la *derecha* que muestra una prótesis de cadera como se observaría al estar cementada en la diáfisis del fémur, con su cabeza cerámica grande insertada en el acetábulo. Modificada de Damm, P., Graichen, F., Rohlmann, A., *et al.* (2010). Total hip joint prosthesis for in vivo measurement of forces and moments. *Med Eng Phys*, *32*, 95-100. Copyright © 2009 IPEM. Con autorización. Dibujo de la Anatomical Chart Company.

cuestiones éticas y por el problema práctico de poder estudiar solo un número limitado de personas. También debe señalarse que la validez de la información recabada depende del grado al cual la mecánica articular y de los tejidos circundantes se altera, lo que implica que a menudo las generalizaciones son imprecisas e inadecuadas.

Combinar la información de medición de fuerzas que aportan los métodos directos y los indirectos puede proveer métodos integrales e idóneos para estudiar las fuerzas articulares, toda vez que ambas estrategias de medición tienen ventajas y desventajas intrínsecas al usarse aisladas. El patrón de aplicación de carga para la marcha es similar en cada estudio que se ha realizado, pero la magnitud de la carga articular máxima difiere. Las mediciones externas por lo general calculan una fuerza pico mayor en la articulación de la cadera, en tanto las mediciones *in vivo* con el uso de implantes instrumentados registran fuerzas pico menores. Existen muchas razones que lo explican, como la técnica y la instrumentación, la cadera normal frente a la "anormal" con un implante instrumentado, la velocidad de la marcha y la edad de la persona estudiada (Brand y col., 1994). Sin embargo, todos los estudios que comparan mediciones directas e indirectas presentan resultados calculados que puede considerarse tienen concordancia razonable con las obtenidas con implantes instrumentados (Stansfield y cols., 2003).

FUERZA DE REACCIÓN ARTICULAR DURANTE LAS ACTIVIDADES

Muchos investigadores han estudiado las cargas sobre la articulación de la cadera durante actividades dinámicas (Draganich y cols., 1980; Heller y cols., 2005; Hurwitz y cols., 2003; Wang y cols., 2006). Se ha demostrado que las fuerzas máximas en la cadera varían durante la marcha y pueden alcanzar con facilidad más de tres veces el equivalente al peso corporal de acuerdo con la velocidad con que se camina o corre (Giarmatzis y cols., 2015). Estas fuerzas en la cadera se relacionan con las fuerzas de reacción de tierra que actúan sobre la región anterosuperior del acetábulo. Para pacientes en quienes se hicieron mediciones entre 11 y 31 meses tras la cirugía, las fuerzas promedio en la cadera durante la marcha rápida y al subir escaleras se aproximaron a 250% del peso corporal y un poco menos al bajar las escaleras (Bergmann y cols., 2001).

Taylor y Walker (2001) estudiaron a dos pacientes durante más de 2.5 años mientras realizaban distintas actividades cotidianas. Las fuerzas máximas promedio en la región distal del fémur en un paciente durante varias actividades fueron las siguientes: al trotar, 3.6 veces el peso corporal; al bajar las escaleras, 3.1 veces el peso corporal; al caminar, 2.8 veces el peso corporal; al andar sobre una caminadora, 2.75 veces el peso corporal; y al subir escaleras, 2.8 veces el peso corporal. Los momentos de flexión en torno al eje mediolateral (flexión-extensión) y el anteroposterior (varo-valgo) alcanzaron máximos en el intervalo de 4.7 a 7.6 pesos corporales/cm², y de 8.5 a 9.8 pesos corporales/cm², respectivamente, durante el periodo de seguimiento. Sin embargo, como consecuencia de

la insuficiencia de su musculatura en torno a la rodilla, las fuerzas y los momentos en el segundo sujeto por lo general fueron entre 45 y 70% menores al realizar actividades similares que en el primer sujeto.

Actividades distintas a la marcha, como subir y bajar escaleras, han generado cargas en torno a 2.6 a 5.5 veces el peso corporal al medirse con un implante instrumentado de cadera (Bergmann y cols., 1995; Kotzar y cols., 1991). Las mayores magnitudes de carga al realizar actividades cotidianas, así como las fuerzas de contacto articulares más intensas, se detectaron al subir escaleras y al levantarse de una silla baja cuando la cadera se encontraba en una flexión superior a 100° (Bergmann y cols., 2001; Catani y cols., 1995; Johnston y cols., 1979). La contracción de los músculos biarticulares era evidente durante estas actividades, si bien el análisis del efecto de esa contracción rebasa el alcance de este capítulo. Además de esto, se determinó que actividades como correr y esquiar generaban fuerzas de hasta ocho veces el peso corporal en personas de mediana edad y mayores al cuantificarlas con un acelerómetro (van den Bogert y cols., 1999; caso de estudio 8-2).

IMPACTO DEL GÉNERO SOBRE LA CINÉTICA DE LA CADERA

En los hombres se produjeron dos fuerzas máximas durante la fase estacionaria cuando los músculos abductores se contraían para estabilizar la pelvis. Un pico cercano a cuatro veces el peso corporal se verificó justo después del golpe del talón, y un gran pico de casi siete veces el peso corporal se alcanzó justo antes del despegue de los dedos. Durante la fase de apoyo completo del pie, la fuerza de reacción articular disminuyó hasta cerca del peso corporal debido a la desaceleración rápida del centro de gravedad del cuerpo. Durante la fase de oscilación, la fuerza de reacción articular recibió influencia de la contracción de los músculos extensores al desacelerar el muslo, y su magnitud se mantuvo más bien baja, casi igual al peso corporal.

En las mujeres el patrón de fuerza fue el mismo, pero la magnitud fue un tanto menor, para alcanzar un máximo apenas cercano a cuatro veces el peso corporal en la fase de soporte tardía. La menor magnitud de la fuerza de reacción articular en mujeres pudiera haber sido resultado de varios factores: una pelvis más ancha en la mujer, y diferencias del ángulo entre el cuello femoral y la diáfisis, el calzado y el patrón general de la marcha.

En un estudio reciente se demostró que la mayor diferencia de la marcha entre ambos géneros correspondió a los momentos articulares de extensión y aducción ($\cong$14.5). Se encontró que las mujeres caminan con mayores ángulos de aducción de la cadera, lo que contribuye al mayor momento de aducción y sugiere un ancho de paso más estrecho en proporción a la anchura de la pelvis (Boyer y cols., 2008). Esto implica que el esfuerzo en la articulación de la cadera para la población femenina es mayor, no solo en situaciones estáticas sino también en actividades dinámicas, en comparación con los hombres.

CASO DE ESTUDIO 8-2

Fractura por fatiga de la cadera

Un hombre retirado muy activo de 64 años de edad sufrió una fractura del cuello femoral tras cambiar su régimen de entrenamiento para prepararse para una maratón. La fractura se clasificó como fractura por fatiga secundaria a la sobrecarga de la articulación de la cadera.

La figura del caso de estudio 8-2 muestra una resonancia magnética (corte frontal) de la pelvis y las dos articulaciones de la cadera. Se observa la fractura del cuello del fémur izquierdo en posición distal a la cabeza femoral. Debido a la aplicación repetitiva de cargas, la fatiga muscular y el cambio en el patrón de carga sobre la articulación de la cadera y el cuello femoral, el hueso se fracturó. Una revisión reciente de las fracturas por esfuerzo del cuello femoral identificó que constituyen hasta 3% de todas las fracturas por esfuerzo vinculadas con el deporte, pero 50% de todas las fracturas femorales por esfuerzo. Las atletas tienen más probabilidad de sufrirlas, con una tasa de 4.1 frente a 1.8% en hombres. El factor de predicción más importante para su evolución exitosa es la detección y el tratamiento tempranos, toda vez que las fracturas desplazadas en atletas conllevan una tasa elevada de progresión a la necrosis avascular y la artritis degenerativa (Robertson & Wood, 2017).

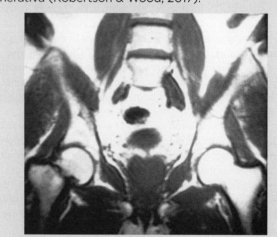

Figura del caso de estudio 8-2

IMPLANTES

Como ya se señaló, el índice entre el brazo de palanca de la fuerza de los músculos abductores y el de la fuerza gravitacional es un factor clave que influye sobre la magnitud de la fuerza de reacción articular en la cabeza femoral (ver fig. 8-11). Muchos investigadores han hecho referencia a la importancia de este índice en relación con los remplazos protésicos de la articulación de la cadera (Delp & Maloney, 1993; Free & Delp, 1996; Heller y cols.,

2005; Lim y cols., 1999; Sutherland y cols., 1999; Vasavada y cols., 1994). Las fuerzas de reacción articulares pueden disminuir por varios mecanismos: (1) al alterar el centro de movimiento del diseño protésico, y (2) al modificar un poco el brazo de palanca de los músculos abductores mediante cirugía. Por ejemplo, reubicar el centro de la articulación de la cadera puede disminuir más de 40% la fuerza para la abducción e incrementar así casi 50% el momento generado por los abductores (Delp & Maloney, 1993).

En cuanto a la longitud del brazo de palanca, su reducción en el caso de la fuerza de los músculos abductores, como en la coxa valga (ver fig. 8-4), genera un índice bajo y con ello una fuerza de reacción articular alta. El desplazamiento lateral del trocánter mayor durante el remplazo total de cadera disminuye la fuerza de reacción articular e incrementa el índice de los brazos de palanca al elongar el de la fuerza muscular (Free & Delp, 1996). La inserción de una copa protésica a mayor profundidad en el acetábulo, lo que disminuye el brazo de palanca de la fuerza gravitacional, puede incrementar también el índice y reducir así la fuerza de reacción articular. A pesar de esto, resulta difícil modificar el índice del brazo de palanca de tal modo que se reduzca la fuerza de reacción articular en grado significativo debido a que la curva que se obtiene al graficar las proporciones se vuelve asintótica cuando el índice del brazo de palanca de la fuerza muscular respecto del propio de la fuerza gravitacional se aproxima a 0.8 (ver fig. 8-17). La experiencia con la artroplastia de superficie de la cadera, donde no es posible modificar el brazo de palanca abductor puesto que el cuello se deja intacto, ha cuestionado el dogma existente de medialización máxima

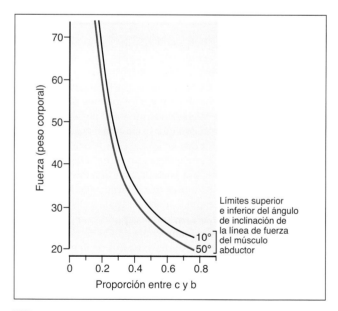

FIGURA 8-17 El índice entre el brazo de palanca de la fuerza del músculo abductor (*c*) y el brazo de palanca de la fuerza gravitacional (*b*) se grafica contra la fuerza de reacción articular en la cabeza femoral en unidades de peso corporal. Debido a que la línea de aplicación de la fuerza del músculo abductor (su ángulo de inclinación en el plano frontal) tiene límites superiores e inferiores finitos (10 y 50°), se grafica la cubierta de fuerza. La curva puede utilizarse para determinar la fuerza mínima que actúa sobre la cabeza femoral durante el soporte sobre una sola extremidad si se conoce la proporción entre *c* y *b*. Cortesía del Dr. V. H. Frankel.

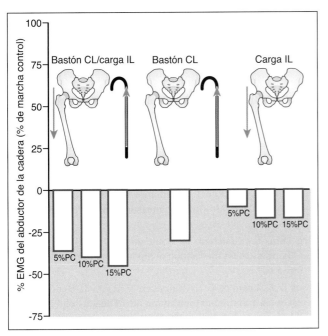

FIGURA 8-18 Promedio de los valores electromiográficos (EMG) normalizados generados por los músculos abductores de la cadera en tres condiciones de marcha: caminar con un bastón contralateral (*CL*) y una carga ipsolateral (*IL*), solo con bastón contralateral, y solo con carga ipsolateral. Las cargas fueron de 5, 10 y 15% del peso corporal (PC). El electromiograma del abductor de la cadera se normalizó a partir de las condiciones de marcha normal de control. De Neumann, D. A. (1999). An electromyographic study of the hip abductor muscles as subjects with a hip prosthesis walked with different methods of using a cane and carrying a load. *Phys Ther*, 79, 1163-1173. Reproducida con autorización de la American Physical Therapy Association.

del componente acetabular. Debido a que las fronteras de la dirección del vector de la fuerza de resistencia abductora en la artroplastia articular son limitadas, el interés se reorientó hacia la magnitud de la fuerza. Por lo regular, los abductores debilitados se relacionan con resultados funcionales deficientes y una tasa de luxación elevada. Damm y cols. (2019) demostraron que las anomalías de la musculatura periarticular se correlacionan con un incremento de las fuerzas de contacto articulares y un desempeño más deficiente al subir escaleras y al pasar de la sedestación a la bipedestación a los 3 meses, y al caminar en el plano horizontal a los 50 meses. Por el contrario, en modelos y en estudios clínicos se ha demostrado que la optimización de la fuerza abductora tiene una correlación positiva con la disminución de las fuerzas de contacto articulares y los resultados funcionales (Myers y cols., 2019).

EFECTOS DEL SOPORTE EXTERNO SOBRE LA FUERZA DE REACCIÓN DE LA ARTICULACIÓN DE LA CADERA

El análisis estadístico de la fuerza de reacción articular sobre la cabeza femoral al caminar con un bastón demuestra que

este debe utilizarse en el lado opuesto de la cadera dolorosa o intervenida. Neumann (1998) estudió los efectos del uso de un bastón en 24 personas con una edad promedio de 63 años. Al caminar, se midió la actividad electromiográfica en los músculos abductores de la cadera. Neumann encontró que el uso de un bastón contralateral a la cadera afectada, con instrucciones cuidadosas de utilizarlo con un esfuerzo casi máximo, podía reducir 42% la actividad muscular (fig. 8-18). Esto permite calcular una reducción cercana a un peso corporal: de 2.2 veces el peso corporal con un bastón a 3.4 veces el peso corporal sin él. Esos estudios aportan a los clínicos información importante en torno al modo en que los pacientes con problemas de la cadera pueden moderar la aplicación de cargas en esa articulación.

▌ Resumen

- La función principal de la articulación de la cadera es soportar el peso de la cabeza, los brazos y el tronco al realizar actividades cotidianas.

- La articulación de la cadera es de tipo esfera en cavidad y está integrada por el acetábulo y la cabeza femoral.

- Otras estructuras importantes para la articulación de la cadera son el cuello femoral, el rodete acetabular, los ligamentos capsulares de la cadera y los músculos que la rodean.

- El grosor y las propiedades mecánicas del cartílago de la cabeza femoral y el acetábulo varían con base en las necesidades particulares y las fuerzas articulares.

- La inclinación vertical y la anteversión del acetábulo desempeñan un papel dominante en la estabilidad y la prevención de la luxación tras la cirugía de remplazo de cadera.

- La biomecánica alterada asociada con las anomalías del crecimiento o la displasia de la cadera determinan fuerzas excéntricas, que por último inducen cambios artríticos degenerativos.

- Se requiere una flexión de la cadera de por lo menos 120°, una abducción mínima de 20°, y por lo menos una rotación interna y externa de 20° para llevar a cabo las actividades cotidianas con normalidad.

- Las mediciones directas (medición electrogoniométrica y dispositivos implantados) e indirectas (modelos matemáticos) se utilizan para determinar las fuerzas articulares, como las cargas de contacto de las fuerzas rotacionales por la gravedad y las fuerzas de los músculos periarticulares.

- La magnitud de la fuerza de reacción articular que actúa sobre la cadera varía al tiempo que se modifica la posición del segmento superior del cuerpo respecto al inferior, no obstante se ha calculado que sobre la articulación de la cadera actúa una fuerza equivalente a tres veces el peso corporal durante el soporte sobre una sola extremidad con la pelvis en posición neutral.

- La magnitud de la fuerza de reacción articular en la cadera recibe influencia del índice entre el brazo de palanca de la fuerza de los músculos abductores y el brazo de palanca de la fuerza gravitacional. Un índice más bajo (más cercano a 0) genera una fuerza de reacción articular mayor en comparación con una proporción más alta (cercana a 0.8).

- Durante un ciclo de la marcha, la fuerza de reacción articular de la cadera que se experimenta en la fase de soporte es igual o mayor que tres a seis veces el peso corporal, en tanto casi equivale al peso corporal durante la fase de oscilación.

- Un incremento de la velocidad de la marcha aumenta la magnitud de la fuerza de reacción articular en la cadera tanto en la fase de oscilación como en la de soporte.

- Las mediciones directas han revelado que las fuerzas de reacción en la articulación de la cadera alcanzan niveles de hasta ocho veces el peso corporal al realizar actividades como correr y esquiar.

- La marcha implica el movimiento en todos los planos (sagital, frontal y transverso), y la rotación de la articulación de la cadera ocurre durante las fases de oscilación y soporte.

- El arco de movimiento disminuye a la par de la edad por efecto de los cambios del control motor, la pérdida de unidades motoras y la disminución del número de fibras de contracción rápida.

- Las diferencias por género más prominentes de las fuerzas durante la marcha se identifican en los momentos articulares de extensión y aducción (momentos más altos en mujeres), lo que sugiere un ancho de paso menor respecto de la anchura pélvica en la mujer.

- Las fuerzas que actúan sobre un dispositivo de fijación interna durante las actividades cotidianas varían en gran medida de acuerdo con la atención de enfermería y las actividades terapéuticas que realiza el paciente.

- El fortalecimiento de los músculos abductores desempeña un papel crítico en la recuperación tras la artroplastia de la cadera.

- Se utilizan diseños articulares de movilidad dual para paliar la inestabilidad y la luxación en casos de alto riesgo, como al existir anomalías espinopélvicas por fusión o hiperlaxitud.

- El uso de un bastón en el lado contralateral de la cadera afectada o una férula en la extremidad puede modificar en grado sustancial y a menudo disminuir la magnitud de la fuerza de reacción articular en la cadera.

- Las fracturas por esfuerzo del cuello femoral se observan de manera predominante en atletas de sexo femenino, y es mejor tratarlas en forma temprana para evitar la necrosis avascular y la artritis degenerativa.

Preguntas para práctica

1. Describa el papel del cuello femoral en la función de la articulación de la cadera.

2. Describa las razones por las que existen cambios cinéticos y cinemáticos en la cadera en relación con la edad.

3. ¿En qué mano debe sostenerse un bastón para obtener la mayor ventaja biomecánica?

4. Describa en qué punto ocurren la rotación interna y la aducción de la cadera durante el ciclo de la marcha.

5. ¿Qué actividad física genera fuerzas de contacto altas en la cadera?

6. ¿Por qué tiene importancia crítica la fuerza de los abductores en la artroplastia de la cadera?

Referencias

Andriacchi, T. P., Andersson, G. B., Fermier, R. W., et al. (1980). A study of lower-limb mechanics during stair-climbing. *J Bone Joint Surg Am*, 62(5), 749–757.

Barrack, R. L. (2003). Dislocation after total hip arthroplasty: Implant design and orientation. *J Am Acad Orthop Surg*, 11(2), 89–99.

Bergmann, G., Deuretzbacher, G., Heller, M., et al. (2001). Hip contact forces and gait patterns from routine activities. *J Biomech*, 34(7), 859–871.

Bergmann, G., Graichen, F., Rohlmann, A. (1993). Hip joint loading during walking and running, measured in two patients. *J Biomech*, 26(8), 969–990.

Bergmann, G., Graichen, F., Rohlmann, A. (1995). Is staircase walking a risk for the fixation of hip implants? *J Biomech*, 28(5), 535–553.

Boyer, K. A., Beaupre, G. S., Andriacchi, T. P. (2008). Gender differences exist in the hip joint moments of healthy older walkers. *J Biomech*, 41(16), 3360–3365.

Boyer, K. A., Johnson, R. T., Banks, J. J., et al. (2017). Systematic review and meta-analysis of gait mechanics in young and older adults. *Exp Gerontol*, 95, 63–70.

Brand, R. A., Pedersen, D. R., Davy, D. T., et al. (1994). Comparison of hip force calculations and measurements in the same patient. *J Arthroplasty*, 9(1), 45–51.

Byrne, D. P., Mulhall, K. J., Baker, J. F. (2010). Anatomy & biomechanics of the hip. *Open Sport Med J*, 4(1), 51–57.

Callaghan, J. J., Rosenberg, A. G., Rubash, H. E. (2007). *The Adult Hip*. Philadelphia, PA: Lippincott Williams & Wilkins.

Catani, F., Hodge, A., Mann, R. W., et al. (1995). The role of muscular co-contraction of the hip during movement. *Chir Organi Mov*, 80(2), 227–236.

Chao, E. Y. (2003). Graphic-based musculoskeletal model for biomechanical analyses and animation. *Med Eng Phys*, 25(3), 201–212.

Crowinshield, R. D., Brand, R. A., Johnston, R. C. (1978). The effects of walking velocity and age on hip kinematics and kinetics. *Clin Orthop Relat Res*, (132), 140–144.

Damm, P., Brackertz, S., Streitparth, F., et al. (2019). ESB Clinical Biomechanics Award 2018: Muscle atrophy-related increased joint loading after total hip arthroplasty and their postoperative change from 3 to 50 months. *Clin Biomech (Bristol, Avon)*, 65, 105–109.

Damm, P., Graichen, F., Rohlmann, A., et al. (2010). Total hip joint prosthesis for in vivo measurement of forces and moments. *Med Eng Phys*, 32(1), 95–100.

Delp, S. L., Maloney, W. (1993). Effects of hip center location on the moment-generating capacity of the muscles. *J Biomech*, 26(4–5), 485–499.

DelSole, E. M., Vigdorchik, J. M., Schwarzkopf, R., et al. (2017). Total hip arthroplasty in the spinal deformity population: Does degree of sagittal deformity affect rates of safe zone placement, instability, or revision? *J Arthroplasty*, 32(6), 1910–1917.

Draganich, L. F., Andriacchi, T. P., Strongwater, A. M., et al. (1980). Electronic measurement of instantaneous foot–floor contact patterns during gait. *J Biomech, 13*(10), 875–880.

Ferguson, S. J., Bryant, J. T., Ganz, R., et al. (2003). An in vitro investigation of the acetabular labral seal in hip joint mechanics. *J Biomech, 36*(2), 171–178.

Frankel, V. H. (1960). *In the Femoral Neck: Function, Fracture Mechanisms, Internal Fixation.* Springfield, IL: Charles C. Thomas Publisher.

Free, S. A., Delp, S. L. (1996). Trochanteric transfer in total hip replacement: Effects on the moment arms and force-generating capacities of the hip abductors. *J Orthop Res, 14*(2), 245–250.

Fukuchi, C. A., Fukuchi, R. K., Duarte, M. (2019). Effects of walking speed on gait biomechanics in healthy participants: A systematic review and meta-analysis. *Syst Rev, 8*(1), 153.

Ganz, R., Horowitz, K., Leunig, M. (2010). Algorithm for femoral and periacetabular osteotomies in complex hip deformities. *Clin Orthop Relat Res, 468*(12), 3168–3180.

Gausden, E. B., Parhar, H. S., Popper, J. E., et al. (2018). Risk factors for early dislocation following primary elective total hip arthroplasty. *J Arthroplasty, 33*(5), 1567–1571.

Giarmatzis, G., Jonkers, I., Wesseling, M., et al. (2015). Loading of hip measured by hip contact forces at different speeds of walking and running. *J Bone Miner Res, 30*(8), 1431–1440.

Goodman, D. A., Feighan, J. E., Smith, A. D., et al. (1997). Subclinical slipped capital femoral epiphysis. Relationship to osteoarthrosis of the hip. *J Bone Joint Surg Am, 79*(10), 1489–1497.

Han, S., Kim, R. S., Harris, J. D., et al. (2019). The envelope of active hip motion in different sporting, recreational, and daily-living activities: A systematic review. *Gait Posture, 71*, 227–233.

Harris, J. D. (2016). Hip labral repair: Options and outcomes. *Current Reviews in Musculoskeletal Medicine, 9*(4), 361–367.

Heller, M. O., Bergmann, G., Kassi, J. P., et al. (2005). Determination of muscle loading at the hip joint for use in pre-clinical testing. *J Biomech, 38*(5), 1155–1163.

Hurwitz, D. E., Andriacchi, T. P. (1997). Biomechanics of the hip and the knee. In M. Nordin, G. B. J. Andersson, M. H. Pope (Eds.), *Musculoskeletal Disorders in the Workplace. Principles and Practice* (pp. 486–496). Philadelphia, PA: Mosby-Year Book.

Hurwitz, D. E., Andriacchi, T. P. (1998). Biomechanics of the hip. In J. J. Callaghan, A. G. Rosenberg, H. E. Rubash (Eds.), *The Adult Hip* (pp. 75–85). Philadelphia, PA: Lippincott-Raven Publishers.

Hurwitz, D. E., Foucher, K. C., Andriacchi, T. P. (2003). A new parametric approach for modeling hip forces during gait. *J Biomech, 36*(1), 113–119.

Johnston, R. C., Brand, R. A., Crowninshield, R. D. (1979). Reconstruction of the hip. *J Bone Joint Surg Am, 61A*(5), 639–652.

Johnston, J. D., Noble, P. C., Hurwitz, D. E., et al. (2007). Biomechanics of the hip. In J. J. Callaghan, A. G. Rosenberg, H. E. Rubash (Eds.), *The Adult Hip* (2nd ed.). Philadelphia, PA: Lippincott Williams & Wilkins.

Kelly, B. T., Williams, R. J., III, Philippon, M. J. (2003). Hip arthroscopy: Current indications, treatment options, and management issues. *Am J Sports Med, 31*(6), 1020–1037.

Kim, H. K. W. (2010). Legg-Calvé-Perthes disease. *J Am Acad Orthop Surg, 18*(11), 676–686.

Kotzar, G. M., Davy, D. T., Goldberg, V. M., et al. (1991). Telemeterized in vivo hip joint force data: A report on two patients after total hip surgery. *J Orthop Res, 9*(5), 621–633.

Kulmala, J. P., Korhonen, M. T., Kuitunen, S., et al. (2017). Whole body frontal plane mechanics across walking, running, and sprinting in young and older adults. *Scand J Med Sci Sports, 27*(9), 956–963.

Kumagai, M., Shiba, N., Higuchi, F., et al. (1997). Functional evaluation of hip abductor muscles with use of magnetic resonance imaging. *J Orthop Res, 15*(6), 888–893.

Lavigne, M., Kalhor, M., Beck, M., et al. (2005). Distribution of vascular foramina around the femoral head and neck junction: Relevance for conservative intracapsular procedures of the hip. *Orthop Clin North Am, 36*(2), 171–176.

Lim, L. A., Carmichael, S. W., Cabanela, M. E. (1999). Biomechanics of total hip arthroplasty. *Anat Rec, 257*(3), 110–116.

Maheshwari, A. V., Malik, A., Dorr, L. D. (2007). Impingement of the native hip joint. *J Bone Joint Surg Am, 89*(11), 2508–2518.

McMinn, R. H., Huchings, R. H. R. (1988). *Color Atlas of Human Anatomy* (2nd ed., p. 302). Chicago, IL: Year Book Medical.

Mentiplay, B. F., Banky, M., Clark, R. A., et al. (2018). Lower limb angular velocity during walking at various speeds. *Gait Posture, 65*, 190–196.

Mikula, J. D., Slette, E. L., Chahla, J., et al. (2017). Quantitative anatomic analysis of the native ligamentum teres. *Orthop J Sports Med, 5*(2), 2325967117691480.

Mulholland, S. J., Wyss, U. P. (2001). Activities of daily living in non-Western cultures: Range of motion requirements for hip and knee joint implants. *Int J Rehabil Res, 24*(3), 191–198.

Myers, C. A., Laz, P. J., Shelburne, K. B., et al. (2019). Simulated hip abductor strengthening reduces peak joint contact forces in patients with total hip arthroplasty. *J Biomech, 93*, 18–27.

Neumann, D. A. (1998). Hip abductor muscle activity as subjects with hip prostheses walk with different methods of using a cane. *Phys Ther, 78*(5), 490–501.

Nguyen, J. C., Markhardt, B. K., Merrow, A. C., et al. (2017). Imaging of pediatric growth plate disturbances. *Radiographics, 37*(6), 1791–1812.

Ogus, O. (1996). Measurement and relationship of the inclination angle, Alsberg angle and the angle between the anatomical and mechanical axes of the femur in males. *Surg Radiol Anat, 18*(1), 29–31.

Paul, J. P. (1966). Biomechanics. The biomechanics of the hip-joint and its clinical relevance. *Proc R Soc Med, 59*(10), 943–948.

Poole, K. E., Mayhew, P. M., Rose, C. M., et al. (2010). Changing structure of the femoral neck across the adult female lifespan. *J Bone Miner Res, 25*(3), 482–491.

Robertson, G. A., Wood, A. M. (2017). Femoral neck stress fractures in sport: A current concepts review. *Sports Med Int Open, 1*(2), E58–E68.

Röhrle, H., Scholten, R., Sigolotto, C., et al. (1984). Joint forces in the human pelvis-leg skeleton during walking. *J Biomech, 17*(6), 409–424.

Stansfield, B. W., Nicol, A. C., Paul, J. P., et al. (2003). Direct comparison of calculated hip joint contact forces with those measured using instrumented implants. An evaluation of a three-dimensional mathematical model of the lower limb. *J Biomech, 36*(7), 929-936.

Sutherland, A. G., D'Arcy, S., Smart, D., et al. (1999). Abductor weakness and stresses around acetabular components of total hip arthroplasty: A finite element analysis. *Int Orthop, 23*(5), 275-278.

Taylor, S. J. G., Walker, P. S. (2001). Forces and moments telemetered from two distal femoral replacements during various activities. *J Biomech, 34*(7), 839-848.

Thompson, R. M., Foley, J., Dias, L., et al. (2019). Hip status and long-term functional outcomes in spina bifida. *J Pediatr Orthop, 39*(3), e168-e172.

van den Bogert, A. J., Read, L., Nigg, B. M. (1999). An analysis of hip joint loading during walking, running and skiing. *Med Sci Sports Exerc, 31*(1), 131-142.

Vasavada, A. N., Delp, S. L., Maloney, W. J., et al. (1994). Compensating for changes in muscle length in total hip arthroplasty. Effects on the moment generating capacity of the muscles. *Clin Orthop Relat Res*, (302), 121-133.

Von Eisenhart-Rothe, R., Eckstein, F., Müller-Gerbl, M., et al. (1997). Direct comparison of contact areas, contact stress and subchondral mineralization in human hip joint specimens. *Anat Embryol (Berl), 195*(3), 279-288.

Wang, M. Y., Flanagan, S. P., Song, J. E., et al. (2006). Relationships among body weight, joint moments generated during functional activities, and hip bone mass in older adults. *Clin Biomech (Bristol, Avon), 21*(7), 717-725.

Wingstrand, H., Wingstrand, A., Krantz, P. (1990). Intracapsular and atmospheric pressure in the dynamics and stability of the hip. A biomechanical study. *Acta Orthop Scand, 61*(3), 231-235.

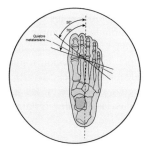

CAPÍTULO 9

Biomecánica del pie y el tobillo

Justin Sullivan y Evangelos Pappas

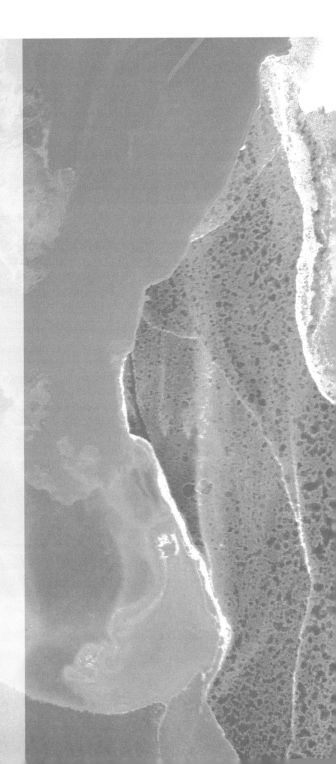

Introducción

El pie humano evolucionó para cubrir las demandas del soporte bípedo (Laitman, 1983). El paso de la vida en los árboles al suelo promovió los cambios necesarios para resolver los retos del equilibrio y la propulsión (Harcourt-Smith & Aiello, 2004). En comparación con los pies de los ancestros que vivían en los árboles, el pie humano moderno tiene un primer ortejo no oponible en aducción relativa, ortejos más cortos alineados para el movimiento sagital, huesos más robustos en el retropié, ligamentos más tensos y un arco longitudinal (Bennett y cols., 2009; Laitman, 1983; Olson & Seidel, 1983). La estructura del primer ortejo humano se modificó para adaptarse a los requerimientos del movimiento sagital durante la marcha, más que por la necesidad de prensión. Los ligamentos más resistentes y los huesos del retropié están mejor diseñados para soportar las fuerzas intensas que se asocian con la función bípeda, en tanto el arco longitudinal genera adaptabilidad y mejora la eficiencia energética.

La tarea principal del pie y el tobillo es proveer una interfase estable, adaptable y eficiente entre el cuerpo y el suelo para la locomoción. Esta tarea requiere que el pie y el tobillo tengan flexibilidad suficiente durante la fase de soporte temprana para adaptarse a la superficie variable del terreno, absorber y trasladar las fuerzas al tiempo de mantener la estabilidad erecta de todo el cuerpo, y utilizar la energía elástica para una propulsión eficiente.

Este capítulo describe en primer lugar los movimientos del pie y el tobillo en cada región (retropié, mediopié y antepié) con énfasis particular en el conocimiento en torno a los movimientos triplanares de pronación y supinación. El control pasivo y activo del movimiento del pie y el tobillo se describen a continuación, seguidos de las descripciones de los movimientos y el control muscular durante el ciclo de la marcha. Se describirán las fuerzas aplicadas al pie y el tobillo, junto con información clínica relevante en cuanto al papel del uso de calzado. En todo el capítulo se hace una introducción a la aplicación clínica de la biomecánica respecto a patologías comunes y se presentan estudios de casos clínicos para comprender estos conceptos con más precisión. La sección Biomecánica aplicada de este texto incluye al capítulo 18, Biomecánica de la marcha, con información a profundidad en torno a la cinemática, la cinética y las contribuciones musculoesqueléticas a la importante actividad humana de la marcha.

Organización estructural del pie y el tobillo

RETROPIÉ, MEDIOPIÉ Y ANTEPIÉ

El tobillo (articulación tibioperoneoastragalina) está integrado por la articulación de la tibia, el peroné y el astrágalo, y el pie está formado por todos los huesos distales a la articulación del tobillo (28 huesos, incluidos los sesamoideos; fig. 9-1). El astrágalo se considera un hueso tanto del tobillo como del pie. El pie se describe con más frecuencia como integrado por tres unidades

funcionales: retropié, mediopié y antepié. El retropié comprende al astrágalo y el calcáneo; el mediopié, a los huesos del tarso (navicular, tres cuneiformes y cuboides); y el antepié, a los metatarsianos y las falanges (fig. 9-1). La articulación calcaneoastragalina forma parte del retropié; la articulación transversa, del tarso (astragalonavicular y calcaneocuboidea); las articulaciones intertarsianas forman parte del mediopié; y las articulaciones tarsometatarsianas y todas las distales restantes forman parte del antepié.

ARCO LONGITUDINAL MEDIAL

El arco longitudinal medial proporciona el movimiento necesario para adaptarse a las superficies y permite al pie ser eficiente para la propulsión durante la marcha (Kirby, 2017). Al realizar tareas de soporte de peso, este arco se aplana en cierto grado para atenuar el impacto de las fuerzas, al tiempo que cambia su configuración para adaptarse al terreno (Kirby, 2017). En la segunda mitad de la fase de soporte o estacionaria de la marcha, esta tensión en la fascia plantar genera una mayor estabilidad para el pie y luego recurre al ciclo estiramiento-acortamiento para favorecer una propulsión más eficiente (McDonald y cols., 2016).

Existen dos modelos para describir al arco longitudinal del pie: el modelo de viga y el de marco estructural (Sarrafian, 1987). El modelo de viga indica que el arco es una viga curva integrada por articulaciones interconectadas cuya estructura depende de las interconexiones articulares y ligamentarias para tener estabilidad. Las fuerzas tensiles se producen en la superficie inferior de la viga, y las fuerzas compresivas se concentran en la superficie superior de la viga (fig. 9-2). El modelo de marco estructural indica que el arco tiene una estructura triangular con dos amortiguadores conectados en la base por medio de una barra tensora. Los amortiguadores están bajo compresión y la barra está bajo tensión (fig. 9-3). Los dos modelos tienen validez y pueden demostrarse por medios clínicos.

La estructura análoga a la barra tensora en el modelo de marco estructural es la fascia plantar, la cual se origina a partir de la tuberosidad medial del calcáneo y se extiende sobre las articulaciones transversa del tarso, tarsometatarsianas y metatarsofalángicas hasta insertarse en las placas plantares metatarsofalángicas y los ligamentos colaterales, así como en los huesos sesamoideos. La dorsiflexión de las articulaciones metatarsofalángicas genera tracción sobre la fascia plantar y produce la elevación del arco por un mecanismo conocido como "efecto de cabrestante" (Hicks, 1954; fig. 9-4). Durante la fase de despegue de los dedos del ciclo de la marcha, los ortejos sufren dorsiflexión pasiva al tiempo que el cuerpo pasa por encima del pie, y la fascia plantar se tensa y actúa para reducir la distancia entre las cabezas de los metatarsianos y el talón, de manera que el arco se eleva. La tracción sobre la fascia plantar también ayuda a invertir el calcáneo, gracias a su inserción en la cara plantar medial de ese hueso.

El arco tiene un soporte tanto pasivo como activo. El soporte pasivo lo proveen la fascia plantar y los ligamentos plantares. La fascia plantar sostiene 14% de la carga que se aplica al pie (Kim

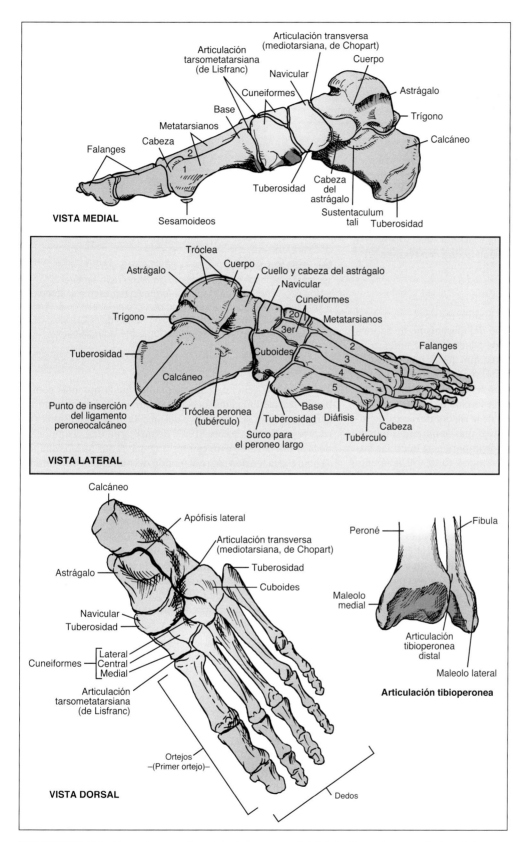

FIGURA 9-1 **Recuadro superior:** vista de la cara medial del pie. **Recuadro central:** vista de la cara lateral del pie. **Imagen inferior izquierda:** vista superior del pie. **Imagen inferior derecha:** vista anterior de la mortaja del tobillo.

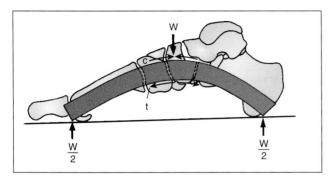

FIGURA 9-2 Modelo de viga del arco longitudinal. El arco corresponde a una viga curva integrada por las articulaciones interconectadas y los ligamentos plantares que la soportan. Las fuerzas tensiles (*t*) se concentran en la superficie inferior de la viga; en la superficie superior se generan fuerzas compresivas (*c*). W = peso.

& Voloshin, 1995) y juega un papel importante en el soporte del arco longitudinal medial por medio del mecanismo de cabrestante. La dorsiflexión de los ortejos genera un incremento de la tensión de la fascia plantar (Benjamin, 2009), una elevación del arco y una mayor estabilidad del mediopié (Griffin y cols., 2015). Huang y cols. (1993) llevaron a cabo un estudio *in vitro* del pie cargado y encontraron que la sección de la fascia plantar generaba una disminución de 25% de la rigidez del arco. Identificaron los tres contribuyentes pasivos más importantes para la estabilidad del arco, que en orden de importancia fueron la fascia plantar, los ligamentos plantares largo y corto, y el ligamento en resorte (calcaneonavicular). Un estudio clínico de 14 pies con fasciotomía plantar mostró una disminución de 4.1 mm de la altura del arco, lo que respalda el modelo de arco estructural para la estabilidad del arco plantar (Daly y cols., 1992).

El soporte activo del arco plantar lo proveen tanto músculos intrínsecos como extrínsecos. Thordarson y cols. (1995) realizaron un estudio de estimulación del soporte del arco al aplicar cargas proporcionales a los tendones al tiempo que el pie recibía

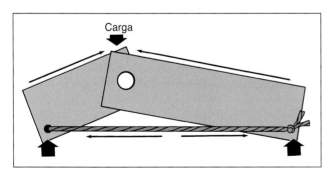

FIGURA 9-3 Modelo de marco estructural del arco longitudinal. Los dos componentes de madera, o amortiguadores, están conectados en la base por una cuerda, o barra tensora. Los amortiguadores son análogos a las estructuras óseas del pie y la barra tensora lo es a la fascia plantar. A menor la longitud de la barra tensora, mayor la elevación del arco.

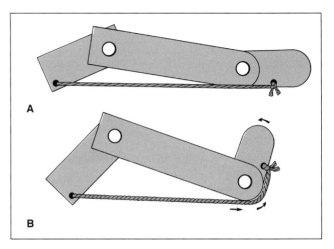

FIGURA 9-4 **A.** Esquema de un marco estructural. El segmento de madera en el *extremo izquierdo* representa el retropié, el segmento de madera *intermedio* representa el antepié y el segmento de madera del *extremo derecho* es la falange proximal. La cuerda es la fascia plantar. **B.** La dorsiflexión de la falange proximal eleva el arco al ejercer tracción sobre la fascia plantar.

una carga. En general, la fascia plantar fue la que más contribuyó a la estabilidad del arco, no obstante que el tibial posterior generó el mayor soporte activo del arco. En un estudio similar en cadáveres, Kitaoka y cols. (1997) demostraron una disminución de la altura del arco y un cambio angular de sus huesos cuando se liberaba la tensión sobre el tendón del tibial posterior durante una pedestación simulada. También se ha demostrado que el peroneo largo controla el movimiento del antepié y el arco. Una fuerza creciente del peroneo largo produce inversión y flexión plantar de la columna medial, lo que da a esta una estabilidad efectiva y soporte al arco (Johnson & Christensen, 1999). Los músculos intrínsecos del pie también sostienen el arco y se reclutan en niveles dependientes de la carga, para, por último, incrementar la rigidez del arco y controlar su deformación (Kelly y cols., 2014). Se ha demostrado que los músculos intrínsecos dan un soporte significativo al arco longitudinal medial en la pedestación relajada (Fiolkowski y cols., 2003; Headlee y cols., 2008) y durante la marcha (Mann & Inman, 1964).

La fascia plantar, con su papel central de dar soporte al arco longitudinal, es el sitio más común afectado por el trastorno en el pie. El dolor en la cara plantar del talón, o fasciopatía plantar, se manifiesta por dolor en la cara plantar medial del talón al aplicar una carga mecánica a la fascia plantar durante la marcha. Por lo regular, el dolor se desarrolla en particular en los primeros pasos tras un periodo de inactividad. Este trastorno no se comprende bien, pero se piensa que es consecuencia directa de una aplicación repetitiva de cargas excesivas sobre la fascia plantar. En respaldo de esta teoría, el dolor en la cara plantar del talón se relaciona con una disminución de la dorsiflexión del tobillo y un incremento del índice de masa corporal. Además, existe cierta evidencia en cuanto al kilometraje de entrenamiento en corredores y a las demandas de pedestación de tipo laboral (Sullivan y cols., 2019).

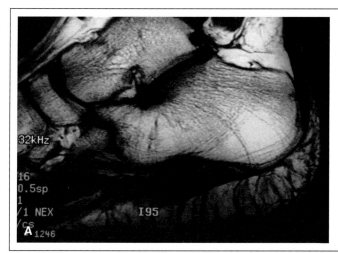
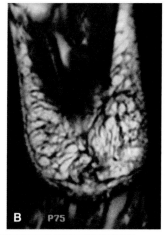

FIGURA 9-5 Estructura de un cojinete normal del talón observado mediante resonancia magnética. **A.** Vista lateral. Obsérvense las columnas de orientación vertical ocupadas por tejido adiposo. **B.** Vista superior del cojinete del talón en que se aprecia la estructura en espiral de los tabiques, que separan a las celdas ocupadas por tejido adiposo.

TEJIDOS BLANDOS DEL PIE

Estos tejidos están modificados para proveer tracción, acojinamiento y protección a las estructuras subyacentes. La piel del dorso del pie tiene una fijación laxa, como lo evidencia el edema en ocasiones dramático de esa región por un traumatismo o una infección del pie o el tobillo. La piel plantar tiene una fijación firme a los huesos, las articulaciones y las vainas tendinosas subyacentes del talón y el antepié, por medio de extensiones especializadas de la fascia plantar. Esta función de la fascia plantar resulta esencial para la tracción entre el suelo y las estructuras esqueléticas de soporte de peso del pie. Durante la extensión de las articulaciones metatarsofalángicas estos ligamentos fasciales plantares limitan el desplazamiento de la piel del antepié y el cojinete adiposo metatarsiano plantar (Bojsen-Moller & Lamoreux, 1979).

El cojinete del talón es una estructura muy especializada diseñada para absorber impactos. El área promedio del cojinete del talón es de 23 cm². Para el hombre promedio de 70 kg, la presión de aplicación de carga sobre el talón es de 3.3 kg/cm², que se incrementan a 6 kg/cm² al correr. Con una frecuencia de repetición de 720 impactos/km, el efecto acumulado de la carrera es impresionante. Estas fuerzas acumuladas de de manera habitual darían origen a necrosis tisular en otras partes del cuerpo (Perry, 1983). El cojinete del talón está integrado por columnas adiposas con forma de coma o U, con disposición vertical. Los tabiques están reforzados en la región interna con fibras transversas elásticas y diagonales para producir un efecto de panal espiralado (fig. 9-5). Estas celdas cerradas pequeñas múltiples están dispuestas de modo que absorben y disipan la fuerza de la manera más efectiva. Conforme avanza la edad, suelen presentarse degeneración de los tabiques y atrofia adiposa, que predisponen a lesión al calcáneo y el pie (Jahss y cols., 1992a, 1992b).

Cinemática del pie y el tobillo

TERMINOLOGÍA

Debido a la proyección del pie en dirección anterior a partir del plano coronal del cuerpo, la terminología que describe su movimiento difiere en varios sentidos importantes respecto a las descripciones estándares del movimiento en otras regiones del cuerpo. En primer lugar, la abducción y la aducción ocurren en torno a un eje vertical más que a uno anteroposterior (el movimiento que se denomina rotación interna y externa en otras partes del cuerpo; fig. 9-6). El movimiento de abducción del pie y el tobillo puede demostrarse al mantener el pie plano sobre el piso en una posición sedente y deslizar la superficie del pie en dirección lateral (sin mover la tibia y el peroné). El movimiento de abducción y aducción del pie y el tobillo ocurre primero en las articulaciones subastragalina y mediotarsiana, y es bastante limitado. En segundo lugar, los conceptos de inversión y eversión representan el movimiento en el plano coronal en torno a un eje anteroposterior (este movimiento se denomina abducción y aducción en otros sitios del organismo). La inversión y la eversión ocurren en las articulaciones tibioperoneoastragalina, calcaneoastragalina y mediotarsiana, y pueden demostrarse al mover la superficie plantar del pie para orientarla en dirección medial (inversión) o lateral (eversión; fig. 9-7). La flexión y la extensión del pie se conocen como dorsiflexión y flexión plantar, respectivamente, y ocurren en torno a un eje mediolateral en el plano sagital. Este movimiento se verifica sobre todo en la articulación tibioperoneoastragalina.

Además de la alteración de la terminología común que se acaba de describir, existe una segunda complicación en relación con la descripción precisa del movimiento del tobillo y el pie. A diferencia de casi todas las otras articulaciones del cuerpo, que

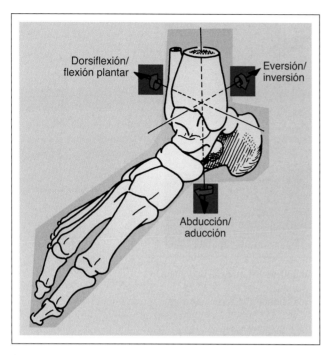

FIGURA 9-6 El movimiento del pie se desarrolla en torno a tres ejes.

se desplazan en torno a ejes que guardan congruencia razonable con los ejes ortogonales estándares del sistema de coordenadas cartesianas, las articulaciones principales del pie y el tobillo (tibioperoneoastragalina, calcaneoastragalina y mediotarsiana) tienen ejes de movimiento oblicuos a los ejes ortogonales estándares. La falta de coincidencia del pie con el marco de referencia predefinido ha sido fuente de gran frustración y misterio para los

estudiantes de la cinesiología, en particular en cuanto a los conceptos de supinación y pronación.

La supinación y la pronación son términos apropiados para describir el movimiento en torno a los ejes oblicuos del pie, que ocurren en las articulaciones tibioperoneoastragalina, calcaneoastragalina y mediotarsiana; ambas describen el movimiento en torno a *un solo eje*. La oblicuidad del eje único produce un solo grado de libertad, cuyo movimiento resultante puede describirse como uno que cuenta con *componentes de movimiento en tres planos*.

Por lo tanto, la supinación y la pronación se suelen denominar movimientos triplanares; esto implica que la supinación tiene componentes de flexión plantar, aducción e inversión, y que la pronación tiene componentes de dorsiflexión, abducción y eversión. Puesto que la supinación y la pronación son movimientos en un solo eje, la combinación específica de los componentes de cada movimiento es invariable. Desde la perspectiva práctica esto implica que la supinación o la pronación siempre se asocian con los mismos tres componentes de movimiento y, además, que la presencia de cualquiera de los tres componentes de movimiento implica que los otros dos también tienen lugar. Por ejemplo, es imposible tener inversión de la articulación calcaneoastragalina sin que se presente aducción y flexión plantar de manera simultánea en ella. En la figura 9-7 se muestran imágenes de la supinación y la pronación del pie en ausencia de soporte de peso.

ARTICULACIÓN TIBIOPERONEOASTRAGALINA

Está integrada por el astrágalo, el maleolo medial, la cara articular inferior de la tibia y el maleolo lateral (fig. 9-8). Es responsable de casi todo el movimiento sagital del tobillo, y el eje del mismo se ubica en un ángulo con oblicuidad discreta, de tal modo que la porción lateral (maleolo lateral) es posterior e inferior a la porción medial (maleolo medial; Inman, 1976). El eje del tobillo puede calcularse al palpar las puntas de los maleolos (fig. 9-9). El

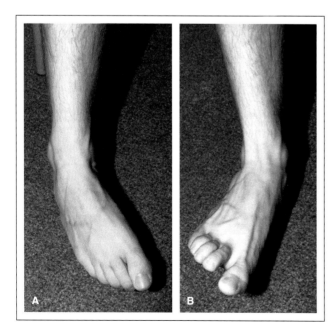

FIGURA 9-7 **A.** Durante la supinación del pie, la planta se orienta en dirección medial. **B.** Durante la pronación del pie, la planta se orienta en dirección lateral.

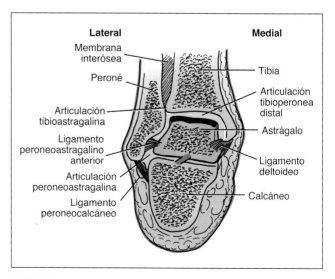

FIGURA 9-8 Complejo de la articulación del tobillo integrado por las articulaciones tibioastragalina, peroneoastragalina y tibioperonea distal.

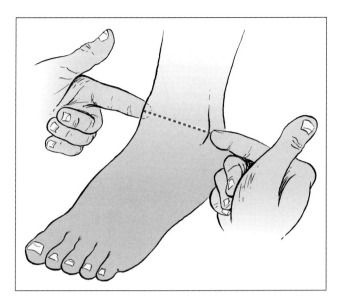

FIGURA 9-9 Eje empírico de la articulación del tobillo calculado por medio de la palpación de los maleolos. El eje se angula en dirección caudal y posterior y se desplaza de medial a lateral.

eje forma un ángulo aproximado de 10° con el eje mediolateral horizontal en el plano coronal, y uno aproximado de 6° con el eje mediolateral horizontal en el plano transverso. Como se sugiere antes, esta oblicuidad respecto a los ejes estándares obliga a aplicar la terminología de pronación y supinación a la articulación del tobillo. La dorsiflexión en torno a este eje también se asocia con eversión y abducción, en tanto la flexión plantar se relaciona con inversión y aducción.

La articulación tibioperoneoastragalina es en extremo estable, en particular por la congruencia ósea y el soporte ligamentario. La congruencia ósea se logra gracias a los dos maleolos y a la cara articular distal de la tibia, que forman una "mortaja" con el domo del astrágalo. Este tiene la configuración de un cono truncado o pirámide truncada, con su parte más alta orientada en dirección medial (Inman, 1976). El astrágalo tiene 4.2 mm más de ancho en su cara anterior que en la posterior (Sarrafian, 1993a, 1993b). El incremento de la dimensión anterior es importante funcionalmente debido a que durante la dorsiflexión la cara anterior del astrágalo se comprime entre la tibia y el peroné (lo que ensancha un poco la mortaja) y la articulación del tobillo queda "bien ajustada" en una posición de estabilidad máxima.

La articulación tibioperoneoastragalina se ha descrito desde hace muchos años como una articulación en bisagra simple que actúa en el plano sagital; sin embargo, investigación reciente sugiere que esto es una sobresimplificación. Dada la dirección del eje y la configuración de la mortaja, el astrágalo tiene libertad relativa para desplazarse en dorsiflexión y flexión plantar en torno al eje mediolateral, pero encuentra una mayor limitación a lo largo del eje anteroposterior e incluso más a lo largo del eje vertical (que restringe en cierto grado el movimiento en el plano coronal y en mayor medida el movimiento transversal). Se ha informado una variación amplia del movimiento normal del tobillo, y depende de si se cuantifica por medios clínicos con un goniómetro o se mide por medios radiológicos. El movimiento sagital total en la articulación tibioperoneoastragalina es en promedio de 57° (Kleipool & Blankevoort, 2010). Las medidas goniométricas del movimiento del tobillo muestran un movimiento normal de 10 a 20° de dorsiflexión y de 40 a 55° de flexión plantar. Las articulaciones del mediopié hacen una contribución de 10 a 41% de la flexión plantar clínica desde la posición neutral hasta los 30° (Lundberg y cols., 1989a, 1989b, 1989c, 1989d). Por lo tanto, lo que parece ser una flexión plantar clínica del tobillo también está ocurriendo distal al mismo. Este movimiento del mediopié explica la capacidad aparente del pie para la dorsiflexión y la flexión plantar tras una artrodesis del tobillo. También explica la capacidad de los bailarines y los gimnastas para alinear el pie con el eje largo de la pierna al tiempo que se paran sobre los dedos. El movimiento de la articulación tibioperoneoastragalina en el plano frontal es significativo, y la articulación contribuye a cerca de una tercera parte del movimiento del tobillo en la inversión y la eversión (Kleipool & Blankevoort, 2010). El movimiento en este plano, cercano a 35° en total, a menudo se describe de manera simplista como localizado tan solo en la articulación calcaneoastragalina, pero en realidad se verifica en varias articulaciones del retropié (Kleipool & Blankevoort, 2010).

Los ligamentos laterales del tobillo responsables de la resistencia a la inversión y la rotación interna son el ligamento peroneoastragalino anterior, el ligamento peroneocalcáneo y el ligamento peroneoastragalino posterior (fig. 9-10). Los ligamentos deltoideos superficial y profundo son responsables de la resistencia al esfuerzo para la eversión y la rotación externa. Los ligamentos responsables de mantener la estabilidad entre las epífisis distales del peroné y la tibia son los ligamentos sindesmóticos (sindesmosis). Estos incluyen al ligamento tibioperoneo anterior, el ligamento tibioperoneo posterior, el ligamento tibioperoneo transverso y el ligamento interóseo (fig. 9-11).

Sammarco y cols. (1973) realizaron análisis de los centros instantáneos de rotación y también de las velocidades de superficie en tobillos tanto normales como enfermos. Para los tobillos normales, encontraron que su eje de rotación no se mantiene constante durante la flexión plantar y la dorsiflexión, sino que varía un poco mientras permanece en el astrágalo. Las medidas del movimiento de superficie demostraron una distracción temprana al tiempo que comenzaba la dorsiflexión, seguida de un deslizamiento angular posterior del astrágalo hasta alcanzar una dorsiflexión completa, y la compresión de este hueso entre la tibia y el peroné. En tobillos con artritis, la dirección del desplazamiento de los puntos de contacto no mostró un patrón constante (fig. 9-12).

ARTICULACIÓN CALCANEOASTRAGALINA

El eje de la articulación calcaneoastragalina (subastragalina) tiene 1° de libertad y se encuentra en posición oblicua con orientación superomedial a partir de la línea media. Por lo general, se describe que este eje tiene una inclinación de 42° por encima de la horizontal y una orientación medial de 16° respecto a la línea media (fig. 9-13; Manter, 1941), no obstante los valores varían entre los distintos estudios y al parecer existe una variación individual significativa. Esta distribución casi idéntica entre el eje

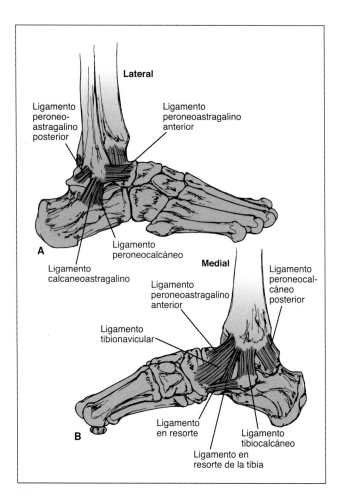

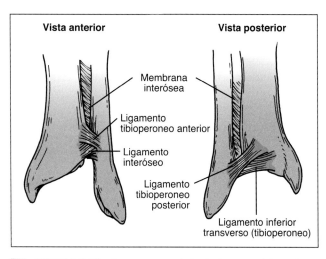

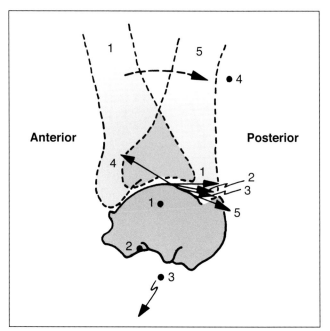

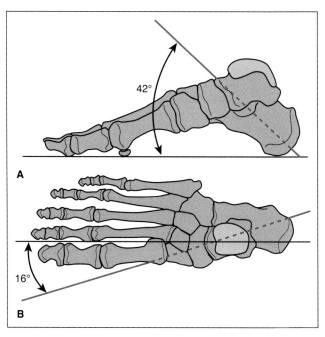

FIGURA 9-10   **A.** Vista lateral del pie y el tobillo. **B.** Vista medial del pie y el tobillo. Adaptada con autorización de Anderson, J. (Ed.). (1978). *Grant's Atlas of Anatomy*. Baltimore, MD: Lippincott Williams & Wilkins.

FIGURA 9-11   Componentes de la sindesmosis del tobillo.

FIGURA 9-12   Análisis de centro instantáneo (*puntos grandes*) y de velocidad de superficie (*flecha orientada a la derecha*) en un tobillo artrítico que muestra la ausencia de un patrón constante en la dirección de desplazamiento. Los centros instantáneos varían en grado considerable. La compresión articular ocurre en la fase temprana del movimiento y se presenta distracción en la dorsiflexión (velocidad 4).

FIGURA 9-13   Eje de la articulación subastragalina. **A.** Plano sagital (vista lateral). El eje se eleva hasta un ángulo de 42° respecto a la superficie plantar. **B.** Plano transverso (vista superior). El eje se orienta 16° en dirección medial respecto a la línea media del pie.

anteroposterior y el eje vertical genera grados casi idénticos de componentes de movimiento de inversión y eversión, y abducción y aducción. El pequeño grado de oblicuidad hacia el eje mediolateral sugiere que la articulación subastragalina tiene muy poco movimiento sagital y, por ende, no contribuye de forma significativa a la flexión plantar y la dorsiflexión en la clínica.

Es posible apreciar el movimiento macroscópico de la articulación subastragalina en una posición sin soporte de peso al tomar con firmeza el calcáneo y girarlo de un lado a otro en el plano coronal (inversión-eversión) o al rotarlo en el plano transverso (abducción-aducción). Si bien pudiera parecer que es posible aislar estos movimientos, como ya se mencionó, todos los componentes del único grado de libertad del eje ocurren siempre de manera simultánea. En consecuencia, al llevar a cabo la inversión (supinación) del calcáneo también se presenta el movimiento de aducción, toda vez que estos dos componentes forman parte de la supinación. Cuando se lleva a cabo la eversión (pronación), ocurre un movimiento de abducción debido a que los dos componentes forman parte de la pronación.

Los movimientos de la articulación subastragalina (el calcáneo respecto al astrágalo) son idénticos con y sin soporte de peso. Sin embargo, al no existir soporte de peso, el astrágalo por lo regular se mantiene estacionario en tanto el calcáneo se desplaza sobre él, mientras que con soporte de peso el calcáneo se mantiene estacionario y el astrágalo se mueve sobre él. El movimiento relativo entre el astrágalo y el calcáneo es el mismo, no obstante el papel activo y el estacionario de cada hueso difiere.

Como ya se describió, la articulación tibioperoneoastragalina está diseñada para permitir la dorsiflexión y flexión plantar libre, en general con contribuciones menores a los movimientos en los otros planos. Dado que los movimientos principales de la articulación subastragalina son inversión-eversión y abducción-aducción, la combinación de los movimientos de las articulaciones tibioperoneoastragalina y subastragalina permite una libertad de movimiento significativa en los tres planos. La arquitectura de estas articulaciones crea un movimiento coordinado que ocurre en el retropié y es triplanar. La articulación tibioperoneoastragalina se encarga sobre todo del avance durante la locomoción, en tanto la articulación subastragalina, junto con la tibioperoneoastragalina, permite libertad para que la pierna rote en el plano transverso o se balancee de un lado a otro en el plano coronal sin que sea necesario que el pie se mueva sobre el suelo. En oposición a los modelos tradicionales, la articulación tibioperoneoastragalina puede contribuir en modo sustancial al movimiento frontal y transverso del retropié durante la marcha (Nester, 2009). Si bien es evidente una variación individual, las dos articulaciones del retropié actúan por último en conjunto para proveer el movimiento necesario a la persona (Nester, 2009). De este modo, el pie y el tobillo proveen una plataforma estable y fija sobre el piso que tiene capacidad de avanzar, balancearse, cambiar de dirección u operar sobre superficies desiguales, al tiempo que el astrágalo se desplaza en torno al calcáneo fijo. En realidad, la configuración en mecedora del calcáneo permite cierto grado de movimiento en el plano coronal (inversión-eversión), de tal modo que el movimiento verdadero de soporte de peso es una combinación en que el astrágalo se mueve sobre el calcáneo y este lo hace sobre aquel.

Existe una faceta posterior, una media y una anterior que articulan al astrágalo con el calcáneo. La faceta posterior abarca casi 70% de toda la superficie de la articulación subastragalina. Las facetas subastragalinas se asemejan a segmentos de una espiral de Arquímedes, similar a un tornillo con cuerda derecha en el pie derecho, de modo que cuando no hay soporte de peso puede decirse que el calcáneo sufre traslación anterior a lo largo del eje subastragalino, al tiempo que rota en el sentido de las manecillas del reloj durante el movimiento de supinación subastragalina (fig. 9-14). En similitud al movimiento que determinan los hilos de un tornillo, la articulación subastragalina tiene un solo grado de libertad, en que el calcáneo se desplaza siguiendo un patrón limitado en los tres planos, siendo los movimientos predominantes inversión-eversión y abducción-aducción. Puesto que el movimiento de la articulación subastragalina pasa por los tres planos, es casi imposible medir los tres componentes de pronación o supinación de manera simultánea. En la clínica, la supinación de la articulación subastragalina se mide al explorar el grado de inversión del calcáneo, en tanto su pronación se mide al explorar el grado de eversión del calcáneo. Las estimaciones varían, pero una revisión de los estudios disponibles sugiere que se encuentran en el intervalo de 40 a 60°, si bien hay variación

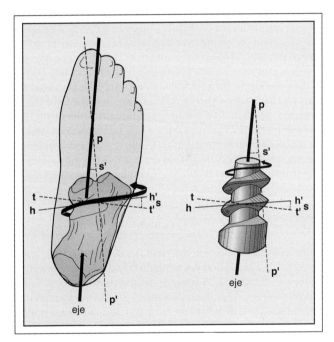

■ **FIGURA 9-14** Comparación entre la faceta calcánea posterior de la articulación subastragalina derecha y un tornillo con cuerda derecha. La *flecha* representa el trayecto que sigue el organismo a semejanza del tornillo. El plano horizontal en que ocurre el movimiento es *hh'*; *tt'* es un plano perpendicular al eje del tornillo; *s* es el ángulo de la hélice del tornillo, que es igual a *s'* y que se obtiene al tirar una línea perpendicular (*pp'*) a partir del eje. Al tiempo que el calcáneo se invierte, rota en el sentido de las manecillas del reloj y se traslada hacia adelante siguiendo el eje. Adaptada de Manter, J. T. (1941). Movements of the subtalar and transverse tarsal joints. *Anat Rec*, 80, 397. Copyright © 1941 Wiley-Liss, Inc. Reimpresa con autorización de John Wiley & Sons, Inc.

considerable de una persona a otra (Jastifer & Gustafson, 2014). La inversión supera la eversión, con un índice aproximado de 2:1; sin embargo, existe cierta evidencia de que la proporción puede alcanzar 3:1 cuando se mide en forma pasiva (Hale y cols., 2007).

Las facetas posterior de la articulación subastragalina, y la anterior y la media combinadas, cuenta cada una con su propia cápsula, que les provee cierto grado de estabilidad pasiva. Entre las facetas posterior y la anterior-media se ubican los ligamentos interóseo y cervical, que proveen la mayor parte de la estabilidad pasiva a la articulación subastragalina. A la estabilidad de esta articulación también contribuyen los ligamentos deltoideos y laterales antes descritos con la articulación del tobillo. Existe una variación considerable de las características anatómicas de las facetas articulares de la articulación subastragalina, lo que puede influir sobre su movimiento y función. Estas variaciones implican en gran medida el que exista una separación o combinación de los componentes astragalinos o calcáneos de las facetas anterior y media. Por ejemplo, las facetas anterior y media que cuentan con una separación clara tienen superficies articulares menores y se asocian con un eje subastragalino más inclinado; por ende, el arco es más alto y el pie, menos móvil. En comparación, las facetas media y anterior más planas unidas tienen superficies articulares mayores y un eje subastragalino menor, lo que permite una mayor movilidad y a menudo se asocia con un arco de estructura más aplanada (Jung y cols., 2015). Se sugiere que el reporte de una mayor degeneración articular al existir facetas subastragalinas combinadas es evidencia de que hay una movilidad excesiva en este tipo de pie (Jung y cols., 2015).

La descripción del movimiento de la articulación subastragalina se ha limitado hasta este punto a la articulación entre el astrágalo y el calcáneo, considerada en forma independiente. Sin embargo, esta descripción simple no es suficiente para describir el movimiento funcional del pie, toda vez que el movimiento subastragalino no ocurre aislado del movimiento del mediopié, que se describe con más detalle en párrafos posteriores.

ARTICULACIÓN TRANSVERSA DEL TARSO

La articulación transversa del tarso (mediotarsiana) está integrada por la articulación del astrágalo con el navicular y del calcáneo con el cuboides. A pesar de tratarse de dos articulaciones independientes, de manera tradicional se han considerado una unidad funcional debido al escaso grado de movimiento que de origen se pensaba existía entre el cuboides y el navicular. Manter (1941) describió dos ejes de movimiento; uno longitudinal y uno oblicuo. Se describió que el eje longitudinal para la inversión y la eversión tenía una orientación de 15° hacia arriba respecto a la horizontal y de 9° en dirección medial respecto al eje longitudinal del pie. El eje oblicuo para la flexión y la extensión se describía como orientado 52° en dirección superior respecto de la horizontal y 57° en dirección anteromedial. Este modelo se cuestionó de manera subsecuente debido a que si estos dos huesos actuaran como una sola unidad móvil, la rotación de este cuerpo podría describirse mejor en torno a un eje instantáneo único (Nester & Findlow, 2006).

La investigación biomecánica con el uso de pines intracorticales ha podido cuantificar con más precisión el movimiento de la articulación mediotarsiana, y poner en relieve un desplazamiento significativo entre el cuboides y el navicular durante la marcha, que ha puesto a prueba la teoría de un solo cuerpo rígido (Lundgren y cols., 2008). La articulación transversa del tarso contribuye en grado significativo al arco de movimiento de todo el pie; sin embargo, el descubrimiento del movimiento entre el navicular y el cuboides, así como el desplazamiento considerable en la articulación cuneonavicular, sugirió que estas articulaciones independientes contribuyen en un grado mucho mayor al que se pensaba en su origen (Nester, 2009). Es difícil obtener medidas precisas del arco de movimiento de la articulación mediotarsiana debido a su naturaleza compleja y a la pequeñez de los huesos. En general, la articulación astragalonavicular tiene un arco de movimiento mucho mayor que la calcaneocuboidea (Ouzounian & Shereff, 1989). Estimaciones comunes sugieren que la articulación transversa del tarso tiene un grado similar o incluso mayor de pronación y supinación que la subastragalina al caminar y correr (Chen Wang y cols., 2016; Lundgren y cols., 2008; Nester, 2009).

Relación entre la articulación transversa del tarso y la articulación calcaneoastragalina

Como lo describe en forma detallada Huson (1991) y que él denominó "mecanismo tarsiano", la pronación-supinación de la articulación subastragalina conduce el movimiento de la articulación mediotarsiana siguiendo un patrón constante. En este modelo, los cuatro huesos (astrágalo, calcáneo, cuboides y navicular) forman una cadena entrelazada de movimiento. Huson describe esto como un mecanismo "restringido" similar al que se presenta en una caja de velocidades, cuando un engrane rota sus dientes entrelazados con los de otro adyacente. Este modelo se basa en que el navicular y el cuboides tienen una posición casi fija entre sí (Wolf y cols., 2008); sin embargo, como se señaló antes, al parecer existe un movimiento en torno a 7 u 8° en todos los planos entre estos dos huesos. A pesar de esto, en la supinación de la articulación subastragalina, las fuerzas de inversión y aducción que genera el calcáneo y se aplican al cuboides se transmiten además al navicular. Al tiempo que el cuboides se aduce e invierte por debajo del pie, tiende a elevar y abducir al navicular. La fuerza del navicular se transmite entonces al astrágalo, lo que facilita en mayor medida la supinación. Mecanismos similares actúan en sentido contrario para la pronación de la articulación subastragalina.

Astion y cols. (1997) demostraron la interacción precisa entre las articulaciones subastragalina, astragalonavicular y calcaneocuboidea en un estudio que implicó la artrodesis experimental selectiva de estas articulaciones. La artrodesis subastragalina redujo el movimiento astragalonavicular hasta 26% de su valor normal y el calcaneocuboideo a 56% del normal. La artrodesis calcaneocuboidea redujo el movimiento subastragalino a 92% del normal y el astragalonavicular a 67% del normal. La artrodesis astragalonavicular selectiva tuvo el efecto más profundo sobre las otras articulaciones y redujo su movimiento remanente hasta solo 2° para cada una. Beaudoin y cols. (1991) demostraron que la

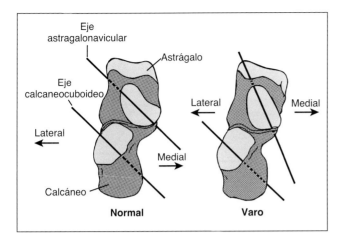

FIGURA 9-15 Vista anteroposterior de la articulación transversa del tarso del pie derecho. Se muestran las articulaciones anteriores de la cabeza del astrágalo y el calcáneo. Los ejes principales de las articulaciones astragalonavicular y calcaneocuboidea se muestran en la posición neutral (paralelos) y con el talón en varo (convergentes).

artrodesis subastragalina experimental generaba una reducción significativa del contacto en la articulación astragalonavicular y también reducía el contacto en la articulación del tobillo.

Esta intrincada relación entre las articulaciones del retropié y el mediopié ha sido la base de modelos teóricos que describen la función eficiente del pie durante la marcha. Se propone que la pronación y la supinación en la articulación subastragalina inducen flexibilidad o rigidez, respectivamente, en la articulación transversa del tarso. Elftman (1960) demostró que los ejes principales de la articulación calcaneocuboidea (longitudinal) y la astragalonavicular (oblicuo) son paralelos cuando la articulación subastragalina se evierte, de modo que permiten el movimiento de la articulación transversa del tarso en una posición "abierta laxa". Al tiempo que la articulación subastragalina se invierte, los ejes de esas articulaciones convergen, de modo que la articulación transversa del tarso se bloquea y se desarrolla rigidez en el mediopié (fig. 9-15) en una posición "estrecha cerrada". Este concepto ha sido por mucho tiempo el fundamento de la teoría que describe al pie como una palanca rígida al final de la fase de soporte durante la marcha. De manera específica, desde el periodo de soporte medio hasta el despegue de los dedos, la articulación subastragalina se supina, lo que genera un efecto de bloqueo sobre la articulación transversa del tarso y confiere una ventaja mecánica al pie para impulsarse con una palanca rígida. La investigación actual, en la que se utilizan técnicas *in vitro* e invasivas *in vivo*, descartó la teoría de que el pie se mantiene rígido durante la fase de soporte tardía (Lundgren y cols., 2008; Okita y cols., 2014). Al tiempo que el retropié vuelve a supinar en la segunda mitad de la fase de soporte, las articulaciones del mediopié conservan su compliancia y de manera continua se desplazan para adoptar una posición de supinación extrema (Phan y cols., 2019), lo que de hecho revela una mayor movilidad que durante las fases temprana o media de soporte, a pesar de la divergencia relativa de los ejes de la articulación mediotarsiana (Okita y cols., 2014).

ARTICULACIONES INTERTARSIANAS Y TARSOMETATARSIANAS

Las articulaciones intertarsianas incluyen las tres cuneonaviculares: las articulaciones intercuneiformes, la articulación naviculocuboidea y la articulación cuneocuboidea. Las articulaciones intertarsianas tienen gran congruencia y exhiben un movimiento de deslizamiento angular mínimo entre sí. De manera característica, los movimientos entre estas articulaciones no se describen; sin embargo, estudios biomecánicos invasivos recientes demostraron un movimiento significativo en ellas. Como se indica antes, se presenta un movimiento relevante entre el cuboides y el navicular y, de manera importante, se ha demostrado que la primera articulación cuneonavicular se desplaza 11, 10 y 6° en los plano sagital, frontal y transverso, respectivamente, proporcionando una contribución considerable a la movilidad del mediopié (Lundgren y cols., 2008). Las articulaciones tarsometatarsianas, conocidas como articulaciones de Lisfranc, tienen estabilidad intrínseca debido a su configuración arqueada, que se aprecia mejor en el corte transversal. La base del segundo metatarsiano retrocede hacia el mediopié y determina una configuración similar a la de una llave con el cuneiforme central (fig. 9-16). Un ligamento resistente conocido como ligamento de Lisfranc conecta la base del segundo metatarsiano con el cuneiforme medial. La posición fija relativa del segundo metatarsiano (y, en cierto grado, del tercero) le permite fungir como la estructura rígida central del arco longitudinal, lo que provee una mayor estabilidad para la propulsión en la fase de soporte tardía. El movimiento de la primera, la cuarta y la quinta articulaciones tarsometatarsianas es mucho mayor, en tanto la primera articulación tarsometatarsiana muestra alrededor de

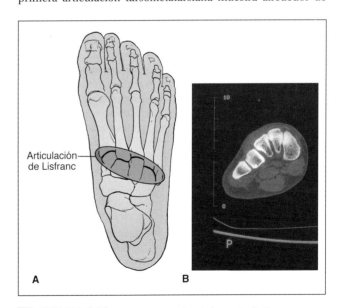

FIGURA 9-16 **A.** Vista superior de las articulaciones tarsometatarsianas, conocidas como articulación de Lisfranc. Obsérvese la posición posterior de la base del segundo metatarsiano. **B.** Vista de un corte transversal de la articulación de Lisfranc mediante tomografía computarizada. Obsérvese la estructura similar a arco.

10° de flexión plantar durante la fase de soporte tardía (Cornwall & McPoil, 2002). La movilidad de estas articulaciones en otros planos de movimiento es casi nula.

Giros pronador y supinador del antepié

La flexibilidad de la mayor parte de las articulaciones tarsometa-tarsianas mediales y laterales provee un mecanismo para que el antepié se invierta y evierta de manera independiente del retropié. Cuando el primer metatarsiano sufre una flexión plantar de 10° en la articulación tarsometatarsiana gracias a la acción del peroneo largo, produce de manera efectiva un "giro pronador" del antepié (con un desplazamiento de la región medial del pie en dirección plantar y el resto de la superficie plantar orientado en dirección más lateral). De manera similar, cuando la fuerza de reacción de tierra del terreno desigual impulsa a la región medial del antepié en dirección dorsal, produce de manera efectiva un "giro supinador" del antepié. Por lo regular, estos "giros" tienen dos propósitos: acomodarse y adaptarse mejor al terreno variable y proveer un impulso suficiente a partir del borde medial del pie durante la fase de propulsión de la marcha.

ARTICULACIÓN METATARSOFALÁNGICA

Las cinco articulaciones metatarsofalángicas están integradas por la cabeza convexa de un metatarsiano y la base cóncava de la falange proximal. Los movimientos en estas articulaciones son ante todo dorsiflexión-flexión plantar, con grados menores de abducción-aducción. Su arco de movimiento pasivo es de 65 y 40° para la dorsiflexión y la flexión plantar, respectivamente (Van Gheluwe y cols., 2006), excepto por una mayor dorsiflexión de la primera articulación metatarsofalángica, que puede alcanzar hasta 85°. Durante la fase de despegue de los dedos de la marcha normal, se requiere una dorsiflexión aproximada de 60° en la primera articulación metatarsofalángica, no obstante para muchas otras tareas se necesitan grados de dorsiflexión mayores, como al sentarse sobre los talones o pararse de puntas. Los principales ligamentos de las articulaciones metatarsofalángicas son los colaterales medial y lateral. Existen también cuatro ligamentos metatarsianos transversos que mantienen juntas las cabezas metatarsianas y dan estabilidad a todo el antepié.

Un análisis del movimiento del primer ortejo en el plano sagital revela que los centros instantáneos de movimiento a menudo caen en el centro de la cabeza del metatarsiano, con una dispersión mínima (fig. 9-17). La cinemática articular de la primera articulación metatarsofalángica se caracteriza por el deslizamiento tangencial a partir de la flexión plantar máxima hasta dorsiflexión moderada, con cierta compresión articular dorsal al alcanzar la dorsiflexión máxima (Sammarco, 1980; Shereff y cols., 1986). Ahn y cols. (1997) determinaron que el área de superficie de contacto de la cabeza de los metatarsianos se desplaza en dirección dorsal con la extensión completa y se asocia con la compresión articular (fig. 9-18). Esto explica la formación característica de osteofitos dorsales y una dorsiflexión limitada de la falange proximal cuando existe hallux rigidus (fig. 9-19).

El primer ortejo confiere estabilidad al aspecto medial del pie por medio del mecanismo de cabrestante de la aponeurosis

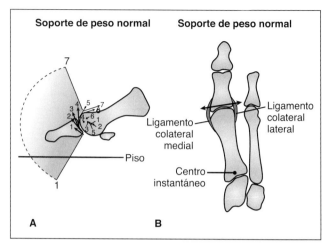

FIGURA 9-17   A. Análisis de centro instantáneo y movimiento de superficie de la articulación metatarsofalángica del primer ortejo en el plano sagital. Cada *flecha* que denota la dirección de desplazamiento de los puntos de contacto corresponde al centro instantáneo con el mismo número. El deslizamiento angular ocurre durante casi todo el movimiento, excepto en el límite de la extensión, que se verifica en la fase de despegue de los dedos del ciclo de la marcha y al acuclillarse. En extensión completa se presenta compresión articular. El ángulo de movimiento del primer ortejo está indicado por el arco. **B.** Análisis de centro instantáneo de la articulación metatarsofalángica del primer ortejo en el plano transverso durante el soporte de peso normal. El deslizamiento angular (señalado por *flechas*) ocurre en la superficie articular incluso si el arco de movimiento es pequeño.

plantar (ver Arco longitudinal medial). Al tiempo que el cuerpo pasa sobre el pie en la fase de despegue de los dedos, la cabeza del metatarsiano se presiona contra el piso por medio de la acción estabilizadora del peroneo largo. Esto se ha confirmado

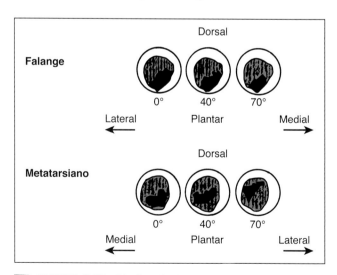

FIGURA 9-18   Distribución de contacto de la primera articulación metatarsofalángica en una extensión de 0° (neutral), 40 y 70°. **Arriba:** contacto articular de la falange proximal. **Abajo:** contacto articular de la cabeza del metatarsiano. Al incrementarse la extensión, los contactos de la superficie articular de la articulación se desplazan en dirección dorsal sobre la cabeza del metatarsiano.

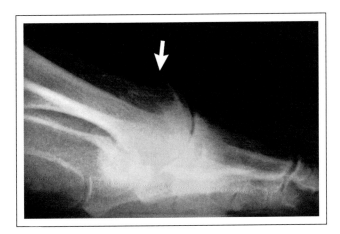

FIGURA 9-19 Proyección lateral en un caso de hallux rigidus. Observar los osteofitos en la cara dorsal de la cabeza del metatarsiano (*flecha*), que limitan la extensión articular.

mediante análisis de placa de fuerza en la fase de soporte tardía, que demuestra que la presión bajo la cabeza del primer metatarsiano aumenta en esta fase de la marcha (Clarke, 1980). El uso de calzado estrecho y de tacón alto puede predisponer a la persona al atrapamiento mecánico de los nervios interdigitales (con más frecuencia, el tercero) contra los ligamentos intermetatarsianos transversos, al comprimir las cabezas de los metatarsianos y generar un neuroma doloroso (Wu, 1996). El esfuerzo excesivo sobre la primera articulación metatarsofalángica puede dar origen a inflamación o a fracturas por esfuerzo, y producir dolor en los huesos sesamoideos ubicados en el tendón del flexor corto del primer ortejo.

ARTICULACIÓN INTERFALÁNGICA

El primer ortejo tiene una sola articulación interfalángica, en tanto los cuatro ortejos laterales tienen tanto una articulación interfalángica proximal como una distal. Todas estas articulaciones tienen una configuración cóncava-convexa similar y un solo grado de libertad, con un eje mediolateral que produce movimientos de dorsiflexión y flexión plantar en el plano sagital. Los ligamentos colaterales tienen una localización y una función similares a los propios de las articulaciones metatarsofalángicas. Existe información limitada sobre el arco de movimiento de estas articulaciones, pero en general la flexión es mayor que la extensión, y la articulación proximal tiene un arco de movimiento un poco mayor que la distal.

Estabilidad pasiva del tobillo y el pie

La congruencia ósea y el soporte capsular y ligamentario proveen estabilidad pasiva al tobillo y el pie. En ausencia de carga, los ligamentos laterales del tobillo proveen hasta 80% de la estabilidad anterior, y el ligamento deltoideo entre 50 y 80% de la estabilidad posterior, con una contribución de 50 a 80% de ambas series de ligamentos a la estabilidad rotacional (Watanabe y cols., 2012).

Sin embargo, bajo cargas fisiológicas, la congruencia ósea del tobillo adquiere mayor importancia (Cawley & France, 1991; Stiehl y cols., 1993; Stormont y cols., 1985; Watanabe y cols., 2012). Se ha demostrado que, al soportar una carga, la congruencia ósea del tobillo provee 30 a 60% de la estabilidad rotacional y 100% de la resistencia a la inversión-eversión (Stormont y cols., 1985; Watanabe y cols., 2012). Así, durante el soporte de peso, los ligamentos del tobillo no contribuyen a la estabilidad del mismo durante la inversión-eversión, no obstante aún puede presentarse inestabilidad rotacional. Cawley y France (1991) demostraron que la fuerza que produce la inversión y la eversión del tobillo se incrementa entre 91 y 80%, respectivamente, con la aplicación de una carga. Stiehl y cols. (1993) encontraron que la aplicación de carga sobre el tobillo generaba una disminución del arco de movimiento (en particular de la flexión plantar), disminuía la traslación anteroposterior, y también incrementaba la estabilidad contra la inversión-eversión y la rotación. En contraste con Stormont y cols. (1985), Cass y Settles (1994) realizaron escaneos con tomografía computarizada de tobillos cadavéricos a los que se aplicó carga en un aparato que no limitaba la rotación y demostraron que seguía desarrollándose una inclinación astragalina promedio de 20° en los tobillos con carga tras seccionar tanto el ligamento peroneoastragalino anterior como el peroneocalcáneo. No consideraron que las superficies articulares impidieran la inestabilidad en inversión durante la aplicación de una carga al tobillo. La mayor parte de los estudios coincide en que la aplicación de una carga al tobillo genera una mayor estabilidad como consecuencia de la congruencia ósea, en particular en la dorsiflexión.

La estabilidad de la sindesmosis entre la tibia y el peroné depende de la integridad de los dos maleolos, los ligamentos sindesmóticos y el complejo ligamentario deltoideo. Durante la dorsiflexión del tobillo, la mortaja sufre un ensanchamiento aproximado de 1 mm y el peroné, una rotación externa de 2° (Close, 1956). La migración peronea distal normal con la aplicación de carga es de 1 mm (Wang y cols., 1996). Esta migración peronea distal sirve para profundizar la mortaja del tobillo y permitir una mayor estabilidad ósea (Scranton y cols., 1976). Con la disrupción de la mortaja en una lesión por rotación externa, los ligamentos sindesmóticos y los deltoideos se rompen, el extremo distal del peroné se fractura y el astrágalo sufre desplazamiento lateral. Un estudio con tobillos cadavéricos realizado por Olgivie-Harris y cols. (1994) definió que la contribución a la resistencia del desplazamiento astragalino lateral producido por los ligamentos sindesmóticos era de 35% para el ligamento tibioperoneo anterior, 40% para el ligamento tibioperoneo posterior, 22% para el ligamento interóseo y menos de 10% para la membrana interósea.

La inversión de las articulaciones subastragalina y del tobillo es a menudo difícil de analizar por separado en la clínica. El ligamento peroneocalcáneo provee estabilidad contra los esfuerzos en inversión y torsión tanto para la articulación del tobillo como para la subastragalina. Stephens y Sammarco (1992) aplicaron un esfuerzo en inversión a tobillos cadavéricos y de manera secuencial seccionaron los ligamentos peroneoastragalino anterior y peroneocalcáneo. Encontraron que hasta 50% de la inversión observada en la clínica derivaba de la articulación subastragalina. Las estructuras que contribuyen a la estabilidad de la articulación subastragalina son el ligamento peroneocalcáneo, el ligamento cervical, el ligamento interóseo, el ligamento calcaneoastragalino lateral, el ligamento de Rouviere y el retináculo extensor (Harper, 1991).

Los ligamentos laterales del tobillo son los que se lesionan con más frecuencia y, por ello, los más estudiados. Los ligamentos peroneoastragalino anterior y peroneocalcáneo forman un ángulo de 105° entre sí (fig. 9-20). Actúan de manera sinérgica para resistir las fuerzas de inversión del tobillo. El ligamento peroneoastragalino anterior alcanza la mayor tensión en la flexión plantar, en tanto el ligamento peroneocalcáneo lo hace en la dorsiflexión del tobillo (Cawley & France, 1991; Kobayashi y cols., 2016; Nigg, 2001; Renstrom y cols., 1988). El ligamento peroneoastragalino anterior se opone así a la inversión del tobillo en la flexión plantar, y el ligamento peroneocalcáneo se resiste a la inversión del tobillo de manera primordial durante la dorsiflexión. Kobayashi y cols. (2016) demostraron que, si bien el ligamento peroneocalcáneo se encontraba bajo mayor tensión en la dorsiflexión, seguía contribuyendo a la estabilidad en inversión también en posiciones neutrales y de flexión plantar. Las funciones accesorias del ligamento peroneoastragalino anterior son la resistencia al desplazamiento anterior del astrágalo desde la mortaja, que en términos clínicos se denomina cajón anterior, y la resistencia a la rotación interna del astrágalo al interior de la mortaja (fig. 9-21). La sección del ligamento peroneoastragalino anterior genera un incremento de la rotación interna de la

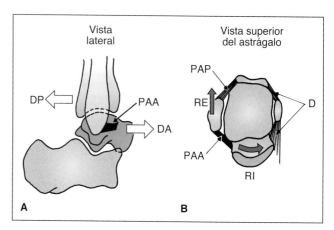

FIGURA 9-21 Función del ligamento peroneoastragalino anterior (*PAA*). **A.** El PAA limita el desplazamiento anterior (*DA*) del astrágalo o el desplazamiento posterior (*DP*) del peroné y la tibia. **B.** El PAA limita la rotación interna (*RI*) del astrágalo o la rotación externa (*RE*) del peroné. *PAP*, ligamento peroneoastragalino posterior; *D*, ligamento deltoideo.

articulación tibioperoneoastragalina (Fujii y cols., 2010). El ligamento peroneocalcáneo se extiende tanto sobre la cara lateral de la articulación del tobillo como sobre la cara lateral de la articulación subastragalina, de manera que contribuye a la estabilidad de esta última (Stephens y Sammarco, 1992). El ligamento peroneoastragalino posterior se encuentra en mayor tensión en la dorsiflexión del tobillo y actúa para limitar el desplazamiento posterior del astrágalo dentro de la mortaja, a la vez que su rotación externa (fig. 9-22; Sarrafian, 1993). Las pruebas *in vitro* de tobillos sin carga, sujetos a prueba de cajón anterior, revelaron que el ligamento peroneoastragalino anterior era el más importante en la flexión plantar, y que el ligamento peroneocalcáneo y el peroneoastragalino posterior adquirían mayor relevancia en la dorsiflexión del tobillo (Bulucu y cols., 1991).

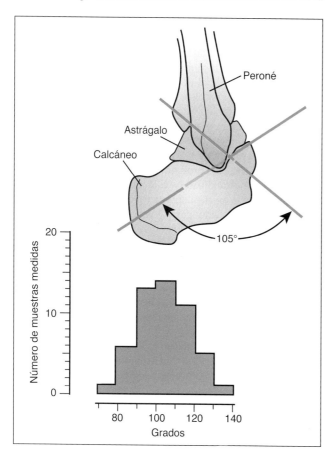

FIGURA 9-20 Ángulo promedio entre los ligamentos peroneocalcáneo y peroneoastragalino en el plano sagital. El ángulo promedio es de 105° con una variación considerable de 70 a 140° entre los sujetos sometidos a medición.

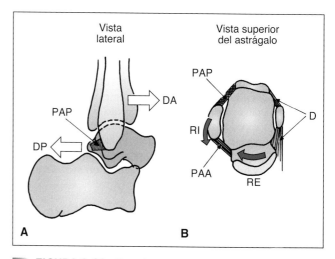

FIGURA 9-22 Función del ligamento peroneoastragalino posterior (*PAP*). **A.** El PAP limita el desplazamiento posterior (*DP*) del astrágalo o el desplazamiento anterior (*DA*) de la tibia y el peroné. **B.** El PAP limita la rotación externa (*RE*) del astrágalo o la rotación interna (*RI*) del peroné. *PAA*, ligamento peroneoastragalino anterior; *D*, ligamento deltoideo.

Desde la perspectiva clínica, el ligamento del tobillo que se esguinza con más frecuencia es el peroneoastragalino anterior, seguido por el peroneocalcáneo. Estas lesiones por lo regular ocurren como consecuencia del aterrizaje o la caída sobre el tobillo en flexión plantar e inversión (caso de estudio 9-1). Sin embargo, existe cierta evidencia de que no todos los esguinces ocurren en una posición de flexión plantar. Un análisis con video de la lesión del ligamento peroneoastragalino anterior demostró que el tobillo se encontraba en una posición de inversión, aducción y dorsiflexión (más que flexión plantar) al ocurrir el esguince (Fong y cols., 2009).

Attarian y cols. (1985) estudiaron la resistencia de los ligamentos del tobillo al aplicar cargas a ligamentos cadavéricos hasta la falla y encontraron los límites de resistencia de las distintas estructuras. Del más débil al más fuerte, son el peroneoastragalino anterior (139 N), el peroneoastragalino posterior (261 N), el peroneocalcáneo (346 N) y el deltoides (714 N). De este modo, la incidencia de lesión ligamentaria en el tobillo tiende a corresponder tanto al mecanismo de lesión como a la resistencia ligamentaria.

Si bien la recuperación de un esguince de tobillo típico ocurre tras algunas semanas, a menudo es incompleta, con una tasa de recurrencia de 73%, 59% de discapacidad y síntomas residuales (Yeung y cols., 1994). La inestabilidad funcional del tobillo se ha correlacionado con un incremento de los tiempos de estabilización tras aterrizar a partir de un salto (Ross & Guskiewicz, 2004).

CASO DE ESTUDIO 9-1

Esguince del tobillo

Una jugadora de basquetbol acude con una lesión derivada de una caída sobre el tobillo en flexión plantar e inversión durante un juego (figura del caso de estudio 9-1).

Una carga alta anómala aunada a la velocidad elevada de aplicación de la carga produce la lesión. El esguince que se produce por un esfuerzo intenso (carga por unidad de área) en flexión plantar e inversión afecta con más frecuencia al ligamento peroneoastragalino anterior (carga hasta la falla, ~139 N). El esguince de este ligamento puede causar inestabilidad lateral de la articulación del tobillo, un desplazamiento astragalino anterior anómalo a partir de la mortaja, y disminución de la resistencia a la rotación interna del astrágalo dentro de la mortaja.

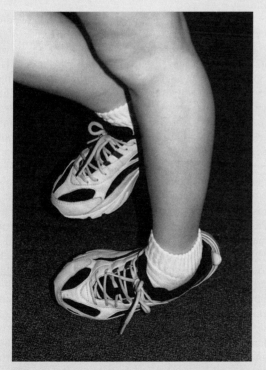

Figura del caso de estudio 9-1

Control muscular del tobillo y el pie

El pie y el tobillo están bajo el control de 12 músculos extrínsecos y 19 intrínsecos (el músculo plantar se excluye, ya que por lo general no contribuye al control muscular del pie o el tobillo). Los músculos extrínsecos son los más fuertes y los más importantes para proveer un control activo durante la marcha. De acuerdo con el principio de Fick, la resistencia de un músculo es proporcional a su área transversal (Fick, 1911). En concordancia, Silver y cols. (1985) pesaron y midieron la longitud de las fibras musculares para determinar la resistencia relativa de los músculos que actuaban sobre el pie y el tobillo (tabla 9-1).

Los músculos de la pierna se activan en un patrón durante la marcha normal, para asegurar una transferencia eficiente de

TABLA 9-1	Resistencias relativas (% de la resistencia total) de los músculos que actúan sobre el pie y el tobillo	
Porcentaje de resistencia de flexores plantares	**Porcentaje de resistencia de flexores dorsales**
Sóleo, 29.9	Tibial posterior, 5.6
Gastrocnemio, 13.7	Extensor largo de los ortejos, 1.7
Flexor largo del primer ortejo, 3.6	Extensor largo del primer ortejo, 1.2
Flexor largo de los ortejos, 1.8	Peroneo anterior, 0.9
Inversores	**Eversores**
Tibial posterior, 6.4	Peroneo largo, 5.5
	Peroneo corto, 2.6

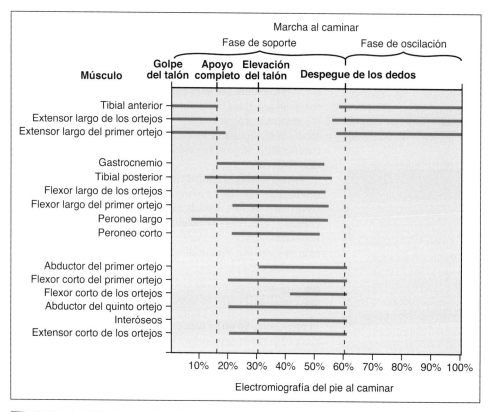

FIGURA 9-23 Electromiografía de la musculatura del pie y el tobillo durante un ciclo de marcha normal (golpe de talón a golpe de talón).

la fuerza muscular al suelo y un avance controlado del peso corporal a lo largo del eje de progresión (fig. 9-23). El momento que produce cada unidad miotendinosa puede predecirse por su relación con los ejes del tobillo y subastragalinos (fig. 9-24).

Los músculos sóleo y gastrocnemio se combinan para formar el tendón de Aquiles, que se inserta en la región posteromedial del calcáneo y es el flexor plantar más fuerte del tobillo. La activación de los flexores plantares del tobillo durante el soporte medio sirve para hacer más lento el movimiento de avance de la tibia por encima del pie. Un modelo matemático predijo que las fuerzas máximas del tendón de Aquiles serían de 5.3 a 10 veces el peso corporal al correr (Burdett, 1982).

El dorsiflexor más potente del tobillo es el tibial anterior, que provee un control excéntrico durante la fase de soporte, desde el golpe del talón hasta el apoyo completo para impedir el rebote del pie. Durante la fase de oscilación, los dorsiflexores del tobillo permiten que el pie libre el suelo.

El inversor más fuerte del pie y el tobillo es el músculo tibial posterior. Actúa para supinar el retropié durante el soporte medio y el tardío, de manera que contribuye a una mayor estabilidad durante el despegue de los dedos. El tibial posterior da soporte dinámico al arco longitudinal medial (Kitaoka y cols., 1997). La pérdida de este músculo da origen a un pie plano adquirido, con abatimiento del arco, abducción del antepié y eversión del talón (fig. 9-25; caso de estudio 9-2). Las personas con disfunción del tendón del tibial posterior suelen ser incapaces de invertir de forma activa el talón para formar una plataforma rígida que sostenga su peso al tiempo que tratan de pararse de puntas con un solo pie.

Los principales eversores del pie y el tobillo son el peroneo largo y el corto. El peroneo largo se inserta en la base del primer metatarsiano y el cuneiforme medial, y actúa para deprimir (flexión plantar) la cabeza del metatarsiano a la altura de la articulación metatarsofalángica, de manera que genera una flexión plantar efectiva del primer rayo y provee estabilidad a la columna medial del pie y el arco longitudinal (Johnson & Christensen, 1999). La lesión o la parálisis de este músculo puede permitir la elevación de la cabeza del primer metatarsiano y disminuir las cargas que soporta ese hueso, lo que puede llevar al desarrollo de un juanete dorsal. El peroneo corto es un eversor más efectivo que el peroneo largo (Hintermann & Nigg, 1995; Otis y cols., 2004) y estabiliza la región lateral del antepié al oponerse a las fuerzas de inversión que se presentan durante el soporte terminal. La pérdida de la potencia del músculo peroneo puede generar una deformidad en varo del retropié (Sammarco, 1995).

Los músculos intrínsecos son los más activos durante el soporte tardío y se piensa que ayudan a estabilizar el antepié y el arco longitudinal durante el despegue de los dedos. Un desequilibrio entre los músculos intrínsecos y extrínsecos determina deformidades de los ortejos, como dedos en martillo, en garra o en mazo. Si bien la contribución de los músculos intrínsecos del pie durante el soporte tardío se ha reconocido por mucho tiempo (Mann & Inman, 1964), se ha demostrado que también proveen un soporte activo al arco longitudinal durante la fase estática, toda

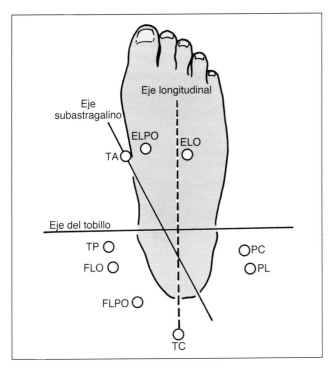

FIGURA 9-24. Eje subastragalino y del tobillo en relación con los músculos extrínsecos. *ELO*, extensor largo de los ortejos; *ELPO*, extensor largo del primer ortejo; *FLO*, flexor largo de los ortejos; *FLPO*, flexor largo del primer ortejo; *PC*, peroneo corto; *PL*, peroneo largo; *TA*, tibial anterior; *TC*, tendón calcáneo; *TP*, tibial posterior.

vez que la fatiga inducida o el bloqueo neural de estos músculos produce disminución de la altura del arco (Fiolkowski y cols., 2003; Headlee y cols., 2008).

Tanto los músculos intrínsecos como los extrínsecos median el control posicional del primer ortejo. Un corte transversal de la falange proximal muestra la posición relativa de los flexores, los

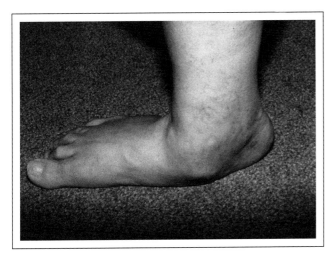

FIGURA 9-25 Pérdida del arco longitudinal medial en un pie plano adquirido del adulto, secundario a una deficiencia del tendón del tibial posterior.

CASO DE ESTUDIO 9-2

Disfunción del tendón del tibial posterior

Un hombre de 35 años de edad acude refiriendo dolor en la cara lateral del tobillo, no obstante niega antecedente de traumatismo. La exploración de la alineación del pie en pedestación revela colapso del arco medial, talón en valgo y abducción del antepié. Cuando se le pide que se pare de puntas sobre una sola extremidad, el talón no se invierte y el paciente no puede elevarse por completo sobre el antepié. Describe que en fecha reciente identificó la presencia de dolor y fatiga al caminar, y considera que camina utilizando la parte interior del tobillo. La inversión del pie a partir de la flexión plantar es débil. El paciente sufre disfunción del tendón del tibial posterior, trastorno que con frecuencia produce caída del arco medial y dolor lateral en el tobillo por una compresión excesiva (fig. 9-25; Geideman & Johnson, 2000).

extensores, los abductores y los aductores (fig. 9-26). Los sesamoideos tibiales y peroneos se ubican al interior de los tendones de los dedos del músculo flexor corto del primer ortejo, por debajo de la cabeza del primer metatarsiano. De manera similar a la rótula, incrementan la longitud del brazo de palanca del músculo flexor corto del primer ortejo y permiten la generación de un mayor torque en flexión en la primera articulación metatarsofalángica al alejar al tendón del centro de la articulación. También actúan para transferir las cargas del suelo a la cabeza del primer metatarsiano.

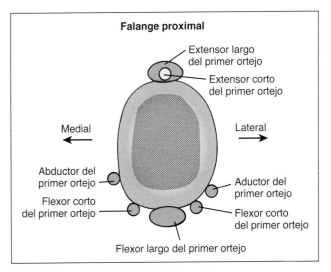

FIGURA 9-26 Diagrama de un corte transversal de la falange proximal del primer ortejo en que se aprecian las posiciones normales de los distintos tendones respecto al hueso.

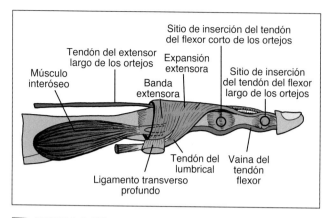

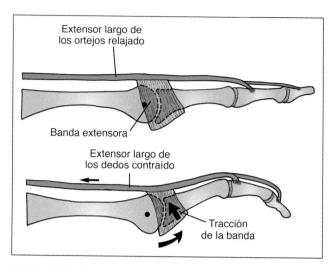

FIGURA 9-27 Vista lateral del quinto ortejo, en que se ilustra la expansión extensora con los músculos y los ligamentos que la forman.

FIGURA 9-29 Diagrama lateral que muestra la acción de la banda extensora. Cuando el extensor largo de los ortejos se contrae (**abajo**), la falange proximal se eleva hacia la extensión por medio de las bandas sagitales.

En los ortejos, los músculos extrínsecos e intrínsecos contribuyen a la expansión extensora, que controla el movimiento de las articulaciones metatarsofalángicas e interfalángicas (fig. 9-27).

Los lumbricales y los interóseos son los contribuyentes intrínsecos principales a la expansión extensora. Los músculos intrínsecos actúan para flexionar las articulaciones metatarsofalángicas y extender las interfalángicas (fig. 9-28). Los extensores extrínsecos de los ortejos extienden la articulación metatarsofalángica por medio de la acción de las bandas sagitales al elevar las falanges proximales hacia la extensión (fig. 9-29). El flexor corto de los ortejos es el flexor principal de la articulación interfalángica proximal. El flexor largo de los ortejos es el flexor principal de la articulación interfalángica distal.

Alineación del pie en la pedestación

La posición del pie durante la pedestación estática varía de una persona a otra, y puede describirse con base en el grado relativo de pronación o supinación observado en el retropié. Un pie supinado, o cavo, muestra supinación del retropié y una elevación asociada del arco longitudinal medial. Un pie con pronación

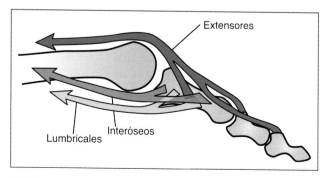

FIGURA 9-28 Músculos intrínsecos (interóseos y lumbricales) que actúan para flexionar la articulación metatarsofalángica y extender las articulaciones interfalángicas.

excesiva, o plano, muestra pronación del retropié y un aplanamiento característico del arco longitudinal. Es importante que lo más usual sea que el retropié adopte una posición un tanto prona en la pedestación normal por efecto del varo natural de la tibia (Astrom & Arvidson, 1995). Si bien se ha recurrido a distintas medidas clínicas para evaluar la altura del arco y la alineación del retropié, el índice postural del pie (IPP) provee una medida más global de la alineación del pie en pedestación. Seis escalas independientes, que incluyen la palpación de la cabeza del astrágalo, las curvas proximales y distales de los maleolos, el ángulo calcáneo, la prominencia astragalonavicular, la congruencia del arco, y la aducción-abducción del antepié, se califican entre −2 y +2 para describir una alineación en mayor supinación o pronación, respectivamente. La sumatoria de estas calificaciones provee una medida general de la postura del pie en pedestación de entre −12 y +12. Amplias series de datos normativos han demostrado que la calificación IPP promedio es de +4 (Redmond y cols., 2008), lo que coincide con una alineación en pronación leve respecto a la neutral.

La alineación del pie y la altura del arco se han relacionado con distintos trastornos musculoesqueléticos. En general, se ha demostrado que la postura del pie guarda cierta relación con el dolor y la lesión musculoesqueléticos; sin embargo, esta asociación no es fuerte (Tong & Kong, 2013). Un pie en pronación excesiva se relaciona con dolor patelofemoral y síndrome de tensión tibial medial (Neal y cols., 2014), hallux valgus y deformaciones menores de los dedos (Hagedorn y cols., 2013), así como dolor en el arco y en todo el pie (Menz y cols., 2013). Un pie de tipo cavo se ha relacionado con presiones plantares más altas y una mayor incidencia de dolor podálico (Burns y cols., 2005), dolor en el tobillo y también algunas fracturas por esfuerzo en las extremidades inferiores (Matheson y cols., 1987), quizá por una estructura más rígida y una menor capacidad para absorber las fuerzas de reacción de tierra.

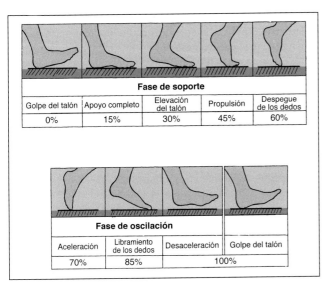

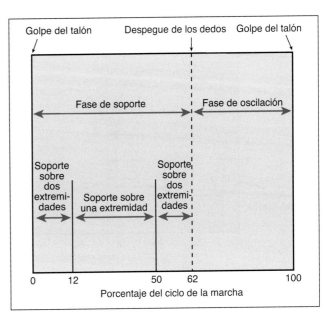

FIGURA 9-30 En el ciclo de la marcha normal, 62% del tiempo se invierte en la fase de soporte y 38% en la de oscilación.

FIGURA 9-31 La fase de soporte está integrada por dos periodos de soporte sobre dos extremidades y un periodo de soporte sobre una extremidad.

Movimiento del pie y el tobillo durante la marcha

El ciclo de la marcha consiste en una fase de soporte y una de oscilación. La fase de soporte abarca 62% del ciclo de la marcha, en tanto la de oscilación constituye 38%. Esta fase se subdivide en golpe del talón, apoyo completo, elevación del talón, propulsión y despegue de los dedos. La fase de oscilación se divide en aceleración, libramiento de los dedos y desaceleración (fig. 9-30). La

parte de la fase de soporte en que ambos pies se encuentran en el piso se denomina soporte con dos extremidades, y corresponde a 12% tanto inicial como final de la fase de soporte (fig. 9-31). Los hombres normales tienen una velocidad de marcha promedio de 82 m/min y 58 golpes de talón por minuto (Waters y cols., 1978). La carrera se define como la velocidad a la que desaparece el soporte con dos extremidades (fase de vuelo) y de manera característica ocurre con velocidades que exceden 201 m/min (fig. 9-32).

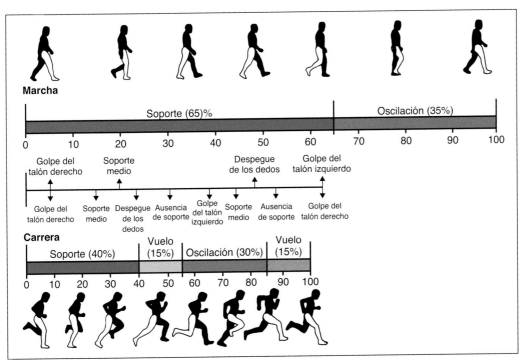

FIGURA 9-32 Comparación de los ciclos de marcha y carrera. En el ciclo de carrera la fase de soporte disminuye, la fase de oscilación se prolonga, el soporte con dos extremidades desaparece y se desarrolla una fase de ausencia de soporte, o vuelo.

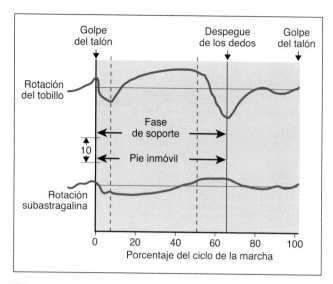

FIGURA 9-33 Movimiento del tobillo y rotación subastragalina durante la marcha normal. La eversión subastragalina máxima ocurre durante el apoyo completo en la fase de soporte temprana. La inversión subastragalina máxima ocurre al momento del despegue de los dedos.

Al caminar con normalidad, toda la extremidad inferior (lo que incluye la pelvis, el fémur y la tibia) sufre rotación interna durante 15% inicial de la fase de soporte. Desde la fase de golpe del talón hasta el apoyo completo, el retropié prona para absorber el impacto; el arco longitudinal se aplana y el antepié se vuelve más flexible para adaptarse a las irregularidades de la superficie. La articulación subastragalina prona, en parte debido a que el punto de contacto del talón se encuentra en una posición lateral al centro del eje articular, de manera que se produce un momento de pronación sobre la articulación subastragalina. A la mitad de la fase de soporte y durante la propulsión, toda la extremidad inferior comienza a tener un movimiento inverso con rotación externa al tiempo que la articulación subastragalina sufre supinación (fig. 9-33). De manera tradicional, se consideraba que este periodo de supinación producía una rigidez en el pie que podía actuar como palanca para la propulsión; sin embargo, investigación biomecánica reciente demostró que el mediopié no se "bloquea" durante esta fase, sino que permanece muy móvil al tiempo que se desplaza de manera continua hacia una posición de supinación extrema (Phan y cols., 2019). Durante la supinación que ocurre en la fase de soporte tardía, la primera articulación metatarsofalángica se extiende, lo que coloca en tensión a la fascia plantar y contribuye a la elevación del arco longitudinal medial. La tensión en la fascia plantar alcanza su máximo al completarse 80% de la fase de soporte (Erdemir y cols., 2004). La movilidad evidente durante la fase de soporte tardía sugiere que el pie tiene una función más dinámica que la palanca rígida que se proponía antes, lo que implica el almacenamiento y uso de energía elástica y fuerzas musculares para contribuir a una propulsión eficiente (McDonald y cols., 2016).

El patrón de movimiento normal del tobillo se ha estudiado en forma extensa (Lamoreux, 1971; Murray y cols., 1964; Stauffer y cols., 1977; Wright y cols., 1964). En el momento del golpe del talón, el tobillo está en flexión plantar leve. La flexión plan-

tar aumenta hasta el apoyo completo, pero el movimiento se invierte con rapidez a la dorsiflexión durante el soporte medio, al tiempo que el cuerpo pasa por encima el pie. El movimiento regresa entonces a la flexión plantar en el momento del despegue de los dedos. El tobillo sufre de nuevo dorsiflexión a la mitad de la fase de oscilación y cambia a una flexión plantar ligera al momento del golpe del talón. El movimiento del tobillo durante la marcha normal tiene en promedio una dorsiflexión de 10.2° y una flexión plantar de 14.2°, con un movimiento total de 25°. La dorsiflexión máxima ocurre al alcanzarse 70% de la fase de soporte, y la flexión plantar máxima se verifica en el momento del despegue de los dedos (Stauffer y cols., 1977). La pronación de la articulación subastragalina se mantiene desde el golpe del talón hasta el apoyo completo (de 2° de supinación a 2° de pronación), e invierte su dirección al alcanzarse cerca de 35% del ciclo de la marcha al tiempo que se desplaza hacia la supinación, para alcanzar una supinación máxima de 6° justo antes del despegue de los dedos (Fujii y cols., 2005).

La pronación del talón va acompañada de la rotación interna de la tibia, en tanto la inversión va acoplada a la rotación externa de la misma. Sin embargo, existe cierta evidencia que sugiere que estos movimientos carecen de una relación rígida al caminar, toda vez que el talón se evierte durante gran parte de la fase de soporte al tiempo que la tibia rota en dirección externa (Pohl y cols., 2007). En contraste, al correr existe un vínculo temporal más directo de la eversión del retropié y la rotación interna de la tibia.

El acoplamiento del movimiento del tobillo con el de la cadera y la rodilla se comprende incluso menos. Dos estudios biomecánicos demostraron que pararse sobre una superficie con inclinación lateral determina un incremento de la pronación, la aducción de la cadera y la rotación interna (Pappas & Hagins, 2008), en tanto aterrizar sobre una superficie con inclinación lateral causa un incremento del valgo y la flexión de la rodilla, sin cambios significativos del movimiento del tobillo (Hagins y cols., 2007).

Durante la fase de soporte tardía se presenta una rotación externa de toda la extremidad inferior. A esto contribuyen las fuerzas que provee la oscilación de la pierna opuesta y la oblicuidad del quiebre metatarsiano (fig. 9-34). Este quiebre es un eje oblicuo de 50 a 70° respecto al eje longitudinal del pie, que forman los centros de rotación de las articulaciones metatarsofalángicas. Con la propulsión, el pie y la extremidad inferior rotan en dirección externa respecto al plano sagital por efecto de este eje oblicuo.

Acción muscular durante la marcha

Los movimientos del pie y el tobillo durante el ciclo de la marcha ocurren como consecuencia de las limitaciones pasivas de las articulaciones y los ligamentos, y de la contracción activa de los músculos (figs. 9-23 y 9-35). Al momento del golpe del talón, la musculatura pretibial sufre una contracción excéntrica para reducir la velocidad del descenso del antepié e impedir el rebote del pie. En el soporte medio, la musculatura de la pantorrilla se contrae para controlar el desplazamiento anterior del cuerpo por encima del pie. Los músculos intrínsecos del pie se contraen desde el soporte medio hasta el despegue de los dedos para facilitar la estabilización del antepié. El despegue de los dedos es, ante

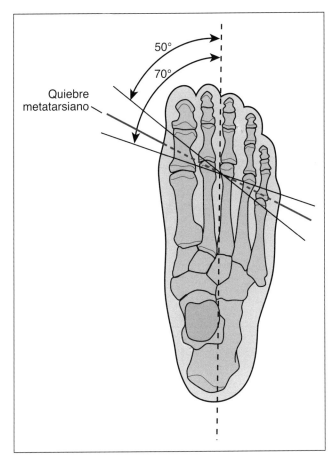

FIGURA 9-34 La orientación del quiebre metatarsiano (vista superior), una generalización de los centros instantáneos de rotación de las cinco articulaciones metatarsofalángicas, respecto al eje longitudinal del pie puede variar desde 50 hasta 70° de una persona a otra.

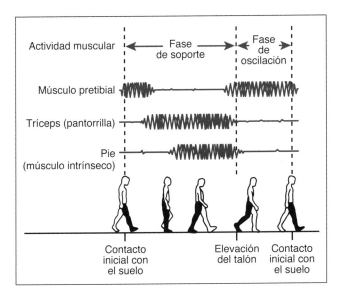

FIGURA 9-35 Esquema de la actividad física de los músculos de la pierna y el pie durante la marcha normal.

todo, un evento pasivo. La musculatura pretibial se contrae de nuevo durante la fase de oscilación, para asegurar que el pie libre el piso mientras avanza.

Cinética de la articulación del tobillo

Las fuerzas de reacción en la articulación del tobillo durante la marcha son iguales o superiores a las de la cadera o la rodilla. Los análisis estáticos y dinámicos siguientes dan una estimación de la magnitud de las fuerzas de reacción que actúan en la articulación del tobillo durante la pedestación, al caminar y al correr.

ESTÁTICA

En un análisis estático de las fuerzas que actúan sobre la articulación del tobillo, la magnitud de la fuerza producida por la contracción del gastrocnemio y el sóleo por medio del tendón de Aquiles y, en consecuencia, la magnitud de la fuerza de reacción articular, pueden calcularse mediante el uso de un diagrama de cuerpo libre. En el ejemplo siguiente, se calculan la fuerza muscular que se transmite por el tendón de Aquiles y la fuerza de reacción en la articulación del tobillo para una persona que se mantiene parada de puntas sobre una extremidad. En este ejemplo, el pie se considera un cuerpo libre con tres fuerzas coplanares principales que actúan sobre él: la fuerza de reacción de tierra (W), la fuerza muscular que pasa por el tendón de Aquiles (A) y la fuerza de reacción articular sobre el domo del astrágalo (J; recuadro de cálculo 9-1).

La fuerza de reacción de tierra (que equivale al peso corporal) se aplica por debajo del antepié y se orienta en dirección superior y vertical. La fuerza del tendón de Aquiles tiene una magnitud desconocida, pero se conocen su punto de aplicación (el punto de inserción en el calcáneo) y su dirección (a lo largo del tendón de Aquiles). La fuerza de reacción articular tiene un punto de aplicación conocido en el domo del astrágalo, pero se desconocen la magnitud y la línea de dirección. La magnitud de A y J puede derivarse al designar las fuerzas en un diagrama de cuerpo libre e integrar un triángulo de fuerzas. No resulta sorprendente que se detecte que estas fuerzas son bastante intensas. La fuerza reactiva articular corresponde a casi 2.1 veces el peso corporal, y la fuerza del tendón de Aquiles se aproxima a 1.2 veces el peso corporal. La gran fuerza que se requiere para elevarse hasta las puntillas explica la razón por la que una persona con debilidad en el gastrocnemio y el sóleo pudiera tener dificultad para realizar el ejercicio 10 veces en sucesión rápida. La magnitud de la fuerza de reacción articular en el tobillo explica la razón por la que un paciente con artritis degenerativa en esta articulación experimenta dolor al ponerse de puntillas.

Un estudio *in vitro* realizado por Wang y cols. (1996) encontró que el peroné transmite 17% de la carga en la extremidad inferior. Con el tobillo colocado en varo o en flexión plantar, la carga del peroné disminuía. Con el tobillo en valgo o en dorsiflexión, la transmisión de carga por el peroné aumentaba. Al cortar los ligamentos sindesmóticos distales, disminuía la transmisión de la carga por el peroné y se incrementaba la migración distal de este hueso. El corte de la membrana interósea no tuvo efecto sobre

RECUADRO DE CÁLCULO 9-1

Diagrama de cuerpo libre del pie

A. En un diagrama de cuerpo libre del pie que incluye al astrágalo, las líneas de aplicación para W y A se extienden hasta que se intersectan (punto de intersección). La línea de aplicación de J (*línea discontinua*) se determina al conectar su punto de aplicación, el punto de contacto tibioastragalino, y el punto de intersección de W y A (figura 1 del recuadro de cálculo 9-1). **B.** Se construye un triángulo de fuerzas. La fuerza A corresponde a 1.2 veces el peso corporal y la J es de 2.1 veces el peso corporal (figura 2 del recuadro de cálculo 9-1).

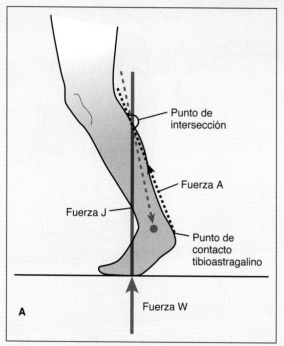

Figura 1 del recuadro de cálculo 9-1

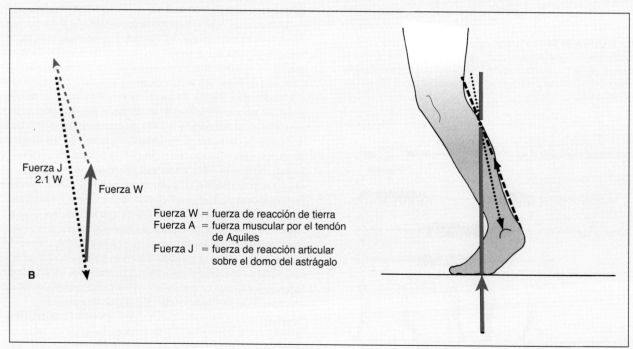

Fuerza W = fuerza de reacción de tierra
Fuerza A = fuerza muscular por el tendón de Aquiles
Fuerza J = fuerza de reacción articular sobre el domo del astrágalo

Figura 2 del recuadro de cálculo 9-1

la transmisión de la carga por el peroné. Los ligamentos distales de las sindesmosis son importantes para impedir la migración distal del peroné y mantener la carga en ese hueso.

DISTRIBUCIÓN DE LA CARGA

El tobillo tiene un área de superficie de soporte de carga más bien amplia, de 11 a 13 cm², lo que permite que existan esfuerzos más bajos en esta articulación que en la rodilla o la cadera (Stauffer y cols., 1977). La distribución de la carga sobre el astrágalo la determinan la posición del tobillo y la integridad ligamentaria. Durante el soporte de peso, 77 a 90% de la carga se transmite por la cara articular tibial distal hacia el domo del astrágalo, y el resto por las facetas astragalinas medial y lateral (Calhoun y cols., 1994). Al tiempo que el tobillo cargado se desplaza a la inversión, la faceta astragalina medial recibe una mayor carga. La eversión del tobillo incrementa la carga sobre la faceta astragalina lateral. Cuando se pasa de la flexión plantar a la dorsiflexión, el centroide del área de contacto se desplaza de un sitio posterior a uno anterior, en tanto al pasar de la inversión a la eversión el centroide se mueve de la región medial a la lateral. El contacto astragalino total alcanzó el máximo, y la presión alta promedio, el mínimo, con la dorsiflexión del tobillo (Calhoun y cols., 1994; fig. 9-36). Durante la marcha, la mayor área de contacto se desarrolla a la mitad de la fase de soporte, siendo evidente un área de contacto menor en el momento del golpe del talón y el despegue de los dedos (Wan y cols., 2006).

La distribución de la carga astragalina también depende de las fuerzas ligamentarias. La sección del fascículo tibiocalcáneo del ligamento deltoideo superficial en un modelo cadavérico con carga tuvo como consecuencia una disminución de 43% del área de contacto astragalina, un aumento de 30% de las presiones máximas y un desplazamiento lateral de 4 mm del centroide (Earll y cols., 1996).

DINÁMICA

Los estudios de dinámica de la articulación del tobillo son necesarios para apreciar las fuerzas que actúan sobre la articulación normal al caminar y correr. Stauffer y cols. (1977) encontraron

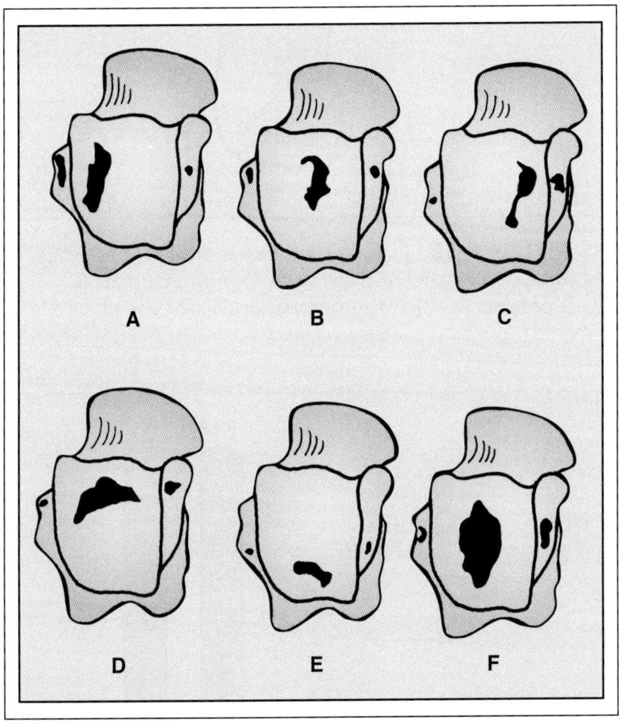

FIGURA 9-36 Representación esquemática de las impresiones correspondientes a las áreas de contacto de alta presión sobre el astrágalo izquierdo, en una película sensible a la presión. **A.** Carga de 490 N en eversión; obsérvese el desplazamiento lateral del área de contacto astragalina. **B.** Carga de 490 N en posición neutral. **C.** Carga de 490 N en inversión; obsérvese el desplazamiento medial del área de contacto astragalina. **D.** Carga de 490 N con 10° de dorsiflexión; obsérvese el desplazamiento anterior del área de contacto astragalina y un aumento de su superficie. **E.** Carga de 490 N con una flexión plantar de 30°; obsérvese el desplazamiento posterior de la área de contacto astragalina. **F.** Carga de 980 N en posición neutral; obsérvese el crecimiento del área de contacto astragalina con el incremento de la carga.

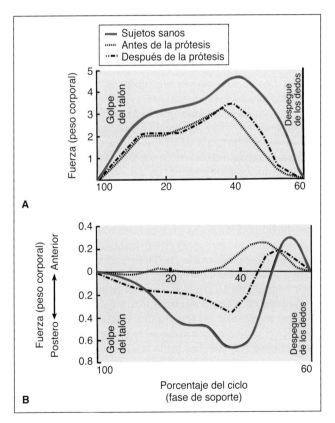

FIGURA 9-37 A. Componente compresivo de la fuerza de reacción articular del tobillo expresado en múltiplos de peso corporal durante la fase de soporte de la marcha normal en cinco personas sanas, y en nueve pacientes con enfermedad articular antes y después de un remplazo del tobillo. **B.** Componente de cizallamiento anterior y posterior que se produjo en el tobillo durante la fase de soporte de la marcha en los mismos sujetos. Reimpresa con autorización de Stauffer, R. N., Chao, E. Y. S., Brewster, R. C. (1977). Force and motion analysis of the normal, diseased and prosthetic ankle joint. *Clin Orthop*, *127*, 189.

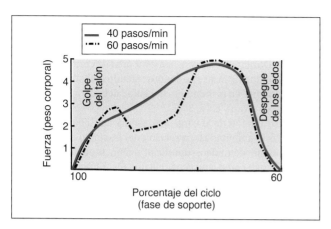

FIGURA 9-38 Fuerza de reacción articular del tobillo expresada en múltiplos de peso corporal en un tobillo normal durante la fase de soporte de la marcha a dos velocidades. Con una cadencia más rápida se observaron dos picos de tres a cinco veces el peso corporal, uno en el soporte temprano y otro en la fase de soporte tardía. Con una cadencia más lenta, solo se alcanzó un pico de fuerza de alrededor de cinco veces el peso corporal durante la fase de soporte tardía. Reimpresa con autorización de Stauffer, R. N., Chao, E. Y. S., Brewster, R. C. (1977). Force and motion analysis of the normal, diseased and prosthetic ankle joint. *Clin Orthop, 127*, 189.

que las fuerzas compresivas principales en el tobillo normal durante la marcha se producen por la contracción del gastrocnemio y el sóleo. La musculatura pretibial produce fuerzas de compresión leves en la fase de soporte inicial, inferiores a 20% del peso corporal. Una fuerza de compresión de cinco veces el peso corporal se produjo en la fase de soporte tardía por la contracción de la musculatura posterior de la pantorrilla (fig. 9-37A). La fuerza de cizallamiento alcanza un valor máximo de 0.8 veces el peso corporal durante la elevación del tobillo (fig. 9-37B). Procter y Paul (1982) también midieron las fuerzas de compresión en el tobillo durante la marcha y encontraron que las fuerzas máximas equivalían a cuatro veces el peso corporal. En contraste con el trabajo de Stauffer y cols. (1977), identificaron fuerzas compresivas sustanciales equivalentes al peso corporal producidas por la contracción del grupo muscular tibial anterior.

El patrón de la fuerza reactiva articular del tobillo al caminar difiere al modificarse la cadencia (fig. 9-38). Con una cadencia más rápida, el patrón mostró dos picos de fuerza de tres a cinco veces el peso corporal, una en la fase de soporte temprano y otra en la de soporte tardío. Con una cadencia más lenta, solo se alcanzó un pico de fuerza cercano a cinco veces el peso corporal durante la fase de soporte tardío (Stauffer y cols., 1977). Durante la carrera, las fuerzas localizadas en el tobillo pueden ser hasta 13 veces el peso corporal (Burdett, 1982).

Cinética del pie

La magnitud de las cargas experimentadas por el pie es impresionante. Las fuerzas verticales máximas alcanzan 120% del peso corporal al caminar y se aproximan a 275% al correr. Manter (1941) midió las cargas compresivas durante la aplicación de

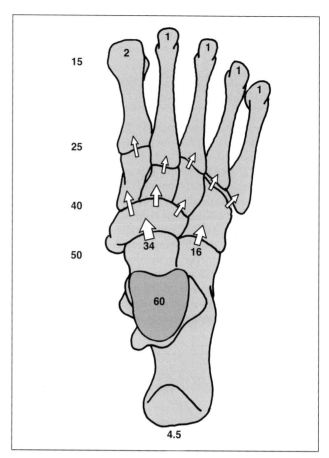

FIGURA 9-39 Fuerzas compresivas en el pie tras aplicar una carga de 30 kg sobre el astrágalo. La mayor parte de la fuerza pasa por la articulación astragalonavicular y se dirige a los primeros tres metatarsianos.

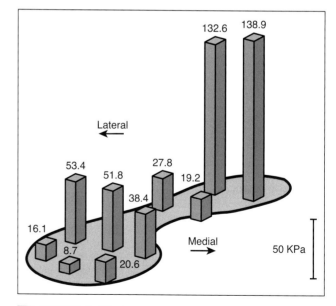

FIGURA 9-40 Presiones pico regionales promedio durante la pedestación, cuantificadas en kilopascales (kPa). La proporción entre las presiones pico en el retropié y en el antepié es cercana a 2.6:1.

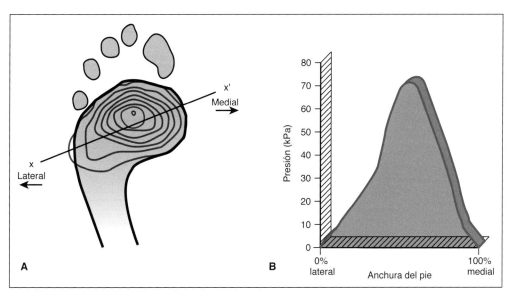

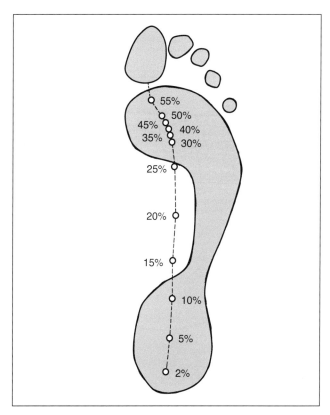

FIGURA 9-41 Distribución de la presión en la cabeza de los metatarsianos en la pedestación. **A.** Se traza una línea (xx') en la gráfica de contorno, entre las ubicaciones aproximadas de las cabezas del primer y el quinto metatarsianos. **B.** Distribución de la presión a lo largo de la línea de las cabezas de los metatarsianos (xx'), que revela que la presión máxima se localiza bajo la cabeza del segundo metatarsiano.

una carga estática en pies cadavéricos para determinar la distribución de las fuerzas en las articulaciones del pie (fig. 9-39). La parte más alta del arco longitudinal, las articulaciones astragalonavicular y cuneonavicular, soporta la mayor parte de la carga que pasa por las articulaciones del tarso. La columna medial del pie, integrada por el astrágalo, el navicular, los cuneiformes y el primer al tercer metatarsianos, soporta la mayor parte de la carga. La columna lateral, constituida por la articulación calcaneocuboidea y los dos metatarsianos laterales, transmite la menor carga.

La distribución de las cargas bajo el pie durante la fase de soporte ha sido tema de investigación intensa durante la última mitad del siglo. Estudios de presión plantar realizados por Cavanagh y cols. (1987) con sujetos descalzos en pedestación determinaron que la distribución de la carga en el pie es la siguiente: talón, 60%; mediopié, 8%; antepié, 28%; ortejos, 4%. Las presiones máximas bajo el talón son 2.6 veces superiores a aquellas en el antepié (fig. 9-40). Las presiones máximas en el antepié se desarrollan bajo la cabeza del segundo metatarsiano (fig. 9-41).

La dinámica de la marcha ejerce la mayor influencia sobre la presión plantar al caminar (Cavanagh cols., 1997). Hutton y cols. (1973) estudiaron la progresión del centro de presión a lo largo de la planta del pie durante la marcha (fig. 9-42). Al caminar con los pies descalzos, el centro de presión se ubica al inicio en la región central del talón y se acelera con rapidez para pasar por el mediopié y llegar al antepié, donde su velocidad disminuye. Las presiones máximas en el antepié se alcanzan al completarse 80% de la fase de soporte y se concentran bajo el segundo metatarsiano. En el momento del despegue de los dedos el centro de presión se ubica bajo el primer ortejo. Las cabezas de los metatarsianos se encuentran en contacto con el suelo durante por lo menos 50% de la fase de soporte. La distribución de la presión plantar recibe influencia de las variaciones de la morfología y las características estructurales del pie, entre otros factores (Morag

FIGURA 9-42 La progresión del centro de presión a lo largo de la planta del pie durante la marcha normal se señala con una *línea discontinua*. Cada punto sobre la planta corresponde a un porcentaje del ciclo de la marcha. Nótese la progresión rápida a lo largo del talón y el mediopié hasta llegar al antepié, donde se invierte la mayor parte de la fase de soporte. A continuación, avanza con rapidez a lo largo de la cara plantar del primer ortejo.

& Cavanagh, 1999). Por ejemplo, un pie con un arco más alto y supinado mostrará una excursión mayor y más lateral del centro de presión, así como una presión máxima superior en la región lateral del pie, en comparación con un pie más prono y plano (Chuckpaiwong y cols., 2008; Wong y cols., 2008).

La distribución de las presiones plantares se modifica con el uso de calzado, que reduce la presión pico en el talón al generar una distribución más homogénea de la presión bajo el mismo. Al utilizar zapatos, la distribución de la carga en el antepié se desplaza en dirección medial, con una presión máxima bajo las cabezas del primer y el segundo metatarsianos. Las presiones bajo los ortejos también aumentan con el uso de calzado (Soames, 1985).

La distribución de la presión plantar al correr identificó dos tipos de corredores con base en su primer punto de contacto con el suelo: golpe con el retropié y golpe con el mediopié (fig. 9-43). Quienes golpean con el retropié hacen un contacto inicial con el suelo con el tercio posterior del calzado. El contacto inicial de quienes golpean con el mediopié se verifica en el tercio medio del calzado. En ambos grupos el primer contacto se ubica a lo largo del borde lateral del pie. La presión pico no difiere entre ambos tipos de corredores. El centro de presión se localiza en el extremo 20 a 40% distal del calzado en los dos grupos durante la mayor parte del tiempo de contacto, lo que indica que casi todo este proceso transcurre en el antepié (Cavanagh y cols., 1987).

Al caminar y correr actúan varias fuerzas entre el pie y el suelo: fuerza vertical, cizallamiento anteroposterior, cizallamiento mediolateral y torque rotacional (fig. 9-44). La fuerza vertical de

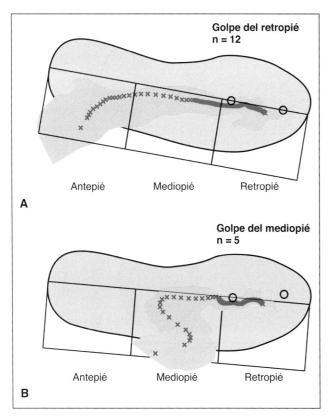

FIGURA 9-43 Se identifican dos tipos de corredores a partir del contacto inicial con el suelo. **A.** Golpe del retropié. **B.** Golpe del mediopié.

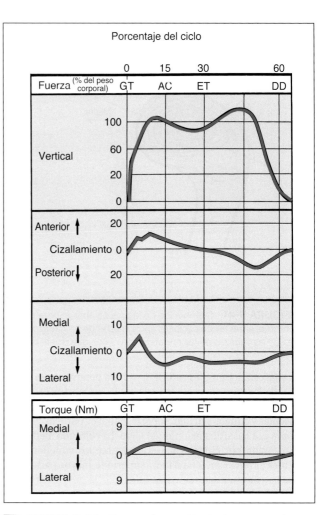

FIGURA 9-44 Fuerzas de reacción de tierra que actúan sobre el pie durante el ciclo de la marcha. *GT*, golpe del talón; *AC*, apoyo completo; *ET*, elevación del talón; *DD*, despegue de los dedos. Reimpresa de Mann, R. A. (1982). The shoeground interface in running. En R. P. Mack (Ed.). *AAOS Symposium on the Foot and Leg in Running Sports* (pp. 30-44). St. Louis, MO: Mosby. Copyright © 1982 Elsevier. Con autorización.

reacción de tierra exhibe un doble pico tras la espiga inicial de golpe del talón. El primer pico sigue al golpe del talón en la fase de soporte temprana, y el segundo ocurre en la fase de soporte tardía antes del despegue de los dedos. Las fuerzas de cizallamiento anteroposteriores muestran un frenado inicial generado por el pie, al tiempo que este aplica una fuerza de cizallamiento anterior sobre el suelo, seguida de un cizallamiento posterior sobre este último al tiempo que el pie genera propulsión en la fase de soporte tardía. La mayor parte del cizallamiento mediolateral tiene dirección lateral debido a que el centro de gravedad del cuerpo se encuentra orientado en dirección medial sobre el pie. El torque medial (rotación interna) se genera de manera temprana en la fase de soporte al tiempo que la tibia rota en dirección interna y el pie prona, y le sigue un torque lateral (rotación externa) al tiempo que la pierna rota en dirección externa y el pie supina.

El segundo metatarsiano sufre fracturas por esfuerzo (fatiga) con más frecuencia que otros metatarsianos (Brukner y cols., 1996), quizá debido a que se encuentra confinado entre los huesos distales del tarso y tiene así una movilidad limitada. Entre los clínicos es común pensar que los atletas con pie cavo tienen más riesgo de sufrir fracturas por esfuerzo de la tibia debido a la capacidad limitada del pie rígido para absorber las fuerzas de impacto. Sin embargo, una revisión sistemática (Barnes y cols., 2008) sugirió que los atletas con los dos extremos de tipo de pie (arco muy bajo y muy alto) tienen mayor susceptibilidad a las fracturas tibiales por esfuerzo.

Efectos del uso de calzado sobre la biomecánica del pie y el tobillo

En muchas sociedades modernas es común el uso regular de calzado; así, el pie no siempre tiene interacción directa con el suelo. En general, se ha demostrado que el calzado influye sobre la marcha y la función específica del pie en distintas formas, entre ellas: incrementa la longitud de ciclo, aumenta la dorsiflexión en el momento de contacto del talón, y reduce la inversión y eversión del antepié, así como su aducción-abducción, respecto del retropié (Franklin y cols., 2015; Morio y cols., 2009). El uso de calzado a largo plazo se ha vinculado con una disminución de la anchura del pie y expansión del antepié durante el soporte de peso con el pie descalzo (Franklin y cols., 2015). De manera específica en los niños, el uso de calzado genera una marcha más rápida por un incremento de la longitud de ciclo, un incremento de la actividad del tibial anterior, disminución del movimiento del pie, y aumento del movimiento de la rodilla y el tobillo (Wegener y cols., 2011).

La sociedad occidental da gran importancia al aspecto del calzado, en particular en mujeres. El calzado de la mujer, al estrechar la puntera y elevar el tacón, está diseñado para hacer que el pie parezca más pequeño y las piernas más largas. Una puntera estrecha comprime el antepié en dirección medial y lateral, y contribuye así al desarrollo de hallux valgus, dedos en martillo y juanetes menores (caso de estudio 9-3). Un estudio realizado por Frey y cols. (1993) con 356 mujeres encontró que 88% de las que padecían dolor podálico usaba zapatos en promedio 1.2 cm más estrechos que su pie. Las mujeres que utilizaban calzado en promedio 0.5 cm más anchos que el pie carecían de síntomas o tenían menos deformidad. Los zapatos con tacón alto incrementan la presión en el antepié en comparación con la existente en el pie descalzo (Snow y cols., 1992). Un tacón de 1.9 cm incrementaba 22% la fuerza en el antepié, uno de 5 cm incrementaba 57% la presión pico, y uno de 8.3 cm incrementaba 76% la presión pico. Un tacón alto puede generar dolor bajo las cabezas de los metatarsianos y también pudiera contribuir a la formación de neuromas interdigitales. La elevación del talón también podría causar contractura del flexor plantar del tobillo con el paso del tiempo (Csapo y cols., 2010), dorsiflexión limitada del tobillo y anomalías de la marcha. El grado de movimiento de la articulación del tobillo durante el ciclo de la marcha disminuye a la par que se incrementa la altura del tacón (Murray y cols., 1970). Kato y Watanabe (1981) sugirieron que la popularidad creciente del zapato de estilo occidental en Japón

CASO DE ESTUDIO 9-3

Hallux valgus

Una mujer de 50 años de edad que ha utilizado zapatos con puntera estrecha durante casi 35 años acude con una deformidad en hallux valgus. Al comprimir el antepié en dirección medial y lateral, estas fuerzas anormales pueden generar una deformación en hallux valgus. De este modo, la falange proximal del primer ortejo se desplaza en dirección lateral y prona sobre la cabeza del primer metatarsiano (figura del caso de estudio 9-3). Esta posición anómala de la falange proximal limita su capacidad para deprimir la cabeza del metatarsiano durante el despegue de los dedos. Las férulas que producen fuerzas mediales sobre la falange proximal del primer ortejo, al igual que los dispositivos ortopédicos, se han utilizado como estrategias biomecánicas conservadoras para el manejo del hallux valgus leve y moderado.

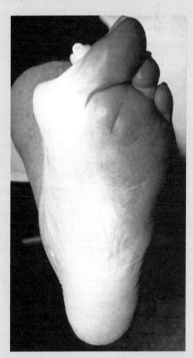

Figura del caso de estudio 9-3   Vista de la superficie plantar del pie de una paciente con hallux valgus grave. Nótense los callos por debajo de las cabezas del segundo y el tercer metatarsianos (lesiones de transferencia), que revelan el desplazamiento de las fuerzas plantares a partir de la cabeza del primer metatarsiano hacia las de los metatarsianos menores.

entre 1960 y 1980 género una incidencia más alta de hallux valgus, que era una deformidad rara en ese país antes de 1960, cuando era más popular la sandalia japonesa tradicional.

La industria de calzado deportivo ha evolucionado para hacerse multimillonaria debido al incremento del número de corredores recreativos. Esto vino acompañado de una enorme diversidad de modelos de calzado disponibles, que a menudo afirman mejorar el desempeño y reducir las lesiones al modificar la biomecánica de la carrera. Muchas de estas afirmaciones giran en torno a la disminución de la frecuencia y la excursión de la pronación durante la fase de soporte de la carrera y, por ende, al mejoramiento de la alineación del esqueleto. Evidencia epidemiológica y de laboratorio sugiere que el efecto del calzado sobre el control del movimiento del pie es cuestionable (Nigg, 2001), y solo existen estudios de baja calidad que sugieren que el calzado para control del movimiento puede reducir la pronación durante la carrera (Cheung y cols., 2011). De manera independiente a esto, no se ha demostrado que los métodos actuales para prescribir calzado deportivo específico con base en el tipo de pie o la distribución de la presión plantar reduzcan las tasas de lesión (Knapik y cols., 2014; Ryan y cols., 2011).

Se ha sugerido que correr con los pies descalzos es una alternativa más natural, y existen ejemplos de corredores de nivel mundial que lo hacen. Si bien existe evidencia de que correr con pies descalzos requiere menos energía que hacerlo con calzado (Burkett y cols., 1985), un estudio de laboratorio que utilizó marcadores adheridos al esqueleto con pines intracorticales sugirió que casi no existen diferencias en cuanto a la eversión al correr con y sin calzado (Stacoff y cols., 2000), lo que refutó la investigación previa que recurría a marcadores en el calzado y la piel, y que había sugerido que la carrera con pies descalzos generaba una disminución de la eversión total y la velocidad con que ocurría (Stacoff y cols., 1991). La carrera con pies descalzos y con calzado muestra diferencias biomecánicas específicas. En comparación con correr con calzado, hacerlo descalzo se relaciona con un golpe más cercano al antepié y zancadas más cortas y rápidas, todo lo cual tiene el efecto de reducir los momentos de la rodilla pero incrementar el trabajo flexor plantar (Tam y cols., 2014). Hasta este momento no existe evidencia sólida que sugiera alguna ventaja en relación con el desempeño o las tasas de lesión de una u otra técnica para correr (Tam y cols., 2014). Se ha sugerido que los zapatos con suela en mecedora mejoran la condición física y los patrones al caminar. Si bien existe evidencia de que disminuyen la presión plantar, en particular en el antepié, las afirmaciones en cuanto a sus efectos sobre las articulaciones proximales siguen en gran medida sin comprobarse (Hutchins y cols., 2009).

Resumen

- El pie funciona como una estructura flexible que absorbe el impacto, soporta la carga, y contribuye a una propulsión eficiente durante el ciclo de la marcha.

- Durante el soporte de peso, la dorsiflexión del tobillo y la rotación interna de la tibia se relacionan con la eversión subastragalina (pronación), en tanto la flexión plantar del tobillo y la rotación externa de la tibia se vinculan con la inversión subastragalina (supinación).

- El movimiento subastragalino ocurre en torno a un solo eje (es decir, como un tornillo), siendo la pronación un movimiento triplanar que se caracteriza por eversión, dorsiflexión y abduc-

ción, al tiempo que la supinación es un movimiento triplanar que consiste en inversión, flexión plantar y aducción.

- La articulación de Lisfranc (articulación tarsometatarsiana) tiene estabilidad intrínseca e inmovilidad relativa como consecuencia de su configuración similar a un arco y la estructura parecida a una llave de la segunda articulación tarsometatarsiana.

- El arco longitudinal medial funciona como una viga y también como un marco estructural. El arco se eleva por medio del mecanismo de cabrestante de la fascia plantar. El tendón tibial posterior provee sobre todo soporte dinámico al arco.

- El movimiento articular en el pie y el tobillo durante la marcha es complejo, con una variación considerable entre una persona y otra.

- La acción de los músculos del pie en la posición estacionaria es más bien silente, aunque evidente, pero se requiere la activación secuencial tanto de músculos extrínsecos como intrínsecos para producir un patrón de marcha normal. La musculatura tibial anterior se activa durante la fase temprana del soporte para disminuir la velocidad de la flexión plantar e impedir que el pie rebote. La musculatura posterior de la pantorrilla se activa en las fases media y tardía del soporte para controlar el avance del cuerpo por encima del pie.

- En la posición estacionaria con pies descalzos, el talón soporta 60% de la carga y el antepié 28%. Las presiones pico en el antepié se ubican por debajo de la cabeza del segundo metatarsiano.

- Durante la marcha, el centro de presión se desplaza con rapidez de la región posterolateral del talón y atraviesa el mediopié hasta llegar al antepié, con presiones pico bajo la cabeza del segundo o el tercer metatarsiano. En el momento del despegue de los dedos el primer ortejo soporta la mayor parte de la presión.

- El cojinete adiposo del talón está diseñado de manera específica para absorber el impacto durante el golpe del talón. La fascia plantar fija la piel del talón y el antepié a las estructuras óseas y ligamentarias subyacentes.

- Los centros instantáneos de rotación de la articulación del tobillo se ubican al interior del astrágalo a lo largo del arco de movimiento. Al pasar de la flexión plantar a la dorsiflexión, las superficies articulares sufren primero distracción, luego deslizamiento angular y, de manera eventual, compresión al final de la dorsiflexión.

- La estabilidad de la articulación del tobillo depende de la congruencia articular y la integridad ligamentaria. La estabilidad del tobillo aumenta y depende en mayor medida de la congruencia de las superficies óseas durante el soporte de peso.

- Los ligamentos peroneoastragalino anterior y peroneocalcáneo proveen de manera sinérgica estabilidad contra la inversión durante el movimiento del tobillo.

- El ligamento deltoideo impide la eversión del tobillo, su rotación externa y el desplazamiento lateral del astrágalo. Resulta clave para mantener la integridad de la sindesmosis.

- El peroné soporta alrededor de una sexta parte de la fuerza que se transmite por la extremidad inferior. Los ligamentos distales de la sindesmosis impiden la separación del extremo distal del peroné y la tibia y ayudan a transmitir la fuerza por el extremo distal del peroné durante el soporte de peso.

- El centroide del tobillo (centro de presión) cambia de posición con la flexión-extensión y la inversión-eversión de la articulación. La superficie de contacto del astrágalo se maximiza y la presión articular se minimiza en la dorsiflexión.

- Las fuerzas que actúan sobre el tobillo pueden elevarse hasta niveles que exceden cinco veces el peso corporal durante la marcha y 13 veces el peso corporal al correr.

- Los zapatos estrechos y los tacones altos pueden afectar en forma adversa la mecánica del pie y generar deformidades del antepié, dolor en el talón y contractura aquílea.

Preguntas para práctica

1. ¿Cuál en la posición más probable de la articulación subastragalina cuando un atleta se está elevando en un salto vertical, justo antes de que el pie se separe del suelo?

2. ¿Cuáles son los movimientos que pueden producirse por una contracción excéntrica del músculo sóleo?

3. Un paciente experimenta una flexión plantar rápida del pie justo tras el golpe del talón durante la marcha, que produce un ruido cuando el pie entra en contacto con el suelo (rebote del pie). ¿Qué músculo es responsable de esta patología?

Referencias

Ahn, T. K., Kitaoka, H. B., Luo, Z. P., et al. (1997). Kinematics and contact characteristics of the first metatarsophalangeal joint. *Foot Ankle Int*, *18*(3), 170–174.

Anderson, J. (Ed.). (1978). *Grant's Atlas of Anatomy*. Baltimore, MD: Lippincott Williams & Wilkins.

Astion, D. J., Deland, J. T., Otis, J. C., et al. (1997). Motion of the hindfoot after simulated arthrodesis. *J Bone Joint Surg Am*, *79*(2), 241–246.

Aström, M., Arvidson, T. (1995). Alignment and joint motion in the normal foot. *J Orthop Sports Phys Ther*, *22*(5), 216–222.

Attarian, D. E., McCrackin, H. J., DeVito, D. P., et al. (1985). Biomechanical characteristics of human ankle ligaments. *Foot Ankle*, *6*(2), 54–58.

Barnes, A., Wheat, J., Milner, C. (2008). Association between foot type and tibial stress injuries: A systematic review. *Br J Sports Med*, *42*(2), 93–98.

Beaudoin, A. J., Fiore, S. M., Krause, W. R., et al. (1991). Effect of isolated talocalcaneal fusion on contact in the ankle and talonavicular joints. *Foot Ankle*, *12*(1), 19–25.

Benjamin, M. (2009). The fascia of the limbs and back–A review. *J Anat*, *214*(1), 1–18.

Bennett, M. R., Harris, J. W., Richmond, B. G., et al. (2009). Early hominin foot morphology based on 1.5-million-year-old footprints from Ileret, Kenya. *Science*, *323*(5918), 1197–1201.

Bojsen-Moller, F., Lamoreux, L. (1979). Significance of free-dorsiflexion of the toes in walking. *Acta Orthop Scand*, *50*(4), 471–479.

Brukner, P., Bradshaw, C., Khan, K. M., et al. (1996). Stress fractures: A review of 180 cases. *Clin J Sport Med*, *6*, 85–89.

Bulucu, C., Thomas, K. A., Halvorson, T. L., et al. (1991). Biomechanical evaluation of the anterior drawer test: The contribution of the lateral ankle ligaments. *Foot Ankle*, *11*(6), 389–393.

Burdett, R. G. (1982). Forces predicted at the ankle during running. *Med Sci Sports Exerc*, *14*(4), 308–316.

Burkett, L. N., Kohrt, W. M., Buchbinder, R. (1985). Effects of shoes and foot orthotics on VO2 and selected frontal plane knee kinematics. *Med Sci Sports Exerc*, *17*(1), 158–163.

Burns, J., Crosbie, J., Hunt, A., et al. (2005). The effect of pes cavus on foot pain and plantar pressure. *Clin Biomech (Bristol, Avon)*, *20*(9), 877–882.

Calhoun, J. H., Li, F., Ledbetter, B. R., et al. (1994). A comprehensive study of pressure distribution in the ankle joint with inversion and eversion. *Foot Ankle Int*, *15*(3), 125–133.

Cass, J. R., Settles, H. (1994). Ankle instability: In vitro kinematics in response to axial load. *Foot Ankle Int*, *15*(3), 134–40.

Cavanagh, P. R., Morag, E., Boulton, A. J., et al. (1997). The relationship of static foot structure to dynamic foot function. *J Biomech*, *30*(3), 243–250.

Cavanagh, P. R., Rodgers, M. M., Iiboshi, A. (1987). Pressure distribution under symptom-free feet during barefoot standing. *Foot Ankle*, *7*(5), 262–276.

Cawley, P. W., France, E. P. (1991). Biomechanics of the lateral ligaments of the ankle: An evaluation of the effects of axial load and single plane motions on ligament strain patterns. *Foot Ankle*, *12*(2), 92–99.

Chen Wang, M. D., Geng, X., Wang, S., et al. (2016). In vivo kinematic study of the tarsal joints complex based on fluoroscopic 3D-2D registration technique. *Gait Posture*, *49*, 54–60.

Cheung, R. T., Wong, M. Y., Ng, G. Y. (2011). Effects of motion control footwear on running: A systematic review. *J Sports Sci*, *29*(12), 1311–1319.

Chuckpaiwong, B., Nunley, J. A., Mall, N. A., et al. (2008). The effect of foot type on in-shoe plantar pressure during walking and running. *Gait Posture*, *28*(3), 405–411.

Clarke, T. E. (1980). *The Pressure Distribution under the Foot during Barefoot Walking [Thesis]*. University Park, PA: Penn State University.

Close, J. R. (1956). Some applications of the functional anatomy of the ankle joint. *J Bone Joint Surg Am*, *38*(4), 761–781.

Cornwall, M. W., McPoil, T. G. (2002). Motion of the calcaneus, navicular, and first metatarsal during the stance phase of walking. *J Am Podiatr Med Assoc*, *92*(2), 67–76.

Csapo, R., Maganaris, C. N., Seynnes, O. R., et al. (2010). On muscle, tendon and high heels. *J Exp Biol*, *213*(15), 2582–2588.

Daly, P. J., Kitaoka, H. B., Chao, E. Y. (1992). Plantar fasciotomy for intractable plantar fasciitis: Clinical results and biomechanical evaluation. *Foot Ankle*, *13*(4), 188–195.

Earll, M., Wayne, J., Brodrick, C., et al. (1996). Contribution of the deltoid ligament to ankle joint contact characteristics: A cadaver study. *Foot Ankle Int*, *17*(6), 317–324.

Elftman, H. (1960). The transverse tarsal joint and its control. *Clin Orthop*, *16*, 41–46.

Erdemir, A., Hamel, A. J., Fauth, A. R., et al. (2004). Dynamic loading of the plantar aponeurosis in walking. *J Bone Joint Surg Am*, *86*(3), 546–552.

Fick, R. (1911). *Handbuch der Anatomie und Mechanik der Gelenke.* Berlin, Germany: G. Fischer.

Fiolkowski, P., Brunt, D., Bishop, M., et al. (2003). Intrinsic pedal musculature support of the medial longitudinal arch: An electromyography study. *J Foot Ankle Surg*, *42*(6), 327–333.

Fong, D. T., Hong, Y., Shima, Y., et al. (2009). Biomechanics of supination ankle sprain: A case report of an accidental injury event in the laboratory. *Am J Sports Med*, *37*(4), 822–827.

Franklin, S., Grey, M. J., Heneghan, N., et al. (2015). Barefoot vs common footwear: A systematic review of the kinematic, kinetic and muscle activity differences during walking. *Gait Posture*, *42*(3), 230–239.

Frey, C., Thompson, F., Smith, J., et al. (1993). American Orthopaedic Foot and Ankle Society women's shoe survey. *Foot Ankle*, *14*(2), 78–81.

Fujii, T., Kitaoka, H. B., Luo, Z. P., et al. (2005). Analysis of ankle-hindfoot stability in multiple planes: An in vitro study. *Foot Ankle Int*, *26*(8), 633–637.

Fujii, T., Kitaoka, H. B., Watanabe, K., et al. (2010). Ankle stability in simulated lateral ankle ligament injuries. *Foot Ankle Int*, *31*(6), 531–537.

Geideman, W. M., Johnson, J. E. (2000). Posterior tibial tendon dysfunction. *J Orthop Sports Phys Ther*, *30*(2), 68–77.

Griffin, N. L., Miller, C. E., Schmitt, D., et al. (2015). Understanding the evolution of the windlass mechanism of the human foot from comparative anatomy: Insights, obstacles, and future directions. *Am J Phys Anthropol*, *156*(1), 1–10.

Hagedorn, T. J., Dufour, A. B., Riskowski, J. L., et al. (2013). Foot disorders, foot posture, and foot function: The Framingham foot study. *PLoS One*, *8*(9), e74364.

Hagins, M., Pappas, E., Kremenic, I., et al. (2007). The effect of an inclined landing surface on biomechanical variables during a jumping task. *Clin Biomech (Bristol, Avon)*, *22*(9), 1030–1036.

Hale, S. A., Hertel, J., Olmsted-Kramer, L. C. (2007). The effect of a 4-week comprehensive rehabilitation program on postural control and lower extremity function in individuals with chronic ankle instability. *J Orthop Sports Phys Ther*, *37*(6), 303–311.

Harcourt-Smith, W. E., Aiello, L. C. (2004). Fossils, feet and the evolution of human bipedal locomotion. *J Anat*, *204*(5), 403–416.

Harper, M. C. (1991). The lateral ligamentous support of the subtalar joint. *Foot Ankle*, *11*(6), 354–358.

Headlee, D. L., Leonard, J. L., Hart, J. M., et al. (2008). Fatigue of the plantar intrinsic foot muscles increases navicular drop. *J Electromyogr Kinesiol*, *18*(3), 420–425.

Hicks, J. H. (1954). The mechanics of the foot. II. The plantar aponeurosis and the arch. *J Anat*, *88*(1), 25–30.

Hintermann, B., Nigg, B. M. (1995). In vitro kinematics of the axially loaded ankle complex in response to dorsiflexion and plantarflexion. *Foot Ankle Int*, *16*(8), 514–518.

Huang, C. K., Kitaoka, H. B., An, K. N., et al. (1993). Biomechanical evaluation of longitudinal arch stability. *Foot Ankle*, *14*(6), 353–357.

Huson, A. (1991). Functional anatomy of the foot. In M. H. Jahss (Ed.), *Disorders of the Foot and Ankle: Medical and Surgical Management* (p. 409). Philadelphia, PA: W.B. Saunders.

Hutchins, S., Bowker, P., Geary, N., et al. (2009). The biomechanics and clinical efficacy of footwear adapted with rocker profiles–Evidence in the literature. *Foot (Edinb)*, *19*(3), 165–170.

Hutton, W. C., Scott, J. R. R., Stokes, I. A. F. (1973). The mechanics of the foot. In L. Klenerman (Ed.), *The Foot and its Disorders* (p. 41). Oxford, UK: Blackwell Science.

Inman, V. T. (1976). *The Joints of the Ankle.* Baltimore, MD: Williams & Wilkins.

Jahss, M. H., Kummer, F., Michelson, J. D. (1992a). Investigations into the fat pads of the sole of the foot: Heel pressure studies. *Foot Ankle*, *13*(5), 227–232.

Jahss, M. H., Michelson, J. D., Desai, P., et al. (1992b). Investigations into the fat pads of the sole of the foot: Anatomy and histology. *Foot Ankle*, *13*(5), 233–242.

Jastifer, J. R., Gustafson, P. A. (2014). The subtalar joint: Biomechanics and functional representations in the literature. *Foot (Edinb)*, *24*(4), 203–209.

Johnson, C. H., Christensen, J. C. (1999). Biomechanics of the first ray. Part I. The effects of peroneus longus function: A three-dimensional kinematic study on a cadaver model. *J Foot Ankle Surg*, *38*(5), 313–321.

Jung, M. H., Choi, B. Y., Lee, J. Y., et al. (2015). Types of subtalar joint facets. *Surg Radiol Anat*, *37*(6), 629–638.

Kato, T., Watanabe, S. (1981). The etiology of hallux valgus in Japan. *Clin Orthop Relat Res*, (157), 78–81.

Kelly, L. A., Cresswell, A. G., Racinais, S., et al. (2014). Intrinsic foot muscles have the capacity to control deformation of the longitudinal arch. *J R Soc Interface*, *11*(93), 20131188.

Kim, W., Voloshin, A. S. (1995). Role of plantar fascia in the load bearing capacity of the human foot. *J Biomech*, *28*(9), 1025–1033.

Kirby, K. A. (2017). Longitudinal arch load-sharing system of the foot. *Rev Esp Patol*, *28*(1), e18–e26.

Kitaoka, H. B., Luo, Z. P., An, K. N. (1997). Effect of the posterior tibial tendon on the arch of the foot during simulated weight-bearing: Biomechanical analysis. *Foot Ankle Int*, *18*(1), 43–46.

Kleipool, R. P., Blankevoort, L. (2010). The relation between geometry and function of the ankle joint complex: A biomechanical review. *Knee Surg Sports Traumatol Arthrosc*, *18*(5), 618–627.

Knapik, J. J., Trone, D. W., Tchandja, J., et al. (2014). Injury-reduction effectiveness of prescribing running shoes on the basis of foot arch height: Summary of military investigations. *J Orthop Sports Phys Ther*, *44*(10), 805–812.

Kobayashi, T., Yamakawa, S., Watanabe, K., et al. (2016). The in situ force in the calcaneofibular ligament and the contribution of this ligament to ankle joint stability. *Clin Biomech (Bristol, Avon)*, *40*, 8–13.

Laitman, J. T. (1983). Evolution of the human foot: A multidisciplinary overview. *Foot Ankle*, *3*(6), 301–304.

Lamoreux, L. W. (1971). Kinematic measurements in the study of human walking. *Bull Prosthet Res*, *10*(15), 3–84.

Lundberg, A., Goldie, I., Kalin, B., et al. (1989a). Kinematics of the ankle/foot complex: Plantarflexion and dorsiflexion. *Foot Ankle, 9*(4), 194–200.

Lundberg, A., Svensson, O. K., Bylund, C., et al. (1989b). Kinematics of the ankle/foot complex–Part 2: Pronation and supination. *Foot Ankle, 9*(5), 248–253.

Lundberg, A., Svensson, O. K., Bylund, C., et al. (1989c). Kinematics of the ankle/foot complex–Part 3: Influence of leg rotation. *Foot Ankle, 9*(6), 304–309.

Lundberg, A., Svensson, O. K., Németh, G., et al. (1989d). The axis of rotation of the ankle joint. *J Bone Joint Surg Br, 71*(1), 94–99.

Lundgren, P., Nester, C., Liu, A., et al. (2008). Invasive in vivo measurement of rear-, mid- and forefoot motion during walking. *Gait Posture, 28*(1), 93–100.

Mann, R., Inman, V. T. (1964). Phasic activity of intrinsic muscles of the foot. *J Bone Joint Surg Am, 46*(3), 469–481.

Manter, J. T. (1941). Movements of the subtalar and transverse tarsal joints. *Anat Rec, 80*(4), 397–410.

Matheson, G. O., Clement, D. B., McKenzie, D. C., et al. (1987). Stress fractures in athletes. A study of 320 cases. *Am J Sports Med, 15*(1), 46–58.

McDonald, K. A., Stearne, S. M., Alderson, J. A., et al. (2016). The role of arch compression and metatarsophalangeal joint dynamics in modulating plantar fascia strain in running. *PLoS One, 11*(4), e0152602.

Menz, H. B., Dufour, A. B., Riskowski, J. L., et al. (2013). Association of planus foot posture and pronated foot function with foot pain: The Framingham foot study. *Arthritis Care Res (Hoboken), 65*(12), 1991–1999.

Morag, E., Cavanagh, P. R. (1999). Structural and functional predictors of regional peak pressures under the foot during walking. *J Biomech, 32*(4), 359–370.

Morio, C., Lake, M. J., Gueguen, N., et al. (2009). The influence of footwear on foot motion during walking and running. *J Biomech, 42*(13), 2081–2088.

Murray, M. P., Drought, A. B., Kory, R. C. (1964). Walking patterns of normal men. *J Bone Joint Surg Am, 46*(2), 335–360.

Murray, M. P., Kory, R. C., Sepic, S. B. (1970). Walking patterns of normal women. *Arch Phys Med Rehabil, 51*(11), 637–650.

Neal, B. S., Griffiths, I. B., Dowling, G. J., et al. (2014). Foot posture as a risk factor for lower limb overuse injury: A systematic review and meta-analysis. *J Foot Ankle Res, 7*(1), 55.

Nester, C. J. (2009). Lessons from dynamic cadaver and invasive bone pin studies: Do we know how the foot really moves during gait? *J Foot Ankle Res, 2*, 18.

Nester, C. J., Findlow, A. H. (2006). Clinical and experimental models of the midtarsal joint: Proposed terms of reference and associated terminology. *J Am Podiatr Med Assoc, 96*(1), 24–31.

Nigg, B. M. (2001). The role of impact forces and foot pronation: A new paradigm. *Clin J Sport Med, 11*(1), 2–9.

Okita, N., Meyers, S. A., Challis, J. H., et al. (2014). Midtarsal joint locking: New perspectives on an old paradigm. *J Orthop Res, 32*(1), 110–115.

Olgivie-Harris, D. J., Reed, S. C., Hedman, T. P. (1994). Disruption of the ankle syndesmosis: Biomechanical study of ligamentous restraints. *Arthroscopy, 10*(5), 558–560.

Olson, T. R., Seidel, M. R. (1983). The evolutionary basis of some clinical disorders of the human foot: A comparative survey of the living primates. *Foot Ankle, 3*(6), 322–341.

Otis, J. C., Deland, J. T., Lee, S., et al. (2004). Peroneus brevis is a more effective evertor than peroneus longus. *Foot Ankle Int, 25*(4), 242–246.

Ouzounian, T. J., Shereff, M. J. (1989). In vitro determination of midfoot motion. *Foot Ankle, 10*(3), 140–146.

Pappas, E., Hagins, M. (2008). The effects of "raked" stages on standing posture in dancers. *J Dance Med Sci, 12*(2), 54–58.

Perry, J. (1983). Anatomy and biomechanics of the hindfoot. *Clin Orthop Relat Res, (177)*, 9–15.

Phan, C. B., Shin, G., Lee, K. M., et al. (2019). Skeletal kinematics of the midtarsal joint during walking: Midtarsal joint locking revisited. *J Biomech, 95*, 109287.

Pohl, M. B., Messenger, N., Buckley, J. G. (2007). Forefoot, rearfoot and shank coupling: Effect of variations in speed and mode of gait. *Gait Posture, 25*(2), 295–302.

Procter, P., Paul, J. P. (1982). Ankle joint biomechanics. *J Biomech, 15*(9), 627–634.

Redmond, A. C., Crane, Y. Z., Menz, H. B. (2008). Normative values for the foot posture index. *J Foot Ankle Res, 1*(1), 6.

Renstrom, P., Wertz, M., Incavo, S., et al. (1988). Strain in the lateral ligaments of the ankle. *Foot Ankle, 9*(2), 59–63.

Ross, S. E., Guskiewicz, K. M. (2004). Examination of static and dynamic postural stability in individuals with functionally stable and unstable ankles. *Clin J Sport Med, 14*(6), 332–338.

Ryan, M. B., Valiant, G. A., McDonald, K., et al. (2011). The effect of three different levels of footwear stability on pain outcomes in women runners: A randomised control trial. *Br J Sports Med, 45*(9), 715–721.

Sammarco, G. J. (1980). Biomechanics of the foot. In V. H. Frankel, M. Nordin (Eds.), *Basic Biomechanics of the Musculoskeletal System* (2nd ed., pp. 193–219). Philadelphia, PA: Lea & Febiger.

Sammarco, G. J. (1995). Peroneus longus tendon tears: Acute and chronic. *Foot Ankle Int, 16*(5), 245–253.

Sammarco, G. J., Burstein, A. H., Frankel, V. H. (1973). Biomechanics of the ankle: A kinematic study. *Orthop Clin North Am, 4*(1), 75–96.

Sarrafian, S. K. (1987). Functional characteristics of the foot and plantar aponeurosis under tibiotalar loading. *Foot Ankle, 8*(1), 4–18.

Sarrafian, S. K. (1993a). Functional anatomy of the foot and ankle. In *Anatomy of the Foot and Ankle* (pp. 474–602). Philadelphia, PA: Lippincott.

Sarrafian, S. K. (1993b). Retaining systems and compartments. In *Anatomy of the Foot and Ankle* (pp. 137–149). Philadelphia, PA: Lippincott.

Scranton, P. E., McMaster, J. G., Kelly, E. (1976). Dynamic fibular function: A new concept. *Clin Orthop Relat Res, (118)*, 76–81.

Shereff, M. J., Bejjani, F. J., Kummer, F. J. (1986). Kinematics of the first metatarsophalangeal joint. *J Bone Joint Surg Am, 68*(3), 392–398.

Silver, R. L., de la Garza, J., Rang, M. (1985). The myth of muscle balance. A study of relative strengths and excursions of normal muscles about the foot and ankle. *J Bone Joint Surg Br, 67*(3), 432–437.

Snow, R. E., Williams, K. R., Holmes, G. B., Jr. (1992). The effects of wearing high heeled shoes on pedal pressure in women. *Foot Ankle, 13*(2), 85–92.

Soames, R. W. (1985). Foot pressure patterns during gait. *J Biomed Eng, 7*(2), 120–126.

Stacoff, A., Kälin, X., Stüssi, E. (1991). The effects of shoes on the torsion and rearfoot motion in running. *Med Sci Sports Exerc, 23*(4), 482–490.

Stacoff, A., Nigg, B. M., Reinschmidt, C., et al. (2000). Tibiocalcaneal kinematics of barefoot versus shod running. *J Biomech, 33*(11), 1387–1395.

Stauffer, R. N., Chao, E. Y., Brewster, R. C. (1977). Force and motion analysis of the normal, diseased and prosthetic ankle joints. *Clin Orthop Relat Res*, (127), 189–196.

Stephens, M. M., Sammarco, G. J. (1992). The stabilizing role of the lateral ligament complex around the ankle and subtalar joints. *Foot Ankle, 13*(3), 130–136.

Stiehl, J. B., Skrade, D. A., Needleman, R. L., et al. (1993). Effect of axial load and ankle position on ankle stability. *J Orthop Trauma, 7*(1), 72–77.

Stormont, D. M., Morrey, B. F., An, K. N., et al. (1985). Stability of the loaded ankle. Relation between articular restraint and primary and secondary static restraints. *Am J Sports Med, 13*(5), 295–300.

Sullivan, J., Pappas, E., Burns, J. (2019). Role of mechanical factors in the clinical presentation of plantar heel pain: Implications for management. *Foot (Edinb), 42*, 101636.

Tam, N., Astephen Wilson, J. L., Noakes, T. D., et al. (2014). Barefoot running: An evaluation of current hypothesis, future research and clinical applications. *Br J Sports Med, 48*(5), 349–355.

Thordarson, D. B., Schmotzer, H., Chon, J., et al. (1995). Dynamic support of the human longitudinal arch. A biomechanical evaluation. *Clin Orthop Relat Res*, (316), 165–172.

Tong, J. W., Kong, P. W. (2013). Association between foot type and lower extremity injuries: Systematic literature review with meta-analysis. *J Orthop Sports Phys Ther, 43*(10), 700–714.

Van Gheluwe, B., Dananberg, H. J., Hagman, F., et al. (2006). Effects of hallux limitus on plantar foot pressure and foot kinematics during walking. *J Am Podiatr Med Assoc, 96*(5), 428–436.

Wan, L., de Asla, R. J., Rubash, H. E., et al. (2006). Determination of in-vivo articular cartilage contact areas of human talocrural joint under weightbearing conditions. *Osteoarthritis Cartilage, 14*(12), 1294–1301.

Wang, Q., Whittle, M., Cunningham, J., et al. (1996). Fibula and its ligaments in load transmission and ankle joint stability. *Clin Orthop Relat Res*, (330), 261–270.

Watanabe, K., Kitaoka, H. B., Berglund, L. J., et al. (2012). The role of ankle ligaments and articular geometry in stabilizing the ankle. *Clin Biomech (Bristol, Avon), 27*(2), 189–195.

Waters, R. L., Hislop, H. J., Perry, J., et al. (1978). Energetics: Application to the study and management of locomotor disabilities. Energy cost of normal and pathologic gait. *Orthop Clin North Am, 9*(2), 351–356.

Wegener, C., Hunt, A. E., Vanwanseele, B., et al. (2011). Effect of children's shoes on gait: A systematic review and meta-analysis. *J Foot Ankle Res, 4*(1), 3.

Wolf, P., Stacoff, A., Liu, A., et al. (2008). Functional units of the human foot. *Gait Posture, 28*(3), 434–441.

Wong, L., Hunt, A., Burns, J., et al. (2008). Effect of foot morphology on center-of-pressure excursion during barefoot walking. *J Am Podiatr Med Assoc, 98*(2), 112–117.

Wright, D. G., Desai, S. M., Henderson, W. H. (1964). Action of the subtalar and ankle-joint complex during the stance phase of walking. *J Bone Joint Surg Am, 46*(2), 361–364.

Wu, K. K. (1996). Morton's interdigital neuroma: A clinical review of its etiology, treatment, and results. *J Foot Ankle Surg, 35*(2), 112–119.

Yeung, M. S., Chan, K. M., So, C. H., et al. (1994). An epidemiological survey on ankle sprain. *Br J Sports Med, 28*(2), 112–116.

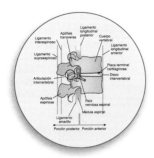

CAPÍTULO 10

Biomecánica de la columna lumbar

Shira Schecter Weiner, Florian Brunner y Margareta Nordin

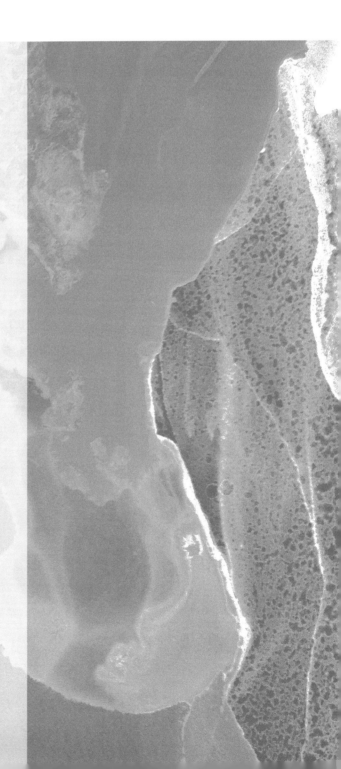

Introducción

La columna vertebral humana es una compleja estructura cuyas principales funciones son proteger la médula espinal y transferir las cargas de la cabeza y el tronco a la pelvis, y de manera simultánea permitir el movimiento y dar estabilidad al tronco. Cada una de las 24 vértebras se articula con las adyacentes para permitir el movimiento en los tres planos. La columna vertebral obtiene estabilidad a partir de los discos intervertebrales y de los ligamentos y músculos que la rodean; los discos y los ligamentos le proveen estabilidad intrínseca, en tanto los músculos le dan soporte extrínseco.

Este capítulo describe las características básicas de las distintas estructuras de la columna vertebral y su interacción durante la función espinal normal. También se analizan la cinemática y la cinética de la columna vertebral. La información que contiene el capítulo se seleccionó para permitir la comprensión de algunos aspectos fundamentales de la biomecánica de la columna lumbar a los que puede darse una aplicación práctica.

El segmento de movimiento: la unidad funcional de la columna vertebral

La unidad funcional de la columna vertebral —el segmento de movimiento— está integrado por dos vértebras adyacentes y los tejidos blandos interpuestos (fig. 10-1). La porción anterior del segmento está compuesta por dos cuerpos vertebrales superpuestos, el disco intervertebral y los ligamentos longitudinales (fig. 10-2). Los arcos vertebrales correspondientes, las articu-

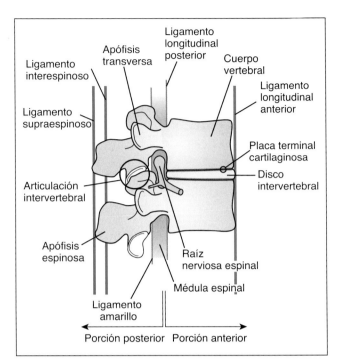

FIGURA 10-2 Representación esquemática de un segmento de movimiento en la columna lumbar (vista sagital). Porción anterior: ligamento longitudinal posterior, ligamento longitudinal anterior, cuerpo vertebral, placa terminal cartilaginosa, disco intervertebral, agujero intervertebral con raíz nerviosa. Porción posterior: ligamento amarillo, apófisis espinosa, articulación intervertebral formada por las facetas superior e inferior (el ligamento capsular no se muestra), ligamento supraespinoso, ligamento interespinoso, apófisis transversa (el ligamento intertransverso no se muestra), arco, conducto vertebral (la médula espinal no se representa).

laciones intervertebrales formadas por las facetas articulares, y las apófisis transversales y las espinosas, a la vez que distintos ligamentos, constituyen la porción posterior. Los arcos y los cuerpos vertebrales forman el conducto vertebral, que protege a la médula espinal (fig. 10-3). El arco está integrado por dos pedículos y las láminas.

PORCIÓN ANTERIOR DEL SEGMENTO DE MOVIMIENTO

Los cuerpos vertebrales están diseñados para soportar sobre todo cargas compresivas, y su tamaño aumenta de manera progresiva en dirección caudal en correspondencia con el incremento del peso que sostienen del segmento superior del cuerpo. Los cuerpos vertebrales en la región lumbar son más gruesos y anchos que los de las regiones torácica y cervical; su mayor tamaño les permite soportar las cargas mayores a las que se sujeta la columna lumbar.

El disco intervertebral, que soporta y distribuye las cargas y limita el movimiento excesivo, tiene gran relevancia mecánica y funcional. Está bien adaptado para desempeñar su papel dual por efecto de su ubicación entre las vértebras y por la composición única de sus estructuras internas y externas. La porción

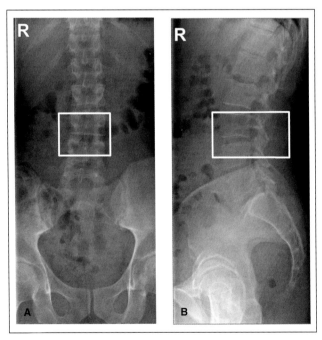

FIGURA 10-1 Radiografías anteroposterior (**A**) y lateral (**B**) de la columna lumbar. Se indica un segmento de movimiento, la unidad funcional de la columna vertebral. Cortesía del Balgrist University Hospital.

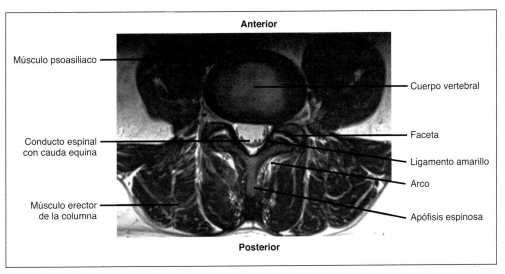

FIGURA 10-3 Corte transversal de una resonancia magnética que muestra un segmento de movimiento en el nivel L4-L5. Cortesía del Balgrist University Hospital.

interna del disco, el núcleo pulposo, es una masa gelatinosa. Es rico en glucosaminoglucanos hidrofílicos (que se enlazan al agua) en el adulto joven; su contenido de estos disminuye con la edad y pierde hidratación de manera progresiva (Ferguson & Steffen, 2003; Martins y cols., 2018; Urban & McMullin, 1985).

El disco, que carece de irrigación sanguínea directa, depende de la difusión para cubrir sus requerimientos nutricionales. El movimiento es crítico para el proceso de difusión. Si bien este proceso no se comprende con claridad con base en la investigación actual, se piensa que la alteración de la difusión precede a los cambios degenerativos de la columna (Ruiz Wills y cols., 2018; Urban y cols., 2004). Se ha utilizado resonancia magnética (RM) con éxito para estudiar el proceso de difusión, y esta reveló que la placa terminal controla dicho proceso (Rajasekaran y cols., 2007). Se ha demostrado que la aplicación sostenida de cargas altera la difusión, la cual requiere un tiempo de recuperación prolongado para recuperar sus condiciones sin carga (Arun y cols., 2009).

El núcleo pulposo se ubica justo en el centro de todos los discos, excepto los de los segmentos lumbares, en donde tiene una ubicación un tanto posterior. Esta masa interna está rodeada por una cubierta externa tenaz, el anillo fibroso, formada por fibrocartílago. La disposición entrecruzada de los haces gruesos de fibras colágenas en el fibrocartílago permite al anillo fibroso soportar cargas elevadas en flexión y torsión (ver fig. 10-11). Las alteraciones del disco, como los cambios degenerativos, parte normal del envejecimiento, y los desgarros del anillo alteran la aplicación biomecánica de la carga en el segmento de movimiento (An y cols., 2006; Iorio y cols., 2016; Rohlmann y cols., 2006). Los cambios degenerativos del disco generan un incremento de la aplicación de carga sobre las facetas y modifican la distribución de la aplicación interdiscal de la carga. Los discos con desgarros anulares muestran aumento de los momentos rotacionales durante la aplicación de cargas en comparación con discos sin degeneración (Haughton y cols., 2000; Rohlmann y cols., 2006; van Rijsbergen y cols., 2017). Se ha demostrado que cualquier daño al anillo, lo que incluye punciones diminutas, altera las propiedades mecánicas del segmento de movimiento (Martin y cols., 2013).

La placa terminal, integrada por cartílago hialino, separa al disco del cuerpo vertebral (fig. 10-2). Las fracturas de la placa terminal, que pueden presentarse con la degeneración, también pueden alterar la distribución de las fuerzas por el segmento de movimiento, y reducir la presión sobre el núcleo pulposo al tiempo que incrementan el esfuerzo sobre la porción posterior del anillo fibroso (Przybyla y cols., 2006). La placa terminal superior es más delgada y débil que la inferior, y por ende tiene más probabilidad de fallar primero bajo cargas compresivas (Zehra y cols., 2015). Los tejidos que componen el disco son similares a los del cartílago articular, y se describen en detalle en el capítulo 3, si bien investigación reciente describe las características específicas de cada uno de estos tejidos (Chen y cols., 2017; Sivan y cols., 2006).

Durante las actividades cotidianas el disco recibe cargas de manera compleja, y suele estar sujeto a una combinación de compresión, flexión y torsión. Flexión, extensión y flexión lateral de la columna vertebral producen en particular esfuerzos tensiles y compresivos en el disco, en tanto la rotación produce de manera primordial esfuerzo de cizallamiento.

Cuando un segmento de movimiento se secciona en sentido vertical, el núcleo pulposo del disco protruye, lo que indica que se encuentra bajo presión. La medición de la presión intradiscal en núcleos pulposos lumbares normales y con degeneración discreta en cadáveres, demostró una presión intrínseca en ausencia de carga de cercana a 10 N/cm^2 (Nachemson, 1960). Esta presión intrínseca en el disco, o preesfuerzo, deriva de las fuerzas que ejercen los ligamentos longitudinales y el ligamento amarillo. Si bien estudios tempranos sugerían la existencia de una presión uniforme en todo el disco durante la aplicación de la carga (Nachemson, 1960), otros más recientes demuestran que dentro del disco se desarrolla un gradiente de presión que se concentra más en el centro que en la periferia (Schmidt & Shirazi-Adl, 2018). La presión intradiscal recibe influencia no solo de la naturaleza hidrostática del disco, sino también del contenido general de líquido, y la condición del anillo y las placas terminales (Schmidt & Shirazi-Adl, 2018). Al pasar el tiempo se desarrolla una distribución más uniforme de la presión en todo el disco; de este modo, el disco entero desempeña una función hidrostática en el segmento de movimiento, al actuar como un cojinete entre los cuerpos vertebrales para almacenar energía y distribuir las cargas.

No es factible medir *in vivo* la aplicación de carga en el disco. Algunos de los mejores datos hasta la fecha derivan de estudios que iniciaron en la década de 1960, en tanto los métodos más novedosos dependen de la integración de modelos matemáticos complejos (Hu y cols., 2019; Nachemson, 1963). Con base en las pruebas *in vivo*, cuando a un disco se le aplica una carga compresiva, la presión se aproxima a 1.5 veces la carga externa aplicada por unidad de área. Debido a que el material del núcleo es poco compresible, una carga compresiva hace que el disco se abombe en dirección lateral; las fibras del anillo soportan el esfuerzo tensil circunferencial. En la columna lumbar, se ha calculado que el esfuerzo tensil en la parte posterior del anillo fibroso corresponde a cuatro o cinco veces la carga compresiva axial aplicada (fig. 10-4; Galante, 1967; Nachemson, 1960, 1963). El esfuerzo tensil en el anillo fibroso en la columna torácica es menor al que existe en el nivel lumbar, debido a las diferencias de la geometría del disco. La mayor proporción del diámetro, respecto de la altura en los discos torácicos disminuye el esfuerzo circunferencial en ellos (Kulak y cols., 1975). Además, se ha demostrado cierta variabilidad de las propiedades mecánicas del anillo entre las porciones anterior y posterior del disco en el mismo nivel (Zak & Pezowicz, 2013, y entre las capas laminares interna y externa (Mengoni y cols., 2015).

La degeneración de un disco disminuye su contenido de proteoglucanos y con ello su capacidad hidrofílica (figs. 10-5A a C).

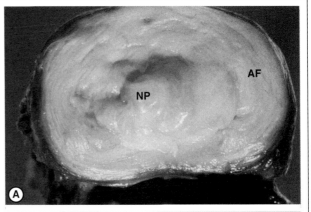

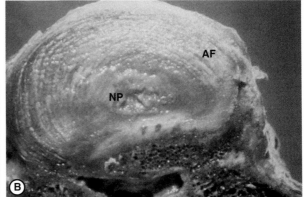

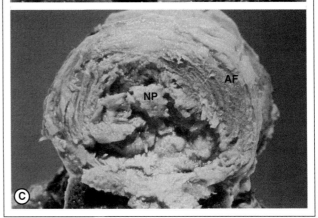

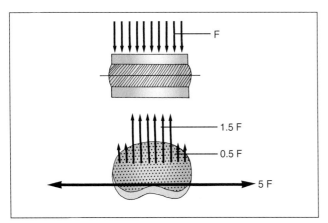

FIGURA 10-4 Distribución del esfuerzo en un corte transversal de un disco lumbar bajo la aplicación de una carga compresiva. El esfuerzo compresivo alcanza el máximo en el núcleo pulposo, 1.5 veces la carga externa aplicada (F) por unidad de área. En contraste, el esfuerzo compresivo en el anillo fibroso es de solo alrededor de 0.5 veces la carga externa aplicada. Esta parte del disco soporta en particular el esfuerzo tensil, que es entre cuatro y cinco veces superior a la carga externa aplicada por unidad de área. Adaptada de Nachemson, A. (1975). Towards a better understanding of low-back pain: A review of the mechanics of the lumbar disc. *Rheumatol Rehabil*, *14*, 129. Reproducida con autorización de la Oxford University Press.

FIGURA 10-5 Disco intervertebral humano compuesto por una masa interna gelatinosa, el núcleo pulposo (*NP*) y una cubierta externa tenaz, el anillo fibroso (*AF*). **A.** Disco joven normal. El núcleo pulposo gelatinoso tiene un contenido de 80 a 88% de agua. Es fácil diferenciar las variaciones relacionadas con la edad de las proteínas y los polisacáridos del núcleo pulposo, el anillo fibroso y el cartílago costal del anillo fibroso más firme. **B.** Disco de edad mediana normal. El núcleo pulposo tiene un menor contenido de agua, un proceso degenerativo normal. Las fibras en la porción posterior del anillo han sostenido un esfuerzo excesivo. **C.** Disco con degeneración grave. El núcleo pulposo se ha deshidratado y perdido su carácter similar al gel. El límite entre el núcleo y el anillo es difícil de identificar debido a que el grado de hidratación es casi el mismo en las dos estructuras.

Al tiempo que el disco pierde hidratación, su elasticidad y capacidad para almacenar energía y distribuir cargas se reduce de manera gradual; estos cambios lo hacen más vulnerable a los esfuerzos y al impacto sobre la aplicación de carga de las otras porciones del segmento de movimiento (Masni-Azian & Tanaka, 2018; Rohlmann y cols., 2006).

PORCIÓN POSTERIOR DEL SEGMENTO DE MOVIMIENTO

Esta porción guía su desplazamiento. El tipo de movimiento que es posible en cualquier nivel de la columna vertebral está determinado por la orientación de las facetas de las articulaciones intervertebrales respecto a los planos transverso y frontal. Esta orientación cambia a lo largo de la columna.

Excepto por las facetas de las dos vértebras cervicales superiores (C1 y C2), que son paralelas al plano transverso, las facetas de las articulaciones intervertebrales cervicales se orientan con un ángulo de 45° respecto al plano transverso y son paralelas al plano frontal (fig. 10-6A). Esta alineación de las articulaciones de C3 a C7 permite la flexión, la extensión, la flexión lateral y la rotación. Las facetas de las articulaciones torácicas se orientan con un ángulo de 60° respecto al plano transverso y de 20° respecto al frontal (fig. 10-6B); esta orientación permite la flexión lateral, la rotación, y cierto grado de flexión y extensión. En la región lumbar, las facetas están orientadas en ángulo recto al plano transverso y forman un ángulo de 45° respecto al plano frontal (fig. 10-6 C; White & Panjabi, 1978). Esta alineación permite la flexión, la extensión y la flexión lateral, pero una rotación casi nula.

Las articulaciones lumbosacras difieren del resto de las articulaciones intervertebrales lumbares en el sentido de que la orientación oblicua de las facetas permite una rotación apreciable (Lumsden & Morris, 1968). Los valores antes citados para la orientación facetaria son solo aproximaciones, puesto que se identifican variaciones considerables en y entre individuos. Los investigadores han documentado que si bien existe cierta variabilidad en la angulación de la articulación facetaria, las personas con estas variaciones pueden mostrar predisposición al desarrollo más progresivo de cambios degenerativos con el envejecimiento (Boden y cols., 1996; Miyazaki y cols., 2010; Samartzis y cols., 2016).

Las facetas guían el desplazamiento del segmento de movimiento y tienen una función de soporte de carga, que les permite soportar hasta 30% de la carga impuesta (Jaumard y cols., 2011; O'Leary y cols., 2018), siendo mayor la cuantificada en las regiones inferiores que en las superiores de la columna vertebral. Por otra parte, las facetas articulares desempeñan un papel clave en la estabilización de los segmentos de movimiento ante fuerzas multidireccionales. Cuando las facetas se extirpan, situación común en la estenosis vertebral, se observan cambios de la estabilidad de la columna con incremento de la rotación intervertebral durante la extensión y la rotación de la misma (Zeng y cols., 2017). La distribución de las cargas entre las facetas y el disco varía según la posición y la salud de la columna vertebral. Las cargas sobre las facetas alcanzan su máximo con la rotación axial de la columna vertebral (Jaumard y cols., 2011;

Schmidt y cols., 2008; Zhu y cols., 2008). Con la degeneración discal se transfiere una mayor cantidad de fuerza a las facetas articulares, lo que redistribuye la carga en el segmento de movimiento (Iorio y cols., Rohlmann y cols., 2006). Puesto que las facetas no son la estructura de soporte principal en la extensión, si existe un compromiso total de estas articulaciones se establece una vía alternativa de aplicación de la carga. Esta vía implica la transferencia de las cargas axiales al anillo y al ligamento longitudinal anterior, como alternativa para dar soporte a la columna vertebral (Haher y cols., 1994). La aplicación de cargas intensas en las facetas también se observa durante la flexión anterior acoplada a la rotación (El-Bohy & King, 1986). Los arcos vertebrales y las articulaciones intervertebrales desempeñan un papel importante en la resistencia a las fuerzas de cizallamiento. Esta función queda demostrada por el hecho de que los pacientes con alteración de los arcos o defectos articulares (p. ej., por espondilólisis o espondilolistesis) tienen más riesgo de sufrir desplazamiento anterior del cuerpo vertebral (caso de estudio 10-1; Adams & Hutton, 1983; Miller y cols., 1983). Las apófisis transversas y espinosas actúan como sitios de inserción de los músculos espinales que, al activarse, dan inicio al movimiento de la columna y le confieren estabilidad extrínseca.

LIGAMENTOS DE LA COLUMNA VERTEBRAL

Las estructuras ligamentarias que rodean a la columna vertebral contribuyen a su estabilidad intrínseca (fig. 10-2). Todos los ligamentos espinales, excepto el amarillo, tienen un elevado contenido de colágena, que limita su estiramiento durante el movimiento de la columna. El ligamento amarillo, que conecta dos arcos vertebrales adyacentes en sentido longitudinal, es una excepción, al contar con un elevado porcentaje de elastina. La elasticidad de este ligamento le permite contraerse durante la extensión de la columna vertebral y elongarse durante la flexión. Incluso cuando la columna vertebral está en posición neutral, el ligamento amarillo se mantiene bajo tensión constante, como consecuencia de sus propiedades elásticas. Puesto que se ubica a cierta distancia del centro de movimiento en el disco, genera un preesfuerzo en él; esto quiere decir que, junto con los ligamentos longitudinales, crea una presión intradiscal y ayuda así a proveer soporte intrínseco a la columna vertebral (Nachemson & Evans, 1968; Rolander, 1966). La investigación sugiere que con los cambios degenerativos, como la espondilolistesis, los osteofitos por tracción y la degeneración discal, que pueden conducir a la inestabilidad, el esfuerzo mecánico anómalo generará una carga creciente sobre el ligamento amarillo y producirá hipertrofia (Fukuyama y cols., 1995; Lida y cols., 2002).

El grado de deformación de los distintos ligamentos difiere con el tipo de movimiento de la columna. Durante la flexión, los ligamentos interespinosos sufren la mayor deformación, y les siguen los ligamentos capsulares y el ligamento amarillo. Durante la extensión, el ligamento longitudinal anterior soporta la mayor deformación. Durante la flexión lateral, el ligamento contralateral transverso soporta el nivel más alto de deformación, y le siguen el ligamento amarillo y los ligamentos capsulares. Los ligamentos capsulares de las facetas articulares soportan la mayor deforma-

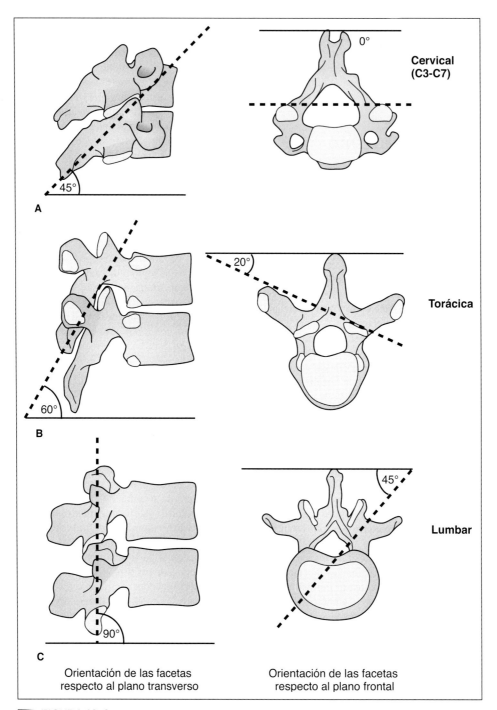

FIGURA 10-6 Orientación de las facetas de las articulaciones intervertebrales (valores aproximados). **A.** En la columna cervical inferior, las facetas se orientan con un ángulo de 45° respecto al plano transverso y son paralelas al plano frontal. **B.** Las facetas de la columna torácica se orientan con un ángulo de 60° respecto al plano transverso y 20° respecto al frontal. **C.** Las facetas de la columna lumbar se orientan con un ángulo de 90° respecto al plano transverso y de 45° respecto al frontal. Reimpresa con autorización de White, A. A., Panjabi, M. M. (1978). *Clinical Biomechanics of the Spine*. Philadelphia, PA: JB Lippincott Co.

CASO DE ESTUDIO 10-1

Espondilolistesis: deslizamiento anterior de una vértebra respecto a la vértebra inmediata inferior

Un gimnasta de 30 años de edad refiere dorsalgia intensa que se irradia a ambas piernas. El dolor se asocia con periodos de entrenamiento extenuante y los síntomas disminuyen con el reposo o la restricción de la actividad. Después de una cuidadosa exploración por un especialista de columna, y tras la obtención de imágenes de RM, se establece el diagnóstico de espondilolistesis en el nivel L5-S1 (fig. 1 del caso de estudio 10-1) con defectos concomitantes bilaterales de la porción interarticular de L5 (fig. 2 del caso de estudio 10-1). Las cargas fisiológicas durante el movimiento repetido de flexión y extensión de la columna lumbar produjeron una fractura por fatiga de la porción interarticular (estructura del arco posterior de la vértebra que se ubica entre la faceta articular inferior y la superior). Este defecto bilateral permite un desplazamiento anterior de la vértebra L5 sobre la S1. Al tiempo que la vértebra L5 comienza a deslizarse hacia adelante, el centro de gravedad del cuerpo se desplaza en la misma dirección. Para compensar, la columna lumbar por encima del nivel de lesión se hiperextiende, y la parte superior del tronco se desplaza hacia atrás.

Puesto que se trata de un continuo de enfermedad, las fuerzas anormales aplicadas sobre el disco intervertebral inducen su herniación en dirección al conducto vertebral, lo que produce una estenosis moderada en los agujeros intervertebrales y afecta a las raíces nerviosas L5 y S1 (fig. 3 del caso de estudio 10-1).

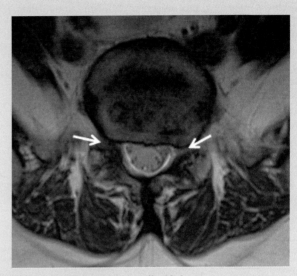

Figura 2 del caso de estudio 10-1

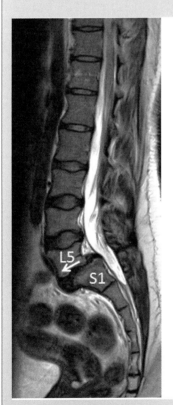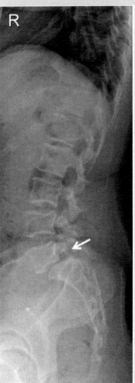

Figura 1 del caso de estudio 10-1

Figura 3 del caso de estudio 10-1

ción durante la rotación (Panjabi y cols., 1982). Encorvarse mientras se permanece sentado, una posición de aplicación de carga baja relativa, obliga a una rotación posterior de la pelvis al tiempo que el tronco se flexiona, lo que genera deformación de los ligamentos y lumbares (Snijders y cols., 2004).

Cinemática

El movimiento activo de la columna vertebral, como el de cualquier articulación, se produce por la interacción coordinada de nervios y músculos. Los músculos agonistas (movilizadores primarios) inician y llevan a cabo el movimiento, en tanto los antagonistas controlan y modifican el desplazamiento; la contracción concomitante de los dos grupos estabiliza la columna. El arco de movimiento difiere en distintos niveles de la columna vertebral, y depende de la orientación de las facetas de las articulaciones intervertebrales (fig. 10-6). El movimiento entre dos vértebras es escaso y no ocurre de manera independiente; todos los movimientos de la columna vertebral implican la acción combinada de varios segmentos de movimiento. Las estructuras esqueléticas que influyen sobre el movimiento del tronco son la caja torácica, que limita el movimiento torácico, y la pelvis, que incrementa los movimientos del tronco al permitir su inclinación.

MOVIMIENTO SEGMENTARIO DE LA COLUMNA VERTEBRAL

Las vértebras tienen seis grados de libertad: rotación y traslación en un eje transverso, uno sagital y uno longitudinal. El movimiento que se produce durante la flexión, la extensión, la flexión lateral y la rotación axial de la columna vertebral es complejo y combinado, y deriva de la rotación y la traslación simultáneas.

Arco de movimiento

Varias investigaciones en las que se utilizó material de autopsia o se recurrió a mediciones radiológicas *in vivo* han revelado valores discordantes para el arco de desplazamiento de segmentos de movimiento independientes, pero existe acuerdo en cuanto al grado de movimiento relativo en distintos niveles de la columna vertebral. En la figura 10-7 se muestran valores representativos obtenidos de White y Panjabi (1978), para permitir una comparación del movimiento en distintos niveles de la columna torácica y la lumbar (se incluyen valores representativos del movimiento en la columna cervical con fines de comparación; Widmer y cols., 2019). Durante el desplazamiento de todo el tronco, las facetas articulares se desplazan en mayor medida en el plano principal de movimiento (~4 a 6°),

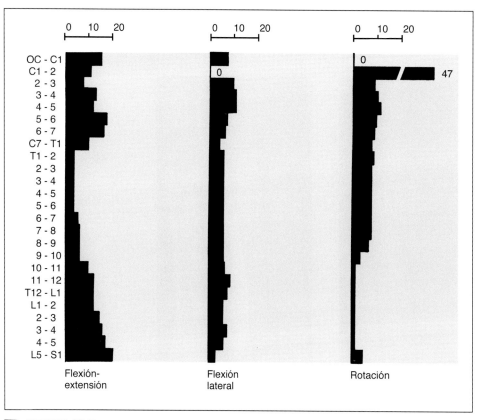

FIGURA 10-7 Representación compuesta de los valores representativos para el tipo y el arco de movimiento en distintos niveles de la columna vertebral. Reimpresa con autorización de White, A. A., Panjabi, M. M. (1978). *Clinical Biomechanics of the Spine*. Philadelphia, PA: JB Lippincott Co.

con un grado menor de movimiento accesorio (~2 a 3°) en los planos secundarios (Kozanek y cols., 2009). Al tiempo que ocurren cambios degenerativos en el disco y las facetas articulares, estos valores fluctúan para aumentar o disminuir con base en la gravedad de estos cambios, y existen datos que sugieren una influencia del género (Fujiwara y cols., 2000).

Investigaciones sobre la columna vertebral torácica y lumbar muestran que el ángulo de flexión y extensión es cercano a 4° en cada uno de los segmentos de movimiento torácicos superiores, de alrededor de 6° en la región media del tórax, y de unos 12° en los dos segmentos torácicos inferiores. Para la serie de cinco vértebras lumbares, el arco de movimiento en la región superior en flexión y extensión es un poco mayor que en la región inferior (Kozanek y cols., 2009; Li y cols., 2009), para alcanzar un máximo de 20° en el nivel lumbosacro.

La flexión lateral muestra el arco más amplio en cada uno de los segmentos torácicos inferiores, para alcanzar entre 8 y 9°. En los segmentos torácicos superiores, el arco es uniforme, de 6°. También se identifica una flexión lateral aproximada de 6° en cada uno de los segmentos lumbares, con un poco más de movimiento en la región lumbar inferior (Kozanek y cols., 2009; Li y cols., 2009), excepto por el segmento lumbosacro, que solo muestra 3° de movimiento.

La rotación es máxima en los segmentos superiores de la columna vertebral torácica, donde el arco es de 9°. El grado de rotación disminuye de manera progresiva en dirección caudal, y alcanza 2° en los segmentos inferiores de la columna lumbar. Se incrementa luego hasta 5° en el segmento lumbosacro. Estudios *in vivo* más recientes en que se utilizaron otras técnicas mostraron algunas variaciones de las cifras antes informadas, con una tendencia a valores más bajos para cada segmento (Li y cols., 2009).

Movimiento de las superficies articulares

El movimiento entre las superficies de dos vértebras adyacentes durante la flexión-extensión o la flexión lateral puede analizarse por medio del método de centro instantáneo de Reuleaux. El procedimiento es en esencia el mismo que el descrito para la columna cervical en el capítulo 12 (ver fig. 12-18). El trayecto del centro instantáneo durante el movimiento tiene impacto sobre la aplicación de la carga en las distintas estructuras de la columna lumbar. El centro instantáneo de flexión-extensión y de flexión lateral en un segmento de movimiento de la columna lumbar en condiciones normales se ubica al interior del disco (fig. 10-8A; Cossette y cols., 1971; Rolander, 1966). Durante la flexión, el centro instantáneo se desplaza en dirección caudal, lo que determina una disminución de las fuerzas facetarias, en tanto en la extensión es válido lo contrario (Rousseau y cols., 2006). En condiciones anormales, como ante una degeneración discal pronunciada, la trayectoria del centro instantáneo se altera y se desplaza hacia fuera del disco, en dirección a las facetas articulares (fig. 10-8B; Gertzbein y cols., 1985; Reichmann y cols., 1972; Schmidt y cols., 2008).

MOVIMIENTO FISIOLÓGICO DE LA COLUMNA VERTEBRAL

Debido a su complejidad, el desplazamiento en un solo segmento de movimiento es difícil de cuantificar por medios

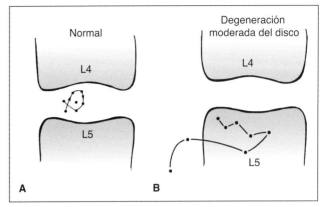

FIGURA 10-8 Trayectoria del centro instantáneo de una columna vertebral normal de cadáver (**A**) y una columna vertebral de cadáver con degeneración moderada del disco (**B**). Los centros instantáneos se determinaron a intervalos de 3° de movimiento de la extensión máxima a la flexión máxima. En la columna vertebral normal, todos los centros instantáneos se ubicaron en un área pequeña en el disco. En la columna con degeneración, los centros estaban desplazados, de modo que el movimiento de superficie era anormal. Reimpresa con autorización de Gertzbein, S. D., Seligman, J., Holtby, R., *et al.* (1985). Centrode patterns and segmental instability in degenerative disc disease. *Spine, 10*(3), 257-261.

clínicos. Pueden darse valores aproximados del arco de movimiento funcional normal de la columna vertebral. Bible y cols. (2010) estudiaron el movimiento normal durante las actividades cotidianas mediante un electrogoniómetro. La tabla 10-1 muestra el arco de movimiento activo total para las actividades comunes. Las variaciones de una persona a otra son grandes y muestran una distribución gaussiana en los tres planos. El arco de movimiento depende en gran medida de la edad, y disminuye alrededor de 30% desde la juventud hasta la edad avanzada, si bien con el envejecimiento se observa una pérdida del arco de movimiento en flexión y flexión lateral, en tanto el movimiento de rotación axial se mantiene con evidencia de incremento del movimiento acoplado (Arshad y cols., 2019; McGill y cols., 1999; Trudelle-Jackson y cols., 2010). Además de la edad, existe cierta evidencia para sugerir variaciones raciales en el arco de movimiento lumbar (Trudelle-Jackson y cols., 2010).

También se han observado diferencias entre los sexos, si bien estos hallazgos son inconstantes en los estudios: los hombres tienen mayor movilidad en flexión y las mujeres en extensión, quizá debido a una tendencia a una mayor lordosis lumbar. Las diferencias entre los sexos no parecen estar presentes para la flexión lateral o la rotación axial, si bien en mediciones de arco de movimiento se observan con la edad diferencias inconstantes. Una pérdida del arco de movimiento en la columna vertebral lumbar, la torácica o ambas, se compensa en particular con un movimiento de la columna cervical y las caderas.

LOS MÚSCULOS

Los músculos de la columna vertebral pueden dividirse en flexores y extensores. Los músculos del tronco desempeñan un papel importante en el comportamiento mecánico de la

TABLA 10-1	Porcentaje de arco de movimiento activo total para cada actividad de la vida diaria		
	Porcentaje promedio del ROM activo total		
Actividad cotidiana	**Flexión/extensión (%)**	**Flexión lateral (%)**	**Rotación axial (%)**
Sentarse tras estar de pie	37	20	12
Conducir en reversa	10	16	18[a]
Leer	4	6	6
Comer	5	8	9
Ponerse los calcetines	22	19	14
Ponerse los zapatos	20	20	16
Levantarse tras estar sentado	39	14	10
Lavarse las manos	12	15	12
Lavarse el cabello	9	11	12
Afeitarse	8	11	9
Maquillarse	7	11	8
Acuclillarse	52	31	18
Inclinarse	59	29	18
Caminar	11	19	19
Subir escaleras	13	22	20
Bajar escaleras	11	21	18

[a]Solo se utilizó el ROM activo completo derecho para obtener el porcentaje de rotación para conducir en reversa. ROM, arco de movimiento.
Reimpresa con autorización de Bible, J. E., Biswas, D., Miller, C. P., *et al*. (2010). Normal functional range of motion of the lumbar spine during 15 activities of daily living. *J Spinal Disord Tech*, *23*, 106-112.

columna vertebral, lo que incluye la estabilidad de la columna y la presión intradiscal (Wilke y cols., 1996; Zander y cols., 2001). Los flexores principales son los músculos abdominales (músculo recto abdominal, músculos oblicuos interno y externo, y músculo transverso del abdomen) y los músculos psoas. En general, los músculos anteriores a la columna vertebral actúan como flexores. Los extensores principales son los músculos erectores de la columna, los músculos transversoespinosos y los músculos intertransversos que se insertan en los elementos posteriores. En general, los músculos en posición dorsal a la columna vertebral actúan como extensores (fig. 10-9). Los músculos extensores forman un puente entre cada vértebra y el segmento de movimiento, así como sobre varias vértebras y segmentos de movimiento. Cuando los músculos extensores sufren contracción simétrica, se produce extensión. Cuando los flexores del lado derecho y el izquierdo y los músculos extensores se contraen de manera asimétrica, se produce una flexión lateral o un giro de la columna vertebral (Andersson & Lavender, 1997).

Se demostró que la coactivación de los músculos durante un levantamiento recibe influencia de los niveles de esfuerzo, con una variación según el género (Marras y cols., 2000). El incremento del esfuerzo determina un aumento de la actividad muscular, y la consecuencia es un incremento de la aplicación de carga vertebral, lo que puede dar información en torno a la correlación entre el bienestar emocional y el inicio del dolor en la región inferior de la espalda. Otros factores que pudieran determinar una variación de la actividad muscular al realizar tareas idénticas incluyen la configuración general del cuerpo y su tamaño, la resistencia y los patrones de movimiento (Beach y cols., 2019; Gagnon y cols., 2018).

Flexión y extensión

A lo largo del arco de movimiento de flexión-extensión sin carga, los primeros 50 a 60° de flexión de la columna tienen lugar en la región lumbar, de manera particular en los segmentos de movimiento inferiores (Carlsöö, 1961; Farfan, 1975). La inclinación de la

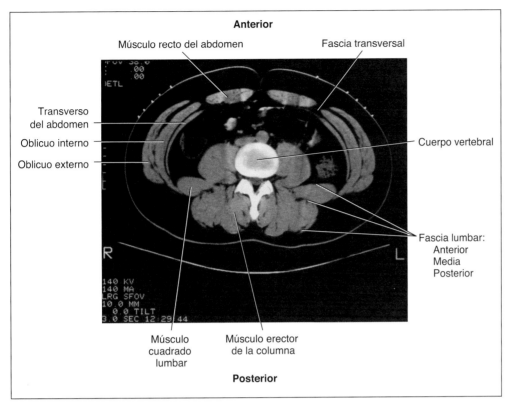

Anterior

Músculo recto del abdomen

Fascia transversal

Transverso del abdomen

Oblicuo interno

Oblicuo externo

Cuerpo vertebral

Fascia lumbar:
Anterior
Media
Posterior

Músculo cuadrado lumbar

Músculo erector de la columna

Posterior

FIGURA 10-9 Corte transversal de resonancia magnética en el nivel de L4 de una columna vertebral normal de un humano adulto. Se muestran los músculos principales del tronco (*R*, derecha; *L*, izquierda). Cortesía de Ali Sheihkzadeh, Ph.D., NYU Grossman School of Medicine, NYU Langone Health, New York, NY.

pelvis hacia adelante permite una flexión adicional. Al levantar y bajar una carga, este ritmo ocurre de manera simultánea, si bien se observa una mayor separación de estos movimientos al levantar que al bajar objetos (Nelson y cols., 1995). La angulación voluntaria de la pelvis en las posturas lordóticas o cifóticas tiene impacto sobre las fuerzas en la columna lumbar, y existe evidencia que sugiere que una postura pélvica de estilo libre o en flexión discreta genera una mayor ventaja (Arjmand & Shirazi-Adl, 2005). La columna torácica contribuye poco a la flexión anterior de toda la columna vertebral por efecto de la orientación oblicua de sus facetas (figs. 10-6 y 10-7), la orientación casi vertical de las apófisis espinosas y la limitación del movimiento que impone la caja torácica.

La flexión inicia por la actividad de los músculos abdominales y la porción vertebral del músculo psoas (Andersson & Lavender, 1997; Basmajian & DeLuca, 1985). El peso del segmento corporal superior produce una flexión adicional, controlada por la actividad gradual creciente de los músculos erectores de la columna al tiempo que se intensifica el momento de flexión anterior que actúa sobre la columna. Los músculos posteriores de la cadera participan en el control de la inclinación anterior de la pelvis al tiempo que la columna se flexiona (Carlsöö, 1961). Cuando inicia la flexión, los momentos de los brazos de los músculos extensores se acortan, lo que se agrega a la aplicación de carga sobre la columna en esta posición (Jorgensen y cols., 2003). Se acepta desde hace mucho tiempo que, en flexión completa, los músculos erectores de la columna se inactivan una vez que alcanzan un estiramiento completo. En

esta posición, estos músculos contrarrestan en forma pasiva el momento de flexión anterior, al igual que los ligamentos posteriores, que al inicio son redundantes pero se tensan en este punto debido a que la columna está en elongación completa (Farfan, 1975).

Esta inactividad de los músculos erectores de la columna se conoce como fenómeno flexión-relajación (Allen, 1948; Andersson & Lavender, 1997; Floyd & Silver, 1995; Morris y cols., 1962). Sin embargo, Andersson y cols. (1996), mediante el uso de electrodos insertados en los músculos extensores del tronco bajo guía con ultrasonido o RM, demostraron que en la posición en flexión profunda los músculos erectores superficiales de la columna se relajan y comparten la carga con las estructuras discoligamentarias posteriores pasivas, al tiempo que el cuadrado lumbar y los músculos erectores laterales profundos de la columna lumbar se activan (fig. 10-10; Colloca & Hinrichs, 2005). En la flexión forzada, los músculos extensores superficiales se reactivan.

Si bien durante mucho tiempo se pensó que la flexión prolongada de la columna vertebral generaba fatiga de los músculos dorsales, se ha demostrado que esta posición induce el fenómeno de fluencia en los extensores del tronco. Con la flexión prolongada, la actividad muscular disminuye al tiempo que el arco de movimiento se incrementa varios grados. Esto puede comprometer el mecanismo de control sensorimotor y disminuir la capacidad de los extensores dorsales para proteger la columna (Sanchez-Zuriaga y cols., 2010). Otro estudio que ana-

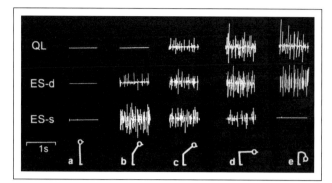

FIGURA 10-10 Electromiografía de los músculos cuadrado lumbar (*QL*), erector superficial de la columna (*ES-s*) y erector profundo de la columna (*ES-d*). Se insertaron electrodos de alambre en el QL y el ES-d; se utilizaron electrodos de superficie para el ES-s. Se representan cinco posiciones (*a-e*) de flexión del tronco. En la flexión completa no forzada del tronco (*e*), el ES-s permanece silente; sin embargo, el ES-d y el QL están muy activos, para contrarrestar el movimiento de flexión del tronco. Cortesía de Eva Andersson, MD, Ph.D., Karolinska Institute, Stockholm, Suecia.

lizó el efecto de una extensión repetitiva del tronco que inducía fatiga sobre la actividad de los extensores de la espalda y la aplicación de carga sobre la columna, concluyó que bajo estas condiciones existía un incremento insignificante de la aplicación de carga muscular de la columna vertebral que se basaba en el reclutamiento (Sparto & Parnianpour, 1998). Los autores concluyeron que para comprender mejor la respuesta a la fatiga debía ponerse más énfasis en investigar el mecanismo de control neuromuscular y las respuestas viscoelásticas de los tejidos ante la aplicación repetitiva de cargas. Hallazgos más recientes sugieren que con la flexión prolongada existen variaciones de la respuesta tisular entre las estructuras anatómicas activas y las pasivas, con velocidades no lineales de relajación tisular (Toosizadeh y cols., 2012). Se requiere más conocimiento en cuanto al impacto mecánico de las posiciones prolongadas o la fatiga sobre el desempeño y el dolor de la columna vertebral.

Para pasar de la flexión completa a la posición erecta del tronco, la pelvis se inclina hacia atrás y la columna vertebral se extiende entonces. La secuencia de actividad muscular se invierte. El glúteo mayor entra en acción en una fase temprana junto con los isquiotibiales, e inicia la extensión mediante la rotación posterior de la pelvis. Los músculos paraespinales se activan entonces e incrementan su actividad hasta que el movimiento se completa (Andersson & Lavender, 1997). Algunos estudios demostraron que la ejercitación concéntrica realizada por los músculos implicados en la elevación del tronco es mayor que la ejercitación excéntrica que realizan los músculos que participan en el descenso del tronco (de Looze y cols., 1993; Friedebold, 1958; Joseph, 1960). Sin embargo, este hallazgo se contradijo en varios estudios (Marras & Mirka, 1992; Reid & Costigan, 1987). Creswell y Thortensson (1994) respaldan el hallazgo de que se observa una actividad electromiográfica (EMG) menor durante la actividad excéntrica, como en el descenso, a pesar de los niveles elevados de fuerza que se generan. La carga compresiva de la columna vertebral que deriva del ejercicio muscular producido al bajar el tronco con una carga o

resistencia puede aproximarse a los límites de tolerancia espinales y exponer a la espalda a un mayor riesgo de lesión (Davis y cols., 1998). Se ha demostrado que el mantenimiento prolongado del tronco en flexión disminuye la retroalimentación propioceptiva espinal (Korakakis y cols., 2017). Sin embargo, realizar un movimiento inverso puede neutralizar este efecto.

Cuando el tronco se hiperextiende a partir de la posición erecta, los músculos extensores se encuentran activos durante la fase inicial. Este brote inicial de actividad disminuye al incrementarse la extensión más allá de la bipedestación en posición erecta, y los músculos abdominales se activan para controlar y modificar el movimiento (Rohlmann y cols., 2006). En la extensión forzada o de 15° o más, vuelve a requerirse la actividad de los extensores (Floyd & Silver, 1955; Wilke y cols., 2003).

Flexión lateral y rotación

Durante la flexión lateral del tronco puede predominar el movimiento en la columna torácica o bien en la lumbar. En la columna torácica, la orientación de las facetas permite la flexión lateral, pero la caja torácica la limita (en grados diversos en distintas personas); en la columna lumbar, los espacios en forma de cuña entre las superficies articulares intervertebrales muestran variaciones durante este movimiento (Reichmann, 1971). Los sistemas espinotransversal y transversoespinoso de los músculos erectores de la columna y los músculos abdominales se mantienen activos durante la flexión lateral; las contracciones ipsilaterales de estos músculos inician el movimiento y las contracciones contralaterales lo modifican (fig. 10-11; Andersson & Lavender, 1997).

Se presenta una rotación axial significativa en los niveles torácicos y lumbosacros, pero se encuentra limitada en otros niveles de la columna lumbar, siendo restringida por la orientación vertical de las facetas (fig. 10-6C). En la región torácica, la rotación de manera constante se vincula con flexión lateral. Al ocurrir este movimiento acoplado —que es más notorio en la región torácica superior— los cuerpos vertebrales por lo general rotan en dirección a la concavidad de la curvatura lateral de la columna (White, 1969). El acoplamiento de la rotación y la flexión lateral también ocurre en la columna lumbar, en que los cuerpos vertebrales rotan en dirección a la convexidad de la curvatura (Miles & Sullivan, 1961). Durante la rotación axial, los músculos dorsales y abdominales se encuentran activos a ambos lados de la columna vertebral, ya que los músculos ipsilaterales y contralaterales cooperan para producir este movimiento. Se ha cuantificado una activación concomitante intensa para la rotación axial (Lavender y cols., 1992; Pope y cols., 1986).

Movimiento pélvico

Los movimientos fisiológicos del tronco no solo implican un movimiento combinado de distintas partes de la columna vertebral, sino también requieren la cooperación de la pelvis debido a que el movimiento de esta estructura es esencial para incrementar el arco de movimiento fisiológico del tronco. La relación entre los movimientos pélvicos y el movimiento espi-

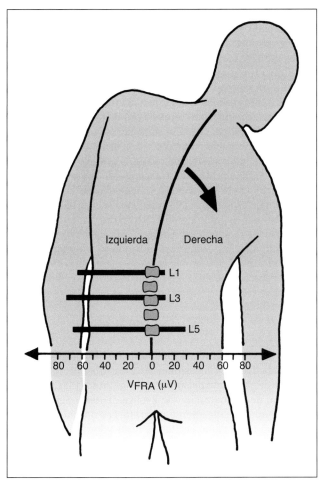

FIGURA 10-11 Ejemplo de actividad electromiográfica de los músculos erectores de la columna, captada con electrodos de superficie durante la flexión lateral del tronco. La figura ilustra la flexión del tronco a la derecha y la actividad muscular en los niveles L1, L3 y L5 de la columna lumbar. Se registra una actividad muscular contralateral (izquierda) sustancial en los músculos erectores de la columna cuando existe una flexión a la derecha, para mantener el equilibrio. Adaptada de Andersson, G. B. J., Ortengren, R., Nachemson, A. (1977). Intradiscal pressure, intra-abdominal pressure and myoelectric back muscle activity related to posture and loading. *Clin Orthop*, *129*, 156.

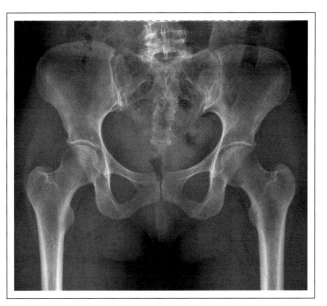

FIGURA 10-12 Anillo pélvico con su vínculo a la columna vertebral y las extremidades inferiores. La proyección anteroposterior de estas estructuras en la placa da una idea de la configuración irregular de la superficie de las articulaciones sacroiliacas, no obstante se requiere una proyección oblicua para tener una imagen precisa de esas articulaciones. Cortesía del Balgrist University Hospital.

nal suele analizarse desde la perspectiva del movimiento de las articulaciones lumbosacras, las articulaciones de la cadera o ambas (fig. 10-12). El complejo movimiento de la columna vertebral y la pelvis en el plano sagital se conoce como ritmo lumbopélvico. Cuando se observa este fenómeno es posible identificar variaciones en los movimientos predominantes (lumbares o de pelvis/cadera) y la secuencia de producción (Hasebe y cols., 2014; Vazirian y cols., 2016). En tanto existen varias técnicas para evaluar el ritmo lumbopélvico, su valor en la evaluación biomecánica del movimiento espinal o sus implicaciones clínicas aún es incierto.

La transferencia de la carga de la columna vertebral a la pelvis ocurre a través de la articulación sacroiliaca (SI). El aná-lisis biomecánico de las articulaciones sacroiliacas sugiere que funcionan sobre todo como amortiguadores de impacto y son importantes para proteger las articulaciones intervertebrales (Wilder y cols., 1980). Existe evidencia de una asociación entre el movimiento lumbopélvico y la actividad de los músculos del tronco durante la locomoción con distintas velocidades y moda-lidades (correr o caminar; Saunders y cols., 2005). Es importante señalar las inconsistencias que existen en la literatura en cuanto a la biomecánica de la articulación sacroiliaca. La razón de esto es que derivan de la configuración inusual de las articulaciones, una tasa elevada de asimetrías en la persona, y la posición de la pelvis respecto a los planos comunes y los ejes de movimiento con que se estudia el desplazamiento (Van Hauwermeiren y cols., 2019). Se propuso un método nuevo con el cual estudiar la articulación sacroiliaca, que recurre a una serie única de ejes; sin embargo, se requiere más investigación sobre su utilidad (Poilliot y cols., 2019; Van Hauwermeiren y cols., 2019).

Al aplicar una carga *in vitro*, la articulación SI muestra un movimiento tridimensional con nutación/contranutación articu-lar de 2 a 3°, inclinación lateral/rotación inferior a 1°, y traslación inferior a 1 mm (Van Hauwermeiren y cols., 2019). El manejo actual de varios diagnósticos de la columna lumbosacra incluye la fusión espinal, que puede tener impacto sobre la mecánica de la articulación sacroiliaca. Cuando la fusión incluye al nivel L5-S1, se genera esfuerzo sobre las articulaciones sacroiliacas durante el movimiento del tronco (Mushlin y cols., 2019).

Las fuerzas musculares que actúan sobre la articulación SI tienen un efecto de estabilización, que ayuda a transferir el esfuerzo intenso que reciben las articulaciones sacroiliacas hacia la pelvis (Dalstra & Huiskes, 1995; Pel y cols., 2008; Vlee-ming & Schuenke, 2019).

Cinética

Las cargas sobre la columna vertebral se producen sobre todo por el peso corporal, la actividad muscular, el preesfuerzo ejercido por los ligamentos, y las cargas de aplicación externa. Es posible realizar cálculos simplificados de las cargas en distintos niveles de la columna vertebral mediante el uso de la técnica de cuerpo libre para las fuerzas coplanares. Se puede obtener información directa en torno a las cargas sobre la columna vertebral en el nivel de discos intervertebrales específicos al medir la presión dentro de los discos tanto *in vitro* como *in vivo*. Debido a que este método es demasiado complejo para tener aplicación general, a menudo se recurre a uno de medición semidirecto. Este implica la cuantificación de la actividad mioeléctrica de los músculos del tronco y correlacionarla con los valores calculados para las fuerzas de contracción muscular. Los valores obtenidos se correlacionan bien con los derivados de la medición de la presión intradiscal y pueden así usarse para predecir las cargas sobre la columna (Andersson & Lavender, 1997; Ortengren y cols., 1981; Schultz y cols., 1982).

Otro método común es el uso de un modelo matemático para estimar la fuerza, que permite calcular las cargas en la columna lumbar y las fuerzas de contracción en los músculos del tronco para distintas actividades físicas. Los modelos son útiles para predecir la carga, para el análisis de distribución de cargas bajo distintas condiciones, para simular cargas, y en el diseño de prótesis e instrumentos de tipo espinal. La precisión del modelo depende de las presunciones utilizadas para los cálculos. Dos categorías de modelos utilizados en la actualidad son el conducido por EMG, que se basa en los registros electromiográficos de los músculos del tronco, y el modelo biomecánico más tradicional que se basa en los momentos y las fuerzas en el tronco (Chaffin & Andersson, 1991; Lavender y cols., 1992; Marras & Granata, 1995; Sheikhzadeh y cols., 2008).

ESTÁTICA Y DINÁMICA

En la siguiente sección se analizan las cargas estáticas sobre la columna lumbar en posturas comunes como la bipedestación y la sedestación, y también al levantar objetos, una actividad que a menudo implica cargas externas. En la sección final se analizan las cargas dinámicas sobre la columna lumbar al caminar y al realizar ejercicios de fortalecimiento comunes para la espalda y los músculos abdominales. Cuando se consideran tanto la estática como la dinámica, son importantes las cuestiones vinculadas con el control neuromuscular. El control postural requiere una capacidad de desempeño muscular de base. Mantener una postura en respuesta al desequilibrio depende de una retroalimentación y un control neuromuscular complejos (Ivanenko & Gurfinkel, 2018). De este modo, deben existir tanto resistencia como capacidad de respuesta a la demanda para el desempeño, y si se carece de alguna o son insuficientes, un análisis biomecánico de la estática o la dinámica pudiera generar hallazgos imprecisos. Cuestiones vinculadas con la magnitud de la demanda, la postura, la morfología corporal y la velocidad a la cual se realiza la actividad pueden tener

impacto sobre el control neuromuscular que se exhibe durante el desempeño, y deben tomarse en consideración en las investigaciones biomecánicas sobre la aplicación de cargas espinales.

Los estudios tempranos que cuantificaban las fuerzas sobre la columna vertebral recurrían a menudo a métodos invasivos y no pueden repetirse debido a los estándares de investigación actuales. Cada vez más se recurre a la integración de modelos de elementos finitos, una compleja estrategia matemática para definir las propiedades mecánicas de un sistema, como el movimiento de un segmento o un disco, con el fin de definir las respuestas vertebrales a la degeneración, la postura y la aplicación de cargas. Si bien provee información útil, deben reconocerse las limitaciones de esta técnica. Una de ellas es la posibilidad de hacer ajustes menores a las mediciones anatómicas, lo que pudiera alterar en grado significativo los resultados calculados. En fecha más reciente, los avances en la tecnología de imagen y computación están abriendo nuevas alternativas para la exploración y deberían hacer posible la generación de más conocimientos en cuanto a las propiedades biomecánicas de la columna vertebral.

Estática

La columna vertebral puede analizarse como una varilla elástica modificada debido a la flexibilidad de la estructura, el comportamiento de absorción del impacto de los discos y las vértebras, la función de estabilización de los ligamentos longitudinales, y la elasticidad del ligamento amarillo. Las dos curvaturas de la columna en el plano sagital —cifosis y lordosis— también contribuyen a la capacidad similar a la de un resorte con que cuenta la columna vertebral, que le permite soportar cargas mayores que si fuera recta. Un estudio sobre la capacidad de columnas toracolumbares de cadáveres a las que se habían retirado los músculos demostró que la carga crítica (el punto al cual se presenta la flexión) para resistir las cargas verticales era de entre 20 y 40 N (Gregersen & Lucas, 1967; Lucas & Bresier, 1961). La carga crítica es mucho más alta *in vivo* y varía en gran medida entre las personas. El soporte extrínseco que proveen los músculos del tronco ayuda a estabilizar y modificar las cargas sobre la columna vertebral, tanto de situaciones dinámicas como estáticas.

APLICACIÓN DE CARGAS SOBRE LA COLUMNA VERTEBRAL DURANTE LA BIPEDESTACIÓN

Cuando una persona se pone de pie, los músculos posturales mantienen una actividad constante en respuesta a modulaciones imperceptibles, diminutas, de la posición, y la fuerza de la gravedad. Esta actividad se minimiza cuando los segmentos corporales están bien alineados. Durante la bipedestación, la línea de gravedad del tronco suele pasar por delante del centro del cuerpo de la cuarta vértebra lumbar (Asmussen & Klausen, 1962). Así, cae en un punto ventral al eje transverso de movimiento de la columna vertebral y los segmentos de movimiento quedan sujetos a un momento de flexión ventral, que debe ser equilibrado por las fuerzas ligamentarias y de los músculos erectores de la columna (fig. 10-13). Cualquier desplazamiento de la línea de gravedad producido por alguna perturbación,

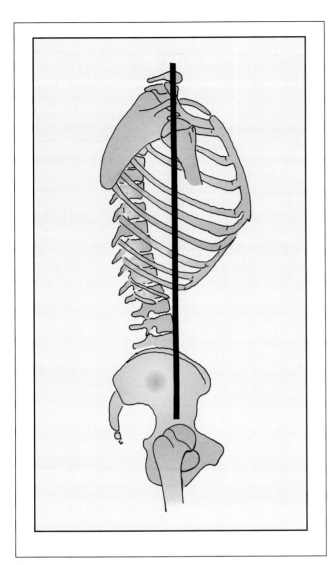

FIGURA 10-13 La línea de gravedad del tronco (*línea continua*) suele ser ventral al eje transverso de movimiento de la columna vertebral, por lo que la columna se encuentra sujeta a un momento de flexión anterior constante.

lo que incluye los movimientos del tronco o las extremidades, altera la magnitud y la dirección del momento sobre la columna vertebral. Para que el cuerpo recupere el equilibrio, una mayor actividad muscular debe contrarrestar el momento, lo que produce un balanceo postural intermitente. Además de los músculos erectores de la columna, los músculos abdominales a menudo muestran actividad intermitente para mantener una posición erecta neutral y estabilizar el tronco (Cholewicki y cols., 1997; Urquhart y cols., 2005).

La porción vertebral de los músculos psoas, junto con los músculos oblicuos externos, también participa en la producción del balanceo postural y la estabilidad (Basmajian & DeLuca, 1985; Hodges y cols., 2002; Nachemson, 1966). El nivel de actividad de estos músculos varía en grado considerable de una persona a otra, y depende en cierto grado de la configuración de la columna, por ejemplo, en cuanto a la magnitud de la cifosis y la lordosis habituales.

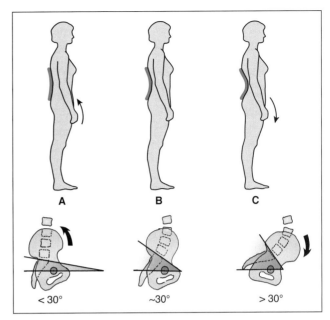

FIGURA 10-14 Efecto de la inclinación de la pelvis sobre la base del sacro respecto al plano transverso (ángulo sacro) en la bipedestación. **A.** La inclinación de la pelvis en dirección posterior reduce el ángulo sacro y rectifica la columna lumbar. **B.** En la bipedestación relajada, el ángulo sacro se aproxima a 30°. **C.** La inclinación de la pelvis hacia adelante incrementa el ángulo sacro y acentúa la lordosis lumbar.

La pelvis también desempeña un papel en la actividad muscular y las cargas resultantes sobre la columna vertebral durante la bipedestación (fig. 10-14). La base del sacro está inclinada hacia adelante y abajo. El ángulo de inclinación, o ángulo sacro, es cercano a 30° respecto del plano transverso durante la bipedestación relajada (fig. 10-14B). La inclinación de la pelvis en torno al eje transverso entre las articulaciones de la cadera modifica el ángulo. Cuando la pelvis se inclina hacia atrás, el ángulo sacro disminuye y la lordosis lumbar se aplana (fig. 10-14A). Este aplanamiento afecta a la columna torácica, que se extiende un poco para ajustar el centro de gravedad del tronco de tal modo que el gasto de energía se minimice, desde la perspectiva de la ejercitación muscular. Cuando la pelvis se inclina hacia adelante, el ángulo sacro aumenta, y acentúa la lordosis lumbar y la cifosis torácica (fig. 10-14C). La inclinación hacia adelante y atrás de la pelvis influye sobre la actividad de los músculos posturales al afectar las cargas estáticas sobre la columna vertebral (Floyd & Silver, 1955; Shirazi-Adl y cols., 2002). El uso de dispositivos y tecnología para reducir la aplicación de carga espinal ha dejado perplejos a los investigadores durante algún tiempo. Por ejemplo, Ferrara y cols. (2005) investigaron el efecto del retiro de la carga de la columna vertebral en una posición erecta al utilizar un chaleco que ejercía una fuerza de distracción entre la pelvis y las costillas. Sus hallazgos sugieren que la presión intradiscal podía reducirse. Se han estudiado los exoesqueletos en relación con su efectividad para reducir la aplicación de cargas lumbares, pero hasta este momento la tecnología no es efectiva con este propósito (Picchiotti y cols., 2019). Los vuelos espaciales prolongados proveen nuevas oportunidades para explorar la relación entre la aplicación y el retiro de cargas de la columna vertebral y el desempeño humano (Green & Scott, 2017).

CARGAS COMPARATIVAS SOBRE LA COLUMNA LUMBAR AL PARARSE, SENTARSE Y RECLINARSE

La posición del cuerpo afecta la magnitud de las cargas que se aplican sobre la columna vertebral. Como consecuencia de los estudios de medición de presión intradiscal *in vivo* conducidos por Nachemson (1975), se demostró que estas cargas son mínimas durante una reclinación con buen soporte, se mantienen bajas durante la bipedestación erecta relajada y se elevan en la sedestación. La investigación *in vivo* de la presión en el disco intervertebral mediante el uso de tecnología más sofisticada, y que no se basó en un solo sujeto, sugirió que en la sedestación relajada sin soporte, la presión intradiscal es inferior que en la bipedestación (ver figs. 10-15 y 10-16; sedestación sin soporte, 0.46 MPa; bipedestación relajada, 0.50 MPa; Wilke y cols., 1999, 2001). En la tabla 10-2 pueden verse mediciones de presión pertinentes adicionales. Sato y cols. (1999) verificaron los hallazgos de Nachemson (1975) y demostraron un incremento de la carga espinal, desde 800 N en bipedestación erecta hasta 996 N en sedestación erecta. En fecha más reciente esto volvió a ser verificado por Huang y cols. (2016) mediante un método con un modelo musculoesquelético para calcular las cargas. En la figura 10-15 se presentan las cargas relativas sobre la columna al permanecer en diferentes posturas corporales, según lo descrito por Nachemson y Wilke.

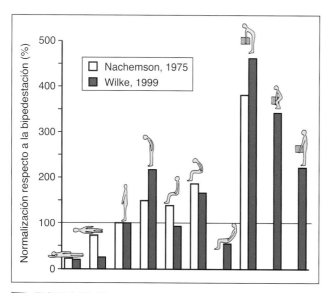

FIGURA 10-15 Datos obtenidos de dos estudios en los que se recurrió a mediciones de la presión intradiscal. Las cargas relativas en el tercer y el cuarto discos lumbares cuantificadas *in vivo* en distintas posiciones corporales se comparan con la carga en la bipedestación erecta, que se representa como 100%. Datos de Nachemson, A. (1975). Towards a better understanding of low-back pain: A review of the mechanics of the lumbar disc. *Rheumatol Rehabil, 14*(3), 129-143; y Wilke, H. J., Neef, P., Caimi, M., *et al.* (1999). New in vivo measurements of pressures in the intervertebral disc in daily life. *Spine, 24*(8), 755-762.

TABLA 10-2 Valores de presión intradiscal en distintas posiciones y ejercicios, como porcentaje respecto de la bipedestación relajada en un sujeto (elegido de manera arbitraria como 100%)

Posición/maniobra	(%)
Decúbito supino	20
Decúbito lateral	24
Decúbito prono	22
Decúbito prono con espalda extendida, sostenido sobre los codos	50
Reír con intensidad, en decúbito lateral	30
Estornudar, en decúbito lateral	76
Mirar girando el torso	140-160
Bipedestación relajada	100
Bipedestación mientras se realiza la maniobra de Valsalva	184
Bipedestación con flexión anterior	220
Sedestación relajada, sin respaldo	92
Sedestación con extensión activa de la espalda	110
Sedestación con flexión máxima	166
Sedestación con flexión ventral, con codos apoyados sobre los muslos	86
Sedestación en silla, con espalda encorvada	54
Levantarse de una silla	220
Caminar con pies descalzos	106-130
Caminar con calzado deportivo	106-130
Trotar con calzado de vestir	70-190
Trotar con calzado deportivo	70-170
Subir escalones, uno a la vez	100-140
Subir escalones, dos a la vez	60-240
Bajar escalones, uno a la vez	76-120
Bajar escalones, dos a la vez	60-180
Levantar 20 kg flexionado hacia adelante con la espalda arqueada	460
Levantar 20 kg con técnica para protección de espalda	340
Sostener 20 kg cerca del cuerpo	220
Sostener 20 kg a 60 cm del tórax	360
Incremento de la presión durante el reposo nocturno (durante un periodo de 7 h)	20-48

Adaptada de Wilke, H. J., Neef, P., Caimi, M., *et al.* (1999). New in vivo measurements of pressures in the intervertebral disc in daily life. *Spine, 24*(8), 755-762.

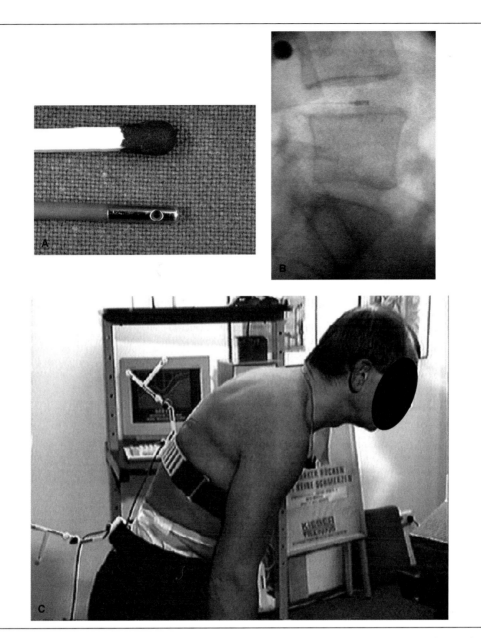

FIGURA 10-16 Mediciones de presión intradiscal *in vivo*. **A.** Transductor de presión para las mediciones de presión intradiscal *in vivo*. **B.** Transductor de presión tras su implantación en L4-L5 para la medición *in vivo* de la presión intradiscal. **C.** Registro *in vivo* de la presión intradiscal y el movimiento entre el sacro y la unión toracolumbar en un voluntario. Reimpresa de Wilke, H., Neef, P., Hinz, B., *et al.* (2001). Intradiscal pressure together with anthropometric data-a data set for the validation of models. *Clin Biomech, 16*(Suppl 1), S111-S126. Copyright © 2001 Elsevier. Con autorización.

En la bipedestación erecta relajada, la carga sobre el tercer y el cuarto discos lumbares es casi del doble del peso del cuerpo por encima del nivel cuantificado (Nachemson & Elfström, 1970; Nachemson & Morris, 1964; Wilke y cols., 1999, 2003). Al pasar de la posición supina a una bipedestación relajada, las fuerzas compresivas, tensiles y de cizallamiento varían en cada disco y en cada nivel lumbar (Wang y cols., 2009). Mientras la flexión del tronco incrementa la carga y el momento de flexión anterior de la columna, estos cambios son inconstantes de L5 a S1 (Byrne y cols., 2019). Mediante técnicas de imagen novedosas para examinar la deformación de los discos lumbares al levantar objetos, los investigadores sugirieron que la deformación general en el segmento L5-S1 mientras soportaba la carga era inferior al detectado entre L2 y L5 (Byrne y cols., 2019). Si bien las implicaciones y la explicación de este fenómeno son inciertas, los datos sugieren características de la columna que deben considerarse al elegir las intervenciones para el manejo de la disfunción espinal. Durante la flexión anterior, el anillo

CASO DE ESTUDIO 10-2

Dolor inespecífico en la columna lumbosacra

Un hombre de 35 años de edad acude refiriendo dolor en la columna lumbosacra, que se irradia a la cara posterior del muslo izquierdo sin rebasar la rodilla. El dolor comenzó 3 semanas antes, después de trabajar un turno de 12 h, cuando giró el torso al tiempo que levantaba una caja inusualmente grande, aunque ligera. Durante la primera semana con dolor acudió al médico, quien le prescribió un analgésico y le recomendó que regresara a realizar su actividad usual según la tolerara. En la actualidad, el dolor persiste, en particular al permanecer sentado o de pie durante periodos prolongados. En una consulta médica para seguimiento, una exploración cuidadosa reveló que el paciente tenía sobrepeso, con debilidad de los músculos abdominales y dorsales, así como flexibilidad deficiente de los isquiotibiales, el psoas y los músculos dorsales. Las pruebas neurológicas fueron normales, al igual que su perfil médico previo y actual, lo que llevó al diagnóstico de dolor lumbosacro inespecífico (figura del caso de estudio 10-2).

Combinaciones de distintos factores han llevado a esta lesión. Desde el punto de vista biomecánico, si bien la carga que levantó se consideraba ligera, el tamaño del paquete y el gran brazo de palanca derivado (la distancia desde el centro de gravedad de la persona hasta el del paquete) generó una carga superior a la esperada sobre la columna lumbar. Además, la debilidad de los músculos abdominales y los extensores de la columna determinaron una desventaja mecánica adicional para la estabilización del segmento inferior de la columna. La rigidez de los músculos psoas e isquiotibiales genera restricciones sobre la movilidad de la pelvis, y restringe el arco de movimiento en la región lumbosacra al tiempo que afecta las cargas y los movimientos normales en este nivel.

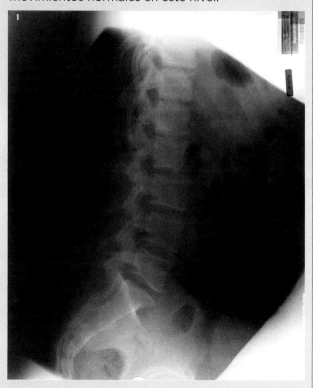

Figura del caso de estudio 10-2

---

protruye en dirección ventral (Klein y cols., 1983) y su porción central se desplaza en dirección posterior (Krag y cols., 1987). Más que la extensión del tronco, su flexión genera esfuerzo sobre el área posterolateral del anillo fibroso. La adición de un movimiento de giro y las cargas torsionales acompañantes incrementan en mayor medida los esfuerzos sobre el disco (caso de estudio 10-2; Andersson y cols., 1977; Berger-Roscher y cols., 2017; Schmidt y cols., 2007; Shirazi-Adl, 1994; Steffen y cols., 1998).

Las cargas sobre la columna lumbar son menores durante la sedestación con soporte que en aquella sin soporte. En la sedestación con soporte del peso de la parte superior del cuerpo tiene un sostén, lo que reduce la actividad muscular y alivia la presión intradiscal (Andersson y cols., 1974; Wilke y cols., 1999). Se ha recurrido a la RM para verificar este hallazgo mediante el análisis del contenido de agua de los discos, tanto en la sedestación como en la bipedestación (Nazari y cols., 2015). Se identificó un mayor contenido de agua durante la bipedestación, lo que sugiere una aplicación de carga menor en la columna lumbar. La inclinación posterior del respaldo y el uso de un soporte lumbar redujeron incluso más las cargas. No obstante, el uso de un soporte en la región torácica empuja a la columna torácica y el tronco hacia adelante, y obliga a la columna lumbar a adoptar la cifosis con el fin de permanecer en contacto con el respaldo, lo que incrementa las cargas sobre la columna lumbar (fig. 10-17; Andersson y cols., 1974). Las cargas sobre la columna se minimizan cuando un individuo asume una posición supina debido a que las cargas producidas por el peso corporal se eliminan (fig. 10-15). Con el cuerpo en posición supina y las rodillas en extensión, la tracción de la porción vertebral del músculo psoas produce ciertas cargas sobre la columna lumbar. Sin embargo, con las caderas y las rodillas en flexión y con soporte, la lordosis lumbar se rectifica al tiempo que el músculo psoas se relaja, y las cargas disminuyen (fig. 10-18).

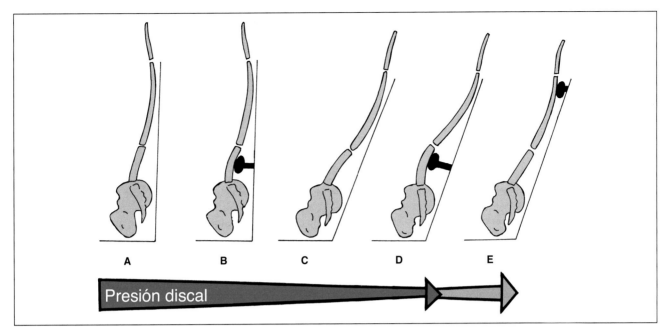

Presión discal

FIGURA 10-17 Influencia de la inclinación del respaldo y el soporte dorsal sobre las cargas de la columna lumbar, en función de la presión en el tercer disco lumbar durante la sedestación con soporte. **A.** La inclinación del respaldo es de 90° y la presión en el disco es máxima. **B.** La adición de un soporte lumbar disminuye la presión en el disco. **C.** Inclinación posterior de 110° del respaldo, que sin un soporte lumbar genera menor presión en el disco. **D.** La adición de un soporte lumbar con este grado de inclinación del respaldo disminuye en mayor grado la presión. **E.** Desplazamiento del soporte hacia la región torácica, que impulsa la región superior del cuerpo hacia adelante, induce cifosis en la columna lumbar e incrementa la presión en el disco. Adaptada con autorización de Andersson, B. J., Ortengren, R., Nachemson, A., *et al.* (1974). Lumbar disc pressure and myoelectric back muscle activity during sitting. I. Studies on an experimental chair. *Scand J Rehabil Med*, 6, 104.

CARGAS ESTÁTICAS SOBRE LA COLUMNA LUMBAR AL LEVANTAR CARGAS

Las cargas más intensas, sobre la columna suelen producirse por cargas externas, como al levantar un objeto pesado. Aún queda por investigar qué carga puede sostener la columna vertebral antes de sufrir daño. Estudios pioneros realizados por Eie (1966) con muestras vertebrales lumbares de humanos adultos demostraron que la carga compresiva hasta la falla vertebral varía de un aproximado de 5 000 a 8 000 N. En general, los valores informados de manera subsecuente por otros autores corresponden a los de Eie, si bien se han documentado cifras por encima de 10 000 N y por debajo de 5 000 N (Hutton & Adams, 1982). La aplicación de un momento de flexión estática-cizallamiento sobre los segmentos de movimiento lumbares reveló que se toleraban un momento de flexión de 620 Nm y uno de cizallamiento de 156 Nm antes de que ocurriera una disrupción completa del segmento de movimiento. Se registró un ángulo de flexión antes de la falla de 20°, con un desplazamiento horizontal de 9 mm entre las dos vértebras (Osvalder y cols., 1990). Tanto la edad como el grado de degeneración del disco influyen sobre el intervalo que precede a la falla. Si bien la resistencia del cuerpo vertebral se relaciona con la masa ósea, con el envejecimiento la declinación de la resistencia ósea es más pronunciada que la observada en la masa ósea (Mosekilde, 1993).

Eie (1966) y Ranu (1990) observaron que durante las pruebas compresivas se alcanzaba el punto de fractura en el cuerpo vertebral, o la placa vertebral, antes de que el disco interverte-

bral sufriera daño. Este hallazgo muestra que el hueso es menos capaz de resistir la compresión que un disco intacto. Durante las pruebas se alcanzó un punto de vencimiento antes de que la vértebra o la placa terminal se fracturaran. Cuando se retiraba la carga en este punto, el cuerpo vertebral se recuperaba pero

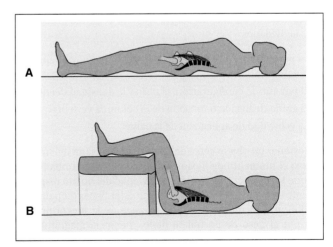

FIGURA 10-18 **A.** Cuando una persona asume una posición supina con las piernas en extensión, la tracción de la porción vertebral del músculo psoas aplica ciertas cargas sobre la columna lumbar. **B.** Cuando las caderas y las rodillas se flexionan y se mantienen bajo soporte, el músculo psoas se relaja y las cargas sobre la columna lumbar disminuyen.

era más susceptible al daño cuando volvía a cargarse. Estudios en animales sugieren que momentos máximos de 52 Nm (flexión), 16.5 Nm (flexión lateral) y 14 Nm (rotación axial) preceden a la falla de la placa terminal o el anillo (Berger-Roscher y cols., 2017). Las pruebas hasta la falla en muestras cadavéricas con y sin conservación de la lordosis normal del segmento de movimiento demostraron una variación de la fractura frente a la falla de la placa terminal bajo la aplicación de cargas compresivas (Curry y cols., 2016). Esto sugiere la importancia de la alineación vertebral en la respuesta mecánica a las cargas. Además, se ha demostrado que la obesidad y la morfología corporal contribuyen a la aplicación de cargas en la columna vertebral e incrementan el riesgo de fractura vertebral (Ghezelbash y cols., 2017). Debido a diferencia de tamaño, se observa que las vértebras del hombre pueden tolerar cargas más altas antes de la falla que las vértebras femeninas (Stemper y cols., 2015).

Existe evidencia de que la columna vertebral puede sufrir microdaño como consecuencia de las cargas elevadas *in vivo* (Hansson y cols., 1980). En un estudio *in vitro* que se basó en la absorciometría dual de fotones, Hansson y cols. observaron microfracturas en muestras derivadas de vértebras lumbares humanas "normales" e interpretaron este microdaño como fracturas por fatiga derivadas de los esfuerzos y las deformaciones ocurridas en la columna vertebral *in vivo*. Una vez que ha ocurrido el microdaño, indetectable en la radiografía, la cantidad de energía requerida para generar una fractura completa disminuye (Lu y cols., 2004). Se encontró que una técnica como la correlación de imágenes digitales facilita la exploración del microdaño al identificar las características temporales y la ubicación de las fracturas (Gustafson y cols., 2017). El examen *in vitro* confirmó la existencia de microdaño cerca de la placa terminal con la aplicación repetitiva de cargas compresivas altas, en tanto la aplicación repetitiva de cargas compresivas bajas trajo consigo la falla del disco (Amin y cols., 2020).

Levantar y cargar un objeto hasta cierta distancia horizontal son situaciones comunes en que las cargas aplicadas a la columna vertebral pueden ser tan altas que le generen daño. Varios factores afectan las cargas sobre la columna al realizar estas actividades:

1. La posición del objeto respecto al centro de movimiento en la columna
2. El tamaño, la configuración, el peso y la densidad del objeto
3. El grado de flexión o rotación de la columna vertebral
4. La velocidad de aplicación de la carga

Sostener un objeto cerca del cuerpo y no alejado del mismo reduce el momento de flexión sobre la columna lumbar, toda vez que la distancia del centro de gravedad del objeto respecto al centro de movimiento de la columna (el brazo de palanca) se minimiza. A menor brazo de palanca de la fuerza producida por el peso de un objeto dado, menor la magnitud del momento de flexión y, por ende, menores las cargas sobre la columna lumbar (recuadro de cálculo 10-1; Andersson y cols., 1976; Nachemson & Elfström, 1970; Nemeth, 1984; Wilke y cols., 1999, 2003).

Incluso cuando se llevan a cabo tareas de levantamiento repetidas idénticas y que no inducen fatiga, se ha demostrado

variabilidad de la cinemática del tronco, la cinética y la carga espinal según las técnicas de levantamiento que utiliza un mismo sujeto (Granata & Sanford, 1999). Cuando una persona realiza de manera repetida un mismo levantamiento, se registra una mayor variabilidad, que indica que el cerebro pudiera tener varias estrategias motoras para realizar la tarea. También indica la sensibilidad de la capacidad de respuesta del sistema muscular a los cambios sutiles, con el objetivo de mantener el desempeño a pesar de la fatiga.

Cuando una persona que sostiene un objeto se inclina hacia adelante, la fuerza que produce el peso del objeto sumada a la que genera el peso del segmento superior del cuerpo crean un momento de flexión sobre el disco, lo que incrementa las cargas sobre la columna vertebral. Este momento de flexión es mayor que el producido cuando la persona se para en posición erecta al tiempo que sostiene el objeto (recuadro de cálculo 10-2).

Una revisión de las publicaciones no reveló alguna diferencia significativa en cuanto a las fuerzas de compresión y cizallamiento espinales computadas entre el levantamiento mediante inclinación o acuclillamiento (van Dieen y cols., 1999). Se sugirió que es más factible una pérdida del equilibrio al hacer un levantamiento desde la posición de cuclillas, lo que a su vez pudiera agregar esfuerzos adicionales en la columna lumbar. Una exploración más reciente de las diferencias entre el levantamiento mediante flexión y acuclillamiento con el uso de remplazos de cuerpos vertebrales instrumentados, confirmó los hallazgos previos y reveló una diferencia de 4% de la fuerza general entre las técnicas (Dreischarf y cols., 2016). La distancia del peso levantado respecto al eje de la columna, a un lado del cuerpo más que en el frente, generó fuerzas internas menores. Algunas otras variables que pudieran reducir la aplicación de carga vertebral general durante el levantamiento incluyen la colocación de una mano sobre el muslo (Kingma y cols., 2016), la lordosis lumbar anatómica (Pavlova y cols., 2018) y la inclinación pélvica durante el levantamiento (Hayashi y cols., 2016).

En el siguiente ejemplo se utiliza la técnica de cuerpo libre para las fuerzas coplanares con el fin de hacer un cálculo simplificado de las cargas estáticas sobre la columna al tiempo que se levanta un objeto (recuadros de cálculo 10-3A y 10-3B).

Los cálculos que se hacen de este modo para un punto en el tiempo durante el levantamiento son valiosos para demostrar el modo en que los brazos de palanca de las fuerzas producidas por el peso del segmento superior del cuerpo y el del objeto afectan las cargas impuestas a la columna vertebral. El uso de los mismos cálculos para computar las cargas producidas cuando se levanta un objeto de 80 kg (que representa una fuerza de 800 N) revela una carga aproximada de 10 000 N sobre el disco, lo que tiene probabilidad de exceder el punto de fractura de la vértebra. Debido a que los atletas que levantan pesas pueden alcanzar con facilidad esas cargas calculadas sin sufrir fracturas, otros factores, como la presión intraabdominal (PIA), pudieran participar para reducir las cargas sobre la columna *in vivo* (Davis & Marras, 2000; Hackett & Chow, 2013; Hodges y cols., 2005; Krajcarski y cols., 1999). La PIA es el resultado de la retención voluntaria del aire inhalado para generar un momento extensor en la cavidad intraabdominal. El control neural de los músculos respiratorios y del piso pélvico resulta vital para modular de manera efectiva la PIA (Hodges y cols., 2007).

RECUADRO DE CÁLCULO 10-1

Influencia del tamaño del objeto sobre las cargas en la columna lumbar

El tamaño del objeto que se sostiene influye sobre las cargas en la columna lumbar. Si se sostienen objetos del mismo peso, configuración y densidad pero distinto tamaño, el brazo de palanca de la fuerza producida por el peso del objeto es mayor para el objeto más grande, de modo que el momento de flexión que produce sobre la columna lumbar es mayor (fig. 1 del recuadro de cálculo 10-1). En estas dos situaciones (figs. 1 y 2 del recuadro de cálculo 10-1), la distancia a partir del centro de movimiento en el disco hasta el frente del abdomen es de 20 cm. En ambos casos el objeto tiene una densidad uniforme y pesa 20 kg. En el caso de la figura 1 del recuadro de cálculo 10-1, la anchura del objeto cúbico es de 20 cm; en el caso de la figura 2 del recuadro de cálculo 10-1, la anchura es de 40 cm. De este modo, en el primer caso el momento de flexión anterior que actúa sobre el disco lumbar más bajo es de 60 Nm, toda vez que el peso del objeto produce una fuerza de 200 N al actuar con un brazo de palanca (L_P) de 30 cm (200 N × 0.3 m). En el segundo caso el momento de flexión anterior es de 80 Nm, puesto que el L_P es de 40 cm (200 N × 0.4 m; se considera que 1 kg ~10 N).

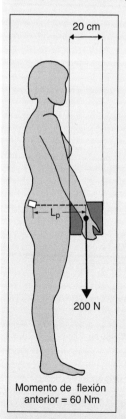

Momento de flexión anterior = 60 Nm

Figura 1 del recuadro de cálculo 10-1

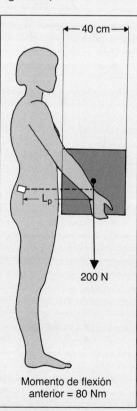

Momento de flexión anterior = 80 Nm

Figura 2 del recuadro de cálculo 10-1

RECUADRO DE CÁLCULO 10-2

Influencia de la posición del segmento superior del cuerpo sobre las cargas en la columna lumbar al levantar pesos

En las dos situaciones que se muestran en las figuras 1 y 2 del recuadro de cálculo 10-2, se levanta un objeto idéntico de 20 kg. En el caso 1 (bipedestación en posición erecta), el brazo de palanca de la fuerza que se produce por el peso del objeto (L_P) es de 30 cm, lo que crea un momento de flexión anterior de 60 Nm (200 N × 0.3 m). El momento de flexión anterior generado por la región superior del cuerpo es de 9 Nm; la longitud del brazo de palanca (L_W) se calcula en 2 cm, y la fuerza producida por el peso del segmento superior del cuerpo es de 450 N. De este modo, el momento de flexión anterior total en el caso 1 equivale a 69 Nm (60 Nm + 9 Nm).

En el caso 2 (segmento superior del cuerpo flexionado hacia adelante), el L_P se incrementa hasta 40 cm, lo que genera un momento de flexión anterior de 80 Nm (200 N × 0.4 m). Por otra parte, la fuerza de 450 N producida por el peso del segmento superior del cuerpo adquiere mayor importancia puesto que actúa con un L_W de 25 cm, lo que crea un momento de flexión anterior de 112.5 Nm (450 N × 0.25 m). Así, el momento de flexión anterior total en el caso 2 es de 192.5 Nm (112.5 Nm + 80 Nm).

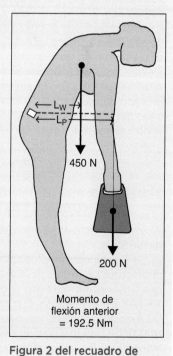

Momento de flexión anterior = 192.5 Nm

Figura 2 del recuadro de cálculo 10-2

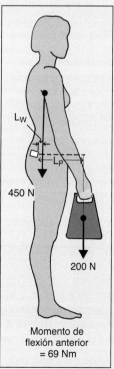

Momento de flexión anterior = 69 Nm

Figura 1 del recuadro de cálculo 10-2

RECUADRO DE CÁLCULO 10-3A

Técnica de diagrama de cuerpo libre para fuerzas coplanares. Cálculo de las cargas estáticas sobre la columna vertebral al tiempo que se levanta un objeto

Las cargas que se aplican sobre un disco lumbar se calculan para un punto en el tiempo en que una persona de 70 kg levanta un objeto de 20 kg. La columna vertebral se flexiona alrededor de 35°. En este ejemplo, las tres fuerzas principales que actúan sobre la columna lumbar en el nivel lumbosacro son (1) la fuerza producida por el peso del segmento superior del cuerpo (W), que se calcula en 450 N (alrededor de 65% de la fuerza que ejerce el peso corporal total); (2) la fuerza producida por el peso del objeto (P), de 200 N; y (3) la fuerza producida por la contracción de los músculos erectores de la columna (E), que tiene una dirección y un punto de aplicación conocidos, pero una magnitud desconocida (fig. 1 del recuadro de cálculo 10-3A).

Puesto que estas tres fuerzas actúan a cierta distancia del centro de movimiento de la columna vertebral, generan momentos en la columna lumbar. Dos momentos de flexión anterior (WL_W y PL_P) son los productos de W y P, y las perpendiculares desde el centro instantáneo de rotación hasta las líneas de acción de estas fuerzas (sus brazos de palanca). El brazo de palanca de P (L_P) es de 0.4 m y el brazo de palanca de W (L_W) es de 0.25 m. Un momento de neutralización (EL_E) es el producto de E y su brazo de palanca. El brazo de palanca (L_E) es de 0.05 m. La magnitud de E puede calcularse al utilizar la ecuación de equilibrio para los momentos. Para que el cuerpo se encuentre en un momento de equilibrio, la suma de los momentos que actúan sobre la columna lumbar debe ser de cero (en este ejemplo se considera que los momentos que siguen la dirección de las manecillas del reloj son positivos, en tanto los que van en contra de las manecillas del reloj son negativos).

Así,

$$\Sigma M = 0$$
$$(W \times L_W) + (P \times L_P) - (E \times L_E) = 0$$
$$(450 \text{ N} \times 0.25 \text{ m}) + (200 \text{ N} \times 0.4 \text{ m}) - (E \times 0.05 \text{ m}) = 0$$
$$E \times 0.05 \text{ m} = 112.5 \text{ Nm} + 80 \text{ Nm}$$

Al resolver esta ecuación para E se tiene un valor de 3 850 N.

La fuerza compresiva total que se ejerce sobre el disco (C) puede calcularse ahora con operaciones trigonométricas (fig. 2 del recuadro de cálculo 10-3A). En el ejemplo, C corresponde a la suma de las fuerzas compresivas que actúan sobre el disco, que tiene una inclinación de 35° respecto al plano transverso. Estas fuerzas son las siguientes:

1. La fuerza compresiva que produce el peso del segmento superior del cuerpo (W), que actúa sobre el disco inclinado a 35° ($W \times \cos 35°$).
2. La fuerza que produce el peso del objeto (P), que actúa sobre el disco inclinado a 35° ($P \times \cos 35°$).

3. La fuerza producida por los músculos erectores de la columna (E), que actúan en un ángulo casi recto respecto de la inclinación del disco.

La fuerza compresiva total que actúa sobre el disco (C) tiene un sentido, un punto de aplicación y una línea de acción conocidos, pero se desconoce su magnitud. La magnitud de C puede calcularse mediante el uso de la ecuación de equilibrio para las fuerzas. Para que el cuerpo se encuentre en un equilibrio de fuerzas, la sumatoria de las fuerzas debe ser igual a cero.

Así,

$$\Sigma \text{ fuerzas} = 0$$
$$(W \times \cos 35°) + (P \times \cos 35°) + E - C = 0$$
$$(450 \text{ N} \times \cos 35°) + (200 \text{ N} \times \cos 35°) + 3850 \text{ N} - C = 0$$
$$C = 368.5 \text{ N} + 163.8 \text{ N} + 3\,850 \text{ N}$$

Al resolver la ecuación para C, el resultado es de 4 382 N.

El componente de cizallamiento para la fuerza de reacción sobre el disco (S) se calcula del mismo modo:

$$(450 \text{ N} \times \text{seno } 35°) + (200 \text{ N} \times \text{seno } 35°) - S = 0$$
$$S = 373 \text{ N}$$

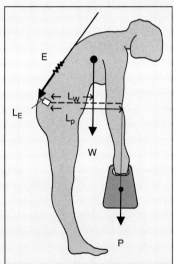

Figura 1 del recuadro de cálculo 10-3A

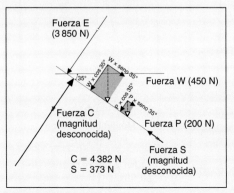

Figura 2 del recuadro de cálculo 10-3A

RECUADRO DE CÁLCULO 10-3B

Técnica de diagrama de cuerpo libre para fuerzas coplanares. Cálculo de las cargas estáticas sobre la columna vertebral al tiempo que se levanta un objeto

Debido a que C y S forman un ángulo recto (fig. 1 del recuadro de cálculo 10-3B), es posible utilizar el teorema de Pitágoras para encontrar la fuerza de reacción total sobre el disco (R):

$$(R) = \sqrt{C^2 + S^2}$$
$$R = 4\,398 \text{ N}$$

La dirección de R se determina por medio de una función trigonométrica:

$$\text{Seno } \alpha = C/R$$

$\alpha = \text{seno}^{-1} \, C/R = 85°$ donde α es el ángulo que se forma entre el vector de la fuerza total sobre el disco y la inclinación del disco.

El problema puede resolverse por medios gráficos al construir un diagrama de vectores con base en los valores conocidos (fig. 2 del recuadro de cálculo 10-3B). Se traza primero una línea vertical que represente a $W + P$; se agrega un vector para E, que forma un ángulo recto respecto de la inclinación del disco, y el vector R cierra el triángulo. Se determina la dirección de R respecto al disco.

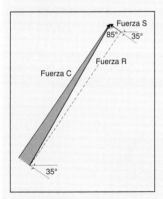

Figura 1 del recuadro de cálculo 10-3B

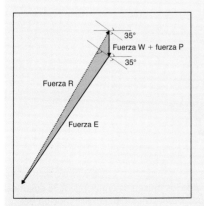

Figura 2 del recuadro de cálculo 10-3B

Dinámica

Casi todo el movimiento en el cuerpo incrementa el reclutamiento muscular y las cargas sobre la columna vertebral. Este aumento es modesto en actividades como la caminata lenta o el giro simple, pero se hace mucho más marcado al realizar distintos ejercicios, y con la complejidad del movimiento dinámico y la aplicación dinámica de cargas (Nachemson & Elfström, 1970).

MARCHA

En un estudio sobre la velocidad normal para la marcha, se observaron cargas espinales máximas entre las fases de la marcha de golpe del talón y despegue de los dedos. Se ha demostrado que las fuerzas máximas en el segmento L4-L5 son hasta de 1.8 veces el peso corporal para la compresión, de 0.15 veces el peso corporal para el cizallamiento anteroposterior, y de 0.06 para las fuerzas de cizallamiento medial (Arshad y cols., 2018). Esto contrasta con datos previos que demostraban que las cargas compresivas en el segmento de movimiento L3-L4 variaban entre 0.2 y 2.5 veces

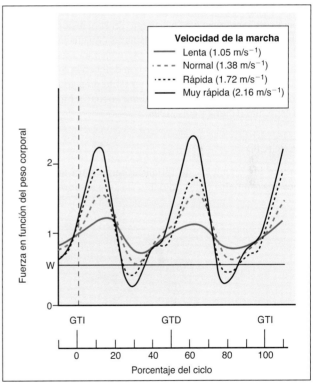

FIGURA 10-19 Carga axial sobre el segmento de movimiento L3-L4 desde la perspectiva del peso corporal para un sujeto al caminar con cuatro velocidades distintas. La *línea horizontal* (*W*) señala el peso del segmento superior del cuerpo, que representa el componente gravitacional de esta carga. Las cargas se predijeron mediante el uso de datos experimentales obtenidos de mediciones fotogramétricas, junto con un modelo biomecánico del tronco. GTI, golpe del talón izquierdo; GTD, golpe del talón derecho. Adaptada de Cappozzo, A. (1984). Compressive loads in the lumbar vertebral column during normal level walking. *J Orthop Res*, *1*, 292. Copyright © 1983 Orthopaedic Research Society. Reimpresa con autorización de John Wiley & Sons, Inc.

el peso corporal (fig. 10-19; Cappozzo, 1984), y pudieran explicarse por la actividad de los músculos del tronco como consecuencia de los cambios del movimiento lumbopélvico (Saunders y cols., 2005). Las cargas fueron máximas en torno al despegue de los dedos y mostraron un incremento casi lineal con la velocidad de la marcha. La acción muscular se concentraba sobre todo en los extensores del tronco. Las características personales al caminar, en particular el grado de flexión ventral del tronco, influyeron sobre las cargas.

A mayor esta flexión, mayores las fuerzas musculares y, por ende, la carga compresiva. Callaghan y cols. (1999) corroboraron estos hallazgos y demostraron además que la cadencia al caminar modifica la aplicación de carga lumbar, y observaron un incremento de las fuerzas de cizallamiento anteroposteriores al tiempo que la velocidad aumentaba. La limitación del balanceo de los brazos al caminar generó un incremento de la aplicación de cargas articulares compresivas y la actividad EMG, con disminución de los movimientos de la columna lumbar, pero solo cambios mínimos en general en la aplicación de cargas espinales (Angelini y cols., 2018). Caminar tras un ejercicio agotador alteró los patrones de activación normales de la región inferior del tronco y la musculatura de la cadera asociados con la marcha (Chang y cols., 2017). Esto resultó en un incremento de los patrones de activación muscular, lo que se consideró una compensación de la disminución general de la rigidez del tronco y se asoció con la atenuación de la carga. En conclusión, por efecto de la aplicación escasa de cargas tisulares y en ausencia de fatiga inducida por el ejercicio, caminar es un ejercicio seguro y quizá terapéutico ideal para las personas con dolor en la columna lumbosacra (Callaghan y cols., 1999), en tanto prestar atención a la velocidad de la marcha puede moderar en mayor medida las cargas espinales (Cheng y cols., 1998).

EJERCICIO

Durante los ejercicios de fortalecimiento para los músculos erectores espinales y abdominales, las cargas sobre la columna vertebral pueden ser altas. Si bien estos ejercicios deben ser efectivos para fortalecer los músculos del tronco implicados, deben realizarse de manera que las cargas que se aplican a la columna se ajusten para ser apropiadas según la condición individual y las metas del programa de entrenamiento de fuerza (McGill y cols., 2009).

Los músculos erectores de la columna muestran activación intensa al arquear la espalda en la posición prona (fig. 10-20A; Pauly, 1966). La aplicación de cargas sobre la columna en posiciones extremas como esta produce esfuerzos intensos sobre sus estructuras, en particular la apófisis espinosa (Adams y cols., 1988). Si bien la presión intradiscal en una posición prona con soporte de la región superior del cuerpo sobre los codos equivale a la mitad de la que existe en la bipedestación (Wilke y cols., 1999), para la ejercitación se recomienda preferir una posición inicial que mantenga las vértebras en una alineación más paralela al tiempo que se realizan ejercicios de fortalecimiento para los músculos erectores de la columna (fig. 10-20B). Una alternativa para fortalecer los músculos erectores de la columna al tiempo que se limita la aplicación de cargas espinales es la extensión del brazo y la pierna contralaterales, al tiempo que se mantiene un soporte isométrico de la columna en posición neutral (Callaghan y cols., 1998).

La importancia de los músculos abdominales en la estabilidad espinal y su interacción en la producción de PIA refuerza la necesidad de contar con flexores abdominales fuertes (Hodges y cols., 2005). Los abdominales simples, sin uso de dispositivos de ejercitación (Silva y cols., 2020), son un ejercicio útil para el fortalecimiento de los músculos abdominales, y existen muchas variaciones practicadas y recomendadas por los profesionales de la salud, no obstante algunas se consideran dañinas para la columna lumbosacra (Cordo y cols., 2006; Escamilla y cols., 2006). Las variaciones en la estabilidad y la postura del tronco, la posición del brazo y la cadera, el ritmo respiratorio y el modo en que estos ejercicios se realizan generan distintos patrones de activación muscular (Cordo y cols., 2006; Kim & Park, 2018; Monfort-Pañego y cols., 2009; Rutkowska-Kucharska & Szpala, 2010).

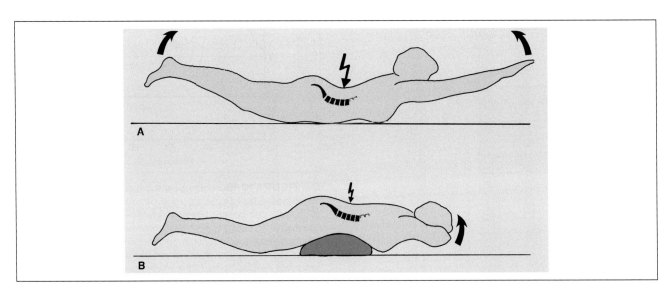

FIGURA 10-20 **A.** El arqueo posterior de la espalda en posición prona activa en gran medida los músculos erectores de la columna, pero también produce esfuerzos intensos en los discos lumbares, que reciben las cargas en una posición extrema. **B.** La disminución del arco de la espalda al colocar una almohada bajo el abdomen permite que los discos resistan mejor los esfuerzos debido a que las vértebras se encuentran alineadas entre sí. Es preferible el ejercicio isométrico en esta posición.

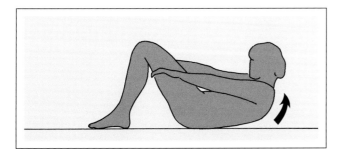

FIGURA 10-21 La práctica de abdominales controlados en los que solo se elevan del suelo las escápulas reduce al mínimo el movimiento lumbar y, de este modo, la carga sobre la columna lumbar es menor que cuando se hace un abdominal simple. Se produce un momento más intenso si los brazos se colocan por encima de la cabeza o si las manos se entrelazan detrás del cuello, puesto que el centro de gravedad del segmento superior del cuerpo se desplaza alejándose del centro de movimiento de la columna vertebral.

Tanto los abdominales simples con flexión de la rodilla como con pierna extendida producen niveles comparables de actividad del psoas y el abdomen, lo que genera una aplicación de cargas espinales compresivas. Los abdominales controlados, en los que la cabeza y los hombros solo se elevan hasta el punto en que las escápulas dejan de tocar el piso y el movimiento de la columna lumbar se minimiza (fig. 10-21), se enfatizan a menudo en los programas de rehabilitación y se recomiendan para minimizar la aplicación de cargas lumbares compresivas (Axler & McGill, 1997; Juker y cols., 1998). Esta modificación del ejercicio ha demostrado ser efectiva desde la perspectiva del reclutamiento de unidades motoras en los músculos (Ekholm y cols., 1979; Flint, 1965; Partridge & Walters, 1959); se activan todas las porciones de los músculos oblicuo externo y recto abdominal.

Para limitar la actividad del psoas, un abdominal con elevación de la cadera, en que las rodillas se llevan hacia el tórax y los glúteos se elevan del suelo, activa los músculos oblicuos internos y externos y el recto abdominal (Partridge & Walters, 1959). Si el abdominal con elevación de la cadera se realiza con técnica isométrica, la presión discal es menor que la que se produce durante un abdominal simple, pero el ejercicio es más efectivo para activar los músculos abdominales (fig. 10-22; Kim & Lee, 2016). Puede concluirse que no existe un solo ejercicio abdominal capaz de entrenar de manera óptima todos los flexores del tronco al tiempo que minimice la aplicación de carga articular intervertebral. En vez de ello, debe prescribirse un programa variado que se diseñe para cubrir los objetivos de entrenamiento de la persona (Axler & McGill, 1997; Crommert y cols., 2018; Monfort-Pañego y cols., 2009).

Al diseñar un programa de ejercitación para fortalecimiento de la espalda, la consideración más importante es la conclusión a la que llegó la Fuerza de tareas de París, que sigue estando respaldada por la investigación (Abenhaim y cols., 2000; Chou y cols., 2009). Los lineamientos emitidos incluyen recomendaciones en torno a que el ejercicio es benéfico en el dolor subagudo y crónico de la columna lumbosacra. No se ha demostrado que algún un grupo o un tipo específico de ejercicios sea el más efectivo. Una estrategia innovadora para el fortalecimiento del tronco puede recurrir a la risa, que se ha demostrado activa los extensores abdominales y del tronco de manera similar a los ejercicios diseñados para el tronco (Wagner y cols., 2014).

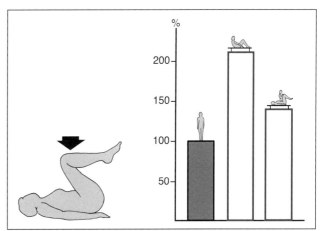

FIGURA 10-22 Cuando se realiza con técnica isométrica un abdominal con elevación de la cadera, se obtiene un entrenamiento eficiente de los músculos abdominales y se producen esfuerzos moderados sobre los discos lumbares. Las cargas relativas sobre el tercer disco lumbar durante un abdominal normal y un abdominal controlado isométrico se comparan con la carga durante la bipedestación, que se considera de 100%. Datos de Nachemson, A. (1975). Towards a better understanding of low-back pain: A review of the mechanics of the lumbar disc. *Rheumatol Rehabil, 14*(3), 129-143.

ESTABILIDAD MECÁNICA DE LA COLUMNA LUMBAR

La estabilidad mecánica de la columna lumbar puede lograrse por varios medios: PIA, contracción concomitante de los músculos del tronco, soporte externo y cirugía. En esta sección no se analizarán los procedimientos quirúrgicos para lograr dicha estabilidad. Sin embargo, debe señalarse que en los casos en que se recurre a la cirugía para estabilizar segmentos de movimiento, la alteración de las propiedades mecánicas adyacentes al nivel instrumentado deben tomarse en consideración en las investigaciones biomecánicas.

Presión intraabdominal

La PIA es un mecanismo que pudiera contribuir tanto a la eliminación de cargas como a la estabilización de la columna lumbar; es la presión que se crea al interior de la cavidad abdominal por medio de una contracción coordinada del diafragma y los músculos abdominales y del piso pélvico. Es un mecanismo de descarga propuesto por vez primera por Bartelink en 1957. Sugería que la PIA funge como un "balón presurizado" que trata de separar el diafragma y el piso pélvico (figs. 10-23A y B). Esto crea un momento extensor que disminuye las fuerzas compresivas sobre los discos lumbares. Un estudio experimental realizado por Hodges y Gandevia (2000) generó la primera evidencia directa del momento extensor del tronco producido por una PIA elevada.

El momento extensor que produce la PIA se ha calculado en varios modelos biomecánicos, con reducciones resultantes del momento extensor muy variables, de 10 a 40% de la carga extensora (Anderson y cols., 1985; Chaffin, 1969; Eie, 1966; Morris y cols., 1961).

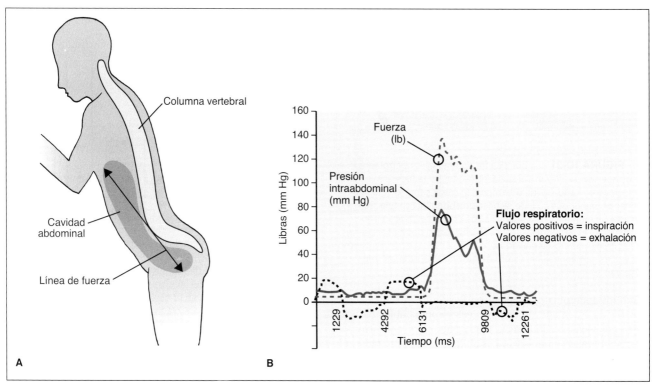

FIGURA 10-23 **A.** Ilustración esquemática del efecto de la presión intraabdominal. Un incremento de la presión genera un momento de extensión sobre la columna lumbar. **B.** Presión intraabdominal (PIA; medida con un microtransductor de punta nasogástrico) y flujo respiratorio (cuantificado con Pneumotach) durante el levantamiento de 120 libras (alrededor de 60 kg) con inclinación anterior. *Línea continua*, PIA; *línea punteada*, fuerza ejercida en libras; *línea de rayas*, flujo respiratorio (los valores negativos representan la exhalación y los positivos, la inspiración). Obsérvese que el sujeto inspira antes del levantamiento y evita exhalar durante todo el proceso. La PIA se incrementa y alcanza un máximo a la par de la fuerza del levantamiento, lo que ayuda a estabilizar y disminuir la carga sobre la columna lumbar. Cortesía de Markus Pietrek, MD, y Marshall Hagins, PT, MA. Program of Ergonomics and Biomechanics, New York University, y Hospital for Joint Diseases, New York, NY.

Algunos estudios en los que se utilizó EMG de cable fino de los músculos abdominales más profundos encontraron que el transverso abdominal es el principal músculo del abdomen responsable de la generación de la PIA (Cresswell, 1993; Cresswell y cols., 1992, 1994; Hodges y cols., 1999). Debido a que el transverso del abdomen tiene orientación horizontal, genera compresión y un incremento de la PIA sin acompañarse de algún momento flexor. Sin embargo, en un estudio en que se comparó el uso de estabilizadores abdominales a la retracción de la pared abdominal, la actividad del músculo oblicuo interno fue la que se asoció en mayor medida con el uso de estabilizadores (Tayashiki y cols., 2016).

Se ha demostrado que la PIA contribuye a la estabilidad mecánica de la columna vertebral por medio de una activación concomitante de los músculos antagonistas flexores y extensores del tronco, junto con el diafragma y los músculos del piso pélvico, lo que conduce a una mayor rigidez espinal (Cholewicki y cols., 1997, 1999a, 1999b; Gardner-Morse & Stokes, 1998; Hodges y cols., 2005, 2007; King, 2018). Al tiempo que la musculatura abdominal se contrae, la PIA aumenta y convierte al abdomen en un cilindro rígido que incrementa en gran medida la estabilidad, en comparación con la columna vertebral multisegmentada (McGill & Norman, 1987; Morris y cols., 1961). La PIA se incrementa tanto en situaciones estáticas como dinámicas, como al levantar y bajar pesos, correr y brincar, y con las perturbaciones

inesperadas del tronco (Cresswell, Blake & Thorstensson, 1994; Cresswell, Gunstrom & Thorstensson, 1992; Cresswell, Oddsson & Thorstensson, 1994; Cresswell & Thorstensson, 1994; Harmon y cols., 1988). La investigación actual sugiere que el músculo transverso abdominal, junto con el diafragma y los músculos del piso pélvico, desempeña un papel importante en la estabilización de la columna vertebral en anticipación del movimiento de las extremidades, de manera independiente a la dirección en la cual se espera que ocurra. El músculo transverso abdominal, el piso pélvico y la actividad diafragmática parecen ocurrir de manera independiente, antes de la actividad del movilizador principal de la extremidad o de los otros músculos abdominales (Hodges y cols., 1999, 2007; Hodges & Richardson, 1997).

Contracción concomitante de los músculos del tronco

Para comprender el fenómeno de contracción concomitante durante la aplicación de una carga al tronco, Krajcarski y cols. (1999) estudiaron la respuesta muscular *in vivo* ante perturbaciones a dos velocidades que producían un momento de flexión rápido. Se compararon los resultados en cuanto a ángulos máximos de flexión del tronco y momentos extensores derivados. Los resultados revelaron que con niveles más altos de apli-

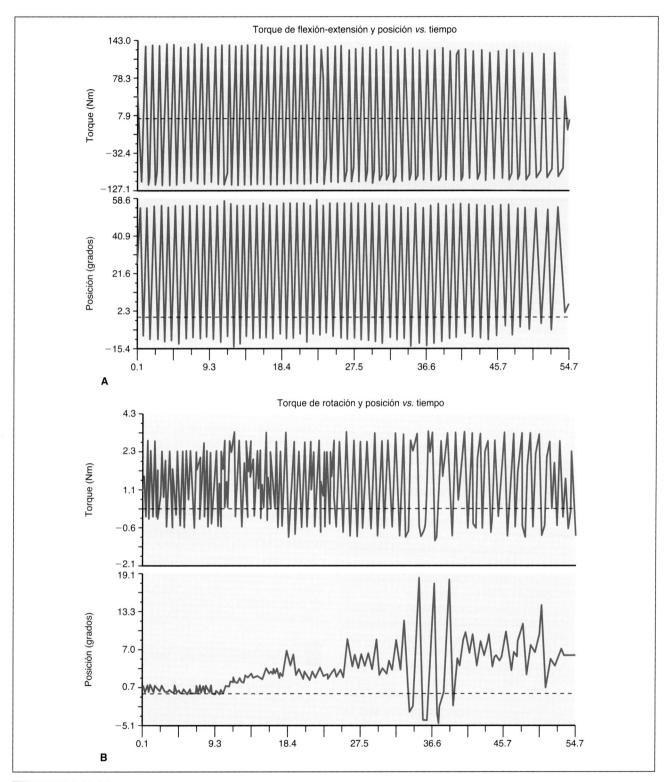

FIGURA 10-24 Pruebas dinámicas (isoinerciales) de flexión-extensión del tronco hasta el agotamiento en un sujeto. Los datos de torque y posición se representan para dos planos, flexión-extensión (**A**) y rotación axial (**B**). Obsérvese que la producción de torque flexión-extensión va en disminución, al igual que el grado de extensión del tronco alcanzado (**A**). El torque de rotación y la amplitud del movimiento, el incremento de movimientos accesorios y el torque se muestran en **B**. Los datos para la flexión lateral fueron similares a aquellos de la rotación axial y no se muestran aquí. Adaptada de Parnianpour, M., Nordin, M., Kahanovitz, N., *et al.* (1988). 1988 Volvo award in biomechanics. The triaxial coupling of torque generation of trunk muscles during isometric exertions and the effect of fatiguing isoinertial movements on the motor output and movement patterns. *Spine, 13*(9), 982-992.

cación de carga se incrementan la contracción concomitante de los músculos, la compresión de la columna vertebral y la rigidez del tronco. Durante la aplicación inesperada de una carga, en comparación con la situación en que se anticipa la carga, se ha observado un incremento de 70% de la actividad muscular, lo cual pudiera generar lesión (Marras y cols., 1987). La evidencia sugiere que con la aplicación esperada de una carga existe incremento de la activación concomitante de los músculos del tronco, que sirve para rigidizar la columna vertebral y controlar mejor el momento de flexión producido por la carga súbita. Se piensa que la ausencia de esta preactivación es la que determina el incremento de la actividad muscular que se observa al aplicar una carga inesperada (Krajcarski y cols., 1999). La investigación adicional en torno a la respuesta a la aplicación de carga reveló que existe una relación inversa (es decir, a menor tiempo de alerta, mayor respuesta máxima de los músculos del tronco) entre la respuesta muscular máxima y el tiempo desde el aviso de aplicación de la carga (Lavender y cols., 1989). Además, la perturbación súbita en la bipedestación erecta generó una menor actividad muscular y carga espinal que la aplicación súbita en una postura flexionada (Shahvarpour y cols., 2015). En tanto la contracción de los músculos grandes del tronco resulta crítica para la estabilidad de la columna, el aumento de la actividad de los flexores profundos del tronco ha mostrado jugar un papel importante en la estabilidad lumbopélvica. Se piensa que esta actividad incrementa la rigidez del tronco en grado suficiente sin necesidad de una activación adicional de los músculos del tronco (McCook y cols., 2009).

La pérdida de la estabilidad de la columna puede derivar de una aplicación repetida de cargas que fatigue a los músculos del tronco. La tolerancia del músculo se define desde la perspectiva mecánica como el punto en el cual se evidencia la fatiga muscular, por lo general por un cambio del patrón de movimiento. Parnianpour y cols. (1988) utilizaron un dispositivo triaxial isoinercial para estudiar la generación de fuerza y los patrones de movimiento cuando los sujetos realizaban un movimiento de flexión y extensión del tronco hasta el agotamiento. Los resultados mostraron que con la fatiga el movimiento acoplado se incrementaba en los planos coronal y transverso durante la flexión y la extensión. Además, el torque, la excursión angular y la velocidad angular del movimiento disminuían. La reducción de la capacidad funcional de los músculos flexores-extensores era compensada por grupos musculares secundarios y conducía a la intensificación de un patrón de movimiento acoplado que tiende más a la lesión. Las figuras 10-24A y B muestran el aumento de la rotación axial (torque y posición) durante la flexión y la extensión del tronco hasta el agotamiento. Otros estudios han tenido resultados contradictorios en cuanto la respuesta a la fatiga de los músculos del tronco durante la bipedestación, lo que incluye una disminución de la actividad de los flexores del tronco, pero no de sus extensores (Hoseinpoor y cols., 2015), un incremento de la estabilidad de la columna vertebral (Larson y cols., 2018) y un aumento del balanceo postural (Ghamkbar & Kahlaee, 2019). Con base en estos hallazgos variados es difícil integrar conclusiones en cuanto al efecto de la fatiga sobre la respuesta postural, excepto en cuanto a anticipar respuestas musculares alteradas en comparación con el estado sin fatiga.

Estabilización externa

La restricción del movimiento en cualquier nivel de la columna vertebral puede aumentarlo en cualquier otro nivel. El uso de cinturones con soporte dorsal como medio para prevenir la lesión en la columna lumbosacra sigue sin tener respaldo de la evidencia. Al inicio se creyó que ayudaba a incrementar la PIA como medio de descarga al levantar pesos; sin embargo, la evidencia en cuanto a la efectividad biomecánica de estos dispositivos con este propósito no es concluyente (Azadinia y cols., 2017; Perkins & Bloswick, 1995). El National Institute for Occupational Safety and Health recomendó evitar el uso de cinturones con soporte para espalda para prevenir las lesiones de la columna lumbosacra (NIOSH, 1994). Durante mucho tiempo se ha creído que el uso de ortesis lumbares pudiera causar debilidad muscular. Sin embargo, la evidencia sugiere que el uso de ortesis lumbosacras a corto plazo carece de impacto sobre el desempeño de los músculos del tronco (Azadinia y cols., 2017; Samani y cols., 2019).

La investigación sobre el efecto de los cinturones con soporte para espalda sobre la actividad muscular no reveló diferencias significativas de la actividad EMG en los extensores de la espalda al levantar pesos con o sin el dispositivo (Ciriello & Snook, 1995; Lee & Chen, 1999), si bien McGill y cols. (1999) demostraron un ligero incremento de la actividad EMG en los músculos abdominales (excepto los oblicuos internos) y los erectores de la columna. Thomas y cols. (1999) confirmaron el incremento discreto de la actividad EMG (2%) en los músculos erectores de la columna durante el levantamiento simétrico con uso de cinturón con soporte de espalda. No se ha demostrado que estos cinturones aumenten en grado significativo la capacidad de levantamiento (Reyna y cols., 1995). Hasta la fecha no existe evidencia concluyente que sea útil para la toma de decisiones en torno a la utilidad de los cinturones con soporte de espalda y, por ende, no se recomiendan para facilitar los levantamientos seguros. Se está explorando el uso de exoesqueletos en ámbitos laborales para promover la seguridad durante el levantamiento de pesos (de Looze y cols., 2016; Picchiotti y cols., 2019; Weston y cols., 2018). Se siguen haciendo esfuerzos para diseñar este tipo de dispositivos con el fin de reducir la actividad muscular y la aplicación de carga sobre la columna, de modo que puedan reducirse las afecciones de la espalda relacionadas con el ámbito laboral.

Resumen

- La columna lumbar es una estructura muy intrincada y compleja.
- La unidad vértebra-disco-vértebra constituye un segmento de movimiento, la unidad funcional de la columna vertebral.
- El disco intervertebral desempeña una función hidrostática en el segmento de movimiento al almacenar energía y distribuir las cargas. Esta función se reduce con la degeneración del disco.
- La función principal de la faceta articular es guiar el desplazamiento del segmento de movimiento. La orientación de las facetas determina el tipo de movimiento posible en cualquier nivel de la columna vertebral. Las facetas también pueden recibir cargas compresivas, en particular durante la hiperextensión.

- El movimiento entre dos vértebras es escaso y no ocurre de manera independiente *in vivo*. Así, el movimiento fisiológico de la columna siempre es una acción combinada de varios segmentos de movimiento.

- Los músculos del tronco desempeñan un papel importante al proveer estabilidad extrínseca a la columna; los ligamentos y los discos le dan estabilidad intrínseca.

- La posición del cuerpo afecta las cargas que se aplican sobre la columna lumbar. Cualquier desviación de la posición en bipedestación erecta relajada incrementa la carga. La flexión anterior y el giro simultáneo del tronco produce esfuerzos intensos en la columna y los discos lumbares.

- Las cargas de aplicación externa que se producen, por ejemplo, a levantar o cargar objetos, pueden someter a la columna lumbar a cargas muy altas. Para poder minimizar las cargas sobre la columna vertebral durante el levantamiento, la distancia entre el tronco y el objeto que se levanta debe ser la mínima posible.

- La PIA y la contracción concomitante de la musculatura del tronco incrementan la estabilidad de la columna vertebral.

- Caminar es un ejercicio excelente que aplica una carga baja sobre la columna lumbar.

Preguntas para práctica

1. Explique la implicación de la orientación de las facetas articulares sobre el arco de movimiento de las columnas cervical, torácica y lumbar.

2. Describa el disco, su papel y su mecanismo de nutrición.

3. ¿Por qué se observa movimiento acoplado en la columna vertebral?

4. ¿Cuál es la relación entre la angulación pélvica en el plano sagital (lordosis) y las cargas en la columna lumbar?

5. ¿Qué movimiento ha mostrado poner al disco lumbar en riesgo de lesión, y cuál es la razón?

6. ¿Cuáles son los retos para comprender el movimiento y la aplicación de cargas sobre las articulaciones SI?

7. ¿Cuáles son las ventajas y las desventajas de los sensores incrustados para la medición de las fuerzas en los segmentos de movimiento en comparación con el uso de modelos con elementos finitos?

8. ¿Qué posición genera una carga mayor sobre los discos: la sedestación o la bipedestación? ¿Por qué?

9. ¿Cuáles son los factores que tienen impacto sobre la aplicación de cargas espinales al levantar pesos? Considere los que pueden modificarse y los que no, e indique qué puede hacerse para hacer que el levantamiento sea más seguro para la columna vertebral.

10. ¿Por qué es caminar un buen ejercicio para las personas con dorsalgia?

11. ¿Existe alguna estrategia simple para entrenar con seguridad y efectividad los flexores del tronco? ¿Por qué?

12. ¿Qué es la presión intraabdominal, cómo se genera y cómo reduce la aplicación de carga sobre la columna vertebral?

13. ¿Cuáles son los efectos naturales del envejecimiento sobre la columna vertebral y el disco?

Referencias

Abenhaim, L., Rossignol, M., Valat, J. P., et al. (2000). The role of activity in the therapeutic management of back pain. Report of the International Paris Task Force on Back Pain. *Spine*, *25*(4 Suppl), 1S–33S.

Adams, M. A., Dolan, P., Hutton, W. C. (1988). The lumbar spine in backward bending. *Spine*, *13*(9), 1019–1026.

Adams, M. A., Hutton, W. C. (1983). The mechanical functions of the lumbar apophyseal joints. *Spine*, *8*(3), 327–330.

Allen, C. E. (1948). Muscle action potentials used in the study of dynamic anatomy. *Br J Phys Med*, *11*(3), 66–73.

Amin, D. B., Tavakoli, J., Freeman, B. J., et al. (2020). Mechanisms of failure following simulated repetitive lifting: A clinically relevant biomechanical cadaveric study. *Spine*, *45*(6), 357–367.

An, H. S., Masuda, K., Inoue, N. (2006). Intervertebral disc degeneration: Biological and biomechanical factors. *J Orthop Sci*, *11*(5), 541–552.

Anderson, C. K., Chaffin, D. B., Herrin, G. D., et al. (1985). A biomechanical model of the lumbosacral joint during lifting activities. *J Biomech*, *18*(8), 571–584.

Andersson, G. B. J., Lavender, S. A. (1997). Evaluation of muscle function. In J. W. Frymoyer (Ed.), *The Adult Spine. Principles and Practice* (2nd ed., pp. 341–380). New York: Lippincott-Raven.

Andersson, E. A., Oddsson, L. I. E., Grundström, H., et al. (1996). EMG activities of the quadratus lumborum and erector spinae muscles during flexion-relaxation and other motor tasks. *Clin Biomech (Bristol, Avon)*, *11*(7), 392–400.

Andersson, G. B. J., Ortengren, R., Nachemson, A. (1976). Quantitative studies of back loads in lifting. *Spine*, *1*(3), 178–185.

Andersson, G. B., Ortengren, R., Nachemson, A. (1977). Intradiscal pressure, intra-abdominal pressure and myoelectric back muscle activity related to posture and loading. *Clin Orthop Relat Res*, *129*, 156–164.

Andersson, B. J., Ortengren, R., Nachemson, A., et al. (1974). Lumbar disc pressure and myoelectric back muscle activity during sitting. I. Studies on an experimental chair. *Scand J Rehabil Med*, *6*(3), 104–114.

Angelini, L., Damm, P., Zander, T., et al. (2018). Effect of arm swinging on lumbar spine and hip joint forces. *J Biomech*, *70*, 185–195.

Arjmand, N., Shirazi-Adl, A. (2005). Biomechanics of changes in lumbar posture in static lifting. *Spine*, *30*(23), 2637–2648.

Arshad, R., Angelini, L., Zander, T., et al. (2018). Spinal loads and trunk muscles forces during level walking – A combined in vivo and in silico study on six subjects. *J Biomech*, *70*, 113–123.

Arshad, R., Pan, F., Reitmaier, S., et al. (2019). Effect of age and sex on lumbar lordosis and the range of motion. A systematic review and meta-analysis. *J Biomech*, *82*, 1–19.

Arun, R., Freeman, B. J., Scammell, B. E., et al. (2009). 2009 ISSLS Prize Winner: What influence does sustained mechanical load have on diffusion in the human intervertebral disc? An in vivo study using serial post-contrast magnetic resonance imaging. *Spine, 34*(21), 2324–2337.

Asmussen, E., Klausen, K. (1962). Form and function of the erect human spine. *Clin Orthop Relat Res, 25,* 55–63.

Axler, C. T., McGill, S. M. (1997). Low back loads over a variety of abdominal exercises: Searching for the safest abdominal challenge. *Med Sci Sports Exerc, 29*(6), 804–811.

Azadinia, F., Ebrahimi, E., Kamyab, M., et al. (2017). Can lumbosacral orthoses cause trunk muscle weakness? A systematic review of literature. *Spine, 17*(4), 589–602.

Basmajian, J. V., DeLuca, C. J. (1985). *Muscles Alive.* Baltimore, MD: Williams & Wilkins.

Beach, T. A. C., Frost, D. M., Zehr, J. D., et al. (2019). Spine loading during laboratory-simulated fireground operations—Interindividual variation and method of load quantification. *Ergonomics, 62*(11), 1426–1438.

Berger-Roscher, N., Casaroli, G., Rasche, V., et al. (2017). Influence of complex loading conditions on intervertebral disc failure. *Spine, 42*(2), E78–E85.

Bible, J. E., Biswas, D., Miller, C. P., et al. (2010). Normal functional range of motion of the lumbar spine during 15 activities of daily living. *J Spinal Disord Tech, 23*(2), 106–112.

Boden, S. D., Riew, K. D., Yamaguchi, K., et al. (1996). Orientation of the lumbar facet joints: Association with degenerative disc disease. *J Bone Joint Surg Am, 78*(3), 403–411.

Brown, T., Norton, P. L. (1957). The immobilizing efficiency of back braces; their effect on the posture and motion of the lumbosacral spine. *J Bone Joint Surg Am, 39*(1), 111–139.

Byrne, R. M., Aiyangar, A. K., Zhang, X. (2019). A dynamic radiographic imaging study of lumbar intervertebral disc morphometry and deformation in vivo. *Sci Rep, 9*(1), 15490.

Callaghan, J. P., Gunning, J. L., McGill, S. M. (1998). The relationship between lumbar spine load and muscle activity during extensor exercises. *Phys Ther, 78*(1), 8–18.

Callaghan, J. P., Patla, A. E., McGill, S. M. (1999). Low back three-dimensional joint forces, kinematics, and kinetics during walking. *Clin Biomech (Bristol, Avon), 14*(3), 203–216.

Cappozzo, A. (1984). Compressive loads in the lumbar vertebral column during normal level walking. *J Orthop Res, 1*(3), 292–301.

Carlsöö, S. (1961). The static muscle load in different work positions: An electromyographic study. *Ergonomics, 4*(3), 193–211.

Centers for Disease Control and Prevention (CDC), National Institute for Occupational Safety and Health (NIOSH). *No evidence that back belts reduce injury seen in landmark study of retail users-02-28T01:12:04Z/, 2019-last update.* Retrieved January 19, 2020, from https://www.cdc.gov/niosh/updates/beltinj.html.

Chaffin, D. B. (1969). A computerized biomechanical model: Development of and use in studying gross body actions. *J Biomech, 2*(4), 429–441.

Chaffin, D. B., Andersson, G. B. J. (1991). *Occupational Biomechanics* (2nd ed., pp. 171–263). New York: John Wiley & Sons, Inc.

Chang, M., Slater, L. V., Corbett, R. O., et al. (2017). Muscle activation patterns of the lumbo-pelvic-hip complex during walking gait before and after exercise. *Gait Posture, 52,* 15–21.

Chen, S., Fu, P., Wu, H., et al. (2017). Meniscus, articular cartilage and nucleus pulposus: a comparative review of cartilage-like tissues in anatomy, development and function. *Cell Tissue Res, 370*(1), 53–70.

Cheng, C. K., Chen, H. H., Chen, C. S., et al. (1998). Influences of walking speed change on the lumbosacral joint force distribution. *Biomed Mater Eng, 8*(3–4), 155–165.

Cholewicki, J., Juluru, K., McGill, S. M. (1999a). Intra-abdominal pressure mechanism for stabilizing the lumbar spine. *J Biomech, 32,* 13–17.

Cholewicki, J., Juluru, K., Radebold, A., et al. (1999b). Lumbar spine stability can be augmented with an abdominal belt and/or increased intra-abdominal pressure. *Eur Spine J, 8*(5), 388–395.

Cholewicki, J., Panjabi, M. M., Khachatryan, A. (1997). Stabilizing function of trunk flexor-extensor muscles around a neutral spine posture. *Spine, 22*(19), 2207–2212.

Chou, R., Atlas, S. J., Stanos, S. P., et al. (2009). Nonsurgical interventional therapies for low back pain: A review of the evidence for an American Pain Society clinical practice guideline. *Spine, 34*(10), 1078–1093.

Ciriello, V. M., Snook, S. H. (1995). The effect of back belts on lumbar muscle fatigue. *Spine, 20*(11), 1271–1278.

Colloca, C. J., Hinrichs, R. N. (2005). The biomechanical and clinical significance of the lumbar erector spinae flexion-relaxation phenomenon. *J Manipulative Physiol Ther, 28*(8), 623–631.

Cordo, P. J., Hodges, P. W., Smith, T. C., et al. (2006). Scaling and non-scaling of muscle activity, kinematics, and dynamics in situps with different degrees of difficulty. *J Electromyogr Kinesiol, 16*(5), 506–521.

Cossette, J. W., Farfan, H. F., Robertson, G. H., et al. (1971). The instantaneous center of rotation of the third lumbar intervertebral joint. *J Biomech, 4*(2), 149–153.

Cresswell, A. G. (1993). Responses of intra-abdominal pressure and abdominal muscle activity during dynamic trunk loading in man. [Erratum in Eur J Appl Physiol 1993;67(1), 97]. *Eur J Appl Physiol Occup Physiol, 66*(4), 315–320.

Cresswell, A. G., Blake, P. L., Thorstensson, A. (1994). The effect of an abdominal muscle training program on intra-abdominal pressure. *Scand J Rehabil Med, 26*(2), 79–86.

Cresswell, A. G., Grundstrom, H., Thorstensson, A. (1992). Observations on intra-abdominal pressure and patterns of abdominal intra-muscular activity in man. *Acta Physiol Scand, 144*(4), 409–418.

Cresswell, A. G., Oddsson, L., Thorstensson, A. (1994). The influence of sudden perturbations on trunk muscle activity and intra-abdominal pressure while standing. *Exp Brain Res, 98*(2), 336–341.

Cresswell, A. G., Thorstensson, A. (1994). Changes in intra-abdominal pressure, trunk muscle activation and force during isokinetic lifting and lowering. *Eur J Appl Physiol Occup Physiol,* *68*(4), 315–321.

Crommert, M. E., Bjerkefors, A., Tarassova, O., et al. (2018). Abdominal muscle activation during common modifications of the trunk curl-up exercise. *J Strength Cond Res.* doi: 10.1519/JSC.0000000000002439.

Curry, W. H., Pintar, F. A., Doan, N. B., et al. (2016). Lumbar spine endplate fractures: Biomechanical evaluation and clinical considerations through experimental induction of injury. *J Orthop Res, 34*(6), 1084–1091.

Dalstra, M., Huiskes, R. (1995). Load transfer across the pelvic bone. *J Biomech, 28*(6), 715–724.

Davis, K. G., Marras, W. S. (2000). The effects of motion on trunk biomechanics. *Clin Biomech (Bristol, Avon), 15*(10), 703–717.

Davis, K. G., Marras, W. S., Waters, T. R. (1998). Evaluation of spinal loading during lowering and lifting. *Clin Biomech (Bristol, Avon), 13*(3), 141–152.

de Looze, M. P., Bosch, T., Krause, F., et al. (2016). Exoskeletons for industrial application and their potential effects on physical work load. *Ergonomics, 59*(5), 671–681.

de Looze, M. P., Toussaint, H. M., van Dieën, J. H., et al. (1993). Joint moments and muscle activity in the lower extremities and lower back in lifting and lowering tasks. *J Biomech, 26*(9), 1067–1076.

Dreischarf, M., Rohlmann, A., Graichen, F., et al. (2016). In vivo loads on a vertebral body replacement during different lifting techniques. *J Biomech, 49*(6), 890–895.

Eie, N. (1966). Load capacity of the low back. *J Oslo City Hosp, 16*(4), 73–98.

Ekholm, J., Arborelius, U., Fahlcrantz, A., et al. (1979). Activation of abdominal muscles during some physiotherapeutic exercises. *Scand J Rehabil Med, 11*(2), 75–84.

El-Bohy, A. A., King, A. I. (1986). Intervertebral disc and facet contact pressure in axial torsion. In S. A. Lantz A. I. King (Eds.), *Advances in Engineering* (pp. 26–27). New York: American Society of Mechanical Engineers.

Escamilla, R. F., Babb, E., DeWitt, R., et al. (2006). Electromyographic analysis of traditional and nontraditional abdominal exercises: Implications for rehabilitation and training. *Phys Ther, 86*(5), 656–671.

Farfan, H. F. (1975). Muscular mechanism of the lumbar spine and the position of power and efficiency. *Orthop Clin North Am, 6*(1), 135–144.

Ferguson, S. J., Steffen, T. (2003). Biomechanics of the aging spine. *Eur Spine J, 12 Suppl, 2*(Suppl 2), S97–S103.

Ferrara, L., Triano, J. J., Sohn, M. J., et al. (2005). A biomechanical assessment of disc pressures in the lumbosacral spine in response to external unloading forces. *Spine J, 5*(5), 548–553.

Flint, M. M. (1965). Abdominal muscle involvement during the performance of various forms of sit-up exercise. An electromyographic study. *Am J Phys Med Rehabil, 44*(5), 224–234.

Floyd, W. F., Silver, P. H. S. (1955). The function of the erectors spinae muscles in certain movements and postures in man. *J Physiol, 129*(1), 184–203.

Friedebold, G. (1958). Die AktiviUt normaler Rilckenstreckmuskulatur im Elektromyogramm unter verschiedenen Haltungsbedingungen; Eine Studie zur Skelettmuskelmechanik. *Z Orthop, 90*(1), 1–18.

Fujiwara, A., Lim, T. H., An, H. S., et al. (2000). The effect of disc degeneration and facet joint osteoarthritis on the segmental flexibility of the lumbar spine. *Spine, 25*(23), 3036–3044.

Fukuyama, S., Nakamura, T., Ikeda, T., et al. (1995). The effect of mechanical stress on hypertrophy of the lumbar ligamentum flavum. *J Spinal Disord, 8*(2), 126–130.

Gagnon, D., Plamondon, A., Larivière, C. (2018). A comparison of lumbar spine and muscle loading between male and female workers during box transfers. *J Biomech, 81*, 76–85.

Galante, J. O. (1967). Tensile properties of the human lumbar annulus fibrosus. *Acta Orthop Scand, 38*(Suppl 100), 1–91.

Gardner-Morse, M. G., Stokes, I. A. (1998). The effects of abdominal muscle coactivation on lumbar spine stability. *Spine, 23*(1), 86–91.

Gertzbein, S. D., Seligman, J., Holtby, R., et al. (1985). Centrode patterns and segmental instability in degenerative disc disease. *Spine, 10*(3), 257–261.

Ghamkhar, L., Kahlaee, A. H. (2019). The effect of trunk muscle fatigue on postural control of upright stance: A systematic review. *Gait Posture, 72*, 167–174.

Ghezelbash, F., Shirazi-Adl, A., Plamondon, A., et al. (2017). Obesity and obesity shape markedly influence spine biomechanics: A subject-specific risk assessment model. *Ann Biomed Eng, 45*(10), 2373–2382.

Granata, K. P., Sanford, A. H. (1999). Lumbar-pelvic coordination is influenced by lifting task parameters. *Spine, 25*(11), 1413–1418.

Green, D. A., Scott, J. P. R. (2017). Spinal health during unloading and reloading associated with spaceflight. *Front Physiol, 8*, 1126.

Gregersen, G. G., Lucas, D. B. (1967). An in vivo study of the axial rotation of the human thoracolumbar spine. *J Bone Joint Surg Am, 49*(2), 247–262.

Gustafson, H. M., Melnyk, A. D., Siegmund, G. P., et al. (2017). Damage identification on vertebral bodies during compressive loading using digital image correlation. *Spine, 42*(22), E1289–E1296.

Hackett, D. A., Chow, C. (2013). The Valsalva maneuver: Its effect on intra-abdominal pressure and safety issues during resistance exercise. *J Strength Cond Res, 27*(8), 2338–2345.

Haher, T. R., O'Brien, M., Dryer, J. W., et al. (1994). The role of the lumbar facet joints in spinal stability. Identification of alternative paths of loading. *Spine, 19*(23), 2667–2670.

Hansson, T., Roos, B., Nachemson, A. (1980). The bone mineral content and ultimate compressive strength of lumbar vertebrae. *Spine, 5*(1), 46–55.

Harman, E. A., Frykman, P. N., Clagett, E. R., et al. (1988). Intra-abdominal and intra-thoracic pressures during lifting and jumping. *Med Sci Sports Exerc, 20*(2), 195–201.

Hasebe, K., Sairyo, K., Hada, Y., et al. (2014). Spino-pelvic-rhythm with forward trunk bending in normal subjects without low back pain. *Eur J Orthop Surg Traumatol, 24*(Suppl 1), 193–199.

Hasegawa, K., Takahashi, H. E., Koga, Y., et al. (1993). Mechanical properties of osteopenic vertebral bodies monitored by acoustic emission. [Erratum in *Bone* 1993 Nov–Dec;14(6), 891]. *Bone*, *14*(5), 737–743.

Haughton, V. M., Schmidt, T. A., Keele, K., et al. (2000). Flexibility of lumbar spinal motion segments correlated to type of tears in the annulus fibrosus. *J Neurosurg Spine*, *92*(1), 81–86.

Hayashi, S., Katsuhira, J., Matsudaira, K., et al. (2016). Effect of pelvic forward tilt on low back compressive and shear forces during a manual lifting task. *J Phys Ther Sci*, *28*(3), 802–806.

Hodges, P., Cresswell, A., Thorstensson, A. (1999). Preparatory trunk motion accompanies rapid upper limb movement. *Exp Brain Res*, *124*(1), 69–79.

Hodges, P. W., Eriksson, A. E., Shirley, D., et al. (2005). Intra-abdominal pressure increases stiffness of the lumbar spine. *J Biomech*, *38*(9), 1873–1880.

Hodges, P. W., Gandevia, S. C. (2000). Activation of the human diaphragm during a repetitive postural task. *J Physiol*, *522*(1), 165–175.

Hodges, P. W., Gurfinkel, V. S., Brumagne, S., et al. (2002). Coexistence of stability and mobility in postural control: Evidence from postural compensation for respiration. *Exp Brain Res*, *144*(3), 293–302.

Hodges, P. W., Richardson, C. A. (1997). Feedforward contraction of transversus abdominis is not influenced by the direction of arm movement. *Exp Brain Res*, *114*(2), 362–370.

Hodges, P. W., Sapsford, R., Pengel, L. H. (2007). Postural and respiratory functions of the pelvic floor muscles. *Neurourol Urodyn*, *26*(3), 362–371.

Hoseinpoor, T. S., Kahrizi, S., Mobini, B. (2015). Trunk extensor muscle fatigue influences trunk muscle activities. *Work*, *51*(4), 793–797.

Hu, B. W., Lu, X., Chen, S. F., et al. (2019). Application of finite element analysis for investigation of intervertebral disc degeneration: From laboratory to clinic. *Curr Med Sci*, *39*(1), 7–15.

Huang, M., Hajizadeh, K., Gibson, I., et al. (2016). Analysis of compressive load on intervertebral joint in standing and sitting postures. *Technol Health Care*, *24*(2), 215–223.

Hutton, W. C., Adams, M. A. (1982). Can the lumbar spine be crushed in heavy lifting? *Spine*, *7*(6), 586–590.

Iorio, J. A., Jakol, A. M., Singla, A. (2016). Biomechanics of Degenerative Spinal Disorders. *Asian Spine J*, *10*(2), 377–384.

Ivanenko, Y., Gurfinkel, V. S. (2018). Human postural control. *Front Neurosci*, *12*, 171.

Jaumard, N. V., Welch, W. C., Winkelstein, B. A. (2011). Spinal facet joint biomechanics and mechanotransduction in normal, injury, and degenerative conditions. *J Biomech Eng*, *133*(7), 071010.

Jorgensen, M. J., Marras, W. S., Gupta, P., et al. (2003). Effect of torso flexion on the lumbar torso extensor muscle sagittal plane moment arms. *Spine J*, *3*(5), 363–369.

Joseph, J. (1960). *Man's Posture: Electromyographic Studies*. Springfield, IL: Charles C. Thomas.

Juker, D., McGill, S., Kropf, P., et al. (1998). Quantitative intramuscular myoelectric activity of lumbar portions of psoas and the abdominal wall during a wide variety of tasks. *Med Sci Sports Exerc*, *30*(2), 301–310.

Kim, K., Lee, T. (2016). Comparison of muscular activities in the abdomen and lower limbs while performing sit-up and leg-raise. *J Phys Ther Sci*, *28*(2), 491–494.

Kim, S., Park, S. (2018). Effect of hip position and breathing pattern on abdominal muscle activation during curl-up variations. *J Exerc Rehabil*, *14*(3), 445–450.

King, A. C. (2018). The effect of movement and load on the dynamic coupling of abdominal electromyography. *Neurosci Lett*, *675*, 64–67.

Kingma, I., Faber, G. S., Van Dieën, J. H. (2016). Supporting the upper body with the hand on the thigh reduces back loading during lifting. *J Biomech*, *49*(6), 881–889.

Klein, J. A., Hickey, D. S., Huskins, D. W. (1983). Radial bulging of the annulus fibrosus and the function and failure of the intervertebral disc. *J Biomech*, *16*(3), 211–217.

Korakakis, V., Giakas, G., Sideris, V. et al. (2017). Repeated end range spinal movement while seated abolishes the proprioceptive deficit induced by prolonged flexed sitting posture. A study assessing the statistical and clinical significance of spinal position sense. *Musculoskelet Sci Pract*, *31*, 9–20.

Kozanek, M., Wang, S., Passias, P. G., et al. (2009). Range of motion and orientation of the lumbar facet joints in vivo. *Spine*, *34*(19), E689–E696.

Krag, M. H., Seroussi, R. E., Wilder, D. G., et al. (1987). Internal displacement distribution from in vitro loading of human thoracic and lumbar spinal motion segments: Experimental results and theoretical predictions. *Spine*, *12*(10), 1001–1007.

Krajcarski, S. R., Potvin, J. R., Chiang, J. (1999). The in vivo dynamic response of the spine to perturbations causing rapid flexion: Effects of pre-load and step input magnitude. *Clin Biomech (Bristol, Avon)*, *14*(1), 54–62.

Kulak, R. F., Schultz, A. B., Belytschko, T., et al. (1975). Biomechanical characteristics of vertebral motion segments and intervertebral discs. *Orthop Clin North Am*, *6*(1), 121–133.

Larson, D. J., Pinto, B. L., Brown, S. H. M. (2018). Differential effects of muscle fatigue on dynamic spine stability: Implications for injury risk. *J Electromyogr Kinesiol*, *43*, 209–216.

Lavender, S. A., Mirka, G. A., Schoenmarklin, R. W., et al. (1989). The effects of preview and task symmetry on trunk muscle response to sudden loading. *Hum Factors*, *31*(1), 101–115.

Lavender, S. A., Tsuang, Y. H., Andersson, G. B. (1992). Trunk muscle co-contraction while resisting applied moments in a twisted posture. *Ergonomics*, *36*(10), 1145–1157.

Lee, Y. H., Chen, C. Y. (1999). Lumbar vertebral angles and back muscle loading with belts. *Ind Health*, *37*(4), 390–397.

Li, G., Wang, S., Passias, P., et al. (2009). Segmental in vivo vertebral motion during functional human lumbar spine activities. *Eur Spine J*, *18*(7), 1013–1021.

Lida, T., Abumi, K., Kotani, Y., et al. (2002). Effects of aging and spinal degeneration on mechanical properties of lumbar surpraspinous and interspinous ligaments. *Spine J*, *2*(2), 95–100.

Lu, W. W., Luk, K. D. K., Cheung, K. C. M., et al. (2004). Microfracture and changes in energy absorption to fracture of young vertebral cancellous bone following physiological fatigue loading. *Spine, 29*(11), 1196–1201.

Lucas, D. B., Bresier, B. (1961). *Stability of the Ligamentous Spine.* Biomechanics Laboratory, University of California, San Francisco and Berkeley. Technical Report 40. San Francisco, CA: The Laboratory.

Lumsden, R. M., Morris, J. M. (1968). An in vivo study of axial rotation and immoblization at the lumbosacral joint. *J Bone Joint Surg Am, 50*(8), 1591–1602.

Marras, W. S., Davis, K. G., Heaney, C. A., et al. (2000). The influence of psychosocial stress, gender, and personality on mechanical loading of the lumbar spine. *Spine, 25*(23), 3045–3054.

Marras, W. S., Granata, K. P. (1995). A biomechanical assessment and model of axial twisting in the thoracolumbar spine. *Spine, 20*(13), 1440–1451.

Marras, W. S., Mirka, G. A. (1992). A comprehensive evaluation of trunk response to asymmetric trunk motion. *Spine, 17*(3), 318–326.

Marras, W. S., Rangarajulu, S. L., Lavender, S. A. (1987). Trunk loading and expectation. *Ergonomics, 30*(3), 551–562.

Martin, J. T., Gorth, D. J., Beattie, E. E., et al. (2013). Needle puncture injury causes acute and long-term mechanical deficiency in a mouse model of intervertebral disc degeneration. *J Orthop Res, 31*(8), 1276–1282.

Martins, D. E., Medeiros, V. P. D., Wajchenberg, M., et al. (2018). Changes in human intervertebral disc biochemical composition and bony end plates between middle and old age. *PLoS One, 13*(9), e0203932.

Masni-Azian, N., Tanaka, M. (2018). Biomechanical investigation on the influence of the regional material degeneration of an intervertebral disc in a lower lumbar spinal unit: A finite element study. *Comput Biol Med, 98,* 26–38.

McCook, D. T., Vicenzino, B., Hodges, P. W. (2009). Activity of deep abdominal muscles increases during submaximal flexion and extension efforts but antagonist co-contraction remains unchanged. *J Electromyogr Kinesiol, 19*(5), 754–762.

McGill, S. M., Karpowicz, A., Fenwick, C. M., et al. (2009). Exercises for the torso performed in a standing posture: Spine and hip motion and motor patterns and spine load. *J Strength Cond Res, 23*(2), 455–464.

McGill, S. M., Norman, R. W. (1987). Reassessment of the role of intra-abdominal pressure in spinal compression. *Ergonomics, 30*(11), 1565–1588.

McGill, S. M., Yingling, V. R., Peach, J. P. (1999). Three-dimensional kinematics and trunk muscle myoelectric activity in the elderly spine—A database compared to young people. *Clin Biomech (Bristol, Avon), 14*(6), 389–395.

Mengoni, M., Luxmoore, B. J., Wijayathunga, V. N., et al. (2015). Derivation of inter-lamellar behaviour of the intervertebral disc annulus. *J Mech Behav Biomed Mater, 48,* 164–172.

Miles, M., Sullivan, W. E. (1961). Lateral bending at the lumbar and lumbosacral joints. *Anat Rec, 139*(3), 387–398.

Miller, J. A., Haderspeck, K. A., Schultz, A. B. (1983). Posterior element loads in lumbar motion segments. *Spine, 8*(3), 331–337.

Miyazaki, M., Morishita, Y., Takita, C., et al. (2010). Analysis of the relationship between facet joint angle orientation and lumbar spine canal diameter with respect to the kinematics of the lumbar spinal unit. *J Spinal Disord Tech, 23*(4), 242–248.

Moll, J. M., Wright, V. (1971). Normal range of spinal mobility. An objective clinical study. *Ann Rheum Dis, 30*(4), 381–386.

Monfort-Pañego, M., Vera-García, F. J., Sánchez-Zuriaga, D., et al. (2009). Electromyographic studies in abdominal exercises: A literature synthesis. *J Manipulative Physiol Ther, 32*(3), 232–244.

Morris, J. M., Benner, G., & Lucas, D. B. (1962). An electromyographic study of the intrinsic muscles of the back in man. *J Anat, 96*(Pt 4), 509–520.

Morris, J. M., Lucas, D. B., Bresier, B. (1961). Role of the trunk in stability of the spine. *J Bone Joint Surg, 43*(3), 327–351.

Mosekilde, L. (1993). Vertebral structure and strength in vivo and in vitro. *Calcif Tissue Int, 53*(Suppl 1), S121–S125.

Mushlin, H., Brooks, D. M., Olexa, J., et al. (2019). A biomechanical investigation of the sacroiliac joint in the setting of lumbosacral fusion: impact of pelvic fixation versus sacroiliac joint fixation. *J Neurosurg Spine,* 1–6.

Nachemson, A. (1960). Lumbar intradiscal pressure. Experimental studies on post-mortem material. *Acta Orthop Scand, 43,* 1–104.

Nachemson, A. (1963). The influence of spinal movements on the lumbar intradiscal pressure and on the tensile stresses in the annulus fibrosus. *Acta Orthop Scand, 33*(1–4), 1–104.

Nachemson, A. (1966). Electromyographic studies on the vertebral portion of the psoas muscle; with special reference to its stabilizing function of the lumbar spine. *Acta Orthop Scand, 37*(2), 177–190.

Nachemson, A. (1975). Towards a better understanding of low-back pain: A review of the mechanics of the lumbar disc. *Rheumatol Rehabil, 14*(3), 129–143.

Nachemson, A., Elfström, G. (1970). *Intravital Dynamic Pressure Measurements in Lumbar Discs: A Study of Common Movements, Maneuvers and Exercises* (pp. 1–40). Stockholm, Sweden: Almquist &Wiksell.

Nachemson, A. L., Evans, J. H. (1968). Some mechanical properties of the third human lumbar interlaminar ligament (ligamentum flavum). *J Biomech, 1*(3), 211–220.

Nachemson, A., Morris, J. M. (1964). In vivo measurements of intradiscal pressure. Discometry, a method for the determination of pressure in the lower lumbar discs. *J Bone Joint Surg Am, 46*(5), 1077–1092.

Nazari, J., Pope, M. H., Graveling, R. A. (2015). Feasibility of magnetic resonance imaging (MRI) in obtaining nucleus pulposus (NP) water content with changing postures. *Magn Reson Imaging, 33*(4), 459–464.

Nelson, J. M., Walmsley, R. P., Stevenson, J. M. (1995). Relative lumbar and pelvic motion during loaded spinal flexion/extension. *Spine, 20*(2), 199–204.

Nemeth, G. (1984). On hip and lumbar biomechanics. A study of joint load and muscular activity. *Scand J Rehabil Med Suppl, 10,* 1–35.

NIOSH. (1994). *Workplace Use of Back Belts: Review and Recommendations.* http://www.cdc.gov/niosh/94-122.html. [NIOSH Publication 1994-122, serial online.]

Okushima, Y., Yamazaki, N., Matsumoto, M., et al. (2006). Lateral translation of the lumbar spine: In vitro biomechanical study. *J Appl Biomech, 22*(2), 83–92.

O'Leary, S. A., Paschos, N. K., Link, J. M., et al. (2018). Facet joints of the spine: Structure-function relationships, problems and treatments, and the potential for regeneration. *Annu Rev Biomed Eng, 20,* 145–170.

Ortengren, R., Andersson, G. B., Nachemson, A. L. (1981). Studies of relationships between lumbar disc pressure, myoelectric back muscle activity, and intra-abdominal (intragastric) pressure. *Spine, 6*(1), 98–103.

Osvalder, A. L., Neumann, P., Lövsund, P., et al. (1990). Ultimate strength of the lumbar spine in flexion—An in vitro study. *J Biomech, 23*(5), 453–460.

Panjabi, M. M., Goel, V. K., Takata, K. (1982). Physiologic strains in the lumbar spinal ligaments. An in vitro biomechanical study 1981 Volvo Award in Biomechanics. *Spine, 7*(3), 192–203.

Parnianpour, M., Nordin, M., Kahanovitz, N., et al. (1988). 1988 Volvo award in biomechanics. The triaxial coupling of torque generation of trunk muscles during isometric exertions and the effect of fatiguing isoinertial movements on the motor output and movement patterns. *Spine, 13*(9), 982–992.

Partridge, M. J., Walters, C. E. (1959). Participation of the abdominal muscles in various movements of the trunk in man: An electromyographic study. *Phys Ther Rev, 39,* 791–800.

Pauly, J. E. (1966). An electromyographic analysis of certain movements and exercises. I. Some deep muscles of the back. *Anat Rec, 155*(2), 223–234.

Pavlova, A. V., Meakin, J. R., Cooper, R. K., et al. (2018). Variation in lifting kinematics related to individual intrinsic lumbar curvature: an investigation in healthy adults. *BMJ Open Sport Exerc Med, 4*(1), e000374.

Pel, J. J., Spoor, C. W., Pool-Goudzwaard, A. L., et al. (2008). Biomechanical analysis of reducing sacroiliac joint shear load by optimization of pelvic muscle and ligament forces. *Ann Biomed Eng, 36*(3), 415–424.

Perkins, M. S., Bloswick, D. S. (1995). The use of back belts to increase intraabdominal pressure as a means of preventing low back injuries: A survey of the literature. *Int J Occup Environ Health, 1*(4), 326–335.

Picchiotti, M. T., Weston, E. B., Knapik, G. G., et al. (2019). Impact of two postural assist exoskeletons on biomechanical loading of the lumbar spine. *Appl Ergon, 75,* 1–7.

Poilliot, A. J., Zwirner, J., Doyle, T., et al. (2019). A systematic review of the normal sacroiliac joint anatomy and adjacent tissues for pain physicians. *Pain Physician, 22*(4), E247–E274.

Pope, M. H., Andersson, G. B., Broman, H., et al. (1986). Electromyographic studies of the lumbar trunk musculature during the development of axial torques. *J Orthop Res, 4*(3), 288–297.

Przybyla, A., Pollintine, P., Bedzinski, R., et al. (2006). Outer annulus tears have less effect than endplate fracture on stress distributions inside intervertebral discs: Relevance to disc degeneration. *Clin Biomech (Bristol, Avon), 21*(10), 1013–1019.

Rajasekaran, S., Naresh-Babu, J., Murugan, S. (2007). Review of postcontrast MRI studies on diffusion of human lumbar discs. *J Magn Reson Imaging, 25*(2), 410–418.

Ranu, H. S. (1990). Measurement of pressures in the nucleus and within the annulus of the human spinal disc: Due to extreme loading. [Erratum in Proc Inst Mech Eng 1991;205(1):following 53]. *Proc Inst Mech Eng H, 204*(3), 141–146.

Reichmann, S. (1971). Motion of the lumbar articular processes in flexion-extension and lateral flexions of the spine. *Acta Morphol Neerl Scand, 8*(4), 261–272.

Reichmann, S., Berglund, E., Lundgren, K. (1972). Das Bewegungszentrum in der LendenwirbelsAule bei Flexion und Extension. *Z Anat Entwicklungsgesch, 138*(3), 283–287.

Reid, J. G., Costigan, P. A. (1987). Trunk muscle balance and muscular force. *Spine, 12*(8), 783–786.

Reyna, J. R., Jr., Leggett, S. H., Kenney, K., et al. (1995). The effect of lumbar belts on isolated lumbar muscle. Strength and dynamic capacity. *Spine, 20*(1), 68–73.

Rohlmann, A., Zander, T., Schmidt, H., et al. (2006). Analysis of the influence of disc degeneration on the mechanical behaviour of a lumbar motion segment using the finite element method. *J Biomech, 39*(13), 2484–2490.

Rolander, S. D. (1966). Motion of the lumbar spine with special reference to the stabilizing effect of posterior fusion. An experimental study on autopsy specimens. *Acta Orthop Scand, 37*(Suppl 90), 1–144.

Rousseau, M. A., Bradford, D. S., Hadi, T. M., et al. (2006). The instant axis of rotation influences facet forces at L5/S1 during flexion/extension and lateral bending. *Eur Spine J, 15*(3), 299–307.

Ruiz Wills, C., Foata, B., González Ballester, M. Á., et al. (2018). Theoretical explorations generate new hypotheses about the role of the cartilage endplate in early intervertebral disk degeneration. *Front Physiol, 9,* 1210.

Rutkowska-Kucharska, A., Szpala, A. (2010). Electromyographic muscle activity in curl-up exercises with different positions of upper and lower extremities. *J Strength Cond Res, 24*(11), 3133–3139.

Samani, M., Shirazi, Z. R., Hadidi, M., et al. (2019). A randomized controlled trial comparing the long-term use of soft lumbosacral orthoses at two different pressures in patients with chronic nonspecific low back pain. *Clin Biomech (Bristol, Avon), 69,* 87–95.

Samartzis, D., Cheung, J. P. Y., Rajasekaran, S., et al. (2016). Critical values of facet joint angulation and tropism in the development of lumbar degenerative spondylolisthesis: An international, large-scale multicenter study by the AOSpine Asia Pacific Research Collaboration Consortium. *Global Spine J, 6*(5), 414–421.

Sanchez-Zuriaga, D. P., Adams, M. A., Dolan, P. P. (2010). Is activation of the back muscles impaired by creep or muscle fatigue? *Spine, 35*(5), 517–525.

Sato, K., Kikuchi, S., Yonezawa, T. (1999). In vivo intradiscal pressure measurement in healthy individuals and in patients with ongoing back problems. *Spine, 24*(23), 2468–2474.

Saunders, S. W., Schache, A., Rath, D., et al. (2005). Changes in three dimensional lumbo-pelvic kinematics and trunk muscle activity with speed and mode of locomotion. *Clin Biomech (Bristol, Avon), 20*(8), 784–793.

Schmidt, H., Heuer, F., Wilke, H. J. (2008). Interaction between finite helical axes and facet joint forces under combined loading. *Spine, 33*(25), 2741–2748.

Schmidt, H., Kettler, A., Heuer, F., et al. (2007). Intradiscal pressure, shear strain, and fiber strain in the intervertebral disc under combined loading. *Spine, 32*(7), 748–755.

Schmidt, H., Shirazi-Adl, A. (2018). Temporal and spatial variations of pressure within intervertebral disc nuclei. *J Mech Behav Biomed Mater, 79*, 309–313.

Schultz, A., Andersson, G., Ortengren, R., et al. (1982). Loads on the lumbar spine. Validation of a biomechanical analysis by measurements of intradiscal pressures and myoelectric signals. *J Bone Joint Surg Am, 64*(5), 713–720.

Shahvarpour, A., Shirazi-Adl, A., Larivière, C., et al. (2015). Trunk active response and spinal forces in sudden forward loading: Analysis of the role of perturbation load and pre-perturbation conditions by a kinematics-driven model. *J Biomech, 48*(1), 44–52.

Sheikhzadeh, A., Parnianpour, M., Nordin, M. (2008). Capability and recruitment patterns of trunk during isometric uniaxial and biaxial upright exertion. *Clin Biomech (Bristol, Avon), 23*(5), 527–535.

Shirazi-Adl, A. (1994). Biomechanics of the lumbar spine insagittal/lateral moments. *Spine, 19*(21), 2407–2414.

Shirazi-Adl, A., Sadouk, S., Parnianpour, M., et al. (2002). Muscle force evaluation and the role of posture in human lumbar spine under compression. *Eur Spine J, 11*(6), 519–526.

Silva, F. H., Arantes, F. J., Gregorio, F. C., et al. (2020). Comparison of the electromyographic activity of the trunk and rectus femoris muscles during traditional crunch and exercise using the 5-minute shaper device. *J Strength Cond Res, 34*(1), 1–10.

Sivan, S., Merkher, Y., Wachtel, E., et al. (2006). Correlation of swelling pressure and intrafibrillar water in young and aged human intervertebral discs. *J Orthop Res, 24*(6), 1292–1298.

Snijders, C. J., Hermans, P. F., Niesing, R., et al. (2004). The influence of slouching and lumbar support on iliolumbar ligaments, intervertebral discs and sacroiliac joints. *Clin Biomech (Bristol, Avon), 19*(4), 323–329.

Solomonow, M., Zhou, B. H., Baratta, R. V., et al. (1999). Biomechanics of increased exposure to lumbar injury caused by cyclic loading: Part 1. Loss of reflexive muscular stabilization. *Spine, 24*(23), 2426–2434.

Sparto, P. J., Parnianpour, M. (1998). Estimation of trunk muscle forces and spinal loads during fatiguing repetitive trunk exertions. *Spine, 23*(23), 2563–2573.

Steffen, T., Baramki, H. G., Rubin, R. (1998). Lumbar intradiscal pressure measured in the anterior and posterolateral annular regions during asymmetrical loading. *Clin Biomech (Bristol, Avon), 13*(7), 495–505.

Stemper, B. D., Yoganandan, N., Baisden, J. L., et al. (2015). Rate-dependent fracture characteristics of lumbar vertebral bodies. *J Mech Behav Biomed Mater, 41*, 271–279.

Sturesson, B., Selvik, G., Uden, A. (1989). Movements of the sacroiliac joints. A roentgen stereophotogrammetric analysis. *Spine, 14*(2), 162–165.

Tayashiki, K., Takai, Y., Maeo, S., et al. (2016). Intra-abdominal pressure and trunk muscular activities during abdominal bracing and hollowing. *Int J Sports Med, 37*(2), 134–143.

Thomas, J. S., Lavender, S. A., Corcos, D. M., et al. (1999). Effect of lifting belts on trunk muscle activation during a suddenly applied load. *Hum Factors, 41*(4), 670–676.

Toosizadeh, N., Nussbaum, M. A., Bazrgari, B., et al. (2012). Load-relaxation properties of the human trunk in response to prolonged flexion: measuring and modeling the effect of flexion angle. *PLoS One, 7*(11), e48625.

Trudelle-Jackson, E., Fleisher, L. A., Borman, N., et al. (2010). Lumbar spine flexion and extension extremes of motion in women of different age and racial groups. *Spine, 35*(16), 1539–1544.

Tuong, N. H., Dansereau, J., Maurais, G., et al. (1998). Three-dimensional evaluation of lumbar orthosis effects on spinal behavior. *J Rehabil Res Dev, 35*(1), 34–42.

Urban, J. P., McMullin, J. F. (1985). Swelling pressure of the intervertebral disc: Influence of proteoglycan and collagen contents. *Biorheology, 22*(2), 145–157.

Urban, J. P., Smith, S., Fairbank, J. C. (2004). Nutrition of the intervertebral disc. *Spine, 29*(23), 2700–2709.

Urquhart, D. M., Hodges, P. W., Allen, T. J., et al. (2005). Abdominal muscle recruitment during a range of voluntary exercises. *Man Ther, 10*(2), 144–153.

van Dieen, J. H., Hoozemans, M. J., Toussaint, H. M. (1999). Stoop or squat: A review of biomechanical studies on lifting technique. *Clin Biomech (Bristol, Avon), 14*(10), 685–696.

Van Hauwermeiren, L., Verstraete, M., Stouthandel, M. E. J., et al. (2019). Joint coordinate system for biomechanical analysis of the sacroiliac joint. *J Orthop Res, 37*(5), 1101–1109.

van Rijsbergen, M. M., Barthelemy, V. M. P., Vranken, A. C. T., et al. (2017). Moderately degenerated lumbar motion segments: Are they truly unstable? *Biomech Model Mechanobiol, 16*(2), 537–547.

Vazirian, M., Van Dillen, L., Bazrgari, B. (2016). Lumbopelvic rhythm during trunk motion in the sagittal plane: A review of the kinematic measurement methods and characterization approaches. *Phys Ther Rehabil, 3*, 5.

Vleeming, A., Schuenke, M. (2019). Form and force closure of the sacroiliac joints. *PM R, 11*(Suppl 1), S24–S31.

Wagner, H., Rehmes, U., Kohle, D., et al. (2014). Laughing: A demanding exercise for trunk muscles. *J Mot Behav, 46*(1), 33–37.

Wang, M., Dumas, G. A. (1998). Mechanical behavior of the female sacroiliac joint and influence of the anterior and posterior sacroiliac ligaments under sagittal loads. *Clin Biomech (Bristol, Avon)*, *13*(4–5), 293–299.

Wang, S., Xia, Q., Passias, P., et al. (2009). Measurement of geometric deformation of lumbar intervertebral discs under in-vivo weightbearing condition. *J Biomech*, *42*(6), 705–711.

Weston, E. B., Alizadeh, M., Knapik, G. G., et al. (2018). Biomechanical evaluation of exoskeleton use on loading of the lumbar spine. *Appl Ergon*, *68*, 101–108.

White, A. (1969). Analysis of the mechanics of the thoracic spine in man. An experimental study of autopsy specimens. *Acta Orthop Scand*, *127*, 1–105.

White, A. A., Panjabi, M. N. (1978). *Clinical Biomechanics of the Spine*. Philadelphia, PA: J.B. Lippincott Co.

Widmer, J., Fornaciari, P., Senteler, M., et al. (2019). Kinematics of the spine under healthy and degenerative conditions: A systematic review. *Ann Biomed Eng*, *47*(7), 1491–1522.

Wilder, D. G., Pope, M. H., Frymoyer, J. W. (1980). The functional topography of the sacroiliac joint. *Spine*, *5*(6), 575–579.

Wilke, H. J., Neef, P., Caimi, M., et al. (1999). New in vivo measurements of pressures in the intervertebral disc in daily life. *Spine*, *24*(8), 755–762.

Wilke, H. J., Neef, P., Hinz, B., et al. (2001). Intradiscal pressure together with anthropometric data–A data set for the validation of models. *Clin Biomech (Bristol, Avon)*, *16*(Suppl 1), S111–S126.

Wilke, H. J., Rohlmann, A., Neller, S., et al. (2003). ISSLS prize winner: A novel approach to determine trunk muscle forces during flexion and extension: A comparison of data from an in vitro experiment and in vivo measurements. [Erratum in *Spine* 2004 Aug 15;29(16), 1844]. *Spine*, *28*(23), 2585–2593.

Wilke, H. J., Wolf, S., Claes, L. E., et al. (1996). Influence of varying muscle forces on lumbar intradiscal pressure: An in vitro study. *J Biomech*, *29*(4), 549–555.

Zak, M., Pezowicz, C. (2013). Spinal sections and regional variations in the mechanical properties of the annulus fibrosus subjected to tensile loading. *Acta Bioeng Biomech*, *15*(1), 51–59.

Zander, T., Rohlmann, A., Calisse, J., et al. (2001). Estimation of muscle forces in the lumbar spine during upper-body inclination. *Clin Biomech (Bristol, Avon)*, *16*(Suppl 1), S73–S80.

Zehra, U., Robson-Brown, K., Adams, M. A., et al. (2015). Porosity and thickness of the vertebral endplate depend on local mechanical loading. *Spine*, *40*(15), 1173–1180.

Zeng, Z., Zhu, R., Wu, Y., et al. (2017). Effect of graded facetectomy on lumbar biomechanics. *J Healthc Eng*, 7981513.

Zhu, Q. A., Park, Y. B., Sjovold, S. G., et al. (2008). Can extra-articular strains be used to measure facet contact forces in the lumbar spine? An in-vitro biomechanical study. *Proc Inst Mech Eng H*, *222*(2), 171–184.

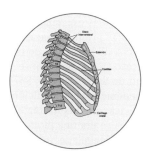

CAPÍTULO 11

Biomecánica de la columna y la caja torácica

Christian Liebsch y Hans-Joachim Wilke

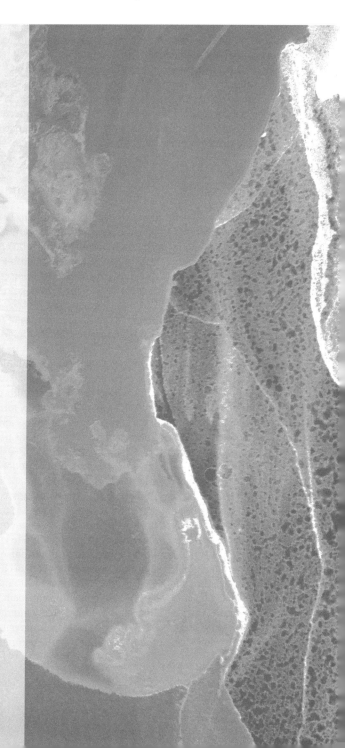

Introducción

La columna vertebral torácica representa la sección media de la columna flexible, que conecta a las regiones cervical y lumbar, y genera alrededor de la mitad de la longitud entre la cabeza y la pelvis. Debido a su posición anatómica en el tronco, la columna torácica debe transferir las cargas que produce el peso del segmento superior del cuerpo, lo que incluye a la cabeza y las extremidades superiores, hacia la columna lumbar. Al mismo tiempo, tiene que asegurar que exista una flexibilidad adecuada para facilitar los movimientos fisiológicos irrestrictos del tronco, y evitar la aplicación de cargas excesivas en el segmento cervical y lumbar.

Conectada con la caja torácica por medio de ligamentos firmes, la columna torácica tiene elementos óseos y cartilaginosos adicionales que fungen como estructuras estabilizadoras, en contraste con los segmentos cervical y lumbar. Por otra parte, la caja torácica constituye un soporte externo fuerte para varios de los músculos abdominales y dorsales que participan en el movimiento espinal. De este modo, la columna torácica y la caja torácica pueden contemplarse como una unidad biomecánica en relación con la estabilidad, la transferencia de las cargas y la flexibilidad de la columna vertebral.

Anatomía de las estructuras funcionales

El complejo aislado de la columna torácica comprende 12 vértebras y sus estructuras adyacentes, que constituyen juntas un cilindro flexible, pero también estable, con concavidad ventral en el plano sagital (fig. 11-1). Este tipo de curvatura también se denomina cifosis, término que deriva de la palabra griega para joroba, puesto que describe la parte principal de la columna que muestra flexión ventral en la posición erecta.

Si bien la curvatura en doble "s" de toda la columna también representa un mecanismo importante de absorción del impacto junto con los discos intervertebrales, la curvatura cifótica de la columna torácica debe considerarse el resultado de un proceso de desarrollo en los periodos fetal y posnatal. Antes del nacimiento, toda la columna muestra una curvatura cifótica. Después del nacimiento, los segmentos cervical y lumbar se conforman a partir de fuerzas musculares continuas aplicadas tanto por los músculos paraespinales como por los psoas, lo que por último determina una curvatura con convexidad ventral en el plano sagital en estas regiones, que se denomina lordosis. Estas fuerzas permiten al humano tener una postura y una marcha en posición erecta, y utilizar las manos como herramientas.

El ángulo de la curvatura de la columna torácica corresponde a cerca de 45° en promedio. Sin embargo, puede variar en los límites de un intervalo fisiológico en distintas personas, entre 20 y 70°, sin mostrar algún síntoma con relevancia clínica (Roussouly y cols., 2005). En caso de incremento evidente de los ángulos de cifosis (> 70°), por ejemplo, como consecuencia de la osteoporosis de los cuerpos vertebrales, la degeneración grave de los discos intervertebrales o la fibrosis progresiva de los músculos dorsales, que forman parte del proceso natural

de envejecimiento, el incremento de la curvatura se denomina hipercifosis o, de manera más específica, cifosis senil. La hipercifosis en personas más jóvenes, que es rara, suele ser consecuencia de trastornos de las placas de crecimiento de los cuerpos vertebrales, caso en que también se denomina cifosis juvenil o enfermedad de Scheuermann. Sin embargo, al margen de la edad, la degeneración o la condición de salud, el ápice de la curvatura torácica, que determina el punto en que existe la mayor distancia si se tira una plomada desde el nivel de la columna en el plano sagital, de ordinario se ubica a la altura de la sexta vértebra torácica (T6). Por el contrario, los puntos de inflexión de los tres segmentos espinales pueden variar con base en la edad y la postura de cada persona. El punto de inflexión de la curvatura en la unión cervicotorácica suele desplazarse durante la edad adulta, desde T3 a edad temprana hasta la región C7-T1 a edad avanzada (Boyle y cols., 2002). En la unión toracolumbar, el punto de inflexión de ordinario se ubica en el nivel de la primera vértebra lumbar L1, pero también puede mostrar variación superior o inferior con el objetivo de mantener el equilibrio de la columna en el plano sagital. La deflexión angular de la unión toracolumbar (T12-L1) respecto al plano transverso se aproxima a 20° en

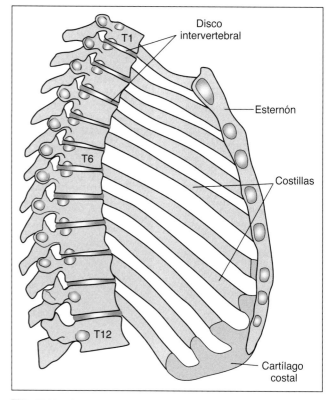

FIGURA 11-1 Anatomía de la columna torácica y el complejo de la caja torácica en el plano sagital, sin el lado derecho de la caja torácica. Las superficies articulares de las articulaciones costotransversas y costovertebrales, así como las articulaciones costoesternales (de izquierda a derecha en el nivel segmentario) se resaltan en *verde*.

promedio, pero también tiene una variación fisiológica de 7 a 35° (Roussouly y cols., 2005).

CUERPOS VERTEBRALES TORÁCICOS

La curvatura cifótica de la columna torácica está determinada en particular por la discreta diferencia que existe entre la altura anterior y la posterior del cuerpo vertebral (fig. 11-2). Puesto que la mayor parte de los cuerpos vertebrales torácicos muestra una menor altura en su porción anterior, se genera una configuración en cuña de alrededor de 4°, que tiende a ser mayor en la región central de la columna torácica (Goh y cols., 1999; Panjabi y cols., 1991). En general, el tamaño de los cuerpos vertebrales torácicos aumenta cerca de 50% en dirección craneocaudal (Kunkel y cols., 2011; Panjabi y cols., 1991). Lo más probable es que esto sea consecuencia de una adaptación a la intensificación de la aplicación de cargas por efecto del peso corporal creciente en dirección inferior.

En la parte posterior de los cuerpos vertebrales torácicos se ubican superficies articulares a las que se articulan los extremos dorsales de las costillas, para formar las articulaciones costovertebrales (fig. 11-2). Las costillas de los niveles 2 a 10 se localizan a la altura del disco intervertebral, de modo que se conectan con dos vértebras adyacentes. Como consecuencia, las vértebras torácicas T1 a T9 tienen superficies articulares costovertebrales en la región superior e inferior de sus cuerpos vertebrales (fig. 11-1), en tanto la primera costilla no suele conectarse con la última vértebra cervical C7. Los 10 pares costales superiores están conectados de manera adicional con los procesos transversos de las vértebras T1 a T10, respectivamente, para forma la articulación costotransversa. Los pares costales 11 y 12 solo se conectan a una superficie articular en las vértebras T11 y T12, respectivamente.

Las vértebras torácicas suelen mostrar estructuras posteriores compactas. Los pedículos torácicos son más bien estrechos

y cortos, en particular en la región media del tórax, en tanto la altura de los pedículos aumenta de manera gradual en dirección craneocaudal (Zindrick y cols., 1987). Las áreas transversales de los pedículos torácicos en el plano frontal presentan diferentes características con base en el nivel segmentario: en la región superior de la columna torácica pasan de tener una configuración en gota a un contorno más similar al renal en la dirección posteroanterior. En las regiones media e inferior de la columna torácica, por el contrario, la configuración del pedículo pasa de ser similar a una gota estrecha y elongada a una gota invertida en la misma dirección de perspectiva (Panjabi y cols., 1997).

Las láminas de cada vértebra torácica son más bien resistentes y muestran una superposición mutua característica con las apófisis espinosas, que son más bien largas y delgadas. En particular, a la mitad de la columna torácica las apófisis espinosas se orientan más en dirección caudal que dorsal, de manera similar a las tejas de un techo (ver fig. 11-1). Esta configuración sirve para proteger la médula espinal incluso durante movimientos de flexión intensa, y mejora la estabilidad de esta región que recibe cargas elevadas. El conducto vertebral, que forma la cara posterior de cada cuerpo vertebral con sus pedículos y láminas, alcanza una dimensión de tan solo 200 mm² en la región torácica entre T1 y 10. Esto representa las menores dimensiones en toda la columna vertebral (Panjabi y cols., 1991), y demuestra la menor deformación espinal durante los movimientos fisiológicos del organismo.

Las apófisis transversas son más bien resistentes y proveen un área de contacto amplia para las costillas con el fin de absorber sus cargas. Su dimensión lateral —de punta a punta— disminuye de manera gradual de T1 a T2 (Panjabi y cols., 1991), lo que afecta la cinemática de las articulaciones costovertebrales (ver más adelante la sección Cinemática de las articulaciones costovertebrales y costotransversas).

Las facetas articulares torácicas tienen en particular una función estabilizadora en el complejo espinal torácico, al recibir cargas para respaldar a los discos intervertebrales más bien planos en la posición erecta. Por otra parte, determinan la cinemática a pesar de permitir un movimiento articular escaso. En relación con el impacto de las facetas articulares sobre la cinemática de la columna torácica, la orientación de las superficies de estas facetas en el espacio tridimensional desempeña un papel importante. Sin embargo, los movimientos acoplados solo se generan cuando dichas superficies se presionan una contra otra y pueden así transferir las cargas. En el plano sagital, las facetas articulares están orientadas en paralelo hacia el plano frontal, y muestran una inclinación discreta de sus extremos superiores en dirección anterior. Su ángulo relativo al plano transverso se incrementa de cerca de 60° hasta más de 70° entre T1 y la región media de la columna torácica, valor que persiste en dirección craneocaudal. En el plano transverso, las facetas articulares también están orientadas en paralelo al plano frontal, en tanto sus extremos laterales muestran una rotación leve en dirección anterior. Su ángulo relativo al plano sagital se mantiene constante, entre 70 y 80°, de T1 a T11 hasta que se incrementa de manera abrupta hasta cerca de 100° en el nivel T12. Esto determina una inclinación de sus extremos laterales en dirección posterior (Masharawi y cols., 2004). Debido

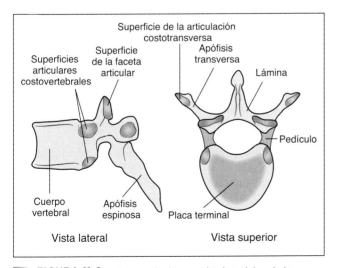

FIGURA 11-2 Anatomía de una vértebra típica de la región media del tórax en el plano sagital (**izquierda**) y transverso (**derecha**). Las superficies articulares costovertebrales y costotransversas se resaltan en *verde*.

a su disposición espacial específica, las facetas articulares torácicas limitan en particular los movimientos de flexión, extensión y rotación axial. Por otra parte, afectan la cinemática de la columna torácica en el plano transverso (White & Hirsch, 1971). Puesto que las facetas articulares torácicas se orientan de manera predominante hacia el plano frontal, también generan gran resistencia a los movimientos de traslación anteroposteriores. A pesar de esto, dichas facetas también pueden absorber las cargas compresivas axiales para aliviar el disco intervertebral, lo que depende de la posición inicial del segmento de movimiento.

DISCOS INTERVERTEBRALES TORÁCICOS

Los discos intervertebrales suelen alcanzar su menor altura a la mitad de la columna torácica. La altura promedio disminuye en grado considerable desde la unión cervicotorácica hasta el nivel segmentario T4-T5 y se incrementa de nuevo en dirección craneocaudal (Kunkel y cols., 2011), lo que indica una menor flexibilidad y con ello una mayor estabilidad en la zona de transición entre el primer y el segundo tercios superiores de la columna torácica. En la columna torácica inferior, la altura anterior aumenta en comparación con la posterior, lo que resulta en una configuración en cuña con reducción posterior. En contraste, los discos intervertebrales de la región torácica media muestran una configuración en cuña con reducción anterior (Kunkel y cols., 2011), que revela momentos de flexión mayores en la porción anterior de los discos en esta sección. Por último, en la región superior de la columna torácica, los discos intervertebrales son más bien uniformes. Por efecto de las cargas de aplicación excéntrica (ver más adelante la sección Estática), se presentan distribuciones asimétricas de la presión por debajo del disco comprimido, algo similar a lo que ocurre en los discos lumbares degenerados (Horst & Brinckmann, 1981). Como consecuencia de la disminución de su altura, los discos intervertebrales torácicos suelen mostrar propiedades que más bien corresponden a materiales sólidos en comparación con el comportamiento de material fluido de los discos lumbares saludables.

El núcleo pulposo, que representa el componente interno similar al gel del disco intervertebral, alcanza su menor tamaño en la columna torácica, en tanto el anillo fibroso, el borde externo fibroso, es en particular grande, sobre todo en la región posterior del disco intervertebral (Goh y cols., 1999). La robusta configuración del anillo fibroso revela una función esencial del disco intervertebral torácico en relación con la estabilización, la caracterización del movimiento y la absorción de impactos. El tamaño más bien escaso del núcleo pulposo en la columna torácica implica, además, que las cargas estáticas y dinámicas axiales son en parte recibidas por otras estructuras, por ejemplo la caja torácica o las facetas articulares, lo que pudiera explicar las tasas bajas de prolapso discal en las regiones superior y media de la columna torácica (Girard y cols., 2004).

Las áreas de corte en el plano transverso de los discos intervertebrales torácicos aumentan en dirección craneocaudal desde T1-T2 hasta T11-T12 hasta más del doble (Pooni y cols., 1986). Por otra parte, la configuración del corte del disco intervertebral torácico en el plano transverso se modifica en la dirección craneocaudal de la columna: mientras tiene una configuración elíptica en la unión cervicotorácica, adquiere de manera progresiva una configuración circular hasta alcanzar el segmento T5-T6 y de nuevo una más elíptica en dirección caudal hacia la unión toracolumbar (Pooni y cols., 1986).

Puesto que el área transversal del disco intervertebral torácico aumenta con una mayor intensidad relativa que la altura del disco intervertebral promedio en dirección craneocaudal, la proporción entre estos dos parámetros se incrementa así de manera evidente. Esto determina una reducción de la flexibilidad en dirección craneocaudal al aplicarse la misma carga, toda vez que el disco intervertebral necesita fuerzas más intensas para alcanzar el mismo grado de deformación.

LIGAMENTOS DE LA COLUMNA TORÁCICA

En la columna torácica aislada existen siete estructuras ligamentarias distintas: el ligamento longitudinal anterior y el posterior, los ligamentos capsulares de las facetas articulares, el ligamento amarillo, los ligamentos interespinoso y supraespinoso, y el ligamento intertransverso (fig. 11-3). En correspondencia a su función y posición, la morfología y las propiedades mecánicas de los ligamentos de la columna torácica tienen diferencias profundas. En general, estos ligamentos ganan grosor y capacidad de deformación tensil en sentido craneocaudal al igual que en dirección distal, con el objetivo de permitir mayores momentos de flexión.

El ligamento longitudinal anterior de la columna torácica muestra valores promedio de carga tensil hasta la falla y deflexión hasta la misma superiores a los de otros ligamentos (tabla 11-1), en particular debido a su mayor área transversal. En la columna torácica, el ligamento longitudinal anterior impide sobre todo la hiperextensión, puesto que es la única estructura ligamentaria capaz de absorber un esfuerzo tensil elevado en movimientos de extensión amplios. En contraste con casi todos los otros ligamentos, el grosor del ligamento longitudinal anterior es tres veces mayor en la región superior de la columna torácica que en la inferior (Myklebust y cols., 1988), lo que deriva de un arco de extensión mayor en esta área durante los movimientos fisiológicos.

El ligamento longitudinal posterior tiene valores menores característicos de carga tensil hasta la falla y deflexión hasta la falla en comparación con el ligamento longitudinal anterior en la columna torácica (tabla 11-1). Esto indica que existe un esfuerzo tensil mucho menor en el área que ocupa, puesto que su posición anatómica en el centro del complejo segmentario se relaciona con un movimiento y amplitudes de aplicación de carga considerablemente menores en promedio (ver fig. 11-3).

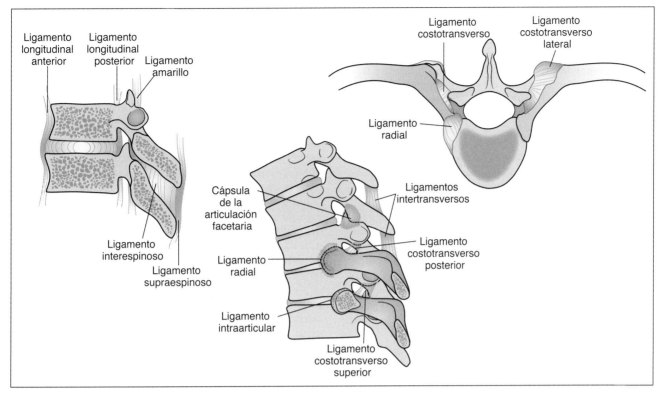

▓ **FIGURA 11-3** Posiciones anatómicas de las estructuras ligamentarias costovertebrales y costotransversas de la columna torácica. Los ligamentos correspondientes se resaltan en *verde*.

En la región media de la columna torácica, el grosor del ligamento longitudinal posterior es mucho mayor en comparación con las regiones torácicas superior e inferior (Myklebust y cols., 1988), lo que se debe en particular a la mayor distancia respecto de la línea de centro de gravedad y, por lo tanto, a momentos de flexión mayores (ver más adelante la sección Estática). Los ligamentos longitudinales anterior y posterior de la columna torácica suelen tener un mayor grosor y resistencia en comparación

con lo que ocurre en otras regiones espinales (Panjabi y cols., 1981). Como resultado, estas estructuras ligamentarias previenen los riesgos específicos de hiperflexión e hiperextensión.

El ligamento amarillo se localiza en la región posterior del conducto vertebral (fig. 11-3). El ligamento amarillo (que debe su nombre en latín a su coloración amarillenta) representa una de las estructuras más elásticas del cuerpo humano debido a su composición química (60 a 70% de elastina; otros ligamentos, 70

TABLA 11-1	**Propiedades biomecánicas de las estructuras ligamentarias de la columna torácica**	
	Carga tensil hasta la falla (N)	**Deflexión hasta la falla (mm)**
Ligamento longitudinal anterior	120–470	6–18
Ligamento longitudinal posterior	70–140	3–7
Ligamento amarillo	130–280	6–11
Cápsulas de las facetas articulares	60–270	4–12
Ligamento interespinoso	20–170	4–10
Ligamento supraespinoso	90–540	7–19

A partir de Myklebust, J. B., Pintar, F., Yoganandan, N., *et al.* (1988). Tensile strength of spinal ligaments. *Spine, 13*(5), 526-531.

a 80% de colágena). Tiene una deformabilidad aproximada de 70% sin mostrar un incremento sustancial del esfuerzo tensil. A pesar de esto, el ligamento amarillo tiene una precarga cercana a 10 N en la posición neutral, lo que indica su papel específico en la estabilización del segmento en movimiento vertebral y en la definición del comportamiento de movimiento. Por otra parte, el ligamento amarillo en la columna torácica tiene un área transversal más bien alta, cercana a 100 mm² (Maiman & Pintar, 1992) y con ello una carga tensil hasta la falla elevada, de casi 300 N (tabla 11-1).

Las estructuras ligamentarias de las cápsulas de las facetas de la columna torácica son más bien cortas y resistentes, y las fibras del ligamento se orientan en sentido perpendicular al espacio entre las facetas articulares (fig. 11-3). La estabilidad de los ligamentos capsulares por lo general aumenta en dirección craneocaudal (Maiman & Pintar, 1992), lo que indica una función limitante en cuanto a la distracción articular y una función de transmisión de la carga en relación con cargas no compresivas entre las superficies articulares. La superficie articular y el complejo ligamentario capsular de la faceta induce la estabilización durante la flexión, la extensión y la rotación axial, aunque disminuye en dirección craneocaudal (White & Hirsch, 1971).

Los ligamentos interespinosos y supraespinosos, que conectan entre sí las apófisis espinosas de vértebras adyacentes (fig. 11-3), sirven en particular para impedir la hiperflexión de la columna torácica. Puesto que el ligamento supraespinoso suele ubicarse más alejado del centro de rotación del segmento de movimiento en el plano sagital, tiene un brazo de palanca mayor y sufre así más deformación durante los movimientos de flexión. En consecuencia, el ligamento supraespinoso torácico muestra una mayor deflexión hasta la falla en comparación con el ligamento interespinoso (tabla 11-1). Por otra parte, muestra una carga tensil hasta la falla mayor, toda vez que desempeña un papel de seguridad esencial en la prevención de los movimientos de flexión excesivos.

Los ligamentos intertransversos, que unen a las apófisis transversas de vértebras adyacentes, suelen mostrar un desarrollo escaso y se identifican en particular en la columna torácica. Sin embargo, debido a su posición distal y brazos de palanca largos, dichos ligamentos pueden limitar los movimientos de flexión lateral y rotación para mantener la integridad de todo el segmento de movimiento (Panjabi y cols., 1981).

La conexión entre la caja torácica y la columna torácica está asegurada por seis estructuras ligamentarias adicionales que refuerzan las articulaciones costovertebrales: el ligamento intraarticular, el ligamento radial y los cuatro ligamentos costotransversos (fig. 11-3).

El ligamento intraarticular fija la cabeza de la costilla a las vértebras y el disco intervertebral, respectivamente, en la articulación costovertebral. Además, la cabeza de la costilla se encuentra por completo rodeada por el ligamento radial dentro de esta articulación. La articulación costotransversa muestra cuatro ligamentos. El más relevante en cuanto a la estabilización de la articulación costovertebral es el ligamento costotransverso superior, en tanto los ligamentos costotransversos lateral y posterior sirven de manera primordial para mantener

la integridad de la articulación. Los ligamentos intraarticular, radial y costotransverso unen los dos elementos articulares, la costilla y la vértebra, y determinan así en grado sustancial la cinemática específica de la articulación costovertebral (ver más adelante la sección Cinemática de las articulaciones costovertebrales y costotransversas).

CAJA TORÁCICA

La caja torácica humana es una estructura compleja que se ubica en posición ventral a la columna torácica y se fija en el aspecto lateral de las vértebras torácicas (ver fig. 11-1). Debe cubrir una gran variedad de funciones, como la protección de los órganos internos contra el traumatismo externo, la creación de puntos de fijación para los músculos al constituir un marco estructural externo resistente, y dar el soporte para el proceso respiratorio por medio de la expansión y la contracción. Por otra parte, la caja torácica también tiene funciones de limitación del movimiento, en particular en cuanto a la estabilización pasiva de la columna torácica, pero también por la estabilización activa de los músculos que en ella se insertan, que son esenciales tanto para el movimiento del tronco como para la estabilidad y el equilibrio sagital de toda la columna vertebral.

Los componentes que integran la caja torácica son los 12 pares de costillas óseas y el complejo esternal, formado por el hueso esternal y el cartílago costal que articula las costillas con el esternón. Estructuras adicionales de la caja torácica, que estabilizan a sus elementos independientes, son los ligamentos de la articulación costovertebral y los músculos, incluidos los intercostales, que conectan costillas adyacentes entre sí.

Los siete pares superiores de costillas tienen articulación directa con el esternón por medio de un cartílago costal y se denominan así "costillas fijas" (ver fig. 11-1). Los tres pares de costillas siguientes, del nivel 8 al 10, se conocen como "costillas flotantes", puesto que tan solo se unen al esternón por medio del cartílago costal de la séptima costilla. Los pares inferiores de costillas, de los niveles 11 y 12, carecen de un enlace cartilaginoso con el esternón y por ello se denominan "costillas falsas".

MÚSCULOS

Junto con la caja torácica, la columna torácica provee varios puntos de inserción para los músculos que controlan el equilibrio y el movimiento (fig. 11-4). En la región dorsal de la columna, los músculos erectores de la columna, que corresponden a un grupo muscular de ubicación profunda (denominado autóctono) que incluye al dorsal largo, el iliocostal y el espinal, permiten de manera primordial al tronco realizar movimientos de extensión y flexión lateral, así como los movimientos segmentarios y para el equilibrio sagital (tabla 11-2).

El músculo dorsal largo, que es el mayor de los tres músculos erectores de la columna, conecta en particular al sacro con la columna lumbar y también a toda la columna cervical con las porciones laterales de la columna torácica y las costillas, junto con las porciones lumbar y cervical de los músculos iliocostales

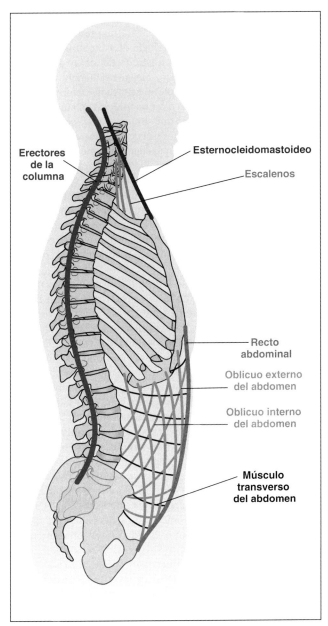

Erectores de la columna

Esternocleidomastoideo

Escalenos

Recto abdominal

Oblicuo externo del abdomen

Oblicuo interno del abdomen

Músculo transverso del abdomen

FIGURA 11-4 Vista general de los principales músculos que estabilizan y mueven la columna torácica y la caja torácica. La jerarquización de los músculos según su relevancia para el equilibrio sagital y el control del movimiento se indica por el *ancho de la línea*, siendo las *líneas más gruesas* las que señalan los de mayor impacto.

TABLA 11-2	Principales músculos que participan en los movimientos de la columna torácica
Músculo	**Función**
Erectores de la columna • Dorsal largo (porción torácica) • Iliocostal (porción torácica) • Semiespinal (porción torácica)	Extensión (contracción bilateral), flexión lateral (contracción unilateral)
Recto abdominal	Flexión (contracción bilateral)
Oblicuo interno del abdomen	Flexión (contracción bilateral)
Oblicuo externo del abdomen	Flexión (contracción bilateral), flexión lateral (contracción unilateral), rotación axial (contracción unilateral)
Transverso del abdomen	Rotación axial (contracción unilateral)

y espinales. Como resultado, se crea una banda tensora en las regiones superior e inferior de la columna, con el fin de soportar los momentos de flexión elevados que se generan en la cara ventral de esa estructura. Además, la extensión de la columna torácica la lleva a cabo el músculo espinal en la región medial y el músculo iliocostal en la región lateral del complejo torácico dorsal. Puesto que estos músculos están muy cerca de la columna torácica y tienen así brazos de palanca cortos, tienen que generar fuerzas de tensión altas para poder ajustarse a los momentos de flexión en la posición erecta (ver la sección Estática).

Los movimientos de flexión son producidos de manera primordial por los músculos abdominales en el lado ventral de la columna torácica, y estos músculos se distribuyen en particular entre la caja torácica y la pelvis (fig. 11-4). Debido sus inserciones en la caja torácica, los brazos de palanca de los músculos anteriores y laterales que se dirigen a la columna torácica aumentan, lo que hace así necesarias fuerzas musculares menores para flexionar el tronco. Por otra parte, los músculos distales a la línea central del tronco son esenciales para el equilibrio estático de esta estructura tanto en el plano sagital como el frontal. Además, los músculos abdominales ubicados en posición lateral generan movimientos de flexión lateral y rotación axial del tronco. Para la flexión lateral se requiere la contracción unilateral del músculo oblicuo externo del abdomen, justo como el erector de la columna, en tanto la rotación axial la realiza de manera unilateral el músculo transverso del abdomen, si bien también participa el oblicuo externo (tabla 11-2). En general, los músculos abdominales también participan en el proceso de exhalación, al tirar de la caja torácica en dirección caudal.

Otros músculos de la región torácica, como los intercostales o el serrato posterior, participan en particular en el proceso respiratorio al expandir y comprimir la caja torácica. Los músculos del cuello, como el esternocleidomastoideo o los escalenos, sirven en especial para la inspiración, pero también para la fijación anterior de la caja torácica (fig. 11-4).

Efecto de la edad, el género y otros factores sobre la morfología de la columna torácica y la caja torácica

La cifosis natural de la columna torácica puede mostrar características distintas a lo largo de la vida, con base en la edad, el género o cambios patológicos. En el caso de la cifosis postural, se induce una hipercifosis progresiva. Por efecto de la posición anterior del centro de gravedad de la columna vertebral, la columna torácica suele recibir cargas mediante momentos de flexión dirigidos en dirección anterior. Estas cargas requieren de las fuerzas de los músculos posteriores para que se alcance una posición erecta, en particular del dorsal largo. Sin embargo, se sabe que los músculos dorsales pierden su potencia de contracción al aumentar la edad, quizá por efecto de una fibrosis natural (Milne & Lauder, 1974). El grado de curvatura depende así de la forma curva inicial de la columna y del peso corporal. Por otra parte, la curvatura cifótica de la columna torácica determina picos de aplicación de cargas compresivas en las regiones anteriores de los cuerpos vertebrales. Así, en el segmento intermedio de la columna torácica se identifica una acumulación progresiva de osteofitos y esclerosis subcondral (Tan y cols., 2001), en tanto los ligamentos posteriores reciben cargas intensas generadas por fuerzas tensiles.

Desde una perspectiva global, la cifosis torácica también depende del ángulo de lordosis lumbar y la posición anteroposterior de las vértebras cervicales inferiores. Mientras que el aplanamiento de la lordosis lumbar determina una menor cifosis torácica, una lordosis lumbar más pronunciada induce una cifosis torácica evidente, efecto que puede intensificarse en mayor medida en cada caso para mantener a la columna cervical en una posición equilibrada (Berthonnaud y cols., 2005; Roussouly & Pinheiro-Franco, 2011). De existir cambios degenerativos en la columna lumbar, puede generarse una hipercifosis grave de toda la columna. Cuando la columna lumbar desarrolla cifosis y esta se intensifica, la columna torácica compensa al inicio el equilibrio en el plano sagital al desarrollar una lordosis discreta. Sin embargo, debido al momento de flexión elevado que produce la inclinación anterior del tronco, la columna torácica también se inclina en dirección ventral, lo que por último determina una hipercifosis de la columna torácica que autorrefuerza su curvatura cifótica. Este efecto puede intensificarse aún más por una pérdida acelerada de la masa ósea, que conduce a una pérdida progresiva de la altura de los cuerpos vertebrales torácicos (Keller y cols., 2003). Además, más de una tercera parte de los casos más graves de hipercifosis muestran fracturas de los cuerpos vertebrales (Kado y cols., 2007), lo que puede acelerar aún más este proceso (ver la sección Biomecánica de las fracturas del complejo torácico).

Además de las variantes congénitas y postraumáticas de hipercifosis, que corresponden en su mayoría a complicaciones de otras lesiones o patologías, la cifosis juvenil, también conocida como enfermedad de Scheuermann, puede conducir a una alteración de la morfología de la columna torácica. La cifosis juvenil deriva de un trastorno del desarrollo que se manifiesta por osteocondrosis y afecta de manera predominante al segmento torácico medio. Esto suele determinar una curvatura más intensa de la columna torácica en comparación con la cifosis postural. Puesto que se afectan las placas de crecimiento de las placas terminales de las vértebras, esta enfermedad se desarrolla sobre todo en pacientes jóvenes.

Otra enfermedad en que se afecta de manera primordial la columna torácica es la escoliosis. Esta representa una curvatura pronunciada de la columna vertebral en el plano frontal y se observa en particular en niñas de 10 a 15 años. Sin embargo, también a menudo se detectan variantes leves de escoliosis en personas mayores. Además, la escoliosis también puede relacionarse con la hipercifosis en secciones aisladas de la columna vertebral.

La morfología general de la caja torácica afecta la rigidez y la flexibilidad de la columna torácica al generar un marco de soporte externo resistente, que en particular incrementa el módulo de cizallamiento del tronco en el plano transverso (ver más adelante en la sección Estabilidad provista por la caja torácica). La caja torácica muestra una configuración elíptica en los planos frontal, sagital y transverso. En particular, su configuración en el plano sagital se modifica a lo largo de la vida (Grivas y cols., 1991; Weaver y cols., 2014): durante la niñez, el ángulo costal respecto al plano transverso aumenta, toda vez que los extremos anteriores de las costillas descienden de manera progresiva, lo que sigue ocurriendo a lo largo de la vida (fig. 11-5). Además, el diámetro transverso de la caja torácica se incrementa de manera peculiar. Así, el área de corte en el plano transversal de la caja torácica deja de ser más bien circular para volverse más elíptica y casi rectangular. Por otra parte, el tamaño de la caja torácica aumenta cuando se toman en consideración los parámetros de edad, peso corporal y masa corporal, al igual que el género (Shi y cols., 2014). En general, la caja torácica en las mujeres muestra un volumen 10 a 12% más bajo y una angulación más intensa de las costillas en comparación con hombres de peso corporal y edad similares (Bellemare y cols., 2003), lo que puede explicarse por una adaptación evolutiva a una gestación potencial.

Los cambios morfológicos en la caja torácica a menudo se relacionan con deformidades congénitas del cartílago costal en la porción anterior de la caja torácica, pero también pueden derivar de otras afecciones, como el síndrome de Marfan. En general, pueden diferenciarse tres tipos de deformidades inducidas por el cartílago costal. En el tórax hendido o *pectus excavatum*, el hueso esternal se desplaza en dirección dorsal, lo que determina una cavidad anterior en la región superior de la caja torácica. Cuando el hueso esternal protruye en dirección ventral, la deformidad se denomina tórax en quilla o *pectus carinatum*. El tercer tipo en ocasiones se denomina deformidad de Harrenstein, que representa una combinación de los primeros dos tipos, debido a que el hueso esternal rota en el plano transverso y determina una configuración asimétrica en el plano sagital.

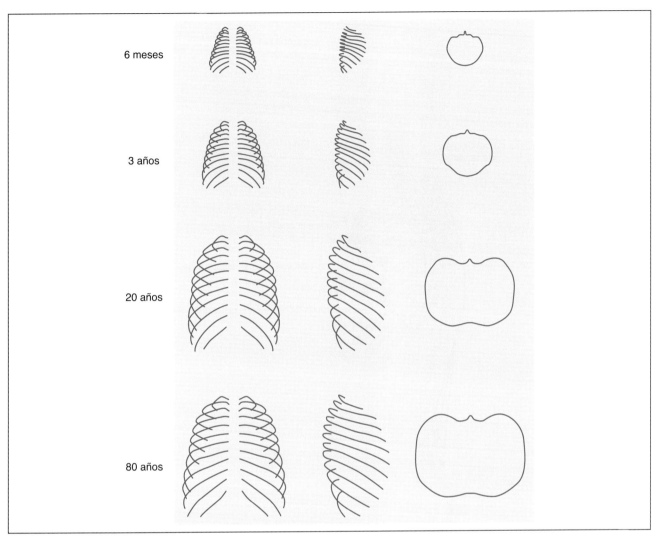

FIGURA 11-5 Ilustración esquemática de los cambios de la morfología de la caja torácica a lo largo de la vida en los tres planos anatómicos. A partir de Grivas, T. B., Burwell, R. G., Purdue, M., *et al*. (1991). A segmental analysis of thoracic shape in chest radiographs of children. Changes related to spinal level, age, sex, side and significance for lung growth and scoliosis. *J Anat, 178*, 21-38; y Weaver, A. A., Schoell, S. L., Stitzel, J. D. (2014). Morphometric analysis of variation in the ribs with age and sex. *J Anat, 225*(2), 246-261.

El tórax en tonel y el tórax en campana son deformidades adicionales de la caja torácica, que en su mayoría derivan de cambios patológicos de su volumen. El tórax en tonel se detecta en particular como parte del enfisema pulmonar. Debido a la hiperinsuflación pulmonar, la morfología de la caja torácica en el plano frontal y el sagital pasa de una geometría elíptica a una corta, ancha y en barril, y queda fija en posición de inspiración. De este modo, las costillas adoptan una orientación más paralela al plano transverso y muestran un diámetro interno constante en ese mismo plano. En contraste, el tórax en campana muestra un diámetro interno creciente en dirección inferior e indica raquitismo en los niños. Puesto que la rigidez y la flexibilidad del complejo torácico se ven afectadas por la morfología de la caja torácica, estas patologías tienen potencial de desempeñar algún papel en las deformidades espinales torácicas secundarias.

Propiedades biomecánicas de la columna torácica

ESTÁTICA

En la posición erecta, la función principal de la columna torácica es la transmisión de las cargas del tercio superior del cuerpo y las extremidades superiores a la columna lumbar, en donde las cargas por último se transfieren a las extremidades inferiores y al suelo. En relación con la aplicación fisiológica de cargas en la columna torácica en el plano sagital, la posición del centro de gravedad juega un papel decisivo. Debido a la configuración cóncava de la columna torácica en dirección ventral, la línea del centro de gravedad también se desplaza en ese sen-

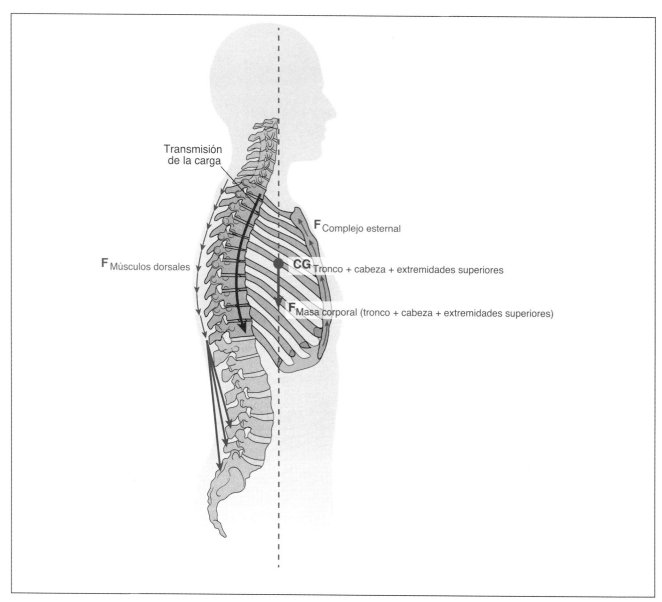

FIGURA 11-6 Ilustración esquemática de las fuerzas principales que actúan sobre la columna torácica. Las cargas se crean a partir del peso del tercio superior del cuerpo y las extremidades superiores, y se transmiten a lo largo de la columna. Por efecto de la ubicación anterior de la línea del centro de gravedad (CG), se produce un momento de flexión general (F) que debe ser contrarrestado por los músculos largos y cortos de la espalda, que actúan a lo largo de toda la columna torácica, así como por la caja torácica ósea y cartilaginosa.

tido, lo que genera un momento de flexión sobre la columna torácica en ausencia de fuerzas musculares posteriores, debido a que las cargas producidas por el peso corporal se transmiten en particular por la columna. Este momento de flexión es neutralizado por la acción en banda tensional posterior que ejercen los músculos dorsales, en particular los erectores de la columna y, de manera específica el músculo dorsal largo, pero también mediante la estabilización anterior pasiva de la caja torácica, de manera específica, el complejo esternal (fig. 11-6).

El momento de flexión inicial ocurre en los segmentos de movimiento vertebrales torácicos respectivos en la posición erecta sin compensación de fuerzas musculares. Es consecuen-

cia del peso corporal que se incrementa en dirección craneocaudal y los brazos de palanca respectivos, que corresponden a la distancia horizontal de los elementos vertebrales independientes respecto a la línea del centro de gravedad. Estos brazos de palanca dependen por último del ángulo de cifosis inicial de la columna torácica, en tanto las longitudes de los brazos de palanca aumentan al incrementarse el ángulo de la cifosis torácica (fig. 11-7). El ángulo de cifosis se ve afectado en particular por el ángulo de lordosis lumbar y la posición horizontal de las vértebras cervicales en el plano sagital. La lordosis lumbar escasa determina una curvatura leve en la región torácica inferior de la columna, en tanto una lordosis lumbar intensa induce

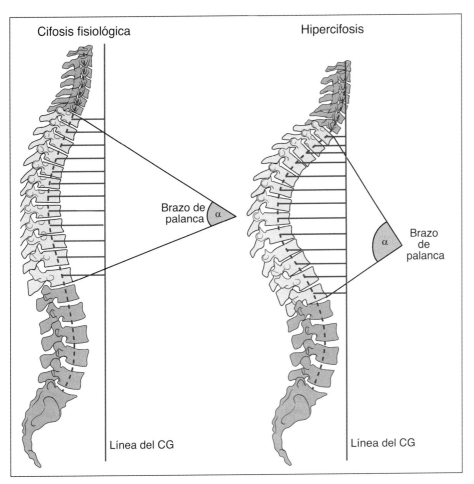

FIGURA 11-7 Dibujo esquemático del efecto del ángulo de cifosis torácica sobre la longitud del brazo de palanca respecto a la línea del centro de gravedad (CG) en la cifosis fisiológica (**izquierda**) y la hipercifosis (**derecha**). Al incrementarse el ángulo de cifosis los brazos de palanca aumentan, en particular en los niveles intermedios de la columna torácica.

un incremento de la cifosis torácica para mantener el equilibrio sagital de la columna vertebral, en particular de su segmento cervical y la cabeza (Roussouly & Pinheiro-Franco, 2011). Por otra parte, la columna torácica se rectifica bajo la aplicación de cargas axiales cuando existen ángulos de cifosis iniciales escasos y se deforma incluso más de existir ángulos de cifosis iniciales intensos, lo que tiene el potencial de inducir hipercifosis (Meakin y cols., 2008).

Debido a la elongación de los brazos de palanca cuando existe hipercifosis, la magnitud y la progresión de los momentos de flexión que actúan sobre la columna torácica se modifican (fig. 11-8). El perfil de aplicación de carga muestra de manera progresiva un momento máximo distintivo en la región media de la columna torácica, que tiene que absorber de modo primordial la caja torácica, puesto que los brazos de palanca de los músculos dorsales no se modifican. De este modo, los músculos necesitan generar fuerzas incluso mayores para compensar el incremento de los momentos de flexión, lo que en cierto punto no es factible desde la perspectiva fisiológica. Por otra parte, los momentos de flexión crecientes producen un desplazamiento de la transmisión de la carga del centro de los

cuerpos vertebrales y los discos intervertebrales hacia la región ventral de las vértebras, en tanto los elementos posteriores, en particular los ligamentos de ubicación posterior, se exponen cada vez más a cargas tensiles elevadas. Además, las facetas articulares torácicas, que absorben alrededor de 10 a 20% de las cargas compresivas axiales y hasta 25% de ellas en la región superior de la columna torácica en posición neutral (Pal & Routal, 1986), reciben cada vez menos estas cargas. El perfil de aplicación de cargas se ve afectado además por el peso corporal fisiológico. En tanto en el nivel de T1 la carga corporal que se soporta es cercana a 10%, alrededor de 37% del peso corporal descansa sobre la vértebra T12 (Duval-Beaupère & Robain, 1987). El incremento relativo del peso corporal entre los segmentos adyacentes es cercano a 2%, excepto para la transición entre los niveles T2-T3 (tabla 11-3), lo que pudiera explicarse por el incremento anteroposterior y laterolateral súbito de las dimensiones del tórax en el plano transverso en este nivel.

Al analizar la estabilidad de la columna espinal torácica, es importante diferenciar la estabilidad general, la segmentaria y la vertebral. La estabilidad general de la columna torácica es de manera predominante una función de las propiedades de

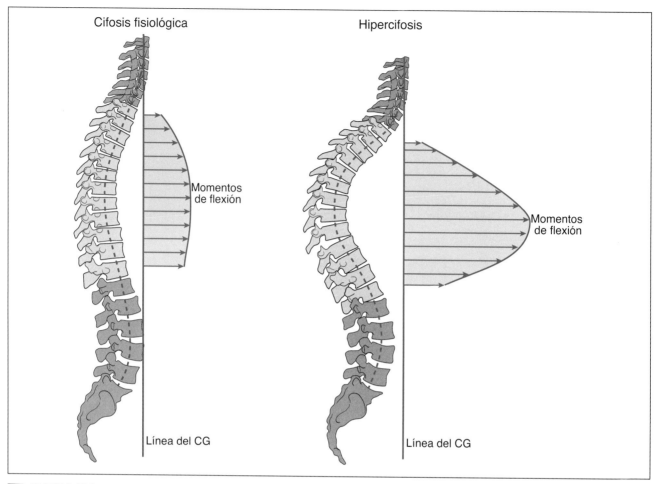

FIGURA 11-8 Dibujo esquemático de los momentos de flexión como resultado de la elongación de los brazos de palanca al existir un aumento del ángulo de cifosis torácica sin considerar las fuerzas musculares posteriores y la presencia de la caja torácica. En la cifosis torácica fisiológica, los momentos de flexión exhiben un perfil de aplicación de carga casi homogéneo (**izquierda**), en tanto en la hipercifosis puede esperarse una carga máxima evidente en los niveles intermedios de la columna torácica (**derecha**). CG, centro de gravedad.

rigidez y resistencia de las vértebras combinadas y los discos intervertebrales, reforzada por la caja torácica. La columna vertebral torácica aislada sin caja torácica muestra una rigidez compresiva cercana a 300 N/mm, una fuerza compresiva hasta la falla cercana a 2 kN, y una capacidad de absorción de energía aproximada de 10 Nm en compresión (Yoganandan y cols., 1993). La estabilidad pasiva de un segmento de movimiento de la columna torácica se conserva de manera primordial por medio del disco intervertebral y las estructuras ligamentarias (en particular los ligamentos longitudinales anterior y posterior), las cápsulas articulares facetarias y los ligamentos amarillos (Panjabi y cols., 1981).

En general, la rigidez del segmento de movimiento de la columna torácica alcanza un máximo en la dirección de la compresión axial, en tanto permite un cizallamiento moderado (Panjabi y cols., 1976). Los cuerpos vertebrales deben resistir en particular cargas compresivas elevadas. Muestran una rigidez compresiva en torno a 1 000 N/mm², una resistencia compresiva aproximada de 4 N/mm² y cargas hasta la falla de alrededor de 10 kN, respectivamente (Maiman & Pintar, 1992). En general, la resistencia compresiva se correlaciona con la densidad

mineral ósea de la vértebra, que se incrementa en dirección craneocaudal (Singer y cols., 1995), y puede reducirse de existir osteoporosis o tumores. Por otra parte, su flexibilidad es mayor en flexión y rotación axial, en comparación con la extensión y la flexión lateral por efecto de su estructura tridimensional específica y tomando en consideración la caja torácica como una estructura adicional que restringe el movimiento (tabla 11-4). Además, la rigidez torsional para la rotación axial se incrementa hasta 50% cuando el segmento de movimiento de la columna torácica se sujeta a la aplicación de cargas compresivas o tensiles (Goodwin y cols., 1994).

CINEMÁTICA

Las características del movimiento de la columna torácica se describen con más precisión como la cinemática de cada segmento de movimiento torácico. Consecuencia de la forma más bien aplanada de los discos intervertebrales y rigidez de cizallamiento elevada en las direcciones anteroposterior y laterolateral, la columna torácica permite sobre todo movimientos rotacio-

TABLA 11-3 Masas relativas soportadas por cada vértebra torácica por efecto del peso corporal		
Nivel segmentario	**Masa corporal (%)**	**Incremento relativo (%)**
T1	9.5	—
T2	12.5	+3.0
T3	19.6	+7.1
T4	21.6	+2.0
T5	23.3	+1.7
T6	25.2	+1.9
T7	26.8	+1.6
T8	28.5	+1.7
T9	30.2	+1.7
T10	32.1	+1.9
T11	34.3	+2.2
T12	36.8	+2.5

Adaptada con autorización de Springer: Duval-Beaupere, G., Robain, G. (1987). Visualization on full spine radiographs of the anatomical connections of the centres of the segmental body mass supported by each vertebra and measured in vivo. *Int Orthop, 11,* 261-269. Copyright © 1987 Springer Nature.

nales en torno a los tres ejes anatómicos principales. Durante la flexión y la extensión, así como con la flexión lateral derecha e izquierda, los centros de rotación del segmento de movimiento de la columna torácica se ubican de modo predominante un poco por debajo de la placa terminal superior de la vértebra inferior (Brasiliense y cols., 2011; White & Panjabi, 1978), mientras que la posición de los centros de rotación puede variar durante todo el ciclo de movimiento (fig. 11-9). Esta variabilidad puede

deberse a distintos factores, como la altura y la condición de salud del disco intervertebral y los ligamentos, así como al tipo de aplicación de carga, lo que no permite que la cinemática de la columna torácica pueda describirse de manera concluyente. En general, la cinemática de la columna torácica varía en menor grado para los discos intervertebrales no degenerados y la aplicación de cargas con momentos puros, que muestran características cercanas a las de un centroide no lineal (Nägerl y cols., 2009; Wachowski y cols., 2009), mientras fuerzas de cizallamiento adicionales y cargas compresivas o tensiles incrementan la variabilidad cinemática, en especial en la dirección craneocaudal (Panjabi y cols., 1984). De manera adicional, el anillo fibroso torácico suele ser más grueso y resistente, y la altura del disco es característicamente menor en comparación con la del disco intervertebral cervical y lumbar (Goh y cols., 1999), lo que también aumenta la variabilidad de la cinemática.

En la rotación axial, el centro de rotación de la columna torácica se ubica en el área en que el plano sagital corta al disco intervertebral (fig. 11-9). Se propuso la hipótesis de que el centro de rotación se ubica en cercanía al conducto vertebral en la región posterior del disco, para evitar el cizallamiento de la médula espinal durante la rotación axial del segmento de movimiento torácico, lo que también se conoce como "efecto de corte de puro" (Molnár y cols., 2006). Sin embargo, el arco de movimiento de un solo segmento de movimiento de la columna torácica suele ser demasiado escaso para alcanzar una deformación tan intensa.

ARCOS DE MOVIMIENTO

Si bien la columna torácica tiene que transmitir y absorber cargas diversas, también tiene que asegurar un cierto grado de flexibilidad para permitir el movimiento suave a lo largo de la columna durante la flexión del tronco. Sin embargo, la flexibilidad segmentaria de la columna torácica es mucho menor en comparación con los segmentos de movimiento vertebrales cervicales y lumbares, en particular en relación con los movimientos de flexión y extensión. Esto puede explicarse por la presencia de la caja torácica, que limita la flexibilidad de la columna torácica en los tres planos de movimiento, en particular en la rotación axial (ver más adelante la sección Estabilidad provista por la caja torácica), cuando se analiza el complejo torácico completo. De modo adicional, en cuanto al nivel segmentario, esta restricción deriva más bien del disco intervertebral torácico plano, que es el determinante principal

TABLA 11-4 Coeficientes de rigidez promedio de segmentos de movimiento representativos de la columna torácica			
	Rigidez axial (N/mm)		**Rigidez torsional (Nm/°)**
Tensión	780	Flexión	2.7
Compresión	1240	Extensión	3.2
Cizallamiento anteroposterior	110	Flexión lateral	3.0
Cizallamiento lateral	110	Rotación axial	2.6

A partir de Panjabi, M. M., Brand, R. A., Jr., White, A. A., 3rd. (1976). Three-dimensional flexibility and stiffness properties of the human thoracic spine. *J Biomech, 9*(4), 185-192.

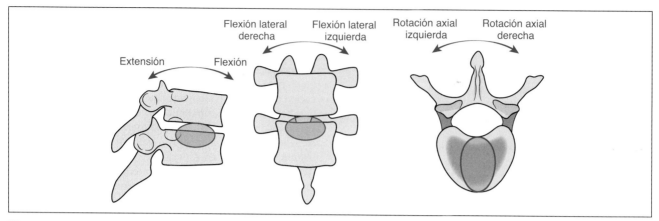

FIGURA 11-9 Ilustración esquemática de las posiciones aproximadas de los centros de rotación en los segmentos de movimiento de la columna torácica en flexión-extensión (**izquierda**), flexión lateral (**centro**) y rotación axial (**derecha**). A partir de White, A. A., 3rd, Panjabi, M. M. (1978). The basic kinematics of the human spine. A review of past and current knowledge. *Spine*, 3(1), 12-20; Panjabi, M. M., Krag, M. H., Dimnet, J. C., et al. (1984). Thoracic spine centers of rotation in the sagittal plane. *J Orthop Res*, 1(4), 387-394; Molnár, S., Manó, S., Kiss, L., et al. (2006). Ex vivo and in vitro determination of the axial rotational axis of the human thoracic spine. *Spine*, 31(26), E984-E991; y Brasiliense, L. B., Lazaro, B. C., Reyes, P. M., et al. (2011). Biomechanical contribution of the rib cage to thoracic stability. *Spine*, 36(26), E1686-E1693.

de la flexibilidad de la columna, el anillo fibroso resistente y la orientación específica de las facetas articulares, así como de las estructuras ligamentarias más bien gruesas.

El arco de movimiento de los segmentos de movimiento específicos de la columna torácica depende en gran medida del tipo y la magnitud de la aplicación de cargas. Para una aplicación de cargas iguales y más bien abundantes, el arco de movimiento suele disminuir de manera gradual en dirección craneocaudal desde cerca de 12 hasta casi 6° por segmento de movimiento en los tres planos de existir momentos puros (Wilke y cols., 2017). Esto puede atribuirse a la proporción creciente entre el área de corte en el plano transverso y la altura promedio del disco en los segmentos de movimiento espinales torácicos en dirección craneocaudal. Con la aplicación de cargas intermedias, más bien fisiológicas, el arco de movimiento segmentario de la columna torácica es de entre 2 y 4° en los tres planos de movimiento (Borkowski y cols., 2016), en tanto suele ser menor en la región media de la columna torácica cuando se incluye la caja torácica (Liebsch y cols., 2018), lo que puede explicarse por la morfología elíptica específica de esta última estructura (ver antes en la sección Efecto de la edad, el género y otros factores sobre la morfología de la columna torácica y caja torácica) y la altura menor del disco en esta región (ver antes en la sección Discos intervertebrales torácicos).

En contraste con el arco de movimiento en condiciones de aplicación de carga con momento puro, el arco de movimiento fisiológico de la columna torácica depende de manera primordial de la condición física individual y la interacción y la magnitud de las fuerzas musculares que actúan sobre el complejo vertebral torácico (ver antes en la sección Músculos). En estudios *in vivo* con mediciones radiológicas de la flexibilidad intersegmentaria de la columna torácica en deflexión espinal máxima se encontraron en general arcos de movimiento mayores en rotación axial en comparación con la flexión-extensión y la flexión lateral, con un aumento gradual en dirección craneocaudal y un arco total aproximado de 50°, en tanto el arco de movimiento disminuyó en la región media de la columna

torácica tanto en flexión-extensión como en flexión lateral, con valores totales cercanos a 30°, respectivamente (Fujimori y cols., 2012, 2014; Morita y cols., 2014). Si bien la caja torácica limita sobre todo la flexibilidad de la columna torácica en el plano transverso (ver más adelante en la sección Estabilidad provista por la caja torácica), puede asumirse por ello que existen fuerzas musculares mayores en la dirección de la rotación axial, toda vez que la rigidez torsional en esa dirección es un poco menor, pero del mismo orden de magnitud que en la dirección de la flexión-extensión y la flexión lateral (ver tabla 11-4).

MOVIMIENTOS ACOPLADOS

Las características de movimiento de la columna torácica se ven afectadas en gran medida por movimientos asociados fuera del plano al realizar los movimientos primarios, lo que también se conoce como movimientos acoplados. Debido a la morfología casi simétrica de la columna torácica en relación con el plano sagital, no existen movimientos acoplados durante la flexión-extensión primaria, lo que también se demostró en experimentos *in vitro* (Liebsch y cols., 2017a). Sin embargo, en cuanto a los otros dos planos de movimiento principales, puede observarse un comportamiento específico y complejo del acoplamiento del movimiento. Ya en el año 1900, el cirujano ortopédico Robert Williamson Lovett detectó una fuerte relación entre los movimientos de flexión lateral y rotación axial en la columna torácica, al estudiar la flexibilidad tridimensional de la columna vertebral en dos modelos femeninas jóvenes (Lovett, 1900).

Más tarde, estudios *in vitro* e *in vivo* detallaron y cuantificaron estas observaciones. Los acoplamientos de movimiento más intensos en general se detectaron durante la flexión lateral primaria, en la que solió identificarse una rotación axial secundaria ipsilateral intensa, lo que implicaba una rotación axial izquierda acoplada durante la flexión lateral izquierda primaria, y viceversa (Fujimori y cols., 2014; Liebsch y cols., 2018;

Moon y cols., 2014; White, 1969; Willems y cols., 1996). Por otra parte, se demostró que una precarga a lo largo del trayecto vertebral torácico incrementa la rotación axial ipsilateral durante la flexión lateral primaria, en particular en la región inferior de la columna torácica (Liebsch y cols., 2018).

En contraste, el comportamiento de movimiento acoplado durante la rotación axial primaria depende en gran medida de las condiciones de aplicación de la carga. Mientras se aplican momentos puros sobre la columna vertebral en el ámbito experimental, la columna torácica muestra una flexión lateral contralateral secundaria bien definida (Liebsch y cols., 2018), lo que implica una flexión lateral derecha durante la rotación axial izquierda primaria; las direcciones del movimiento acoplado observadas *in vivo* pueden variar en forma marcada según la comodidad de la persona que se estudia. Por otra parte, los resultados *in vivo* suelen diferir en relación con la amplitud de los movimientos secundarios (Edmondston y cols., 2007; Fujimori y cols., 2012; Willems y cols., 1996), lo que indica ya sea que la coordinación de la fuerza muscular pudiera participar en el comportamiento del movimiento acoplado específico de la rotación axial primaria o que los movimientos ipsilaterales son tan solo más confortables *in vivo*.

Las características del movimiento acoplado de la columna torácica dependen en particular de su curvatura cifótica, que puede contemplarse como una función de la posición relativa de cada vértebra adyacente. Como consecuencia, pueden esperarse menos movimientos acoplados en la columna torácica en extensión, en tanto los movimientos acoplados se incrementan en la columna torácica en flexión (Scholten & Veldhuizen, 1985). De este modo, la posición inicial de la columna desempeña un papel esencial en el comportamiento del movimiento. Otros factores que pudieran producir movimientos secundarios son la orientación de las facetas articulares, en tanto estas deben presionarse una contra la otra para la transmisión de la carga, la rigidez de los ligamentos y las estructuras capsulares, la morfología y el grado de degeneración del disco intervertebral, o la coordinación muscular activa. También se demostró mediante experimentos *in vivo* que los movimientos acoplados se ven afectados por actividades como sentarse, caminar o cargar grandes pesos (Gregersen & Lucas, 1967). A pesar de que incrementa la estabilidad de la columna torácica, no se detectó que la caja torácica altere las características del movimiento acoplado (Liebsch y cols., 2017a).

Cinemática de las articulaciones costovertebrales y costotransversas

Las articulaciones costovertebrales desempeñan un papel clave en la estabilización y protección de la columna, y tienen una función importante de absorción de la carga en el complejo torácico. No obstante, el reto principal de la articulación costovertebral es asegurar una flexibilidad alta que permita tanto el movimiento de la pared torácica durante el proceso respiratorio como el movimiento vertebral. El componente principal de la flexibilidad es la rotación en torno al eje longitudinal que forman las articulaciones costovertebral y costotransversal (Beyer y cols., 2014; Lemosse y cols., 1998). En las otras direcciones de rotación y traslación, los grados respectivos de libertad están en

gran medida restringidos por las estructuras óseas de la columna y los ligamentos que en ella se insertan (ver fig. 11-3), que estabilizan la articulación costovertebral al absorber cargas tensiles elevadas y que muestran gran rigidez (Schultz y cols., 1974). Sin embargo, ciertos movimientos de deslizamiento angular pueden forzarse al aplicar cargas fisiológicas, toda vez que las superficies articulares de la articulación costovertebral representan una articulación sinovial en un plano (Wilson y cols., 2001).

La configuración específica de los ligamentos de las articulaciones costovertebrales y costotransversas asegura tanto la respiración como la estabilidad de la columna torácica. A pesar de esto, la rigidez articular disminuye en general en dirección craneocaudal (Duprey y cols., 2010), lo que indica que existen ya sea fuerzas musculares mayores o una amplitud de movimiento menor en la región superior de la caja torácica. Durante el proceso de inspiración, toda la caja torácica, en particular su porción ventral en la mitad superior y su porción lateral en la mitad inferior, se eleva por las fuerzas musculares, para incrementar el volumen intratorácico y atraer aire hacia el interior de los pulmones. De este modo, las porciones posteriores de las costillas, que están integradas por la cabeza, el cuello y el tubérculo, tienen que rotar en torno al eje que depende básicamente de la anchura de las apófisis transversas de la columna torácica. Puesto que la anchura de las apófisis transversas torácicas disminuye en dirección craneocaudal, el ángulo del eje de rotación respecto del plano frontal en el plano transverso va en incremento (fig. 10-11), siendo en promedio cercano a 45° (Wilson y cols., 2001). Como consecuencia, el ángulo es un poco inferior a 45° para las costillas superiores y un poco superior a 45° para las inferiores, lo que determina un comportamiento de movimiento distinto de las costillas con base en su nivel. Durante la inspiración, las partes ventrales de las costillas superiores se elevan, lo que también se denomina "movimiento en manija de bomba", lo que por último produce un incremento del diámetro de la caja torácica con predominio anteroposterior. En las costillas inferiores, donde el ángulo rotacional se orienta en paralelo al plano sagital, la sección media o lateral de la caja torácica se eleva, lo que conduce a un incremento laterolateral predominante del diámetro de la caja torácica, que también se conoce como "movimiento en asa de cubeta" (Wilson y cols., 1987). En correspondencia, las costillas muestran los mismos efectos en sentido inverso durante el proceso espiratorio (fig. 11-10).

Estabilidad provista por la caja torácica

En contraste con los segmentos espinales cervicales y lumbares, que se estabilizan de manera primordial por la acción de los músculos adyacentes, la estabilidad de la columna torácica deriva en particular de la caja torácica y las estructuras ligamentarias interconectadas, en especial el ligamento costotransverso (ver fig. 11-3). Todos los elementos de la caja torácica contribuyen de manera inequívoca a la estabilidad de la columna torácica: mientras los elementos posteriores de la caja torácica, es decir, las articulaciones costovertebrales reforzadas por ligamentos, limitan la flexibilidad de segmentos de movimiento torácicos aislados (Oda y cols., 2002), las estructuras anteriores de la caja torácica, es decir, el complejo esternal, unen a las costillas para incrementar la rigidez general del tronco, su resistencia y capacidad de absorción de energía, y aseguran en forma espe-

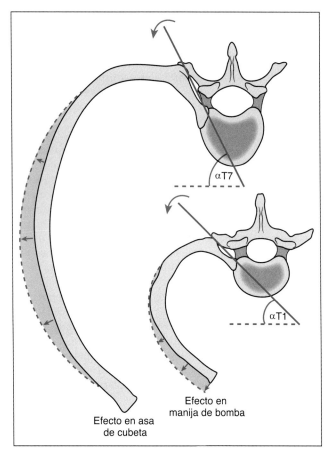

αT7

αT1

Efecto en
manija de bomba

Efecto en asa
de cubeta

FIGURA 11-10 Ilustración esquemática del efecto del ángulo del eje rotacional respecto al plano frontal en la cinemática de la articulación costovertebral. Los ángulos bajos en la región superior de la columna torácica, por ejemplo, en el nivel T1 (**derecha**) determinan un efecto en manija de bomba en relación con el movimiento relativo de la costilla, en tanto los ángulos amplios en las regiones medial e inferior de la columna torácica, por ejemplo, en el nivel T7 (**izquierda**), producen un efecto en asa de cubeta.

cífica la estabilidad espinal torácica (Liebsch y cols., 2017b). De este modo, la integridad de las estructuras anteriores de la caja torácica representa el factor más esencial para la estabilización externa de la columna torácica, en particular para los movimientos de rotación axial por un factor cercano a 2 en cuanto a la estabilización anteroposterior de la caja torácica (Liebsch y cols., 2017a; fig. 11-11). Ya que las costillas muestran la mayor integridad en la porción superior de la caja torácica debido a la presencia de interconexiones más rígidas por medio del esternón (ver fig. 11-1), la caja torácica estabiliza incluso más en particular los segmentos de movimiento espinales torácicos superiores en lo relativo a la dirección craneocaudal. Además, la presencia de la caja torácica permite incrementar de modo indudable la rigidez en flexión en todas las direcciones del movimiento (Mannen y cols., 2015) y, de manera adicional, la rigidez compresiva de la columna torácica (Watkins y cols., 2005).

Estudios *in vitro* que investigaron el efecto de procedimientos quirúrgicos desestabilizadores de la columna torácica pudieron demostrar que la caja torácica puede, en cierto grado, garantizar estabilidad primaria de la columna sin una fija-

ción dorsal. Este efecto se demostró para las osteotomías descompresivas en muestras con caja torácica conservada (Healy y cols., 2014; Lubelski y cols., 2014), así como con fracturas simuladas de los cuerpos vertebrales (Perry y cols., 2014), en que se observó una estabilización clara de la columna torácica tras la descompresión sin tomar en consideración la caja torácica (Borkowski y cols., 2016). Estudios de casos radiológicos exhibieron además hiperostosis de las costillas adyacentes de existir fracturas vertebrales y segmentos de movimiento inestables en la columna torácica (Arslan y cols., 2004; Huang y cols., 1993; Macones y cols., 1989; Sutro & Sutro, 1987), lo que indica un mecanismo compensador de la caja torácica ósea cuando la columna torácica se desestabiliza.

El intenso efecto estabilizador de la caja torácica en cuanto al movimiento de rotación axial, en comparación con los movimientos de flexión-extensión y flexión lateral, puede explicarse en términos mecánicos tanto a partir del incremento del módulo de cizallamiento en presencia de la caja torácica (recuadro de cálculo 11-1) como por el aumento del momento de inercia del área cuando la caja torácica está conservada (recuadro de cálculo 11-2). Esto corresponde al hallazgo de que la esternotomía media, que suele practicarse en las cirugías cardiacas, disminuye la estabilidad de la columna torácica en particular en la dirección de la rotación axial (Liebsch y cols., 2017b). En cada caso, la rigidez de la columna torácica alcanza un máximo en el plano transverso. Puesto que se sabe que la morfología de la caja torácica se modifica a lo largo de la vida y bajo influencias patológicas (ver la sección Efecto de la edad, el género y otros factores sobre la morfología de la columna y la caja torácica), es posible que la estabilidad y el comportamiento de movimiento de la columna torácica se vean afectados por el área transversal cambiante de la caja torácica, en particular en cuanto al diámetro en el plano transverso y su configuración elíptica.

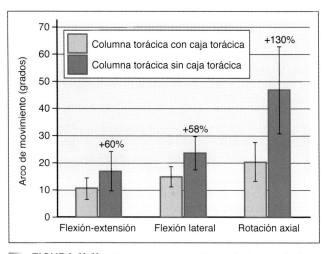

FIGURA 11-11 Diagrama que muestra el efecto cuantitativo de la caja torácica sobre la flexibilidad de la columna torácica bajo momentos puros de 5 Nm (n = 6). A partir de Liebsch, C., Graf, N., Appelt, K., *et al.* (2017). The rib cage stabilizes the human thoracic spine: An in vitro study using stepwise reduction of rib cage structures. *PLoS One*, *12*(6), e0178733. https://doi.org/10.1371/journal.pone.0178733. Copyright © 2017 Liebsch, C. *et al.* https://creativecommons.org/licenses/by/4.0/.

RECUADRO DE CÁLCULO 11-1

Comparación de los módulos de cizallamiento de una columna vertebral aislada frente a una columna vertebral con caja torácica

Al considerar la columna como una barra homogénea y la caja torácica como un tubo cilíndrico con una pared delgada (figura del recuadro de cálculo 11-1), el módulo de cizallamiento S puede calcularse como sigue: para la barra homogénea con un radio de corte transversal r,

$$S_{\text{Flexión}} = \pi/4 \cdot r^3$$

$$S_{\text{Torsión}} = \pi/2 \cdot r^3$$

$$\rightarrow S_{\text{Torsión}} = 2 \cdot S_{\text{Flexión}}$$

Para el tubo de pared delgada con el radio de área transversal promedio r_{m} y un grosor de pared t,

$$S_{\text{Flexión}} = \pi \cdot r_{\text{m}}^2 \cdot t$$

$$S_{\text{Torsión}} = 2 \cdot \pi \cdot r_{\text{m}}^2 \cdot t$$

$$\rightarrow S_{\text{Torsión}} = 2 \cdot S_{\text{Flexión}}$$

En primer lugar, puede afirmarse que tanto para la barra como para el tubo, el módulo de cizallamiento torsional es el doble que el módulo de cizallamiento en flexión. Por otra parte, para los valores provistos, si se asume un radio de corte transversal promedio de 15 mm para la barra [derivado a partir de valores de Panjabi y cols., (1991) y Pooni y cols. (1986) para las áreas de corte transversal de las vértebras y los discos intervertebrales torácicos, respectivamente], así como un radio de corte transversal promedio de 100 mm y un grosor promedio de la pared de 6 mm para el tubo [derivados de valores de Kindig y Kent (2013) y Mohr y cols. (2007), respectivamente], los módulos de cizallamiento en flexión y torsional se aproximan a 2650 mm^3 y 5300 mm^3, respectivamente, para la barra, y cerca de 188.500 mm^3 y 377.000 mm^3, respectivamente, para el tubo, lo que implica un factor cercano a 70 en este ejemplo. Por supuesto, esta consideración incluye varias limitaciones, como la heterogeneidad de la caja torácica en relación con los espacios intercostales, la presencia de cartílago costal, y la ausencia de hueso en su porción antero-inferior, su configuración elíptica general, etc. Sin embargo y a pesar de estas limitaciones, resulta evidente el incremento del módulo de cizallamiento en el caso de la columna torácica con una caja torácica completa.

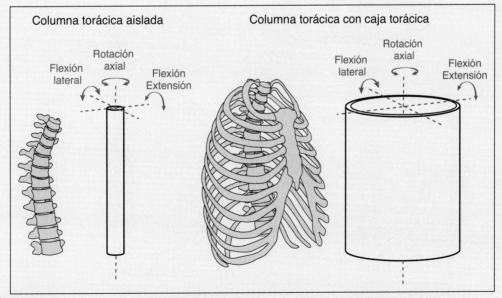

Figura del recuadro de cálculo 11-1 Comparación esquemática entre la columna torácica aislada y la columna torácica con el complejo de la caja torácica en cuanto a su resistencia contra la deformación al considerarse como una barra homogénea (**izquierda**) y un tubo de pared delgada (**derecha**), respectivamente.

RECUADRO DE CÁLCULO 11-2

Comparación de los momentos torsionales de inercia del área de una caja torácica intacta y una caja torácica con esternotomía

Al considerar la caja torácica como un tubo cilíndrico de pared delgada, cualquier discontinuidad de su área transversal, como una esternotomía media (figura del recuadro de cálculo 11-2), disminuye de manera evidente su momento torsional de inercia del área, que se ilustra con el ejemplo siguiente: para un radio de corte promedio r_m, que es mucho mayor que el grosor de la pared del tubo t, los momentos torsionales de inercia del área pueden calcularse para la caja torácica conservada y con esternotomía como:

$$I_{T\_intacta} = 2 \cdot \pi \cdot r_m^3 \cdot t$$

$$I_{T\_esternotomía} = 2/3 \cdot \pi \cdot r_m \cdot t^3$$

Al comparar desde la perspectiva cuantitativa los dos momentos torsionales de inercia del área, puede concluirse que:

$$I_{T\_esternotomía} = 1/3 \cdot (t/r_m)^2 \cdot I_{T\_intacta}$$

Para los valores presentados en el recuadro de cálculo 11-1, $t = 6$ mm y $r = 100$ mm, el momento de inercia del área de la caja torácica sometida a esternotomía corresponde a 0.0012 del correspondiente para la caja torácica conservada. Esto implica que la deformación torsional, si se asume la misma aplicación de carga torsional, se incrementa por un factor de 3 tras la esternotomía (radio del tubo/grosor de la pared del tubo)^2, que es de alrededor de 830 en el ejemplo previo y que, por supuesto, también tiene ciertas limitaciones, no obstante demuestra con claridad el papel de la caja torácica en la estabilización del tórax.

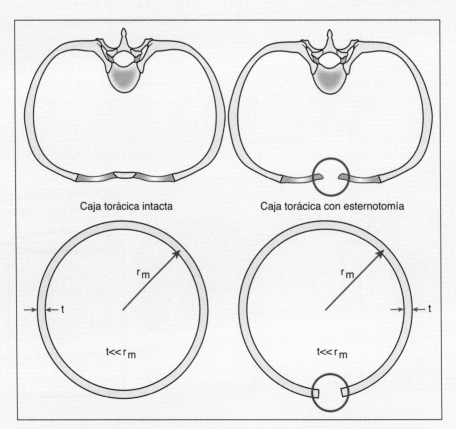

Caja torácica intacta   Caja torácica con esternotomía

Figura del recuadro de cálculo 11-2 Comparación esquemática entre la caja torácica intacta (**izquierda**) y la caja torácica tras la esternotomía media (**derecha**) en relación con su resistencia contra la deformación en el plano transverso, al considerarse como un tubo de pared delgada.

Biomecánica de las fracturas del complejo torácico

Las fracturas de la columna vertebral torácica suelen ocurrir como consecuencia del traumatismo intenso o incluso en caso de una aplicación excesiva de cargas bajas al existir osteoporosis, tumores u otros cambios patológicos en la sustancia ósea. Puesto que las tasas de osteoporosis y tumores vertebrales van en aumento por los cambios demográficos en la sociedad global, se espera un aumento evidente de las fracturas no traumáticas de la columna vertebral (Aebi, 2003; Melton, 1997). En dos terceras partes de los casos, las fracturas de los cuerpos vertebrales son por compresión, en que estos muestran en su mayoría una configuración en cuña con pérdida de la altura de la región anterior, lo que determina una curvatura hipercifótica de la columna en los casos graves. Las fracturas de los cuerpos vertebrales ocurren en particular en la unión toracolumbar entre T12 y L2, donde se detectan fracturas en particular inestables (Holdsworth, 1970). Sin embargo, se identifica otro pico de distribución de fracturas en la columna torácica, en el nivel T6 (Magerl y cols., 1994), que representa el ápice de la columna torácica en el plano sagital. Esto puede explicarse por los momentos de flexión máximos en esta región (ver la sección previa Estática), que determina un esfuerzo intenso en las regiones anteriores de los cuerpos vertebrales, capaz de producir fracturas en cuña. En el caso de la aplicación de cargas intensas en flexión-compresión, estos momentos de flexión también tienen gran probabilidad de producir lesión en el ligamento posterior antes de la compresión del cuerpo vertebral, para incrementar por último las cargas en las zonas anteriores de la columna torácica. Por otra parte, las propiedades de absorción de impacto de los discos intervertebrales torácicos son un tanto escasas, en particular en la región superior y media de la columna torácica (ver sección previa Discos intervertebrales torácicos). Así, la aplicación dinámica de cargas axiales es absorbida sobre todo por los cuerpos vertebrales, lo que incrementa el riesgo de fractura por momentos de flexión más intensos, en especial en la región media de la columna torácica.

Las fracturas aisladas de un solo cuerpo vertebral no suelen producir inestabilidad de la columna torácica. Sin embargo, las lesiones torácicas combinadas, como las fracturas simultáneas de un cuerpo vertebral, los elementos posteriores y el esternón, tienen más probabilidad de generar una inestabilidad clínica relevante de la columna torácica. Suele asumirse que las estructuras de la caja torácica afectan el riesgo de desarrollo de fracturas vertebrales. En estudios clínicos se identificaron relaciones entre las fracturas costales y fracturas de las apófisis transversas (Kleinman & Schlesinger, 1997), así como entre fracturas de las costillas o el esternón y de los cuerpos vertebrales (Labbe y cols., 2009; Marré y cols., 2011; Morgenstern y cols., 2016). Con base en su aspecto, las fracturas de la columna torácica aislada pueden en general dividirse en anteriores y posteriores del cuerpo vertebral, y de los elementos posteriores, como de las apófisis transversas y espinosas, sitio en que las fracturas ocurren por distracción más que por cargas compresivas. Según con este punto de vista, la columna torácica puede considerarse un modelo formado por tres columnas (Denis, 1983). Sin embargo, puesto que las fracturas de la columna

torácica se relacionan en forma estrecha con aquellas de las estructuras de la caja torácica, esta última puede considerarse una cuarta columna potencial, para incluir así las fracturas de todo el complejo torácico (Berg, 1993), en particular en cuanto al complejo esternal, que articula las estructuras aisladas de la caja torácica en su segmento anterior (fig. 11-12).

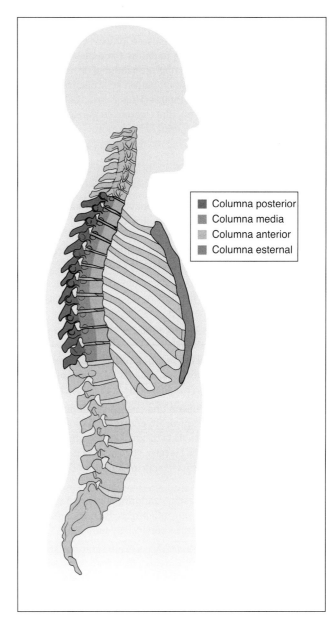

FIGURA 11-12 Ilustración esquemática de las cuatro columnas de la columna vertebral torácica y el complejo de la caja torácica en lo referente a las fracturas. La columna posterior sufre sobre todo lesiones por distracción, en tanto las columnas anterior y esternal se fracturan en particular por cargas en flexión y compresión excesivas combinadas. A partir de Denis, F. (1983). The three column spine and its significance in the classification of acute thoracolumbar spinal injuries. *Spine*, *8*(8), 817-831; y Berg, E. E. (1993). The sternal-rib complex: A possible fourth column in thoracic spine fractures. *Spine*, *18*(13), 1916-1919.

Leyenda (figura):
- ■ Columna posterior
- ■ Columna media
- ■ Columna anterior
- ■ Columna esternal

Las fracturas en serie de las costillas, al igual que las fracturas esternales, representan una pérdida sustancial de la integridad de la caja torácica. Cuando ocurren de manera combinada, las fracturas costales en serie pueden producir un inestabilidad intensa de la parrilla costal, lo que también se denomina tórax inestable, que tiene potencial tanto de afectar la estabilidad de la columna torácica como de generar deformidad de la caja torácica y dolor con el movimiento (Flagel y cols., 2005; Nirula y cols., 2009). Se considera que las fracturas costales son la lesión que se observa con más frecuencia tras un traumatismo torácico cerrado (Shorr y cols., 1987). En contraste, las fracturas esternales son menos frecuentes, no obstante tienen más probabilidad de relacionarse con complicaciones; muestran un patrón acumulativo al existir fracturas de los cuerpos vertebrales (Hills y cols., 1993; Jones y cols., 1989), con la línea de fractura esternal en paralelo al plano transverso en el segmento superior del esternón.

Resumen

- La columna torácica se caracteriza por vértebras compactas, discos intervertebrales planos, ligamentos resistentes y la presencia de la caja torácica, que se combinan para formar un complejo muy estable que transfiere las cargas y previene la aplicación de cargas excesivas en la columna cervical y la lumbar.

- Por la presencia de diversas inserciones musculares, la caja torácica participa en los movimientos y el equilibrio sagital de la columna vertebral, y en el proceso respiratorio.

- La morfología de la columna torácica y de la caja torácica guarda relación intensa con la edad y los efectos patológicos, que a menudo conducen a la hipercifosis y, con menos frecuencia, a la escoliosis torácica, así como a alteraciones de la configuración elíptica en tres planos de la caja torácica.

- La columna torácica muestra una curvatura cifótica natural, lo que determina una exposición constante a momentos de flexión por el incremento de la distancia del segmento intermedio de la columna torácica respecto a la línea del centro de gravedad, misma que contrarrestan los músculos dorsales y el complejo esternal.

- Por sus estructuras autoestabilizadoras, la columna torácica suele mostrar un arco de movimiento escaso en comparación con los segmentos vertebrales cervicales y lumbares.

- La cinemática de la columna torácica exhibe gran variabilidad, en particular por su morfología específica, pero también por el impacto de la degeneración de los discos intervertebrales torácicos. En flexión-extensión y flexión lateral, el centro de rotación se ubica un poco por debajo del disco, al tiempo que se localiza dentro de este a lo largo del plano sagital en la rotación axial.

- La curvatura cifótica de la columna torácica determina una rotación axial secundaria ipsilateral evidente durante la flexión lateral primaria, y una tendencia a una flexión lateral secundaria contralateral discreta durante la rotación axial primaria, en tanto no existen movimientos acoplados a la flexión-extensión primarias.

- La orientación del eje rotacional de las articulaciones costovertebrales determina su cinemática, que conduce al movimiento craneocaudal del segmento superior de la caja torácica

y al desplazamiento laterolateral de la región inferior de esta estructura durante la respiración.

- La caja torácica limita en particular la rotación axial de la columna torácica debido al mayor módulo de cizallamiento y el momento de inercia del área en el plano transverso, al tiempo que existe una mayor restricción en la región superior de la caja torácica por la articulación más rígida de las costillas con el esternón.

- Las fracturas de la columna torácica muestran una relación con las fracturas de las estructuras de la caja torácica, que es la razón por la que esta última debe incluirse en el manejo de las fracturas torácicas.

Preguntas para práctica

1. ¿Qué propiedades anatómicas diferencian a la columna torácica de los segmentos cervical y lumbar?
2. ¿Qué funciones biomecánicas cubre la caja torácica?
3. ¿Qué cargas actúan sobre la columna torácica en la pedestación erecta y durante el movimiento tridimensional del tronco?
4. ¿Qué factores pueden afectar las características específicas del movimiento acoplado de la columna torácica?
5. ¿En qué plano de movimiento restringe la caja torácica la flexibilidad tridimensional de la columna torácica en mayor medida, y cómo puede explicarse esto desde el punto de vista mecánico?

Referencias

Aebi, M. (2003). Spinal metastasis in the elderly. *Eur Spine J, 12*(Suppl 2), S202–S213.

Arslan, G., Cevikol, C., Karaali, K., et al. (2004). Single rib sclerosis as a sequel of compression fracture of adjacent vertebra and costovertebral joint ankylosis. *Eur J Radiol Extra, 51*(1), 43–46.

Bellemare, F., Jeanneret, A., Couture, J. (2003). Sex differences in thoracic dimensions and configuration. *Am J Respir Crit Care Med, 168*(3), 305–312.

Berg, E. E. (1993). The sternal-rib complex: A possible fourth column in thoracic spine fractures. *Spine, 18*(13), 1916–1919.

Berthonnaud, E., Dimnet, J., Roussouly, P., et al. (2005). Analysis of the sagittal balance of the spine and pelvis using shape and orientation parameters. *J Spinal Disord Tech, 18*(1), 40–47.

Beyer, B., Sholukha, V., Dugailly, P. M., et al. (2014). In vivo thorax 3D modelling from costovertebral joint complex kinematics. *Clin Biomech (Bristol, Avon), 29*(4), 434–438.

Borkowski, S. L., Tamrazian, E., Bowen, R. E., et al. (2016). Challenging the conventional standard for thoracic spine range of motion: A systematic review. *JBJS Rev, 4*(4), e51–e511.

Boyle, J. J., Milne, N., Singer, K. P. (2002). Influence of age on cervicothoracic spinal curvature: An ex vivo radiographic survey. *Clin Biomech (Bristol, Avon), 17*(5), 361–367.

Brasiliense, L. B., Lazaro, B. C., Reyes, P. M., et al. (2011). Biomechanical contribution of the rib cage to thoracic stability. *Spine*, *36*(26), E1686–E1693.

Denis, F. (1983). The three column spine and its significance in the classification of acute thoracolumbar spinal injuries. *Spine*, *8*(8), 817–831.

Duprey, S., Subit, D., Guillemot, H., et al. (2010). Biomechanical properties of the costovertebral joint. *Med Eng Phys*, *32*(2), 222–227.

Duval-Beaupère, G., Robain, G. (1987). Visualization on full spine radiographs of the anatomical connections of the centres of the segmental body mass supported by each vertebra and measured in vivo. *Int Orthop*, *11*(3), 261–269.

Edmondston, S. J., Aggerholm, M., Elfving, S., et al. (2007). Influence of posture on the range of axial rotation and coupled lateral flexion of the thoracic spine. *J Manipulative Physiol Ther*, *30*(3), 193–199.

Flagel, B. T., Luchette, F. A., Reed, R. L., et al. (2005). Half-a-dozen ribs: The breakpoint for mortality. *Surgery*, *138*(4), 717–723.

Fujimori, T., Iwasaki, M., Nagamoto, Y., et al. (2012). Kinematics of the thoracic spine in trunk rotation: In vivo 3-dimensional analysis. *Spine*, *37*(21), E1318–E1328.

Fujimori, T., Iwasaki, M., Nagamoto, Y., et al. (2014). Kinematics of the thoracic spine in trunk lateral bending: In vivo three-dimensional analysis. *Spine J*, *14*(9), 1991–1999.

Girard, C. J., Schweitzer, M. E., Morrison, W. B., et al. (2004). Thoracic spine disc-related abnormalities: Longitudinal MR imaging assessment. *Skeletal Radiol*, *33*(4), 216–222.

Goh, S., Price, R. I., Leedman, P. J., et al. (1999). The relative influence of vertebral body and intervertebral disc shape on thoracic kyphosis. *Clin Biomech (Bristol, Avon)*, *14*(7), 439–448.

Goodwin, R. R., James, K. S., Daniels, A. U., et al. (1994). Distraction and compression loads enhance spine torsional stiffness. *J Biomech*, *27*(8), 1049–1057.

Gregersen, G. G., Lucas, D. B. (1967). An in vivo study of the axial rotation of the human thoracolumbar spine. *J Bone Joint Surg Am*, *49*(2), 247–262.

Grivas, T. B., Burwell, R. G., Purdue, M., et al. (1991). A segmental analysis of thoracic shape in chest radiographs of children. Changes related to spinal level, age, sex, side and significance for lung growth and scoliosis. *J Anat*, *178*, 21–38.

Healy, A. T., Lubelski, D., Mageswaran, P., et al. (2014). Biomechanical analysis of the upper thoracic spine after decompressive procedures. *Spine J*, *14*(6), 1010–1016.

Hills, M. W., Delprado, A. M., Deane, S. A. (1993). Sternal fractures: Associated injuries and management. *J Trauma*, *35*(1), 55–60.

Holdsworth, F. (1970). Fractures, dislocations, and fracture-dislocations of the spine. *J Bone Joint Surg Am*, *52*(8), 1534–1551.

Horst, M., Brinckmann, P. (1981). 1980 Volvo award in biomechanics. Measurement of the distribution of axial stress on the end-plate of the vertebral body. *Spine*, *6*(3), 217–232.

Huang, G. S., Park, Y. H., Taylor, J. A., et al. (1993). Hyperostosis of ribs: Association with vertebral ossification. *J Rheumatol*, *20*(12), 2073–2076.

Jones, H. K., McBride, G. G., Mumby, R. C. (1989). Sternal fractures associated with spinal injury. *J Trauma Acute Care Surg*, *29*(3), 360–364.

Kado, D. M., Prenovost, K., Crandall, C. (2007). Narrative review: Hyperkyphosis in older persons. *Ann Intern Med*, *147*(5), 330–338.

Keller, T. S., Harrison, D. E., Colloca, C. J., et al. (2003). Prediction of osteoporotic spinal deformity. *Spine*, *28*(5), 455–462.

Kindig, M. W., Kent, R. W. (2013). Characterization of the centroidal geometry of human ribs. *J Biomech Eng*, *135*(11), 111007.

Kleinman, P. K., Schlesinger, A. E. (1997). Mechanical factors associated with posterior rib fractures: Laboratory and case studies. *Pediatr Radiol*, *27*(1), 87–91.

Kunkel, M. E., Herkommer, A., Reinehr, M., et al. (2011). Morphometric analysis of the relationships between intervertebral disc and vertebral body heights: An anatomical and radiographic study of the human thoracic spine. *J Anat*, *219*(3), 375–387.

Labbe, J. L., Peres, O., Leclair, O., et al. (2009). Fractures of the upper transthoracic cage. *J Bone Joint Surg Br*, *91*(1), 91–96.

Lemosse, D., Le Rue, O., Diop, A., et al. (1998). Characterization of the mechanical behaviour parameters of the costo-vertebral joint. *Eur Spine J*, *7*(1), 16–23.

Liebsch, C., Graf, N., Appelt, K., et al. (2017a). The rib cage stabilizes the human thoracic spine: An in vitro study using stepwise reduction of rib cage structures. *PLoS One*, *12*(6), e0178733.

Liebsch, C., Graf, N., Wilke, H. J. (2017b). EUROSPINE 2016 FULL PAPER AWARD: Wire cerclage can restore the stability of the thoracic spine after median sternotomy: An in vitro study with entire rib cage specimens. *Eur Spine J*, *26*(5), 1401–1407.

Liebsch, C., Graf, N., Wilke, H. J. (2018). The effect of follower load on the intersegmental coupled motion characteristics of the human thoracic spine: An in vitro study using entire rib cage specimens. *J Biomech*, *78*, 36–44.

Lovett, R. W. (1900). The mechanics of lateral curvature of the spine. *Boston Med Surg J*, *142*(24), 622–627.

Lubelski, D., Healy, A. T., Mageswaran, P., et al. (2014). Biomechanics of the lower thoracic spine after decompression and fusion: A cadaveric analysis. *Spine J*, *14*(9), 2216–2223.

Macones, A. J., Jr., Fisher, M. S., Locke, J. L. (1989). Stress-related rib and vertebral changes. *Radiology*, *170*(1), 117–119.

Magerl, F., Aebi, M., Gertzbein, S. D., et al. (1994). A comprehensive classification of thoracic and lumbar injuries. *Eur Spine J*, *3*(4), 184–201.

Maiman, D. J., Pintar, F. A. (1992). Anatomy and clinical biomechanics of the thoracic spine. *Clin Neurosurg*, *38*, 296–324.

Mannen, E. M., Anderson, J. T., Arnold, P. M., et al. (2015). Mechanical contribution of the rib cage in the human cadaveric thoracic spine. *Spine*, *40*(13), E760–E766.

Marré, B., Ballesteros, V., Martínez, C., et al. (2011). Thoracic spine fractures: Injury profile and outcomes of a surgically treated cohort. *Eur Spine J*, *20*(9), 1427–1433.

Masharawi, Y., Rothschild, B., Dar, G., et al. (2004). Facet orientation in the thoracolumbar spine: Three-dimensional anatomic and biomechanical analysis. *Spine*, *29*(16), 1755–1763.

Meakin, J. R., Smith, F. W., Gilbert, F. J., et al. (2008). The effect of axial load on the sagittal plane curvature of the upright human spine in vivo. *J Biomech*, *41*(13), 2850-2854.

Melton, L. J., 3rd. (1997). Epidemiology of spinal osteoporosis. *Spine*, *22*(24), 2S-11S.

Milne, J. S., Lauder, I. J. (1974). Age effects in kyphosis and lordosis in adults. *Ann Hum Biol*, *1*(3), 327-337.

Mohr, M., Abrams, E., Engel, C., et al. (2007). Geometry of human ribs pertinent to orthopedic chest-wall reconstruction. *J Biomech*, *40*(6), 1310-1317.

Molnár, S., Manó, S., Kiss, L., et al. (2006). Ex vivo and in vitro determination of the axial rotational axis of the human thoracic spine. *Spine*, *31*(26), E984-E991.

Moon, O. K., Kim, S. H., Lee, S. B., et al. (2014). Thoracic coupled motions of Korean men in good health in their 20s. *J Phys Ther Sci*, *26*(1), 87-91.

Morgenstern, M., von Rüden, C., Callsen, H., et al. (2016). The unstable thoracic cage injury: The concomitant sternal fracture indicates a severe thoracic spine fracture. *Injury*, *47*(11), 2465-2472.

Morita, D., Yukawa, Y., Nakashima, H., et al. (2014). Range of motion of thoracic spine in sagittal plane. *Eur Spine J*, *23*(3), 673-678.

Myklebust, J. B., Pintar, F., Yoganandan, N., et al. (1988). Tensile strength of spinal ligaments. *Spine*, *13*(5), 526-531.

Nägerl, H., Hawellek, T., Lehmann, A., et al. (2009). Non-linearity of flexion-extension characteristics in spinal segments. *Acta Bioeng Biomech*, *11*(4), 3-8.

Nirula, R., Diaz, J. J., Jr., Trunkey, D. D., et al. (2009). Rib fracture repair: Indications, technical issues, and future directions. *World J Surg*, *33*(1), 14-22.

Oda, I., Abumi, K., Cunningham, B. W., et al. (2002). An in vitro human cadaveric study investigating the biomechanical properties of the thoracic spine. *Spine*, *27*(3), E64-E70.

Pal, G. P., Routal, R. V. (1986). A study of weight transmission through the cervical and upper thoracic regions of the vertebral column in man. *J Anat*, *148*, 245-261.

Panjabi, M. M., Brand, R. A., Jr., White, A. A., 3rd. (1976). Three-dimensional flexibility and stiffness properties of the human thoracic spine. *J Biomech*, *9*(4), 185-192.

Panjabi, M. M., Hausfeld, J. N., White, A. A., 3rd. (1981). A biomechanical study of the ligamentous stability of the thoracic spine in man. *Acta Orthop Scand*, *52*(3), 315-326.

Panjabi, M. M., Krag, M. H., Dimnet, J. C., et al. (1984). Thoracic spine centers of rotation in the sagittal plane. *J Orthop Res*, *1*(4), 387-394.

Panjabi, M. M., O'Holleran, J. D., Crisco, J. J., 3rd, et al. (1997). Complexity of the thoracic spine pedicle anatomy. *Eur Spine J*, *6*(1), 19-24.

Panjabi, M. M., Takata, K., Goel, V., et al. (1991). Thoracic human vertebrae quantitative three-dimensional anatomy. *Spine*, *16*(8), 888-901.

Perry, T. G., Mageswaran, P., Colbrunn, R. W., et al. (2014). Biomechanical evaluation of a simulated T-9 burst fracture of the thoracic spine with an intact rib cage. *J Neurosurg Spine*, *21*(3), 481-488.

Pooni, J. S., Hukins, D. W., Harris, P. F., et al. (1986). Comparison of the structure of human intervertebral discs in the cervical, thoracic and lumbar regions of the spine. *Surg Radiol Anat*, *8*(3), 175-182.

Roussouly, P., Gollogly, S., Berthonnaud, E., et al. (2005). Classification of the normal variation in the sagittal alignment of the human lumbar spine and pelvis in the standing position. *Spine*, *30*(3), 346-353.

Roussouly, P., Pinheiro-Franco, J. L. (2011). Sagittal parameters of the spine: Biomechanical approach. *Eur Spine J*, *20*(5), 578-585.

Scholten, P. J., Veldhuizen, A. G. (1985). The influence of spine geometry on the coupling between lateral bending and axial rotation. *Eng Med*, *14*(4), 167-171.

Schultz, A. B., Benson, D. R., Hirsch, C. (1974). Force-deformation properties of human costo-sternal and costo-vertebral articulations. *J Biomech*, *7*(3), 311-318.

Shi, X., Cao, L., Reed, M. P., et al. (2014). A statistical human rib cage geometry model accounting for variations by age, sex, stature and body mass index. *J Biomech*, *47*(10), 2277-2285.

Shorr, R. M., Crittenden, M., Indeck, M., et al. (1987). Blunt thoracic trauma. Analysis of 515 patients. *Ann Surg*, *206*(2), 200-205.

Singer, K., Edmondston, S., Day, R., et al. (1995). Prediction of thoracic and lumbar vertebral body compressive strength: Correlations with bone mineral density and vertebral region. *Bone*, *17*(2), 167-174.

Sutro, C. J., Sutro, W. H. (1987). Sclerosis of a rib associated with a healed fracture of a contiguous thoracic vertebra. *Bull Hosp Jt Dis Orthop Inst*, *47*(1), 67-71.

Tan, C. I., Song, S., Edmondston, S. J., Singer, K. P. (2001). Patterns of thoracic disc degeneration from MRI: Age, gender and spinal level influences. *J Musculoskelet Res*, *5*(4), 269-278.

Wachowski, M. M., Mansour, M., Lee, C., et al. (2009). How do spinal segments move? *J Biomech*, *42*(14), 2286-2293.

Watkins, R., 4th, Watkins, R., 3rd, Williams, L., et al. (2005). Stability provided by the sternum and rib cage in the thoracic spine. *Spine*, *30*(11), 1283-1286.

Weaver, A. A., Schoell, S. L., Stitzel, J. D. (2014). Morphometric analysis of variation in the ribs with age and sex. *J Anat*, *225*(2), 246-261.

White, A. A., 3rd. (1969). Analysis of the mechanics of the thoracic spine in man. An experimental study of autopsy specimens. *Acta Orthop Scand Suppl*, *127*, 1-105.

White, A. A., 3rd, Hirsch, C. (1971). The significance of the vertebral posterior elements in the mechanics of the thoracic spine. *Clin Orthop Relat Res*, *81*, 2-14.

White, A. A., 3rd, Panjabi, M. M. (1978). The basic kinematics of the human spine. A review of past and current knowledge. *Spine*, *3*(1), 12-20.

Wilke, H. J., Herkommer, A., Werner, K., et al. (2017). In vitro analysis of the segmental flexibility of the thoracic spine. *PLoS One, 12*(5), e0177823.

Willems, J. M., Jull, G. A., Ng, J. K.-F. (1996). An in vivo study of the primary and coupled rotations of the thoracic spine. *Clin Biomech (Bristol, Avon), 11*(6), 311–316.

Wilson, T. A., Legrand, A., Gevenois, P. A., et al. (2001). Respiratory effects of the external and internal intercostal muscles in humans. *J Physiol, 530*(2), 319–330.

Wilson, T. A., Rehder, K., Krayer, S., et al. (1987). Geometry and respiratory displacement of human ribs. *J Appl Physiol, 62*(5), 1872–1877.

Yoganandan, N., Maiman, D. J., Pintar, F. A., et al. (1993). Biomechanical effects of laminectomy on thoracic spine stability. *Neurosurgery, 32*(4), 604–610.

Zindrick, M. R., Wiltse, L. L., Doornik, A., et al. (1987). Analysis of the morphometric characteristics of the thoracic and lumbar pedicles. *Spine, 12*(2), 160–166.

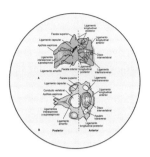

Biomecánica de la columna cervical

Ronald Moskovich y Roosevelt Offoha

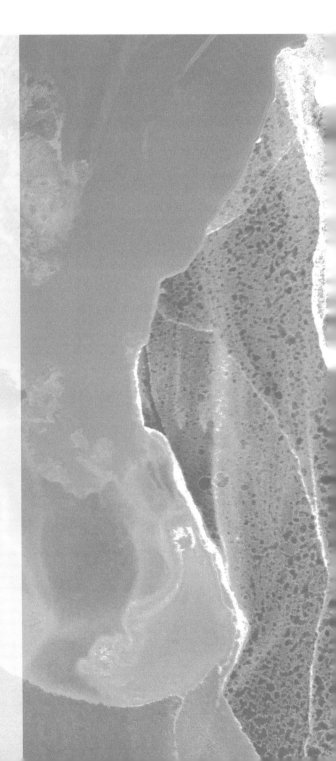

Introducción

El campo de la biomecánica de la columna vertebral sigue avanzando, y lleva a una mejor y más detallada comprensión sobre la función, la lesión y la enfermedad vertebral. Sir Frank Holdsworth (1963) describió por vez primera un modelo de dos columnas para la columna vertebral. Denis (1983) propuso un modelo de tres columnas que refinó aún más los principios de la estabilidad de la columna vertebral y en la actualidad forman la base para la valoración clínica en la enfermedad y la lesión. Técnicas nuevas y potentes de integración con modelos biomecánicos permiten a los cirujanos y a los ingenieros evaluar la estabilidad espinal y los efectos mecánicos de los implantes quirúrgicos. Los avances tecnológicos futuros seguirán aportando a los principios biomecánicos básicos para mejorar la valoración de los pacientes, las decisiones terapéuticas y los pronósticos.

Anatomía y biomecánica de los componentes

ANATOMÍA

Los músculos y los ligamentos de la columna vertebral participan en el movimiento complejo y en el mantenimiento de la estabilidad. El control neuromuscular que permiten las inserciones musculares, combinado con las numerosas articulaciones de la columna cervical, permite una gran variedad de movimientos fisiológicos que maximizan el arco de movimiento de la cabeza y el cuello. Estas conexiones también sirven para integrar a la cabeza con el resto del cuerpo y el ambiente para mantener interacciones complejas que son críticas para facilitar la supervivencia.

Las dos vértebras superiores, C1 (atlas) y C2 (axis), son atípicas y tienen un papel estructural único en la articulación entre la base del cráneo y la columna cervical. La articulación atlantooccipital, entre C1 y el hueso occipital del cráneo, también es una parte funcional de la columna cervical. Existen cinco vértebras cervicales típicas, C3 a C7, que son similares en estructura y función (fig. 12-1).

La configuración de la columna vertebral humana se caracteriza por cuatro curvas en el plano sagital, las cuales participan en el equilibrio y la distribución segura del peso corporal durante la pedestación, la sedestación y la movilización, así como durante la transición de una a otra. Las regiones cervical y lumbar muestran convexidad anterior (lordóticas), en tanto las regiones torácica y sacra muestran convexidad posterior (cifóticas). Las curvaturas lordóticas se desarrollan después del nacimiento, al tiempo que el lactante adopta una postura erecta o bípeda. Si bien existe una progresión armoniosa de una a otra curva, lo que puede ayudar a distribuir los esfuerzos y las deformaciones, las lesiones son más comunes en las zonas de unión, debido a las diferencias de la rigidez relativa de cada segmento anatómico de la columna vertebral. La anatomía vertebral cambia de la región occipital a la sacra, como consecuencia de necesidades fisiológicas cinemáticas y biomecánicas distintas: la forma sigue a la función o, ¿es lo contrario?

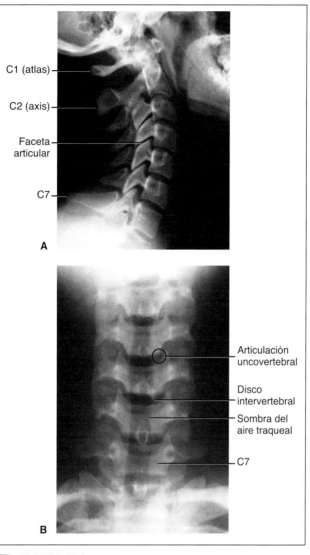

C1 (atlas)
C2 (axis)
Faceta articular
C7

A

Articulación uncovertebral
Disco intervertebral
Sombra del aire traqueal
C7

B

FIGURA 12-1 A. Radiografía lateral de la columna cervical. Obsérvese la lordosis. Las facetas articulares están orientadas en dirección oblicua respecto al plano frontal, o coronal; es por ello que su visualización es excelente en la proyección lateral. **B.** Proyección anteroposterior de la columna cervical.

La lordosis de la columna cervical, al igual que la de la columna lumbar, se mantiene de manera predominante por la presencia de discos intervertebrales con una configuración discreta en cuña, con mayor altura anterior que posterior. En contraste, la cifosis torácica se mantiene sobre todo gracias a los cuerpos vertebrales mismos, debido a que la porción posterior del cuerpo vertebral torácico es más alta que la anterior y esto, de manera inherente, genera una cifosis relativa de la columna torácica.

El bloque de construcción biomecánico conceptual de la columna vertebral en la unidad espinal funcional, o segmento de movimiento, está integrado por dos vértebras adyacentes, el disco intervertebral interpuesto y los ligamentos intervertebrales asociados. Los ligamentos son los ligamentos longitudinales anterior y posterior, el ligamento amarillo, los ligamentos intertransver-

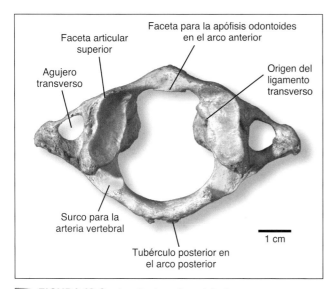

FIGURA 12-2 Arquitectura ósea del atlas.

del tiempo) bajo la aplicación de cargas, y se observan en el hueso y el tejido blando; la resistencia mecánica se incrementa al aumentar la velocidad de aplicación de las cargas. La anisotropía es una alteración de las propiedades mecánicas que se identifica cuando el hueso recibe cargas orientadas en distintos ejes. El comportamiento anisotrópico es consecuencia de la disimilitud longitudinal y transversal de la microestructura cristalina del hueso.

Estructuras óseas

El complejo occipucio-C1-C2 constituye la región superior de la columna cervical, y es responsable de cerca de 40% de la flexión cervical y 60% de la rotación cervical. Los cóndilos occipitales se articulan con las masas laterales cóncavas congruentes del atlas, y confieren estabilidad intrínseca a la articulación. El atlas, o C1, es un anillo óseo que consiste en un arco anterior y uno posterior, unidos a las dos masas laterales del hueso (fig. 12-2). Las superficies superiores de las masas laterales, que se orientan en dirección craneal y medial, forman una articulación con los cóndilos occipitales del cráneo orientados en dirección caudal y lateral (fig. 12-3). Las superficies articulares pueden considerarse parte de una esfera, cuyo centro de rotación se ubica por encima de ellas (Kapandji, 1974). El movimiento primario que permite esta articulación es la flexión-extensión, que representa gran parte del arco de movimiento sagital de la columna cervical.

La extensión de la articulación occipitocervical se encuentra limitada por la anatomía ósea; la flexión está limitada en particular por las estructuras ligamentarias posteriores (figs. 12-4 y 12-5). La membrana tectoria no limita la flexión cervical por sí misma y no parece tener alguna función estructural relevante; si bien la mayor parte de los pacientes con heridas de disociación occipitocervical tienen cierto grado de afectación de la membrana tectoria (du Plessis y cols., 2012), la mayor parte de las

sos, interespinosos y supraespinosos, y los ligamentos capsulares de las articulaciones facetarias. Otras demandas funcionales especializadas de distintas regiones de la columna vertebral se relacionan con las diferencias segmentarias de tamaño y configuración de las vértebras, la anatomía de las estructuras discoligamentarias intervertebrales, y la alineación y la estructura de sus facetas articulares.

Las estructuras biológicas se comportan de manera distinta a los materiales de ingeniería, como el metal y el plástico. Los tejidos colagenosos muestran un comportamiento tanto viscoelástico como anisotrópico. Las propiedades viscoelásticas son comportamientos que dependen de la velocidad (es decir,

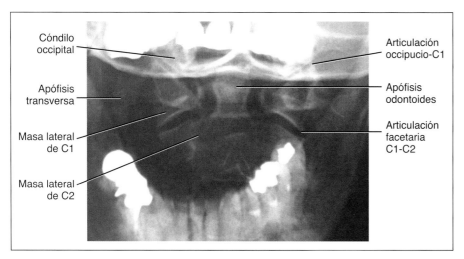

FIGURA 12-3 Proyección anteroposterior con boca abierta que permite visualizar la articulación del occipucio y C1, así como las articulaciones atlantoaxiales. Obsérvese la distancia simétrica entre las masas laterales de C1 y la apófisis odontoides. Puede verse asimetría o ensanchamiento de estos espacios tras alteraciones por rotación o fracturas del anillo de C1.

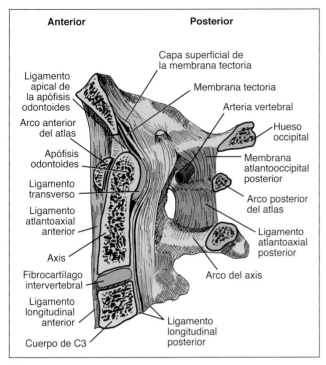

Anterior **Posterior**

Ligamento apical de la apófisis odontoides
Arco anterior del atlas
Apófisis odontoides
Ligamento transverso
Ligamento atlantoaxial anterior
Axis
Fibrocartílago intervertebral
Ligamento longitudinal anterior
Cuerpo de C3

Capa superficial de la membrana tectoria
Membrana tectoria
Arteria vertebral
Hueso occipital
Membrana atlantooccipital posterior
Arco posterior del atlas
Ligamento atlantoaxial posterior
Arco del axis
Ligamento longitudinal posterior

FIGURA 12-4 Corte sagital en la línea media que pasa por el hueso occipital y las primeras tres vértebras cervicales; muestra las articulaciones y los ligamentos circundantes.

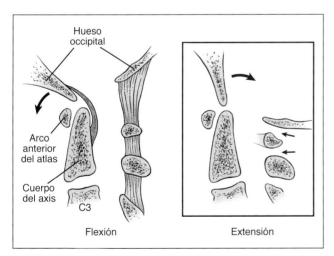

Hueso occipital
Arco anterior del atlas
Cuerpo del axis
C3
Flexión
Extensión

FIGURA 12-5 Esquemas de proyecciones radiológicas laterales en flexión y extensión, que muestran el occipucio, C1, C2 y C3. Puede observarse un movimiento sustancial relativo entre el occipucio, C1 y C2. Las *flechas grandes* indican la dirección del movimiento. Las *flechas pequeñas* indican que la aproximación de los elementos posteriores limita la extensión occipitocervical. En contraste, la flexión máxima está controlada por la tirantez de los ligamentos. Reimpresa con autorización de Moskovich, R., Jones, D. A. (1999). Upper cervical spine instrumentation. *Spine, 13*(2), 233-253.

lesiones por disrupción de esta membrana no se acompañan de disociación occipitocervical (Meoded y cols., 2011). Más bien, la membrana tectoria ayuda a asegurar que la apófisis odontoides no se incline en exceso hacia el conducto cervical (Tubbs y cols., 2007). El tubérculo anterior en el arco de C1 funge como sitio de inserción para el músculo largo del cuello, un flexor cervical. El arco posterior del atlas es una lámina modificada con un surco en su cara superior que permite el paso de las arterias vertebrales al tiempo que ingresan al foramen magno tras perforar la membrana atlantooccipital posterior.

La articulación de C1 y C2 es en particular responsable de la rotación de la columna cervical. Puesto que no existe disco intervertebral entre C1 y C2 y las facetas articulares son articulaciones condíleas incongruentes que permiten la flexión y la extensión además de la rotación, la estabilidad en este nivel depende de la integridad de las estructuras osteoligamentarias. El cuerpo de C2 se proyecta en dirección superior para formar la apófisis odontoides (fig. 12-6). La proyección del cuerpo de C2 y la apófisis odontoides genera un aspecto oblongo característico en las radiografías cervicales laterales y a menudo es un punto de referencia anatómico útil. La apófisis odontoides se articula en una cavidad formada por el arco anterior y el ligamento transverso de C1, que le sostiene. Los ligamentos transversos discurren del arco anterior de C1 (por detrás de la odontoides) e impiden la traslación anterior de C1 sobre C2. Los otros ligamentos en la articulación C1-C2 son el alar, el apical y el alar accesorio. Los ligamentos alares, que tienen ubicación simétrica a ambos lados de la apófisis odontoides, fijan a esta última con el occipucio para evitar una rotación excesiva. El ligamento alar izquierdo limita la rotación derecha, y viceversa. En cierto grado, los ligamentos alares también sirven para limitar el movimiento durante la flexión lateral (Dvorak & Panjabi, 1987). El ligamento apical conecta a la apófisis odontoides con el occipucio.

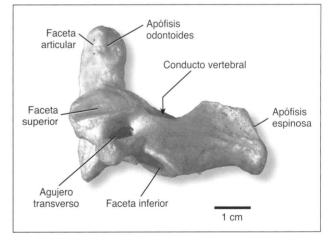

Faceta articular
Faceta superior
Agujero transverso
Apófisis odontoides
Conducto vertebral
Apófisis espinosa
Faceta inferior
1 cm

FIGURA 12-6 La vértebra axis, o C2. La articulación facetaria superior permite el movimiento en diversos planos, en tanto la faceta inferior está alineada para articularse con una faceta cervical más típica, que muestra mayor limitación. La superficie lisa de la parte frontal de la apófisis odontoides se articula con el anillo anterior de C1.

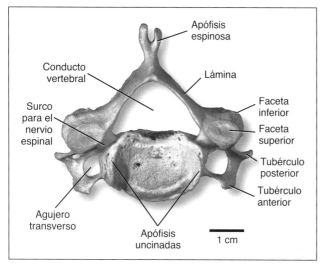

FIGURA 12-7 Vista superior de una vértebra cervical típica, representativa de C3 a C6. C7, la vértebra prominente, difiere un tanto en el sentido de que cuenta con una apófisis espinosa prominente no bífida.

Las vértebras cervicales subaxiales (por debajo de C2) tienen una anatomía similar (fig. 12-7). Las apófisis transversas desde C2 hasta C6 cuentan de manera exclusiva con un agujero transverso que permite el paso de la arteria vertebral. La séptima vértebra cervical se denomina vértebra prominente debido a su apófisis espinosa más grande y no bifurcada, a diferencia de las propias de C3 a C6.

Los componentes anteriores del segmento de movimiento cervical subaxial son los cuerpos vertebrales y el disco. El cuerpo vertebral cervical tiene forma oval y es más ancho en la región mediolateral que en sentido anteroposterior. Las apófisis transversas de las vértebras cervicales subaxiales tienen dos proyecciones, los tubérculos anterior y posterior, que sirven como puntos de inserción para los músculos anteriores y posteriores, respectivamente. El tubérculo anterior grande de C6, conocido como tubérculo carotídeo, puede constituir un punto de referencia quirúrgico importante. La superficie superior de la apófisis transversa provee un surco para la raíz nerviosa que sale.

Cada pedículo conecta al cuerpo vertebral con una masa lateral, la porción de hueso que aloja a las facetas superior e inferior. Las articulaciones facetarias regulan el movimiento de la columna y desempeñan un papel crítico en la estabilidad vertebral. Las de la columna cervical tienen una orientación cercana a 45° respecto al plano coronal y corresponden al plano sagital (figs. 12-8 y 12-9). Esta orientación permite una mayor flexión anteroposterior que una flexión lateral o rotación en la columna cervical. Las facetas articulares resisten la mayor parte de las fuerzas de cizallamiento y cerca de 16% de las fuerzas compresivas que actúan sobre la columna (Adams & Hutton, 1980). Las láminas también se originan a partir de las masas laterales. Estas últimas tienen implicaciones quirúrgicas importantes en la columna cervical subaxial debido a que contienen una gran cantidad relativa de hueso, y es posible acceder a ellas con facilidad para la colocación de tornillos, en contraste con los pedículos, que son difíciles de canular en el cuello.

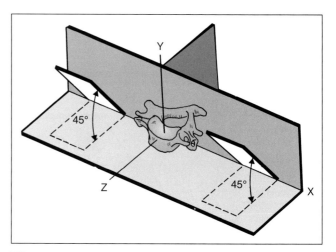

FIGURA 12-8 Orientación de las facetas articulares de una vértebra cervical típica en tres planos. Las facetas están orientadas con un ángulo de 45° respecto al plano transverso y el plano frontal, y se encuentran en ángulo recto respecto al plano sagital. *Y* señala el eje craneocaudal, *Z* el eje anteroposterior, y *X*, el eje mediolateral. Adaptada con autorización de White, A. A., III, Panjabi, M. M. (1990). Physical properties and functional biomechanics of the spine. En A. A. White, III, M. M. Panjabi (Eds.). *Clinical Biomechanics of the Spine* (2nd ed., p. 30). Philadelphia, PA: Lippincott Williams & Wilkins.

Las superficies superiores de las vértebras cervicales tienen forma de silla de montar por la presencia de sus apófisis uncinadas, que son protuberancias óseas que se originan a partir de los

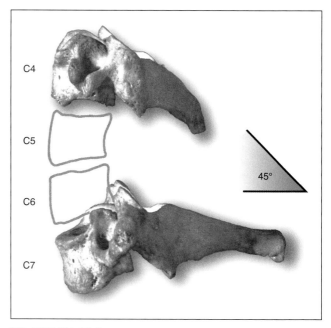

FIGURA 12-9 Vista lateral de la cuarta y la séptima vértebras cervicales. La alineación de las facetas articulares se aproxima bastante a 45° respecto al plano transverso. Obsérvense también las diferencias de tamaño de las apófisis espinosas, que reflejan las áreas relativas de inserción muscular.

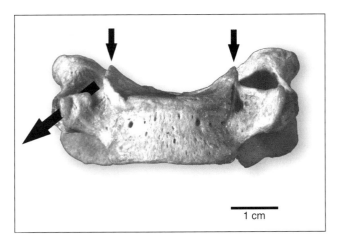

FIGURA 12-10 Vista anterior de una sexta vértebra cervical. Las *flechas pequeñas* señalan las apófisis uncinadas, y la *flecha grande* indica el trayecto de la sexta raíz nerviosa cervical. Las articulaciones facetarias se ubican en la cara posterior.

bordes laterales de las placas terminales superiores (fig. 12-10). Las articulaciones uncovertebrales (articulaciones de Luschka) se desarrollan durante la maduración vertebral, pero no se identifican de manera universal y se piensa que solo se desarrollan en animales bípedos obligados o facultativos. La rotación de la cabeza se utiliza para mirar alrededor en los bípedos, en tanto la flexión lateral es la utilizada por los cuadrúpedos, lo que sugiere un papel de estas articulaciones en la facilitación o la limitación de la rotación.

Discos intervertebrales

Son estructuras muy especializadas que generan hasta una tercera parte de la altura de la columna vertebral y forman articulaciones especializadas entre las placas terminales cartilaginosas de los cuerpos vertebrales adyacentes. Actividades como correr y saltar aplican cargas breves de gran amplitud sobre los discos intervertebrales, en tanto la actividad física normal y la pedestación en posición erecta aplican cargas prolongadas de baja magnitud. Los discos pueden soportar cargas superiores a las normales cuando las fuerzas compresivas se aplican con rapidez, de acuerdo con los principios biomecánicos de viscoelasticidad. Esta propiedad protege al disco de la falla catastrófica hasta que se aplican cargas en extremo elevadas.

El núcleo pulposo tiene ubicación central en el disco y está integrado por casi 90% de agua en niños pequeños, lo que disminuye hasta 80% en adultos jóvenes (Antoniou y cols., 1996) y hasta cerca de 75% en adultos mayores.. El núcleo pulposo tiene una estructura integrada por proteoglucanos y, de manera exclusiva, colágena tipo II. Se piensa que las fibrillas de colágena tipo II pueden absorber fuerzas compresivas mejor que las tipo I. El anillo está integrado en su mayoría por colágena tipo I, presente en gran concentración en la región más externa y con disminución gradual hacia el interior. También se identifica cierta cantidad de colágena tipo II, en gran medida concentrada en la

zona central y con disminución gradual hacia la región periférica (Eyre & Muir, 1977).

Los proteoglucanos están integrados por un centro proteico unido a cadenas polisacáridas (glucosaminoglucanos). Los polisacáridos pueden ser queratán sulfato o condroitín sulfato. La proteína central, con sus polisacáridos enlazados, se une al ácido hialurónico por medio de una proteína de enlace. Los proteoglucanos en los discos intervertebrales son similares a los del cartílago articular, excepto porque los primeros tienen cadenas polisacáridas y proteínas centrales más cortas. El núcleo pulposo contiene más proteoglucanos que el anillo fibroso. El contenido total de proteoglucanos disminuye al avanzar la edad y con la degeneración del disco.

El anillo fibroso es la porción externa del disco. Su contenido de agua es inferior a la del núcleo y cercano a 65% en adultos (Urban & Winlove, 2007). A semejanza del núcleo pulposo, el contenido de agua disminuye con la edad (Antoniou y cols., 1996). El anillo está integrado por colágena dispuesta en cerca de 90 bandas laminares concéntricas. Las fibras de colágena en estas láminas discurren en un ángulo aproximado de 30° respecto del disco o 120° entre sí en las bandas adyacentes. Esta orientación única confiere resistencia al anillo, al tiempo que le permite cierta flexibilidad (fig. 12-11). La composición de la colágena en el anillo es de cerca de 60% del tipo II y 40% del tipo I. Al tiempo que el disco envejece, la colágena desarrolla puentes cruzados irreducibles y se incrementa la proporción de colágena tipo I, que sustituye a la tipo II en el disco.

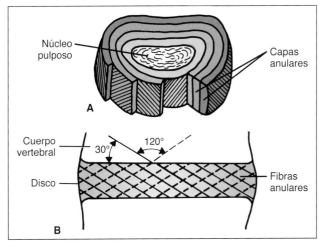

FIGURA 12-11 Dibujos esquemáticos de un disco intervertebral que muestran la disposición entrecruzada de sus fibras. **A.** Las capas concéntricas del anillo fibroso se representan cortadas para mostrar la orientación alternante de las fibras de colágena. **B.** Las capas de las fibras del anillo se orientan con un ángulo de 30° respecto al cuerpo vertebral y con ángulos de 120° entre sí. Adaptada con autorización de White, A. A., III, Panjabi, M. M. (1990). Physical properties and functional biomechanics of the spine. En A. A. White, III, M. M. Panjabi (Eds.). *Clinical Biomechanics of the Spine* (2nd ed., p. 5). Philadelphia, PA: Lippincott Williams & Wilkins.

PROPIEDADES MECÁNICAS

Vértebras

Las propiedades mecánicas del hueso y los tejidos blandos no son las mismas, siendo la resistencia, la rigidez y la relación esfuerzo-rigidez los principales atributos mensurables que subyacen a sus diferencias mecánicas y funcionales. Las curvas esfuerzo-deformación se utilizan para determinar el comportamiento relativo de aplicación de carga del hueso. El esfuerzo es la carga por unidad de área de una carga que se aplica en dirección perpendicular. La deformación es el cambio de longitud por unidad de longitud original, que suele expresarse como porcentaje.

El hueso cortical es más rígido que el esponjoso y puede soportar mayores esfuerzos antes de la falla. Cuando la deformación *in vivo* excede 2% de la longitud original, el hueso cortical se fractura; el hueso esponjoso puede soportar deformaciones un tanto mayores antes de fracturarse. La mayor capacidad del hueso esponjoso para soportar el esfuerzo deriva de su estructura: su porosidad varía de 30 a 90% en comparación con el hueso cortical, cuyos valores van de 5 a 30% (Carter & Hayes, 1977). La resistencia a la compresión vertebral se incrementa del nivel cervical superior al nivel lumbar inferior.

El contenido mineral de las vértebras disminuye al avanzar la edad (Berger y cols., 2008) y tiene impacto sobre la fragilidad ósea. Con el desarrollo de osteoporosis, que a menudo se observa en adultos mayores y longevos, comienza la pérdida anómala de hueso, lo que coloca a las personas en riesgo de fractura por traumatismos y caídas menores en otros sentidos, o compresión vertebral "silente". Una disminución de 25% del tejido óseo genera una reducción superior a 50% de la resistencia de las vértebras (Bell y cols., 1967). Debido a que la capa cortical de una vértebra es responsable de solo cerca de 10% de su resistencia durante la compresión, un hueso esponjoso de buena calidad es de importancia crítica (McBroom y cols., 1985).

Cuando el hueso recibe una carga *in vivo*, la contracción de los músculos insertados en el hueso puede alterar la distribución del esfuerzo en este. Los cuerpos vertebrales enfrentan momentos de flexión durante los movimientos. En la flexión, los esfuerzos tensiles se aplican a la corteza posterior, y la compresión se recibe en la corteza anterior del cuerpo vertebral. Para realizar tareas de levantamiento, de manera característica movimientos flexión-extensión, son necesarios los músculos de la espalda para desarrollar fuerzas considerables (Schultz y cols., 1982). Los esfuerzos en una vértebra cervical típica dejan de ser tensiles y se convierten en compresivos en una región de alrededor de 0.5 a 1 cm por delante del ligamento longitudinal posterior (Pintar y cols., 1995). Debido a que el hueso es más débil y falla de manera más temprana en tensión que en compresión, la contracción muscular paraespinal posterior puede disminuir el esfuerzo tensil en el hueso al producir un esfuerzo compresivo que reduce o neutraliza los esfuerzos tensiles corticales posteriores. Esto permite que las vértebras reciban cargas mayores de lo que sería posible de otro modo. Sin embargo, el hueso a menudo falla bajo la aplicación de cargas compresivas antes de que el disco intervertebral se dañe. Los modelos de elementos finitos para la columna cervical indican que el incremento de los esfuerzos en la placa terminal puede ser el factor desencadenante de la falla

de este componente bajo las cargas compresivas (Yoganandan y cols., 1996).

Discos intervertebrales

Los discos intervertebrales exhiben propiedades viscoelásticas (deslizamiento y relajación) e histéresis (Kazarian, 1975). El término histéresis deriva de Ὑστερησις, una palabra griega antigua que significaba deficiencia o quedarse atrás. Todas las estructuras viscoelásticas presentan histéresis, un fenómeno en que existe pérdida de energía cuando una estructura se sujeta a la aplicación repetitiva de ciclos de carga y descarga. El deslizamiento ocurre con más lentitud en los discos saludables que en los que muestran degeneración o herniación, lo que sugiere que los discos degenerados tienen una naturaleza menos viscoelástica (Kazarian, 1972). Las asas de histéresis también son de menor tamaño en los discos más viejos.

En la columna lumbar, los discos pierden y recuperan alrededor de 20% de su agua cada día (Botsford y cols., 1994), y la mayor parte de la pérdida ocurre durante la primera hora de la mañana (Dolan & Adams, 2001). Después de hacer un perfil de esfuerzo sobre los discos cervicales en un estudio en torno a los discos intervertebrales cervicales, se sujetó a las muestras a la aplicación de cargas compresivas de deslizamiento sostenidas durante 2 h para expulsar el agua del disco (Skrzypiec y cols., 2007). Las presiones en el núcleo se redujeron 17, 22 y 37% en las posturas neutral, en flexión y en extensión, en ese orden. El deslizamiento redujo de manera similar 13, 20 y 29% los esfuerzos máximos en la región posterior del anillo, respectivamente. Los esfuerzos máximos en el anillo (respecto a la presión en el núcleo) tendieron a incrementarse tras el deslizamiento, y los efectos de la postura se exageraron. La aplicación de cargas de deslizamiento disminuye la altura de los discos intervertebrales y transfiere la carga aplicada a las facetas articulares y, se supone, a las articulaciones uncovertebrales en la columna cervical.

Ligamentos

La estabilidad clínica de la columna depende de manera primordial de los componentes de tejido blando, en particular en la columna cervical. Los ligamentos espinales son funcionales en especial en distracción a lo largo de la línea de sus fibras. La resistencia de los ligamentos y su extensibilidad limitada ayuda a mantener la estabilidad, sobre todo en torno a la unión craneocervical. Un estudio encontró que los ligamentos alares tienen una resistencia *in vitro* de 200 N, con un valor de 350 N para los ligamentos transversos (Dvorak, Schneider y cols., 1988). Los estudios de sección ligamentaria seriada sugieren que los ligamentos que se ubican en cercanía a los centros intervertebrales de rotación son más resistentes y desempeñan un papel crítico en la estabilización de la columna vertebral y la protección de los tejidos neurales contra la lesión (Panjabi y cols., 1975).

En otro estudio, la resistencia tensil de los ligamentos vertebrales cervicales se midió con el sistema Material Testing Solutions (MTS) con una velocidad de distracción de 1 cm/s (Myklebust y cols., 1988). Las pruebas produjeron curvas de fuerza-deformación de configuración sigmoidea que revelan un comportamiento viscoelástico de los ligamentos. El ligamento apical, que conecta el ápice de la apófisis odontoides de C2 con el occipucio, falló entre 125 y 423 N, y los ligamentos alares, que conectan la cara superolateral de la odontoides con el occipucio, fallaron a entre 231 y 445 N. El ligamento longitudinal anterior fue más resistente en las regiones cervical alta, torácica inferior y lumbar. La membrana tectoria sufrió falla con una carga promedio de 76 N. Las membranas atlantooccipitales anterior y posterior mostraron resistencias congruentes con sus estructuras equivalentes en niveles inferiores, con valores promedio de 233 y 83 N, respectivamente. La porción longitudinal del ligamento cruzado mostró una resistencia promedio absoluta de 436 N. La resistencia de los ligamentos se relaciona tanto con las demandas anatómicas como con la flexibilidad requerida, lo que es un ejemplo clásico de la forma definida por la función.

Todos los ligamentos tienen un elevado contenido de colágena, excepto el ligamento amarillo, que es excepcional por su alto porcentaje de elastina. Dicho ligamento se mantiene bajo tensión incluso cuando la espina está en posición neutral o un tanto extendida, e induce cierto grado de preesfuerzo en el disco, lo que provee soporte intrínseco a la columna vertebral (Nachemson & Evans, 1968; Rolander, 1966). Myklebust y cols. (1988) observaron que muchos ligamentos espinales son bastante distensibles; sin embargo, esto es más evidente en las columnas cervical y lumbar que en la torácica. Las propiedades elásticas también ayudan a limitar el plegamiento de estos ligamentos en dirección interna durante la extensión, que tendría potencial de comprimir elementos neurales.

Pueden presentarse lesiones traumáticas a velocidades mayores que los esguinces y las distensiones comunes, y los patrones de lesión pueden diferir debido a las propiedades viscoelásticas de los ligamentos. Ivancic y cols. (2007) estudiaron muestras cervicales de hueso-ligamento-hueso (intervalo de edad, 71 a 92 años) que se elongaron hasta la rotura completa a una velocidad máxima promedio de 723 (± 106) mm/s. Concluyeron que la elongación a alta velocidad puede producir falla de los ligamentos cervicales con una fuerza máxima más alta y una elongación máxima menor, y pudieran ser más rígidos y absorber menos energía que ante una velocidad de elongación baja. Panjabi y cols. (1998) compararon velocidades de elongación bajas y altas para los ligamentos alares y transversos de 11 cadáveres humanos frescos de edad entre 37 y 53 años (promedio, 49 años). La deformación y la energía absorbida disminuyeron hasta menos de una décima parte, en tanto la rigidez aumentó más de 10 veces, tanto para el ligamento alar como para el transverso, al tiempo que la velocidad de elongación aumentó.

Se observó una incidencia similar de falla por desgarros ligamentarios o avulsión ósea con velocidades de aplicación de carga altas, lo que sugiere que es probable que el hueso y el ligamento tengan resistencias comparables a estas velocidades de aplicación de carga. Las curvas fuerza-elongación para las muestras hueso-ligamento-hueso ilustran con claridad las propiedades viscoelásticas de los tejidos (fig. 12-12). La deformación y la energía absorbida por las preparaciones de ligamento transverso fueron inferiores a las de los ligamentos alares. Estas diferencias pueden relacionarse con la presencia de fibras de elastina en los ligamentos transversos y su alineación, en comparación con el contenido de colágena en una alineación casi exclusivamente paralela en el ligamento alar (Dvorak, Schneider y cols., 1988).

Músculos

La fuerza y el control musculares son imperativos para mantener un equilibrio coordinado de la cabeza y el cuello. En la columna cervical, la fuerza muscular también participa en la reducción de los esfuerzos sobre las vértebras. En distintos movimientos se aplican momentos de flexión sobre los cuerpos vertebrales. En flexión, los esfuerzos tensiles se aplican a la corteza posterior y los de compresión a la corteza anterior del cuerpo vertebral. Se han calculado cargas sustanciales sobre la columna cervical durante la flexión del cuello, en particular en los segmentos de movimiento cervicales inferiores. Harms-Ringdahl (1986) calculó los momentos de flexión generados en torno a los ejes de movimiento de la articulación atlantooccipital y el segmento de movimiento C7-T1 en siete sujetos con el cuello en cinco posiciones: flexión completa, flexión leve, neutral, cabeza erecta con el mentón retraído y extensión completa. La carga sobre la unión entre el hueso occipital y C1 alcanzó el mínimo en la extensión extrema (con una variación de un momento de extensión de 0.4 Nm a un momento de flexión de 0.3 Nm). Fue máxima durante la flexión extrema (0.9 a 1.8 Nm), pero esto solo representó un aumento discreto sobre la carga producida cuando el cuello estaba en posición neutral. La carga sobre C7-T1 fue baja cuando el cuello estaba en posición neutral, pero cayó incluso más cuando la cabeza se sostuvo en posición erecta con el mentón retraído (lo que varió de un momento de extensión de 0.8 Nm a un momento de flexión de 0.9 Nm). La carga se incrementó un tanto durante la extensión extrema (con una variación de 1.1 a 2.4 Nm) y se elevó en grado sustancial durante la flexión leve (para alcanzar 3.0 a 6.2 Nm). Las cargas más altas se produjeron durante la extensión extrema, con momentos que variaron entre 3.7 y 6.5 Nm.

En el mismo estudio se recurrió a la electromiografía con electrodos de superficie para registrar la actividad en los músculos erectores de la columna del nivel cervical, con el cuello en las mismas cinco posiciones descritas. Resulta interesante que los valores obtenidos mostraron niveles muy bajos de actividad muscular en todas las posiciones, incluso en la flexión extrema, en la cual el momento de flexión en el segmento de movimiento C7-T1 aumentó más de tres veces respecto de la posición neutral. El hecho de que los niveles electromiográficos sobre los extensores del cuello fueran bajos en este y en otros estudios (Fountain y cols., 1966; Takebe y cols., 1974) sugiere que el momento de flexión lo equilibran estructuras de tejido conectivo pasivas, como las cápsulas articulares y los ligamentos. Este fenómeno se observa en muchas otras articulaciones en que los ligamentos proveen soporte pasivo.

Los valores para los momentos computados por Harms-Ringdahl (1986), sin embargo, son próximos a 10% de los valores máximos cuantificados por Moroney y Schultz (1985) en 14 hombres que opusieron resistencia a cargas máximas y submáximas aplicadas contra la cabeza al tiempo que estaban sentados en posición erecta. Los momentos promedio voluntarios máximos fueron de 10 Nm durante la rotación axial de

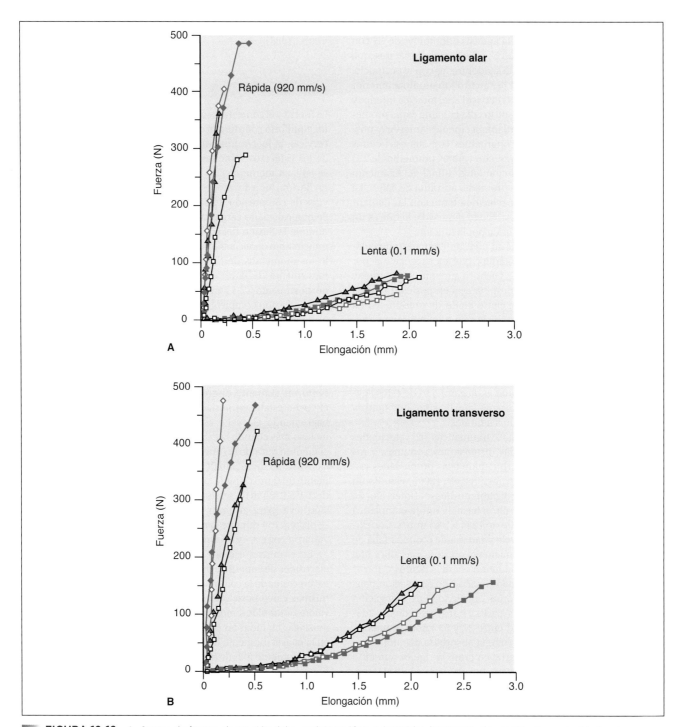

FIGURA 12-12 **A.** Curvas de fuerza-elongación del complejo apófisis odontoides-ligamento alar-occipucio a velocidades de extensión baja (0.1 mm/s) y alta (920 mm/s). **B.** Curvas de fuerza-elongación del complejo atlas-ligamento transverso-atlas a velocidades de extensión baja (0.1 mm/s) y alta (920 mm/s). Reimpresa de Panjabi, M. M., Crisco, J. J., 3rd, Lydon, C., *et al.* (1998). The mechanical properties of human alar and transverse ligaments at slow and fast extension rates. *Clin Biomech, 13*, 112-120. Copyright © 1998 Elsevier. Con autorización.

la columna cervical, 12 a 14 Nm durante la flexión anterior y la lateral, y 30 Nm durante la extensión. Los cálculos para las fuerzas de reacción máximas (compresivas) en el segmento de movimiento C4-C5 variaron entre 500 y 700 N durante la flexión, la

rotación y la flexión lateral, y se elevaron hasta 1 100 N durante la extensión. Las fuerzas de cizallamiento anteroposteriores y laterales alcanzaron 260 y 110 N, respectivamente. Los momentos y las fuerzas calculadas en general se correlacionaron bien con las actividades mioeléctricas promedio cuantificadas en ocho sitios en torno al perímetro del cuello en el nivel C4.

Los músculos desempeñan un papel crítico en la homeostasis postural básica, como puede observarse tanto en situaciones históricas como actuales en la clínica. En estudios dc observación únicos realizados en la década de 1950 en pacientes con afectación grave por poliomielitis, las mejoras en el apoyo respiratorio para personas con parálisis respiratoria trajeron consigo tasas de supervivencia mayores y un número alto de pacientes que desarrollaban parálisis completa de la musculatura cervical. Los pacientes con columnas cervicales con inestabilidad total no podían sostener su cabeza a menos que se les proveyera un soporte adecuado y solían permanecer en cama a pesar de tener buena función de las extremidades (Perry & Nickel, 1959). De manera similar, la cifosis cervical grave se identifica en ocasiones en pacientes adultos mayores que carecen de alguna etiología estructural evidente cuando se estudian mediante radiología. Se encontró que algunos de estos pacientes tienen debilidad marcada de los músculos extensores cervicales, que se ha atribuido a una miopatía cervical senil (fig. 12-13; Sharan y cols., 2012; Simmons & Bradley, 1988).

Elementos neurales

La biomecánica de los elementos neurales no se ha estudiado tanto como la biomecánica de la columna vertebral osteoligamentaria, pero su base de conocimiento está aumentando. Hasta el día de hoy se han establecido ciertos parámetros básicos. La columna cervical sufre cambios significativos de longitud durante la flexión y la extensión (Breig y cols., 1966; Reill, 1960). Así, si bien la médula espinal tiene cierto grado de elasticidad longitudinal, tolera mal la traslación axial. Son las fuerzas de traslación las que de manera característica originan lesión neurológica. Se calcula que la columna cervical del adulto tiene una tolerancia compresiva de entre 2.75 y 3.44 kN antes de que se desarrolle una lesión neurológica relevante (Myers & Winkelstein, 1995).

Las lesiones de la médula espinal también derivan de movimientos de flexión-extensión extremos o súbitos, en particular si el conducto vertebral es estrecho. La flexión aislada de la cabeza ha mostrado generar incrementos significativos de la presión intramedular en caninos (Kitahara y cols., 1995). Las lesiones neurológicas pueden derivar de la compresión anteroposterior de la médula espinal y son más comunes si el conducto vertebral muestra estenosis. Los movimientos de flexión pueden producir lesiones cuando la médula espinal entra en contacto con osteofitos cervicales, y los movimientos de extensión pueden generar compresión con un mecanismo similar a una compresión con pinzas de la médula espinal entre los osteofitos (anteriores) y el ligamento amarillo invaginado (posterior). Pueden seguirle lesiones anteriores o centrales de la médula espinal.

Si bien puede establecerse un diagnóstico de estenosis vertebral con base en el tamaño absoluto del conducto vertebral, los estudios de imagen del neuroeje mismo pueden ser de gran valor. La tomografía computarizada (TC) con contraste, la mielografía y las imágenes de resonancia magnética (RM) pueden revelar un pinzamiento o una distorsión reales de la médula

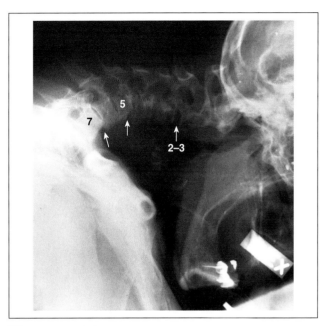

FIGURA 12-13 Proyección radiológica cervical de una mujer de 68 años de edad que acudió con tortícolis grave. Negaba antecedente de lesión y no había evidencia de anomalías vertebrales estructurales, infección, tumor o enfermedad inflamatoria. Son evidentes las subluxaciones (*flechas*) subaxiales como consecuencia de la cifosis marcada. Su cuello se encontraba rotado tan solo porque presentaba una deformidad grave en flexión cervical y no era capaz de mirar hacia adelante, excepto si giraba la cabeza hacia un lado. La función neurológica estaba conservada. Le era posible extender el cuello hasta una posición casi neutral al aplicar una tracción suave. Tras una fusión posterior desde C2 hasta C7, volvió a tener una vida independiente normal. La biopsia muscular confirmó miopatía senil. Reimpresa con autorización de Moskovich, R. (1997). Cervical instability (rheumatoid, dwarfism, degenerative, others). En K. H. Bridwell, R. L. DeWald (Eds.). *The Textbook of Spinal Surgery* (2nd ed., pp. 969-1009). Philadelphia, PA: Lippincott-Raven.

espinal. Los estudios realizados en flexión y extensión pueden incrementar el valor de la información al demostrar la contribución de cualquier componente dinámico de los tejidos blandos sobre el pinzamiento. Se cuantificó el tamaño preciso del conducto vertebral cervical y del cuerpo vertebral en 368 vértebras cadavéricas de adultos varones (Moskoviche y cols., 1996). Este estudio recurrió a métodos estadísticos paramétricos bien validados para determinar que el diámetro sagital promedio del conducto vertebral de C3 a C7 era cercano a 14 mm (14.07 ± 1.63 mm; N = 272; figs. 12-14 y 12-15). La proporción promedio entre el diámetro sagital del conducto y el diámetro del cuerpo vertebral (índice conducto-cuerpo vertebral [c-cv]) fue de 86.68 ± 13.70. Si se considerara anormal un índice c-cv inferior a 80%, 31% de las vértebras subaxiales recibiría el diagnóstico de estenosis vertebral.

Otro estudio también encontró una tasa de errores falsos positivos elevada para el índice c-cv, con 49% de 80 jugadores de futbol americano asintomáticos con un valor inferior a 80% en uno o más niveles cervicales (Herzog y cols., 1991). Otro grupo

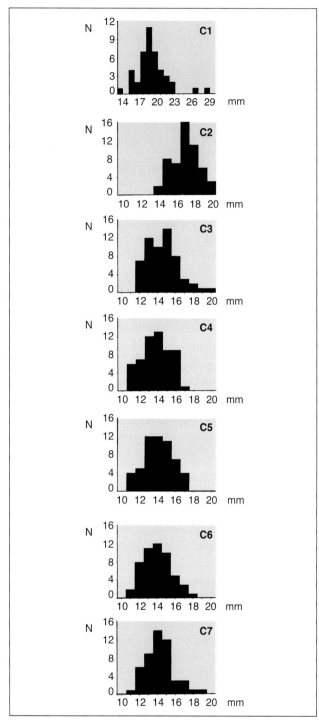

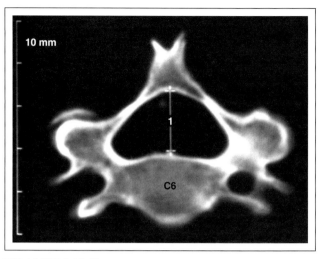

FIGURA 12-15 Corte axial de tomografía computarizada de una sexta vértebra cervical, que no formaba parte del estudio descrito en el texto. El diámetro anteroposterior del conducto vertebral medía 13.96 mm en esta muestra.

evaluó la confiabilidad del índice c-cv mediante el uso de radiografías laterales simples y estudios de TC (Blackley y cols., 1999). Los resultados confirmaron que existe una correlación baja entre el diámetro verdadero del conducto y el índice c-cv. La variabilidad de la morfología anatómica implica que el uso de índices c-cv sagitales a partir de mediciones radiológicas de la columna cervical no es un sustituto confiable para determinar el diámetro verdadero del conducto cervical.

Se ha descrito la lesión de la médula espinal sin anomalía radiológica (SCIWORA, por sus siglas en inglés), en particular en niños (Dickman y cols., 1991; Osenbach & Menezes, 1989; Pang & Pollack, 1989). La etiología de este tipo de lesión se desconoce; sin embargo, un mecanismo puede ser la tracción longitudinal. La biomecánica elástica inusual de la columna ósea pediátrica permite la deformación de las estructuras musculoesqueléticas más allá de los extremos fisiológicos, lo que permite un traumatismo medular directo al que sigue una reducción espontánea de la columna ósea (Kriss & Kriss, 1996). La médula espinal aislada resiste poco la tensión; se informó que las fuerzas tensiles axiales hasta la falla en tres muestras de médula espinal de adulto fueron de 278 ± 90 N (Yoganandan y cols., 1996); fuerzas menores pueden generar una lesión neural directa o disrupción vascular. La tracción puede causar una oclusión vascular temporal que genere isquemia, una contusión y quizá una lesión por isquemia-reperfusión (Szwedowski & Walecki, 2014).

Cinemática

La cinemática es el estudio del movimiento de cuerpos rígidos sin tomar en consideración otras fuerzas relevantes. La cinemática de la columna vertebral describe los movimientos fisiológicos y patológicos que ocurren en las distintas unidades espinales. La unidad tradicional de estudio en la cinemática es el segmento de movimiento, o unidad espinal funcional. Como se describió

FIGURA 12-14 Histogramas de los diámetros sagitales del conducto vertebral de C1 a C7. Excepto por la gráfica de C1, se utiliza la misma escala en todos los ejes horizontales, de tal modo que sea posible comparar las distribuciones de los diámetros. Datos de Moskovich, R., Shott, S., Zhang, Z. H. (1996). Does the cervical canal to body ratio predict spinal stenosis? *Bull Hosp Jt Dis*, 55, 61-71.

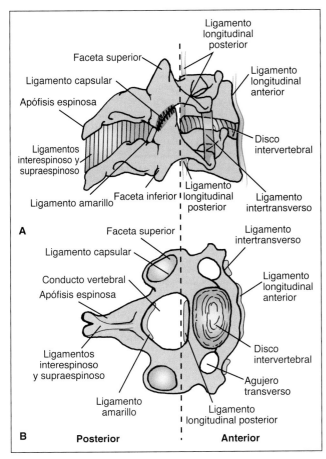

FIGURA 12-16 Representaciones esquemáticas de un segmento de movimiento cervical integrado por dos vértebras cervicales típicas (C4 y C5), el disco intervertebral y los ligamentos circundantes. La *línea punteada* divide al segmento de movimiento en componentes anteriores y posteriores. **A.** Vista lateral. **B.** Vista superior. Adaptada con autorización de White, A. A., III, Johnson, R. M., Panjabi, M. M., *et al.* (1975). Biomechanical analysis of clinical stability in the cervical spine. *Clin Orthop Relat Res, 109*, 85-96.

antes, cada segmento de movimiento está integrado por dos vértebras adyacentes y los tejidos blandos interpuestos (fig. 12-16).

Las pruebas biomecánicas básicas implican la aplicación de fuerzas a un cuerpo vertebral y la medición subsecuente de los movimientos que se presentan (fig. 12-17). Los movimientos pueden ser de rotación o de traslación. Un grado de libertad se define como un movimiento en que un cuerpo rígido puede sufrir traslación anterior y posterior en línea recta, o rotar en torno a un eje particular. De este modo, cada cuerpo vertebral pueden presentar ya sea traslación o rotación en cada uno de los tres planos ortogonales, para un total de seis grados de libertad (fig. 12-18; Panjabi y cols., 1981). Cuando la rotación o la traslación de un cuerpo en un eje se asocia de manera constante con la rotación o la traslación simultánea en otro, los movimientos son acoplados. Estos se suelen expresar como desplazamientos en las direcciones x, y o z, y rotaciones en torno a los tres ejes ortogonales. Las pruebas con columnas vertebrales completas requieren

un análisis más complejo y han arrojado resultados interesantes; sin embargo, el análisis de los segmentos de movimiento vertebrales sigue siendo importante para la comprensión básica de la biomecánica espinal.

ARCO DE MOVIMIENTO

El arco de movimiento establecido para la rotación axial activa hacia un lado en C1-C2 es de 27 a 49° (promedio, 39°); la rotación pasiva es de 29 a 46° (promedio, 41°; Dvorak y cols., 1987; Dvorak, Schneider y cols., 1988; Penning & Wilmink, 1987). Estas medidas explican alrededor de 50% de la rotación cervical total.

Un estudio estereorradiológico del movimiento del cuello en hombres encontró una rotación axial promedio de 105° entre el occipucio y la vértebra C7. De la rotación axial total, 70% ocurrió entre el occipucio y la vértebra C2. Cada segmento de movimiento entre C2 y C7 tuvo una rotación promedio de 4 a 8° (Mimura y cols., 1989). Se aprecia menos el hecho de que una cantidad considerable de flexión y extensión ocurre en la articulación C1-C2; se generan de 5 a 20° de flexión y extensión, con un promedio de 12 (activo) a 15° (pasivo; Dvorak, Schneider y cols., 1988).

En la columna cervical subaxial (C3-C7) se presenta una rotación axial de unos 90°, cerca de 45° hacia cada lado de la posición neutral. Es posible incluso una flexión lateral mayor: alrededor de 49° a cada lado del punto neutral, hasta un total cercano a 98°. El arco de flexión-extensión se aproxima a 64°, alrededor de 24° de extensión y 40° de flexión. Un estudio experimental en muestras de autopsia concluyó que el movimiento en cada plano tiene una distribución bastante homogénea en todos los segmentos de movimiento (Lysell, 1969). El arco total promedio de traslación anteroposterior en los segmentos de movimiento vertebrales subaxiales es de 3.5 ± 0.3 mm, divididos de manera desigual: 1.9 mm para el cizallamiento anterior y 1.6 mm para el cizallamiento posterior. La aplicación de cargas de cizallamiento laterales genera un arco total promedio de movimiento lateral de 3.0 ± 0.3 mm, divididos por igual entre la izquierda y la derecha. La tensión induce una distracción de 1.1 mm, y la compresión, una pérdida de 0.7 mm de altura vertical (Panjabi y cols., 1986). Las cifras citadas incluyen la magnificación radiológica; el movimiento real es menor. La técnica de medición también afecta las diferencias reportadas. En la tabla 12-1 se presenta un resumen de los estudios sobre el movimiento segmentario angular y traslacional. Los valores se calcularon a partir de los datos de distintos autores (Bhalla & Simmons, 1969; Dvorak, Froehlich y cols., 1988; Frobin y cols., 2002; Penning, 1978; Reitman y cols., 2004).

Estudios dinámicos mediante imagenología *in vivo* revelan que el movimiento segmentario varía según el nivel anatómico y la patología existente. Las imágenes cinéticas de RM de las columnas cervicales de pacientes sintomáticos que recibieron cargas axiales en posiciones erecta neutral (0°), flexión (40°) y extensión (–20°) revelaron, sin embargo, que en las columnas cervicales normales la mayor parte de la movilidad angular total se atribuye a los segmentos C4-C5 y C5-C6. La movilidad mostró reducción significativa en los segmentos espondilóticos en pacientes con degeneración discal grave (Miyazaki y cols., 2008).

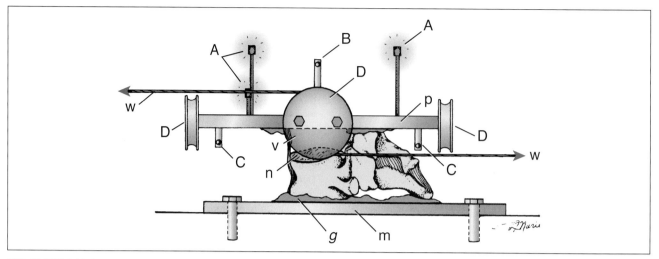

FIGURA 12-17 Diagrama de una plataforma de prueba para evaluar una unidad vertebral funcional mediante fotogrametría con video. Esta técnica facilita la medición precisa del movimiento sin que las medidas mismas tengan algún efecto sobre los desplazamientos de las vértebras móviles. **A.** Diodos emisores de luz (LED, por sus siglas en inglés). **B** y **C.** Barras guía para la aplicación de fuerzas tensiles y compresivas. **D.** Polea para aplicación de torques. Las pesas se fijan a alambres guía (*w*), que pasan en torno a las poleas para producir un torque en la región superior del cuerpo vertebral (*v*). Disco intervertebral (*n*). Cemento acrílico (*g*) que fija la placa de aluminio inferior (*m*) a la plataforma de prueba, que está atornillada con fuerza al marco de soporte. La placa superior (*p*) y la región superior del cuerpo vertebral (*v*) son los elementos móviles a los cuales se aplican cargas y torques. Los LED se encuentran bien fijos a la placa superior y su movimiento se registra por medio de dos cámaras de video. De Raynor, R. B., Moskovich, R., Zidel, P., *et al*. (1987). Alteration in primary and coupled neck motions after facetectomy. *Neurosurgery*, *21*, 681-687. Reproducida con autorización de la Oxford University Press.

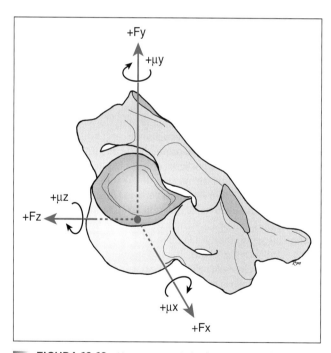

FIGURA 12-18 Un cuerpo vertebral que muestra los tres ejes cartesianos primarios, x, y y z. A lo largo de cada eje se ubica una fuerza positiva, +F, que se señala mediante la dirección de la *flecha*. Las *flechas curvas* indican la dirección de un torque positivo, +μ. De Raynor, R. B., Moskovich, R., Zidel, P., *et al*. (1987). Alteration in primary and coupled neck motions after facetectomy. *Neurosurgery*, *21*, 681-687. Reproducida con autorización de la Oxford University Press.

Un estudio con RM tridimensional de la rotación cervical (con incrementos de 15°) observó una hipomovilidad estadísticamente significativa en los segmentos C5-C6 y C6-C7, más que en la región cervical media (Nagamoto y cols., 2009). Los movimientos acoplados se conservaron, incluso en los niveles espondilóticos.

La gran flexibilidad de la columna cervical permite a la cabeza colocarse en muchas posiciones, lo que permite con igual facilidad ver un aeroplano que pasa sobre la cabeza, mirar por encima del hombro o buscar un objeto bajo una mesa. Un análisis del movimiento combinado de la columna cervical con un ortogoniómetro reveló un intervalo de movimiento muy notable: 122 ± 18° de flexión y extensión, 144 ± 20° de rotación axial, y 88 ± 16° de flexión lateral (Feipel y cols., 1999). Todos los movimientos primarios se redujeron con la edad. El género no influyó sobre el arco de movimiento cervical.

El arco de movimiento activo de la columna cervical necesario para realizar las actividades cotidianas fisiológicas se estudió en adultos saludables (Bennett y cols., 2000). De las 13 actividades fisiológicas cotidianas, atarse las agujetas (flexión-extensión, 66.7°), mover un vehículo en reversa (rotación, 67.6°), lavarse el cabello en la regadera (flexión-extensión, 42.9°) y cruzar la calle (rotación de la cabeza a la izquierda, 31.7°, y rotación de la cabeza a la derecha, 54.3°) fueron las que requirieron el arco de movimiento activo más amplio de la columna vertebral. Resulta de interés que no se encontró que varias tareas produjeran los grados de movimiento esperados, entre ellas leer el periódico (flexión-extensión, 19.9°), escribir sobre una mesa (flexión-extensión, 26.2°) y alcanzar objetos por encima de la cabeza (flexión-extensión, 4.3°). No se encontró que la flexión lateral fuera un movimiento

TABLA 12-1 Comparación de valores promedio informados y las desviaciones estándar (DE) de las angulaciones intervertebrales para la flexión y la extensión cervicales en cada nivel espinal										
Angulación intervertebral	**n**	**Angulación C2-C3**		**Angulación C3-C4**		**Angulación C4-C5**		**Angulación C5-C6**		**Angulación C6-C7**
		Grados	**DE**	**Grados**	**DE**	**Grados**	**DE**	**Grados**	**DE**	**Grados**	**DE**
Bhalla y Simmons (1969)	22	9	0.9	15	1.7	23	1.4	19	1.5	18	1.1
Penning (1978)	20	12	—	18	—	20	—	20	—	18	—
Dvorak y cols. (1988)	28	10	2.5	15	3	19	3.5	20	3.5	19	3.5
Frobin y cols. (2002)	[a]	8.2	3.3	14.2	4.4	16.3	5.2	16.6	6.3	10.9	6.5
Reitman y cols. (2004)	140	9.9	3.7	15.2	3.2	16.9	3.8	15.8	4.2	13.5	5.3

[a]Varía según el nivel: C2-3: n = 91; C3-4: n = 126; C4-5: n = 128; C5-6: n = 119; C6-7: n = 33.

significativo para completar las tareas, pero se acoplaba con la rotación al mirar a la izquierda y la derecha al cruzar una calle.

Suelen requerirse cortes transversales de RM o TC para realizar una medición clínica de la rotación craneocervical axial. Se describió una técnica fotogramétrica económica y sin radiación mediante el uso de un teléfono celular o una cámara digital para obtener fotografías de la cabeza y los hombros del paciente desde arriba, tanto en sedestación en posición neutral como con rotación máxima a la izquierda y la derecha. La medición digital del "ángulo de giro de la nariz" (NTA, por sus siglas en inglés) constituye una medición libre de radiación confiable de la rotación craneocervical global. Pueden realizarse de manera similar mediciones digitales de flexión-extensión y flexión lateral de la columna cervical (Janjua y cols., 2019; fig. 12-19).

MOVIMIENTO DE LAS SUPERFICIES ARTICULARES

El movimiento entre las superficies articulares de dos vértebras adyacentes puede analizarse por medio de la técnica de centro instantáneo de Reuleaux (1876; Moorehead y cols., 2003). La técnica puede utilizarse para analizar el movimiento de superficie de la columna cervical durante la flexión-extensión y la flexión lateral.

En una columna cervical normal, el centro instantáneo de la flexión-extensión se localiza en la porción anterior de la vértebra inferior en cada segmento de movimiento. El análisis del centro instantáneo indica que existe un deslizamiento tangencial entre las facetas articulares al tiempo que la columna cervical se flexiona y extiende (fig. 12-20). Una consecuencia de estos movimientos es que el tamaño de los agujeros intervertebrales aumenta durante la flexión y disminuye con la extensión (Fielding, 1957). Estas alteraciones se han cuantificado en un estudio con cadáveres, en el cual se encontró que existían disminuciones estadísticamente significativas de 10 y 13% del diámetro del foramen con la exten-

sión de 20 y 30°, respectivamente. Por el contrario, en la flexión existían incrementos estadísticamente significativos de 8 y 10%, con 20 y 30° de flexión, respectivamente (Yoo y cols., 1992). Una aplicación práctica de estos datos se relaciona con los collarines cervicales para el alivio del dolor del cuello. Los collarines convencionales tienden a mantener a los pacientes en extensión ligera, lo que pudiera intensificar los síntomas. Al girar el collarín de hule espuma, con el seguro y la región más angosta en la región anterior, el cuello se coloca en flexión leve, lo que pudiera ampliar los agujeros intervertebrales y con ello reducir en cierto grado la presión sobre la raíz nerviosa inflamada.

El centro instantáneo de movimiento de la columna cervical puede desplazarse como consecuencia de procesos patológicos como la degeneración discal o la disfunción ligamentaria.

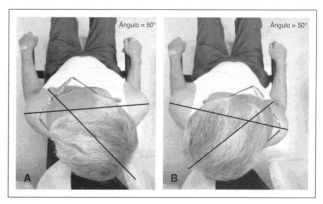

FIGURA 12-19 Análisis fotogramétrico del arco de movimiento cervical en el plano axial mediante la medición del ángulo de giro de la nariz, al girar la cabeza a la izquierda (**A**) y la derecha (**B**), respecto a la alineación del hombro. Estas medidas son iguales en este hombre, posoperado de laminoplastia cervical.

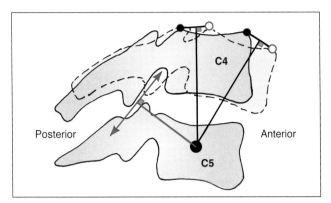

FIGURA 12-20 Análisis del movimiento de superficie de las facetas articulares del segmento de movimiento C4-C5 durante la flexión-extensión. El dibujo esquemático representa radiografías superpuestas del segmento de movimiento en la posición neutral y en flexión discreta. Se considera que la vértebra superior (C4) es el cuerpo en movimiento, y que la subyacente (C5) es la vértebra base. Se identificaron y marcaron dos puntos en el cuerpo en movimiento en posición neutral (*delineado continuo* de C4) y se marcaron también en la segunda radiografía, con el segmento de movimiento en flexión leve (*delineado discontinuo* de C4). Se trazaron líneas que conectan las dos series de puntos y se agregaron sus bisectrices perpendiculares. La intersección de las bisectrices perpendiculares identifica el centro instantáneo de movimiento (*punto relleno grande*) para el grado de flexión en estudio. La bisectriz perpendicular (*línea con cabezas de flecha*) de una línea trazada desde el centro de movimiento hasta el punto de contacto de las superficies facetarias articulares indica un movimiento tangencial, o deslizamiento angular.

En estos casos, el análisis del centro instantáneo puede revelar una distracción y un bloqueo (compresión) de las superficies de las facetas articulares durante la flexión-extensión, en vez de un deslizamiento tangencial (fig. 12-21).

MOVIMIENTO ACOPLADO DE LA COLUMNA CERVICAL

Segmento atlantoaxial

Las características del acoplamiento en los segmentos de movimiento de la columna atlantoaxial son en particular importantes debido a que esta zona del cuello es en extremo móvil. La apófisis odontoides está contenida al interior del anillo osteoligamentario del atlas, lo que hace que las masas laterales de C1 y C2 se articulen de manera similar a los cóndilos de la rodilla, con cierto grado de deslizamiento y rodamiento durante la flexión y la extensión. Los centros instantáneos tanto de la rotación como de la flexión-extensión se ubican en el centro mismo de la apófisis odontoides. La rotación de C1-C2 se acopla tanto con una traslación vertical en el eje y (fig. 12-22) como con un grado de desplazamiento anteroposterior (Werne, 1957). Esto implica que la articulación C1-C2 es más estable en la posición neutral y, si está rotada, debe intentarse colocarla en la posición reducida al practicar una artrodesis.

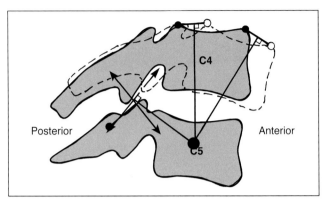

FIGURA 12-21 Dibujo esquemático que representa una radiografía del segmento de movimiento C4-C5 en un paciente con lesión tras un alcance automovilístico·posterior. El centro instantáneo de flexión-extensión en este nivel (representado por el *punto relleno grande*) se desplazó de la región anterior a la posterior de C5 como consecuencia del proceso de lesión, que alteró los ligamentos (compárese con la figura 12-20). El análisis del movimiento de superficie muestra compresión y distracción de las facetas articulares con la flexión y la extensión.

Columna subaxial

Los patrones de acoplamiento en la región inferior de la columna cervical son tales que durante la flexión lateral a la izquierda las apófisis espinosas se desplazan a la derecha, y en la flexión lateral a la derecha, se desplazan hacia la izquierda (figs. 12-23 y 12-24; Lysell, 1969; Moroney y cols., 1988). En C2 existen 2° de rotación axial acoplada por cada 3° de flexión lateral, lo que determina una proporción de 2:3, o 0.67. En C7 existe 1° de rotación axial acoplada por cada 7.5° de flexión lateral, lo que determina un

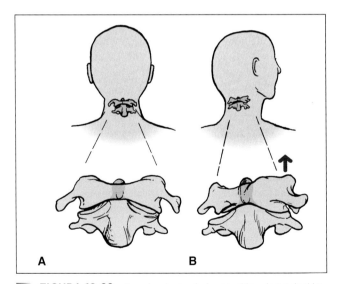

FIGURA 12-22 Acoplamiento de la rotación y la traslación axial en una representación esquemática. **A.** C1 y C2 se encuentran en posición neutral. **B.** C1 muestra una elevación fraccional sobre C2 (*flecha*) al tiempo que la cabeza rota alejándose de la línea media. Adaptada de Fielding, J. W. (1957). Cineroentgenography of the normal cervical spine. *J Bone Joint Surg Am, 39A,* 1280-1288.

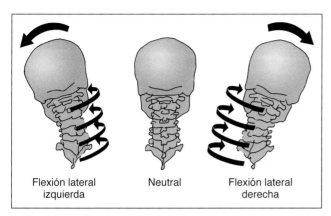

FIGURA 12-23 Representación esquemática del movimiento acoplado durante la flexión lateral. Cuando la cabeza y el cuello se flexionan hacia la izquierda, las apófisis espinosas se desplazan a la derecha, lo que revela su rotación. Se ilustra también el movimiento contrario. Adaptada con autorización de White, A. A., III, Panjabi, M. M. (1990). Kinematics of the spine. En A. A. White, III, M. M. Panjabi (Eds.). *Clinical Biomechanics of the Spine* (2nd ed., p. 100). Philadelphia, PA: Lippincott Williams & Wilkins.

índice de 2:15, o 0.13 (White & Panjabi, 1990). Los resultados obtenidos en modelos de elementos finitos indican que las facetas articulares y las articulaciones uncovertebrales son las que contribuyen en mayor medida al movimiento acoplado en la columna cervical inferior y que las apófisis uncinadas limitan de manera efectiva el acoplamiento del movimiento y el movi-

miento cervical primario (en la dirección de la aplicación de la carga), en particular en respuesta a cargas de rotación axial y flexión lateral. Las articulaciones uncovertebrales parecen incrementar el movimiento cervical primario, y muestran un efecto sobre el movimiento cervical opuesto al de las apófisis uncinadas (Clausen y cols., 1997). El acoplamiento de la flexión-extensión con la traslación transversal puede visualizarse mediante radiología (fig. 12-25). Durante la flexión, el cuerpo vertebral de ordinario se desplaza hacia adelante; las facetas sufren deslizamiento tangencial hacia arriba y por encima de la otra, con una seudosubluxación. Se observan cambios en los patrones de acoplamiento normales tras desarrollarse cambios patológicos o una intervención quirúrgica.

Durante la tracción terapéutica, y con más frecuencia durante el traumatismo, se observa la aplicación de una carga tensil sobre la columna cervical. La activación de los sistemas pasivos de soporte en los vehículos, como las bolsas de aire, puede imponer fuerzas tensiles sobre el cuello. Discos intervertebrales aislados fallan a 569 ± 54 N, y las columnas cervicales cadavéricas humanas intactas fallan a 3 373 ± 464 N (Yoganandan y cols., 1996). A pesar de esto, es probable que la contracción muscular activa eleve estas cifras en grado considerable.

Cinemática anormal

Suele hablarse de cinemática anormal para hacer referencia al movimiento excesivo en unidades vertebrales funcionales; sin embargo, también puede referirse a patrones de movimiento atípicos, como un acoplamiento anómalo o un movimiento para-

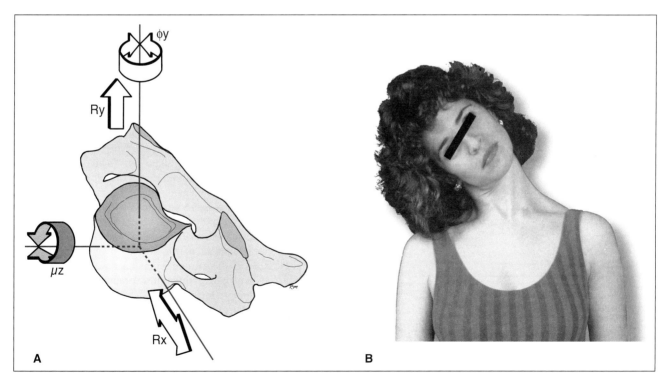

FIGURA 12-24 **A.** El diagrama ilustra algunos otros movimientos acoplados que ocurren en respuesta a un torque (μz) en torno al eje z (flexión lateral). Ocurren una traslación lateral (Rx) y un movimiento vertical (Ry), así como una rotación horizontal (φy), que trae consigo el movimiento de las apófisis espinosas hacia la derecha o la izquierda. **B.** La persona flexiona el cuello a la derecha, para mostrar el gran arco normal de movimiento cervical posible (alrededor de 50°).

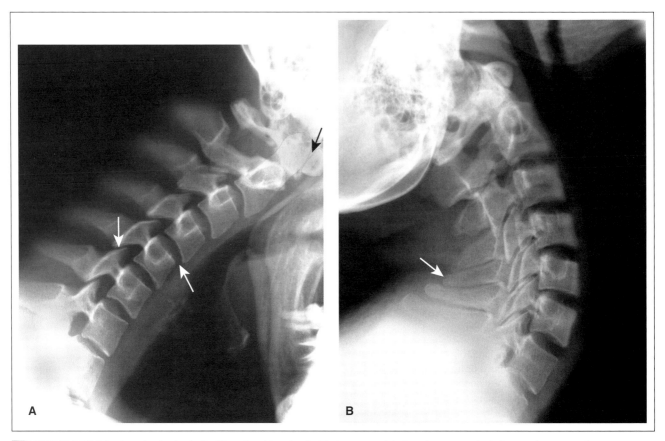

FIGURA 12-25 Acoplamiento de flexión-extensión y traslación transversal de la columna cervical observada por medios radiológicos. **A.** Durante la flexión, el cuerpo vertebral se desplaza hacia adelante (*flecha blanca anterior*); las facetas se deslizan y giran hacia arriba, una sobre otra, con una subluxación moderada en la flexión completa (*flecha blanca posterior*). En condiciones normales puede ocurrir una traslación transversal de hasta 2.5 mm en la articulación C1-C2 durante la flexión-extensión; en este ejemplo no hay traslación visible (*flecha negra*). **B.** Durante la extensión ocurre lo contrario; las apófisis espinosas limitan el movimiento al tiempo que se aproximan a una extensión completa (*flecha*). El tamaño del agujero intervertebral aumenta con la flexión y disminuye con la extensión.

dójico. El movimiento paradójico se observa cuando el patrón general de movimiento de un aspecto de la columna ocurre en una dirección y el patrón local lo hace en la contraria. Por ejemplo, se aprecia una flexión paradójica cuando ocurre flexión de una sola unidad espinal funcional, no obstante el resto de la columna se extiende. Estos tipos de movimientos anormales describen un patrón de movimiento definido como inestabilidad.

ESTABILIDAD ESPINAL

El concepto de estabilidad espinal es una noción intrigante y en ocasiones confusa. La estabilidad se determina a partir de muchos factores. Existen distintas consideraciones anatómicas en diferentes regiones de la columna vertebral. Sin duda, la anatomía ligamentaria determina gran parte de la estabilidad de la columna vertebral, pero los elementos musculares y óseos también desempeñan papeles importantes. ¿Qué es exactamente estabilidad, cómo se determina y qué ocurre si no existe? El concepto estabilidad vertebral ha adquirido significados distintos al pasar el tiempo, según la situación y el contexto en que

se ha utilizado. White y Panjabi (1990) describieron el concepto desde la perspectiva clínica como la capacidad de la columna de mantener su patrón de desplazamiento bajo cargas fisiológicas, de tal modo que no se presente algún defecto neurológico inicial o agregado, ninguna deformidad mayor ni dolor incapacitante. La inestabilidad puede analizarse al considerar la inestabilidad cinemática y la inestabilidad estructural o de los componentes. La inestabilidad cinemática se concentra ya sea en la cantidad de movimiento (demasiado o poco) o la calidad del movimiento presente (alteraciones del patrón normal) o ambas situaciones. La inestabilidad de los componentes hace referencia al papel biomecánico clínico de los diferentes componentes anatómicos de la unidad espinal funcional. En este tipo de inestabilidad, la pérdida o la alteración de distintas porciones anatómicas determina la presencia de inestabilidad (recuadro 12-1).

El reconocimiento de Holdsworth (1963) de un concepto simple de dos columnas para la estabilidad espinal aportó una base constructiva para describir y analizar la biomecánica básica de la columna vertebral. Las sinartrosis entre los cuerpos vertebrales dependen para su estabilidad del anillo fibroso resistente. Las diartrosis apofisarias son estabilizadas por la cápsula, por los ligamentos interespinosos y supraespinosos, y por el ligamento

Tipos conceptuales de inestabilidad

Inestabilidad cinemática
    Incremento del movimiento
    Alteración de los ejes instantáneos de rotación
    Modificación de las características de acoplamiento
    Presencia de movimiento paradójico
Inestabilidad de componentes
    Traumatismo
    Tumor
    Cirugía
    Cambios degenerativos
    Cambios del desarrollo
Inestabilidad combinada
    Cinemática
    De componentes

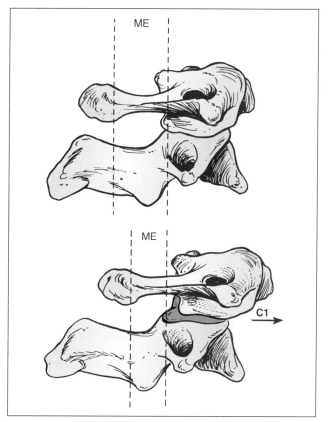

FIGURA 12-26 La distancia atlantoodontoidea (DAO) guarda relación inversa con el espacio disponible para la médula espinal (ME), que se señala mediante *líneas punteadas*. Una subluxación atlantoaxial anterior produce una disminución de la ME. Las medidas normales de la DAO son inferiores a 3 mm en adultos y 4 mm en niños. Reimpresa con autorización de Moskovich, R. (1994). Atlanto-axial instability. *Spine, 8,* 531-549.

amarillo. Este grupo de ligamentos se denomina complejo ligamentario posterior; la columna depende en gran medida del complejo ligamentario para tener estabilidad.

Denis (1983) describió un sistema de clasificación para las fracturas toracolumbares, de manera que también pudiera aplicarse al análisis biomecánico de la estabilidad de la columna vertebral. En esta descripción los elementos espinales se dividen en tres regiones que forman las tres columnas espinales:

1. La columna anterior está integrada por el ligamento longitudinal anterior, la porción anterior del anillo fibroso y la mitad anterior del cuerpo vertebral.

2. La columna media consiste en el ligamento longitudinal posterior, la mitad posterior del cuerpo vertebral y la región posterior del anillo fibroso.

3. La columna posterior está integrada por los pedículos, las facetas articulares, las láminas y las apófisis espinosas, así como los ligamentos interespinosos y supraespinosos. Sus papeles fisiológicos no son mutuamente excluyentes, pero las columnas anterior y medial forman la zona principal de soporte de peso de la columna vertebral, en tanto la columna posterior provee los elementos de orientación y estabilización.

Complejo occipitoatlantoaxial

El ligamento transverso del atlas completa la cavidad en la que se inserta la apófisis odontoides. El ligamento permite a la odontoides rotar, pero limita su traslación anterior. El ligamento no es elástico y no permite una subluxación superior a 2 o 3 mm de la primera vértebra sobre la segunda (Fielding y cols., 1974). Un desplazamiento anterior de 3 a 5 mm de C1 sobre C2 suele indicar una rotura del ligamento transverso, en tanto desplazamientos de 5 a 10 mm sugieren daño de ligamentos accesorios;

los desplazamientos superiores a 10 mm ocurren con la rotura de todos los ligamentos (Fielding y cols., 1976). Las traslaciones anteriores o los desplazamientos de C1 sobre S2 se valoran por medios radiológicos al medir la distancia desde el anillo anterior del atlas hasta la cara posterior de la apófisis odontoides (distancia atlantoodontoidea; fig. 12-26; caso de estudio 12-1). La subluxación posterior del atlas es posible solo si la apófisis odontoides se fractura o si existe un *os odontoideum* o hipoplasia del odontoides.

Algunas enfermedades pueden debilitar o destruir el ligamento transverso. Resalta la sinusitis en la artritis reumatoide, capaz de crear un pannus que daña a la articulación atlantoaxial y también el ligamento transverso (figs. 12-27 y 12-28). Los pacientes con síndrome de Down también son susceptibles al debilitamiento de los ligamentos transversos y deben ser valorados en forma cuidadosa por medios clínicos y radiológicos antes de permitir su participación en eventos deportivos como las Olimpiadas Especiales. La regla de los tercios de Steel (1968) es una guía en cuanto al grado de desplazamiento atlantoaxial que puede ocurrir antes de que se presente una compresión de la

CASO DE ESTUDIO 12-1

Inestabilidad atlantoaxial sin fractura

Una paciente de 30 años de edad sufrió una lesión traumática por la flexión forzada del cuello en un accidente automovilístico. Tras el accidente desarrolló dolor intenso y continuo en el cuello. Acudió al Servicio de urgencias, donde tras una exploración cuidadosa y una valoración radiológica se identificó un desplazamiento anterior de C1 sobre C2 (figura del caso de estudio 12-1).

La luxación anterior del atlas sobre el axis se confirmó al cuantificar una distancia atlantoodontoidea de 6 mm. En este caso no se identificó fractura del atlas o el axis y, por ende, puede asumirse una deficiencia del ligamento transverso. La paciente retomó sus actividades normales tras someterse a una artrodesis posterior C1-C2.

La estabilidad clínica de la columna vertebral depende sobre todo de los componentes de tejido blando. La columna cervical es muy móvil, en especial en el nivel atlantoaxial. Las subluxaciones y las luxaciones cervicales que derivan de lesiones del complejo osteoligamentario afectan la estabilidad y la movilidad de la columna. Además, la subluxación puede estrechar el conducto vertebral y generar disfunción neurológica. Puesto que las lesiones atlantoaxiales ligamentarias tienen poca probabilidad de resolverse y estabilizarse, debe considerarse el tratamiento quirúrgico.

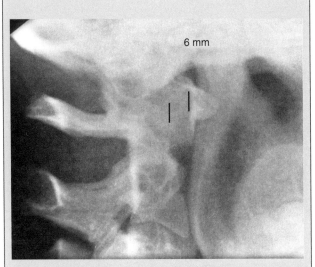

Figura del caso de estudio 12-1 Radiografía lateral que muestra una distancia atlantoodontoidea aumentada, de 6 mm, tras un traumatismo.

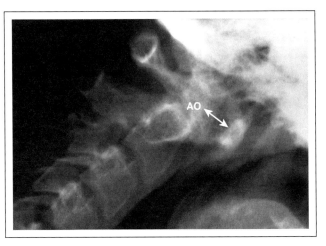

FIGURA 12-27 Radiografía lateral en flexión de un paciente con artritis reumatoide. La apófisis odontoides (AO) muestra erosión y el ligamento transverso es incompetente, lo que determina una subluxación atlantoaxial. El gran aumento de la distancia atlantoodontoidea se señala con la línea con *cabezas de flecha*.

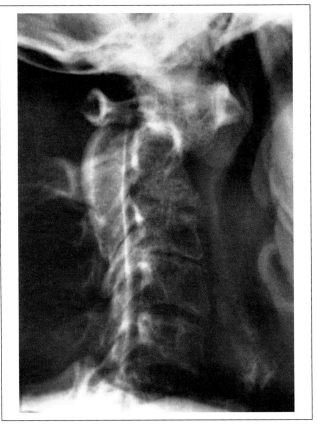

FIGURA 12-28 Radiografía cervical tras la realización de una mielografía en un paciente con artritis reumatoide de larga evolución y subluxación atlantoaxial fija. El espacio disponible para la médula espinal se redujo a 6.5 mm, y la compresión de la región proximal de la médula espinal es evidente al explorar el espacio subdural, que se encuentra delineado en *blanco* por el medio de contraste inyectado. El paciente desarrolló mielopatía cervical, que hizo necesaria una descompresión quirúrgica.

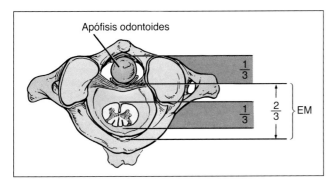

FIGURA 12-29 El espacio disponible para la médula espinal (EM) se aproxima a dos terceras partes del diámetro anteroposterior del conducto vertebral. Una tercera parte está ocupada por la apófisis odontoides, otra tercera parte por la médula y una tercera parte corresponde a espacio libre. Reimpresa con autorización de Moskovich, R. (1994). Atlanto-axial instability. *Spine, 8*, 531-549.

médula espinal. El diámetro anteroposterior interno del atlas se aproxima a 3 cm; de este diámetro, la apófisis odontoides ocupa alrededor de 1 cm y la médula espinal casi otro, lo que deja un espacio de 1 cm para tejidos blandos y para el movimiento normal (fig. 12-29).

Columna cervical subaxial

Bailey (1963) afirmó que la musculatura de la columna vertebral y los discos intervertebrales eran las estructuras anatómicas más relevantes que contribuían a la estabilidad cervical. Holdsworth (1963) enfatizó la importancia de los ligamentos supraespinosos e interespinosos, al igual que del ligamento de la nuca. Se piensa que este último desempeña un papel importante en la propiocepción y para corregir la función de los músculos erectores de la columna. Un corte experimental de los ligamentos en secuencia, ya sea anteroposterior o posteroanterior, sugiere que si una unidad espinal funcional tiene todos sus elementos anteriores y una estructura adicional conservados, o bien todos los elementos posteriores más una estructura anterior, es probable que se mantenga estable bajo las cargas fisiológicas normales. Para proveer cierto margen de seguridad clínica, cualquier segmento de movimiento debe considerarse inestable cuando todos los elementos anteriores o todos los posteriores están destruidos o no pueden funcionar (Panjabi y cols., 1975; White y cols., 1975). La estabilidad clínica de distintas lesiones debe evaluarse de manera individual. La importancia de la valoración clínica no puede subestimarse, toda vez que puede presentarse un daño significativo en la médula espinal después de un traumatismo, incluso en ausencia de fracturas o lesiones ligamentarias (Gosch y cols., 1972; Schneider y cols., 1954). Se han generado valiosos lineamientos para determinar la inestabilidad clínica de la columna cervical inferior, a manera de un sistema de escala con lista de verificación (recuadro 12-2).

Mediante el uso de esta escala, la medición de la traslación toma en cuenta las variaciones por magnificación y se basa en una distancia de 183 cm del tubo a la placa. La rotación de 11°

RECUADRO 12-2

Lista de verificación para el diagnóstico de la inestabilidad clínica en las regiones media e inferior de la columna cervical

Elemento	Puntaje[a]
Elementos anteriores destruidos o incapaces de funcionar	2
Elementos posteriores destruidos o incapaces de funcionar	2
Prueba de estiramiento positiva	2
Criterios radiológicos	4
Radiografías en flexión y extensión	
Traslación en el plano sagital > 3.5 mm o 20% (2 puntos)	
Rotación en el plano sagital > 20° (2 puntos)	
O	
Radiografías estáticas	
Desplazamiento en el plano sagital > 3.5 mm o 20% (2 puntos)	
Angulación relativa en el plano sagital > 11° (2 puntos)	
Conducto vertebral estrecho (por desarrollo)	1
Adelgazamiento anómalo del disco	1
Daño medular	2
Daño radicular	1
Anticipación de una aplicación de carga peligrosa	1

[a]Total de 5 o más = inestabilidad clínica.
Modificada con autorización de White, A. A., III, Panjabi, M. M. (1990). *Clinical Biomechanics of the Spine* (2nd ed., p. 314). Philadelphia, PA: Lippincott Williams & Wilkins.

se define como 11° superior al grado de rotación que existe en el segmento de movimiento por encima o por debajo de la unidad espinal funcional en cuestión. El valor de 3.5 mm representa la medición radiológica de la traslación máxima permisible cuando se toma en cuenta la magnificación radiológica (Panjabi y cols., 1986).

Un criterio para identificar el movimiento anómalo de la columna cervical ha sido la rotación intervertebral superior a 20° (White & Panjabi, 1990). En un estudio radiológico grande con voluntarios sanos, Reitman y cols. (2004) encontraron que 72 de los 644 niveles analizados (11%) mostraban una rotación intervertebral superior a 20°. El análisis de movimientos acoplados reveló una variación más bien escasa de la proporción entre los desplazamientos anteriores y las rotaciones intervertebrales (0.17 mm/grado; desviación estándar = 0.04).

El cizallamiento entre las vértebras también se ha calculado. Los autores concluyeron que el valor de referencia de 2.7 mm de cizallamiento (equivalente a 3.5 mm al evaluar con la magnificación radiológica) sugerido por investigadores anteriores pudiera ser demasiado bajo para todos los niveles, excepto C6-C7 (White y cols., 1975). Con base en Reitman y cols. (2004), valores normales de cizallamiento aceptables en C2-C3, C3-C4 y C5-C6 se aproximarían a 3.5 mm (o 4.5 mm en una placa estándar con magnificación de 30%). En C4-C5 existe un movimiento incluso mayor y pudieran considerarse aceptables valores de hasta 4.2 mm (o 5.5 mm en una placa estándar con magnificación de 30%). El médico tratante debe recurrir al buen juicio clínico y tener conocimiento en torno a los valores elevados para una traslación vertebral aceptable al aplicar la lista de verificación que se muestra en el recuadro 12-2.

De existir duda sobre la inestabilidad, caso en que las maniobras de flexión y extensión no deben realizarse, puede recurrirse a una prueba de estiramiento para evaluar la integridad cervical. Se toma una radiografía lateral de la columna cervical con una distancia estandarizada de 180 cm hasta el tubo, y se aplican de manera progresiva pesas de 5 kg para ejercer tracción sobre el cráneo mediante el uso de pinzas craneales (fig. 12-30). Se toman radiografías tras aplicar cada pesa adicional. Una prueba de estiramiento se define como anómala al identificar diferencias superiores a 1.7 mm del espacio intervertebral, o un cambio supe-

rior a 7.5° del ángulo entre la condición previa al estiramiento y con la aplicación de una tercera parte del peso corporal.

Biomecánica aplicada

Una comprensión detallada de los principios biomecánicos es parte importante de la base de conocimiento del médico tratante, toda vez que la estructura y la función normales de la columna vertebral a menudo se alteran durante la cirugía. Ya sea que el tratamiento sea una laminectomía cervical descompresiva, una foraminotomía posterior con facetomía parcial o una fusión cervical anterior, estas intervenciones tienen consecuencias. Este conocimiento no solo mejora la atención del paciente, sino también tiene valor para planear y ejecutar el tratamiento. Resulta crítico que el cirujano tenga un dominio suficiente de los principios de la biomecánica de la columna vertebral para ser capaz de tenerlos en mente durante las exploraciones iniciales, las intervenciones y a lo largo de todo el tratamiento.

DESCOMPRESIÓN

La laminectomía cervical se realiza para descomprimir la médula espinal. La compresión puede ser producto de un proceso estenótico y puede dar origen a síntomas neurológicos, como radiculopatía o mielopatía. Otros procedimientos descompre-

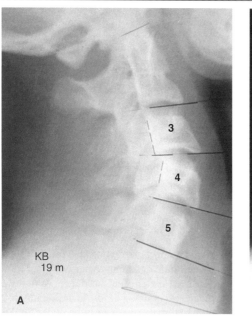
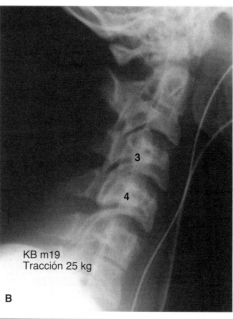

FIGURA 12-30 Prueba de estiramiento. **A.** Radiografía lateral de la columna cervical de un hombre de 19 años de edad que ingresó con lesiones múltiples y déficit neurológico compatible con un síndrome de cordón anterior. La radiografía muestra un incremento de la articulación en C3-C4, y un bloque vertebral C5-C6. Las radiografías en flexión-extensión estaban contraindicadas por el riesgo de exacerbar su lesión neurológica. **B.** Se realizó una prueba de estiramiento para evaluar la existencia de inestabilidad relevante. No se presentó distracción anómala en el espacio intervertebral en cuestión. Sus otras lesiones y fracturas se trataron de manera rutinaria y se le entregó un collarín blando para utilizar durante 6 semanas. Logró una recuperación lenta pero constante, con resolución casi total del déficit en las extremidades superiores y sin evidencia de inestabilidad 1 año después del accidente. Reimpresa con autorización de Moskovich, R. (1997). Cervical instability (rheumatoid, dwarfism, degenerative, others). En K. H. Bridwell, R. L. DeWald (Eds.). *The Textbook of Spinal Surgery* (2nd ed., pp. 969-1009). Philadelphia: Lippincott-Raven.

sivos posteriores, como la facectomía parcial o completa, también se realizan con frecuencia para permitir la visualización o descomprimir la radiculopatía. El desarrollo de una cifosis tras la laminectomía se reconoce en niños y puede desarrollarse hasta en 17 a 25% de los adultos (Herkowitz, 1988). Puede presentarse una deformidad vertebral tras la laminectomía hasta en 50% de los niños que se someten a estos procedimientos por tumores de la médula espinal (Lonstein, 1977). Ante esas tasas tan elevadas, por lo general debe evitarse la laminectomía en niños y adultos jóvenes siempre que sea posible. El análisis simulado de elementos finitos en columnas cervicales indica que la causa primordial de deformidad tras la laminectomía es la resección de una o más apófisis espinosas, así como de las estructuras ligamentarias posteriores, como el ligamento amarillo o los ligamentos interespinosos o supraespinosos. La extirpación de estas estructuras desequilibra las fuerzas tensiles de ordinario existentes en la columna cervical. Puede generarse una deformidad cervical cifótica o lordótica, lo que depende del centro de equilibrio de la cabeza (Saito y cols., 1991).

La laminectomía cervical multinivel induce incrementos significativos de la flexibilidad total de la columna asociados con rotaciones flexurales sagitales segmentarias aumentadas. En un modelo cadavérico de laminectomía, la rigidez promedio de la columna cervical intacta fue significativamente mayor que aquella de las muestras tras la laminectomía, y de manera constante se observaron rotaciones mayores en comparación con las muestras intactas (3.6 *vs.* 8°) en cada nivel de la columna cervical (Cusick y cols., 1995).

La pérdida aislada de las facetas articulares produce una disminución significativa de los movimientos acoplados que derivan de la flexión lateral. Un momento en torno al eje anteroposterior determina una reducción significativa del desplazamiento lateral, una disminución del desplazamiento vertical y una reducción de la rotación en torno al eje vertical. A pesar de esto, la facectomía parcial (< 50%) no alteró en grado significativo los movimientos de flexión y extensión (Raynor y cols., 1987). Otro estudio anatómico demostró que la laminectomía progresiva con resección de más de 25% de las facetas articulares dio origen a movimientos cervicales significativamente mayores de flexión-extensión, torsión axial y flexión lateral en comparación con la columna intacta (Nowinski y cols., 1993).

Varios estudios que recurrieron a modelos tridimensionales de elementos finitos demostraron que la facectomía tiene un efecto superior sobre el esfuerzo en el anillo que sobre la rigidez articular intervertebral. Con base en estos modelos se concluyó que es posible el desarrollo de un incremento significativo de los esfuerzos en el anillo y la movilidad segmentaria cuando la resección facetaria bilateral excede 50% (Kumaresan y cols., 1997; Voo y cols., 1997). La descompresión mediante laminoplastia cervical, en que no se sacrifican las facetas articulares y las láminas se reconstruyen, permite conservar la estabilidad en flexión-extensión y flexión lateral, con un incremento marginal de la rotación axial. La lesión iatrogénica es menos probable si las cápsulas de las articulaciones facetarias remanentes y los elementos anteriores se mantienen íntegros. A pesar de la conservación de las facetas, la laminoplastia también puede desencadenar cifosis posquirúrgica, si bien su incidencia es inferior que con la laminectomía. Se observó una correlación entre una pendiente de T1 preoperatoria elevada y un incremento de la cifosis 2 años después de la laminoplastia (Kim y cols., 2013). La laminoplastia de las vértebras C2, C7 o T1 también incrementa el riesgo de cifosis posquirúrgica (Iizuka y cols., 2001, 2007; Matsunaga y cols., 1999).

Las subluxaciones y las dislocaciones cervicales que derivan de la lesión pueden estrechar el conducto vertebral y generar disfunción neurológica. En algunos casos, la reducción y la realineación adecuadas de las vértebras, seguidas de estabilización, permiten descomprimir los elementos neurales sin tener que resecar hueso (fig. 12-31).

ARTRODESIS

La artrodesis de la columna vertebral está indicada en muchos procesos patológicos, como la inestabilidad espinal, las neoplasias, y condiciones postraumáticas y degenerativas de la columna. El objetivo de la artrodesis es permitir una unión ósea sólida entre dos o más vértebras (fig. 12-32). En muchos casos se recurre a la fijación interna para lograr la estabilización inicial y también para corregir la deformidad (fig. 12-33).

Un principio importante en relación con la artrodesis vertebral es que la estabilidad que se logra mediante fijación interna es un preludio al proceso biológico de fusión. El ambiente biológico idóneo para la artrodesis recibe influencia de varios factores. La protección mecánica del injerto en el espacio intervertebral puede incrementar la velocidad de la fusión y mantener la alineación estructural. De ningún modo la fijación interna elimina la necesidad de que el cirujano realice una preparación completa y cuidadosa de las vértebras, y use técnicas de injertación óptimas. Con pocas excepciones, la fijación interna que no recibe por último soporte y protección de una fusión sólida sufrirá fatiga y fallará o se aflojará después de un número finito de ciclos. Por lo tanto, hay una carrera para alcanzar una fusión sólida antes de que la fijación sufra una falla por fatiga.

La selección de una estrategia quirúrgica para la columna vertebral, así como si debe realizarse una artrodesis anterior, posterior o una combinada, depende de la patología específica. Al llevar a cabo una fusión es importante que el cirujano comprenda las propiedades biomecánicas de los distintos tipos de constructos para fusión. Al limitar el movimiento local, la artrodesis cervical afecta a los segmentos de movimiento adyacentes. El efecto de la fusión puede ser mitigado por el hecho de que el segmento de movimiento mismo ya pudiera haber sufrido anquilosis o muestre una rigidez extrema como consecuencia de la degeneración o la patología. En teoría, existe un incremento del movimiento en los niveles cercanos no fusionados. Puede presentarse degeneración subsecuente en otros segmentos de movimiento (Cherubino y cols., 1990; Hunter y cols., 1980).

Fuller y cols., (1998) evaluaron la distribución del movimiento a lo largo de segmentos de movimiento cervicales móviles tras una artrodesis segmentaria simulada en columnas cervicales de cadáveres. Los autores simularon fusiones en uno, dos y tres niveles en columnas cervicales humanas. Movilizaron enton-

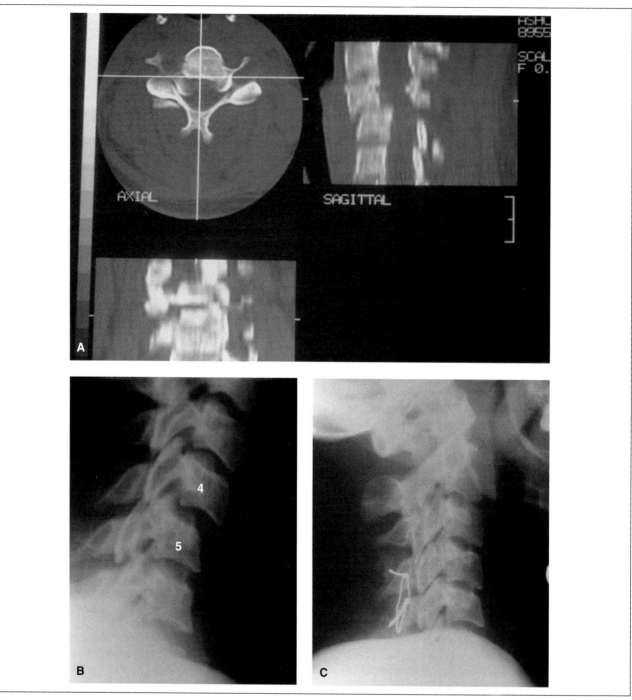

FIGURA 12-31 Luxación facetaria unilateral en una mujer de 24 años de edad que sufrió un accidente automovilístico. El grado de subluxación vertebral es inferior a la mitad del diámetro anteroposterior del cuerpo vertebral. Su médula espinal sufrió compresión y se presentó con una lesión medular incompleta. **A.** Los cortes de tomografía computarizada y la reconstrucción de imágenes revelaron compromiso del conducto vertebral en C5-C6. Se trató de realinear la columna mediante la aplicación de tracción longitudinal hasta alrededor de una tercera parte de su peso corporal. **B.** La radiografía lateral con tracción aplicada muestra una desalineación persistente. Se llevó a cabo una reducción abierta mediante exposición vertebral posterior. Tras la realineación se creó una banda tensional posterior con cableado interespinoso y se insertó un injerto óseo autólogo. **C.** La radiografía posquirúrgica muestra la recuperación de las relaciones vertebrales normales. La fijación generó una buena estabilidad y permitió a la paciente movilizarse en forma temprana. Reimpresa con autorización de Moskovich, R. (1997). Cervical instability (rheumatoid, dwarfism, degenerative, others). En K. H. Bridwell, R. L. DeWald (Eds.). *The Textbook of Spinal Surgery* (2nd ed., pp. 969-1009). Philadelphia: Lippincott-Raven.

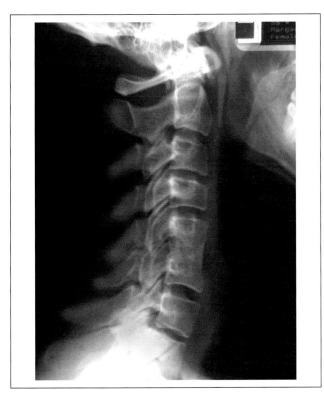

FIGURA 12-32 Radiografía lateral de la columna cervical de una mujer de 35 años de edad que se sometió a discectomía cervical anterior C5-C6 y a una artrodesis intersomática con un injerto óseo tricortical autólogo de cresta ilíaca. Observar la integración y el remodelamiento del injerto.

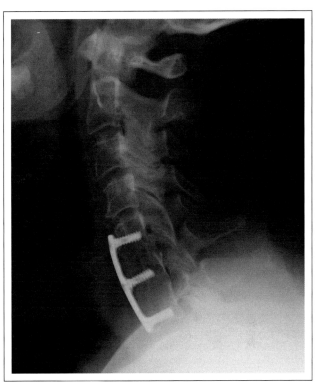

FIGURA 12-33 Radiografía cervical lateral de un hombre de 62 años de edad, 8 años después de someterse a una artrodesis cervical anterior C5-C6 y C6-C7 con aloinjerto óseo y una placa cervical anterior de titanio. Los espacios discales intervertebrales proximales y la alineación cervical están conservados.

ces las columnas cervicales por un arco de movimiento sagital no destructivo de 30° y lo compararon con el de las columnas cervicales no fusionadas. Los hallazgos de este estudio fueron interesantes en el sentido de que la rotación en el plano sagital no se incrementó en grado desproporcionado en los segmentos de movimiento cervicales en adyacencia inmediata a la artrodesis segmentaria. Si bien los autores reconocieron ciertas limitaciones del estudio, propusieron que una fusión cervical produce un incremento bastante uniforme del movimiento en todos los segmentos de movimiento cervicales abiertos restantes; de este modo, puede existir un mayor potencial de cambio degenerativo en todos los niveles cervicales.

Se estudiaron la incidencia, la prevalencia y la progresión radiológica de enfermedad sintomática en niveles adyacentes tras la artrodesis cervical (Hilibrand y cols., 1999). La enfermedad en nivel adyacente se definió como el desarrollo de una radiculopatía o mielopatía nueva que podía referirse a un segmento de movimiento adyacente al sitio en que se hubiera realizado una artrodesis cervical anterior previa. La enfermedad sintomática de nivel adyacente tuvo una incidencia más bien constante de 2.9% por año. El análisis de supervivencia reveló que cerca de 26% de los pacientes con artrodesis cervical anterior desarrollaría enfermedad nueva en un nivel adyacente en el transcurso de 10 años de la cirugía. El estudio también demostró que más de dos terceras partes de los pacientes que desarrollaban enfermedad cer-

vical en nivel adyacente experimentaban falla del tratamiento conservador y requerían un procedimiento adicional.

La artroplastia discal total pretende conservar el movimiento fisiológico de la columna y reducir los patrones de transferencia de esfuerzo a otras unidades espinales funcionales que induce la artrodesis (Bartels cols., 2008; Dmitriev y cols., 2005; Galbusera y cols., 2008; Gandhi y cols., 2015; Phillips y cols., 2009). Además de lo ya mencionado, investigación adicional demuestra una menor incidencia de enfermedad en el segmento adyacente con la artroplastia en comparación con la artrodesis (Xu y cols., 2018).

Fijación de la columna cervical

La artrodesis de la columna cervical puede estar indicada por distintas razones, las más comunes son el traumatismo y las enfermedades degenerativas. Una posición subóptima de la cabeza o una alineación anómala de la columna cervical pueden contribuir al dolor y la discapacidad. Con el advenimiento de tecnologías innovadoras, se cuenta ahora con sistemas de fijación interna capaces de estabilizar de manera satisfactoria la columna cervical con cualquiera de estas estrategias.

Las técnicas para fijación atlantoaxial incluyen la fijación con alambre y la fijación con grapa interlaminar (Moskovich & Crockard, 1992). Las técnicas de fijación con tornillos implican retos

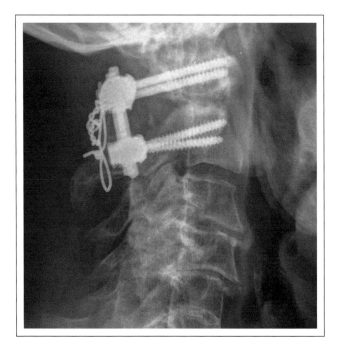

técnicos pero confieren una mayor estabilidad traslacional y de rotación axial. Tanto la fijación transarticular con tornillos como aquella con tornillos de la masa lateral de C1 al pedículo de C2 permiten una fijación atlantoaxial muy estable, con altas tasas de unión ósea (Harms & Melcher, 2001). La seguridad de la fijación facilita la fusión monosegmentaria y reduce o elimina la necesidad de un soporte externo en el posoperatorio (fig. 12-34). La fijación atlantoaxial en unidades espinales funcionales C1-C2 de cadáveres mediante el uso de alambre sublaminar con un injerto mediano (fusión de Gallie) produjo una mayor rotación significativa en flexión, extensión y rotación axial, y mayor flexión lateral que la fijación con alambre con dos injertos bilaterales (fusión de Brooks), la aplicación de grapas interlaminares posteriores bilaterales y la fijación transarticular con tornillos (fusión de Magerl; Grob y cols., 1992). La fijación transarticular con tornillos de Magerl tendió a permitir el menor grado de rotación, como podía preverse (fig. 12-35).

La discectomía o vertebrectomía anterior obliga a la reconstrucción con un injerto estructural o una prótesis para restablecer el soporte de la columna anterior y mantener la altura del agujero intervertebral. La resistencia posquirúrgica inmediata con el uso de injertos iliacos o peroneos bajo compresión axial en un MTS revela que dan un soporte adecuado a las cargas requeridas en la columna cervical. La fijación con placa disminuye el riesgo de hundimiento y mejora la tasa de fusión (Noordhoek y cols., 2018; Oliver y cols., 2018; fig. 12-36). La rigidez relacionada con el volumen de varios dispositivos intersomáticos protésicos de titanio, fibra de carbono y polietereteretona (PEEK, por

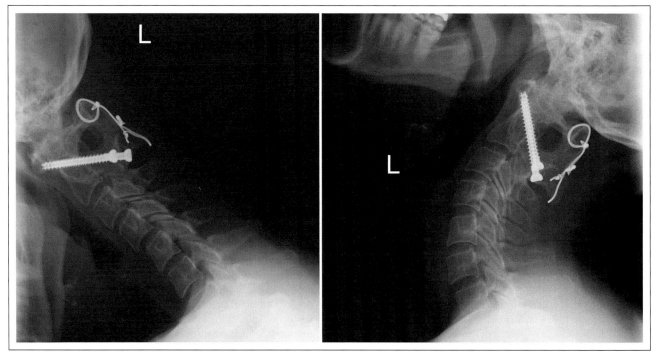

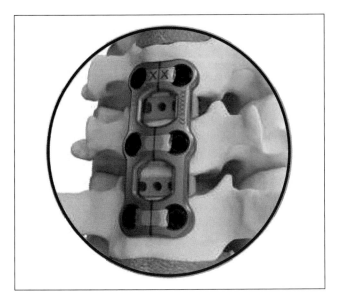

FIGURA 12-36 Ejemplo de una placa cervical anterior de titanio colocada sobre dos segmentos de movimiento en un modelo de columna cervical. Los tornillos no penetran la corteza posterior y se bloquean en la placa para evitar su retroceso (Alphatec). Cortesía de Alphatec Spine, Inc.

sus siglas en inglés) fue mayor con el injerto de hueso iliaco al someterse a pruebas biomecánicas en un modelo de columna vertebral cervical de cabra madura (Gu y cols., 2007). Sin embargo, es deseable una rigidez que se aproxime a la del hueso para evitar la protección del esfuerzo y el hundimiento. Resulta interesante señalar que la cabra sostiene su cabeza erecta y, de este modo, las cargas sobre la columna cervical se aplican de manera similar que en los bípedos humanos. Los modelos de cabra para las pruebas de columna cervical de tipo biológico o biomecánico son, por ende, populares.

El uso de cajas o celdas intersomáticas disminuye la morbilidad en el sitio donante del autoinjerto. Al inicio se utilizó titanio, le siguió PEEK y luego materiales compuestos. Si bien el titanio muestra una integración ósea apropiada, tiene tasas mayores de hundimiento que el injerto óseo o el PEEK, lo que puede atribuirse a su mayor módulo de elasticidad (Seaman, y cols., 2017). En comparación con otros materiales, el PEEK es en extremo resistente al desgaste que ocurre durante el proceso de manufactura (Kurtz & Devine, 2007). Es posible utilizar una fijación interna adicional anterior o posterior (fig. 12-36). Dos de los factores que influyen sobre la tendencia de un implante intervertebral a hundirse son la configuración del dispositivo, en particular su área de contacto en la interfase implante-placa terminal, y la preparación de las placas terminales (Wilke y cols., 2000). Las prótesis intersomáticas cilíndricas mostraron tasas de hundimiento mayores que los dispositivos trapezoidales (Chong y cols., 2015). De manera similar, las prótesis intersomáticas con huellas menores tienen tasas de hundimiento más altas que las de mayor tamaño (Noordhoek y cols., 2018; Suh y cols., 2017).

De manera independiente al material, las superficies intersomáticas lisas tienen una integración ósea menos exitosa en comparación con las prótesis con superficie rugosa. El PEEK poroso y el recubierto con titanio incrementan la rugosidad de la superficie y mejoran la integración ósea (Svehla y cols., 2000; Torstrick y cols., 2017; Walsh, 2015); sin embargo, el PEEK recubierto con titanio es susceptible a la deslaminación y al cizallamiento de la cubierta durante la implantación (Torstrick y cols., 2018). La adición de una placa cervical anterior a los implantes intersomáticos disminuye el hundimiento en comparación con el uso aislado de estos constructos (Oliver y cols., 2018).

Algunos investigadores demostraron que en un procedimiento de un solo nivel una placa cervical anterior sirve como dispositivo de distribución de cargas más que de protección contra la carga, lo que permite la consolidación del injerto según lo observado en otros estudios clínicos (Rapoff y cols., 1999). Puede esperarse que la unión ósea ocurra a una velocidad menor si los huesos están protegidos de las fuerzas compresivas; sin embargo, la experiencia clínica con placas cervicales anteriores ha demostrado por lo general velocidades de fusión similares o mejoradas en comparación con el uso aislado de injertos óseos.

Se evaluó la estabilidad biomecánica de siete técnicas distintas para reconstrucción cervical mediante el uso de segmentos de columna cervical de 24 terneros (Kotani y cols., 1994). Sus hallazgos no respaldan el uso exclusivo de técnicas anteriores tanto en la inestabilidad posterior como en la de tres columnas. A pesar de esto, el uso clínico de una placa de fijación anterior sin fijación posterior en las lesiones cervicales de tres columnas ha permitido resultados clínicos satisfactorios en otros estudios, y las placas cervicales modernas y las técnicas de distribución de la carga han reducido la necesidad de recurrir a la fusión circunferencial, excepto en casos complejos (Ripa y cols., 1991). Estos resultados ponen en relieve la necesidad de una buena valoración clínica y de investigaciones que tomen en cuenta la cuarta dimensión: el tiempo. La fusión es un proceso biológico que ocurre a lo largo del tiempo y enfatiza la importancia de los estudios biomecánicos *in vitro* o simulados mediante computadora.

Alineación de la columna cervical

Se está dirigiendo más atención hacia la alineación de la columna cervical y su correlación con los resultados informados por el paciente tras la cirugía. Las metas de medición radiológica se han recomendado para la planeación preoperatoria con el fin de determinar la posición óptima del cuello en fusión.

Las mediciones radiográficas como el ángulo C2- C7, la pendiente T1, el eje cervical vertical sagital (ECVS, EVS C2-C7), y el ángulo de inclinación del cuello (Tan y cols., 2017) se utilizan para determinar la posición óptima del cuello durante la planeación de la fijación quirúrgica (fig. 12-37; Shimokawa y cols., 2019).

Se determinó que el EVS C2-C7 es un factor predictivo importante de la discapacidad. Guarda correlación positiva con el índice de discapacidad cervical (IDC), y esta correlación alcanza significancia estadística cuando el EVS C2-C7 es superior a 40 mm (Tang y cols., 2015). Los procedimientos de fusión cervical se realizan

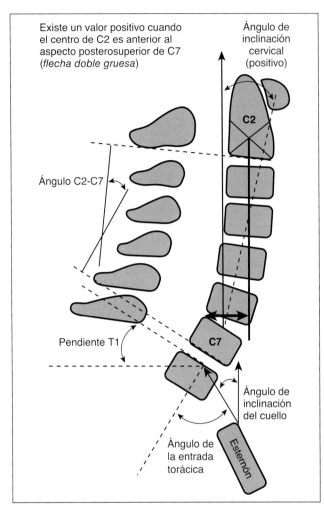

Existe un valor positivo cuando el centro de C2 es anterior al aspecto posterosuperior de C7 (*flecha doble gruesa*)

Ángulo de inclinación cervical (positivo)

C2

Ángulo C2-C7

Pendiente T1

C7

Ángulo de inclinación del cuello

Ángulo de la entrada torácica

Esternón

FIGURA 12-37 Parámetros radiológicos del equilibrio sagital cervical. Adaptada con autorización de Shimokawa, N., Sato, H., Matsumoto, H., *et al.* (2019). Review of radiological parameters, imaging characteristics, and their effect on optimal treatment approaches and surgical outcomes for cervical ossification of the posterior longitudinal ligament. *Neurospine, 16*(3), 506-516. Copyright © 2019 de la Korean Spinal Neurosurgery Society.

con el objetivo de obtener un EVS C2-C7 inferior a este umbral, y se ha encontrado que esto permite una mejor evolución informada por los pacientes (calificaciones IDC y SF-36) tras la cirugía. El EVS C2-C7 promedio en personas asintomáticas es de 15.6 ± 11.2 mm, si bien no siempre es posible corregirlo hasta el valor normal y tal vez un valor inferior a 40 mm sea suficiente (Ames y cols., 2013). Debe señalarse que no se ha demostrado que la corrección de la lordosis cervical (ángulo C2-C7) guarde correlación significativa con la evolución clínica posquirúrgica (Villavicencio y cols., 2011). Sin embargo, diversos estudios en cadáveres y animales demostraron que la alineación cervical inapropiada, en particular la cifosis, se correlaciona con un incre-

mento del aplanamiento medular, disminución de la circulación intramedular y mayor tensión en la médula espinal, que contribuyen todos al desarrollo de mielopatía, además del pinzamiento medular directo por la enfermedad espondilótica (Chavanne y cols., 2011; Shimizu y cols., 2005). Se demostró que la corrección de la alineación cervical mejora los síntomas mielopáticos tras la cirugía. Un objetivo quirúrgico general es corregir el ángulo C2-C7 hasta un valor neutral (Ames y cols., 2013). Debe señalarse que la laminectomía descompresiva aislada para el manejo de la mielopatía secundaria a la enfermedad espondilótica puede traer consigo una cifosis poslaminectomía y recurrencia de la mielopatía debido al incremento de la tensión sobre la médula espinal al tiempo que se distiende sobre la columna cifótica.

Estudios adicionales demostraron la asociación entre la alineación de la columna cervical y la de la columna toracolumbar y la pelvis, así como con la evolución clínica en pacientes con deformidad toracolumbar preexistente (Protopsaltis y cols., 2015). Un valor alto de EVS C2-C7 puede ser intrínseco a la columna cervical, como sería evidente con una cifosis C2-C7 excesiva, o la deformidad pudiera atribuirse a algún proceso más distal en la columna, toda vez que los pacientes con alineación anómala de la región toracolumbar a menudo desarrollan mecanismos compensatorios que tienen impacto sobre la columna cervical cuando intentan mantener la mirada horizontal y la cabeza erecta (figura 12-38). En contraste, corregir las deformidades toracolumbares puede traer consigo una corrección espontánea de la alineación cervical (Smith y cols., 2012). La valoración preoperatoria en caso de sospecha de deformación cervical debe incluir como tal radiografías de toda la columna, debido a que la deformidad cervical puede ser secundaria a otra en un nivel distinto (Ames y cols., 2013; Knott y cols., 2010). En particular, una pendiente T1 inferior a 13° o superior a 25° sugiere la contribución toracolumbar a la deformidad cervical. También se ha demostrado que la pendiente T1 se correlaciona en grado significativo con la lordosis C2-C7 y el EVS C2-C7 (Scheer y cols., 2013; Tang y cols., 2015). Se desarrolla deformidad si estos se disocian con la cirugía. Una diferencia de 20° o más entre la pendiente T1 y la lordosis cervical corresponde a un EVS C2-C7 de 40 mm o más (Protopsaltis y cols., 2018).

La relación entre la pendiente T1 y la lordosis cervical es similar a la que existe entre la incidencia pélvica y la lordosis lumbar. Una pendiente T1 mayor genera una lordosis cervical más intensa, al igual que una mayor incidencia pélvica determina una lordosis lumbar más marcada (Scheer y cols., 2013). La deformidad cervical puede tener componentes combinados de desalineación de C2-C7 y toracolumbar. Entre los pacientes con deformidad toracolumbar, 29% tiene un EVS C2-C7 superior a 40 mm y en 31% hay un ángulo C2-C7 cifótico (Smith y cols., 2014). Debe señalarse que la cifosis cervical puede ser fisiológica. Se ha demostrado que casi 33% de la población cumple los criterios radiológicos para la cifosis C2-C7 a pesar de mantenerse asintomática (Le Huec y cols., 2015). A los 2 años tras la laminoplastia se identificó una correlación entre una pendiente T1 preoperatoria alta y un incremento de la cifosis cervical (Kim y cols., 2013).

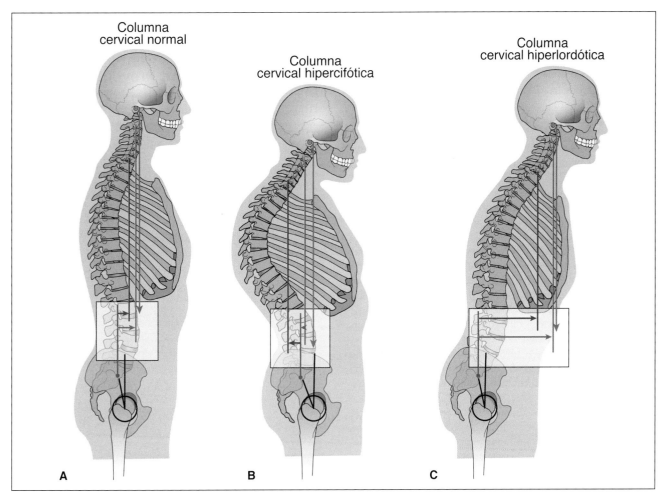

FIGURA 12-38 Alineación sagital apropiada que facilita el mantenimiento de la postura (**A**), y alineación deficiente capaz de generar mecanismos compensatorios que alteran los parámetros de alineación de la columna cervical (**B** y **C**). Se produce un incremento de la inclinación pélvica tanto por la cifosis como por la alineación sagital global inapropiada. La inclinación pélvica por cifosis suele ir acompañada de hiperlordosis lumbar. Reimpresa con autorización de Ames, C. P., Blondel, B., Scheer, J. K., *et al.* (2013). Cervical radiographical alignment: Comprehensive assessment techniques and potential importance in cervical myelopathy. *Spine*, *38*(22 Suppl 1), S149-S160.

Parálisis C5

Es una complicación grave de la cirugía descompresiva cervical en la que el paciente muestra un deterioro de la potencia del deltoides o el bíceps braquial de por lo menos un grado MRC en las maniobras musculares clínicas, sin afectación de la función de la extremidad inferior. También puede existir un defecto sensitivo en la región del hombro (Sakaura y cols., 2003). En la mayor parte de los casos es transitoria. Entre las teorías sobre su etiología se encuentran la lesión isquemia-reperfusión tras la cirugía, la lesión directa y la tracción del nervio una vez que el conducto vertebral se descomprime y la médula se desplaza en dirección posterior. El nervio C5 es el más corto y, por ende, experimenta la mayor fuerza de tracción (Ratcliff y cols., 2014). La osificación del ligamento longitudinal posterior (OLLP) aumenta el riesgo de parálisis C5 debido al desplazamiento posterior de la médula

espinal. Cuando la OLLP ocupa alrededor de dos terceras partes del conducto vertebral, existe un incremento significativo de riesgo de parálisis C5 (Chen y cols., 2007).

La laminectomía conlleva un riesgo más alto de parálisis C5 que la laminoplastia (Gu y cols., 2014). Un agujero intervertebral estrecho también incrementa el riesgo de parálisis C5 (Imagama y cols., 2010). El análisis de elementos finitos revela que el mayor grado de desplazamiento posterior tras la laminectomía ocurre cuando la columna cervical se encuentra en lordosis (3 mm) en contraste con la posición neutral (2.7 mm) o la cifosis (2.5 mm), debido al movimiento limitado de la médula tras la laminectomía (Khuyagbaatar y cols., 2017). La tracción caudal del hombro para facilitar el acceso cervical en la cirugía también se ha implicado como causa de la parálisis C5. Un estudio en cadáveres demostró que las raicillas C5 y la médula espinal adyacente se ponen en tensión con la depresión del hombro (Alonso y cols., 2018).

Biomecánica del traumatismo cervical

LESIONES POR BOLSA DE AIRE

En Estados Unidos los accidentes automovilísticos aún son la principal causa de muerte relacionada con lesiones. La National Highway Traffic Safety Administration (NHTSA) puso como requisito que a partir de 1987 a todos los automóviles se les integraran dispositivos automáticos para protección de los ocupantes (bolsas de aire o cinturones de seguridad automáticos). En 1993 se introdujo la bolsa de aire en el lado del pasajero. En general, los estudios concluyeron que los ocupantes del asiento delantero tienen una protección adecuada contra el impacto frontal si se utilizan cinturones de seguridad en un vehículo equipado con bolsa de aire (King & Yang, 1995). Poco tiempo después de que los dispositivos de bolsa de aire estuvieran disponibles, se informaron lesiones generadas por estos en los pasajeros del asiento delantero; muchas muertes infantiles y lesiones graves se atribuyeron a las bolsas de aire del lado del pasajero (Marshall y cols., 1998). Las bolsas de aire en el lado del pasajero constituyen una amenaza de muerte para los niños que viajan en el asiento delantero de un automóvil (Giguere y cols., 1998; McCaffrey y cols., 1999; Mohamed & Banerjee, 1998). Las colisiones eran a menudo accidentes a baja velocidad en que el conductor no presentaba lesiones o estas eran menores, pero los niños sufrían traumatismos graves o letales.

El patrón de lesión en el asiento infantil orientado hacia atrás y colocado en el asiento delantero correspondía a menudo a una lesión craneal masiva y a un hematoma cerebral como consecuencia de la proximidad de la cabeza a la bolsa de aire, en tanto en los asientos infantiles orientados hacia el frente los niños sufrían muchas más lesiones cervicales. En dos de los niños de mayor edad los hallazgos de la autopsia fueron luxación atlantooccipital y uno sufrió una lesión con casi decapitación, lo que reveló la vulnerabilidad de la columna cervical pediátrica a las fuerzas explosivas de una bolsa de aire en expansión, que genera hiperextensión del frágil cuello del niño. Los lineamientos de los Centers for Disease Control and Prevention (CDC) enfatizan que los niños de hasta por lo menos 12 años de edad deben asegurarse de manera apropiada en el asiento trasero (www.cdc.gov/injury/features/child-passenger-safety; ver recuadro 12-3).

Se realizó una simulación matemática para estudiar el potencial de lesión en la cabeza y el cuello en un conductor sin cinturón de seguridad sostenido por una bolsa de aire (Yang y cols., 1992). Se encontró que cuando se utilizaba el volante con el ángulo estándar de 20°, los torques en las articulaciones del cuello disminuían 22%. La aceleración resultante de la cabeza se incrementó 41% respecto al estudio inicial cuando se recurrió a un volante vertical. Si la dimensión vertical de la bolsa de aire se reducía 10%, los torques en las articulaciones del cuello se incrementaban 14%, en tanto la aceleración de la cabeza mostraba una disminución leve, de 9%. Si bien aún no se identifican las dimensiones y las velocidades de insuflación ideales de las bolsas de aire, su uso ha generado una reducción general significativa de las lesiones de la cabeza y el cuello.

RECUADRO 12-3

Lineamientos de los Centers for Disease Control and Prevention (CDC) en relación con las bolsas de aire y los niños

Instalar y utilizar asientos para auto y de altura con base en el manual de propietario de cada asiento
Asegurar a todos los niños de 12 años o menos en el asiento posterior

- Asegurar a los niños en la parte central del asiento posterior cuando sea posible, puesto que es el punto más seguro del vehículo.

- Las bolsas de aire pueden matar a los niños pequeños que viajan en el asiento delantero. Nunca colocar frente a una bolsa de aire un asiento infantil orientado hacia atrás.

- Asegurar a los niños en asientos para auto, para ajuste de altura o con cinturones de seguridad en cualquier viaje, al margen de qué tan corto sea.

- Poner un buen ejemplo y ayudar a proteger a todos los pasajeros del auto al utilizar siempre el cinturón de seguridad.

SÍNDROME DE LATIGAZO

Es una compleja serie de síntomas que puede presentarse tras una lesión de hiperextensión por aceleración. Estas lesiones por lo regular ocurren cuando un carro es golpeado desde atrás, pero también pueden derivar de colisiones laterales o de frente. La aceleración del asiento del vehículo impulsa el torso del ocupante hacia adelante, siendo el resultado que la cabeza que carece de soporte cae hacia atrás y esto genera una deformación en extensión en el cuello. Puede presentarse una lesión secundaria por flexión si el vehículo que fue golpeado al inicio choca contra otro de frente y, de manera súbita idéntica, vuelve a desacelerar, para arrojar al ocupante hacia adelante una vez más. Crowe acuñó el término "latigazo" en 1928, en una presentación sobre lesiones del cuello producidas por accidentes automovilísticos por alcance trasero en Estados Unidos. Informó después que se arrepentía de utilizarlo debido a que solo describe el modo en que la cabeza se mueve de forma súbita para producir un esguince en el cuello y no describe el patrón de lesión específico (Breck & Van Norman, 1971). Síndrome de latigazo es un concepto más correcto, pero lesión por latigazo aún se acepta, al ser un concepto común en la literatura, así como para médicos y pacientes.

El síndrome de latigazo es un evento traumático común, incluso si su patología se comprende poco. A menudo, la intensidad del traumatismo por latigazo no se correlaciona con la gravedad del problema clínico, que puede incluir dolor en el cuello y el hombro, vértigo, cefalea y visión borrosa (Brault y cols., 1998; Ettlin y cols., 1992; Panjabi y cols., 1998a; Sturzenegger y cols., 1994). Además de la pérdida a menudo observada de la lordosis fisiológica, una exploración radiológica de la columna cervical es muchas veces normal. Incluso tecnología más reciente como la RM no siempre puede revelar alguna lesión en los tejidos blandos. La exploración con RM del encéfalo y la columna cervical 2 días después de una lesión tipo esguince del cuello por latigazo en 40 pacientes no detectó alguna patología vinculada con ella, ni fue posible que la RM predijera el desarrollo de síntomas o la evolución (Borchgrevink y cols., 1997). Los estudios de RM de la musculatura cervical tras la lesión por latigazo sugieren cambios potenciales en su área transversal e infiltración adiposa, pero no han sido concluyentes (Owers y cols., 2018). Las lesiones que se han documentado incluyen desgarros del ligamento interespinoso, fracturas de la apófisis espinosa, rotura discal, rotura del ligamento amarillo, disrupción de las facetas articulares y distensión de los músculos anteriores. El diagnóstico y tratamiento de las lesiones por latigazo a menudo también se confunden ante las situaciones psicosociales y medicolegales concomitantes (Wallis y cols., 1998).

Uno de los estudios biomecánicos iniciales (no publicado) sobre la lesión por latigazo fue realizado por el finado Dr. Irving Tuell, un cirujano ortopédico de Seattle, Washington. Utilizó una cámara de cine para grabarse mientras iba conduciendo y era golpeado por detrás por otro vehículo conducido por su residente de cirugía. Los cuadros extraídos de la película demuestran con claridad la hiperextensión del cuello de Tuell por encima del respaldo de su vehículo (fig. 12-39). También es posible observar el efecto de las fuerzas inerciales sobre la mandíbula, al tiempo que esta se abre cuando la aceleración impulsa su cabeza hacia atrás. Este mecanismo puede explicar las lesiones de la articulación temporomandibular que a menudo acompañan a las lesiones cervicales por latigazo.

Mediante exploraciones clínicas y RM se concluyó que el "límite de inocuidad" para los esfuerzos que se originan a partir de los impactos traseros en relación con los cambios de velocidad se ubica entre 10 y 15 km/h (Castro y cols., 1997). Tras un golpe trasero, la aceleración promedio de los vehículos objetivo fue de 2.1 a 3.6 g. Con un reposacabezas, la extensión máxima se alcanza en el momento del contacto, con un ángulo entre la cabeza y la región superior del tronco de entre 10 y 47° (promedio, 20°). En ausencia de un reposacabezas, la extensión máxima registrada fue de 80°.

El retraso electromecánico (REM), el tiempo que transcurre desde el inicio de la actividad muscular y la manifestación externa de fuerza muscular resultante, es cercano a 10 ± 15 ms. Los valores altos de REM en algunas publicaciones sobre temas musculares no son confiables debido a que reciben influencia de factores desconocidos del aparato en que se registraron (Corcos y cols., 1992). Teniendo en cuenta que los datos pueden estar sesgados por un artefacto, se informa que los tiempos de reacción del músculo esternocleidomastoideo son de alrededor de 75 a 90 ms (Brault y cols., 2000). Este estudio respaldó el realizado por el Dr. Tuell al exponer a 42 sujetos (21 hombres y 21 mujeres de 20 a 40 años de edad) a colisiones con un cambio de velocidad de 4 y 8 km/h, al tiempo que se medía la respuesta cinemática de la cabeza y el torso, y se registraba una electromiografía de los músculos esternocleidomastoideo y paraespinales cervicales. Los datos indicaron que los músculos cervicales se contraen con rapidez en respuesta al impacto y existe potencial de lesión muscular por la elongación súbita de las contracciones, es decir, los músculos disparan con rapidez suficiente para influir sobre el patrón de lesión (tabla 12-2).

En otros estudios se utilizó un modelo de traumatismo por latigazo reproducible, en el cual se recurrió a muestras completas de columna cervical montadas en una plataforma deslizante de mesa, para simular un alcance trasero mediante la aplicación de aceleraciones horizontales crecientes al aparato (Panjabi y cols., 1998a, 1998b). Tanto la cinemática de la plataforma deslizante como la de la cabeza pueden medirse con potenciómetros

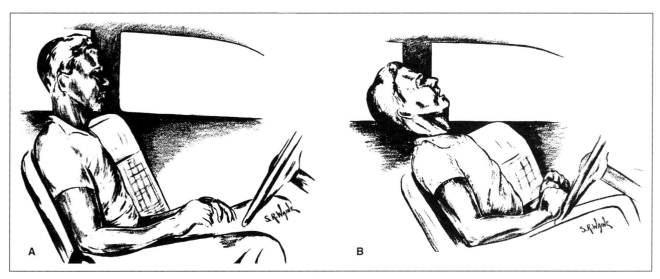

FIGURA 12-39   Dibujo a mano de dos cuadros de una película del Dr. Irving Tuell conduciendo su auto. Antes (**A**) y después (**B**) de ser golpeado desde atrás por otro vehículo conducido por su residente.

TABLA 12-2 Tiempos de activación muscular (ms) desde el contacto de la defensa en los alcances posteriores como función del género, el grupo muscular y los cambios de velocidad			
Género	**Grupo muscular**	**4 km/h**	**8 km/h**
Femenino	Esternocleidomastoideo	87 (10)	79 (9)
	Paraespinales	94 (12)	82 (7)
Masculino	Esternocleidomastoideo	95 (8)	83 (8)
	Paraespinales	99 (8)	85 (11)

Nota: las diferencias entre los tres factores fueron significativas, con $p < 0.05$. Las desviaciones estándar se muestran entre paréntesis.

y acelerómetros. Mediante el uso de este modelo de latigazo se describió una curva con configuración en S, en que la columna cervical inferior se hiperextendía y la columna cervical superior se flexionaba (Grauer y cols., 1997). Los investigadores consideraron que la lesión se generaba durante la fase de hiperextensión de la columna cervical inferior. Es importante la colocación de los reposacabezas ajustables en una posición correcta detrás del cráneo y no del cuello. Si se asume que el riesgo de lesión es proporcional a la extensión del cuello, un reposacabezas en posición baja conlleva un riesgo relativo de lesión de 3.4 en los alcances traseros, en comparación con un riesgo de 1 para una posición favorable (Viano & Gargan, 1996). Si todos los reposacabezas ajustables se colocaran en la posición alta, el riesgo relativo se reduciría hasta 2.4, una reducción de 28.3% del riesgo de lesión por latigazo. Se requiere una distancia inicial del protector hasta la cabeza de 5 a 6 cm como máximo para reducir las cargas y los movimientos del cuello, y mantenerlos en el intervalo fisiológico (Sendur y cols., 2005; Stemper y cols., 2006). Los reposacabezas activos extensibles ayudan a contrarrestar de manera automática las fuerzas durante un accidente. Son una mejora de los reposacabezas fijos, pero pudieran no activarse por completo al tiempo que se alcanzan los movimientos máximos de la columna si el espacio entre la cabeza y el dispositivo supera los 8 cm y, de esta manera, se reduce su efecto protector potencial (Ivancic y cols., 2009).

Conclusión

El mantenimiento de la homeostasis neurológica y la protección de la médula espinal, los nervios y los vasos sanguíneos, junto con el soporte y la protección del cráneo, son las tareas principales de la columna vertebral cervical. La apreciación de los principios biomecánicos y de su funcionalidad interrelacionada e interdependiente debe permitir una mayor comprensión durante la valoración y el tratamiento de la patología de la columna cervical. El humano sigue siendo vulnerable no solo a tipos comunes de traumatismo cervical, sino también a mecanismos idiosincráticos de lesión con los avances tecnológicos vinculados con el transporte, los dispositivos para comunicación y el deporte, entre otros. La participación en actividades que implican una alta velocidad y conductas de alto riesgo colocan al humano en riesgo de sufrir lesiones por aceleración y desaceleración. Resulta vital perseguir la prevención y los tratamientos

racionales de los trastornos cervicales con base en principios biomecánicos sólidos.

Resumen

- Una unidad espinal funcional, o segmento de movimiento, está integrada por dos vértebras adyacentes, el disco intervertebral interpuesto y los ligamentos ubicados entre las vértebras.

- Los movimientos acoplados de la columna vertebral son la rotación o la traslación simultáneas congruentes a lo largo de un eje distinto respecto al movimiento primario.

- Los discos intervertebrales muestran propiedades viscoelásticas (deslizamiento y relajación) e histéresis.

- Los discos pueden soportar cargas superiores a las normales cuando se aplican con rapidez fuerzas compresivas, lo que les protege de la falla catastrófica hasta que se aplican cargas en extremo elevadas.

- La resistencia a la compresión del cuerpo vertebral se incrementa desde los niveles cervicales superiores hasta los lumbares inferiores.

- El diámetro sagital promedio del conducto vertebral en el adulto de sexo masculino en C3-C7 se aproxima a 14 mm; el diámetro de la médula espinal es cercano a 10 mm.

- El ligamento amarillo se mantiene bajo tensión incluso cuando la columna se encuentra en una posición neutral o en una extensión ligera, lo que genera un preesfuerzo en el disco y provee cierto grado de soporte intrínseco a la columna.

- Los músculos desempeñan un papel crítico en la homeostasis postural básica. Los pacientes con parálisis de los músculos cervicales no pueden sostener su cabeza.

- La médula espinal tiene cierta elasticidad longitudinal pero tolera mal la traslación axial. Son las fuerzas de traslación las que de manera característica inducen lesión neurológica.

- El análisis del centro instantáneo indica que existe un movimiento tangencial (desplazamiento angular) entre las articulaciones facetarias al tiempo que la columna se flexiona y se extiende. El tamaño de los agujeros intervertebrales se incrementa con la flexión y disminuye con la extensión.

- La inestabilidad cinemática hace referencia al grado de movimiento (demasiado o muy poco), a su calidad (alteraciones del patrón normal) o a ambos. La estabilidad de los componentes hace referencia al papel biomecánico clínico de las diferentes estructuras anatómicas de la unidad espinal funcional.

- Cualquier segmento de movimiento debe considerarse inestable cuando todos los elementos anteriores o todos los elementos posteriores se destruyen o no pueden realizar su función.
- Es posible el desarrollo de un incremento significativo de los esfuerzos en el anillo y la movilidad segmentaria cuando la resección facetaria bilateral excede 50%.
- El uso apropiado de la fijación interna ayuda a incrementar la velocidad de fusión y mantener la alineación estructural.
- Los pasajeros del asiento delantero tienen una protección adecuada contra el impacto frontal si utilizan cinturones de seguridad en un vehículo equipado con bolsas de aire frontales. Las bolsas de aire en el lado del pasajero constituyen una amenaza letal para los niños que viajan en el asiento delantero de un automóvil, ya sea que lo hagan en un asiento infantil o con el cinturón de seguridad.
- El síndrome de latigazo es una compleja serie de síntomas que pueden presentarse tras una lesión con hiperextensión por aceleración.

Preguntas para práctica

1. ¿Cuáles son las diferencias esenciales entre las propiedades anisotrópicas y viscoelásticas de las estructuras biológicas?

2. ¿Qué cambios bioquímicos ocurren en el núcleo del disco intervertebral que envejece?

3. ¿Dónde se ubica el centro instantáneo de flexión-extensión en los segmentos de movimiento de la columna subaxial?

4. ¿Qué estructuras integran cada una de las tres columnas de la columna vertebral?

5. ¿En qué sitio debe sentarse a los lactantes y los niños en un vehículo automotor, y en qué posición se les debe colocar para tener la máxima protección?

6. ¿A lo largo de qué eje cartesiano tiene más tolerancia la médula espinal al efecto de la deformación?

7. ¿Cuál es la ventaja de utilizar un disco de remplazo cervical en vez de recurrir a la fusión?

8. ¿Qué material tiene un módulo de elasticidad más cercano al hueso: titanio o PEEK?

9. ¿Qué parámetro de alineación cervical ha mostrado tener correlación con la calificación del índice de discapacidad cervical?

Referencias

Adams, M. A., Hutton, W. C. (1980). The effect of posture on the role of the apophysial joints in resisting intervertebral compressive forces. *J Bone Joint Surg Br, 62*(3), 358–362.

Alonso, F., Voin, V., Iwanaga, J., et al. (2018). Potential mechanism for some postoperative C5 palsies: An anatomical study. *Spine, 43*(3), 161–166.

Ames, C. P., Blondel, B., Scheer, J. K., et al. (2013). Cervical radiographical alignment: Comprehensive assessment techniques and potential importance in cervical myelopathy. *Spine, 38*(22 Suppl 1), S149–S160.

Antoniou, J., Steffen, T., Nelson, F., et al. (1996). The human lumbar intervertebral disc: Evidence for changes in the biosynthesis and denaturation of the extracellular matrix with growth, maturation, ageing, and degeneration. *J Clin Invest, 98*(4), 996–1003.

Bailey, R. W. (1963). Observations of cervical intervertebral-disc lesions in fractures and dislocations. *J Bone Joint Surg Am, 45A*, 461–470.

Bartels, R. H. M. A., Donk, R. D., Pavlov, P., et al. (2008). Comparison of biomechanical properties of cervical artificial disc prosthesis: A review. *Clin Neurol Neurosurg, 110*, 963–967.

Bell, G. H., Dunbar, O., Beck, J. S., et al. (1967). Variations in strength of vertebrae with age and their relation to osteoporosis. *Calcif Tissue Res, 1*(1), 75–86.

Bennett, S. E., Schenk, R. J., Simmons, E. D. (2002). Active range of motion utilized in the cervical spine to perform daily functional tasks. *J Spinal Disord Tech, 15*(4), 307–311.

Berger, C., Langsetmo, L., Joseph, L., et al.; Canadian Multicentre Osteoporosis Study Research Group. (2008). Change in bone mineral density as a function of age in women and men and association with the use of antiresorptive agents. *CMAJ, 178*(13), 1660–1668.

Bhalla, S. K., Simmons, E. H. (1969). Normal ranges of intervertebral-joint motion of the cervical spine. *Can J Surg, 12*, 181–187.

Blackley, H. R., Plank, L. D., Robertson, P. A. (1999). Determining the sagittal dimensions of the canal of the cervical spine. The reliability of ratios of anatomical measurements. *J Bone Joint Surg Br, 81*, 110–112.

Borchgrevink, G., Smevik, O., Haave, I., et al. (1997). MRI of cerebrum and cervical columna within two days after whiplash neck sprain injury. *Injury, 28*, 331–335.

Botsford, D. J., Esses, S. I., Ogilvie-Harris, D. J. (1994). In vivo diurnal variation in intervertebral disc volume and morphology. *Spine, 19*, 935–940.

Brault, J. R., Siegmund, G. P., Wheeler, J. B. (2000). Cervical muscle response during whiplash: Evidence of a lengthening muscle contraction. *Clin Biomech (Bristol, Avon), 15*, 426–435.

Brault, J. R., Wheeler, J. B., Siegmund, G. P., et al. (1998). Clinical response of human subjects to rear-end automobile collisions [*published erratum appears in Arch Phys Med Rehabil, 1998 Jun;79(6):723*]. *Arch Phys Med Rehabil, 79*, 72–80.

Breck, L. W., Van Norman, R. W. (1971). Medicolegal aspects of cervical spine sprains. *Clin Orthop Relat Res, 74*, 124–128.

Breig, A., Turnbull, I., Hassler, O. (1966). Effects of mechanical stresses on the spinal cord in cervical spondylosis. A study on fresh cadaver material. *J Neurosurg, 25*, 45–56.

Carter, D. R., Hayes, W. C. (1977). The compressive behavior of bone as a two-phase porous structure. *J Bone Joint Surg Am, 59*, 954–962.

Castro, W. H., Schilgen, M., Meyer, S., et al. (1997). Do "whiplash injuries" occur in low-speed rear impacts? *Eur Spine J, 6*, 366–375.

Chavanne, A., Pettigrew, D. B., Holtz, J. R., et al. (2011). Spinal cord intramedullary pressure in cervical kyphotic deformity: A cadaveric study. *Spine*, *36*(20), 1619–1626.

Chen, Y., Chen, D., Wang, Guo, Y., et al. (2007). C5 palsy after laminectomy and posterior cervical fixation for ossification of posterior longitudinal ligament. *J Spinal Disord Tech*, *20*(7), 533–535.

Cherubino, P., Benazzo, F., Borromeo, U., et al. (1990). Degenerative arthritis of the adjacent spinal joints following anterior cervical spinal fusion: Clinicoradiologic and statistical correlations. *Ital J Orthop Traumatol*, *16*, 533–543.

Chong, E., Pelletier, M. H., Mobbs, R. J., et al. (2015). The design evolution of interbody cages in anterior cervical discectomy and fusion: A systematic review. *BMC Musculoskelet Disord*, *16*, 99.

Clausen, J. D., Goel, V. K., Traynelis, V. C., et al. (1997). Uncinate processes and Luschka joints influence the biomechanics of the cervical spine: Quantification using a finite element model of the C5-C6 segment. *J Orthop Res*, *15*, 342–347.

Corcos, D. M., Gottlieb, G. L., Latash, M. L., et al. (1992). Electromechanical delay: An experimental artifact. *J Electromyogr Kinesiol*, *2*, 59–68.

Cusick, J. F., Pintar, F. A., Yoganandan, N. (1995). Biomechanical alterations induced by multilevel cervical laminectomy. *Spine*, *20*, 2392–2398.

Denis, F. (1983). The three column spine and its significance in the classification of acute thoracolumbar spinal injuries. *Spine*, *8*, 817–831.

Dickman, C. A., Zabramski, J. M., Hadley, M. N., et al. (1991). Pediatric spinal cord injury without radiographic abnormalities: Report of 26 cases and review of the literature. *J Spinal Disord*, *4*, 296–305.

Dmitriev, A. E., Cunningham, B. W., Hu, N., et al. (2005). Adjacent level intradiscal pressure and segmental kinematics following a cervical total disc arthroplasty: An in vitro human cadaveric model. *Spine*, *30*(10), 1165–1172.

Dolan, P., Adams, M. A. (2001). Recent advances in lumbar spinal mechanics and their significance for modelling. *Clin Biomech (Bristol, Avon)*, *16*(Suppl 1), S8–S16.

du Plessis, J. P., Dix-Peek, S., Hoffman, E. B., et al. (2012). Pediatric atlanto-occipital dissociation: Radiographic findings and clinical outcome. *Evid Based Spine Care J*, *3*(1), 19–26.

Dvorak, J., Froehlich, D., Penning, L., et al. (1988). Functional radiographic diagnosis of the cervical spine: Flexion/extension. *Spine*, *13*, 748–755.

Dvorak, J., Hayek, J., Zehnder, R. (1987). CT-functional diagnostics of the rotatory instability of the upper cervical spine. Part 2. An evaluation on healthy adults and patients with suspected instability. *Spine*, *12*(8), 726–731.

Dvorak, J., Panjabi, M. M. (1987). Functional anatomy of the alar ligaments. *Spine*, *12*(2), 183–189.

Dvorak, J., Schneider, E., Saldinger, P., et al. (1988). Biomechanics of the craniocervical region: The alar and transverse ligaments. *J Orthop Res*, *6*(3), 452–461.

Ettlin, T. M., Kischka, U., Reichmann, S., et al. (1992). Cerebral symptoms after whiplash injury of the neck: A prospective clinical and neuropsychological study of whiplash injury. *J Neurol Neurosurg Psychiatry*, *55*, 943–948.

Eyre, D. R., Muir, H. (1977). Quantitative analysis of types I and II collagens in human intervertebral discs at various ages. *Biochim Biophys Acta*, *492*(1), 29–42.

Feipel, V., Rondelet, B., Le Pallec, J., et al. (1999). Normal global motion of the cervical spine: An electrogoniometric study. *Clin Biomech (Bristol, Avon)*, *14*, 462–470.

Fielding, J. W. (1957). Cineroentgenography of the normal cervical spine. *J Bone Joint Surg Am*, *39*, 1280–1288.

Fielding, J. W., Cochran, G. B., Lawsing, J. F., 3rd, et al. (1974). Tears of the transverse ligament of the atlas: A clinical and biomechanical study. *J Bone Joint Surg Am*, *56*, 1683–1691.

Fielding, J. W., Hawkins, R. J., Ratzan, S. A. (1976). Spine fusion for atlanto-axial instability. *J Bone Joint Surg Am*, *58*, 400–407.

Fountain, F. P., Minear, W. L., Allison, R. D. (1966). Function of longus colli and longissimus cervicis muscles in man. *Arch Phys Med Rehabil*, *47*, 665–669.

Frobin, W., Leivseth, G., Biggemann, M., et al. (2002). Sagittal plane segmental motion of the cervical spine. A new precision measurement protocol and normal motion data of healthy adults. *Clin Biomech (Bristol, Avon)*, *17*, 21–31.

Fuller, D. A., Kirkpatrick, J. S., Emery, S. E., et al. (1998). A kinematic study of the cervical spine before and after segmental arthrodesis. *Spine*, *23*, 1649–1656.

Galbusera, F., Bellini, C. M., Brayda-Bruno, M., et al. (2008). Biomechanical studies on cervical total disc arthroplasty: A literature review. *Clin Biomech (Bristol, Avon)*, *23*, 1095–1104.

Gandhi, A. A., Kode, S., DeVries, N. A., et al. (2015). Biomechanical analysis of cervical disc replacement and fusion using single level, two level, and hybrid constructs. *Spine*, *40*(20), 1578–1585.

Giguère, J. F., St-Vil, D., Turmel, A., et al. (1998). Airbags and children: A spectrum of C-spine injuries. *J Pediatr Surg*, *33*, 811–816.

Gosch, H. H., Gooding, E., Schneider, R. C. (1972). An experimental study of cervical spine and cord injuries. *J Trauma*, *12*, 570–576.

Grauer, J. N., Panjabi, M. M., Cholewicki, J., et al. (1997). Whiplash produces an S-shaped curvature of the neck with hyperextension at lower levels. *Spine*, *22*(21), 2489–2494.

Grob, D., Crisco, J. J., 3rd, Panjabi, M. M., et al. (1992). Biomechanical evaluation of four different posterior atlantoaxial fixation techniques. *Spine*, *17*(5), 480–490.

Gu, Y., Cao, P., Gao, R., et al. (2014). Incidence and risk factors of C5 palsy following posterior cervical decompression: A systematic review. *PLoS One*, *9*(8), e101933.

Gu, Y. T., Jia, L. S., Chen, T. Y. (2007). Biomechanical study of a hat type cervical intervertebral fusion cage. *Int Orthop*, *31*, 101–105.

Harms, J., Melcher, R. P. (2001). Posterior C1-C2 fusion with polyaxial screw and rod fixation. *Spine*, *26*(22), 2467–2471.

Harms-Ringdahl, K. (1986). On assessment of shoulder exercise and load-elicited pain in the cervical spine. Biomechanical analysis of load–EMG–methodological studies of pain provoked by extreme position. *Scand J Rehabil Med Suppl*, *14*, 1–40.

Herkowitz, H. N. (1988). A comparison of anterior cervical fusion, cervical laminectomy, and cervical laminoplasty for the surgical management of multiple level spondylotic radiculopathy. *Spine, 13*, 774-780.

Herzog, R. J., Wiens, J. J., Dillingham, M. F., et al. (1991). Normal cervical spine morphometry and cervical spinal stenosis in asymptomatic professional football players. Plain film radiography, multiplanar computed tomography, and magnetic resonance imaging. *Spine, 16*, S178-S186.

Hilibrand, A. S., Carlson, G. D., Palumbo, M. A., et al. (1999). Radiculopathy and myelopathy at segments adjacent to the site of a previous anterior cervical arthrodesis. *J Bone Joint Surg Am, 81*, 519-528.

Holdsworth, F. W. (1963). Fractures, dislocations, and fracture-dislocations of the spine. *J Bone Joint Surg Br, 45*(1), 6-20.

Hunter, L. Y., Braunstein, E. M., Bailey, R. W. (1980). Radiographic changes following anterior fusion. *Spine, 5*(5), 399-401.

Iizuka, H., Nakajima, T., Iizuka, Y., et al. (2007). Cervical malalignment after laminoplasty: Relationship to deep extensor musculature of the cervical spine and neurological outcome. *J Neurosurg Spine, 7*(6), 610-614.

Iizuka, H., Shimizu, T., Tateno, K., et al. (2001). Extensor musculature of the cervical spine after laminoplasty: Morphologic evaluation by coronal view of the magnetic resonance image. *Spine, 26*(20), 2220-2226.

Imagama, S., Matsuyama, Y., Yukawa, Y., et al.; Nagoya Spine Group. (2010). C5 palsy after cervical laminoplasty: A multicenter study. *J Bone Joint Surg Br, 92*(3), 393-400.

Ivancic, P. C., Coe, M. P., Ndu, A. B., et al. (2007). Dynamic mechanical properties of intact human cervical spine ligaments. *Spine J, 7*(6), 659-665.

Ivancic, P. C., Sha, D., Panjabi, M. M. (2009). Whiplash injury prevention with active head restraint. *Clin Biomech (Bristol, Avon), 24*, 699-707.

Janjua, M. B., Zhou, P. L., Vasquez-Montes, D., et al. (2019). Photogrammetric analysis: An objective measure to assess the craniocervical range of motion after cervical laminoplasty surgeries. *J Clin Neurosci*, S0967-S5868.

Kapandji, I. A. (1974). *The Physiology of the Joints. The Trunk and the Vertebral Column*. Edinburgh: Churchill Livingstone.

Kazarian, L. (1972). Dynamic response characteristics of the human intervertebral column: An experimental study of autopsy specimens. *Acta Orthop Scand Suppl, 43*, S1-S186.

Kazarian, L. E. (1975). Creep characteristics of the human spinal column. *Orthop Clin North Am, 6*(1), 3-18.

Khuyagbaatar, B., Kim, K., Park, W. M., et al. (2017). Biomechanical investigation of post-operative C5 palsy due to ossification of the posterior longitudinal ligament in different types of cervical spinal alignment. *J Biomech, 57*, 54-61.

Kim, T. H., Lee, S. Y., Kim, Y. C., et al. (2013). T1 slope as a predictor of kyphotic alignment change after laminoplasty in patients with cervical myelopathy. *Spine, 38*(16), E992-E997.

King, A. I., Yang, K. H. (1995). Research in biomechanics of occupant protection. *J Trauma, 38*, 570-576.

Kitahara, Y., Iida, H., Tachibana, S. (1995). Effect of spinal cord stretching due to head flexion on intramedullary pressure. *Neurol Med Chir (Tokyo), 35*, 285-288.

Knott, P. T., Mardjetko, S. M., Techy, F. (2010). The use of the T1 sagittal angle in predicting overall sagittal balance of the spine. *Spine J, 10*(11), 994-998.

Kotani, Y., Cunningham, B. W., Abumi, K., et al. (1994). Biomechanical analysis of cervical stabilization systems. An assessment of transpedicular screw fixation in the cervical spine. *Spine, 19*, 2529-2539.

Kriss, V. M., Kriss, T. C. (1996). SCIWORA (spinal cord injury without radiographic abnormality) in infants and children. *Clin Pediatr (Phila), 35*, 119-124.

Kumaresan, S., Yoganandan, N., Pintar, F. A. (1997). Finite element analysis of anterior cervical spine interbody fusion. *Biomed Mater Eng, 7*, 221-230.

Kurtz, S. M., Devine, J. N. (2007). PEEK biomaterials in trauma, orthopedic, and spinal implants. *Biomaterials, 28*(32), 4845-4869.

Le Huec, J. C., Demezon, H., Aunoble, S. (2015). Sagittal parameters of global cervical balance using EOS imaging: Normative values from a prospective cohort of asymptomatic volunteers. *Eur Spine J, 24*(1), 63-71.

Lonstein, J. (1977). Post-laminectomy kyphosis. *Clin Orthop Relat Res, 128*, 93-100.

Lysell, E. (1969). Motion in the cervical spine. An experimental study on autopsy specimens. *Acta Orthop Scand*, (Suppl 123), 1-61.

Marshall, K. W., Koch, B., Egelhoff, J. C. (1998). Air bag-related deaths and serious injuries in children: Injury patterns and imaging findings. *AJNR Am J Neuroradiol, 19*, 1599-1607.

Matsunaga, S., Sakou, T., Nakanisi, K. (1999). Analysis of the cervical spine alignment following laminoplasty and laminectomy. *Spinal Cord, 37*(1), 20-24.

McBroom, R. J., Hayes, W. C., Edwards, W. T., et al. (1985). Prediction of vertebral body compressive fracture using quantitative computed tomography. *J Bone Joint Surg Am, 67*, 1206-1214.

McCaffrey, M., German, A., Lalonde, F., et al. (1999). Air bags and children: A potentially lethal combination. *J Pediatr Orthop, 19*, 60-64.

Meoded, A., Singhi, S., Poretti, A., et al. (2011). Tectorial membrane injury: Frequently overlooked in pediatric traumatic head injury. *AJNR Am J Neuroradiol, 32*(10), 1806-1811.

Mimura, M., Moriya, H., Watanabe, T., et al. (1989). Three-dimensional motion analysis of the cervical spine with special reference to the axial rotation. *Spine, 14*, 1135-1139.

Miyazaki, M., Hong, S. W., Yoon, S. H., et al. (2008). Kinematic analysis of the relationship between the grade of disc degeneration and motion unit of the cervical spine. *Spine, 33*, 187-193.

Mohamed, A. A., Banerjee, A. (1998). Patterns of injury associated with automobile airbag use. *Postgrad Med J, 74*, 455-458.

Moorehead, J. D., Montgomery, S. C., Harvey, D. M. (2003). Instant center of rotation estimation using the Reuleaux technique and a lateral extrapolation technique. *J Biomech, 36*(9), 1301-1307.

Moroney, S. P., Schultz, A. B., Miller, J., et al. (1988). Load-displacement properties of lower cervical spine motion segments. *J Biomech, 21*, 769-779.

Moroney, S. P., Schultz, A. B., Miller, J. A. (1985). Analysis and measurement of neck loads. *J Orthop Res, 6*(5), 713–720.

Moskovich, R. (1994). Atlanto-axial instability. *Spine, 8,* 531–549.

Moskovich, R. (1997). Cervical instability (rheumatoid, dwarfism, degenerative, others). In K. H. Bridwell, R. L. DeWald (Eds.), *The Textbook of Spinal Surgery* (2nd ed., pp. 969–1009). Philadelphia, PA: Lippincott-Raven Publishers.

Moskovich, R., Crockard, H. A. (1992). Atlantoaxial arthrodesis using interlaminar clamps. An improved technique. *Spine, 17,* 261–267.

Moskovich, R., Jones, D. A. (1999). Upper cervical spine instrumentation. *Spine, 13*(2), 233–253.

Moskovich, R., Shott, S., Zhang, Z. H. (1996). Does the cervical canal to body ratio predict spinal stenosis? *Bull Hosp Jt Dis, 55*(2), 61–71.

Myers, B. S., Winkelstein, B. A. (1995). Epidemiology, classification, mechanism, and tolerance of human cervical spine injuries. *Crit Rev Biomed Eng, 23,* 307–409.

Myklebust, J. B., Pintar, F., Yoganandan, N., et al. (1988). Tensile strength of spinal ligaments. *Spine, 13,* 526–531.

Nachemson, A. L., Evans, J. H. (1968). Some mechanical properties of the third human lumbar interlaminar ligament (ligamentum flavum). *J Biomech, 1*(3), 211–220.

Nagamoto, Y., Takahiro, I., Sakaura, H., et al. (2011). In vivo three-dimensional kinematics of the cervical spine during head rotation in patients with cervical spondylosis. *Spine, 36*(10), 778–783.

National Highway Traffic Safety Administration (1996). Air bag alert. *Ann Emerg Med, 28,* 241.

Noordhoek, I., Koning, M. T., Jacobs, W. C. H., et al. (2018). Incidence and clinical relevance of cage subsidence in anterior cervical discectomy and fusion: A systematic review. *Acta Neurochir (Wien), 160*(4), 873–880.

Nowinski, G. P., Visarius, H., Nolte, L. P., et al. (1993). A biomechanical comparison of cervical laminaplasty and cervical laminectomy with progressive facetectomy. *Spine, 18,* 1995–2004.

Oliver, J. D., Goncalves, S., Kerezoudis, P., et al. (2018). Comparison of outcomes for anterior cervical discectomy and fusion with and without anterior plate fixation: A systematic review and meta-analysis. *Spine, 43*(7), E413–E422.

Osenbach, R. K., Menezes, A. H. (1989). Spinal cord injury without radiographic abnormality in children. *Pediatr Neurosci, 15,* 168–174.

Owers, D. S., Perriman, D. M., Smith, P. N., et al. (2018). Evidence for cervical muscle morphometric changes on magnetic resonance images after whiplash: A systematic review and meta-analysis. *Injury, 49*(2), 165–176.

Pang, D., Pollack, I. F. (1989). Spinal cord injury without radiographic abnormality in children–The SCIWORA syndrome. *J Trauma, 29,* 654–664.

Panjabi, M. M., Cholewicki, J., Nibu, K., et al. (1998a). Simulation of whiplash trauma using whole cervical spine specimens, *Spine, 23*(1), 17–24.

Panjabi, M. M., Cholewicki, J., Nibu, K., et al. (1998b). Mechanism of whiplash injury. *Clin Biomech (Bristol, Avon), 13*(4–5), 239–249.

Panjabi, M. M., Crisco, J. J., 3rd, Lydon, C., et al. (1998c). The Mechanical properties of human alar and transverse ligaments at slow and fast extension rates. *Clin Biomech (Bristol, Avon), 13,* 112–120.

Panjabi, M. M., Kraig, M. H., Goel, V. K. (1981). A technique for measurement and description of three-dimensional six degree-of-freedom motion of a body joint with an application to the human spine. *J Biomech, 14,* 447–460.

Panjabi, M. M., Summers, D. J., Pelker, R. R., et al. (1986). Three-dimensional load-displacement curves due to forces on the cervical spine. *J Orthop Res, 4,* 152–161.

Panjabi, M. M., White, A. A., 3rd, Johnson, R. M. (1975). Cervical spine mechanics as a function of transection of components. *J Biomech, 8,* 327–336.

Penning, L. (1978). Normal movements of the cervical spine. *AJR Am J Roentgenol, 130*(2), 317–326.

Penning, L., Wilmink, J. T. (1987). Rotation of the cervical spine. A CT study in normal subjects. *Spine, 12,* 732–738.

Perry, J., Nickel, V. L. (1959). Total cervical-spine fusion for neck paralysis. *J Bone Joint Surg Am, 41,* 37–60.

Phillips, F. M., Tzermiadianos, M. N., Voronov, L. I., et al. (2009). Effect of two-level total disc replacement on cervical spine kinematics. *Spine, 34*(22), E794–E799.

Pintar, F. A., Maiman, D. J., Hollowell, J. P., et al. (1994). Fusion rate and biomechanical stiffness of hydroxylapatite versus autogenous bone grafts for anterior discectomy. An in vivo animal study. *Spine, 19,* 2524–2528.

Pintar, F. A., Yoganandan, N., Pesigan, M., et al. (1995). Cervical vertebral strain measurements under axial and eccentric loading. *J Biomech Eng, 117,* 474–478.

Protopsaltis, T., Terran, J., Soroceanu, A., et al.; International Spine Study Group. (2018). T1 slope minus cervical lordosis (TS-CL), the cervical answer to PI-LL, defines cervical sagittal deformity in patients undergoing thoracolumbar osteotomy. *Int J Spine Surg, 12*(3), 362–370.

Protopsaltis, T. S., Scheer, J. K., Terran, J. S., et al.; International Spine Study Group. (2015). How the neck affects the back: Changes in regional cervical sagittal alignment correlate to HRQOL improvement in adult thoracolumbar deformity patients at 2-year follow-up. *J Neurosurg Spine, 23*(2), 153–158.

Radcliff, K. E., Limthongkul, W., Kepler, C. K., et al. (2014). Cervical laminectomy width and spinal cord drift are risk factors for postoperative C5 palsy. *J Spinal Disord Tech, 27*(2), 86–92.

Rapoff, A. J., O'Brien, T. J., Ghanayem, A. J., et al. (1999). Anterior cervical graft and plate load sharing. *J Spinal Disord, 12,* 45–49.

Raynor, R. B., Moskovich, R., Zidel, P., et al. (1987). Alteration in primary and coupled neck motions after facetectomy. *Neurosurgery, 21,* 681–687.

Reid, J. (1960). Effects of flexion-extension movement of the head and spine upon the spinal cord and nerve roots. *J Neurol Neurosurg Psychiatry, 23,* 214–221.

Reitman, C. A., Mauro, K. M., Nguyen, L., et al. (2004). Intervertebral motion between flexion and extension in asymptomatic individuals. *Spine, 29*, 2832-2843.

Reuleaux, F. (1876). *The Kinematics of Machinery: Outlines of a Theory of Machines*. London: Macmillan: 60-67.

Ripa, D. R., Kowall, M. G., Meyer, P. R., Jr., et al. (1991). Series of ninety-two traumatic cervical spine injuries stabilized with anterior ASIF plate fusion technique. *Spine, 16*(3), S46-S55.

Rolander, S. D. (1966). Motion of the lumbar spine with special reference to the stabilizing effect of posterior fusion. An experimental study on autopsy specimens. *Acta Orthop Scand, 90*, 1-144.

Saito, T., Yamamuro, T., Shikata, J., et al. (1991). Analysis and prevention of spinal column deformity following cervical laminectomy. I. Pathogenetic analysis of postlaminectomy deformities. *Spine, 16*, 494-502.

Sakaura, H., Hosono, N., Mukai, Y., et al. (2003). C5 palsy after decompression surgery for cervical myelopathy: Review of the literature. *Spine, 28*(21), 2447-2451.

Scheer, J. K., Tang, J. A., Smith, J. S., et al.; International Spine Study Group. (2013). Cervical spine alignment, sagittal deformity, and clinical implications: A review. *J Neurosurg Spine, 19*(2), 141-159.

Schneider, R. C., Cherry, G., Pantek, H. (1954). The syndrome of acute central cervical spinal cord injury; with special reference to the mechanisms involved in hyperextension injuries of the cervical spine. *J Neurosurg, 11*, 546-577.

Schultz, A., Anderson, G., Ortengren, R., et al. (1982). Loads on the lumbar spine: Validation of a biomechanical analysis by measurements of intradiscal pressure and myoelectric signals. *J Bone Joint Surg Am, 64*, 713-720.

Seaman, S., Kerezoudis, P., Bydon, M., et al. (2017). Titanium vs. polyetheretherketone (PEEK) interbody fusion: Meta-analysis and review of the literature. *J Clin Neurosci, 44*, 23-29.

Sendur, P., Thibodeau, R., Burge, J., et al. (2005). Parametric analysis of vehicle design influence on the four phases of whiplash motion. *Traffic Inj Prev, 6*, 258-266.

Sharan, A. D., Kaye, D., Charles Malveaux, W. M. S., et al. (2012). Dropped head syndrome: Etiology and management. *J Am Acad Orthop Surg, 20*(12), 766-774.

Shimizu, K., Nakamura, M., Nishikawa, Y., et al. (2005). Spinal kyphosis causes demyelination and neuronal loss in the spinal cord: A new model of kyphotic deformity using juvenile Japanese small game fowls. *Spine, 30*(21), 2388-2392.

Shimokawa, N., Sato, H., Matsumoto, H., et al. (2019). Review of radiological parameters, imaging characteristics, and their effect on optimal treatment approaches and surgical outcomes for cervical ossification of the posterior longitudinal ligament. *Neurospine, 16*(3), 506-516.

Simmons, E. H., Bradley, D. D. (1988). Neuro-myopathic flexion deformities of the cervical spine. *Spine, 13*, 756-762.

Skrzypiec, D. M., Pollintine, P., Przybyla, A., et al. (2007). The internal mechanical properties of cervical intervertebral discs as revealed by stress profilometry. *Eur Spine J, 16*, 1701-1709.

Smith, J. S., Lafage, V., Schwab, F. J., et al.; International Spine Study Group. (2014). Prevalence and type of cervical deformity among 470 adults with thoracolumbar deformity. *Spine, 39*(17), E1001-E1009.

Smith, J. S., Shaffrey, C. I., Lafage, V., et al.; International Spine Study Group. (2012). Spontaneous improvement of cervical alignment after correction of global sagittal balance following pedicle subtraction osteotomy. *J Neurosurg Spine, 17*(4), 300-307.

Steel, H. H. (1968). Anatomical and mechanical considerations of atlanto-axial articulation. *J Bone Joint Surg Am, 50*, 1481-1482.

Stemper, B. D., Yoganandan, N., Pintar, F. A. (2006). Effect of head restraint backset on head-neck kinematics in whiplash. *Accid Anal Prev, 38*, 317-323.

Sturzenegger, M., DiStefano, G., Radanov, B. P., et al. (1994). Presenting symptoms and signs after whiplash injury: The influence of accident mechanisms. *Neurology, 44*, 688-693.

Suh, P. B., Puttlitz, C., Lewis, C., et al. (2017). The effect of cervical interbody cage morphology, material composition, and substrate density on cage subsidence. *J Am Acad Orthop Surg, 25*(2), 160-168.

Svehla, M., Morberg, P., Zicat, B., et al. (2000). Morphometric and mechanical evaluation of titanium implant integration: Comparison of five surface structures. *J Biomed Mater Res, 51*(1), 15-22.

Szwedowski, D., Walecki, J. (2014). Spinal cord injury without radiographic abnormality (SCIWORA)—Clinical and radiological aspects. *Pol J Radiol, 79*, 461-464. eCollection 2014.

Takebe, K., Vitti, M., Basmajian, J. V. (1974). The functions of semispinalis capitis and splenius capitis muscles: An electromyographic study. *Anat Rec, 179*, 477-480.

Tan, L. A., Riew, K. D., Traynelis, V. C. (2017). Cervical spine deformity-Part 1: Biomechanics, radiographic parameters, and classification. *Neurosurgery, 81*(2), 197-203.

Tang, J. A., Scheer, J. K., Smith, J. S., et al.; ISSG. (2015). The impact of standing regional cervical sagittal alignment on outcomes in posterior cervical fusion surgery. *Neurosurgery, 76*(Supp 11), S14-S21.

Torstrick, F. B., Klosterhoff, B. S., Westerlund, L. E., et al. (2018). Impaction durability of porous polyether-ether-ketone (PEEK) and titanium-coated PEEK interbody fusion devices. *Spine J, 18*(5), 857-865.

Torstrick, F. B., Safranski, D. L., Burkus, J. K., et al. (2017). Getting PEEK to stick to bone: The development of porous PEEK for interbody fusion devices. *Tech Orthop, 32*(3), 158-166.

Tubbs, R. S., Kelly, D. R., Humphrey, E. R., et al. (2007). The tectorial membrane: Anatomical, biomechanical, and histological analysis. *Clin Anat, 20*, 382-386.

Urban, J. P., Winlove, C. P. (2007). Pathophysiology of the intervertebral disc and the challenges for MRI. *J Magn Reson Imaging, 25*(2), 419-432.

Viano, D. C., Gargan, M. F. (1996). Headrest position during normal driving: Implication to neck injury risk in rear crashes. *Accid Anal Prev, 28*, 665-674.

Villavicencio, A. T., Babuska, J. M., Ashton, A., et al. (2011). Prospective, randomized, double-blind clinical study evaluating the correlation of clinical outcomes and cervical sagittal alignment. *Neurosurgery, 68*(5), 1309-1316.

Voo, L. M., Kumaresan, S., Yoganandan, N., et al. (1997). Finite element analysis of cervical facetectomy. *Spine, 22*, 964–969.

Wallis, B. J., Lord, S. M., Barnsley, L., et al. (1998). The psychological profiles of patients with whiplash-associated headache. *Cephalalgia, 18*, 101–105.

Walsh, W. R., Bertollo, N., Christou, C., et al. (2014). Plasma-sprayed titanium coating to polyetheretherketone improves the bone-implant interface. *Spine J, 15*(5), 1041–1049.

Werne, S. (1957). Studies in spontaneous atlas dislocation. *Acta Orthop Scand Suppl, 23*, 1–105.

White, A. A., 3rd, Johnson, R. M., Panjabi, M. M., et al. (1975). Biomechanical analysis of clinical stability in the cervical spine. *Clin Orthop Relat Res*, (109), 85–96.

White, A. A., III, Panjabi, M. M. (1990). The problem of clinical instability in the human spine. In A. A. White, 3rd, M. M. Panjabi (Eds.), *Clinical Biomechanics of the Spine* (2nd ed., p. 314). Philadelphia, PA: J.B. Lippincott.

Wilke, H. J., Kettler, A., Goetz, C., et al. (2000). Subsidence resulting from simulated postoperative neck movements: An in vitro investigation with a new cervical fusion cage. *Spine, 25*, 2762–2770.

Xu, S., Liang, Y., Zhu, Z., et al. (2018). Adjacent segment degeneration or disease after cervical total disc replacement: A meta-analysis of randomized controlled trials. *J Orthop Surg Res, 13*(1), 244.

Yang, K. H., Latouf, B. K., King, A. I. (1992). Computer simulation of occupant neck response to airbag deployment in frontal impacts. *J Biomech Eng, 114*, 327–331.

Yoganandan, N., Pintar, F. A., Maiman, D. J., et al. (1996). Human head-neck biomechanics under axial tension. *Med Eng Phys, 18*, 289–294.

Yoo, J. U., Zou, D., Edwards, W. T., et al. (1992). Effect of cervical spine motion on the neuroforaminal dimensions of human cervical spine. *Spine, 17*, 1131–1136.

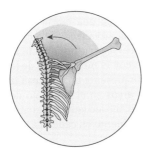

Biomecánica del hombro

Yoav Rosenthal, Mandeep Singh Virk
y Joseph D. Zuckerman

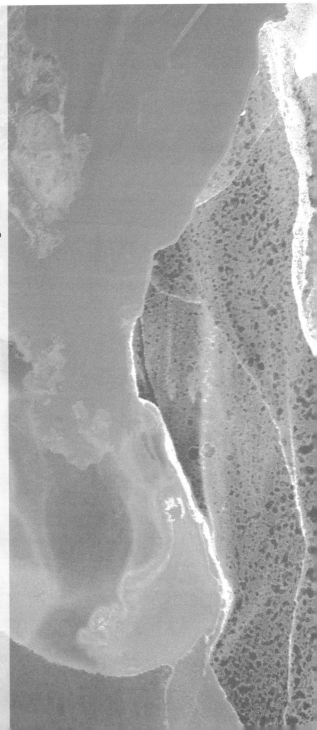

Introducción

La cintura escapular es el vínculo entre la extremidad superior y el tronco. Actúa junto con el codo para colocar la mano en posición en el espacio, y es la articulación más dinámica y móvil en todo el cuerpo (fig. 13-1). El hombro no es una sola articulación, está integrado por tres diartrosis: las articulaciones glenohumeral, acromioclavicular y esternoclavicular, junto con una articulación escapulotorácica. La glenohumeral es una de las articulaciones con más movilidad en todo el cuerpo humano, misma que adquiere a expensas de un mayor riesgo de inestabilidad y, en consecuencia, es una de las articulaciones que se luxa con más frecuencia.

La biomecánica del hombro es compleja y para que sea posible una discusión completa se requiere el análisis de las cuatro articulaciones antes mencionadas, así como de los músculos, los ligamentos y el cartílago que las circundan. Este capítulo describe la anatomía del complejo del hombro y muestra el modo en que su estructura permite una función biomecánica eficiente.

Cinemática y anatomía

Para producir los complejos movimientos necesarios para colocar la mano en una posición normal en el espacio, las cua-

tro articulaciones con sus componentes asociados actúan en conjunto, de modo que permiten una mayor movilidad que la que puede generar una sola articulación. La capacidad del complejo del hombro para colocar en posición la extremidad superior se facilita aún más con el movimiento de la columna vertebral. A continuación se presenta una discusión sobre los tipos de movimiento y sus arcos en el complejo del hombro como un todo, y en secciones subsecuentes se analiza el modo en que se produce este movimiento en cada una de las articulaciones.

ARCO DE MOVIMIENTO DEL COMPLEJO DEL HOMBRO

El arco de movimiento del hombro de manera tradicional se mide en función de la flexión y la extensión (elevación anterior o posterior del húmero alejándose de la cara lateral del tórax en el plano sagital), abducción (elevación en el plano coronal) y rotación interna-externa (rotación en torno al eje longitudinal del húmero; fig. 13-2). Además, también es posible medir la elevación anterior en el plano escapular (scaption). Si bien al realizar actividades fisiológicas rara vez se identifica cada uno de estos movimientos de manera independiente, es posible comprender mejor los movimientos complejos del hombro si se analizan los componentes independientes necesarios para adoptar cualquier posición.

Aunque en teoría es posible una elevación anterior de 180°, el valor promedio en hombres es de 164° y de 168° en mujeres (Soucie y cols., 2011). La extensión o elevación posterior es en promedio de 60° (Boone & Azen, 1979). Estos valores están limitados por la tensión en la cápsula articular. La abducción en el plano coronal está limitada por el impacto de la tuberosidad mayor con el acromion. La elevación anterior en el plano de la escápula se considera así más fisiológica debido a que en este plano la porción inferior de la escápula es más laxa y la musculatura del hombro tiene una alineación óptima para la elevación del brazo (fig. 13-3). Por otra parte, minimiza el impacto óseo. Si bien el arco de movimiento del hombro por lo regular disminuye como parte del proceso de envejecimiento, la actividad física puede contrarrestar este proceso (Murray y cols., 1985).

ARTICULACIÓN ESTERNOCLAVICULAR

Esta articulación está integrada por el extremo medial de la clavícula y el extremo superolateral del manubrio, siendo la única articulación entre la extremidad superior y el esqueleto axial en la región anterior. Además, existe una faceta pequeña en la región inferior en la base del extremo medial de la clavícula que se articula con la primera costilla. Se trata de una articulación sinovial verdadera que tiene configuración en silla de montar y contiene un disco articular o menisco fibrocartilaginoso que la divide en dos compartimentos. La articulación es cóncava en el eje vertical y convexa en el anteroposterior (Dhawan y cols., 2018). El movimiento entre el disco articular y la clavícula genera elevación y depresión, en tanto el que ocurre entre el disco ar-

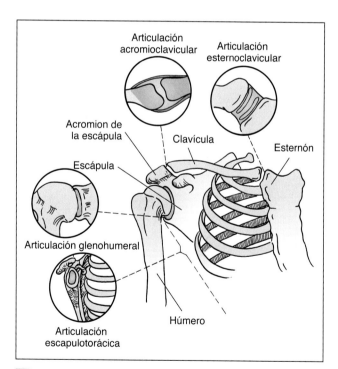

FIGURA 13-1 Representación esquemática de las estructuras óseas del hombro y sus cuatro articulaciones. Los insertos circulares muestran vistas frontales de las tres articulaciones sinoviales —esternoclavicular, acromioclavicular y glenohumeral— y la vista lateral de la articulación escapulotorácica, una articulación hueso-músculo-hueso. Adaptada con autorización de De Palma, A. F. (1983). Biomechanics of the shoulder. En A. F. De Palma (Ed.). *Surgery of the Shoulder* (3rd ed., pp. 65-85). Philadelphia, PA: JB Lippincott Co.

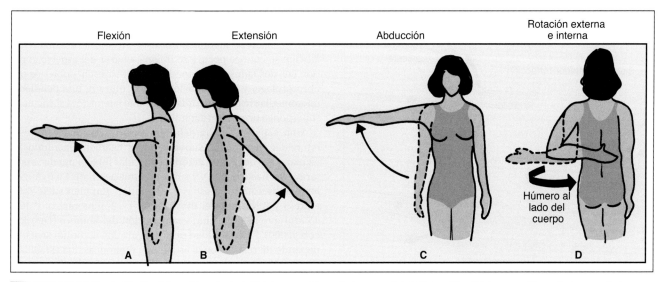

FIGURA 13-2 **A.** Flexión (elevación anterior). El húmero está en el plano sagital. **B.** Extensión. El húmero está en el plano sagital. **C.** Abducción. El húmero está en el plano frontal. **D.** Rotación en torno al eje largo del húmero. Rotación externa e interna con el húmero a un lado del cuerpo. Se muestra la rotación interna con el brazo por detrás de la espalda, que es una variante funcional importante de este movimiento.

ticular y el esternón culmina en la protracción y la retracción (Inman y cols., 1944).

La forma misma de la articulación (en silla de montar) determina una estabilidad intrínseca u ósea escasa y las estructuras ligamentarias generan la mayor parte de la estabilidad en la articulación esternoclavicular. Las estructuras ligamentarias que la estabilizan son los ligamentos esternoclaviculares anterior y posterior, el ligamento costoclavicular, el ligamento interclavicular y el complejo discoligamentario intraarticular (fig. 13-4; Lee y cols., 2014). El ligamento esternoclavicular posterior es el más resistente y —junto con el ligamento esternoclavicular anterior— constituye la principal restricción para la traslación anterior y posterior. De manera secundaria se opone al desplazamiento superior. El ligamento costoclavicular, que se ubica entre la superficie inferior del extremo medial de la clavícula y la primera costilla, se opone en particular al desplazamiento

superior, en tanto su porción anterior evita el desplazamiento posterior de la clavícula.

El ligamento interclavicular conecta la cara superomedial de las clavículas y ayuda a dar soporte superior a la articulación. La porción posterior del ligamento interclavicular también ayuda a generar una restricción anterior en la articulación esternoclavicular. De manera específica, el ligamento interclavicular se tensa con la depresión del brazo y se mantiene laxo cuando este se eleva (Morrey & An, 1990). El complejo discoligamentario impide el desplazamiento medial de la clavícula, el cual puede ocurrir cuando se cargan objetos a un lado del

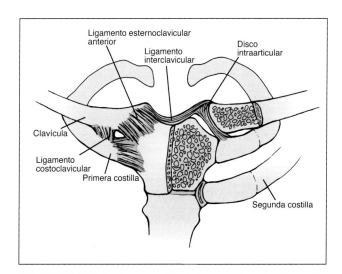

FIGURA 13-4 Demostración de la anatomía de la articulación esternoclavicular. Adaptada con autorización de Oatis, C. A. (2009). *Kinesiology: The Mechanics and Pathomechanics of Human Movement* (2nd ed., p. 128). Baltimore, MD: Wolters Kluwer Heath/Lippincott Williams & Wilkins.

FIGURA 13-3 Elevación en el plano escapular (scaption), que es un movimiento intermedio entre la flexión y la abducción. El húmero se encuentra en el plano de la escápula.

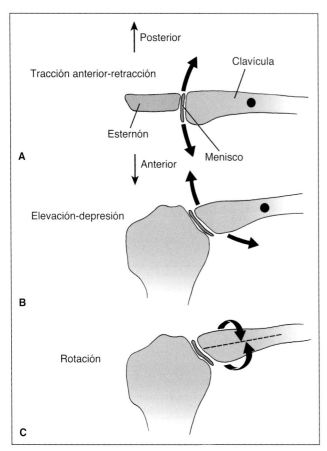

FIGURA 13-5 Movimiento en la articulación esternocla-vicular. **A.** Vista superior que muestra la tracción anterior y la retracción (deslizamiento anteroposterior) de la clavícula en el plano transverso en torno a un eje longitudinal (*punto sólido*) que pasa por el ligamento costoclavicular, que no se muestra. El movimiento ocurre entre el esternón y el menisco. **B.** Vista anterior que muestra la elevación y la depresión de la clavícula (deslizamiento angular superoinferior) en el plano frontal en torno a un eje sagital (*punto sólido*) que pasa por el ligamento costoclavicular, que no se muestra. El movimiento ocurre entre la clavícula y el menisco. **C.** Vista anterior, en que representa la rotación de la clavícula en torno su eje longitudinal.

cuerpo, al igual que el desplazamiento inferior mediado por el contacto articular. Si bien estas estructuras son estabilizadores importantes, siguen permitiendo un grado significativo de movimiento, lo que incluye una rotación axial de hasta 50°, y una elevación superoinferior y una traslación anteroposterior de 35° (fig. 13-5). Cuando existe inestabilidad esternoclavicular es típico que todas las estructuras ligamentarias estén rotas.

ARTICULACIONES ACROMIOCLAVICULAR Y CORACOCLAVICULAR

La articulación acromioclavicular (fig. 13-6) se ubica entre el extremo lateral de la clavícula y el acromion de la escápula (la prolongación lateral y anterior de la espina de la escápula) y se encuentra sujeta a cargas intensas que se trans-miten de la musculatura del tórax a la extremidad superior. Es una articulación sinovial, pero tiene configuración plana. En la articulación se identifica un disco en forma de cuña, cuya función se conoce poco, y se origina a partir del aspecto supe-rior. Los dos lados de la superficie articular están cubiertos por fibrocartílago, y la articulación misma muestra una pendiente inferomedial, lo que hace que el extremo lateral de la clavícula se superponga un poco al acromion.

Una cápsula fibrosa débil encierra la articulación y está reforzada en la región superior por el ligamento acromiocla-vicular. La articulación acromioclavicular intacta puede sopor-tar cargas hasta de 70 N y sufrir una traslación de 4 a 6 mm en los planos anterior, posterior y superior. También suele rotar entre 5 y 8° durante el movimiento escapulotorácico, y 40 a 45° durante la abducción y la elevación del hombro (Debski y cols., 2000). La estabilidad de la articulación acromioclavicular depende de restricciones estáticas y dinámicas: los estabiliza-dores estáticos incluyen a la cápsula articular y los ligamentos que la integran. La cápsula de la articulación acromioclavicular, en particular su porción posterosuperior, resulta esencial para oponerse a la traslación posterior (Klimkiewicz y cols., 1999).

Los ligamentos acromioclaviculares superior, inferior, ante-rior y posterior actúan en particular para limitar la rotación axial y la traslación posterior de la clavícula. La mayor parte de la estabilidad vertical de la articulación depende de los ligamentos coracoclaviculares, que suspenden a la escápula de la clavícula (Fukuda y cols., 1986). Los ligamentos coracoclaviculares son

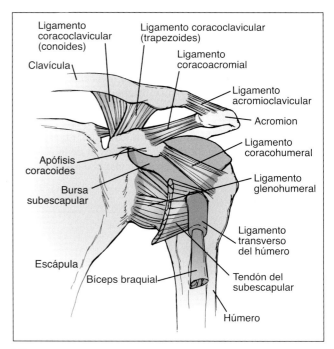

FIGURA 13-6 Complejo del ligamento coracoclavicular integrado por el ligamento trapezoides de mayor tamaño, que tiene orientación lateral, y el ligamento conoides de menor tamaño, situado en posición más medial. Adaptada con autorización de Hamill, J., Knutzen, K. M. (2008). *Biomechanical Basis of Human Movement* (3rd ed., p. 141). Baltimore, MD: Wolters Kluwer Heath/Lippincott Williams & Wilkins.

el ligamento conoides, más pequeño y de orientación postero-medial, que limita el desplazamiento superior e inferior de la clavícula, y los ligamentos trapezoides, más grandes y fuertes, orientados en dirección anterolateral, que se oponen a la compresión axial o al movimiento en torno al eje horizontal. El borde medial del ligamento conoides es 47.2 ± 4.6 mm medial al borde lateral de la clavícula en hombres, y 42.8 ± 5.6 mm en mujeres. El centro del sitio de inserción de los ligamentos trapezoides se ubica a alrededor de 25.4 ± 3.7 mm del extremo lateral de la clavícula en hombres y 22.9 ± 3.7 mm en mujeres (Rios y cols., 2007). Es importante conocer la ubicación del sitio de inserción de los ligamentos coracoclaviculares y su distancia relativa del extremo lateral de la clavícula para la reconstrucción anatómica ligamentaria en los casos de separación de la articulación acromioclavicular y de fractura distal de la clavícula.

Si bien durante la elevación del brazo se presenta rotación clavicular, Rockwood (1975) encontró un movimiento relativo escaso entre la clavícula y el acromion. Esto se ha atribuido a la rotación sincrónica de la clavícula y la escápula, con un movimiento relativo resultante escaso en la articulación acromioclavicular; la mayor parte del movimiento escapulotorácico ocurre en la articulación esternoclavicular. Sin embargo, un estudio reciente recurrió a imágenes tridimensionales de resonancia magnética (RM 3D) para identificar el movimiento de la articulación acromioclavicular durante la abducción del brazo. Este estudio mostró que si bien al parecer la traslación articular no supera 3.5 mm, la articulación acromioclavicular puede rotar hasta 35° durante la abducción

máxima del brazo (Sahara y cols., 2006). Así, la idea de que una fijación rígida o la fusión de la articulación acromioclavicular producen una pérdida escasa de la función general del hombro puede ahora cuestionarse.

CLAVÍCULA

La clavícula se ubica entre las dos articulaciones mencionadas y actúa como un amortiguador que conecta al tórax con la extremidad superior. Es un hueso con configuración en S, con doble curvatura: los dos tercios mediales del cuerpo tienen convexidad anterior, en tanto el extremo lateral es cóncavo. Su longitud promedio es de 156 mm (rango de 139 a 168 mm; Kim y cols., 2017). La clavícula protege al plexo braquial y las estructuras vasculares subyacentes, funge como sitio de inserción para muchos de los músculos que actúan sobre el hombro y contribuye al aspecto y el contorno normales de la región superior del tórax. La elevación de la extremidad superior va acompañada de rotación y de elevación de la clavícula, siendo esta última de cerca de 4° por cada 10° de elevación del brazo; la mayor parte de este movimiento se verifica en la articulación esternoclavicular (Inman y cols., 1944; caso de estudio 13-1). El acortamiento de la clavícula, como ocurre después de la consolidación inapropiada de una fractura, puede dar origen a una cinemática escapular anómala (o discinesia escapular), en particular con un incremento de la rotación en dirección superior, inclinación

---

CASO DE ESTUDIO 13-1

Diástasis del hombro (luxación acromioclavicular)

Un jugador de futbol de 26 años de edad acude tras tropezarse con la pelota y aterrizar directo sobre su hombro derecho. Refiere dolor en la articulación acromioclavicular derecha, con aumento de volumen significativo y una prominencia notoria. Las radiografías revelan una luxación de la articulación acromioclavicular con un desplazamiento superior del extremo clavicular de la articulación cercano a 100% (figura del caso de estudio 13-1). Esta lesión a menudo se denomina "diástasis de la articulación acromioclavicular" u "hombro separado". Se trata de una lesión muy común, que constituye casi la mitad de todas las lesiones deportivas del hombro atendidas por médicos. Si bien existen varios grados de lesión, este paciente muestra una separación (luxación) completa, con prominencia del segmento distal de la clavícula, y con una traslación radiológica de 100% de la articulación acromioclavicular luxada. Estos hallazgos sugieren que todos los estabilizadores estáticos de la articulación están comprometidos, lo que incluye a los ligamentos acromioclavicular y coracoclaviculares (conoides y trapezoides). Muchas de estas lesiones

pueden recibir manejo conservador al utilizar un cabestrillo, pero los estudios han demostrado que en algunos casos, según la gravedad de la lesión y el nivel de actividad del paciente, pudiera existir indicación para la fijación quirúrgica o la reconstrucción de los ligamentos coracoclaviculares para evitar el dolor y la pérdida de función a largo plazo (Simovitch y cols., 2009).

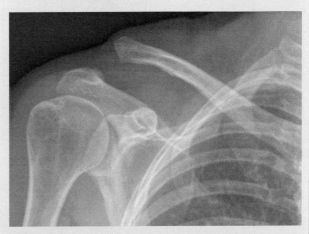

Figura del caso de estudio 13-1

posterior y rotación interna, en comparación con hombros normales (Kim y cols., 2017).

ARTICULACIÓN GLENOHUMERAL Y ESTRUCTURAS RELACIONADAS

La superficie articular del segmento proximal del húmero forma un arco de 120° y está cubierta por cartílago hialino. La cabeza del húmero tiene una retroversión de 30° (rango de 6.9 a 44.3°) respecto al plano intercondíleo de la región distal del húmero, y el ángulo promedio entre el cuello y la diáfisis es de 134.7° (rango de 115 a 148°; Jeong y cols., 2009); esta configuración coloca al húmero en una orientación general anterior y lateral (fig. 13-7). Las tuberosidades mayor y menor se ubican en posición lateral a la superficie articular proximal del húmero y sirven como sitio de inserción para los tendones del manguito rotador. El tendón de la porción larga del bíceps (PLB) discurre por el surco bicipital (que se ubica entre las tuberosidades mayor y menor), y sobre él se ubica el ligamento transverso del húmero (fig. 13-8).

La cabeza del húmero se articula con la cavidad glenoidea. Las dimensiones de la apófisis glenoides varían entre hombres y mujeres. La altura glenoidea se define como la distancia entre el punto más superior y el más inferior de la estructura. La anchura glenoidea se define como la distancia entre el punto más anterior y el más posterior de la estructura (Strauss y cols., 2009). La anchura y altura promedio de la apófisis glenoides en hombres es de 27.8 ± 1.6 mm (rango de 24.3 a 32.5 mm) y de 37.5 ± 2.2 mm (rango de 30.4 a 42.6 mm), respectivamente. En mujeres, la anchura y altura promedio de la apófisis glenoides es de 23.6 ± 1.5 mm (rango de 19.7 a 26.3 mm) y 32.6 ± 1.8 mm (rango de 29.4 a 37 mm), respectivamente.

La orientación de la superficie articular glenoidea respecto del plano de la escápula se describe en forma característica des-

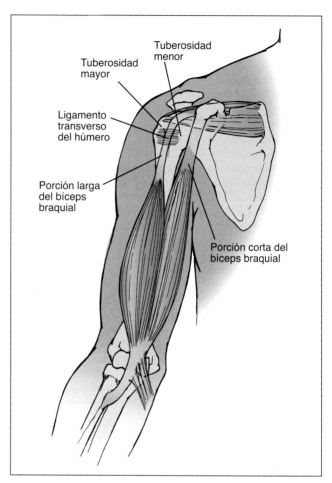

FIGURA 13-8 La porción larga del bíceps discurre en el surco bicipital, entre las tuberosidades mayor y menor. El ligamento transverso del húmero ayuda a estabilizar al tendón del bíceps dentro del surco. Adaptada con autorización de Oatis, C. A. (2009). *Kinesiology: The Mechanics and Pathomechanics of Human Movement* (2nd ed., p. 222). Baltimore, MD: Wolters Kluwer Heath/Lippincott Williams & Wilkins.

de la perspectiva de la versión y la inclinación de la cavidad. Con la introducción de las imágenes de tomografía computarizada (TC) bidimensionales y tridimensionales del hombro, los puntos de referencia de la escápula pueden reconocerse con más precisión, y permiten una medición más exacta de la versión y la inclinación. La versión glenoidea se define como la orientación de su superficie articular respecto al eje transverso de la escápula. En las imágenes bidimensionales (radiografías y TC 2D), este eje se denomina eje de Friedman, y es una línea imaginaria que conecta el extremo medial del ala de la escápula y el punto central de la superficie articular glenoidea (Friedman y cols., 1992). La versión glenoidea es variable, y va de 9.5° de retroversión a 10.5° de anteroversión. Las mediciones realizadas con imágenes de TC 3D son más precisas que las de 2D.

La inclinación glenoidea es la pendiente vertical de su superficie articular respecto al plano de la escápula en el plano frontal (Maurer y cols., 2012). En las imágenes bidimensionales, la versión glenoidea se calcula como el ángulo formado entre el eje vertical largo de la apófisis glenoides y una línea imaginaria para-

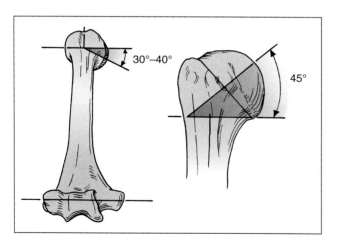

FIGURA 13-7 Orientación bidimensional de la superficie articular del húmero respecto al eje bicondíleo. De Itoi, E., Morrey, B. F., An, K. N. (1990). Biomechanics of the shoulder. En C. A. Rockwood, F. A. Matsen (Eds.). *The Shoulder*, Volume 1. Philadelphia, PA: W.B. Saunders Co. Usada con autorización de la Mayo Foundation for Medical Education and Research. Todos los derechos reservados.

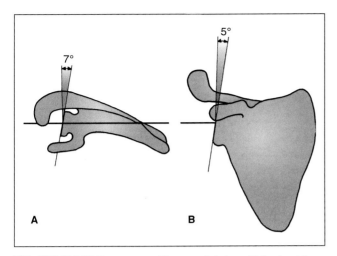

FIGURA 13-9 **A.** La versión normal de la apófisis glenoides varía entre 9.5° de retroversión y 10.5° de anteroversión. En este caso se ilustra una retroversión de 7° respecto al plano perpendicular al plano escapular (eje de Friedman). **B.** La inclinación normal de la apófisis glenoides varía entre 15.8° de inclinación superior y 7° de inclinación inferior. En este caso se ilustra una inclinación superior de 5°. Reimpresa con autorización de Simon, S. R., Alaranta, H., An, K. N., *et al.* (1994). Kinesiology. En S. R. Simon (Ed.). *Orthopaedic Basic Science* (pp. 526-527). Rosemont, IL: American Academy of Orthopaedic Surgeons.

lela al piso de la fosa supraespinosa. La TC tridimensional tiene mayor disponibilidad y se utiliza cada vez más para la medición de la versión glenoidea como parte de la planeación preoperatoria de la artroplastia del hombro debido a que se considera más precisa que las imágenes bidimensionales. La inclinación glenoidea es variable, y pueden existir 15.8° de inclinación superior y 7° de inclinación inferior, si bien el valor promedio es de 4 a 5° en dirección superior (Churchill y cols., 2001; figs. 13-9A y B). La posición de la superficie articular glenoidea también depende de la inclinación y la retroversión del cuello de la escápula, y varios estudios confirman su importancia. En un estudio biomecánico en cadáveres, Chadwick y cols. (2004) demostraron que en casos con consolidación anómala del cuello de la escápula (cambios de su alineación normal secundarios a una fractura), el acortamiento y la posición alterada de los músculos estabilizadores en torno al hombro se asocian con una mecánica con anomalías significativas, así como pérdida de fuerza y función en comparación con controles normales.

La cavidad glenoidea es poco profunda y puede alojar solo a cerca de una tercera parte del diámetro de la cabeza humeral. La arquitectura ósea es complementada por la superficie cartilaginosa, que tiene un mayor grosor en su periferia que en la región central y actúa para incrementar un poco, pero en grado significativo, la profundidad de la cavidad glenoidea en su totalidad. Si bien se pensaba que la congruencia entre las superficies articulares de la epífisis proximal del húmero y la apófisis glenoides era un tanto imprecisa, estudios fotogramétricos muestran que esta articulación es precisa, con una desviación inferior a 1% de la esfericidad de la superficie articular convexa del húmero y la superficie articular cóncava de la glenoides (Soslowsky y cols., 1992). En perso-

nas normales se demostró una traslación inferior a 1.5 mm de la cabeza humeral sobre la superficie glenoidea a lo largo de un arco de movimiento de 30° (Poppen & Walker, 1976); de este modo, el movimiento en la articulación glenohumeral es casi puramente rotacional. Dada la escasa restricción ósea, la estabilidad depende por el contrario de las estructuras capsulares, ligamentarias y musculares que rodean a la articulación glenohumeral. La pérdida del hueso glenoideo tiene un efecto tremendo sobre la estabilidad, e incluso una pérdida de pocos milímetros del borde óseo puede traducirse en una pérdida significativa de la superficie ósea glenoidea (p. ej., una pérdida de hueso de 4 a 6 mm puede traducirse en una pérdida de la superficie ósea glenoidea de hasta 20 a 25%; Yamamoto y cols., 2009).

Rodete glenoideo

El rodete glenoideo (fig. 13-10) es un anillo fibrocartilaginoso cuya función es profundizar la glenoides; genera 50% de la profundidad general de la articulación glenohumeral (Warner, 1993). Tiene configuración triangular cuando se mira en un corte transversal y tiene inserciones firmes en la región inferior al hueso subyacente, con inserciones más laxas y variables en sus porciones superior y anterosuperior. La porción superior del rodete glenoideo confluye con el tendón de la PLB y, junto con el tubérculo supraglenoideo adyacente, funge como sitio de inserción (Moore, 1999).

Un rodete conservado mejora la estabilidad articular al fomentar la compresión de la concavidad e incrementar el diámetro efectivo de la cavidad glenoidea (Keener & Brophy, 2009). Las mediciones de la fuerza necesaria para luxar la cabeza del húmero bajo una carga compresiva han demostrado que con un rodete intacto la cabeza humeral resiste fuerzas tangenciales cercanas a 60% de la carga compresiva; la resección del rodete disminuye 20% la efectividad de la estabilización por compresión (Lippitt y cols., 1993). En estudios biomecánicos en cadáveres se demostró que la desinserción superior del rodete, como se observa en los desgarros propios de la lesión anteroposterior del segmento superior del rodete (LAPSR), aumenta la traslación glenohumeral en comparación con el hombro intacto (Pagnani y cols., 1995; fig. 13-11).

Cápsula articular

La cápsula de la articulación glenohumeral tiene un grado significativo de laxitud inherente, con un área de superficie del doble de la cabeza humeral (Warner, 1993). Esta redundancia permite un arco de movimiento amplio. En la región medial, la cápsula se inserta directo sobre (anteroinferior) y hasta rebasar el rodete glenoideo, y en la región lateral alcanza el cuello anatómico del húmero. En la región superior se inserta en la base de la apófisis coracoides, donde cubre al tendón de la PLB (fig. 13-11).

La cápsula también desempeña un papel estabilizador y se tensa de manera selectiva con distintas posiciones del brazo. En la aducción, la cápsula muestra tensión superior y laxitud inferior; en la abducción de la extremidad superior su relación se invierte y la región inferior de la cápsula se tensa. Cuando el brazo rota en dirección externa, la región anterior de la cáp-

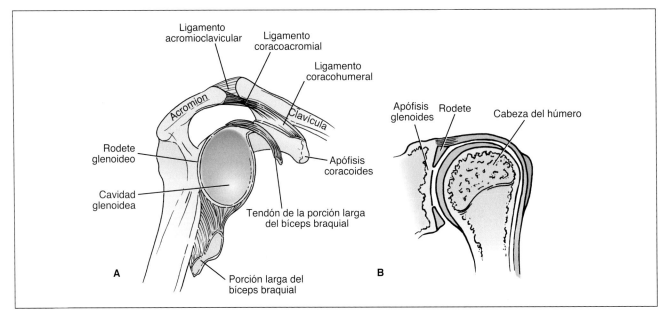

FIGURA 13-10 **A.** El rodete glenoideo se inserta en la apófisis glenoides ósea subyacente y confluye en esta zona con el tendón de la porción larga del bíceps. **B.** El rodete tiene configuración triangular si se mira en un corte transversal, y sirve para profundizar en forma efectiva la cavidad glenoidea, lo que incrementa la estabilidad de la articulación glenohumeral.

sula se tensa, mientras que la rotación interna le induce tensión posterior. La región posterior de la cápsula actúa como una restricción secundaria a la luxación anterior (en particular en posiciones de abducción), al tiempo que funge como una estructura primaria para la estabilización posterior (Itoi y cols., 1996).

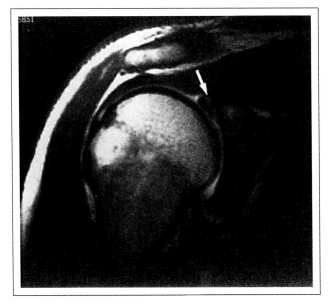

FIGURA 13-11 Corte coronal oblicuo de resonancia magnética en que se muestra un desgarro que afecta el sitio de inserción del tendón de la porción larga del bíceps y la porción superior del rodete, o lesión anteroposterior del segmento superior del rodete (LAPSR; *flecha*).

Ligamentos glenohumeral y coracohumeral

Los tres ligamentos glenohumerales (superior, medio e inferior) son extensiones discretas de la región anterior de la cápsula articular glenohumeral y desempeñan un papel central en la estabilidad y la función del hombro (fig. 13-12). El ligamento glenohumeral superior (LGHS) se origina a partir de la región anterosuperior del rodete, justo ventral a la PLB, y se inserta en la tuberosidad menor. Existe en la mayor parte de los hombros, pero solo está bien desarrollado en 50%. El LGHS actúa como la principal restricción contra la traslación inferior con el brazo en reposo o en aducción (Warner y cols., 1992).

El ligamento coracohumeral (LCH) se origina a partir de la cara lateral de la base de la apófisis coracoides, para insertarse en el cuello anatómico del húmero (ver fig. 13-6; Cooper y cols., 1993). Esta estructura se ubica por delante del LGHS y refuerza el aspecto superior de la cápsula articular. El LCH y el LGHS se extienden sobre los rotadores, entre los músculos subescapular y el supraespinoso, y pueden desempeñar un papel secundario en la prevención de la traslación caudal del hombro al tiempo que se encuentra en aducción y sin rotación. No obstante, la relevancia funcional del LCH parece relacionarse con el desarrollo general de los ligamentos glenohumerales en cada persona, y tiene una función más importante en quienes cuentan con un LGHS menos desarrollado (Warner y cols., 1992).

El ligamento glenohumeral medio (LGHM) se origina por debajo del LGHS (entre la 1 y las 3 h del reloj en el hombro derecho) y se inserta en un sitio más lateral en la tuberosidad menor. Se ha demostrado una gran variabilidad de la anatomía de esta estructura, y hasta 30% de los hombros carece de ella (Curl & Warren, 1996). Puede originarse a partir de la porción anterosuperior del rodete glenoideo, el tubérculo supraglenoideo o el cuello de la escápula. Se han descrito variantes morfológicas, entre ellas

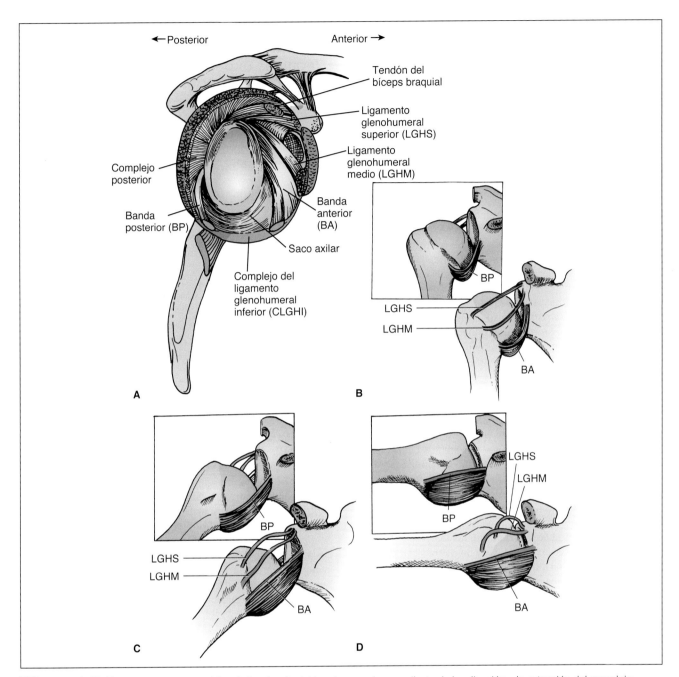

FIGURA 13-12 A. Dibujo esquemático de la cápsula del hombro en el que se ilustra la localización y la extensión del complejo del ligamento glenohumeral inferior (CLGHI). Reimpresa con autorización de O´Brien, S. J., Neves, M.C., Arnoczky, S. P. *et al.* (1990). The anatomy and histology of the inferior glenohumeral ligament complex of the shoulder. *Am J Sports Med*, *18*, 579-584. Copyright © 1992 SAGE Publications. **B.** El ligamento glenohumeral superior es la principal restricción a la traslación inferior del hombro en aducción con rotación neutral. En esta posición, el ligamento glenohumeral medio y las bandas anterior y posterior del CLGHI se mantienen laxos. **C.** La banda anterior es la principal restricción a la traslación inferior del hombro en abducción de 45° y con rotación neutral. En esta posición, el ligamento glenohumeral superior, el ligamento glenohumeral medio y la banda posterior se mantienen laxos. **D.** Con una abducción de 90°, la banda anterior y la posterior del ligamento glenohumeral inferior acunan a la cabeza del húmero para impedir su traslación inferior. La banda posterior es más relevante en la rotación externa, en tanto la banda anterior desempeña un papel más importante en la rotación interna. Reimpresa con autorización de Warner, J. J., Deng, X. H., Warren, R. F., *et al.* (1992). Static capsuloligamentous restraints to superior-inferior traslation of the glenohumeral joint. *Am J Sports Med*, *20*, 675-685. Copyright © 1992 SAGE Publications.

una similar a un cordón (sin duda distinta a la banda anterior del ligamento glenohumeral inferior (LGHI)] y una variante similar a una lámina (que se entremezcla con la banda anterior del LGHI). El LGHM en cordón fue descrito por Williams y cols. (1994) y se identificó en 1.5% de los pacientes. En esta variante única, denominada complejo de Buford, el LGHM se origina directo de la región superior del rodete y cruza el subescapular para insertarse en el húmero. Por otra parte, el rodete no está bien desarrollado o está ausente en el cuadrante anterosuperior (entre la 1 y las 3 h del reloj en el hombro derecho) y puede confundirse con un desgarro o desprendimiento del rodete en esta región anatómica. La falta de reconocimiento de esta variante y la inserción inadvertida de la variante en cordón del LGHM en el borde glenoideo durante la reparación de la inestabilidad induce una rigidez posquirúrgica considerable del hombro. Desde la perspectiva funcional, el LGHM funge como una restricción primaria contra la traslación anterior con el brazo en abducción de 45°. Además, el LGHM actúa como restricción secundaria contra las traslaciones inferiores de la articulación glenohumeral con el brazo en abducción y rotación externa (Warner y cols., 1992).

El LGHI se origina a partir del aspecto inferior del rodete y se inserta en el cuello anatómico del húmero. Se ha demostrado que tiene tres componentes distintos (O'Brien y cols., 1990): una banda anterior que se forma entre las 2 y las 4 h del reloj (hombro derecho), un componente posterior que se genera entre las 7 y las 9 h del reloj (hombro derecho), y un saco axilar (fig. 13-12). El LGHI tiene la mayor relevancia funcional, al actuar como un estabilizador primario anterior del hombro con el brazo en abducción de 90° (posición de lanzamiento). Al tiempo que el brazo se abduce y se rota en dirección externa, la banda anterior del LGHI se tensa, lo que se opone a la traslación anterior. Con la rotación interna del brazo en abducción, la banda posterior queda tensa y resiste la traslación posterior. El complejo del LGHI también sirve para oponerse a la traslación inferior de la articulación glenohumeral con el brazo en abducción. Un desgarro de la porción anterior del LGHI se denomina lesión de Bankart, y es la lesión ligamentaria más común en la luxación glenohumeral anteroinferior. La variabilidad en cuanto al tamaño y los sitios de inserción de los ligamentos glenohumerales está confirmada (Warner y cols., 1992); a pesar de esto, la relevancia clínica de estos datos aún debe definirse en su totalidad. Se ha sugerido que la ausencia de LGHM pudiera predisponer a la inestabilidad (Steinbeck y cols., 1998). Ver información adicional en el recuadro 13-1.

Elementos adicionales para la estabilidad glenohumeral

El líquido sinovial actúa por cohesión y adherencia para estabilizar en mayor medida la articulación glenohumeral. Se adhiere al cartílago articular que cubre la cavidad glenoidea y el extremo proximal del húmero, lo que hace que las dos superficies se deslicen una sobre la otra. El líquido sinovial genera una fuerza de cohesión entre ambas, lo que dificulta su separación (Simon, 1994). En condiciones normales, la

---

RECUADRO 13-1

Técnicas experimentales: estudios de sección ligamentaria

Los estudios de sección ligamentaria han sido instrumentales para incrementar el conocimiento en torno a la contribución de una estructura anatómica específica a la estabilidad glenohumeral general (Curl & Warren, 1996). En esta técnica se somete a muestras cadavéricas a una prueba biomecánica antes y después de seccionar estructuras en forma selectiva y secuencial. Se aplica entonces una fuerza con el brazo en una posición específica y se mide la traslación que ocurre. A partir de esta información es posible determinar la contribución relativa de una estructura determinada a la estabilidad general. Cuando se identifica un patrón específico de inestabilidad del hombro, el médico puede inferir qué estructuras anatómicas pudieran mostrar deficiencia o disrupción, de tal modo que es posible implementar un plan terapéutico apropiado.

presión intraarticular glenohumeral es negativa y actúa para tirar de la cápsula suprayacente y los ligamentos glenohumerales en dirección al centro de la articulación. Si la integridad de la cápsula articular glenohumeral está comprometida (p. ej., descompresión de la cápsula) o existe un derrame relevante (por lo regular la articulación glenohumeral contiene menos de 1 mL del líquido), se observan incrementos significativos de la traslación (Kumar & Balasubramaniam, 1985). De manera específica, descomprimir la cápsula reduce 55% la fuerza requerida para la traslación anterior de la cabeza humeral, 43% aquella para la traslación posterior y 57% la necesaria para la traslación inferior (Gibb y cols., 1991). Ver el caso de estudio 3-2.

ARTICULACIÓN ESCAPULOTORÁCICA

La escápula es un hueso triangular plano que se ubica en el aspecto posterolateral del tórax, entre la segunda y la séptima costillas. Tiene una angulación anterior de 30° respecto al plano coronal del tórax (anteroversión escapular). El extremo superior de la escápula muestra una rotación discreta hacia la línea media y tiene inclinación anterior respecto al plano sagital (fig. 13-13; Lazar y cols., 2009). La espina de la escápula es una proyección ósea en la superficie dorsal del hueso, que se extiende en dirección lateral para formar la apófisis acromial, que se articula con la epífisis lateral de la clavícula

CASO DE ESTUDIO 13-2

Inestabilidad del hombro

Un hombre de 21 años de edad cayó sobre su extremidad superior derecha mientras esquiaba, lo que le generó una abducción forzada con rotación externa de esa extremidad. Percibió un dolor agudo intenso en el brazo y no podía moverlo. La exploración física reveló pérdida de la silueta normal del hombro, con un arco de movimiento limitado y doloroso. Las radiografías mostraron una luxación anteroinferior de la cabeza del húmero con una fractura impactada, lo que también se conoce como "lesión de Hill-Sachs" (LHS) en la porción posterosuperior de la cabeza del húmero. El paciente se sometió a una reducción cerrada exitosa en el servicio de urgencias bajo sedación. Las radiografías posteriores al procedimiento confirmaron la reducción de la cabeza del húmero a la fosa glenoidea en las proyecciones ortogonales, con una fractura por avulsión pequeña del borde glenoideo anteroinferior. Combinada con la LHS, la lesión se denomina "lesión bipolar", toda vez que implica una fractura tanto de la cabeza del húmero como de la apófisis glenoides (figura del caso de estudio 13-2).

La alteración estructural de la geometría ósea, los ligamentos y el borde glenoideo dio origen a una inestabilidad del hombro. Una fuerza en dirección anterior aplicada sobre la cabeza del húmero con el brazo en abducción y rotación externa genera un desprendimiento del borde glenoideo anteroinferior y la banda anterior del LGHI, así como una lesión capsular concomitante que genera una luxación anteroinferior. La retracción de la cabeza del húmero por la contracción muscular violenta da origen a la impactación de la región posterosuperior de la cabeza del húmero contra el borde glenoideo anteroinferior sólido, lo que deriva en una LHS de la cabeza del húmero y la fractura del borde anterior de la cavidad glenoidea.

Tras una reducción cerrada, el paciente se sometió a una rehabilitación extensa del hombro, pero sufrió una segunda luxación 6 meses después de la primera. El paciente optó por un tratamiento quirúrgico, que incluyó una reparación artroscópica de la cápsula y el rodete glenoideo, con tres anclajes de sutura y la incorporación del fragmento óseo durante la reparación.

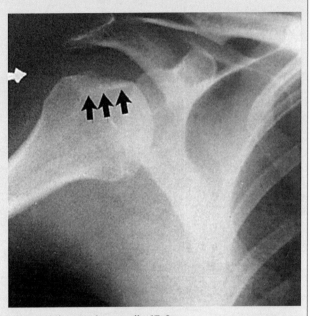

Figura del caso de estudio 13-2

para formar la articulación acromioclavicular. Los ligamentos coracoclaviculares, acromioclaviculares y las inserciones musculares ayudan a sostener y suspender la escápula del tórax y la clavícula (fig. 13-6). Los estabilizadores escapulotorácicos incluyen al serrato anterior, el trapecio, los romboides y el elevador de la escápula (caso de estudio 13-2).

El movimiento escapular tiene tres componentes: rotación superior o inferior en torno a un eje horizontal perpendicular al plano de la escápula, rotación interna o externa en torno a un eje vertical que pasa por el plano de la escápula, e inclinación anterior o posterior en torno a un eje horizontal en el plano de la escápula. Al tiempo que la clavícula actúa como un amortiguador para el complejo del hombro, que conecta a la escápula con el esqueleto axial, se presentan dos traslaciones: traslación superior o inferior sobre la pared del tórax, y retracción o protracción en torno a la cara posterior del tórax (Kibler & Sciascia,

2010). El subescapular (que se origina a partir de la cara costal del cuerpo de la escápula) y el serrato anterior se interponen entre la escápula y la pared torácica, lo que ayuda a estabilizarla contra la pared del tórax y con ello evita la "deformidad en ala" (fig. 13-14). Estos dos músculos se deslizan uno sobre otro para optimizar el movimiento del complejo del hombro. Otros músculos que pueden inducir deformidad en ala de la escápula de presentar parálisis son el trapecio, los romboides y el elevador de la escápula (Srikumaran y cols., 2014).

La elevación del brazo implica un movimiento tanto en la articulación glenohumeral como en la escapulotorácica. Si bien la contribución de cada una varía con base en la posición del brazo y la tarea específica que se realiza, el índice promedio de movimiento glenohumeral respecto al escapulotorácico es de 2:1 (Tibone y cols., 1994). La elevación del brazo también induce un movimiento rotatorio complejo de la escápula, con rotación

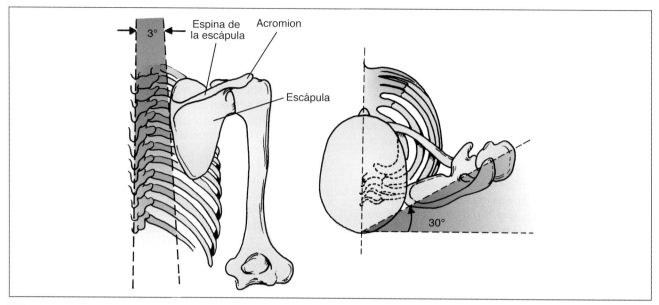

FIGURA 13-13 Orientación de la escápula sobre la pared del tórax. Izquierda, 3° en dirección cefálica. Derecha, 30° en dirección anterior. Reimpresa con autorización de Warner, J. P. (1993). The gross anatomy of the joint surfaces, ligaments, labrum, and capsule. En F. A. Matsen, F. H. Fu, R. J. Hawkins (Eds). *The Shoulder: A Balance of Mobility and Stability* (p. 9). Rosemont, IL: American Academy of Orthopaedic Surgeons.

anterior en los primeros 90°, seguida de rotación posterior con un arco total aproximado de 15° (Morrey & An, 1990). Por otra parte, cuando el húmero se eleva, se presentan elevación, retracción y rotación axial posterior de la clavícula en la articulación esternoclavicular, en tanto en la articulación acromioclavi-

cular se observa rotación interna de la escápula, con inclinación superior y posterior (Kibler & Sciascia, 2010).

CONTRIBUCIÓN DE LA COLUMNA VERTEBRAL AL MOVIMIENTO DEL HOMBRO

Si bien a menudo se pasa por alto, el movimiento de los segmentos torácico y lumbar de la columna vertebral contribuye a la capacidad para colocar la extremidad superior en posición en el espacio, lo que favorece el movimiento general y la función del complejo del hombro. La flexión de la columna para alejarse de la extremidad que trata de alcanzar un objeto por arriba de la cabeza incrementa el arco de movimiento que puede desarrollarse (fig. 13-15). También se ha demostrado la importancia del movimiento espinal en las actividades que se realizan por encima de la cabeza, como en el lanzamiento y los deportes con raqueta.

Cinética

Muchos músculos actúan sobre los distintos componentes del complejo del hombro para darle movilidad y estabilidad dinámica. Esta última depende de varios mecanismos potenciales (Morrey & An, 1990), entre ellos la tensión muscular pasiva, o un efecto de barrera del músculo contraído, fuerzas compresivas generadas por la contracción muscular, movimiento articular que induce tensión en los elementos restrictivos pasivos o ligamentarios, o redireccionamiento de la fuerza articular hacia el centro de la cavidad glenoidea.

Para entender la función muscular y la transmisión de la fuerza, debe considerarse la orientación, el tamaño y la actividad de un músculo específico. Dadas las articulaciones múlti-

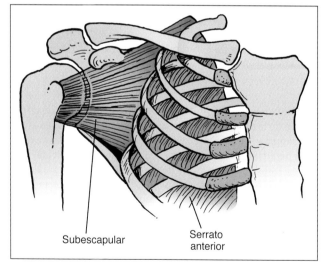

FIGURA 13-14 Vista anterior de la articulación escapulotorácica, una articulación hueso-músculo-hueso, entre la escápula y el tórax. Durante el movimiento escapular, el músculo subescapular, que tiene una inserción amplia en la cara costal de la escápula, sufre deslizamiento angular sobre el músculo serrato anterior, que se origina a partir de las ocho primeras costillas y se inserta en la superficie costal de la escápula, a lo largo de su borde vertebral.

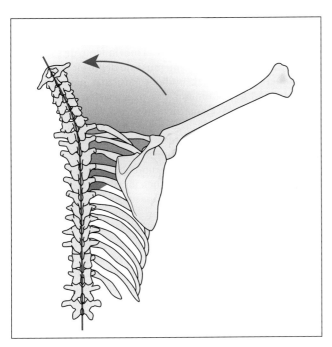

FIGURA 13-15 La flexión lateral de la columna vertebral aumenta la capacidad para abducir la extremidad superior.

ples existentes en el complejo del hombro, cualquier músculo puede extenderse sobre varias articulaciones. Con base en la posición de la extremidad superior, la relación de un músculo con cualquier articulación puede modificarse, lo que altera su efecto sobre la articulación y las fuerzas resultantes o los movimientos producidos.

ANATOMÍA MUSCULAR

La musculatura del hombro puede analizarse en capas: la más superficial está integrada por el deltoides y el pectoral mayor (fig. 13-16). El deltoides define el contorno redondeado normal del hombro y tiene configuración triangular, con porciones anterior, media y posterior, separadas por rafés. Cada porción del deltoides se activa de manera distinta para realizar actividades específicas. El deltoides se origina a partir del tercio lateral de la clavícula, el acromion y la espina de la escápula, y se inserta en la tuberosidad deltoidea en la cara anterolateral del húmero. La porción anterior actúa como flexora y rotadora interna potente del húmero, la porción media como abductora, y la porción posterior como extensora y rotadora externa. El pectoral mayor es un músculo con forma de abanico que se ubica en posición anterior al subescapular y el coracobraquial, y es inferior y medial al deltoides (Thompson y cols., 2020). Cubre la pared anterior del tórax y tiene dos porciones: una porción clavicular que se origina a partir del tercio medial de la clavícula, y una porción esternocostal que se origina a partir del cuerpo y el manubrio del esternón, y los cartílagos costales superiores. El pectoral mayor se inserta en el labio lateral del

surco intertubercular del húmero, y actúa para generar aducción y rotación interna del húmero. De manera secundaria, su porción clavicular actúa como un músculo flexor o elevador anterior, aductor y rotador interno del húmero, en tanto la porción esternocostal extiende ese hueso, pero también contribuye a la flexión anterior, la rotación interna y la aducción. El pectoral menor se ubica a mayor profundidad respecto al pectoral mayor, y actúa como un estabilizador importante de la escápula. El músculo subclavio, de tipo penniforme, se localiza por debajo de la clavícula y puede facilitar los movimientos de este hueso. Tiene un origen tendinoso en la cara anteromedial de la primera costilla y se inserta en la cara inferior de la región medial de la clavícula (Morrey & An, 1990).

Por debajo de esta capa externa se localiza la musculatura del manguito de los rotadores, integrado por el supraespinoso, el infraespinoso, el subescapular y el redondo menor (fig. 13-17). Estos cuatro músculos actúan como estabilizadores glenohumerales importantes, por medio de tensión muscular pasiva y contracción dinámica. El supraespinoso se origina a partir de la fosa supraespinosa de la escápula y se inserta en las facetas superior y media de la tuberosidad mayor del tercio proximal del húmero. Forma un duplo de fuerzas con el deltoides durante la abducción del húmero. El infraespinoso y el redondo menor se originan a partir de la fosa infraespinosa de la escápula y se insertan en las facetas inferior y media de la tuberosidad mayor. Estos músculos actúan como rotadores externos del húmero. El subescapular se localiza en la fosa subescapular de la escápula y se inserta en la tuberosidad menor en el tercio proximal del húmero. Funge como rotador interno importante del

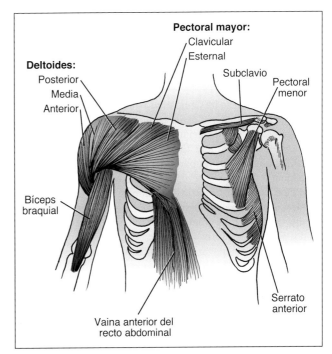

FIGURA 13-16 Vista anterior en la cual se muestran los músculos superficiales (*hombro izquierdo*) y profundos (*hombro derecho*), bajo el deltoides y el pectoral.

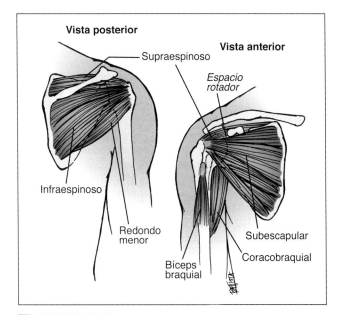

FIGURA 13-17 Vista anterior. "Espacio rotador" es un concepto introducido en 1970 para hacer referencia al espacio que existe entre los tendones del supraespinoso y el subescapular. El ligamento coracohumeral se ubica en posición superficial a lo largo de su borde anterior, sitio en el que es fácil acceder para su liberación, de estar indicada. La porción larga del bíceps se ubica en un sitio profundo a lo largo de su borde posterior y funge como guía para identificar este espacio durante la cirugía. Vista posterior. Los dos rotadores externos del húmero, el músculo infraespinoso y el redondo menor, que también forman la pared posterior del manguito rotador. Obsérvese el rafé medio del infraespinoso, que a menudo se confunde durante la cirugía con el borde existente entre el infraespinoso y el redondo menor. Adaptada con autorización de Oatis, C. A. (2009). *Kinesiology: The Mechanics and Pathomechanics of Human Movement* (2nd ed., p. 168). Baltimore, MD: Wolters Kluwer Health/Lippincott Williams & Wilkins.

húmero. También se ha demostrado que el subescapular, junto con el LGHM y el LGHI, actúa como un estabilizador anterior importante de la articulación glenohumeral, en particular con el brazo en abducción de 45°. El músculo redondo mayor (fig. 13-18), si bien no forma parte del manguito rotador, también se origina a partir de la escápula, pero en su ángulo inferior, para distribuirse por debajo del redondo menor y luego pasar en dirección anterior para insertarse en el húmero, en el labio medial del surco intertubercular. Su función es facilitar la aducción y la rotación interna del brazo.

El músculo bíceps también es integral para el movimiento del complejo del hombro. Está compuesto por dos porciones: una porción corta que se origina a partir de la punta de la apófisis coracoides de la escápula, y una porción larga que se origina del rodete glenoideo y el tubérculo supraglenoideo (ver fig. 13-8). El tendón de la PLB es en parte intraarticular y en parte extraarticular. La porción intraarticular pasa por encima de la cabeza del húmero, por el espacio rotador, antes de descender dentro del surco bicipital, entre las tuberosidades mayor y menor. La PLB se une a la porción corta y, por último, se inserta en la tuberosidad bicipital del radio. En

cuanto al hombro, el tendón del bíceps contribuye a la elevación del húmero, si bien es estático y muestra deslizamiento pasivo respecto al hueso durante el movimiento de esa articulación. La PLB se considera un músculo depresor de la cabeza del húmero y, como tal, pudiera participar para mantener la estabilidad glenohumeral. Por su ubicación única, la PLB enfrenta esfuerzos extraarticulares (pinzamiento subacromial, movimiento de deslizamiento angular en el surco bicipital) e intraarticulares (Ahrens & Boileau, 2007; Itoi y cols., 1994), y tiende a la degeneración.

La escápula está contenida en una cubierta gruesa de músculos que la conectan con el esqueleto axial y el húmero (fig. 13-18). En la región posterior, la capa muscular más externa está integrada por el trapecio, que cubre la cara posterior del cuello y la región más alta del tronco, y se inserta en la cara superior del tercio lateral de la clavícula, el acromion y la espina de la escápula. El trapecio sirve para elevar, retraer y rotar la escápula. El dorsal ancho cubre el segmento inferior de la espalda, y se inserta en el piso del surco intertubercular del húmero. Actúa para extender, aducir y rotar en dirección interna el húmero. La segunda capa, o profunda, está integrada por músculos que se insertan en el borde vertebral de la escápula (entre ellos, el elevador de la escápula en la parte superior), que elevan y rotan en dirección caudal la escápula, y los músculos romboides mayor y menor, que retraen y rotan la escápula. Estos dos grupos musculares actúan para facilitar la fijación de la escápula al tronco, que depende del serrato anterior (ubicado en posición lateral sobre el tórax y los músculos intercostales, y se inserta en el borde medial de la cara anterior de la escápula).

ACTIVIDAD MUSCULAR INTEGRADA DEL COMPLEJO DEL HOMBRO

La electromiografía permite cuantificar la actividad muscular en condiciones dinámicas y así tener una visión del nivel de actividad muscular, pero no revela en forma directa las fuerzas precisas que se generan. Para tener una comprensión completa de esto último, se requiere información sobre el brazo de momento (cuantificado como la distancia entre el centro instantáneo de rotación de la articulación y la distancia de tracción muscular) y el área transversal fisiológica del músculo implicado (el volumen muscular dividido por su longitud). En el complejo del hombro, cada movimiento se asocia con el desplazamiento de varias articulaciones, así como con las relaciones siempre cambiantes de los orígenes y las inserciones musculares.

Dada la escasa estabilidad ósea de la articulación glenohumeral, la fuerza que genera un músculo (el agonista primario) hace necesaria la activación de un músculo antagonista, de tal modo que no se produzca una fuerza de luxación (Simon, 1994). El antagonista suele lograr esto por medio de una contracción excéntrica, en que el músculo se elonga al tiempo que sufre contracción activa, o mediante la producción de una fuerza neutralizante de igual magnitud pero en dirección opuesta. La relación entre dos músculos de este tipo también se conoce como copla de fuerzas (fig. 13-19). En torno a la articulación glenohumeral, existe una copla de fuerzas en el plano coronal (entre el deltoi-

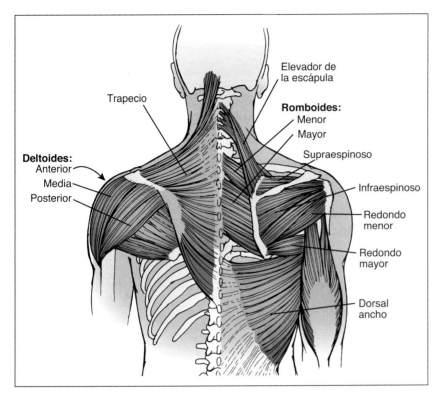

FIGURA 13-18 Vista posterior en que se muestran los músculos superficiales (*hombro izquierdo*) y los músculos subyacentes (*hombro derecho*).

des y la porción inferior del manguito de los rotadores), y otra en el plano transverso (entre el músculo subescapular en la región anterior, y el infraespinoso y el redondo menor en la posterior).

Un movimiento relativo se produce por un desequilibrio entre el agonista y el antagonista y genera un torque. El grado de torque y la velocidad angular resultante se determinan a partir de la activación relativa de dos músculos o grupos musculares de este tipo. Las fuerzas musculares resultantes se determinan a partir de la información sobre el área transversal de los músculos activados implicados y su orientación en el momento de la activación.

Elevación ventral (flexión)

El movimiento más básico del complejo del hombro implica la elevación del brazo en el plano escapular. Este movimiento se ha estudiado a profundidad tanto mediante electromiografía como con estereofotogrametría. Los músculos de la cintura escapular se agruparon de manera subsecuente con base en su relevancia relativa respecto de este movimiento. El primer grupo incluye al deltoides (de manera específica, las porciones anterior y media), el trapecio (porción inferior), el supraespinoso y el serrato anterior (Simon, 1994). El segundo grupo abarca la porción media del trapecio, el infraespinoso y la PLB. Un tercer grupo está integrado por la porción posterior del deltoides, la porción clavicular del pectoral mayor y la porción superior del trapecio. El cuarto y último grupo lo forman la por-

ción externa del pectoral mayor, el dorsal ancho y la porción larga del tríceps.

La interrelación entre las fuerzas musculares implicadas en la elevación del hombro fue estudiada por primera vez por Inman, quien encontró que el deltoides y el supraespinoso actúan en forma sinérgica, en tanto el resto de la musculatura del manguito de los rotadores genera una fuerza de depresión humeral para contrarrestar la tendencia a la subluxación de la cabeza del húmero (Inman y cols., 1944). Así, la tracción en sentido vertical del deltoides es compensada por una fuerza inferior neta generada por el infraespinoso, el subescapular y el redondo menor, a la vez que por el pectoral mayor, el dorsal ancho y el redondo mayor. Estos dos últimos músculos también generan momentos de aducción intensos en el hombro (Hik & Ackland, 2019).

Los estudios electromiográficos han demostrado que tanto el supraespinoso como el deltoides se mantienen activos durante todo el arco de elevación de la extremidad superior. Sin embargo, se considera que el supraespinoso desempeña un papel mayor para iniciar la abducción. Al tiempo que el brazo se eleva de manera progresiva a partir de un lado del cuerpo, el brazo de momento del deltoides mejora, lo que da origen a una fuerza más intensa respecto al supraespinoso (fig. 13-20). El porcentaje de cizallamiento o fuerza vertical que genera el deltoides disminuye de igual modo al incrementarse la abducción. El ángulo de tracción del supraespinoso es más constante alre-

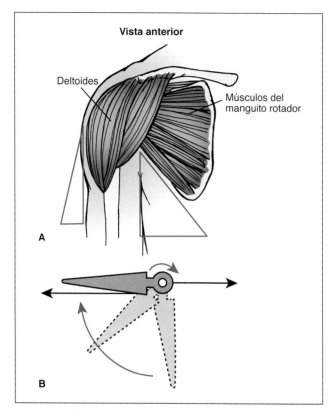

A

B

FIGURA 13-19 El deltoides y los músculos oblicuos del manguito rotador (infraespinoso, subescapular y redondo menor) se combinan para producir la elevación de la extremidad superior por medio de una copla de fuerzas (dos fuerzas de igual magnitud pero en sentido opuesto). Con el brazo a un lado del cuerpo (**A**) la fuerza direccional del deltoides se orienta hacia arriba y afuera respecto al húmero, en tanto la fuerza de los músculos oblicuos del manguito rotador se dirige hacia abajo y adentro. Estas dos fuerzas rotacionales pueden separarse en sus componentes vertical y horizontal respectivos. La fuerza horizontal del deltoides, que actúa por debajo del centro de rotación de la articulación glenohumeral, tiene dirección opuesta a la fuerza horizontal de los rotadores oblicuos, que se aplica por encima del centro de rotación. Al actuar estas fuerzas en direcciones opuestas a ambos lados del centro de rotación se produce una potente copla de fuerzas, como lo ilustra la señal del brazo (**B**). Las fuerzas verticales se equilibran entre sí, de modo que estabilizan la cabeza del húmero en la cavidad glenoidea y permiten la elevación.

dedor de los 75°, y no solo actúa para elevar o abducir el brazo, sino también para deprimir y comprimir la cabeza humeral dentro de la cavidad glenoidea. Esto lo respaldan varios estudios que reportaron que la cabeza del húmero puede sufrir una traslación superior de 1 a 3 mm durante la abducción de 0 a 30°, pero luego muestra una traslación inferior neta entre los 30 y los 60°, para después mantenerse casi estable en los grados del arco de movimiento restantes (Graichen y cols., 2000). Los otros músculos del manguito de los rotadores también contribuyen a la depresión de la cabeza del húmero, al generar una tracción caudal casi directa cerca de los 45°, lo que da origen a fuerzas que por igual compriman y depriman la cabeza del húmero para mantener la estabilidad glenohumeral (fig. 13-21). Como con-

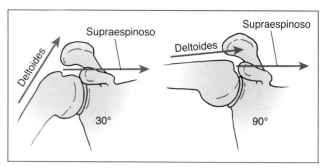

FIGURA 13-20 Al tiempo que el brazo se abduce de 30 a 90°, la dirección de la tracción del deltoides se aproxima a la del supraespinoso. De este modo, los pacientes con un desgarro amplio del manguito rotador pueden a menudo mantener de manera activa el brazo en abducción de 90°, pero pudieran no ser capaces de producir una abducción activa hasta 90°. Reimpresa con autorización de Simon, S. R., Alaranta, H., An, K. N., *et al*. (1994). Kinesiology. En S. R. Simon (Ed.). *Orthopaedic Basic Science* (p. 527). Rosemont, IL: American Academy of Orthopaedic Surgeons.

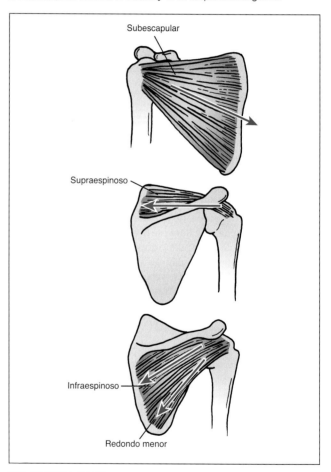

FIGURA 13-21 El ángulo de tracción del músculo subescapular (**arriba**) es cercano a 45°. El ángulo de tracción del infraespinoso (**abajo**) del mismo modo se aproxima a 45°, en tanto el del redondo menor (**abajo**) es cercano a 55°. Estos vectores generan una compresión de la articulación glenohumeral y una depresión de la cabeza del húmero casi iguales. El supraespinoso (**centro**) tiene en esencia una orientación horizontal, lo que genera compresión en la articulación glenohumeral.

CASO DE ESTUDIO 13-3

Síndrome de pinzamiento subacromial y desgarro del manguito de los rotadores

Una mujer diestra de 56 años de edad acudió con dolor de origen traumático en la cara anterior del hombro y lateral del brazo de 2 años de evolución. La paciente detectaba dolor al realizar actividades cotidianas con la extremidad por encima de la cabeza, como ponerse una blusa o cepillarse el cabello, así como un dolor considerable por la noche. La exploración física reveló hipersensibilidad a la palpación anterior sobre el surco bicipital y bajo el ángulo anterolateral del acromion. Desarrollaba dolor con la elevación anterior por encima de 60° y la rotación interna detrás de la espalda. Tenía signos de pinzamiento positivos (signos de Neer y Hawkins). La inyección subacromial de un anestésico local permitió la resolución completa del dolor durante la elevación anterior y la rotación interna (prueba de pinzamiento positiva). Sin embargo, seguía presentando debilidad para la elevación en el plano escapular y la rotación externa contra resistencia. Se inició con modificación de la actividad y terapia física. Tras 6 semanas de dolor persistente se solicitó una RM, que reveló un desgarro del espesor total del tendón del supraespinoso y del tendón anterior del infraespinoso, sin atrofia adiposa considerable o infiltración grasa, y sin cambios degenerativos en la articulación glenohumeral. Se ofreció a la paciente una reparación artroscópica del manguito de los rotadores y ella aceptó el tratamiento quirúrgico (figura del caso de estudio 13-3).

Desde la perspectiva biomecánica, los desgarros de los tendones del manguito rotador se han comparado con un puente colgante, en el que el borde libre del desgarro corresponde al cable y las inserciones residuales, a los soportes en cada extremo del cable. Esta configuración permite a la unidad miotendinosa que sufrió desgarro de su sitio de inserción seguir actuando por medio de las "arcadas" del puente. De este modo, los pacientes pueden tener un desgarro "funcional" del manguito rotador con el que aún pueden realizar actividades por encima de la cabeza.

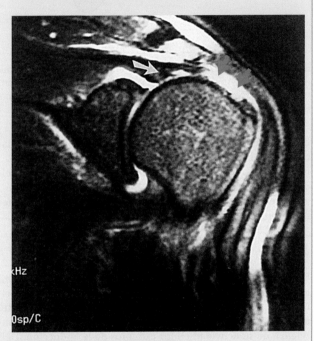

Figura del caso de estudio 13-3

secuencia, se ha demostrado que durante la abducción activa en el plano escapular, la cabeza del húmero permanece casi por completo centrada en la cavidad glenoidea durante todo el arco de movimiento.

El bloqueo anestésico selectivo del nervio axilar (y la parálisis secundaria del deltoides) demuestra que la elevación anterior todavía es posible, no obstante sufre un debilitamiento significativo. De igual modo, el bloqueo del nervio supraescapular y la parálisis secundaria del supraespinoso que induce tienen un efecto similar. Sin embargo, un bloqueo de los dos nervios impide por completo la elevación del brazo (Colachis & Strohm, 1971; Howell y cols., 1986).

Cuando se compara la abducción pura con la elevación anterior pura, se observan las mismas relaciones básicas, en que el manguito rotador participa para estabilizar la articulación glenohumeral en tanto el deltoides provee el torque necesario. La flexión anterior genera la activación de las porciones anterior y media del deltoides (actividad de 73 y 62%, respectivamente), y la estabilidad la proveen en especial el supraespinoso, el infraespinoso y el dorsal ancho, siendo este último en particular activo (activación de 25%) en la flexión anterior superior a 90°. La abducción pura requiere una actividad muscular similar; no obstante, el subescapular muestra una mayor activación, toda vez que actúa como estabilizador principal mediante contracción excéntrica (ver caso de estudio 13-3).

Rotación externa

El principal rotador externo del húmero es el infraespinoso, con contribuciones significativas de la porción posterior del deltoides y el redondo menor. Con cualquier grado de abducción del hombro, la electromiografía revela que el rotador externo principal es el infraespinoso. El subescapular también muestra actividad, pero desempeña un papel antagonista como estabi-

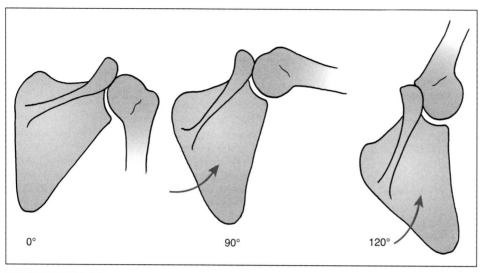

FIGURA 13-22 Para la elevación anterior (flexión) o la abducción del brazo entre 0 y 120° se requiere la rotación sincrónica de la escápula. Reimpresa con autorización de Simon, S. R., Alaranta, H., An, K. N., *et al.* (1994). Kinesiology. En S. R. Simon (Ed.). *Orthopaedic Basic Science* (p. 535). Rosemont, IL: American Academy of Orthopaedic Surgeons.

lizador principal que previene el desplazamiento anterior de la cabeza del húmero con la rotación externa. Al tiempo que se incrementa la abducción del hombro, la porción posterior del deltoides gana eficiencia como músculo rotador externo accesorio del húmero, por efecto de una ganancia en su brazo de momento (caso de estudio 13-3).

Rotación interna

La rotación interna del hombro la generan el subescapular, la porción esternal del pectoral mayor, el dorsal ancho y el redondo mayor. El subescapular se mantiene activo durante todas las fases de la rotación interna, con una disminución relativa de su actividad en los extremos de la abducción. Del mismo modo, la actividad de la porción esternal del pectoral mayor y el dorsal ancho disminuye con la abducción. Sin embargo, las porciones posterior y media del deltoides compensan con un incremento de la actividad excéntrica durante la rotación interna mientras el brazo se abduce.

Extensión

La extensión a la extremidad superior la realizan las porciones posterior y media del deltoides. El supraespinoso y el subescapular también mantienen una actividad continua durante todo el proceso de extensión del brazo, y por medio de una actividad excéntrica se oponen a las fuerzas que tenderían a producir luxación anterior.

Movimiento escapulotorácico

El movimiento en la articulación escapulotorácica permite mantener la tensión del deltoides, lo que posibilita que mantenga una potencia óptima sin importar la posición del brazo.

Con la elevación anterior del brazo, la escápula rota, lo que incrementa la estabilidad de la articulación glenohumeral y disminuye la tendencia al pinzamiento del manguito rotador por debajo del acromion (fig. 13-22). Una copla de fuerzas rotacionales (dos fuerzas directas iguales, no colineales, paralelas pero en sentido opuesto), entre el segmento superior del trapecio, el elevador de la escápula y la porción superior del serrato anterior, con contracción concomitante del segmento inferior del trapecio y el serrato anterior, genera la rotación escapular necesaria para lograr una elevación anterior completa (fig. 13-23; Simon, 1994).

CARGAS EN LA ARTICULACIÓN GLENOHUMERAL

La articulación glenohumeral se considera una articulación de soporte de carga importante. Si bien resulta un reto hacer cálculos precisos de las fuerzas que actúan sobre ella dadas las muchas estructuras musculares implicadas y las posiciones que pueden adoptar, varias presunciones simplificadas permiten estimar la magnitud de estas fuerzas. Un diagrama de cuerpo libre de una persona que sostiene la extremidad superior con 90° de abducción puede utilizarse como ejemplo; se asume que solo el músculo deltoides está activo y que actúa a una distancia de 3 cm respecto al centro de rotación de la cabeza del húmero. Se consideran entonces tres fuerzas: la fuerza del músculo deltoides (D), el peso del brazo (equivalente a 0.05 del peso corporal [PC], que actúa en el centro de gravedad de la extremidad, 3 cm), y la fuerza de reacción en la articulación glenohumeral (J). La fuerza de reacción articular y la fuerza del deltoides, siendo casi paralelas, se consideran una copla de fuerzas y tienen una magnitud idéntica, pero opuesta. La fuerza en la articulación glenohumeral al sostener el brazo a 90° de abducción puede calcularse como la mitad del peso corporal (ver recuadro de cálculo 13-1, caso A).

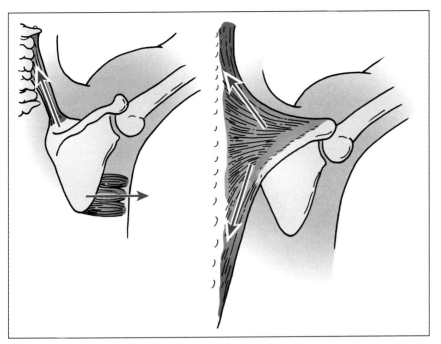

FIGURA 13-23 La rotación de la escápula se produce a partir de las contracciones sinérgicas de la porción inferior del serrato anterior y la inferior del trapecio, junto con el segmento superior del trapecio, el elevador de la escápula y la región superior del serrato anterior. Reimpresa con autorización de Simon, S. R., Alaranta, H., An, K. N., *et al.* (1994). Kinesiology. En S. R. Simon (Ed.). *Orthopaedic Basic Science* (p. 535). Rosemont, IL: American Academy of Orthopaedic Surgeons.

Si se agrega a un peso (W) de 2 kg (equivalente a 0.025 PC en un hombre de 80 kg) en la mano de la extremidad extendida sostenida en abducción de 90°, puede hacerse un cálculo similar (ver recuadro de cálculo 13-1, caso B).

En el medio experimental se han determinado las cargas en la articulación glenohumeral y las fuerzas necesarias para la elevación del brazo. Se ha encontrado que estas fuerzas alcanzan un máximo a los 90° de elevación, siendo la fuerza del deltoides equivalente a 8.2 veces el peso de la extremidad superior y la fuerza de reacción articular equivalente a 10.2 veces el peso de la extremidad superior (Inman y cols., 1944). Investigaciones recientes de estas mismas fuerzas, que asumieron que la fuerza muscular era proporcional a su área multiplicada por su actividad electromiográfica, han calculado valores similares, con una fuerza de reacción articular máxima de 89% PC a los 90° de elevación en el plano escapular (Poppen & Walker, 1978).

BIOMECÁNICA DEL LANZAMIENTO

El lanzamiento se ha dividido en cinco fases: preparación, inclinación temprana (entrada), inclinación tardía, aceleración y desaceleración (fig. 13-24; Park y cols., 2002-2003a, 2002-2003b). Se ha detectado que el deltoides es responsable de la elevación y la abducción del húmero en las fases tempranas, y le sigue un incremento de la activación de la musculatura del manguito rotador en la fase de inclinación tardía, que actúa tanto para rotar el húmero como para impedir la subluxación anterior de la articulación glenohumeral (Barnes & Tullos, 1978). De manera específica, el supraespinoso participa en la fase de inclinación tardía para ajustar la posición de la cabeza del húmero en la cavidad glenoidea, comprimir la cabeza humeral dentro de la fosa y mantener la congruencia de la articulación glenohumeral. El infraespinoso y el redondo menor tiran de la cabeza del húmero en dirección posterior, y el subescapular impide la rotación externa excesiva del húmero y sufre una contracción excéntrica para aliviar el esfuerzo en la cara anterior del hombro (Tibone y cols., 1994).

También se ha reconocido la importancia de la estabilización escapular (y, con ello, la glenoidea), y se ha demostrado que el serrato anterior se activa en la fase de inclinación tardía; esto provee una plataforma estable para el movimiento del húmero. De este modo, se requiere una activación coordinada y secuencial de la musculatura del hombro para evitar la subluxación anterior de la articulación glenohumeral y la tenonitis por uso excesivo que puede ocurrir al realizar un movimiento repetitivo de lanzamiento por encima de la cabeza. Por otra parte, los estabilizadores estáticos de la articulación del hombro le dan un soporte adicional. Al tiempo que el húmero se abduce 90° y más, el LGHI limita la traslación anterior y posterior de la cabeza del húmero a partir de la cavidad glenoidea (Park y cols., 2002-2003a, 2002-2003b).

RECUADRO DE CÁLCULO 13-1

Cálculo de las fuerzas de reacción

Mediante el uso de presunciones simplificadas se obtienen estimaciones de la fuerza de reacción en la articulación glenohumeral (Poppen & Walker, 1978).

Caso A. En este ejemplo, el brazo se encuentra en abducción de 90° y se asume que solo está activo el músculo deltoides. La fuerza producida por medio del tendón del músculo deltoides (*D*) actúa a una distancia de 3 cm del centro de rotación de la articulación (que se indica con el *círculo vacío*). La fuerza producida por el peso del brazo se calcula como 0.05 veces el peso corporal (PC) y actúa a una distancia de 30 cm del centro de rotación. La fuerza de reacción en la articulación glenohumeral (*J*) puede calcularse con la ecuación de equilibrio, que indica que para que un cuerpo se encuentre en un momento de equilibrio la suma de todos los momentos debe ser igual a cero. En este ejemplo, los momentos que actúan en el sentido de las manecillas del reloj se consideran positivos, en tanto los que lo hacen en sentido contrario se consideran negativos.

$$\Sigma M = 0$$
$$(30 \text{ cm} \times .05 \text{ PC}) - (D \times 3 \text{ cm}) = 0$$
$$D = \frac{(30 \text{ cm} \times .05 \text{ PC})}{3 \text{ cm}}$$
$$D = 0.5 \text{ PC}$$

D es casi de la mitad del peso corporal. Debido a que *D* y *J* son casi paralelas pero tienen sentido opuesto, forman una copla de fuerzas y tienen igual magnitud; de este modo, la fuerza de reacción articular también se aproxima a la mitad del peso corporal.

Caso B. Es posible hacer cálculos similares para determinar el valor de *D* cuando se sostiene un peso igual a 0.025 veces el peso corporal en la mano, con el brazo en una abducción de 90°.

$$\Sigma M = 0$$
$$(30 \text{ cm} \times .05 \text{ PC}) + (60 \text{ cm} \times .025 \text{ PC}) - (D \times 3 \text{ cm}) = 0$$
$$D = \frac{(30 \text{ cm} \times .05 \text{ PC}) + (60 \text{ cm} \times .025 \text{ PC})}{3 \text{ cm}}$$
$$D = 1 \text{ PC}$$

Una vez más, *D* y *J* son en esencia iguales y opuestas, y forman una copla de fuerzas. De este modo, la fuerza de reacción articular es casi igual al peso corporal.

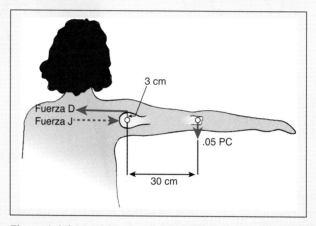

Figura 1 del recuadro de cálculo 13-1

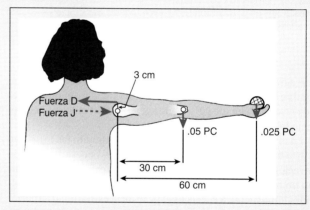

Figura 2 del recuadro de cálculo 13-2

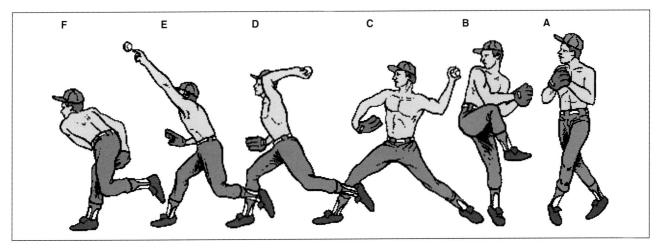

■■■ FIGURA 13-24 Las cinco fases del movimiento de lanzamiento. **A** y **B**. Fase de preparación, que comienza (**A**) cuando el lanzador inicia su movimiento, y continúa (**B**) cuando se retira la bola del guante (mano). **C**. Al tiempo que la pierna que avanza se extiende hacia el bateador, la rodilla y la cadera de la pierna pivote también se extienden, lo que impulsa al cuerpo hacia adelante para dar el paso. La fase de inclinación temprana (paso) termina cuando el pie que avanza entra en contacto con el suelo. **D**. Durante la fase de inclinación tardía, el tronco rota hacia adelante, en tanto el hombro alcanza una posición de rotación externa máxima. **E**. El hombro sufre una potente rotación interna durante la fase de aceleración. **F**. Tras la liberación de la bola, se aplican potentes fuerzas de desaceleración sobre el hombro, al tiempo que rota en dirección interna. Cuando el brazo alcanza una posición de 0° de rotación interna se completa la fase de desaceleración. Durante la menos violenta fase de seguimiento, el brazo se aduce cruzando el cuerpo del lanzador. Adaptada con autorización de J Michael Ryan Publishing, Inc., de Park, S. S., Loebenberg, M. L., Rokito, A. S., *et al.* (2002-3a). The shoulder in baseball pitching: Biomechanics and related injuries-part 1. *Bull Hosp Jt Dis*, *61*(1-2), 68-79. Autorización otorgada mediante el Copyright Clearance Center, Inc.

■ Resumen

- El hombro está integrado por las articulaciones glenohumeral, acromioclavicular, esternoclavicular y escapulotorácica, así como las estructuras musculares que actúan sobre ellas, para dar origen a la articulación más móvil de todo el organismo.

- La elevación del brazo implica un movimiento tanto en la articulación glenohumeral como en la escapulotorácica.

- La articulación esternoclavicular, que conecta el extremo medial de la clavícula con el manubrio, enlaza la extremidad superior con el tórax por medio del amortiguador clavicular. El disco articular en la articulación y los ligamentos que la circundan le confieren estabilidad, al tiempo que permiten una rotación significativa de la clavícula. La articulación acromioclavicular, por otra parte, tiene un movimiento relativo menor en comparación con la articulación esternoclavicular.

- La articulación glenohumeral es una articulación de soporte de carga importante, con fuerzas equivalentes a la mitad del peso corporal al sostener el brazo en extensión.

- La articulación glenohumeral es una de las más flexibles del cuerpo humano, pero tiene una inestabilidad inherente debido a que la fosa glenoidea es poco profunda y solo puede alojar alrededor de una tercera parte del diámetro de la cabeza humeral. En vez de esto, la estabilidad la proveen las estructuras capsulares, musculares y ligamentarias que la rodean.

- Los tres ligamentos glenohumerales (superior, medio e inferior) son extensiones discretas de la región anterior de la cápsula de la articulación glenohumeral, y resultan críticos para la estabilidad anterior del hombro y su función en el movimiento por encima de la cabeza.

- La banda anterior del ligamento glenohumeral inferior actúa como el principal estabilizador anterior del hombro cuando el brazo está en posición de lanzamiento (hombro en abducción de 90° y rotación externa).

- Los músculos ubicados en torno al hombro hacen una contribución dinámica a la estabilidad de esta articulación y logran este efecto al producir fuerzas compresivas en la articulación glenohumeral y mediante una contracción excéntrica.

■ Preguntas para práctica

1. Un joven sano y activo sufre una luxación anterior del hombro y, al pasar el tiempo, desarrolla inestabilidad anterior y luxaciones recurrentes. ¿Cuáles son las estructuras (óseas y de tejidos blandos) que tienen más probabilidad de haber sufrido daño por la lesión y contribuyen ahora a la inestabilidad?

2. Una mujer de 65 años de edad acude con su médico tras caerse. Refiere dolor intenso en el hombro derecho e incapacidad para elevarlo por encima de la cabeza, con dificultad para iniciar la abducción y la elevación anterior. Durante varios años ha observado dolor en el hombro y debilidad con la actividad, que ahora muestran intensificación aguda. ¿Cuál es la lesión más probable en ella?

3. Una mujer de 20 años de edad acude con su médico tras caer sobre su hombro mientras esquiaba. Se le diagnostica diástasis acromioclavicular, con un desplazamiento cefálico de la clavícula superior a 100%. ¿Qué estructuras deben estar dañadas para permitir este grado de desplazamiento?

Referencias

Ahrens, P. M., Boileau, P. (2007). The long head of biceps and associated tendinopathy. *J Bone Joint Surg Br*, *89*(8), 1001–1009.

Barnes, D. A., Tullos, H. S. (1978). An analysis of 100 symptomatic baseball players. *Am J Sports Med*, *6*(2), 62–67.

Boone, D. C., Azen, S. P. (1979). Normal range of motion of joints in male subjects. *J Bone Joint Surg Am*, *61*(5), 756–759.

Chadwick, E. K. J., van Noort, A., van Der Helm, F. C. T. (2004). Biomechanical analysis of scapular neck malunion—a simulation study. *Clin Biomech (Bristol, Avon)*, *19*(9), 906–912.

Churchill, R. S., Brems, J. J., Kotschi, H. (2001). Glenoid size, inclination, and version: An anatomic study. *J Shoulder Elbow Surg*, *10*(4), 327–332.

Colachis, S. C., Jr., Strohm, B. R. (1971). Effect of suprascapular and axillary nerve blocks on muscle force in upper extremity. *Arch Phys Med Rehabil*, *52*, 22–29.

Cooper, D. E., O'Brien, S. J., Arnoczky, S. P., et al. (1993). The structure and function of the coracohumeral ligament: An anatomic and microscopic study. *J Shoulder Elbow Surg*, *2*(2), 70–77.

Curl, L. A., Warren, R. F. (1996). Glenohumeral joint stability: Selective cutting studies on the static capsular restraints. *Clin Orthop Relat Res*, (330), 54–65.

Debski, R. E., Parsons, I. M., 3rd, Fenwick, J., et al. (2000). Ligament mechanics during three degree-of-freedom motion at the acromioclavicular joint. *Ann Biomed Eng*, *28*(6), 612–618.

DePalma, A. F. (1983). Biomechanics of the shoulder. In *Surgery of the Shoulder* (3rd ed., pp. 65–85). Philadelphia, PA: Lippincott.

Dhawan, R., Singh, R. A., Tins, B., et al. (2018). Sternoclavicular joint. *J Shoulder Elbow Surg*, *10*(4), 296–305.

Fukuda, K., Craig, E. V., An, K. N., et al. (1986). Biomechanical study of the ligamentous system of the acromioclavicular joint. *J Bone Joint Surg Am*, *68*(3), 434–440.

Gibb, T. D., Sidles, J. A., Harryman, D. T., 2nd, et al. (1991). The effect of capsular venting on glenohumeral laxity. *Clin Orthop Relat Res*, (268), 120–127.

Graichen, H., Stammberger, T., Bonel, H., et al. (2000). Glenohumeral translation during active and passive elevation of the shoulder—a 3D open-MRI study. *J Biomech*, *33*(5), 609–613.

Hammill, J., & Knutzen, K. M. (2008). *Biomechanical Basis of Human Movement* (p. 141). Baltimore, MD: Lippincott Williams & Wilkins.

Hik, F., Ackland, D. C. (2019). The moment arms of the muscles spanning the glenohumeral joint: A systematic review. *J Anat*, *234*(1), 1–15. https://doi.org/10.1111/joa.12903.

Howell, S. M., Imobersteg, A. M., Seger, D. H., et al. (1986). Clarification of the role of the supraspinatus muscle in shoulder function. *J Bone Joint Surg Am*, *68*(3), 398–404.

Inman, V. T., Saunders, J. B., Abbott, L. C. (1944). Observations on the function of the shoulder joint. *J Bone Joint Surg Am*, *26-A*, 1–30.

Itoi, E., Hsu, H. C., An, K. N. (1996). Biomechanical investigation of the glenohumeral joint. *J Shoulder Elbow Surg*, *5*(5), 407–424.

Itoi, E., Motzkin, N. E., Morrey, B. F., et al. (1994). Stabilizing function of the long head of the biceps in the hanging arm position. *J Shoulder Elbow Surg*, *3*(3), 135–142.

Jeong, J., Bryan, J., Iannotti, J. P. (2009). Effect of a variable prosthetic neck-shaft angle and the surgical technique on replication of normal humeral anatomy. *J Bone Joint Surg Am*, *91*(8), 1932–1941.

Keener, J. D., Brophy, R. H. (2009). Superior labral tears of the shoulder: Pathogenesis, evaluation, and treatment. *J Am Acad Orthop Surg*, *17*(10), 627–637.

Kibler, W. B., Sciascia, A. (2010). Scapular dyskinesis: Current concepts. *Br J Sports Med*, *44*(5), 300–305.

Kim, D., Lee, D., Jang, Y., et al. (2017). Effects of short malunion of the clavicle on in vivo scapular kinematics. *J Shoulder Elbow Surg*, *26*(9), e286–e292.

Klimkiewicz, J. J., Williams, G. R., Sher, J. S., et al. (1999). The acromioclavicular capsule as a restraint to posterior translation of the clavicle: A biomechanical analysis. *J Shoulder Elbow Surg*, *8*(2), 119–124.

Kumar, V. P., Balasubramaniam, P. (1985). The role of atmospheric pressure in stabilizing the shoulder: An experimental study. *J Bone Joint Surg Am*, *67*(5), 719–721.

Lazar, M. A. Kwon, Y. W., Rokito, A. S. (2009). Snapping scapula syndrome. *JBJS 91*(9), 2251–2262.

Lee, J. T., Campbell, K. J., Michalski, M. P., et al. (2014). Surgical anatomy of the sternoclavicular joint: A qualitative and quantitative anatomical study. *J Bone Joint Surg Am*, *96*(19), e166.

Lippitt, S. B., Vanderhooft, J. E., Harris, S. L., et al. (1993). Glenohumeral stability from concavity-compression: A quantitative analysis. *J Shoulder Elbow Surg*, *2*(1), 27–35.

Matsen, F., Fu, F., Hawkins, R. (Eds.). (1992). *The Shoulder: A Balance of Mobility and Stability*. Rosemont, IL: American Association of Orthopaedic Surgeons. [Vail, Colorado: Workshop Supported by the American Academy of Orthopaedic Surgeons, the National Institute of Arthritis and Musculoskeletal Skin Diseases, the American Shoulder and Elbow Surgeons, the Orthopaedic Research and Education Foundation.]

Moore, K. L. (1999). *Clinically Oriented Anatomy* (4th ed.). Philadelphia, PA: Lippincott Williams & Wilkins.

Morrey, B. F., An, K. N. (1990). Biomechanics of the shoulder. In C. A. Rockwood F. A. Matsen III (Eds.), *The Shoulder*. Philadelphia, PA: WB Saunders.

Murray, M. P., Gore, D. R., Gardner, G. M., et al. (1985). Shoulder motion and muscle strength of normal men and women in two age groups. *Clin Orthop Relat Res*, (192), 195.

Oatis, C. A. (2008). *Kinesiology: The Mechanics and Pathomechanics of Human Movement* (2nd ed., pp. 128, 168, 222). Baltimore, MD: Lippincott Williams & Wilkins.

O'Brien, S. J., Neves, M. C., Arnoczky, S. P., et al. (1990). The anatomy and histology of the inferior glenohumeral ligament complex of the shoulder. *Am J Sports Med*, *18*(5), 449–456.

Pagnani, M. J., Deng, X. H., Warren, R. F., et al. (1995). Effect of lesions of the superior portion of the glenoid labrum on glenohumeral translations. *J Bone Joint Surg Am*, *77*(7), 1003–1010.

Park, S. S., Loebenberg, M. L., Rokito, A. S., et al. (2002-2003a). The shoulder in baseball pitching: Biomechanics and related injuries-part 1. *Bull Hosp Jt Dis, 61*(1-2), 68-79.

Park, S. S., Loebenberg, M. L., Rokito, A. S., et al. (2002-2003b). The shoulder in baseball pitching: Biomechanics and related injuries-part 2. *Bull Hosp Jt Dis, 61*(1-2), 80-88.

Poppen, N. K., Walker, P. S. (1976). Normal and abnormal motion of the shoulder. *J Bone Joint Surg Am, 58A*, 195-201.

Poppen, N. K., Walker, P. S. (1978). Forces at the glenohumeral joint in abduction. *Clin Orthop, 135*, 165-170.

Rios, C. G., Arciero, R. A., Mazzocca, A. D. (2007). Anatomy of the clavicle and coracoid process for reconstruction of the coracoclavicular ligaments. *Am J Sports Med, 35*(5), 811-817.

Rockwood, C. A., Jr. (1975). Dislocations about the shoulder. In C. A. Rockwood Jr. D. P. Green (Eds.), *Fractures* (vol 1, 1st ed., pp. 624-815). Philadelphia, PA: JB Lippincott Co.

Rockwood, C., Matsen, F. (1990). *The Shoulder* (p. 219). Philadelphia, PA: WB Saunders.

Sahara, W., Sugamoto, K., Murai, M., et al. (2006). 3D kinematic analysis of the acromioclavicular joint during arm abduction using vertically open MRI. *J Orthop Res, 24*(9), 1823-1831.

Simon, S. R. (Ed). (1994). *Orthopaedic Basic Science* (p. 527). Rosemont, IL: American Association of Orthopaedic Surgeons.

Simovitch, R., Sanders, B., Ozbaydar, M., et al. (2009). Acromioclavicular joint injuries: Diagnosis and management. *J Am Acad Orthop Surg, 17*(4), 207-219.

Soslowsky, L. J., Flatow, E. L., Bigliani, L. U., et al. (1992). Articular geometry of the glenohumeral joint. *Clin Orthop Relat Res*, (285), 181-190.

Soucie, J. M., Wang, C., Forsyth, A., et al.; Hemophilia Treatment Center Network. (2011). Range of motion measurements: Reference values and a database for comparison studies. *Haemophilia, 17*(3), 500-507.

Srikumaran, U., Wells, J. H., Freehill, M. T., et al. (2014). Scapular winging: A great masquerader of shoulder disorders: AAOS Exhibit Selection. *J Bone Joint Surg Am, 96*(14), e122.

Steinbeck, J., Liljenqvist, U., Jerosch, J. (1998). The anatomy of the glenohumeral ligamentous complex and its contribution to anterior shoulder stability. *J Shoulder Elbow Surg, 7*(2), 122-126.

Strauss, E. J., Roche, C., Flurin, P. H., et al. (2009). The glenoid in shoulder arthroplasty. *J Shoulder Elbow Surg, 18*(5), 819-833.

Thompson, K., Kwon, Y., Flatow, E., et al. (2020). Everything pectoralis major: From repair to transfer. *Phys Sportsmed, 48*(1), 33-45.

Tibone, J., Patek, R., Jobe, F. W. (1994). The shoulder: Functional anatomy, biomechanics and kinesiology. In J. C. DeLee D. Drez (Eds.), *Orthopaedic Sports Medicine*. Philadelphia, PA: WB Saunders.

Warner, J. P. (1993). The gross anatomy of the joint surfaces, ligaments, labrum and capsule. In F. A. Matsen, F. H. Fu, R. J. Hawkins (Eds.), *The Shoulder: A Balance of Mobility and Function* (pp. 7-27). Rosemont, IL: American Association of Orthopaedic Surgeons.

Warner, J. J., Deng, X. H., Warren, R. F., et al. (1992). Static capsuloligamentous restraints to superior-inferior translations of the glenohumeral joint. *Am J Sports Med, 20*(6), 675-685.

Williams, M. M., Snyder, S. J., Buford, D., Jr. (1994). The Buford complex-the 'cord-like' middle glenohumeral ligament and absent anterosuperior labrum complex: A normal anatomic capsulolabral variant. *Arthroscopy, 10*(3), 241-247.

Yamamoto, N., Itoi, E., Abe, H., et al. (2009). Effect of an anterior glenoid defect on anterior shoulder stability: A cadaveric study. *Am J Sports Med, 37*(5), 949-954.

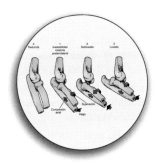

Biomecánica del codo

Yoav Rosenthal, Mandeep Singh Virk
y Joseph D. Zuckerman

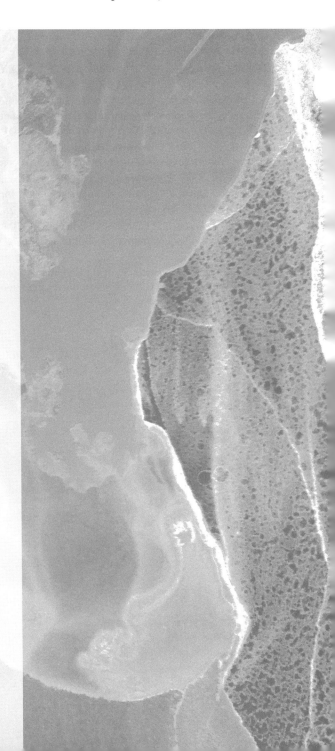

Introducción

El codo es una compleja articulación sinovial troclear que funge como un punto de apoyo para el sistema de palanca del antebrazo y se encarga de colocar a la mano en posición en el espacio. Es esencial una comprensión detallada de la biomecánica de la articulación del codo para que el clínico trate con efectividad las condiciones patológicas que la afectan.

Anatomía

El complejo de la articulación del codo tiene dos grados de libertad, de modo que permite dos tipos de movimientos: flexión-extensión y pronación-supinación. Las articulaciones cubitohumeral y radiohumeral permiten la flexión y la extensión del codo, y se clasifican como articulaciones condíleas o en bisagra. La articulación radiocubital proximal permite la pronación y la supinación del antebrazo, y se clasifica como una articulación trocoide. El complejo de la articulación del codo, al considerarse en su totalidad, es así una articulación trocleocondílea. La tróclea y el cóndilo de la epífisis distal del húmero tienen una rotación interna de 3 a 8° (fig. 14-1C), con una inclinación en valgo de 96 a 98° respecto al eje longitudinal del húmero (fig. 14-1A). Existe una angulación adicional de 4° en valgo en la escotadura semilunar, respecto de la diáfisis cubital

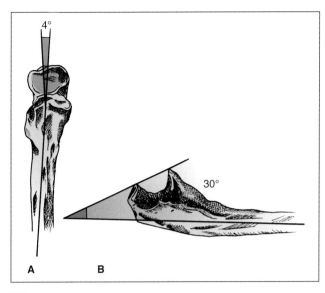

FIGURA 14-2 Orientación angular de la epífisis proximal del cúbito en los planos anteroposterior (**A**) y lateral (**B**).

(fig. 14-2A). Estas dos angulaciones en valgo crean el ángulo de acarreo (Steinberg, 1995).

ÁNGULO DE ACARREO

La posición en valgo del codo en extensión completa por lo regular se denomina ángulo de acarreo, el cual se define como el ángulo entre el eje anatómico del cúbito y el húmero, medido en el plano anteroposterior (AP), o simplemente la orientación del cúbito respecto al húmero o viceversa, en la extensión completa (fig. 14-3). El ángulo de acarreo es menor en niños que en adultos. Por otra parte, es mayor en mujeres que en hombres, y va de 13 a 16° y de 11 a 14° de valgo, respectivamente, con una distribución amplia en ambos grupos. Esta diferencia por género se atribuye a la adaptación fisiológica para obtener el mayor ángulo requerido para librar la pelvis más ancha de la mujer (Atkinson & Elftman, 1945; Mall, 1905; Miyasaka, 1999). Steindler (1955) reportó un incremento gradual del ángulo de acarreo al avanzar la edad, pero no encontró alguna diferencia estadística entre hombres y mujeres en cuanto a esa velocidad de aumento o el ángulo de acarreo. Chang y cols. (2008) encontraron que un mayor ángulo de acarreo era un factor de riesgo independiente para la neuropatía cubital no traumática en el nivel del codo.

Existe controversia en cuanto al cambio del ángulo de acarreo al tiempo que el codo se flexiona. An y cols. (1984) señalaron que esa controversia se originó a partir de los distintos sistemas de referencia utilizados para determinar dicho ángulo. Observaron que cuando este se definía ya fuera como el formado entre los ejes longitudinales del húmero y el cúbito en un plano que contenía al húmero, o viceversa, su modificación con la flexión era mínima. Si el ángulo de acarreo se definía como el ángulo de abducción-aducción del cúbito respecto al húmero mediante el

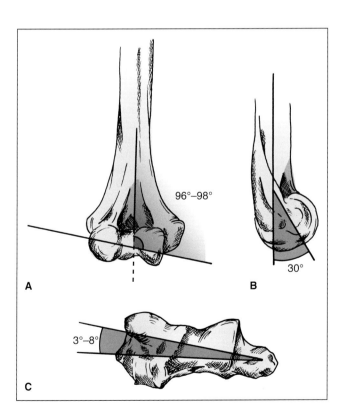

FIGURA 14-1 Orientación angular de la epífisis distal del húmero en las proyecciones anteroposterior (**A**), lateral (**B**) y axial (**C**).

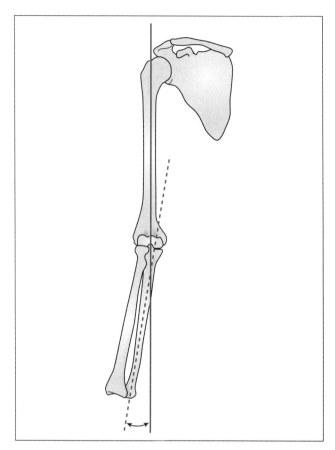

FIGURA 14-3 Ángulo de acarreo del codo, formado por la intersección de los ejes longitudinales del húmero y el cúbito con el codo en extensión completa y el antebrazo en supinación. El ángulo en valgo suele variar entre 11 y 16°.

uso de ángulos de Euler para describir el movimiento del brazo, este ángulo disminuía con la flexión de la articulación y cambiaba a varo en la flexión extrema (fig. 14-4).

SEGMENTO DISTAL DEL HÚMERO

Este segmento tiene una angulación anterior de 30° (ápice posterior) respecto al eje longitudinal del hueso (fig. 14-1B).

Se divide en columnas medial y lateral que en un punto distal terminan al conectarse en la tróclea (fig. 14-5). La columna medial diverge de la diáfisis del húmero en un ángulo de 45° y termina alrededor de 1 cm proximal al extremo distal de la tróclea. El tercio distal de la columna medial está formada por hueso esponjoso, tiene configuración ovoide y corresponde al epicóndilo medial. La columna lateral diverge del húmero distal en un ángulo de 20° en el mismo nivel que la columna medial, y termina en el cóndilo. La tróclea adquiere la configuración de un carrete y cuenta con un labio medial y uno lateral con un surco

interpuesto. Este surco se articula con la escotadura semilunar de la epífisis proximal del cúbito. La superficie articular de la tróclea está cubierta por cartílago hialino, que se distribuye en un arco de 300 a 330° (Guerra, 1996). El cóndilo, que forma una hemiesfera casi perfecta, está cubierto por cartílago hialino.

SEGMENTO PROXIMAL DEL CÚBITO

La superficie articular del segmento proximal del cúbito tiene una rotación posterior de 30° respecto a su eje longitudinal. Esto coincide con la angulación anterior de 30° del segmento distal del húmero, que ayuda a dar estabilidad a la articulación del codo en extensión completa (fig. 14-2). El arco de cartílago articular de la escotadura sigmoidea mayor es de 180°, pero a menudo muestra discontinuidad en su región central, que se denomina "área denudada". En más de 90% de las personas el área denudada está compuesta por tejido adiposo fibroso (Walker, 1977). Como lo señaló Morrey (1986), esta característica anatómica explica la propensión a la presencia de fracturas en esta zona, toda vez que esta porción de la escotadura sigmoidea mayor carece del soporte del hueso subcondral, más resistente. El área denudada es el sitio anatómico en que se ubica la salida articular de la osteotomía olecraneana, a la que se recurre a menudo para el manejo quirúrgico de las fracturas complejas del segmento distal del húmero.

SEGMENTO PROXIMAL DEL RADIO

El cuello del radio tiene una angulación de 15° respecto al eje longitudinal en el plano anteroposterior, que se aleja de la tuberosidad bicipital (fig. 14-6). En la cabeza del radio, una circunferencia externa cercana a 240 a 280° está cubierta por cartílago hialino para permitir su articulación con la escotadura sigmoidea menor (Bryce, 2008; Steinberg, 1995) del cúbito. Los 80 a 120° anterolaterales carecen de cartílago articular y hueso subcondral resistente, lo que explica la mayor propensión de las fracturas a ocurrir en esta región. Esta "zona segura" puede utilizarse como punto de entrada para la fijación de los tornillos en las fracturas de la cabeza del radio y también para la fijación de las placas en las fracturas del cuello del radio.

Cinemática

FLEXIÓN Y EXTENSIÓN DEL CODO

La flexión y la extensión del codo tienen lugar en las articulaciones cubitohumeral y radiohumeral. El arco normal de flexión-extensión es de −1.5 a 150°, con un intervalo funcional de 30 a 130°. El arco normal de pronación-supinación del antebrazo es en promedio de 68° para la pronación y 74° para la supinación (Morrey y cols., 1981; Soucie, 2011). Al tiempo que el codo se flexiona, el ángulo máximo de supinación aumenta, en tanto el

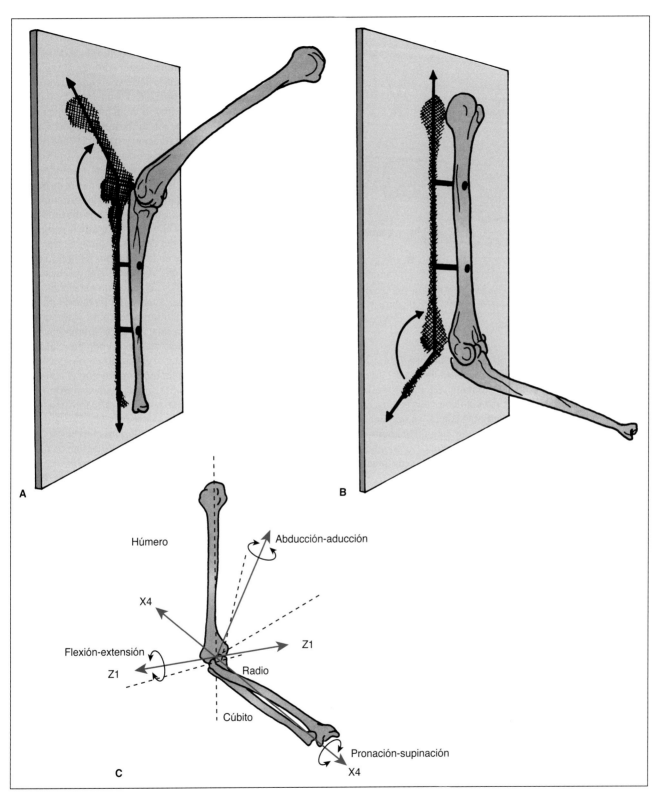

FIGURA 14-4 **A.** Ángulo de acarreo, que se cuantifica como el existente entre el eje longitudinal del cúbito y el eje longitudinal de la proyección del húmero sobre un plano que contiene al cúbito. **B.** Ángulo de acarreo cuantificado como el que se forma entre el eje longitudinal del húmero y el eje longitudinal de la proyección del cúbito en un plano que contiene al húmero. **C.** Medición del ángulo de Euler del movimiento cubital respecto al húmero. La abducción-aducción ocurre en torno al eje ortogonal de los ejes Z y X4; la flexión-extensión ocurre en torno al eje Z1; la rotación axial del antebrazo tiene lugar en torno al eje X4.

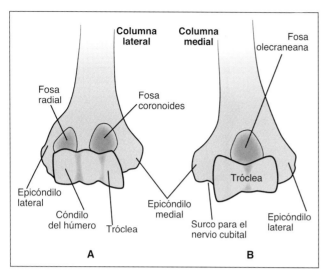

Columna lateral / Columna medial

Fosa olecraneana

Fosa radial

Fosa coronoides

Tróclea

Epicóndilo lateral

Cóndilo del húmero

Tróclea

Epicóndilo medial

Surco para el nervio cubital

Epicóndilo lateral

A   **B**

FIGURA 14-5 Proyecciones anterior (**A**) y posterior (**B**) de la epífisis distal del húmero, en que se resaltan las columnas medial y lateral.

ángulo máximo de pronación disminuye (Shaaban y cols., 2008). La mayor parte de las actividades se realiza dentro del intervalo funcional de 50° de pronación a 55° de supinación. Desde el punto de vista clínico, los pacientes pueden tolerar contracturas en flexión de hasta 30°, lo que es congruente con los valores del intervalo funcional antes descritos, siempre y cuando el hombro y la muñeca tengan un arco de movimiento normal. Las contracturas en flexión superiores a 30° se asocian con síntomas de limitación

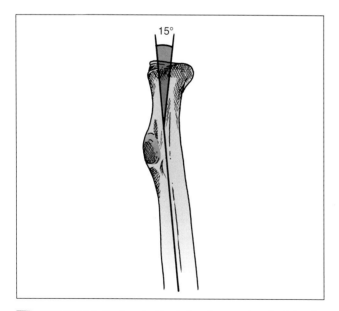

15°

FIGURA 14-6 Angulación de la cabeza y el cuello del radio respecto a su diáfisis.

funcional, con una pérdida considerable y rápida de la capacidad para el alcance en el espacio (fig. 14-7; An & Morrey, 1991).

Varios investigadores han demostrado que el eje de rotación para la flexión-extensión se ubica en el centro de la tróclea, lo que respalda el concepto de que la flexión del codo puede representarse como una bisagra uniaxial. Ewald (1975) e Ishizaki (1979), por otra parte, descubrieron de manera independiente un eje de rotación cambiante con la flexión del codo. London (1981) demostró que el eje de rotación pasa por el centro de los arcos concéntricos definidos por la base del surco troclear y la periferia del cóndilo. También observó que el movimiento en la superficie articular durante la flexión-extensión era de manera primordial un deslizamiento angular, y que en los extremos de la flexión-extensión (los últimos 5 a 10° de ambos movimientos), el eje de rotación cambiaba y el movimiento articular de deslizamiento angular/deslizamiento cambiaba a uno de tipo rodamiento. El rodamiento ocurre en los extremos de la flexión y la extensión al tiempo que la apófisis coronoides entra en contacto con el piso de la fosa coronoides del húmero y el olécranon toca el piso de la fosa olecraneana. Además, se ha demostrado que se presenta una rotación axial interna del cúbito durante la flexión temprana, así como una rotación axial externa durante la flexión terminal, lo que demuestra que el codo en realidad no puede representarse como una articulación en bisagra simple. En conclusión, existe evidencia que sugiere que el codo tiene un centro de rotación cambiante durante la flexión-extensión, y funciona como una articulación laxa más que como una bisagra "pura" (Duck y cols., 2003).

A pesar de la variabilidad de los hallazgos entre los investigadores, Morrey y cols. (1991) afirmaron que la desviación del centro de rotación articular es mínima y que la variación informada quizá se deba a limitaciones del diseño experimental. De este modo, pudiera asumirse que la articulación cubitohumeral se mueve como una articulación uniaxial, excepto en los extremos de la flexión-extensión. El eje de rotación de la flexión-extensión se observa en torno a un locus estrecho de puntos que miden entre 2 y 3 mm de dimensión máxima, y se ubica en el centro de la tróclea y el cóndilo en la vista lateral. Puede aproximarse con una línea que pasa por el centro del epicóndilo lateral y la tróclea, y luego por la cara anteroinferior del epicóndilo medial (fig. 14-8; Morrey & Chao, 1976). Estas relaciones anatómicas deben restablecerse durante la reconstrucción quirúrgica de la articulación del codo (artroplastia total de codo, reconstrucción de los ligamentos colaterales y aplicación de fijadores externos en bisagra sobre la articulación del codo; Alaia y cols., 2015; Figgie y cols., 1986).

PRONACIÓN Y SUPINACIÓN DEL ANTEBRAZO

La pronación y supinación se verifican en particular en las articulaciones radiohumeral y radiocubital proximal. La rotación del antebrazo ocurre en torno a un eje longitudinal que pasa por el centro del cóndilo y la cabeza del radio, en la región proximal, y en la superficie articular cubital distal en la muñeca (Hollister y cols., 1994). Este eje es oblicuo respecto al eje anatómico del

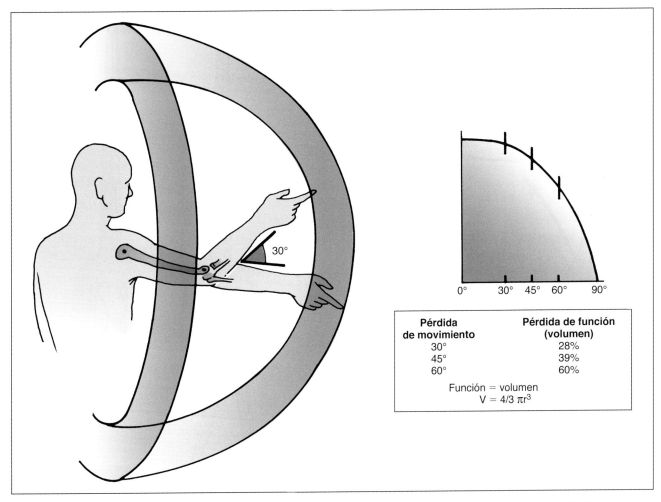

Pérdida de movimiento | **Pérdida de función (volumen)**
30° | 28%
45° | 39%
60° | 60%

Función = volumen
$$V = 4/3\ \pi r^3$$

FIGURA 14-7 Diagrama que representa la dramática pérdida de área de alcance efectiva con las contracturas en flexión del codo que superan los 30°.

radio y el cúbito. Durante la pronación-supinación, la cabeza del radio rota al interior del ligamento anular y la región distal del radio lo hace en torno al segmento distal del cúbito en un arco que describe la configuración de un cono. Carret y cols. (1976) estudiaron los centros instantáneos de rotación en las articulaciones radiocubitales proximal y distal con el antebrazo en diversos grados de pronación y supinación. Encontraron que el centro instantáneo de rotación proximal variaba con las diferencias de la curvatura de la cabeza del radio entre personas. Chao y Morrey (1978) investigaron el efecto de la pronación y la supinación sobre la posición del cúbito y no encontraron alguna rotación axial o desviación en valgo significativa del hueso durante la rotación del antebrazo mientras el codo estaba en extensión completa. O'Driscoll y cols. (1991) demostraron que se presenta rotación axial interna del cúbito junto con la pronación, en tanto hay rotación axial externa con la supinación. Kapandji (1982) sugirió que los extremos distales del radio y el cúbito rotan en torno al eje de pro-

nación-supinación y el arco de rotación cubital es significativamente menor que el radial. Galik y cols. (2007) demostraron que el eje de pronación-supinación del antebrazo es casi constante y no se ve afectado por el corte del ligamento anular. Ray y cols. (1951) demostraron cierto grado de movimiento en varo-valgo del segmento distal del cúbito, con rotación sobre un eje que se extiende desde la cabeza del radio hasta el dedo índice (fig. 14-9).

Palmer y cols. (1982) demostraron una migración radial proximal con la pronación del antebrazo. Esto lo respaldan observaciones realizadas durante la artroscopia del codo y en estudios biomecánicos *in vitro* como los realizados por Fu y cols. (2009). Ellos demostraron que la traslación proximal del radio se minimizaba con el brazo en supinación y disminuía al tiempo que el codo se flexionaba de 0 a 90°. Además, debido a la configuración ovoide de la cabeza del radio, su eje se desplaza 2 mm en dirección lateral en pronación, para que exista espacio para la rotación medial de la tuberosidad del radio (Kapandji, 1982).

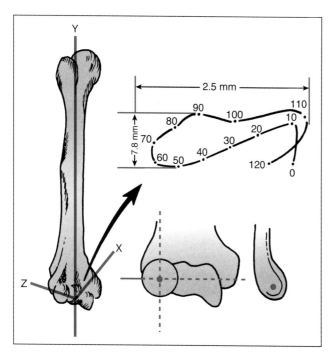

FIGURA 14-8 Dimensiones del locus de los centros instantáneos de rotación. Como se muestra, el eje de rotación pasa por el centro de la tróclea y el cóndilo del húmero.

ESTABILIDAD DEL CODO

La congruencia y la estabilidad del codo están determinadas por restricciones tanto estáticas como dinámicas. Los estabilizadores estáticos principales del codo incluyen a la articulación cubitohumeral, el ligamento colateral medial (LCM) y el complejo del ligamento colateral lateral (LCL). Los estabilizadores estáticos secundarios incluyen a la cabeza del radio y la cápsula articular. Los estabilizadores dinámicos incluyen a los grupos musculares flexores y extensores comunes, el ancóneo, el braquial y el tríceps (O'Driscoll y cols., 2001).

Estabilidad del codo ante el esfuerzo en valgo

El LCM, en particular su banda anterior, constituye la restricción primaria a la fuerza en valgo en el codo (Labott y cols., 2018). El complejo del LCM está integrado por el haz anterior (ligamento oblicuo anterior), el haz posterior (ligamento oblicuo posterior) y el ligamento transverso de Cooper (fig. 14-10). El haz anterior está integrado además por la banda anterior y la banda posterior. El LCM se origina a partir de la superficie inferior del epicóndilo medial de la epífisis humeral. El haz anterior tiene inserción distal en el tubérculo sublime y la cresta del ligamento colateral medial cubital (Farrow y cols., 2011). La inserción cubital distal del haz posterior tiene forma de abanico y se ubica a lo largo de la escotadura semilunar. El complejo del LCM no se origina en el centro del eje de rotación del codo, lo que deriva en una tensión diferencial en las fibras del LCM con distintos grados de fle-

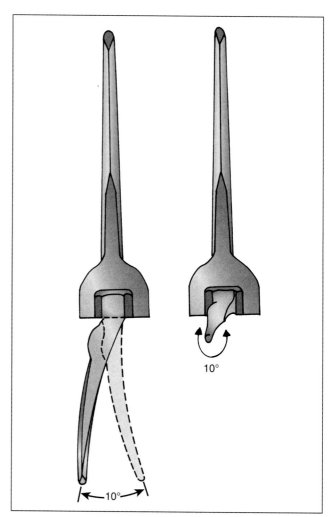

FIGURA 14-9 Diagrama de remplazo total de codo semilimitado, que permite un grado variable de juego en varo-valgo y los planos axiales. El diseño toma en consideración el hecho de que el movimiento del codo no puede representarse tan solo como una bisagra simple.

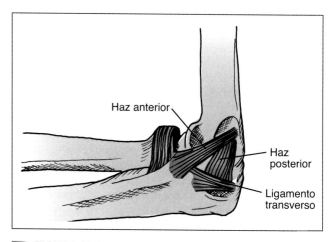

FIGURA 14-10 Complejo del ligamento colateral medial, que cuenta con los haces anterior y posterior, así como un componente transverso.

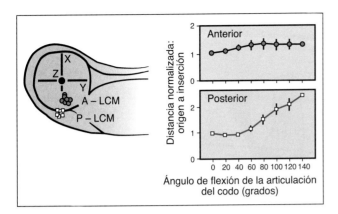

FIGURA 14-11 Origen de los haces anterior y posterior del ligamento colateral medial (LCM). Puesto que el LCM no se origina en el eje de rotación del codo, se presentan cambios de su longitud en función de la flexión de esa articulación. El haz anterior, que es más cercano al eje de rotación, es el más isométrico.

xión (fig. 14-11). La banda anterior del LCM se tensa entre los 0 y 90° del arco de flexión, la banda posterior se tensa entre los 60 y 120° del arco de flexión, y el haz posterior lo hace en todo el arco de flexión de 90° (Murthi y cols., 2011). La rotación neutral del antebrazo provoca una mayor laxitud en valgo que la pronación y la supinación (Safran y cols., 2005). Otros autores han demostrado un incremento de la laxitud en pronación en comparación con la supinación (Pomianowski y cols., 2001).

El complejo del LCM, en particular la banda anterior, provee la resistencia primaria al esfuerzo en valgo en la flexión. Sin embargo, cuando se secciona o daña el LCM, la cabeza del radio se convierte en la restricción principal al esfuerzo en valgo, lo que enfatiza su función como estabilizador secundario a dicho esfuerzo (Palmer y cols., 1982). A pesar de los estudios realizados por Morrey y cols. (1988, 1991), que demostraron el efecto estabilizador secundario en valgo de la cabeza del radio, varios investigadores han observado un incremento de la laxitud en valgo tras la excisión de la cabeza del radio (Coleman y cols., 1987; Gerard y cols., 1984; Johnston, 1962; Morrey y cols., 1979). Sin embargo, esto no parece generar discapacidad clínica (Hotchkiss, 1997). La estabilidad en valgo puede recuperarse hasta niveles casi nativos con la artroplastia de la cabeza del radio únicamente si los ligamentos colaterales están conservados (Beingessner y cols., 2004). La banda posterior del LCM también participa en la inestabilidad del codo. Caer sobre la mano estirada con momentos en varo y de supinación puede traer consigo una inestabilidad rotatoria posteromedial (IRPM). En las fracturas facetarias anteromediales de la apófisis coronoides con disrupción del LCL relacionadas con IRPM, la banda posterior del LCM debe mostrar disrupción para permitir la subluxación del codo (Hwang y cols., 2018).

Con base en el modelo "Fortress" diseñado por O'Driscoll y cols., (2001), cuando las tres restricciones principales del codo (apófisis coronoides, LCM y ligamento colateral lateral cubital [LCLC]) están conservadas, el codo mantiene su estabilidad.

El movimiento de lanzamiento del brazo ilustra el papel del LCM en la estabilidad del codo durante esta actividad fisiológica. Los lanzadores de beisbol se encuentran a menudo en riesgo de lesión del LCM debido al esfuerzo en valgo repetitivo que se desarrolla en sus codos durante las fases de inclinación tardía y aceleración temprana del lanzamiento (Ouellettee y cols., 2010). Investigaciones recientes sugieren que el incremento del torque en valgo en el codo se asocia con una rotación tardía del tronco, disminución de la rotación externa del hombro e incremento de la flexión del codo (Aguinaldo & Chambers, 2009). Estudios de sección selectiva de ligamentos han demostrado que, en la extensión, la resistencia al esfuerzo en valgo se reparte casi por igual entre el LCM (30%), la cápsula (40%) y la articulación (30%). En flexión, el complejo del LCM es la restricción primaria al esfuerzo en valgo (55%) y la articulación es la secundaria, al proveer 35% del soporte total (Morrey & An, 1983).

Estabilidad del codo ante el esfuerzo en varo

En la extensión, la articulación cubitohumeral provee la mayor parte de la resistencia al esfuerzo en varo (55%), seguida de la cápsula anterior (32%) y el LCL (14%). Hull y cols. (2005) demostraron que la resistencia al desplazamiento en varo disminuyó tras extirpar más de 50% de la apófisis coronoides, en particular en ángulos en flexión del codo menores. O'Driscoll y cols. (1991) describieron la entidad de inestabilidad rotatoria posterolateral del codo, en que el cúbito supina sobre el húmero y la cabeza radial se luxa en dirección posterolateral (fig. 14-12). Este mecanismo de lesión puede dar origen a la "triada terrible" (luxación del codo con disrupción del LCLC, y fracturas de la cabeza del radio y la apófisis coronoides); ver el caso de estudio 14-1, en el cual Hull y cols. (2005) demostraron que la reparación del LCLC y el remplazo de la cabeza del radio no permitió resolver la inestabilidad en varo generada por una pérdida de 75% de la apófisis coronoides (Fern y cols., 2009).

En flexión, la articulación del codo sigue siendo la restricción primaria al esfuerzo en valgo (genera 75% de la estabilidad), seguida de la cápsula (13%) y el LCL, que tan solo contribuye con 9% (Morrey, 1983; ver tabla 14-1). La extensión del codo está limitada en particular por la región anterior de la cápsula y el haz anterior del LCM. Se ha demostrado que la excisión del cojinete adiposo de la fosa olecraneana permite 5° de extensión adicional (Walker, 1977). Por otra parte, Morrey y cols. (1991) demostraron una disminución casi lineal de la estabilidad de la articulación cubitohumeral con la extirpación seriada de 25 a 100% del olécranon. Estudios más recientes se concentraron en el tratamiento de la sobrecarga en la extensión en valgo y la formación subsecuente de osteofitos. Kamineni y cols. (2003, 2004) demostraron que la deformación en el haz anterior del LCM se incrementaba con una resección olecraneana superior a 3 mm, con un aumento marcado al alcanzar una resección de 9 mm. En contraste, Levin y cols. (2004) encontraron que una resección olecraneana de 12 mm no incrementaba en grado significativo

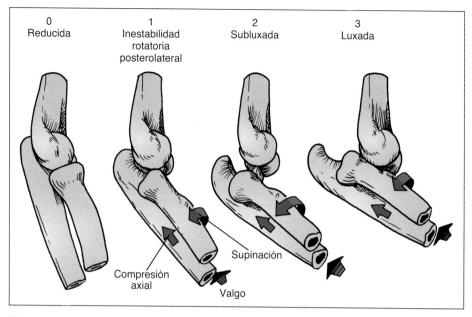

FIGURA 14-12 Etapas clínicas de la inestabilidad rotatoria posterolateral del codo.

la deformación del LCM, si bien las diferencias metodológicas entre estos estudios dificultan la comparación directa.

El complejo del LCL consiste en cuatro ligamentos: ligamento colateral lateral del radio, que se origina a partir del epicóndilo lateral y se inserta en el ligamento anular; el LCLC, que se origina a partir del epicóndilo lateral y pasa en posición superficial a ligamento anular para insertarse en la cresta supinadora del cúbito; el ligamento anular, que gira en torno a la cabeza del radio, y se inserta en el labio anterior y el posterior de la escotadura sigmoidea menor; y el LCL accesorio, que es el cuarto ligamento (fig. 14-13). El origen del complejo del LCL se ubica en el centro del eje de la rotación del codo, lo que explica su longitud isométrica constante en todo el arco de flexión-extensión (fig. 14-14). De hecho, Alaia y cols. (2015) encontraron que durante la reparación ligamentaria, el punto isométrico del lado humeral se encuentra en tanta cercanía como es posible al centro de rotación, en tanto el punto de fijación en el lado cubital tiene menos relevancia clínica. Si bien Morrey y An (1983) demostraron que el complejo del LCL hace solo una contribución mínima a la estabilidad en varo, otros han mostrado que es un estabilizador importante de la articulación cubitohumeral en el varo forzado y la rotación externa (Daria y cols., 1990; Dunning y cols., 2001;

TABLA 14-1	Porcentaje de contribución de la fuerza de restricción durante el desplazamiento (por rotación o distracción)			
Posición	**Elemento estabilizador**	**Distracción**	**Varo**	**Valgo**
Extensión	LCM	6	—	31
	LCL	5	14	—
	Cápsula	85	32	38
	Articulación	—	55	31
Flexión	LCM	78	—	54
	LCL	10	9	—
	Cápsula	8	13	10
	Articulación	—	75	33

LCL, complejo del ligamento colateral lateral; LCM, complejo del ligamento colateral medial.

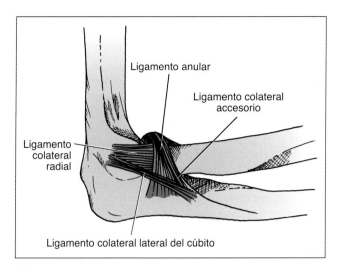

FIGURA 14-13   Complejo del ligamento colateral lateral.

Durig y cols., 1979; Josefsson y cols., 1987; O'Driscoll y cols., 1990; Olsen y cols., 1996; Osborne & Cotterhill, 1966). Cuando se secciona el ligamento colateral radial o el ligamento colateral cubital lateral no se incrementa la laxitud en varo (Dunning y cols., 2001). La musculatura lateral del codo también contribuye a la estabilidad en varo, en particular si el antebrazo se encuentra en pronación (Seiber y cols., 2009).

El ligamento colateral lateral del cúbito es la restricción principal a la inestabilidad rotatoria posterolateral del codo, seguido del ligamento colateral radial y la cápsula.

Además de los estabilizadores ligamentarios estáticos del codo, se ha demostrado que los músculos flexores-pronadores en el lado medial del codo contribuyen a la estabilidad dinámica en valgo (Hsu y cols., 2008; Lin y cols., 2007; Park & Ahmad, 2004; Udall y cols., 2009). Varios investigadores encontraron que el flexor cubital del carpo (FCC) es el estabilizador más relevante, al generar un momento en varo significativo que descarga y protege al LCM (Hsu y cols., 2008; Lin y cols., 2007; Park & Ahmad, 2004). En contraste, Udall y cols. (2009) demostraron que el flexor superficial de los dedos reduce el ángulo en valgo en mayor

medida que otros músculos flexores-pronadores. Seiber y cols. (2009) reportaron que la musculatura medial del codo afecta la estabilidad de esa articulación en mayor grado cuando el antebrazo está en supinación, aunque el LCM hace una contribución de más del doble a la estabilidad en valgo. Desde la perspectiva terapéutica, el efecto aditivo de las masas musculares se utiliza para proteger los ligamentos colaterales lesionados en un codo inestable: tras lesiones con inestabilidad rotatoria posterolateral, el codo se feruliza en posición de flexión y pronación de 90°, en tanto tras las lesiones con IRPM, se inmoviliza en posición estática con flexión y en supinación de 90°.

Las estructuras que limitan la flexión pasiva incluyen a la cápsula posterior, el tríceps, la apófisis coronoides y la cabeza del radio, que reposan sobre la fosa coronoides y la fosa de la cabeza radial, respectivamente. Las estructuras que limitan la extensión pasiva del codo incluyen a la región anterior de la cápsula, la apófisis olecraneana insertada en la fosa olecraneana, el músculo braquial y la banda anterior del LCM. La resistencia pasiva a la pronación-supinación es generada en gran medida por el grupo de músculos antagonistas que sufren estiramiento, más que por las estructuras ligamentarias (Braune & Flugel, 1882). Otros han demostrado que el ligamento cuadrado restringe la rotación del antebrazo (Spinner & Kaplan, 1970).

Estabilidad del antebrazo

La estabilidad longitudinal del antebrazo es generada tanto por la membrana interósea como por el fibrocartílago triangular. Lee y cols. (1992) demostraron una migración proximal marcada del radio tras seccionar 85% de la membrana interósea. Hotchkiss y cols. (1989) demostraron un incremento de la rigidez de la membrana interósea con la supinación del antebrazo y observaron que el complejo del fibrocartílago triangular (CFT) era responsable de 8% de la rigidez longitudinal del antebrazo, en tanto la banda central de la membrana interósea aportaba 71%. DeFrate y cols. (2001) mostraron que la membrana interósea transfiere más fuerza del radio al cúbito en supinación que en pronación o rotación neutral, de manera independiente al ángulo de flexión. Rabinowitz y cols. (1994) demostraron en cadáveres que, cuando existía integridad de la cabeza del radio, la membrana interósea y el CFT, la mayor parte de la carga axial transmitida de la mano al brazo por el codo pasaba por la articulación radiohumeral, más que por la articulación cubitohumeral. Al aplicar una fuerza axial de 9.1 kg con el antebrazo en pronación tras la excisión de la cabeza del radio, se generaba una transferencia de la carga del radio al cúbito, con una migración proximal hasta de 7 mm del radio. Se presentaba poco desplazamiento adicional si se interrumpían el CFT o la membrana interósea en forma aislada. Sin embargo, cuando ambos sufrían disrupción, se presentaba una migración proximal adicional del radio, tras lo cual el cuello del radio se recarga contra el cóndilo del húmero, y se presenta un desplazamiento de la carga axial del cúbito de vuelta al radio.

La apófisis coronoides también participa en la estabilidad longitudinal y se ha demostrado que evita el desplazamiento posterior del cúbito. Cuando se reseca *in vitro* más de 50% de la apófisis coronoides, los codos se desplazan con más facilidad al

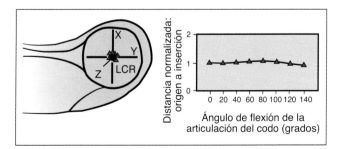

FIGURA 14-14   Origen del complejo del ligamento colateral lateral en el eje de rotación del codo. El ligamento se mantiene isométrico en todo el arco de flexión-extensión del codo. LCR, ligamento colateral radial.

CASO DE ESTUDIO 14-1

Fractura-luxación del codo

Un gimnasta de 16 años de edad cae sobre su brazo en extensión, lo que le genera cargas anormales en el complejo del codo. La aplicación de cargas axiales durante la caída sobre la extremidad superior en extensión produjo una fractura de la cabeza del radio, lo que alteró la congruencia articular radiohumeral y la estabilidad del codo.

La inestabilidad en la articulación genera una luxación posterolateral (imágenes A y B de la figura del caso de estudio 14-1). El cúbito supina sobre el húmero, la cabeza del radio se luxa en dirección posterolateral, y el ligamento colateral lateral del cúbito se lesiona, al igual que el ligamento colateral radial y la cápsula. Todas estas anomalías determinan un incremento del esfuerzo dentro de la articulación y la pérdida de la estabilidad y la congruencia necesarias para una cinemática articular normal. Se realizó un procedimiento quirúrgico para restablecer la congruencia y la estabilidad de la articulación (imágenes C y D de la figura del caso de estudio 14-1).

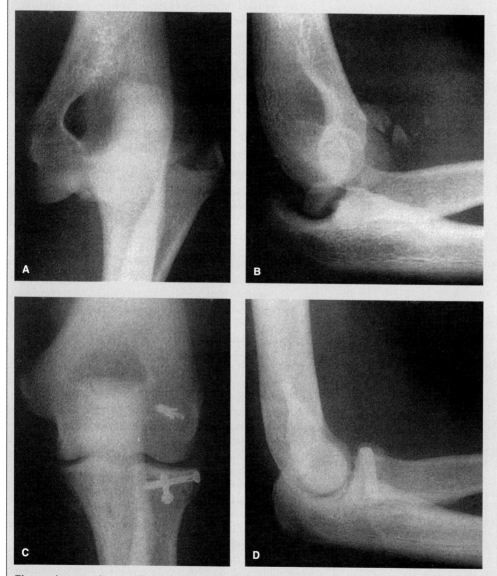

Figura de caso de estudio 14-1   **A.** Radiografía anteroposterior que confirma la luxación posterolateral del codo. **B.** Radiografía lateral que muestra la fractura de la cabeza del radio y del cóndilo humeral. **C** y **D.** Proyecciones posterior y lateral. Radiografías posquirúrgicas. Se restableció la congruencia articular.

aplicarse una carga axial, en particular con ángulos de flexión de 60° o más (Closkey y cols., 2000).

Cinética

El flexor primario del codo es el músculo braquial, que se origina a partir de la cara anterior del húmero y se inserta en la cara anterior del segmento proximal del cúbito (fig. 14-15). El bíceps tiene dos porciones de origen: la porción larga, que es tendinosa y se origina a partir del tubérculo supraglenoideo, y la porción corta, que es más muscular y se origina a partir de la apófisis coracoides de la escápula. Estos dos tendones pueden ser independientes desde la perspectiva anatómica o confluir para formar una sola unidad miotendinosa, que se inserta luego en la tuberosidad bicipital del segmento proximal del radio. El extremo distal del bíceps tiene una configuración delgada en listón, y rota 90° en dirección externa antes de insertarse en el extremo cubital de la tuberosidad bicipital (Athwal y cols., 2007; Cho y cols., 2011). El tendón de la porción corta del bíceps se inserta en un punto distal, en tanto el de la porción larga lo hace en un sitio más proximal (Eamese y cols., 2007; Mazzocca y cols., 2007).

El tendón del bíceps es el supinador principal del codo y también es un flexor potente de esa articulación. El bíceps contribuye al aumento de la supinación con el codo en flexión, y su función se optimiza con una flexión de 90° (Ramsey, 2009). El segmento distal del bíceps genera hasta 40% de la potencia para la supinación y hasta 12% para la flexión (Freeman y cols., 2009). En promedio, la inserción del bíceps inicia 23 mm más allá del borde articular de la cabeza del radio, y tiene 21 mm de longitud y 7 mm de ancho (Athwal y cols., 2007). Es activo en flexión cuando el antebrazo se supina o se encuentra en la posición neutral. El braquiorradial, que se origina a partir de los dos tercios laterales de la región distal del húmero y se inserta en la región distal del radio cerca de la apófisis estiloides del hueso, se activa durante los movimientos rápidos de flexión del codo y cuando se levanta peso durante un movimiento de flexión lento (Basmajian & Latif, 1957). El músculo braquial, el bíceps, el braquiorradial y el extensor radial del carpo, son los flexores principales del codo, entre los cuales el braquial tiene la mayor capacidad de trabajo (An y cols., 1981), no obstante el bíceps puede reclutarse de manera preferencial durante los protocolos de ejercitación rápida (Kulig y cols., 2001).

El extensor primario del codo, el tríceps, está integrado por tres porciones independientes. La porción larga se origina a partir del tubérculo infraglenoideo, en tanto las porciones medial y lateral se originan de la cara posterior del húmero (fig. 14-15). Las tres porciones coalescen para formar un tendón que se inserta en la apófisis olecraneana del cúbito. La porción medial es la extensora primaria, en tanto las porciones lateral y la larga fungen como reserva (Basmajian, 1969). El músculo ancóneo, que se origina a partir del aspecto posterolateral de la epífisis distal del húmero y se inserta en la cara posterolateral de la epífisis proximal del cúbito, también tiene actividad en la extensión. Este músculo participa en el inicio y el mantenimiento de la extensión. En tanto el tríceps, el ancóneo y el FCC tienen acti-

vidad en la extensión, el tríceps tiene la mayor capacidad de trabajo entre todos los extensores del codo (An y cols., 1981).

Los músculos implicados en la supinación del antebrazo incluyen al supinador, el bíceps y a los extensores epicondíleos laterales de la muñeca y los dedos. El músculo primario implicado en la supinación es el bíceps braquial. El bíceps genera cuatro veces más torque con el antebrazo en pronación que en supinación (Haugstvedt y cols., 2001). El supinador se origina a partir del epicóndilo lateral del húmero y la cara lateral proximal del cúbito y se inserta en la cara anterior del extremo proximal del radio supinado.

Los músculos implicados en la pronación incluyen al pronador cuadrado (PC) y el pronador redondo (PR). El PC y el PR actúan durante toda la rotación, siendo más eficientes en torno a la posición neutral del antebrazo (Haugstvedt y cols., 2001). El PC se origina a partir de la cara volar de la región distal del cúbito y se inserta en la cara lateral distal del radio supinado. El PR tiene ubicación más proximal, al originarse a partir del epicóndilo medial del húmero e insertarse en la cara lateral de la diáfisis del radio supinado. El PC es el pronador primario del antebrazo, de manera independiente a su posición. El PR es un pronador secundario cuando se requiere pronación rápida o durante la pronación contra resistencia (Basmajian, 1969).

En un estudio en el cual se exploró la potencia del codo en personas normales, la fuerza de supinación fue entre 20 y 30% superior que la fuerza de pronación (Askew y cols., 1987). Congruente con el área transversal y los brazos de momento del músculo, la potencia para la flexión fue 30% superior que la potencia para la extensión. Por último, los hombres tuvieron una potencia 40% mayor en forma constante que las mujeres en las pruebas de fuerza del codo.

Electromiografía

La electromiografía (EMG) ha sido útil para definir las contribuciones de la musculatura del codo durante las actividades de la vida diaria y en tareas específicas. El bíceps braquial muestra actividad mínima solo durante la flexión del codo cuando el antebrazo está en pronación (Basmajian & Latif, 1957; Funk y cols., 1987; Maton & Bouisset, 1977; Stevens y cols., 1973). Sin embargo, la actividad del braquial no se ve afectada por la rotación del antebrazo durante la flexión (Funk y cols., 1987; Stevens y cols., 1973). El braquiorradial también se encuentra activo durante la flexión. Esta actividad se incrementa cuando el antebrazo está en una posición neutral o en pronación (Basmajian & Travill, 1961; DeSousa y cols., 1961; Funk y cols., 1987; Stevens y cols., 1973). Los datos de la EMG demuestran que la porción medial del tríceps y el ancóneo se mantienen activas durante la extensión del codo, al tiempo que las porciones lateral y larga del tríceps fungen como extensores secundarios. Morrey (1993) concluyó lo siguiente a partir de los datos de la EMG: (1) el bíceps es por lo general menos activo con el antebrazo en pronación completa, como consecuencia de su papel como supinador; (2) el braquial es activo durante toda la flexión y se piensa que es el principal encargado de ese movimiento; (3) existe un incre-

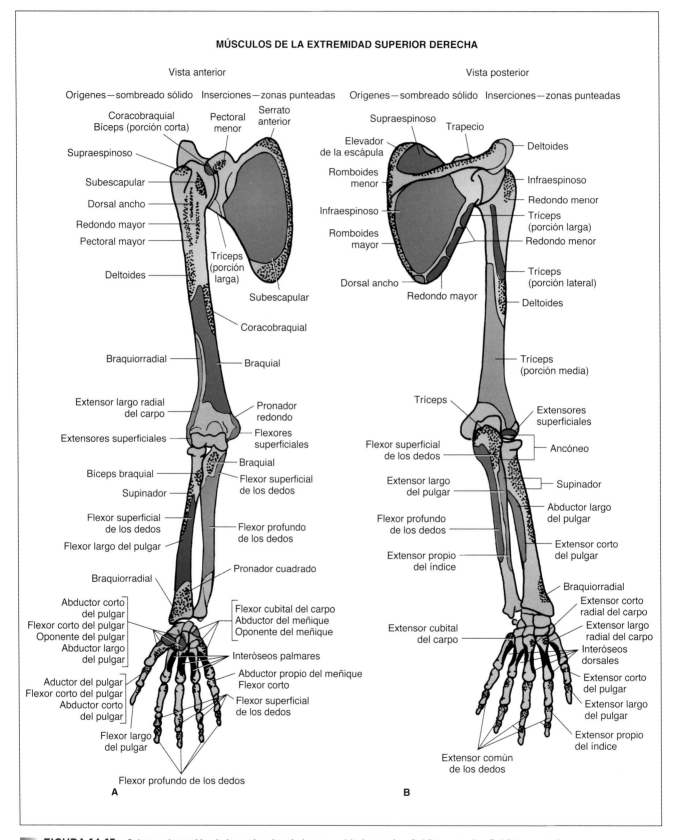

MÚSCULOS DE LA EXTREMIDAD SUPERIOR DERECHA

Vista anterior

Orígenes—sombreado sólido   Inserciones—zonas punteadas

Coracobraquial
Bíceps (porción corta)
Pectoral menor
Serrato anterior
Supraespinoso
Subescapular
Dorsal ancho
Redondo mayor
Pectoral mayor
Tríceps (porción larga)
Deltoides
Subescapular
Coracobraquial
Braquiorradial
Braquial
Extensor largo radial del carpo
Pronador redondo
Extensores superficiales
Flexores superficiales
Braquial
Bíceps braquial
Flexor superficial de los dedos
Supinador
Flexor superficial de los dedos
Flexor profundo de los dedos
Flexor largo del pulgar
Braquiorradial
Pronador cuadrado
Abductor corto del pulgar
Flexor corto del pulgar
Oponente del pulgar
Abductor largo del pulgar
Flexor cubital del carpo
Abductor del meñique
Oponente del meñique
Interóseos palmares
Aductor del pulgar
Flexor corto del pulgar
Abductor corto del pulgar
Abductor propio del meñique
Flexor corto
Flexor superficial de los dedos
Flexor largo del pulgar
Flexor profundo de los dedos

A

Vista posterior

Orígenes—sombreado sólido   Inserciones—zonas punteadas

Supraespinoso
Trapecio
Elevador de la escápula
Deltoides
Romboides menor
Infraespinoso
Infraespinoso
Redondo menor
Romboides mayor
Tríceps (porción larga)
Redondo menor
Dorsal ancho
Redondo mayor
Tríceps (porción lateral)
Deltoides
Tríceps (porción media)
Tríceps
Extensores superficiales
Flexor superficial de los dedos
Ancóneo
Extensor largo del pulgar
Supinador
Flexor profundo de los dedos
Abductor largo del pulgar
Extensor propio del índice
Extensor corto del pulgar
Extensor cubital del carpo
Braquiorradial
Extensor corto radial del carpo
Extensor largo radial del carpo
Interóseos dorsales
Extensor corto del pulgar
Extensor largo del pulgar
Extensor propio del índice
Extensor común de los dedos

B

FIGURA 14-15 Origen e inserción de los músculos de la extremidad superior. **A.** Vista anterior. **B.** Vista posterior.

mento de la actividad eléctrica del tríceps al aumentar la flexión del codo, debido al reflejo de estiramiento; y (4) el ancóneo está activo en todas las posiciones y se considera un estabilizador dinámico de la articulación.

Fuerzas en la articulación del codo

Hwang y cols. (2018) demostraron que en antebrazos intactos de cadáver en posición neutral, 42% de las fuerzas longitudinales se transmite por la articulación cubitohumeral y 58% por la articulación radiohumeral. En la supinación, la proporción se modifica un poco, a 43% por la articulación cubitohumeral y 57% por la articulación radiohumeral, en tanto en pronación la proporción se modifica a 46% por la articulación cubitohumeral y 54% por la articulación radiohumeral. Ewald y cols. (1977) determinaron que la fuerza compresiva en la articulación del codo era ocho veces el peso sostenido por la mano con la extremidad extendida al frente. An y Morrey (1991) determinaron que durante el levantamiento de pesos extremos, la fuerza resultante en la articulación cubitohumeral varía entre una y tres veces el peso corporal. La apófisis coronoides soporta 60% del esfuerzo compresivo total cuando el codo se extiende (Chantelot y cols., 2008). La transmisión de fuerza por la cabeza del radio alcanza un máximo entre los 0 y 30° de flexión, y es mayor en pronación que en supinación (Morrey y cols., 1988). En la extensión, la fuerza que se ejerce sobre la cabeza del radio disminuye de 23% (de la carga total) en rotación neutral hasta 6% en la supinación completa (Chantelot y cols., 2008). Esto es consecuencia del mecanismo de "rotación automática" del radio respecto al cúbito, con una migración proximal durante la pronación y una traslación distal durante la supinación. Como se menciona antes, la cabeza del radio soporta la carga en la articulación radiohumeral. La interrupción del CFT y la membrana interósea en presencia de una cabeza radial conservada no genera migración radiocubital proximal. La ausencia de la cabeza del radio por fractura o resección y la disrupción concomitante del CFT y la membrana interósea dan origen a una migración proximal del radio (Sowa y cols., 1995).

La fuerza generada en la articulación del codo alcanza su máximo cuando inicia la flexión. Se observan un incremento de la potencia de flexión y una disminución de las fuerzas en el codo con una flexión de 90° de esta articulación. Esto se debe al incremento de la ventaja mecánica de los flexores del codo como consecuencia de la elongación del brazo de momento de la flexión. Es interesante que la dirección del vector de la fuerza resultante en el codo cambia más de 180° a lo largo de todo el movimiento flexión-extensión (Pearson y cols., 1963). Desde la perspectiva clínica, este cambio del vector resultante debe tomarse en consideración cuando se valora la fijación interna en las fracturas distales del húmero (Morrey, 1994; Pearson y cols., 1963), al igual que al considerar un remplazo articular total (Goel y cols., 1989).

Durante la flexión del codo, el cúbito sufre traslación posterior al tiempo que se presenta contacto con la apófisis coronoides. Durante la extensión forzada que se presenta durante la fase de seguimiento del lanzamiento, se ha demostrado la impactación del olécranon contra la fosa olecraneana en atletas que lanzan por encima de la cabeza. Esta impactación puede dar origen a la formación de osteofitos en el ápice del olécranon (Tullos y cols., 1972).

Se demostró que en ciertas actividades la fuerza generada en el codo es de hasta tres veces el peso corporal (An y cols., 1981). Nicol y cols. (1977) encontraron, mediante un análisis biomecánico tridimensional, que al vestirse y al comer las fuerzas de reacción articular eran de 300 N. Levantarse de una silla generó una fuerza de reacción articular de 1 700 N, y jalar una mesa, 1 900 N, lo que corresponde a casi tres veces el peso corporal (caso de estudio 14-2).

CASO DE ESTUDIO 14-2

Epicondilitis lateral (codo del tenista)

Una mujer de 57 años de edad, ávida jugadora de tenis, desarrolló un dolor de inicio gradual en el codo derecho, que se exacerbaba al jugar tenis.

Una frecuencia elevada de deformación derivada de la flexión-extensión continua del codo combinada con la pronación-supinación del antebrazo indujo microtraumatismos repetidos. Los tendones de la masa lateral, el extensor largo radial del carpo y el extensor corto radial del carpo experimentaron un incremento significativo de la presión de contacto entre el hueso y el tendón durante la extensión del codo, su pronación y el esfuerzo en varo. Esta tensión excedió el proceso de reparación de los tendones que se insertan en el epicóndilo lateral, por lo que se desarrolló una epicondilitis lateral. Al inicio la paciente fue tratada en forma conservadora con terapia física y una banda para codo de tenista durante 6 meses, sin que se resolvieran los síntomas. Tras la falla de ciclos múltiples de tratamiento conservador al final la paciente requirió cirugía (figura del caso de estudio 14-2).

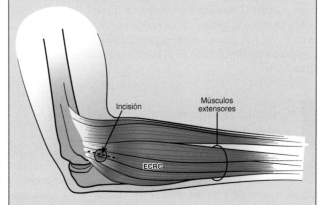

Figura de caso de estudio 14-2 ECRC, extensor corto radial del carpo.

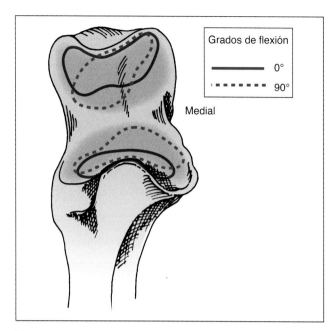

Grados de flexión

——— 0°

- - - - - - 90°

Medial

FIGURA 14-16 Áreas de contacto en la fosa sigmoidea durante la flexión del codo, en las que se muestra el desplazamiento que sufren en dirección al centro de la fosa durante la flexión del codo.

Fuerzas en la superficie articular

Las áreas de contacto del codo tienen cuatro localizaciones: dos en el olécranon y dos en la apófisis coronoides (fig. 14-16; Stormont y cols., 1985). El área de contacto cubitohumeral se incrementa de la extensión a la flexión del codo. Además, el área de contacto entre la cabeza del radio y el cóndilo humeral también se incrementa de la extensión a la flexión. Durante la pronación, el área de contacto aumenta y, en consecuencia, la presión de contacto disminuye en la articulación radiohumeral, lo que sugiere que la pronación participa en la protección del codo durante la transmisión efectiva de fuerzas (Hwang y cols., 2018). Durante la aplicación de cargas en valgo o en varo sobre el codo, Morrey y cols. (1988) demostraron que el punto pivote en varo o valgo se ubicaba en el punto medio del aspecto lateral de la tróclea.

Cálculo de las fuerzas de reacción articular en el codo

Puesto que varios músculos participan para producir la flexión y la extensión del codo, deben hacerse algunas presunciones simplificantes para poder estimar las fuerzas de reacción articular en ciertas situaciones estáticas y dinámicas. En el ejemplo

estático que sigue, se recurre a la técnica simplificada de cuerpo libre para las fuerzas coplanares con el fin de calcular la fuerza de reacción articular en el codo durante la flexión, con y sin un objeto en la mano (ver recuadro de cálculo 14-1). El codo se flexiona a 90°; se asume que los flexores predominantes del codo son el braquial y el bíceps, y que la fuerza producida por medio de los tendones de estos músculos (M) actúa en dirección perpendicular al eje longitudinal del antebrazo. La distancia entre el centro de rotación de la articulación del codo y el punto de inserción de los tendones de estos músculos (el brazo de palanca de M) se aproxima a 5 cm. La masa del antebrazo (2 kg) produce una fuerza gravitacional (W) de 20 N. El brazo de palanca de W, la distancia a partir del centro de rotación del codo hasta el punto medio del antebrazo, es de 13 cm. La fuerza producida por cualquier peso sostenido en la mano (P) actúa a una distancia de 30 cm del centro de rotación de la articulación del codo.

La fuerza muscular que se requiere para mantener el codo en flexión (M) se calcula a partir de la ecuación de equilibrio para los momentos. La ecuación de equilibrio para las fuerzas se usa entonces para calcular la fuerza de reacción articular sobre la fosa troclear (J). Cuando no se sostiene algún objeto en la mano, se calcula que la fuerza muscular es de 52 N y la fuerza de reacción articular de 32 N. En contraste, cuando se sostiene en la mano un peso de 1 kg, que produce una fuerza gravitacional (P) de 10 N a una distancia de 30 cm del centro de rotación del codo, las fuerzas musculares (M) requeridas se incrementan hasta 112 N, en tanto la fuerza de reacción articular se eleva hasta más del doble, para alcanzar 82 N. De este modo, cargas pequeñas aplicadas a la mano incrementan en grado dramático la fuerza de reacción articular en el codo.

Es también posible hacer una estimación de la fuerza de reacción articular para el codo durante la extensión. En el caso de estudio, el codo se sostiene a 90° de flexión, con el antebrazo colocado por encima de la cabeza y en paralelo al suelo (recuadro de cálculo 14-2). En esta posición, la acción de los extensores del codo es necesaria para superar la fuerza gravitacional sobre el antebrazo. Se asume que el tríceps es el extensor predominante y que la fuerza que se transmite por el tendón de este músculo actúa en dirección perpendicular al eje longitudinal del antebrazo. Así, las tres fuerzas coplanares principales que actúan sobre el codo incluyen a la fuerza que produce el peso del brazo (W), la fuerza tensil ejercida por medio del tendón del músculo tríceps (M) y la fuerza de reacción articular sobre la fosa troclear del cúbito (J). La distancia entre el centro de rotación del codo y el punto de inserción del tendón del tríceps (brazo de palanca de M) se aproxima a 3 cm.

Se calculan M y J con las ecuaciones de equilibrio. La fuerza de reacción articular para el codo en extensión es de 107 N, en comparación con 32 N en flexión. Este incremento superior a tres veces de la fuerza puede explicarse por el hecho de que el brazo de palanca de la fuerza extensora del codo es menor que el de la fuerza flexora, 3 cm, en contraste con 5 cm. De este modo, se requiere una fuerza muscular mayor (87 N en vez de 52 N) para que el antebrazo se mantenga en posición de extensión y, como consecuencia, la fuerza de reacción articular es mayor.

RECUADRO DE CÁLCULO 14-1

Fuerza de reacción articular: flexión del codo

La fuerza de reacción en la articulación del codo durante la flexión articular con y sin un objeto en la mano puede calcularse por medio de la técnica simplificada de cuerpo libre para las fuerzas coplanares y las ecuaciones de equilibrio, que indican que la suma de los momentos y de las fuerzas que actúan sobre la articulación del codo deben ser de cero. Se asume que los flexores principales del codo son el bíceps y el braquial. La fuerza que se produce por medio de los tendones de estos músculos (M) actúa a una distancia de 5 cm del centro de rotación de la articulación (que se señala con un *círculo pequeño*). La fuerza que produce el peso del antebrazo (W), que se toma como 20 N, actúa a una distancia de 13 cm respecto al centro de rotación. La fuerza que produce cualquier peso sostenido en la mano (P) actúa a una distancia de 30 cm del centro de rotación (figura del recuadro de cálculo 14-1).

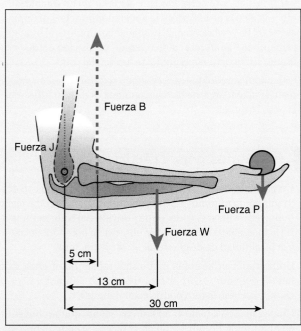

Figura del recuadro de cálculo 14-1

Caso A. No se sostiene algún objeto en la mano. Se calcula M con la ecuación de equilibrio para los momentos. Se considera que los momentos en el sentido de las manecillas del reloj son positivos, en tanto los que tienen sentido contrario son negativos.

$$\Sigma M = 0.$$
$$(13 \text{ cm} \times W) + (30 \text{ cm} \times P) - (5 \text{ cm} \times B) = 0$$
$$\text{Si } W = 20 \text{ N y } P = 0.$$
$$B = \frac{13 \text{ cm} \times 20 \text{ N}}{5 \text{ cm}}$$

Se calcula que B es de 52 N.

J, la fuerza de reacción en la fosa troclear del cúbito, puede calcularse ahora por medio de la ecuación de equilibrio para las fuerzas. Las fuerzas gravitacionales son negativas; las fuerzas en la dirección opuesta son positivas.

$$\Sigma F = 0.$$
$$B - J - W - P = 0$$
$$J = 52 \text{ N} - 20 \text{ N} - 0 \text{ N}$$

Se encuentra que J es de 32 N.

Caso B. Se sostiene en la mano un objeto de 1 kg, que genera una fuerza de 10 N (P).

$$\Sigma M = 0.$$
$$\text{Si } W = 20 \text{ N y } P = 10 \text{ N}.$$
$$(13 \text{ cm} \times 20 \text{ N}) + (30 \text{ cm} \times 10 \text{ N}) - (5 \text{ cm} \times B) = 0$$
$$B = \frac{260 \text{ N cm} + 300 \text{ N cm}}{5 \text{ cm}}$$

Se encuentra que B es de 112 N.

Ahora puede calcularse la fuerza de reacción articular.

$$\Sigma F = 0.$$
$$B - W - P - J = 0$$
$$J = B - W - P$$
$$J = 112 \text{ N} - 20 \text{ N} - 10 \text{ N}$$

Se encuentra que J es de 82 N. Así, en este ejemplo, un objeto de 1 kg sostenido en la mano, con el codo en flexión de 90°, incrementa 50 N la fuerza de reacción articular.

RECUADRO DE CÁLCULO 14-2

Fuerza de reacción articular: extensión del codo

La fuerza de reacción articular durante la extensión del codo puede calcularse con el mismo método:

$$\sum M = 0.$$

$$(13\ cm \times W) - (3\ cm \times T) = 0$$

$$Si\ W = 20\ N$$

$$T = \frac{13\ cm \times 20\ N}{3\ cm}$$

Se encuentra que T es de 87 N.

$$\sum F = 0.$$

$$J - T - W = 0$$

$$J = T + W$$

$$J = 87\ N + 20\ N$$

Se encuentra que J es de 107 N. Así, en este ejemplo la fuerza de reacción articular durante la extensión del codo es 75 N superior a la presente durante la flexión de la misma articulación (figura del recuadro de cálculo 14-2).

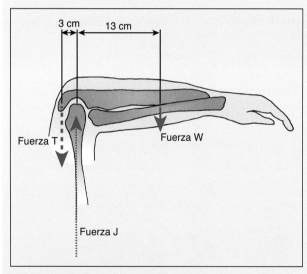

Figura del recuadro de cálculo 14-2

Resumen

- El complejo de la articulación del codo está integrado por tres articulaciones: la cubitohumeral, la radiohumeral y la radiocubital proximal. Permite dos tipos de movimiento: flexión-extensión y pronación-supinación.

- El arco de movimiento fisiológico del codo es de 30 a 130° de flexión-extensión y de 50 a 55° de pronación-supinación, y la mayor parte de las actividades cotidianas se realiza dentro de este intervalo. Existe una pérdida significativa y rápida de la capacidad para el alcance en el espacio cuando en el codo existen contracturas en flexión superiores a 30°.

- El eje de rotación para la flexión-extensión se ubica cerca de un locus reducido de puntos que mide entre 2 y 3 cm en su dimensión más amplia, y se localiza en el centro de la tróclea y el cóndilo humeral en la vista lateral.

- El codo tiene un centro de rotación cambiante durante la flexión-extensión y en realidad no puede representarse como una articulación en bisagra simple.

- El ángulo de acarreo del codo se define como el que existe entre el eje anatómico del cúbito y el húmero en el plano anteroposterior, con el codo en extensión completa. Es en promedio de 11 a 16° de valgo.

- El estabilizador primario contra el esfuerzo en valgo en el codo es la banda anterior del ligamento colateral medial, en tanto la cabeza del radio actúa como estabilizador secundario. La restricción primaria al esfuerzo en valgo es la articulación del codo. El ligamento colateral lateral del cúbito es el estabilizador principal contra las fuerzas de momento posterolaterales del codo.

- El flexor primario del codo es el braquial, en tanto el extensor primario es el tríceps. El ancóneo se activa al iniciar y mantener la flexión, y se considera que actúa como un estabilizador dinámico de la articulación. El generador principal de supinación es el bíceps braquial. El pronador cuadrado es el pronador primario del antebrazo, al margen de la posición en que este último se encuentre o el grado de flexión del codo.

- Se ha demostrado que la fuerza que se produce en el codo al realizar actividades de la vida cotidiana es de hasta tres veces el peso corporal.

Preguntas para práctica

1. Un paciente sufre una fractura de la cabeza del radio con desplazamiento mínimo que no requiere cirugía, pero el cirujano desea inmovilizar el codo. ¿Qué posición del codo minimizaría la fuerza de contacto que se observa en la cabeza del radio y la posibilidad de desplazamiento de la fractura?

2. Un lanzador profesional de beisbol refiere dolor en la cara lateral del codo. ¿Qué fuerza tiene probabilidad de ser la causa y qué estructura podría estar dañada?

3. Un pesista desea realizar un entrenamiento que se concentre en el músculo braquial y no en el bíceps. ¿Cómo debe aislar este músculo?

Referencias

Aguinaldo, A. L., Chambers, H. (2009). Correlation of throwing mechanics with elbow valgus load in adult baseball pitchers. *Am J Sports Med*, *37*(10), 2043–2048.

Alaia, M. J., Shearin, J. W., Kremenic, I. J., et al. (2015). Restoring isometry in lateral ulnar collateral ligament reconstruction. *J Hand Surg*, *40*(7), 1421–1427.

An, K. N., Hui, F. C., Morrey, B. F., et al. (1981). Muscles across the elbow joint: A biomechanical analysis. *J Biomech*, *14*, 659–669.

An, K. N., Morrey, B. F. (1991). Biomechanics. In B. F. Morrey (Ed.), *Jointreplacement Arthroplasty* (pp. 257–273). New York: Churchill Livingstone.

An, K. N., Morrey, B. F., Chao, E. Y. (1984). Carrying angle of the human elbow joint. *J Orthop Res*, *1*, 369–378.

Askew, L. J., An, K. N., Morrey, B. F., et al. (1987). Isometric elbow strength in normal individuals. *Clin Orthop Relat Res*, *222*, 261–266.

Athwal, G. S., Steinmann, S. P., Rispoli, D. M. (2007). The distal biceps tendon: Footprint and relevant clinical anatomy. *J Hand Surg Am*, *32*(8), 1225–1229.

Atkinson, W. B., Elftman, H. (1945). The carrying angle of the human arm as a secondary sex character. *Anat Rec*, *91*, 49–52.

Basmajian, J. V. (1969). Recent advances in the functional anatomy of the upper limb. *Am J Phys Med*, *48*, 165–177.

Basmajian, J. V., Latif, A. (1957). Integrated actions and functions of the chief flexors of the elbow: A detailed electromyographic analysis. *J Bone Joint Surg Am*, *39A*, 1106–1018.

Basmajian, J. V., Travill, A. A. (1961). Electromyography of the pronator muscles in the forearm. *Anat Rec*, *139*, 45–49.

Beingessner, D. M., Dunning, C. E., Gordon, K. D., et al. (2004). The effect of radial head excision and arthroplasty on elbow kinematics and stability. *J Bone Joint Surg Am*, *86*(8), 1730–1739.

Braune, W., Flugel, A. (1882). Uber pronation and supination des menschlichen voderarms und der hand. *Arch Anat Physiol*, 169–196.

Bryce, C. D., Armstrong, A. D. (2008). Anatomy and biomechanics of the elbow. *Orthop Clin North Am*, *39*(2), 141–154, doi: 10.1016/j.ocl.2007.12.001

Carret, J. P., Fischer, L. P., Gonon, G. P., et al. (1976). Etude cinematique de la prosupination au niveau des articulations radio-cubitales (radio ulnaris). *Bull Assoc Anat (Nancy)*, *60*, 279–295.

Chang, C. W., Wang, Y. C., Chu, C. H. (2008). Increased carrying angle is a risk factor for nontraumatic ulnar neuropathy at the elbow. *Clin Orthop Relat Res*, *466*(9), 2190–2195.

Chantelot, C., Wavreille, G., Dos Remedios, C., et al. (2008). Intra-articular compressive stress of the elbow joint in extension: An experimental study using Fuji films. *Surg Radiol Anat*, *30*(2), 103–111.

Chao, E. Y., Morrey, B. F. (1978). Three dimensional rotation of the elbow. *J Biomech*, *11*, 57–73.

Cho, C. H., Song, K. S., Choi, I. J., et al. (2011). Insertional anatomy and clinical relevance of the distal biceps tendon. *Knee Surg Sports Traumatol Arthrosc*, *19*(11), 1930–1935.

Closkey, R. F., Goode, J. R., Kirschenbaum, D., et al. (2000). The role of the coronoid process in elbow stability. A biomechanical analysis of axial loading. *J Bone Joint Surg Am*, *82*(12), 1749–1753.

Coleman, D. A., Blair, W. F., Shurr, D. (1987). Resection of the radial head for fracture of the radial head. Long-term follow-up of seventeen cases. *J Bone Joint Surg Am*, *69*, 385–392.

Daria, A., Gil, E., Delgado, E., et al. (1990). Recurrent dislocation of the elbow. *Int Orthop*, *14*, 41–45.

DeFrate, L. E., Li, G., Zayontz, S. J., et al. (2001). A minimally invasive method for the determination of force in the interosseous ligament. *Clin Biomech (Bristol, Avon)*, *16*(10), 895–900.

DeSousa, O. M., DeMoraes, J. L., DeMoraes, V. F. L. (1961). Electromyographic study of the brachioradialis muscle. *Anat Rec*, *139*, 125.

Duck, T. R., Dunning, C. E., King, G. J., et al. (2003). Variability and repeatability of the flexion axis at the ulnohumeral joint. *J Orthop Res*, *21*(3), 399–404.

Dunning, C. E., Zarzour, Z. D., Patterson, S. D., et al. (2001). Ligamentous stabilizers against posterolateral rotatory instability of the elbow. *J Bone Joint Surg Am*, *83*(12), 1823–1828.

Dürig, M., Müller, W., Rüedi, T. P., et al. (1979). The operative treatment of elbow dislocation in the adult. *J Bone Joint Surg Am*, *61*, 239–244.

Eames, M. H., Bain, G. I., Fogg, Q. A., et al. (2007). Distal biceps tendon anatomy: A cadaveric study. *J Bone Joint Surg Am*, *89*(5), 1044–1049.

Ewald, F. C. (1975). Total elbow replacement. *Orthop Clin North Am*, *6*, 685–696.

Ewald, F. C., Thomas, W. H., Sledge, C. B., et al. (1977). Nonconstrained metal to plastic total elbow arthroplasty in rheumatoid arthritis. In *Joint Replacement in the Upper Limb* (pp. 77–81). London, UK: Institution of Mechanical Engineers.

Farrow, L. D., Mahoney, A. J., Stefancin, J. J., et al. (2011). Quantitative analysis of the medial ulnar collateral ligament ulnar footprint and its relationship to the ulnar sublime tubercle. *Am J Sports Med*, *39*(9), 1936–1941.

Fern, S. E., Owen, J. R., Ordyna, N. J., et al. (2009). Complex varus elbow instability: A terrible triad model. *J Shoulder Elbow Surg*, *18*(2), 269–274.

Figgie, H. E., 3rd, Inglis, A. E., Mow, V. C. (1986). A critical analysis of alignment factors affecting functional outcome in total elbow arthroplasty. *J Arthroplasty*, *1*, 169–173.

Freeman, C. R., McCormick, K. R., Mahoney, D., et al. (2009). Nonoperative treatment of distal biceps tendon ruptures compared with a historical control group. *J Bone Joint Surg Am*, *91*(10), 2329–2334.

Fu, E., Li, G., Souer, J. S., et al. (2009). Elbow position affects distal radioulnar joint kinematics. *J Hand Surg Am*, *34*(7), 1261–1268.

Funk, D. A., An, K. N., Morrey, B. F., et al. (1987). Electromyographic analysis of muscles across the elbow joint. *J Orthop Res*, *5*(4), 529–538.

Galik, K., Baratz, M. E., Butler, A. L., et al. (2007). The effect of the annular ligament on kinematics of the radial head. *J Hand Surg Am*, *32*(8), 1218–1224.

Gerard, Y., Schernburg, F., Nerot, C. (1984). Anatomical, pathological and therapeutic investigation of fractures of the radial head in adults [abstract]. *J Bone Joint Surg Am*, *64B*, 141.

Goel, V. K., Lee, I. K., Blair, W. F. (1989). Stress distribution in the ulna following a hinged elbow arthroplasty. *J Arthroplasty, 4,* 163–171.

Guerra, J. J. (1996). Clinical anatomy, histology and pathomechanics of the elbow in sports. *Oper Tech Sports Med, 4,* 69–76.

Halls, A. A., Travill, A. (1964). Transmission of pressures across the elbow joint. *Anat Rec, 150,* 243–248.

Haugstvedt, J. R., Berger, R. A., Berglund, L. J. (2001). A mechanical study of the moment-forces of the supinators and pronators of the forearm. *Acta Orthop Scand, 72*(6), 629–634.

Hollister, A. M., Gellman, H., Waters, R. L. (1994). The relationship of the interosseous membrane to the axis of rotation of the forearm. *Clin Orthop Relat Res, 298,* 272–276.

Hotchkiss, R. N. (1997). Displaced fractures of the radial head: Internal fixation or excision? *J Am Acad Orthop Surg, 5,* 1–10.

Hotchkiss, R. N., An, K. N., Sowa, D. T., et al. (1989). An anatomic and mechanical study of the interosseous membrane of the forearm: Pathomechanics of proximal migration of the radius. *J Hand Surg Am, 14,* 256–261.

Hsu, J. E., Peng, Q., Schafer, D. A., et al. (2008). In vivo three-dimensional mechanical actions of individual. *J Appl Biomech, 24*(4), 325–332.

Hull, J. R., Owen, J. R., Fern, S. E., et al. (2005). Role of the coronoid process in varusosteoarticular stability of the elbow. *J Shoulder Elbow Surg, 14*(4), 441–446.

Hwang, J. T., Kim, Y., Bachman, D. R., et al. (2018). Axial load transmission through the elbow during forearm rotation. *J Shoulder Elbow Surg, 27*(3), 530–537.

Ishizuki, M. (1979). Functional anatomy of the elbow joint and three-dimensional quantitative motion analysis of the elbow joint. *Nihon Seikeigeka Gakkai Zasshi, 53,* 989–996.

Johnston, G. W. (1962). A follow-up of one hundred cases of fracture of the head of the radius with a review of the literature. *Ulster Med J, 31,* 51–56.

Josefsson, P. O., Johnell, O., Wendeberg, B. (1987). Ligamentous injuries in dislocations of the elbow joint. *Clin Orthop Relat Res,* (221), 221–225.

Kamineni, S., Elattrache, N. S., O'Driscoll, S. W., et al. (2004). Medial collateral ligament strain with partial posteromedial olecranon resection: A biomechanical study. *J Bone Joint Surg, 86*(11), 2424–2430.

Kamineni, S., Hirahara, H., Powmianowski, S., et al. (2003). Partial posteromedial olecranon resection: A kinematic study. *J Bone Joint Surg, 85-A*(6), 1005–1011.

Kapandji, I. A. (1982). *The Physiology of Joints* (Vol 1). Edinburgh, UK: Churchill Livingstone.

Kulig, K., Powers, C. M., Shellock, F. G., et al. (2001). The effects of eccentric velocity on activation of elbow flexors: Evaluation by magnetic resonance imaging. *Med Sci Sports Exerc, 33*(2), 196–200.

Labott, J. R., Aibinder, W. R., Dines, J. S., et al. (2018). Understanding the medial ulnar collateral ligament of the elbow: Review of native ligament anatomy and function. *World J Orthop, 9*(6), 78–84.

Lee, D. H., Greene, K. S., Bidez, M. W., et al. (1992). Role of the forearm interosseous membrane. Paper presented at: 47th Annual Meeting of the American Society for Surgery of the Hand; Phoenix, AZ, 42.

Levin, J. S., Zheng, N., Dugas, J., et al. (2004). Posterior olecranon resection and ulnar collateral ligament strain. *J Shoulder Elbow Surg, 13*(1), 66–71.

Lin, F., Kohli, N., Perlmutter, S., et al. (2007). Muscle contribution to elbow joint valgus stability. *J Shoulder Elbow Surg, 16*(6), 795–802.

London, J. T. (1981). Kinematics of the elbow. *J Bone Joint Surg, 63,* 529–535.

Mall, F. P. (1905). On the angle of the elbow. *Am J Anat, 4,* 391–404.

Maton, B., Bouisset, S. (1977). The distribution of activity among the muscles of a single group during isometric contraction. *Eur J Appl Physiol, 37,* 101–109.

Mazzocca, A. D., Cohen, M., Berkson, E., et al. (2007). The anatomy of the bicipital tuberosity and distal biceps tendon. *J Shoulder Elbow Surg, 16*(1), 122–127.

Miyasaka, K. C. (1999). Anatomy of the elbow. *Orthop Clin North Am, 30*(1), 1–13.

Morrey, B. F. (1986). Applied anatomy and biomechanics of the elbow joint. In *Instructional Course Lectures, The American Academy of Orthopaedic Surgeons* (vol. 35, pp. 59–68). St Louis, MO: Mosby.

Morrey, B. F. (1993). *The Elbow and its Disorders* (2nd ed.). Philadelphia, PA: WB Saunders.

Morrey, B. F. (1994). Biomechanics of the elbow and forearm. In J. C. DeLee D. Drez (Eds.), *Orthopaedic Sports Medicine.* Philadelphia, PA: WB Saunders.

Morrey, B. F., An, K. N. (1983). Articular and ligamentous contributions to stability of the elbow joint. *Am J Sports Med, 11*(5), 315–319.

Morrey, B. F., An, K. N., Stormont, T. J. (1988). Force transmission through the radial head. *J Bone Joint Surg, 70,* 250–256.

Morrey, B. F., Askew, L. J., An, K. N., et al. (1981). A biomechanical study of functional elbow motion. *J Bone Joint Surg Am, 63,* 872–877.

Morrey, B. F., Chao, E. Y. (1976). Passive motion of the elbow joint. *J Bone Joint Surg, 58,* 501–508.

Morrey, B. F., Chao, E. Y., Hui, F. C. (1979). Biomechanical study of the elbow following excision of the radial head. *J Bone Joint Surg, 61,* 63–68.

Morrey, B. F., Tanaka, S., An, K. N. (1991). Valgus stability of the elbow. A definition of primary and secondary constraints. *Clin Orthop Relat Res,* (265), 187–195.

Murthi, A. M., Keener, J. D., Armstrong, A. D., et al. (2011). The recurrent unstable elbow: Diagnosis and treatment. *Instr Course Lect, 60,* 215–226.

Nicol, A. C., Berme, N., Paul, J. P. (1977). A biomechanical analysis of elbow joint function. In *Joint Replacement in the Upper Limb* (pp. 45–51). London, UK: Institution of Mechanical Engineers.

O'Driscoll, S. W., Bell, D. F., Morrey, B. F. (1991). Posterolateral rotatory instability of the elbow. *J Bone Joint Surg, 73*(3), 440–446.

O'Driscoll, S. W., Jupiter, J. B., King, G. J., et al. (2001). The unstable elbow. *Instr Course Lect, 50*, 89–102.

O'Driscoll, S. W., Morrey, B. F., An, K. N. (1990). Intraarticular pressure and capacity of the elbow. *Arthroscopy, 6*(2), 100–103.

Olsen, B. S., Søjbjerg, J. O., Dalstra, M., et al. (1996). Kinematics of the lateral ligamentous constraints of the elbow joint. *J Shoulder Elbow Surg, 5*(5), 333–341.

Osborne, G., Cotterill, P. (1966). Recurrent dislocation of the elbow. *J Bone Joint Surg, 48*, 340–346.

Ouellette, H. A., Palmer, W., Torriani, M., et al. (2010). Throwing elbow in adults. *Semin Musculoskelet Radiol, 14*(4), 412–418.

Palmer, A. K., Glisson, R. R., Werner, F. W. (1982). Ulnar variance determination. *J Hand Surg Am, 7*, 376–379.

Park, M. C., Ahmad, C. S. (2004). Dynamic contributions of the flexor-pronator mass to elbow valgus stability. *J Bone Joint Surg, 86*(10), 2268–2274.

Pearson, J. R., McGinley, D. R., Butzel, L. M. (1963). A dynamic analysis of the upper extremity: Planar motions. *Hum Factors, 5*, 59–70.

Pomianowski, S., O'Driscoll, S. W., Neale, P. G., et al. (2001). The effect of forearm rotation on laxity and stability of the elbow. *Clin Biomech (Bristol, Avon), 16*(5), 401–407.

Rabinowitz, R. S., Light, T. R., Havey, R. M., et al. (1994). The role of the interosseous membrane and triangular fibrocartilage complex in forearm stability. *J Hand Surg, 19*(3), 385–393.

Ramsey, M. (1999). Distal biceps tendon injuries: Diagnosis and management. *J Am Acad Orthop Surg, 7*(3), 199–207.

Ray, R. D., Johnson, R. J., Jameson, R. M. (1951). Rotation of the forearm; an experimental study of pronation and supination. *J Bone Joint Surg, 33*, 993–996.

Safran, M. R., McGarry, M. H., Shin, S., et al. (2005). Effects of elbow flexion and forearm rotation on valgus laxity of the elbow. *J Bone Joint Surg, 87*(9), 2065–2074.

Seiber, K., Gupta, R., McGarry, M. H., et al. (2009). The role of the elbow musculature, forearm rotation, and elbow flexion in elbow stability: An in vitro study. *J Shoulder Elbow Surg, 18*(2), 260–268.

Shaaban, H., Pereira, C., Williams, R., et al. (2008). The effect of elbow position on the range of supination and pronation of the forearm. *J Hand Surg Am, 33*(1), 3–8.

Sojbjerg, J. O., Helmig, P., Kjaersgaard-Andersen, P. (1989). Dislocation of the elbow: An experimental study of the ligamentous injuries. *Orthopedics, 12*, 461–463.

Soucie, J. M., Wang, C., Forsyth, A., et al.; Hemophilia Treatment Center Network. (2011). Range of motion measurements: Reference values and a database for comparison studies. *Haemophilia, 17*(3), 500–507.

Sowa, D. T., Hotchkiss, R. N., Weiland, A. J. (1995). Symptomatic proximal translation of the radius following radial head resection. *Clin Orthop Relat Res*, (317), 106–113.

Spinner, M., Kaplan, E. B. (1970). The quadrate ligament of the elbow-its relationship to the stability of the proximal radioulnar joint. *Acta Orthop Scand, 41*, 632–647.

Steinberg, B. D., Plancher, K. D. (1995). Clinical anatomy of the wrist and elbow. *Clin Sports Med, 14*(2), 299–313.

Steindler, A. (1955). *Kinesiology of the Human Body: Under Normal and Pathological Conditions*. Springfield, IL: Charles C Thomas Publisher.

Stevens, A., Stijns, H., Reybrouck, T., et al. (1973). A polyelectromyographical study of the arm muscles at gradual isometric loading. *Electromyogr Clin Neurophysiol, 13*, 465–476.

Stormont, T. J., An, K. N., Morrey, B. F., et al. (1985). Elbow joint contact study: Comparison of techniques. *J Biomech, 18*(5), 329–336.

Tullos, H. S., Erwin, W., Woods, G. W., et al. (1972). Unusual lesions of the pitching arm. *Clin Orthop Relat Res, 88*, 169–182.

Udall, J. H., Fitzpatrick, M. J., McGarry, M. H., et al. (2009). Effects of flexor-pronator muscle loading on valgus stability of the elbow with an intact, stretched, and resected medial ulnar collateral ligament. *J Shoulder Elbow Surg, 18*(5), 773–778.

Walker, P. S. (1977). *Human Joints and their Artificial Replacement*. Springfield, IL: Charles C Thomas Publisher.

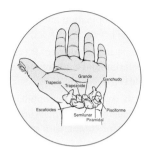

CAPÍTULO 15

Biomecánica de la muñeca y la mano

Jane Bear-Lehman y Brian Wilkinson

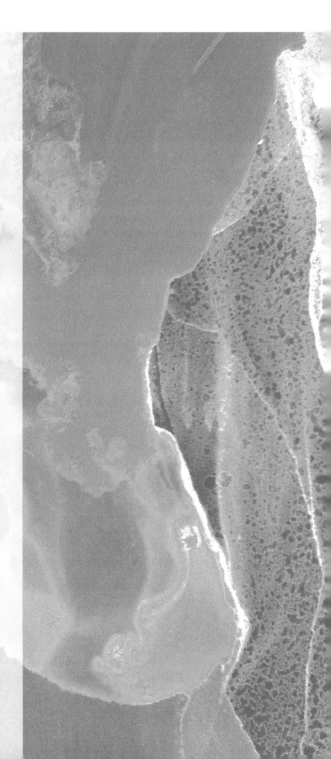

Introducción

La muñeca, o articulación del carpo, es la serie de huesos y estructuras de tejido blando que conecta la mano con el antebrazo. Este complejo articular tiene un arco de movimiento sustancial que facilita la función de la mano y los dedos, no obstante posee un grado de estabilidad considerable. La muñeca desempeña una función cinemática al permitir cambios de la localización y la orientación de la mano respecto al antebrazo, y una función cinética, al transmitir las cargas de la mano al antebrazo y viceversa.

Si bien la función de todas las articulaciones de la extremidad superior es colocar la mano en posición para permitirle realizar tareas cotidianas, la muñeca parece ser la clave para la función óptima de la mano. La estabilidad de la muñeca es esencial para permitir la función biomecánica apropiada de los músculos flexores y extensores de los dedos, y la posición de la muñeca influye en la capacidad de los dedos para flexionarse y extenderse al máximo y sostener de manera efectiva durante la prensión.

La mano es un órgano efector móvil muy complejo y multifacético que permite a la persona sujetar y manipular objetos sobre su superficie, y participar en o dar soporte al cuerpo (Jones & Lederman, 2006; Neumann, 2017; Wilson, 1998). Se le valora y juzga a partir de su desempeño y aspecto en actividades que van desde tareas prensiles delicadas hasta patrones de agarre potentes. Su movilidad y adaptabilidad son notorias, ya que se adecúa a la forma de los objetos que debe tomar o estudiar, enfatiza o gesticula una idea que se desea expresar, o muestra un acto de amor o afecto (Tubiana, 1984). La mano ayuda a la persona a explorar y conocer objetos pequeños por medio de la mani-

pulación que tiene lugar entre el pulgar y el resto de los dedos. En otras palabras, las habilidades de manipulación del pulgar y el resto de los dedos (que dependen de la interacción entre el sistema muscular y el sensorial) facilitan el reconocimiento y la apreciación de objetos pequeños, por ejemplo, la capacidad para abrochar un collar, alistar una lente de contacto y otras. Además, la persona depende de la mano para sostener, estabilizar o detener un objeto; puede utilizarla para permitir que la otra participe en una tarea específica, o puede dar el soporte necesario para levantarse con comodidad de una silla.

La mano es el eslabón final en la cadena mecánica de palancas que inicia en el hombro. La movilidad y la estabilidad del hombro, el codo y la muñeca, todos los cuales operan en distintos planos anatómicos, permiten a la mano moverse en un espacio muy amplio y alcanzar todas las partes del cuerpo con relativa facilidad. La disposición y la movilidad únicas de los 19 huesos y las 14 articulaciones de la mano constituyen el cimiento estructural de su extraordinaria adaptabilidad funcional.

Anatomía de la muñeca y la mano

ARTICULACIONES DE LA MUÑECA

El complejo articular de la muñeca está integrado por múltiples articulaciones entre los ocho huesos del carpo y el segmento distal del radio, las estructuras en el espacio cubitocarpiano, los metacarpianos y entre sí (fig. 15-1). Las estructuras de tejidos blandos que rodean a los huesos del carpo incluyen a tendones que cruzan esta estructura o se insertan en ella, y a las estructu-

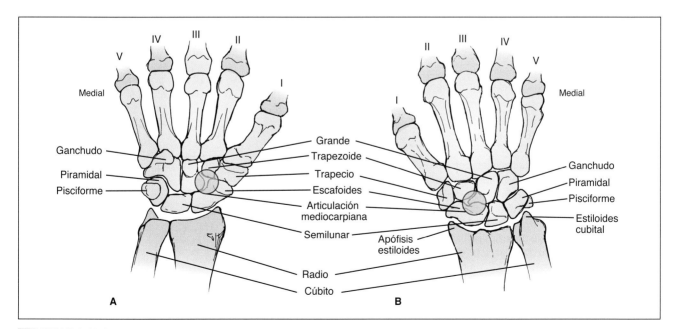

FIGURA 15-1 Dibujos esquemáticos del complejo articular de la muñeca en que se muestran los ocho huesos del carpo y sus articulaciones con el extremo distal del radio, los huesos metacarpianos de la mano, y entre sí. Vista palmar (**A**) y vista dorsal (**B**) de la mano derecha. Los *círculos* indican la línea de la articulación mediocarpiana.

ras ligamentarias que conectan a los huesos del carpo entre sí, y con los elementos óseos de la mano y el antebrazo.

Los ocho huesos del carpo se dividen en una fila proximal y una distal. Los huesos de la fila distal de radial a cubital son el trapecio, el trapezoide, el grande y el ganchudo. La fila distal del carpo forma una unidad transversal más bien inmóvil que se articula con los metacarpianos para constituir las articulaciones carpometacarpianas (CMC). Los cuatro huesos en la fila distal se ajustan uno contra otro y se mantienen unidos por medio de ligamentos interóseos robustos. La fila proximal, más móvil, de radial a cubital está integrada por el escafoides, el semilunar y el piramidal. Esta fila se articula con la epífisis distal del radio y el fibrocartílago triangular de tejido blando en un punto más proximal para formar la articulación radiocarpiana. El componente proximal de la articulación radiocarpiana es la superficie cóncava de la epífisis distal del radio y el fibrocartílago triangular (conocido también como disco articular).

Los componentes distales son las superficies convexas del escafoides, el semilunar y, durante la desviación cubital extrema, el piramidal (Neumann, 2017). El escafoides abarca las dos filas tanto desde la perspectiva anatómica como la funcional, y solo se articula con el radio. El semilunar se articula en parte con el fibrocartílago triangular del cúbito. El octavo hueso del carpo, el pisiforme, es un hueso sesamoideo que optimiza la mecánica del motor más potente de la muñeca, el flexor cubital del carpo, y forma su propia articulación pequeña con el piramidal. Entre las filas proximal y distal de los huesos del carpo se localiza la articulación mediocarpiana, y entre los huesos adyacentes de estas filas se encuentran las articulaciones intercarpianas (fig. 15-1). La superficie palmar del carpo como un todo tiene forma cóncava, y constituye el piso y las paredes del túnel del carpo (fig. 15-2).

La epífisis distal del radio, el semilunar y el piramidal se articula con la epífisis distal del cúbito por medio de una estructura ligamentaria y cartilaginosa, el complejo cubitocarpiano o complejo del fibrocartílago triangular (CFT). Los componentes del CFT se ilustran en la figura 15-3; su papel fisiológico y los principios de su función ligamentaria se analizan más adelante, en la sección Complejo del fibrocartílago triangular.

ARTICULACIONES DE LA MANO

Los dedos son los componentes elementales de la mano (fig. 15-4). Puesto que cada unidad digital se extiende hasta la mitad de la mano, se utiliza el concepto de rayo digital para hacer referencia a toda la cadena; cada dedo está integrado por un metacarpiano y tres falanges, en tanto el pulgar está compuesto por un metacarpiano y dos falanges. Los rayos digitales se numeran del lado radial al cubital: I (pulgar), II (dedo índice), III (dedo medio), IV (dedo anular) y V (dedo meñique). Cada rayo digital se articula en su región proximal con un hueso del carpo específico para constituir la articulación CMC. La articulación que sigue en cada rayo —la articulación metacarpofalángica (MCF)— enlaza al metacarpiano con la falange proximal. Entre las falanges de los dedos se identifican una articulación interfalángica proximal (IFP) y una articulación interfalángica distal (IFD); el pulgar solo cuenta con una articulación interfalángica

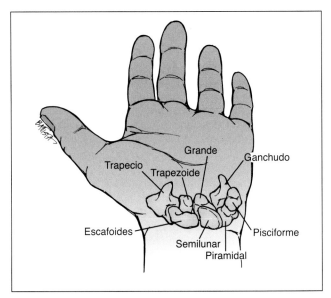

FIGURA 15-2 Vista longitudinal de la mano izquierda, de proximal a distal, en que se muestra la cara palmar de los huesos. Esta superficie cóncava constituye el piso y las paredes del túnel del carpo, por el que pasan el nervio mediano y los tendones flexores. El túnel del carpo está limitado en la región lateral por el tubérculo prominente del trapecio, y en la región medial por el gancho del ganchudo. La rama motora del nervio cubital (no se muestra) gira en torno a la base del gancho antes de ingresar al compartimiento palmar profundo. Adaptada con autorización de Oatis, C. A. (2009). *Kinesiology: The Mechanics and Pathomechanics of Human Movement* (2nd ed., p. 259). Baltimore, MD: Wolters Kluwer Heath/Lippincott Williams & Wilkins.

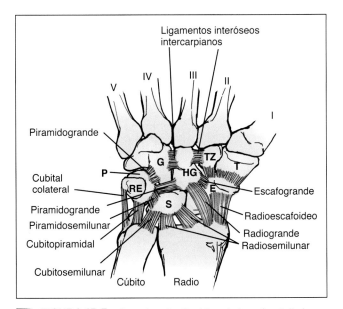

FIGURA 15-3 Corte longitudinal (en el plano frontal) de la muñeca y la mano derechas vistas desde la cara palmar. Los componentes del complejo del fibrocartílago triangular pueden observarse entre el extremo distal del cúbito, y los huesos semilunar y piramidal. *E*, escafoides; *S*, semilunar; *P*, piramidal; *PS*, psciforme; *G*, ganchudo; *HG*, grande; *TZ*, trapezoide; *T*, trapecio, *RE*, receso estiloideo (no se muestra).

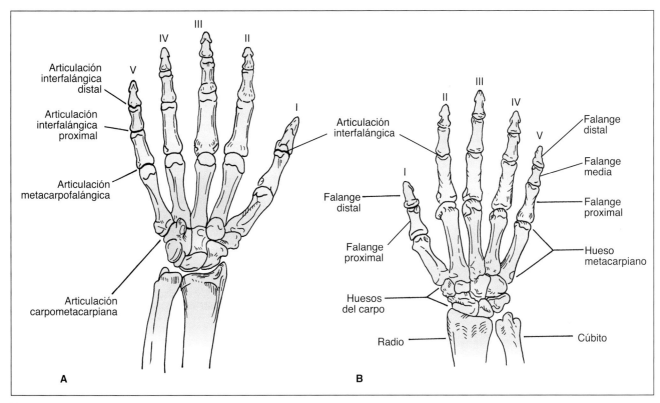

FIGURA 15-4 Dibujo esquemático del esqueleto de la mano. Los rayos digitales se numeran del lado radial al cubital. **A.** Vista palmar (anterior) de la mano derecha. Se señalan las articulaciones. **B.** Vista dorsal (posterior) de la mano derecha. Se señalan los huesos.

(IF). La eminencia tenar en la cara palmar del primer metacarpiano la forman los músculos intrínsecos del pulgar. Su contraparte cubital, la eminencia hipotenar, está integrada por los músculos del meñique y el cojinete adiposo suprayacente.

la mano, así como de sus acciones musculares correspondientes). Un colapso del sistema de arcos secundario a una lesión ósea, una enfermedad reumática o la parálisis de los músculos

ARCOS DE LA MANO

Los huesos de la mano se disponen en tres arcos (fig. 15-5), dos transversos y uno longitudinal (Neumann, 2017; Tubiana, 1984). El arco transverso proximal, con el hueso grande como elemento central, se ubica en el nivel distal del carpo y tiene inmovilidad relativa. El arco transverso distal, con la cabeza del tercer metacarpiano como elemento central, pasa por todas las cabezas metacarpianas y tiene más movilidad. Los dos arcos transversos están conectados por la porción rígida del arco longitudinal, conformada por los cuatro rayos digitales y el segmento proximal del carpo. El segundo y el tercer huesos metacarpianos forman el pilar central de este arco. Al arco longitudinal lo completan los rayos digitales, y la movilidad de los rayos del pulgar y el cuarto y el quinto dedos en torno al segundo y tercero permite a la palma aplanarse o ahuecarse para recibir objetos de distintos tamaños y formas (Fess y cols., 2005).

Si bien los músculos flexores y extensores extrínsecos son en gran medida responsables de modificar la forma de la mano que trabaja, sus músculos intrínsecos son los principales responsables de mantener la configuración de los tres arcos (consultar en la tabla 15-1 un listado de los músculos de la muñeca y

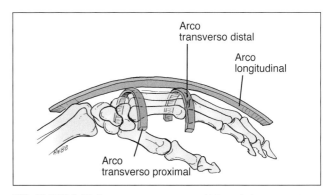

FIGURA 15-5 Los tres arcos esqueléticos de la mano (vista mediolateral). El arco transverso proximal, más bien fijo, pasa por la región distal del carpo, en el nivel de la fila carpiana distal. El arco transverso distal, más móvil, pasa por las cabezas de los metacarpianos. El arco longitudinal está integrado por los cuatro rayos digitales laterales y el carpo en la región proximal. Adaptada de Strickland, J. W. (1987). Anatomy and kinesiology of the hand. En E. E. Fess, C. A. Philips (Eds.). *Hand Splinting: Principles and Methods* (2nd ed., pp. 3-41). St Louis, MO: Mosby. Copyright © 1987 Elsevier. Con autorización.

TABLA 15-1 Músculos de la muñeca y la mano	
Músculos de la muñeca	
Músculo	**Acción**
Flexores	
Flexor cubital del carpo	Flexión de la muñeca; desviación cubital de la mano
Flexor radial del carpo	Flexión de la muñeca; desviación radial de la mano
Palmar largo	Tensión de la fascia palmar
Extensores	
Extensores radiales del carpo largo y corto	Extensión de la muñeca; desviación radial de la mano
Extensor cubital del carpo y corto	Extensión de la muñeca; desviación cubital de la mano
Pronadores-supinadores	
Pronador redondo	Pronación del antebrazo
Pronador cuadrado	Pronación del antebrazo
Supinador	Supinación del antebrazo
Braquiorradial	Pronación o supinación, según la posición del antebrazo
Músculos de la mano	
Músculo	**Acción**
Músculos extrínsecos	
Flexores	
Flexor superficial de los dedos	Flexión de las articulaciones IFP y MCF
Flexor profundo de los dedos	Flexión de las articulaciones IFD, IFP y MCF
Flexor largo del pulgar	Flexión de las articulaciones IF y MCF del pulgar
Extensores	
Extensor largo del pulgar	Extensión de las articulaciones IF y MCF del pulgar; aducción secundaria del pulgar
Extensor corto del pulgar	Extensión de la articulación MCF del pulgar
Abductor largo del pulgar	Abducción y extensión del pulgar
Extensor propio del índice	Extensión del dedo índice
Extensor digital común	Extensión de los dedos
Extensor propio del quinto dedo	Extensión del meñique
Músculos intrínsecos	
Interóseos (todos)	Extensión de las articulaciones IFP e IFD y flexión de las articulaciones MCF
Interóseos dorsales	Separación de los dedos índice y anular respecto al dedo medio
Interóseos palmares	Aducción del índice, el anular y el meñique en dirección al dedo medio
Lumbricales	Extensión de las articulaciones IFP e IFD y flexión de las MCF de los dedos 2-5
Músculos tenares	
Abductor corto del pulgar	Abducción del pulgar
Flexor corto del pulgar	Flexión y rotación del pulgar
Oponente del pulgar	Rotación del primer metacarpiano en dirección a la palma
Músculos hipotenares	
Abductor del quinto dedo	Abducción del meñique (extensión de sus articulaciones IFP e IFD)
Flexor corto del quinto dedo	Flexión del meñique por la falange proximal y rotación anterior del quinto metacarpiano
Aductor del pulgar	Aducción del pulgar

Modificada de Strickland, J. W. (1987). Anatomy and kinesiology of the hand. En E. E. Fess, C. A. Philips (Eds.). *Hand Splinting: Principles and Methods* (2nd ed., pp. 3-41). St Louis, MO: Mosby. Copyright © 1987 Elsevier. Con autorización.

intrínsecos pueden contribuir a una discapacidad y una deformidad graves.

INERVACIÓN E IRRIGACIÓN DE LA MUÑECA Y LA MANO

Los tejidos superficiales de la mano son importantes por sus cualidades físicas, propiedades sensoriales y microcirculación (Moore y cols., 2018). La piel del dorso o cara posterior de la mano difiere de la que cubre la superficie palmar. La piel del dorso es móvil, a menudo considerada muy fina y flexible, lo que permite un gran número de movimientos articulares. En contraste, la piel de la palma es gruesa, sin vello y tiene poca elasticidad; desempeña un papel relevante en la capacidad de percepción de la mano o tacto, la seguridad de la extremidad superior por medio de la protección sensorial y el soporte de la extremidad cuando sostiene peso.

La muñeca y la mano están inervadas por tres nervios periféricos que median su función motora y sensorial —los nervios radial, mediano y cubital— que descienden del plexo braquial (fig. 15-6). La disfunción motora o sensorial se correlaciona con la localización de la lesión o el pinzamiento a lo largo de un trayecto nervioso específico. El nervio radial inerva en particular los músculos que facilitan la extensión de la muñeca y los dedos, de manera específica, los extensores largos del carpo. La disfunción del nervio radial puede inducir la caída de la muñeca y una inestabilidad en esa articulación que impide la sujeción. Desde la perspectiva de la función sensorial, el nervio radial inerva la piel del lado radial del antebrazo y la mano, y su disfunción sensorial por desnervación afecta poco la función de la mano. El nervio mediano inerva de manera primordial a los flexores largos extrínsecos del carpo y la mano. De este modo, una disfunción alta del nervio mediano afecta a los músculos flexores radiales de la mano en mayor medida que la capacidad flexora en el lado cubital. El nervio mediano es más crítico para la función motora fina de la mano debido a la inervación motora y sensorial que provee; se le considera a menudo "los ojos de la mano", debido a que es responsable de la inervación de la cara palmar de los primeros tres dedos. Si no existe una sensibilidad adecuada en estos dedos, la habilidad motora fina puede comprometerse o perderse (caso de estudio 15-1).

El nervio cubital se considera la fuente de potencia de la mano para la prensión. Inerva los músculos a lo largo de la mitad cubital, lo que incluye a los flexores cubitales de la mano y la mayor parte de sus músculos intrínsecos, en particular los responsables de la aducción y la abducción de los dedos. Este nervio se reconoce por su capacidad para proteger la extremidad superior, al inervar la superficie cutánea a lo largo del borde cubital. La mayor parte de los patrones en reposo de la extremidad superior o la mano ocurre en una posición tal que los bordes cubitales del antebrazo, la muñeca y la mano están en contacto directo con el entorno, o dan soporte al cuerpo mediante un sostén directo y constante del peso, o el contacto con una superficie. La irritación o la compresión del nervio cubital en su trayecto desde el codo hasta la muñeca puede comprometer la función de la mano.

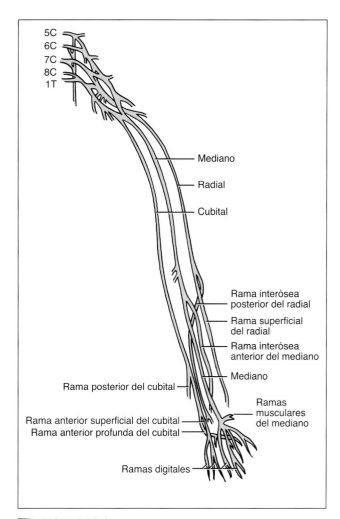

FIGURA 15-6 Nervios periféricos radial, mediano y cubital que descienden del plexo braquial.

La mano como órgano del tacto tiene una miríada de receptores sensoriales cutáneos, cuya posición única permite enviar al sistema nervioso central información en torno al movimiento de los dedos, los objetos que se sostienen con la mano o manipulan, o el contexto ambiental como la temperatura (Jones & Lederman, 2006). El estudio microscópico de la piel palmar no glabra muestra que posee crestas epidérmicas muy especializadas, con muchos tipos de receptores sensoriales y fibras nerviosas (Cauna, 1954). Los receptores sensoriales van desde la terminal nerviosa libre hasta los receptores encapsulados o mecanorreceptores. Existen más receptores que fibras nerviosas, y cada fibra se conecta a varios receptores (Mountcastle, 1968). Por otra parte, la información sensorial se transmite por fibras nerviosas de adaptación rápida o lenta. También se sabe que la sensación no es igual en toda la mano; ciertas zonas o regiones tienen más capacidad de recibir un estímulo que otras (ver fig. 15-10). Por ejemplo, se considera que la agudeza sensorial es una cualidad más especializada en las regiones anatómicas específicas requeridas para la prensión motora muy fina: la

CASO DE ESTUDIO 15-1

Síndrome del túnel del carpo en una diseñadora gráfica

Una diseñadora gráfica de 42 años de edad acudió con malestar intermitente en la mano y la muñeca derechas de inicio gradual y con intensidad progresiva en los últimos 2 años. Sus síntomas se intensificaban después de muchas horas de utilizar el teclado y el ratón de la computadora. No presentaba síntomas en la mano izquierda no dominante. Una exploración detallada reveló anestesia y parestesias en la cara volar de varios dedos de la mano derecha, tumefacción de la muñeca, compromiso del agarre de potencia, y signos de Phalen y Tinel positivos. La valoración clínica sugirió la compresión del nervio mediano en el túnel del carpo, con cambios motores y sensoriales asociados. Un estudio de velocidad de conducción nerviosa confirmó el diagnóstico de síndrome del túnel del carpo (STC). A la paciente se le adaptó una ortesis blanda de muñeca para dormir, y se le dio instrucción para modificar la actividad al utilizar la computadora, al igual que un régimen de estiramiento personalizado. Debido al avance de los cambios sensoriales, de manera eventual se le programó para una cirugía endoscópica de liberación por STC (Evers y cols., 2018; Wiesel, 2015; figura del caso de estudio 15-1).

Este caso ilustra la influencia potencial de las tareas laborales que implican movimientos muy repetitivos durante periodos prolongados sobre las delicadas estructuras de la mano y la muñeca.

Factores importantes que contribuyen a la compresión del nervio mediano en este caso son la aplicación repetitiva de cargas con posiciones sostenidas y extrañas de la muñeca, y el uso prolongado de flexión y extensión simultáneas de la muñeca y los dedos. El cuadro que presenta es consecuencia del incremento de la presión compartimental en el túnel del carpo, asociado con factores de riesgo ergonómicos.

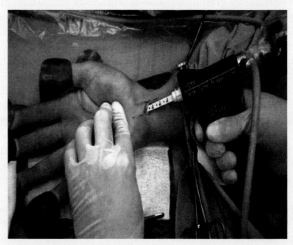

Figura del caso de estudio 15-1   Un cirujano realiza un procedimiento endoscópico para liberación en el túnel del carpo. Reimpresa con autorización de Wiesel, S. W. (2015). *Operative Techniques in Orthopaedic Surgery* (2nd ed., p. 3145). Philadelphia, PA: Wolters Kluwer.

---

mitad cubital del pulpejo del pulgar, la mitad radial del pulpejo tanto del índice como del dedo medio, y el borde cubital del meñique. Resulta esencial reconocer estas regiones especializadas y su papel crítico para el restablecimiento de la función de la mano tras la lesión (Tubiana, 1984; Wilson, 1998).

La sangre llega a la muñeca y la mano mediante una irrigación dual, por la arteria cubital y la radial, que se unen o comunican tras ingresar de manera independiente a la mano. La piel de la mano es irrigada tanto por un plexo profundo como por uno superficial. El patrón general de irrigación sanguínea de la muñeca y la mano no difiere del que existe en otras partes del cuerpo. Lo que difiere desde la perspectiva de la circulación cutánea se relaciona con la ubicación distal de la mano respecto al corazón, y su exposición constante a las variaciones térmicas y posturales (Moore y cols., 2018). De manera similar a lo que ocurre con los receptores sensoriales muy complejos y variados identificados en particular en la

piel de la palma, la mano alberga un sistema capilar complejo y denso (Cauna, 1954). Este sistema denso permite una mayor variación de la presión capilar que la existente en otras partes del cuerpo. La presión capilar depende de distintos factores, como el tono arteriolar, el retorno venoso, la posición de la muñeca y la mano, y la temperatura (Cauna, 1954; Moore, y cols., 2018; Tubiana, 1984).

Una lesión o una enfermedad de la mano que altera o amenaza el ciclo vasodilatación-vasoconstricción puede desencadenar un edema progresivo en la muñeca y la mano, que genere rigidez o patología. Un ejemplo específico es la enfermedad de Kienbock, que se sabe compromete la irrigación sanguínea hacia el semilunar; al tiempo que la enfermedad evoluciona, el semilunar muestra deterioro progresivo, y pierde su capacidad para contribuir a la estabilidad y la movilidad del carpo ante la intensificación del dolor. De acuerdo con la fase de recuperación y el grado de estabilidad ósea, la capacidad para el movimiento y los niveles de dolor, se han ofrecido muchos tipos de tratamiento en distintas épocas para resolver este último y restablecer el uso de la muñeca y la mano (Cross & Matullo, 2014). Si bien es más común el uso estrategias ortobiológicas en sitios distintos a la mano y la muñeca, estudios en animales y humanos están identificando en la actualidad evidencia sólida de que las proteínas morfogenéticas del hueso inducen la recuperación ósea, de modo que permiten restablecer de manera efectiva la estabilidad y la capacidad de movimiento en los huesos del carpo (ver fig. 15-16; Steiner & Calandruccio, 2017).

Control de la muñeca y la mano

El control activo de la muñeca y la mano se logra por medio de la acción coordinada tanto de la musculatura extrínseca, que se origina a partir del antebrazo y el húmero, como de la musculatura intrínseca, que lo hace a partir del carpo y la mano. Este control muscular cubre las necesidades tanto de movilidad como de estabilidad durante las actividades fisiológicas de la muñeca y la mano. En la tabla 15-1 se resumen los músculos de la muñeca y la mano. No existen músculos intrínsecos en el carpo; por ende, mecanismos pasivos derivados de la morfología ósea, la función ligamentaria y las expansiones tendinosas desempeñan papeles importantes en el control de los movimientos del carpo y los dedos durante las actividades manuales. En este sentido, el carpo actúa como un puente para la acción muscular y la transmisión de la carga entre los segmentos de la mano y el antebrazo.

Varias características anatómicas contribuyen a la estabilidad y el control de las distintas articulaciones de la mano. Las acciones coordinadas de los músculos extrínsecos e intrínsecos de la mano permiten controlar los rayos digitales; un complejo tendinoso dorsal, conocido como aparato extensor, contribuye al control y la estabilidad de las articulaciones, al tiempo que un sistema de poleas con vainas tendinosas flexoras bien desarrolladas facilita la flexión suave y estable de estas articulaciones. La asimetría ósea y ligamentaria de las articulaciones MCF confiere a la mano su versatilidad funcional. Las articulaciones IF ganan estabilidad gracias a la configuración de sus contornos articulares y restricciones ligamentarias especiales (caso de estudio 15-2).

MECANISMOS DE CONTROL PASIVO

Mecanismos óseos

La fila proximal móvil del carpo, ubicada entre el antebrazo y la fila distal del carpo, forma un segmento intercalado que se sujeta a un colapso zigzagueante bajo la carga compresiva (Neumann, 2017). Restricciones ligamentarias intrincadas y la oposición precisa de superficies articulares multifacetarias contrarrestan estas tendencias y permiten la estabilidad.

En el plano sagital de la muñeca, tanto el escafoides como el semilunar tienen configuración en cuña, y la cara palmar de ambos huesos es más ancha que la dorsal (Kauer & Landsmeer, 1981). Debido a que la compresión tiende a empujar una cuña hasta su porción más estrecha, tanto el semilunar como el

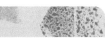

CASO DE ESTUDIO 15-2

Lesión con dedo en gatillo en un profesional odontológico

Un odontólogo de 37 años de edad acudió refiriendo bloqueo intermitente en flexión del dedo medio de la mano derecha dominante tras el cierre activo de la mano. Sus síntomas se intensificaban durante la prensión funcional, en particular al tiempo que trataba de sostener y manipular instrumentos mientras atendía a los pacientes, y mostraba dificultad para abrir la mano a voluntad al participar en actividades recreativas de escalada en el gimnasio o cuando necesitaba utilizar la mano estirada. Una exploración detallada reveló hipersensibilidad a la palpación localizada en la base volar del dedo afectado, con una excursión limitada de los músculos lumbricales. La exploración clínica sugirió una irritación de la polea del flexor A1 (ver fig. 15-9) en el sitio en que estabiliza al tendón flexor superficial de los dedos contra el tercer metacarpiano (Bickley & Szilagyi, 2003). Al paciente se le adaptó una ortesis digital para limitar el movimiento de su articulación interfalángica proximal, se le instruyó para el estiramiento de los músculos lumbricales y se le recomendó aplicarse un masaje con hielo en la región en que presentaba hipersensibilidad. Después de 3 semanas de uso ininterrumpido de la ortesis digital, la irritación localizada cedió y el dedo dejó de bloquearse durante la prensión con la mano derecha (figura del caso de estudio 15-2).

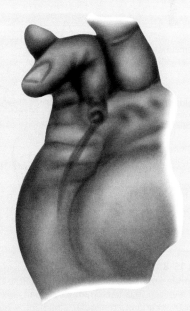

Figura del caso de estudio 15-2 Dedo en gatillo: un tipo de tenosinovitis. Reimpresa con autorización de Bickley, L. S., Szilagyi, P. G. (2003). *Bates' Guide to Physical Examination and History Taking* (8th ed.). Philadelphia, PA: Lippincott Williams & Wilkins.

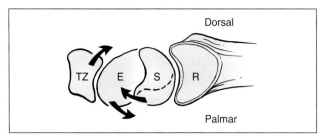

FIGURA 15-7 Dibujo esquemático de los huesos trapezoide (*TZ*), escafoides (*E*), semilunar (*S*) y radio (*R*) en una vista sagital. La tendencia del semilunar con forma de cuña (polo palmar de mayor tamaño que el dorsal) a rotar a la extensión la contrarresta el escafoides, que aplica una fuerza de flexión palmar inducida por el trapecio y el trapezoide. Adaptada con autorización de Taleisnik, J. (1985). *The Wrist.* New York: Churchill Livingstone.

escafoides tenderían a luxarse en dirección volar y rotar hacia la extensión con la compresión que produce la contracción de los flexores y los extensores largos.

Puesto que tanto el escafoides como el semilunar tienden a ser forzados a la extensión, las fuerzas para la estabilización deben inducir flexión de manera primordial. Es en este caso que puede apreciarse la contribución del escafoides, que abarca tanto la fila distal como la proximal del carpo. La tendencia natural del escafoides a la extensión se estabiliza en el nivel medio del carpo; el trapecio y el trapezoide se articulan con la cara dorsal del escafoides e impulsan su polo distal hacia

abajo, en flexión. De este modo, el escafoides contrarresta la tendencia a la extensión del semilunar, lo que confiere cierta estabilidad al complejo biarticular del carpo (fig. 15-7).

Esta disposición tiene una ventaja en comparación con un segmento intercalado simétrico, toda vez que la inestabilidad se concentra tan solo en una dirección y puede contrarrestarse con una sola fuerza que se aplica en la dirección opuesta, o flexión (Kauer & Landsmeer, 1981). Este mecanismo es congruente con el uso de los flexores de los dedos y el carpo mientras se utiliza la mano.

Mecanismos ligamentarios

LIGAMENTOS DE LA MUÑECA

Al igual que en otras articulaciones, la función de los ligamentos de la muñeca es mantener la alineación intracarpiana, tanto estática como dinámica, y transmitir las cargas que se originan en los segmentos proximales o distales (Neumann, 2017). Los ligamentos palmares (fig. 15-8A) son gruesos y resistentes, en tanto los ligamentos dorsales (fig. 15-8B) son mucho más delgados y menos numerosos (Berger, 2011; Neumann, 2017).

El bien desarrollado sistema ligamentario complejo de la muñeca puede dividirse en componentes extrínsecos e intrínsecos (tabla 15-2). Los ligamentos extrínsecos se distribuyen desde el radio hasta el carpo y del carpo a los metacarpianos. Los ligamentos intrínsecos se originan e insertan en el carpo.

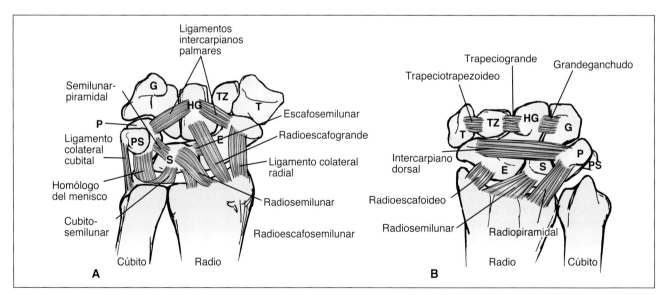

FIGURA 15-8 Ligamentos de la muñeca. **A.** Ligamentos palmares de la muñeca (mano derecha). Ligamentos extrínsecos: ligamento radioescafogrande, ligamento colateral radial, ligamento radiosemilunar, ligamento radioescafosemilunar, ligamento cubitosemilunar, homólogo del menisco (ligamento radiopiramidal), ligamento colateral cubital; no se muestran el ligamento radiocarpiano palmar superficial ni el fibrocartílago triangular. Ligamentos intrínsecos: ligamento escafosemilunar, ligamento semilunar piramidal y ligamentos intercarpianos palmares (deltoideos o en V). No se muestran los ligamentos intrínsecos palmares cortos. **B.** Ligamentos dorsales de la muñeca de la mano derecha. Ligamentos extrínsecos: radiopiramidal, radiosemilunar y fascículos radioescafoideos del ligamento radiocarpiano dorsal. Ligamentos intrínsecos: intercarpiano dorsal, trapeciotrapezoideo, trapeciogrande y fascículos grandeganchudos de los ligamentos intrínsecos cortos. No se muestra el ligamento escafotrapecio. *E*, escafoides; *S*, semilunar; *P*, piramidal; *G*, ganchudo; *HG*, grande; *TZ*, trapezoide; *T*, trapecio; *PS*, pisiforme.

TABLA 15-2	Ligamentos de la muñeca	
Ligamentos extrínsecos	**Ligamentos intrínsecos**
Proximales (radiocarpianos)	Cortos
Radial colateral	Palmar
Radiocarpianos palmares	Dorsal
Superficial	Intermedios
Profundo	Semilunarpiramidal
Radioescafogrande (radiogrande)	Escafosemilunar
Radiosemilunar	Escafotrapecio
Radioescafosemilunar	Largos
Complejo cubital del carpo	Intercarpiano palmar (V, deltoideo)
Homólogo del menisco (radiopiramidal)	Intercarpiano dorsal
Fibrocartílago triangular (disco articular)	—
Ligamento colateral cubital	—
Ligamento cubitosemilunar	—
Radiocarpiano dorsal	—
Distales (carpometacarpianos)	—

Modificada con autorización de Taleisnik, J. (1985). *The Wrist*. New York: Churchill Livingstone.

Los ligamentos extrínsecos de la palma incluyen al ligamento colateral radial, a los ligamentos radiocarpianos palmares y a los componentes del CFT. El ligamento colateral radial es de hecho más palmar que lateral, y se considera el más lateral entre todos los fascículos radiocarpianos palmares más que como un ligamento colateral en sí mismo; esto se debe a que la función de un ligamento colateral verdadero no determina una ventaja funcional en la muñeca (Neumann, 2017).

Los ligamentos radiocarpianos palmares están dispuestos en una capa superficial y una profunda. En la capa superficial, la mayor parte de las fibras asume una configuración en "V" que genera restricción y soporte. Los ligamentos profundos son tres fascículos resistentes que se denominan con base en sus puntos de origen e inserción: el ligamento radioescafogrande (o radiogrande), que soporta la cintura del escafoides; el liga-

mento radiosemilunar, que sostiene al semilunar; y el ligamento radioescafosemilunar, que conecta la articulación escafosemilunar con la cara palmar de la epífisis distal del radio (fig. 15-8). Este ligamento restringe la flexión y la extensión del escafoides.

Los ligamentos extrínsecos dorsales incluyen a las tres bandas del ligamento radiocarpiano dorsal (fig. 15-8). Con origen en el borde del radio, estos tres fascículos se insertan con firmeza en el semilunar (ligamento radiosemilunar), el piramidal (ligamento radiopiramidal) y el escafoides (ligamento radioescafoideo), en ese orden.

Los ligamentos intrínsecos pueden agruparse en tres categorías (cortos, largos y medianos), con base en su longitud y el movimiento intercarpiano relativo que permiten. En general, los ligamentos intrínsecos de la palma son más gruesos y resistentes que los dorsales.

Los tres ligamentos intrínsecos cortos: palmar, dorsal e interóseo, los cuales son fibras robustas que no se vencen, y que unen los huesos adyacentes del carpo con firmeza. Estos ligamentos resistentes son responsables de sostener los cuatro huesos de la fila distal del carpo como una unidad cinemática integrada (Berger, 2011). Tres ligamentos intrínsecos medianos se ubican entre el semilunar y el piramidal, el escafoides y el semilunar, y el escafoides y el trapecio.

De los dos ligamentos largos intrínsecos: intercarpiano dorsal e intercarpiano palmar, de estos, el palmar se considera más importante. También denominado deltoideo, o ligamento "V", estabiliza al hueso grande debido a que se inserta en su cuello y se extiende en abanico en sentido proximal para insertarse en el escafoides y el piramidal. El ligamento intercarpiano dorsal se origina a partir del piramidal, y se extiende en dirección lateral y oblicua para insertarse en el escafoides y el trapecio (Berger, 2011; Neumann, 2017).

COMPLEJO DEL FIBROCARTÍLAGO TRIANGULAR

Los componentes del CFT son el homólogo del menisco, el fibrocartílago triangular (disco articular), el ligamento cubitocarpiano palmar (integrado por los ligamentos cubitosemilunar y cubitopiramidal), el ligamento colateral cubital, y los poco diferenciados ligamentos radiocubitales dorsal y palmar (ver fig. 15-3). El homólogo del menisco y el fibrocartílago triangular tienen un origen común a partir del extremo dorsocubital (escotadura sigmoidea) del radio. A partir de ahí, el menisco se dirige hacia la palma y en torno al borde cubital de la muñeca, para insertarse con firmeza en el piramidal, en tanto el fibrocartílago triangular se extiende en posición horizontal para insertarse en la base de la apófisis estiloides del cúbito. Entre el homólogo del menisco y el fibrocartílago triangular a menudo existe un área triangular, el receso preestilohioideo, que está ocupado por tejido sinovial. En la región dorsal, el CFT tiene una inserción débil en el carpo, excepto donde algunas de sus fibras se unen a la vaina del tendón del flexor cubital del carpo en su región dorsolateral. El ligamento cubitosemilunar conecta al borde palmar del fibrocartílago triangular con el semilunar. El ligamento colateral cubital se origina a partir de la apófisis estiloides del cúbito y se extiende en dirección distal hasta la base del quinto hueso metacarpiano.

RECUADRO DE CÁLCULO 15-1

Cargas en la muñeca durante el levantamiento de peso

Magnitud de la fuerza de reacción articular radio-carpiana con la posición en flexión por encima de la horizontal en la articulación del codo (figs. 1 y 2 del recuadro de cálculo 15-1).

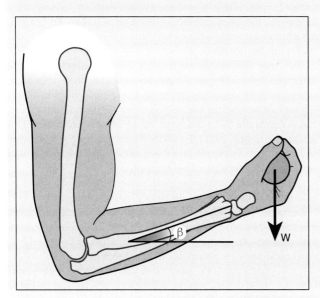

Figura 1 del recuadro de cálculo 15-1-1 Vista lateral. El codo se encuentra flexionado a 115° respecto a su posición anatómica (es decir, el ángulo β es de 15° por encima de la horizontal), al tiempo que se sostiene un peso W sobre la palma de la mano.

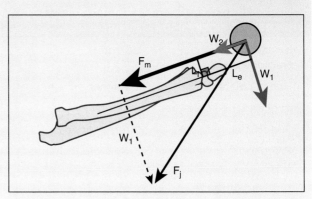

Figura 2 del recuadro de cálculo 15-1 Diagrama de cuerpo libre en que se muestran las fuerzas para el peso sostenido en la mano (W_1 y W_2), la muñeca y los flexores digitales (F_m) y la fuerza de reacción articular radiocarpiana (F_j). También se muestran los brazos de momento para la fuerza de extensión de la muñeca (L_e) y la fuerza de flexión de la muñeca (L_f), así como la solución triangular para resolver los componentes vectoriales de F_j. Los flexores de la muñeca tendrán que equilibrar el momento producido por W_1 en forma aislada, debido a que W_2 actúa en la misma dirección que F_m (es decir, para flexionar la muñeca). Así,

$$F_m L_f = W_1 L_e$$

Al sustituir $W \cos \beta$ para W_1 y despejar la ecuación, se obtiene:

$$F_m = (W \cos \beta)(L_e/L_f)$$

F_j es igual a la suma vectorial de todas las fuerzas. Mediante la aplicación del teorema de Pitágoras, como se muestra en el triángulo de fuerzas a la derecha.

$$F_j = \sqrt{(F_m + W_2)^2 + W_1^2} = \sqrt{(W \cos \beta)(L_e/L_f) + (W \sin \beta)^2 + (W \cos \beta)^2}$$

Las mediciones radiológicas han demostrado que $L_e/L_f = 4$.

De este modo, para $\beta = 15°$, $F_j = 4.235W$.

Adaptada de Karnezis, I. A. (2005). Correlation between wrist loads and the distal radius volar tilt angle. *Clin Biomech, 20,* 270. Copyright © 2004 Elsevier. Con autorización.

Las funciones del CFT son estabilizar la articulación radio-cubital distal, reforzar el aspecto cubital de la muñeca, formar el aspecto cubital de la superficie articular proximal de la articulación radiocarpiana, y transmitir alrededor de 16% de las fuerzas compresivas cuando la muñeca se encuentra en posición neutral (Berger, 2011; Haugstvedt y cols., 2006; Kleinman, 2007; Moritomo y cols., 2008; Neumann, 2017). Estas fuerzas compresivas internas pueden alcanzar hasta cuatro veces el peso de un objeto que se sostiene en la mano (recuadro de cálculo 15-1; Karnezis, 2005).

LIGAMENTOS DE LA MANO

La mano tiene un intrincado sistema retinacular que rodea, compartamentaliza, y restringe a la articulación y los tendones, al igual que a la piel, los nervios y los vasos sanguíneos (Neumann, 2017). Este sistema estructural interconectado rodea a cada dedo para generar fuerzas equilibradas entre la muscula-

tura intrínseca y la extrínseca, y para dar estabilidad y control a la mano para lograr una función biomecánica efectiva.

Todas las articulaciones de los dedos comparten una característica esencial: están diseñadas para actuar de manera más óptima durante la flexión. Cada articulación tiene ligamentos colaterales firmes a ambos lados y una cápsula anterior gruesa reforzada por una estructura fibrocartilaginosa conocida como placa volar (palmar). En comparación, la cápsula dorsal es delgada y laxa. El aparato tendinoso palmar, integrado por los dos tendones flexores, es mucho más resistente que el aparato extensor dorsal, e incluso la piel es más gruesa en la cara palmar.

Sistema de polea de las vainas tendinosas de los flexores de los dedos

La mayor parte de los tendones de la mano está restringida en cierto grado por vainas tendinosas y retináculos que la mantienen cerca del hueso, de tal modo que pueda tener un brazo de momento más bien constante, sin que describan un desplazamiento en "hilo de arco" sobre las articulaciones. El sistema de poleas de la vaina del tendón flexor en los dedos es el más desarrollado entre estos elementos de fijación.

Al tiempo que se extienden a partir de sus músculos, los ocho tendones flexores digitales pasan por el túnel del carpo, junto con el tendón del flexor largo del pulgar y el nervio mediano, antes de abrirse en abanico en dirección a los dedos respectivos. El tendón del flexor superficial se inserta en la falange media, en tanto el profundo lo hace en la falange distal. En cada uno de los dedos, estos dos tendones, rodeados por una capa sinovial, se mantienen adosados a las falanges por medio de una vaina fibrosa. En sitios estratégicos a lo largo de la vaina se identifican cinco poleas anulares densas (que se designan A1, A2, A3, A4 y A5) y tres poleas cruciformes más delgadas (C1, C2 y C3; fig. 15-9). Estas poleas permiten un giro suave, de tal modo que no existe alguna flexión aguda o angulada en el trayecto del tendón. De este modo, se minimizan los puntos de

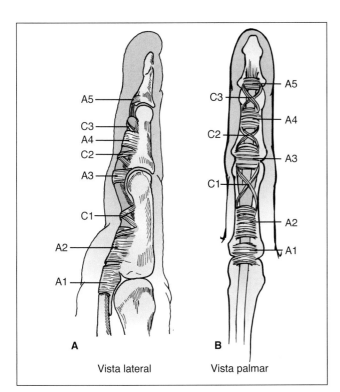

FIGURA 15-9 Dibujos esquemáticos de los componentes de la vaina del tendón flexor de los dedos. Las cinco poleas anulares resistentes (A1, A2, A3, A4, A5) son importantes para asegurar un movimiento digital eficiente mediado por los tendones adosados a las falanges. Tres poleas cruzadas flexibles delgadas (C1, C2, C3) confieren flexibilidad a la vaina, al tiempo que mantienen su integridad. **A.** Vista mediolateral. Adaptada con autorización de Doyle, J. R. (2003). Hand. En J. R. Doyle, M. J. Botte (Eds.). *Surgical Anatomy of the Hand and Upper Extremity* (pp. 522-666). Philadelphia, PA: Lippincott Williams & Wilkins. **B.** Vista palmar de la vaina sin sus tendones. Adaptada con autorización de Oatis, C. A. (2009). *Kinesiology: The Mechanics and Pathomechanics of Human Movement* (2nd ed., p. 344). Baltimore, MD: Wolters Kluwer Heath/ Lippincott Williams & Wilkins.

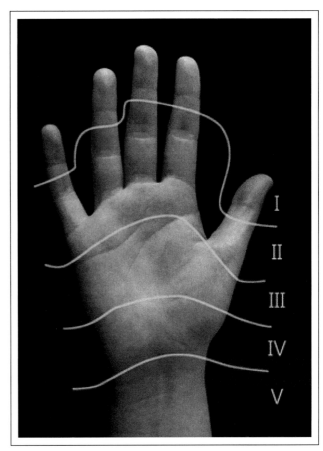

FIGURA 15-10 Zonas I a V de los tendones flexores. La zona I es la más distal e incluye a las puntas de los dedos, la zona II incluye a las articulaciones medias de los dedos, la zona III se ubica en la palma, la zona IV corresponde a la cara palmar de la muñeca, y la zona V es la más proximal. Reimpresa con autorización de Verdan, C. E. (1960). Primary repair of flexor tendons. *J Bone Joint Surg Am*, *42A*, 647-657. Copyright © 1960 de The Journal of Bone and Joint Surgery, Incorporated.

alta presión, sitios con incremento del esfuerzo que se desarrollan entre el tendón y su vaina (ver caso de estudio 15-2).

Las superficies palmar y dorsal de la mano a menudo se describen por zonas, de distal a proximal, en función de su contenido anatómico y capacidades biomecánicas; existen cinco zonas flexoras y siete zonas extensoras (Maschke y cols., 2015). La zona II es muy compleja debido a su ubicación anatómica, del centro de la falange media al pliegue palmar distal. Debido a que menudo la circulación se compromete en esta coyuntura, puede ser difícil su restablecimiento tras la lesión del tendón flexor. Los enfoques biológicos de tratamiento actuales incluyen el uso del plasma rico en plaquetas (PRP), con el que se ha logrado un manejo exitoso de la tendinopatía del manguito rotador y la epicondilitis lateral (fig. 15-10).

Hasta el día de hoy, estudios en modelos de conejo han demostrado una mejor cicatrización del tendón y el tejido blando que se espera pronto justifiquen estudios en humanos para determinar si este tratamiento incrementaría el deslizamiento tensil necesario en los tendones de pacientes con una lesión de la zona II (Kollit y cols., 2014). Además de la atención a la restauración de la zona II, estrategias biológicas pudieran disminuir la resistencia al deslizamiento en la región del canal del carpo, como la hidrosección guiada con ultrasonido en una pequeña muestra de cadáveres (Evers y cols., 2018).

En el sitio en que la polea A3 atraviesa la articulación IFP, la tensión que se genera en el tendón por la flexión articular puede tirar de la polea y alejarla de su inserción en el hueso, o bien tirar del hueso alejándolo de la articulación. En una articulación estable normal esto no es un problema, pero cuando hay inestabilidad, como en el paciente con artritis reumatoide, pudiera existir riesgo de subluxación grave de la IFP.

Para apreciar la magnitud de estas fuerzas de subluxación y el modo en que se intensifican con la flexión progresiva, considérense dos posiciones en flexión independientes para una articulación IFP: 60° y 90°. A 60°, los dos brazos del tendón flexor forman un ángulo de 120° (recuadro de cálculo 15-2). En ese punto, la tensión en la polea limitante debe igualar la tensión en el tendón para que el sistema se equilibre. Sin embargo, con una flexión de 90° la polea debe soportar una tensión 40% mayor que el tendón (fig. 1 del recuadro de cálculo 15-2; Brand, 1985; Brand & Hollister, 1992).

Ligamentos colaterales de los dedos

La característica esencial común de las articulaciones de los dedos es que actúan en la dirección de la flexión y tienen dos ligamentos colaterales firmes y una cápsula anterior gruesa reforzada. El fibrocartílago anterior se conoce como placa palmar o volar (Neumann, 2017; Tubiana, 1984). Existen diferencias significativas entre las articulaciones IF y las metacarpofalángicas de los dedos, y otras significativas entre el mismo nivel de cada dedo (Hakstian & Tubiana, 1967; Kucynski, 1968; Landsmeer, 1955; Smith & Kaplan, 1967; Tubiana, 1984).

Una característica única de la articulación MCF es su asimetría, que resulta evidente tanto en la configuración ósea de la cabeza del metacarpiano (fig. 15-11), como en la ubicación de las inserciones radiales y cubitales del ligamento colateral en ella (Landsmeer, 1955). Los ligamentos colaterales de la articulación MCF se extienden en dirección oblicua distal, desde su inserción proximal en la cara dorsolateral de la cabeza del metacarpiano hasta su inserción en la cara anterolateral de la base de la falange proximal. La asimetría bilateral en el sitio de la inserción de estos ligamentos se manifiesta en particular

RECUADRO DE CÁLCULO 15-2

Sistema de polea de la vaina del tendón flexor en la articulación interfalángica proximal

Magnitud de las fuerzas de subluxación e incremento en la posición de flexión en la articulación IFP (figs. 1 y 2 del recuadro de cálculo 15-2).

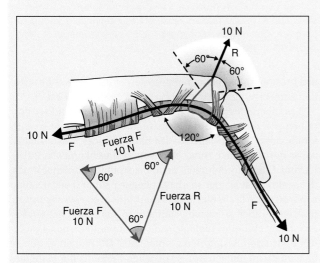

Figura 1 del recuadro de cálculo 15-2 Vista lateral. La articulación IFP tiene una flexión de 60°. Con el sistema en equilibrio, la fuerza resultante (*R*) en el sistema de polea equivale a la suma vectorial de los dos componentes de la fuerza tensil (*F*) en el tendón flexor (es decir, 10 N). Estas tres fuerzas tienen como representación gráfica un triángulo equilátero de fuerzas.

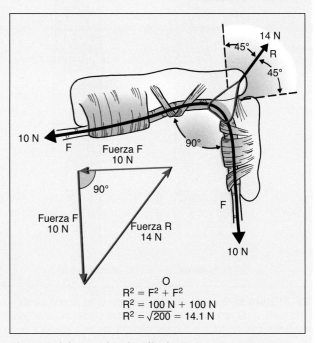

$$R^2 = F^2 + F^2$$
$$R^2 = 100\ N + 100\ N$$
$$R^2 = \sqrt{200} = 14.1\ N$$

Figura 2 del recuadro de cálculo 15-2 Vista lateral. La articulación IFP se encuentra en flexión de 90°. Un triángulo de fuerzas muestra que la fuerza resultante *R* en el sistema de polea equivale a 14 N. De este modo, *R* equivale a 1.4 F. El valor de *R* también puede calcularse con el teorema de Pitágoras, que indica que en un triángulo rectángulo el cuadrado de la hipotenusa es igual a la suma de los cuadrados de los catetos. Adaptada de Brand, P. W. (1985). *Clinical Mechanics of the Hand* (pp. 30-60). St Louis, MO: Mosby. Copyright © 1985 Elsevier. Con autorización.

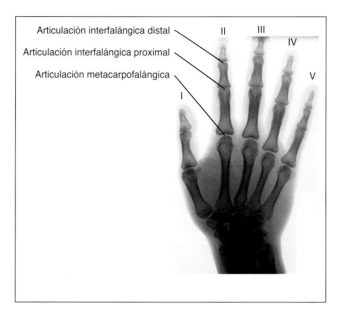

Articulación interfalángica distal
Articulación interfalángica proximal
Articulación metacarpofalángica

II III IV V I

■ FIGURA 15-11 Radiografía posteroanterior de la mano y la muñeca derechas, que revela la asimetría de la configuración de las cabezas de los metacarpianos. También resulta evidente la disparidad de los diámetros de las superficies proximales y distales de las articulaciones interfalángicas proximales, siendo las distales considerablemente más anchas.

en el arco asimétrico de abducción-aducción en estas articulaciones. La disposición bilateral asimétrica de los músculos interóseos también contribuye a la asimetría general de las articulaciones MCF (fig. 15-12).

Minami y cols. (1984) analizaron los cambios de longitud de los ligamentos colaterales durante el movimiento de la articulación MCF mediante técnicas radiológicas biplanares para analizar las longitudes de los tercios dorsal, medio y palmar de los ligamentos colaterales radial y cubital del dedo índice en distintos grados de flexión articular. Cuando la articulación MCF se flexionaba de 0 a 80°, la porción dorsal de los ligamentos se elongaba entre 3 y 4 mm, la porción media sufría una elongación discreta, y la porción palmar se acortaba entre 1 y 2 mm. Cuando la articulación MCF se desplazaba a la hiperextensión, la porción dorsal de los ligamentos se acortaba entre 2 a 3 mm, el tercio medio se acortaba un poco y el tercio palmar se elongaba en forma discreta. De este modo, las porciones dorsales de los dos ligamentos colaterales parecen producir la fuerza limitante principal cuando la articulación MCF se flexiona, en tanto las porciones palmares proveen una fuerza restrictiva durante la extensión de la MCF. Los terapeutas a menudo colocan la articulación MCF traumatizada o intervenida en una posición con 60 a 70° de flexión para generar un estiramiento relativo en los ligamentos colaterales y prevenir la contractura en extensión cuando se requiere una inmovilización prolongada.

Los ligamentos colaterales se encuentran relajados cuando las articulaciones MCF se extienden, y se mantienen tensos cuando aquellas están en flexión. Al colocar a las articulaciones MCF en flexión completa, la configuración en leva de la cabeza del metacarpiano tensa los ligamentos colaterales, y se limita la movilidad o "juego" lateral que se observa cuando esas articu-

laciones están en extensión (Neumann, 2017). Así, los dedos no pueden separarse o abducirse a menos que la mano se encuentre abierta o aplanada (Moore y cols., 2018).

El ligamento intermetacarpiano transverso, que conecta las placas palmares, confiere estabilidad adicional a la región MCF (fig. 15-13). Los tendones extensores están enlazados con esa estructura transversal por medio de las láminas transversas, que los sostienen en posición en la cara dorsal de la articulación MCF.

Placa volar

Además del papel del ligamento colateral y el colateral accesorio, debe prestarse atención a la función de la placa palmar o volar (fig. 15-14). Los ligamentos colaterales accesorios se encuentran justo en posición palmar a los ligamentos colaterales radial y cubital, que se originan a partir de los metacarpianos y se insertan en la placa fibrocartilaginosa palmar gruesa. Esta placa en la superficie volar de la articulación MCF tiene una inserción firme a la base de la falange proximal, y una inserción laxa en la superficie volar del cuello del metacarpiano. Esta alineación anatómica permite a la placa volar deslizarse en dirección proximal durante la flexión de la articulación MCF, como un visor que se desplaza (Neumann, 2017; Strickland, 1987). Las placas volares están conectadas por los ligamentos intermetacarpianos transversos, que también conectan cada placa con su vecina. Sirven para reforzar la cápsula articular en la región anterior, evitar el pinzamiento de los tendones flexores durante la flexión de la articulación MCF, y limitar la hiperextensión de esta articulación.

Mecanismos tendinosos

SISTEMA DE ENSAMBLE DE LOS EXTENSORES DE LOS DEDOS

Los tendones extensores largos son estructuras planas que emergen de sus vainas sinoviales en la cara dorsal del carpo y discurren sobre las articulaciones MCF; se mantienen en esta posición por medio de bandas sagitales. En el dorso de la falange proximal, estos tendones extensores y partes de los interóseos se entrelazan para formar un complejo tendinoso, el ensamble extensor (también conocido como aparato dorsal o extensor), que se extiende por encima de las dos articulaciones IF (fig. 15-15).

La trifurcación del tendón extensor largo y la separación en abanico de las fibras interóseas forman una banda medial y dos laterales. La banda medial (o lengüeta central) se distribuye en dirección dorsal por encima de la tróclea de la falange proximal y se inserta en la base de la falange media. Las dos bandas laterales discurren a los lados de los hombros de la articulación IFP. Estas bandas siguen su trayecto distal y se entremezclan sobre el dorso de la falange media para formar el tendón terminal, que se inserta en el tubérculo dorsal de la falange distal. Este tendón terminal se enlaza con la falange proximal por medio de ligamentos retinaculares oblicuos. Estos ligamentos se originan a partir de la falange proximal y discurren en dirección lateral hasta rebasar la articulación IFP, en una posición palmar inmediata al centro de movimiento de esta articulación en extensión, para unirse al tendón terminal.

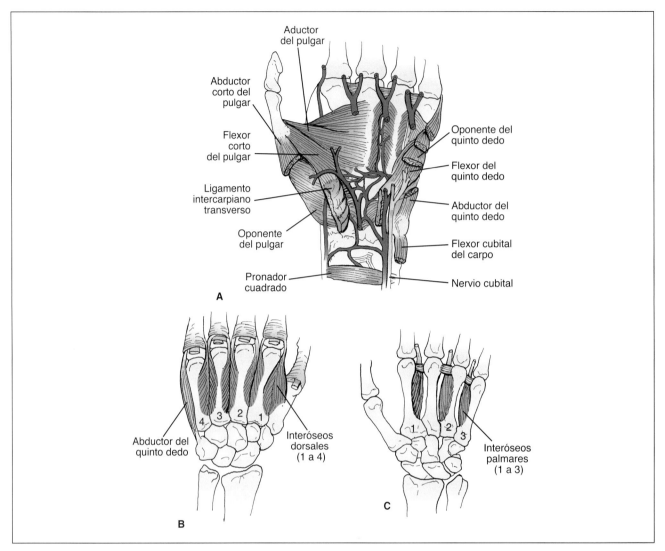

FIGURA 15-12 Músculos intrínsecos de la mano. **A.** Vista palmar de la mano izquierda. **B.** Vista dorsal de la mano izquierda, en que se muestran los cuatro interóseos dorsales y el abductor del quinto dedo. Estos músculos abducen los dedos (es decir, los alejan de la línea media de la mano). **C.** Vista palmar de la mano izquierda, en que se muestran los tres interóseos palmares. Estos músculos aducen el segundo, el cuarto y el quinto dedos, flexionan la articulación metacarpofalángica y extienden la articulación interfalángica proximal. Adaptada de Strickland, J. W. (1987). *Anatomy and kinesiology of the hand*. En E. E. Fess, C. A. Philips (Eds.). *Hand Splinting. Principles and Methods* (2nd ed., pp. 3-41). St Louis, MO: Mosby; y Caillet, R. (1982). *Hand Pain and Impairment* (3rd ed.). Philadelphia, PA: FA Davis.

Al ilustrar la acción del aparato extensor en el acoplamiento del movimiento de las articulaciones IFP e IFD, Landsmeer (1949) describió la "liberación de la falange distal" (fig. 15-16). Si un dedo se flexiona tan solo por la articulación IFP, todo el aparato extensor trifurcado sufre tracción distal, al seguir a la lengüeta central. Esta lengüeta está tensa debido a que la tracción distal ocurre en la falange media; las bandas laterales permanecen relajadas, pero pueden desplazarse en dirección distal una distancia idéntica. Para la flexión de la articulación IFP solo se requiere en parte de la relajación de las bandas laterales, toda vez que corren en mayor cercanía al centro del movimiento articular que la lengüeta central. De este modo, persiste en parte su redundancia, lo que permite la flexión pasiva o activa de la falange distal, pero no la extensión activa. La falange distal "liberada" es la base funcional de la flexión y la extensión acopladas de las articulaciones IFD e IFP.

Contrario a esto, si la IFD se flexiona en forma activa, todo el aparato extensor se desplaza en dirección distal. Esto libera la lengüeta central y de manera simultánea incrementa la tensión en los ligamentos retinaculares oblicuos, lo que genera una fuerza de flexión en la articulación IFP. Debido a que la lengüeta central ya no tiene carga, la flexión de esta articulación es inevitable. La liberación de la falange distal es fundamental para sostener objetos entre los pulpejos. También permite, por medio de la contracción intermitente del flexor profundo, el cambio del sostén con los pulpejos a la prensión entre las puntas de los dedos, necesaria para la manipulación de precisión, como al utilizar un palillo o un bolígrafo, y durante la exploración táctil activa.

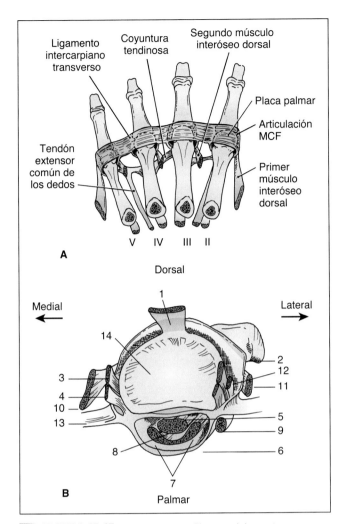

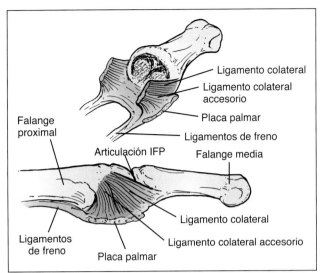

FIGURA 15-14 Vistas oblicua (arriba) y mediolateral (abajo) de la articulación interfalángica proximal (IFP). Esta articulación gana estabilidad gracias a un sistema de soporte ligamentario resistente de tres lados, generado por el ligamento colateral, el ligamento colateral accesorio y la placa fibrocartilaginosa palmar (placa volar), que se ancla en la falange proximal por medio de extensiones proximales y laterales conocidas como ligamentos de freno. Adaptada de Strickland, J. W. (1987). Anatomy and kinesiology of the hand. En E. E. Fess, C. A. Philips (Eds.). *Hand Splinting: Principles and Methods* (2nd ed., pp. 3-41). St Louis, MO: Mosby. Copyright © 1987 Elsevier. Con autorización.

MECANISMOS DE CONTROL ACTIVO

Mecanismos musculares de la muñeca

El complejo de la articulación de la muñeca está rodeado por 10 tendones propios, cuyos músculos y acciones correspondientes se mencionan en la tabla 15-1. Los tres flexores y los tres extensores son los motores de la muñeca al controlar la desviación radial y la cubital, así como la flexión y la extensión de la articulación. Cuatro músculos adicionales controlan la pronación y la supinación del antebrazo. Ocho de los músculos se originan a partir del antebrazo y dos, el braquial y el extensor largo radial del carpo, lo hacen de un punto proximal al codo. Excepto por el tendón del flexor cubital del carpo, que se inserta en el pisiforme, todos los tendones de los músculos de la muñeca pasan por encima de los huesos del carpo para insertarse en los metacarpianos.

Cada tendón de la muñeca tiene una excursión de amplitud sustancial. Los extensores radiales corto y largo del carpo tienen una excursión de 14 y 19 mm, respectivamente, en el arco de 90° de movimiento de la muñeca, de 45° de flexión a 45° de extensión (Tang y cols., 1999). En este mismo arco de movimiento, la excursión del extensor cubital del carpo es cercana a 7 mm, la del flexor radial del carpo es de alrededor de 22 mm, y la del flexor cubital del carpo se aproxima a 25 mm. Las anomalías de la excursión de cualquiera de estos tendones por la presencia de adherencias tras el traumatismo o la cirugía puede limitar en grado significativo el movimiento de la muñeca.

FIGURA 15-13 A. Estructuras fibrosas del arco transverso proximal (metacarpofalángico [*MCF*]; vista palmar de la mano derecha). Adaptada con autorización de Tubiana, R. (1984). Architecture and functions of the hand. En R. Tubiana, J.M. Thomine, E. Mackin (Eds.), *Examination of the Hand and Upper Limb* (pp. 1-97). Philadelphia, PA: WB Saunders. **B.** Estructuras capsuloligamentarias de la articulación MCF (vista transversal de la superficie articular falángica proximal del dedo medio de la mano izquierda). *1*, tendón extensor común de los dedos; *2*, banda sagital; *3*, ligamento colateral; *4*, ligamento colateral accesorio; *5*, placa volar; *6*, vaina del tendón flexor; *7*, tendón flexor superficial de los dedos; *8*, tendón flexor profundo de los dedos; *9*, músculo lumbrical; *10*, músculo interóseo dorsal; *11*, músculo interóseo dorsal; *12*, inserción del músculo interóseo dorsal en la base de la falange; *13*, ligamento intermetacarpiano transverso; *14*, superficie articular de la falange proximal. Adaptada con autorización de Zancolli, E. (1979). *Structural and Dynamic Bases of Hand Surgery* (2nd ed., pp. 3-63). Philadelphia, PA: JB Lippincott Co.

Sarrafian y cols. (1970) utilizaron calibradores de deformación para cuantificar la tensión en distintas partes del mecanismo extensor durante la flexión de los dedos y analizaron con más detalle este fenómeno. Encontraron un incremento de la tensión en la lengüeta central con una flexión de la articulación IFP superior a 60°. Con una flexión de 90° existía una relajación total de las bandas laterales.

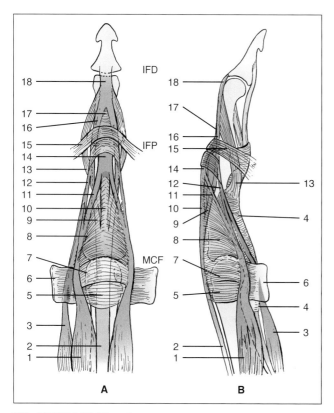

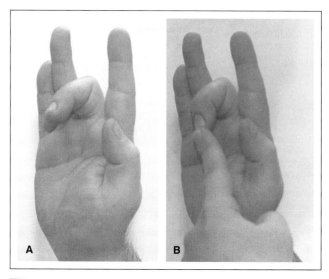

FIGURA 15-16 Liberación de la falange distal. **A.** Todos los dedos se encuentran en extensión y la articulación interfalángica proximal del dedo medio se encuentra en flexión. La articulación interfalángica distal (IFD) de este dedo muestra pérdida de gran parte de su control voluntario. **B.** La articulación IFP tiene gran laxitud, y puede flexionarse o extenderse solo por medios pasivos.

FIGURA 15-15 Dibujo esquemático del aparato extensor digital. *MCF*, articulación metacarpofalángica; *IFP*, articulación interfalángica proximal; *IFD*, articulación interfalángica distal. *1*, músculo interóseo; *2*, tendón extensor común de los dedos; *3*, músculo lumbrical; *4*, vaina fibrosa del tendón flexor; *5*, banda sagital; *6*, ligamento intermetacarpiano; *7*, fibras transversas de la cubierta interósea; *8*, fibras oblicuas de la cubierta interósea; *9*, banda lateral del tendón extensor largo; *10*, banda medial del tendón extensor largo; *11*, banda central del tendón interóseo; *12*, banda lateral del tendón interóseo; *13*, ligamento retinacular oblicuo; *14*, banda medial del tendón extensor largo en la lengüeta central; *15*, ligamento retinacular transverso; *16*, banda lateral del tendón extensor largo; *17*, ligamento triangular; *18*, tendón terminal. **A.** Vista dorsal. Justo en un sitio proximal a la articulación IFP, el tendón extensor largo (tendón extensor común de los dedos) en la lengüeta central se trifurca en una banda medial y dos laterales. La banda medial se inserta en la base de la falange media. Las bandas laterales convergen sobre el dorso de la falange media para formar el tendón terminal, que se inserta en la falange distal. **B.** Vista sagital. Los ligamentos retinaculares oblicuos, que se originan a partir de la falange proximal, discurren en dirección lateral en torno a la articulación IFP en posición justo palmar al centro de rotación de flexión-extensión, y luego se unen al tendón terminal. Adaptada con autorización de Tubiana, R. (1984). Architecture and functions of the hand. En R. Tubiana, J.M. Thomine, E. Mackin (Eds.), *Examination of the Hand and Upper Limb* (pp. 1-97). Philadelphia, PA: WB Saunders.

La disposición de los sistemas extensor y flexor de los dedos y la muñeca en torno al eje de esta última explica el agrupamiento antagonista de las fuerzas motoras que permiten la estabilidad posicional durante los movimientos de los dedos y la prensión. Por ejemplo, la contracción de los flexores profundo y superficial de los dedos genera tanto flexión de la muñeca como de los dedos. De este modo, los extensores de

la muñeca (extensores radiales corto y largo del carpo, y extensor cubital del carpo) se contraen para estabilizar la muñeca durante la sujeción (Neumann, 2017).

Las contribuciones del extensor cubital del carpo, el extensor corto del pulgar y el abductor largo del pulgar se evaluaron mediante electromiografía durante la flexión de la muñeca (Kauer & Landsmeer, 1981). Además de confirmar las acciones musculares esperadas, se encontró que estos músculos fungen como un "sistema colateral ajustable" dinámico que actúa como un soporte colateral verdadero; el extensor cubital del carpo lo hace en el lado cubital de la muñeca, en tanto el extensor corto del pulgar y el abductor largo del pulgar se encargan del lado radial (tabla 15-1; caso de estudio 15-3). De este modo, mecanismos de control activo sirven para resarcir el vacío que deja la ausencia de restricciones ligamentarias colaterales, al tiempo que permiten una variabilidad posicional considerable para las actividades fisiológicas de la mano. Estudios recientes en cadáveres están permitiendo conocer con más detalle el uso de la muñeca y las sinergias de los dedos para lograr la resolución de las lesiones del tendón flexor de los dedos e incrementar el conocimiento en torno al papel del flexor largo del pulgar como flexor de la muñeca, no obstante es un flexor radial débil cuando la articulación se sostiene en posiciones de desviación cubital. De este modo, en la actualidad existe una lógica mecánica que permite restablecer la extensión de la muñeca al pedir el uso de distintas posiciones de la articulación durante la terapia para recurrir al movimiento pasivo de la articulación IF para alcanzar un potencial completo tras la lesión (Thoreson y cols., 2019).

Mecanismos musculares de la mano

Los rayos digitales están controlados por músculos extrínsecos e intrínsecos (ver tabla 15-1). Los movimientos más amplios y potentes de la mano y los dedos para sujetar y señalar depen-

CASO DE ESTUDIO 15-3

Tenosinovitis de De Quervain en una estilista

Una estilista de 53 años de edad refería dolor con la abducción radial activa del pulgar tras realizar cortes repetidos prolongados con tijera. El dolor se extendía en dirección proximal desde la cara lateral del pulgar hasta la apófisis estiloides del radio, y se incrementaba con el estiramiento pasivo del abductor largo y el extensor corto del pulgar (prueba de Finkelstein). Después de una valoración cuidadosa se estableció el diagnóstico de tenosinovitis de De Quervain (Rayan & Akelman, 2011).

En este caso, el uso excesivo al realizar tareas repetitivas que implicaban una postura sostenida en desviación radial de la muñeca con abducción recurrente del pulgar en dirección al radio contribuyó al desarrollo de una tenosinovitis localizada en la esfera radial del pulgar. Otro factor contribuyente es la estructura anatómica de este primer compartimiento dorsal de la muñeca: su volumen restrictivo, junto con los movimientos multiaxiales del pulgar, hacen que los tendones del abductor largo y el extensor corto del pulgar (ver fig. 15-12) sean susceptibles a la inflamación tras la exposición a cargas friccionales elevadas o a la contracción simultánea sostenida de las dos articulaciones mediada por el músculo biarticular. El objetivo es resolver los síntomas y luego modificar desde una perspectiva ergonómica la interfase entre su mano y las tijeras, de tal modo que se eviten las posturas desencadenantes y agravantes, al tiempo que se recomienda recurrir a periodos de calentamiento y reposo intermitente para realizar estiramientos (figura del caso de estudio 15-3).

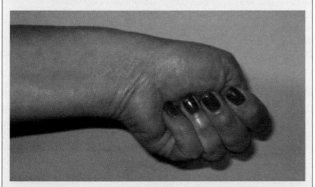

Figura del caso de estudio 15-3 Para realizar una prueba de Finkelstein se solicita a la paciente sujetar su pulgar con el resto de los dedos y luego mover con suavidad la muñeca para colocarla en desviación cubital. La reproducción de los síntomas constituye una prueba positiva. De Rayan, G., Akelman, E. (2011). *The Hand: Anatomy, Examination, and Diagnosis* (4th ed.). Lippincott, Williams and Wilkins, Fig. 22-8A.

TABLA 15-3	Valores de potencia de los músculos extrínsecos de la mano
Músculo	**Potencia (Nm)**
Flexor largo del pulgar	12
Extensor largo del pulgar	1
Abductor largo del pulgar	
Como flexor de la muñeca	1
Como abductor de la muñeca	4
Extensor corto del pulgar	1
Flexor superficial de los dedos	48
Flexor común profundo de los dedos	45
Extensor común de los dedos	17
Extensor propio del índice	5

Datos de Von Lanz, T., Wachsmuth, W. (1970). Functional anatomy. En J. H. Boyes (Ed.), *Bunnell's Surgery of the Hand* (5th ed.). Philadelphia, PA: J.B. Lippincott Co.

den de los músculos extrínsecos (Moore y cols., 2018). Los cuerpos musculares de los músculos extrínsecos se ubican en particular cerca del codo y en el antebrazo, y sus tendones pasan hacia la mano y a los rayos digitales. Los cuerpos de los músculos intrínsecos y los tendones están del todo confinados en la mano (ver fig. 15-12). Los músculos intrínsecos colocan los dedos en posición para permitir movimientos más potentes controlados por los músculos extrínsecos, y también para realizar tareas motoras más delicadas, como escribir en un teclado y tocar un instrumento musical (Moore y cols., 2018). Si bien la contribución del sistema intrínseco y el extrínseco es muy distinta, la función coordinada de los dos sistemas musculares resulta esencial para un desempeño satisfactorio de la mano en una gran variedad de tareas, sean prensibles o no.

Los valores de resistencia de los músculos extrínsecos de la mano que se citan más a menudo fueron reportados por Von Lanz y Wachsmuth (1970). Sus valores (tabla 15-3) muestran que la resistencia de los flexores de los dedos es superior al doble que la de los extensores.

Cinemática

El gran número de articulaciones de la muñeca y la complejidad del movimiento del carpo dificultan el cálculo del centro instantáneo de movimiento para los ejes primarios de flexión-extensión y desviación radial-cubital. Distintos estudios localizaron el centro instantáneo de rotación en la cabeza del hueso grande, con el eje flexión-extensión orientado de la apófisis estiloides radial a la cubital, y el eje de desviación radial-cubital con orientación ortogonal al eje de flexión-extensión. Este modelo cinemático sin duda es una sobresimplificación de los movimientos carpianos complejos durante el movimiento de la muñeca, pero parece describir de manera adecuada el movimiento fisiológico de esta articulación (Brumbaugh y cols., 1982; Moritomo y cols., 2006; Youm & Yoon, 1979).

La mano es un órgano con movilidad extrema capaz de coordinar muchos movimientos en relación con cada uno de sus componentes. La combinación de los movimientos de la mano y la muñeca permite a la mano adaptarse a la forma de un objeto que manipula o sujeta. La gran movilidad de la mano es consecuencia de los contornos articulares, la posición de los huesos entre sí y las acciones de un intricado sistema de músculos.

ARCO DE MOVIMIENTO DE LA MUÑECA

Las articulaciones del complejo de la muñeca permiten su desplazamiento en dos planos: flexión-extensión (flexión palmar y flexión dorsal) en el plano sagital, y desviación radial-cubital (abducción-aducción) en el plano frontal. También son posibles las combinaciones de estos movimientos.

Si bien son factibles grados discretos de rotación axial y se observan en la muñeca de algunas personas, desde un punto de vista práctico este tipo de rotación no ocurre en el complejo del carpo (Youm y cols., 1978). En vez de esto, la rotación axial de la mano, que se expresa como pronación y supinación, deriva del movimiento que se origina en las articulaciones radiocubitales proximal y distal, así como en la radiohumeral (Volz y cols., 1980).

En fecha reciente se diseñaron técnicas de imagen tridimensionales *in vivo*, como la tomografía computarizada 3D y las imágenes computarizadas 3D para estudiar el movimiento del carpo durante el desplazamiento de la muñeca en los planos cardinales y fisiológicos. Entre los planos fisiológicos mejor estudiados se encuentra el denominado "movimiento del lanzador de dardos" (MLD), que describe el trayecto de movimiento desde una posición de desviación radial y extensión, hasta una desviación cubital y flexión (Crisco y cols., 2005).

Flexión y extensión

El arco de movimiento normal de la muñeca es de 65 a 80° de flexión y de 55 a 75° de extensión, pero puede variar mucho de una persona a otra. Debido a la inclinación palmar discreta de las placas radiales distales, la flexión supera a la extensión 10° en promedio.

Los investigadores encontraron distintos valores en cuanto a la contribución de las filas proximal y distal del carpo en el arco total de flexión y extensión. En un estudio en cadáveres, Kaufmann y cols. (2006) encontraron que, en flexión, 75% del movimiento de la muñeca tiene lugar en la articulación radioescafoidea y 50% ocurre en la articulación radiosemilunar, lo que sugiere que los huesos proximales del carpo no se desplazan como una unidad fija durante la flexión de la muñeca. En la extensión este hallazgo fue incluso más pronunciado, con 92% del movimiento de la muñeca en la articulación radioes-

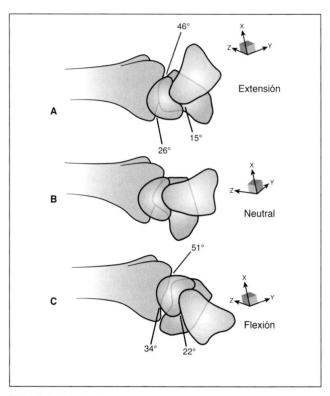

FIGURA 15-17 Imágenes de las articulaciones radiocarpiana y mediocarpiana durante la flexión-extensión de la muñeca. En una extensión de 50° de la muñeca (**A**) el movimiento ocurre en particular en la articulación radiocarpiana, con 92% del movimiento general en la articulación radioescafoidea y 52% en la articulación radiosemilunar respecto de la posición neutral (**B**). Con una flexión de 68° de la muñeca (**C**) el movimiento ocurre tanto en la articulación radiocarpiana como en la mediocarpiana: 75 y 50% del movimiento general en las articulaciones radioescafoidea y radiosemilunar, respectivamente. Obsérvese que los movimientos para las articulaciones radiosemilunar y grandesemilunar se indican con *líneas negras*, en tanto los movimientos para la articulación radioescafoidea se señalan con *líneas grises*. Adaptada de Kaufmann, R. A., Pfaeffle, H. J., Blankenhorn, B. D., *et al.* (2006). Kinematics of the midcarpal and radiocarpal joint in flexion and extension: An *in vitro* study. *J Hand Surg, 31A*, 1142. Copyright © 2006 American Society for Surgery of the Hand. Con autorización.

cafoidea y solo 52% en la articulación radiosemilunar. Por otra parte, el escafoides y el grande tienden a desplazarse juntos, al tiempo que se evidencia un desplazamiento mediocarpiano entre el semilunar y el grande (fig. 15-17).

Desviación radial y cubital

El arco total de desviación radial y cubital es de entre 50 y 60°, con 15 a 20° en dirección radial, y 35 a 40° en sentido cubital (Neumann, 2017). La fila distal del carpo sigue a los rayos digitales tanto durante la desviación radial como la cubital, mientras que la fila proximal del carpo tiene un deslizamiento tangencial en la dirección opuesta al movimiento de la mano, con una excursión mayor durante la desviación cubital. La desviación radial y la cubital se verifican en particular en la articulación mediocarpiana. Por ejemplo, al utilizar una técnica de tomo-

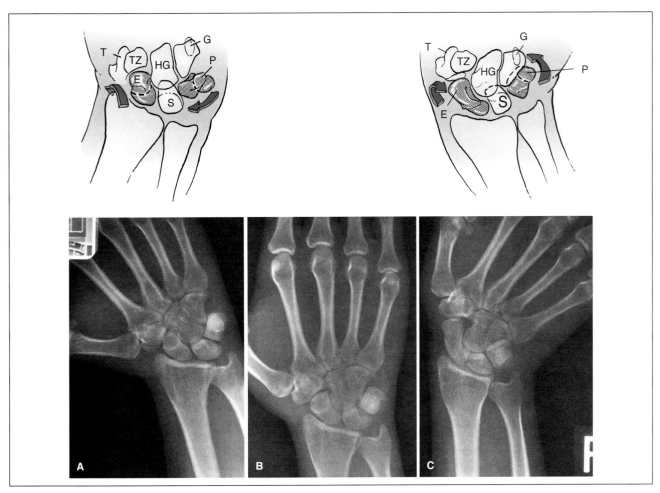

FIGURA 15-18 Radiografías de la muñeca y la mano derechas (vista dorsal), en que se muestra la posición de los huesos del carpo en la desviación radial (**A**), en posición neutral (**B**) y en desviación cubital (**C**). Las *flechas* en los esquemas ubicados sobre las radiografías **A** y **C** indican el movimiento general de los huesos de la fila proximal con el desplazamiento de la muñeca. En la desviación radial, los huesos de la fila proximal se flexionan en dirección a la palma. El escafoides parece mostrar un acortamiento anterior, el semilunar tiene un aspecto triangular y el piramidal se ubica en posición proximal respecto del grande. En la desviación cubital, los huesos de la fila proximal se extienden. El escafoides parece elongarse, el semilunar adquiere un aspecto trapezoidal y el piramidal se ubica en un sitio distal respecto al grande. *T*, trapecio; *TZ*, trapezoide; *HG*, hueso grande; *G*, ganchudo; *P*, piramidal; *S*, semilunar; *E*, escafoides. Radiografías cortesía de Alex Norman, M. D.; ilustraciones adaptadas con autorización de Taleisnik, J. (1985). *The Wrist*. New York: Churchill Livingstone.

grafía computarizada 3D en muestras cadavéricas, Kaufmann y cols. (2005) observaron un movimiento de desviación radial del hueso grande de 22°, pero de solo 4° del escafoides y de 3° del semilunar.

Durante la desviación radial, el escafoides sufre flexión (rotación anterior de su polo distal) al chocar contra la apófisis estiloides del radio (fig. 15-18A). Este movimiento del escafoides se transmite por la fila proximal a través del ligamento escafosemilunar. De este modo, durante la desviación radial el escafoides se flexiona y también lo hace la fila proximal del carpo. Este movimiento conjunto del escafoides y la fila proximal del carpo se invierte a la extensión durante la desviación cubital (fig. 15-18C). Durante la desviación cubital, el piramidal se desplaza en dirección anterior debido a la migración proximal del ganchudo. El movimiento del piramidal produce a su vez una extensión del semilunar.

Un sistema en doble V que forman el ligamento intercarpiano palmar y los ligamentos radiosemilunar y cubitosemilunar provee el soporte durante la desviación radial y la cubital (fig. 15-19). El ápice de la V proximal se ubica en el semilunar, en tanto el de la V distal se localiza en el hueso grande. Durante la desviación cubital, el brazo medial de la V proximal, el ligamento cubitosemilunar adquiere una posición transversa relativa e impide el desplazamiento radial del semilunar, en tanto el brazo lateral, el ligamento radiosemilunar, se orienta en dirección longitudinal y limita la extensión del semilunar. La configuración en V se convierte entonces en una L. La V distal también se convierte en una L, pero en la dirección contraria. Las fibras ligamentarias intrínsecas laterales que conectan al escafoides y al grande adoptan una posición transversal relativa para limitar la traslación cubital central del hueso grande durante este movimiento. Las fibras mediales entre el piramidal y el grande se desplazan en dirección

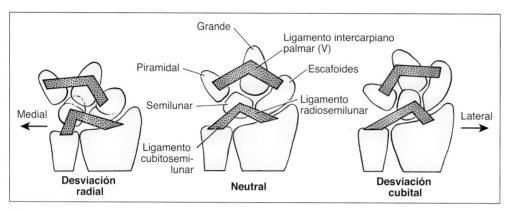

FIGURA 15-19 Representación diagramática de los cambios de la alineación del sistema en doble V, formado por los ligamentos cubitosemilunar y radiosemilunar, así como el ligamento intercarpiano palmar (V o deltoideo), con la muñeca en desviación radial, posición neutral y desviación cubital (vista palmar de la mano derecha). Adaptada con autorización de Taleisnik, J. (1985). *The Wrist*. New York: Churchill Livingstone.

longitudinal y controlan la flexión del segundo. En la desviación radial, aplican las configuraciones opuestas (Neumann, 2017).

Movimiento del lanzador de dardos

El arco de movimiento de la extensión radial a la flexión cubital se conoce como MLD, y tiene relevancia evolutiva y fisiológica. El arco de movimiento del MLD se utiliza en tareas con niveles diversos de control motor fino y demanda de fuerza, desde lanzar una pelota hasta balancear un hacha. Estudios *in vivo* recientes comenzaron a comparar y contrastar los movimientos del carpo durante el MLD, y los movimientos en el plano cardinal de la desviación radial-cubital y la flexión-extensión (Bergner y cols., 2019; Crisco y cols., 2005; Moritomo y cols., 2006).

Durante el MLD, los ejes de movimiento para las articulaciones radiocarpiana y mediocarpiana convergen, lo que permite un movimiento sinérgico que sigue un arco de movimiento más bien amplio (Moritomo y cols., 2006). Por otra parte, los movimientos de los huesos escafoides y semilunar se minimizan a lo largo del arco del MLD, en comparación con la flexión-extensión y la desviación radial-cubital (Crisco y cols., 2005). Así, durante el MLD, la fila proximal del carpo forma una base estable sobre la cual pueden realizarse los movimientos que requieren potencia, agilidad o ambas. Crisco y cols. (2005) sugieren que los esfuerzos para la rehabilitación tras lesiones comunes o cirugías que implican al escafoides y el semilunar pueden permitir una mejor función con más rapidez al tiempo que se protegen estos huesos del carpo si se inician en forma temprana movimientos que sigan la trayectoria del MLD.

Pronación y supinación del antebrazo

Los movimientos de pronación y supinación del antebrazo, si bien no forman parte del movimiento de la muñeca en sí, desempeñan un papel complejo en la función de la mano y la muñeca. El arco promedio de movimiento de pronación-supi-

nación es de 160° (75° de pronación y 85° de supinación). El eje de la pronación-supinación se ubica en posición oblicua tanto al radio como al cúbito, y pasa por el centro del cóndilo humeral y el punto medio de la cabeza del cúbito (Neumann, 2017). Durante la pronación y la supinación, la cabeza del radio rota al interior del anillo osteofibroso que forman el ligamento anular y la escotadura radial del cúbito, y gira respecto al cóndilo humeral lateral. En la región distal, el radio sufre deslizamiento angular respecto del cúbito en la articulación radiocubital distal. Los ligamentos capsulares dorsales y palmares de la articulación radiocubital distal limitan el movimiento en los extremos de la pronación y la supinación, respectivamente (Neumann, 2017).

ARCO DE MOVIMIENTO DE LOS DEDOS

Las configuraciones diversas de las articulaciones CMC, MCF e IF de los dedos son responsables de las diferencias en cuanto a los grados de libertad en cada una. La orientación única del pulgar, el espacio interdigital amplio entre el pulgar y el índice, y la configuración especial de la articulación CMC del pulgar permiten a este dedo tener gran movilidad y versatilidad.

Dedos mediales

El segundo y el tercer metacarpianos se unen al hueso trapezoide, al grande y entre sí por medio de articulaciones ajustadas que son en esencia inmóviles (fig. 15-20). Como consecuencia, estos huesos del metacarpo y el carpo constituyen la "unidad inmóvil" de la mano. Las articulaciones del cuarto y el quinto metacarpianos, junto con el ganchudo, permiten un grado modesto de movimiento: 10 a 15° de flexión-extensión en la cuarta articulación CMC, y 20 a 30° en la quinta. Puede presentarse un desplazamiento palmar limitado, o descenso, de estos metacarpianos. Este movimiento permite ahuecar la mano y resulta esencial para la sujeción.

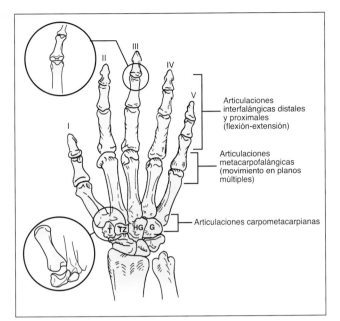

FIGURA 15-20 Representación esquemática de las articulaciones de los rayos digitales (vista dorsal de la mano derecha). La articulación carpometacarpiana (CMC) entre el primer metacarpiano y el trapecio (*T*) está integrada por dos superficies en silla de montar, en que la convexidad de una se ajusta con precisión a la concavidad de la otra (se muestra con aumento en el **círculo superior**). Esta disposición permite que el pulgar cuente con un gran arco de movimiento. Las articulaciones ajustadas que existen entre el segundo y el tercer metacarpiano, el trapezoide (*TZ*) y el hueso grande (*HG*), respectivamente y entre sí, son más bien fijas, lo que hace que estos cuatro huesos constituyan la "unidad inmóvil" de la mano. Las articulaciones entre el cuarto y el quinto metacarpianos y el hueso grande (*HG*) permiten un grado modesto de flexión y extensión. La configuración unicondílea de las articulaciones MCF de los cuatro dedos mediales permite el movimiento en tres planos y sus combinaciones. En contraste, los contornos articulares en borde y surco de las articulaciones bicondíleas en bisagra entre las falanges limitan el movimiento a un plano (flexión-extensión), y contribuyen a la estabilidad de las mismas contra fuerzas de cizallamiento y rotación (aumento de una articulación interfalángica típica en vista oblicua en el **círculo inferior**).

Las articulaciones MCF de los cuatro dedos son diartrosis unicondíleas (figs. 15-11 y 15-20), y permiten el movimiento en tres planos: flexión-extensión (plano sagital), abducción-aducción (plano frontal), y pronación-supinación ligeras (plano transverso) acopladas a la abducción-aducción (Hagert, 1981).

El arco de flexión de las MCF desde la posición cero es cercano a 90° (fig. 15-21A), pero difiere para cada dedo. El meñique muestra el mayor grado de flexión (alrededor de 95°) y el segundo dedo (índice) alcanza cerca de 70° (Batmanabane & Malathi, 1985). Esto crea una cascada natural en la mano, que pasa por las articulaciones MCF, cuando se adopta una posición de empuñamiento fisiológica. La extensión que rebasa la posición cero varía en grado considerable y depende en particular de la laxitud articular.

Las articulaciones IFP e IFD de los cuatro dedos mediales son articulaciones en bisagra bicondílea, como consecuencia de la congruencia con la prominencia y la depresión de sus

superficies articulares (figs. 15-11 y 15-20). Estas superficies mantienen una gran congruencia a lo largo del arco de flexión-extensión, que es el único movimiento posible en estas articulaciones. La flexión se mide desde la posición cero con el dedo en el plano de la mano. El arco máximo de flexión, 110° o más, tiene lugar en la articulación IFP (fig. 15-20B). En la articulación IFD se presenta una flexión aproximada de 90° (fig. 15-20C). La extensión que rebasa la posición cero, denominada hiperextensión, es una característica regular de las articulaciones IFD e IFP, si bien depende en gran medida de la laxitud ligamentaria, en particular en la articulación IFP.

Es frecuente que el arco de movimiento de las articulaciones MCF, IFP e IFD se reporte de manera independiente para cada una. Además de esto, a menudo se presentan calificaciones con medidas compuestas. Estas calificaciones resumidas ya sea para el movimiento activo o el pasivo —movimiento activo total o movimiento pasivo total— representan la sumatoria de los grados totales de flexión disponibles en las articulaciones MCF, IFP e IFD para un dedo específico, menos el déficit de extensión para cada una de las tres articulaciones representadas.

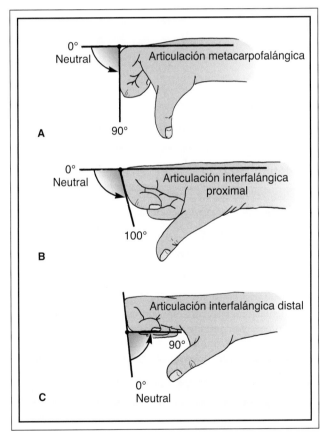

FIGURA 15-21 Flexión de las tres articulaciones digitales, a partir de la posición neutral, en que los dedos extendidos se encuentran en el plano dorsal de la mano y la muñeca. **A.** Flexión de la articulación metacarpofalángica, en promedio de 70 a 90°. **B.** Flexión de la articulación interfalángica proximal, en promedio de 100° o más. **C.** Flexión de la articulación interfalángica distal, en promedio de 90°. Adaptada con autorización de American Academy of Orthopaedic Surgeons (1965). *Joint Motion: Method of Measuring and Recording* (p. 27). Chicago, IL: American Academy of Orthopaedic Surgeons.

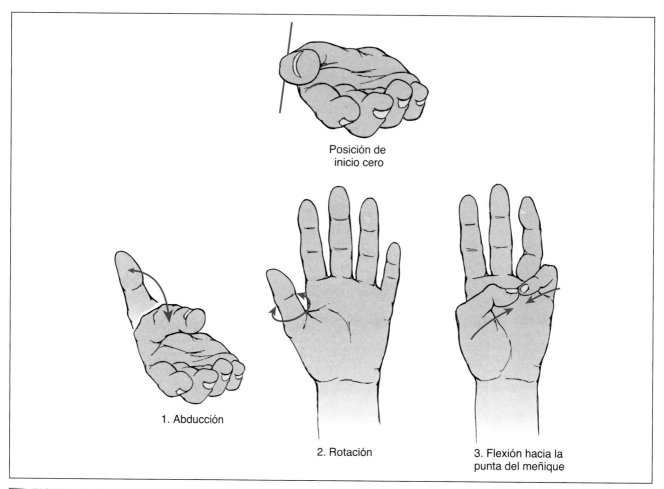

FIGURA 15-22 La oposición del pulgar, que inicia con el dedo en extensión alineado con el índice, combina movimientos de abducción y rotación de la articulación carpometacarpiana (*CMC*). La flexión por las articulaciones metacarpofalángicas (*MCF*) e interfalángicas (*IF*) acerca entonces a la punta del pulgar al quinto dedo. El desplazamiento, o descenso, palmar, del cuarto y el quinto metacarpianos, y la flexión de las articulaciones MCF e IF del quinto dedo, permiten el contacto entre las puntas del pulgar y el meñique. Adaptada con autorización de Oatis, C. A. (2009). *Kinesiology: The Mechanics and Pathomechanics of Human Movement* (2nd ed., p. 279). Baltimore, MD: Wolters Kluwer Health/Lippincott Williams & Wilkins.

Pulgar

En el nivel CMC, la base del metacarpiano del pulgar forma una articulación en silla de montar con el trapecio (fig. 15-20). Esta configuración permite al metacarpiano del pulgar tener un arco de movimiento amplio a lo largo del espacio cónico que se extiende desde la cara palmar de la mano en dirección radial. El movimiento del primer metacarpiano se describe en grados de abducción, ya sea radial o palmar, respecto al segundo metacarpiano, lo que define el plano en que se verifica en relación con el de la mano. Los términos flexión y extensión en el pulgar se reservan para los movimientos de las articulaciones MCF e IF.

Desde la perspectiva funcional, el movimiento más importante del pulgar es la oposición, en que la abducción se combina con la rotación en la articulación CMC para desplazar el pulgar en dirección al pulpejo del meñique; la flexión en las articulaciones MCF e IF acerca entonces el pulgar a la punta de los otros dedos (fig. 15-22). Se observa una oposición completa cuando el pulpejo del pulgar entra en contacto con el del meñique. Una orientación lateral del pulgar respecto del meñique

revela el uso de la flexión y la aducción, toda vez que es la activación de los músculos oponentes la que define la oposición del pulgar, que se considera completa solo cuando se alcanza el contacto entre ambos pulpejos.

La articulación MCF del pulgar se asemeja a la del resto de los dedos. El arco de flexión desde la posición cero varía en grado considerable entre distintas personas, desde tan solo 30° hasta incluso 90°; la extensión desde la posición cero es cercana a 15° (Batmanabane & Malathi, 1985). La articulación IF del pulgar, la más distal, se asemeja a las articulaciones distales de los dedos y su función es similar.

MOVIMIENTO FISIOLÓGICO DE LA MUÑECA

Puesto que las articulaciones proximales a la muñeca pueden generar un movimiento compensatorio, incluso una pérdida considerable del movimiento en la muñeca pudiera no interferir en grado significativo con la capacidad de la persona para llevar a cabo actividades rutinarias. Un estudio electrogoniométrico sobre el arco de flexión-extensión de la muñeca requerido para llevar a cabo 14 actividades demostró que 45° (10° de flexión y 35° de extensión) eran suficientes para realizar casi todas ellas (Brumfield & Champoux, 1984). Siete actividades para el cuidado personal en que se requiere colocar la mano en distintas zonas del cuerpo podían realizarse con un arco de 10° de flexión a 15° de extensión, y la mayor parte de ellas se realizaba con la muñeca en flexión ligera. Otras actividades necesarias que requerían un arco de movimiento de la muñeca, como alimentarse, beber, utilizar un teléfono y leer, se lograban con 5° de flexión a 35° de extensión. Casi todas estas tareas continuas requieren de manera primordial un arco de movimiento de extensión. Levantarse de una silla requirió el arco de movimiento más amplio, cercano a 63°.

Volz y cols. (1980) también descubrieron que la pérdida de la movilidad de la muñeca no obstaculizaba demasiado el desempeño de actividades cotidianas. Se solicitó a voluntarios con muñecas inmovilizadas en cuatro posiciones distintas calificar su desempeño en 10 actividades, y luego se computaron los promedios para cada posición de inmovilización. Los resultados revelaron que el menor compromiso de la función de la mano con la inmovilización de la muñeca ocurría al colocarla en 15° de extensión (88% de desempeño normal), en tanto la mayor discapacidad se identificaba con las muñecas en desviación cubital de 20° (71% de la función normal). Ryu y cols. (1991) encontraron que la mayor parte de las actividades de la vida cotidiana podía realizarse con un 70% del movimiento total de la muñeca (40° de flexión y extensión, y 40° de desviación radial-cubital combinada).

Interacción del movimiento de la muñeca y la mano

El movimiento de la muñeca resulta esencial para incrementar el control motor fino de los dedos y la mano. Colocar la muñeca en dirección opuesta a la de los dedos altera la longitud funcional de los tendones digitales, lo que permite desarrollar el movimiento máximo de los dedos. La extensión de la muñeca es sinérgica a la flexión digital e incrementa la longitud de los músculos flexores de los dedos, lo que permite un incremento de la flexión con el estiramiento (fig. 15-23A; Tubiana, 1984). Por el contrario, cierto grado de flexión de la muñeca produce tensión sobre los extensores largos, lo que hace que los dedos se abran de manera automática y facilita su extensión completa (fig. 15-23B).

Los movimientos sinérgicos de los extensores de la muñeca y los flexores digitales más potentes se facilitan gracias a la arquitectura de la muñeca. Los tendones flexores de los dedos atraviesan la muñeca en lo profundo del arco del carpo y se mantienen cercanos al eje de flexión-extensión de esa articulación, lo que afecta en grado mínimo la posición de esta última. En contraste, los flexores y los extensores extrínsecos de la muñeca se ubican en una posición abierta en la periferia, para generar brazos de momento máximos para posicionar la muñeca.

Al tiempo que la muñeca cambia de posición y las longitudes funcionales de los tendones de los flexores digitales se modifican, las fuerzas resultantes en los dedos varían, lo que afecta la capacidad de sujeción. Volz y cols. (1980) evaluaron la relación de la potencia de sujeción y la posición de la muñeca por medios electromiográficos. Se analizaron potencias de

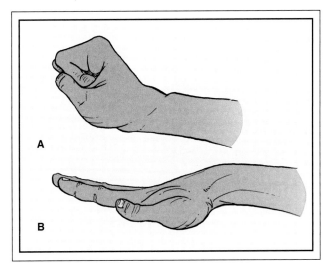

FIGURA 15-23 Papel de la posición de la muñeca en la función digital. **A.** La extensión ligera de la muñeca permite a los músculos flexores alcanzar una longitud fisiológica máxima, lo que permite una flexión completa. **B.** La flexión ligera de la muñeca genera tensión sobre los tendones extensores de los dedos, lo que de manera automática abre la mano y facilita la extensión digital completa.

sujeción de 67, 134, 201 y 268 N con la muñeca en cinco posiciones: 40° y 20° de flexión, posición neutral, y 20 y 40° de extensión. Encontraron que la potencia para la sujeción alcanzaba un máximo con una extensión aproximada de 20° de la muñeca y era mínima con una flexión de 40°. Con la muñeca en 40° de extensión y en la posición neutral, la potencia de la sujeción era tan solo un poco menor que los valores máximos.

Estudios realizados por Hazelton y cols. (1975) sobre la influencia de la posición de la muñeca sobre la fuerza producida en las falanges media y distal revelaron que la fuerza más intensa se generaba con la muñeca en desviación cubital, y luego en la extensión, para ser menor en la flexión. O'Driscoll y cols. (1992) demostraron que la posición óptima de selección voluntaria de la muñeca con que se alcanza una potencia de sujeción máxima es de 35° de extensión y 7° de desviación cubital. Li (2002) amplió estos hallazgos para mostrar que la posición de la muñeca también afectaba la fuerza de cada dedo y la producción total de fuerza, con fuerzas digitales máximas registradas con 20° de extensión de la muñeca y 5° de desviación cubital. Tomados en conjunto, los resultados de estos estudios sugieren que para que la sujeción sea efectiva y cuente con una fuerza máxima, la muñeca debe mantenerse estable, en extensión discreta y con desviación cubital. Esta conclusión es congruente con los hallazgos relacionados con la transmisión de la carga por las estructuras del CFT cubital.

La posición de la muñeca también modifica la del pulgar y el resto de los dedos, y afecta así la capacidad de sujetar con las ventajas de una pinza por tenodesis. Cuando la muñeca se flexiona con la mano relajada, el pulpejo del pulgar llega solo al nivel de la articulación IFD del dedo índice; con la muñeca en extensión, los pulpejos del pulgar y el índice entran en contacto pasivo, lo que genera la condición óptima para sujetar o pinzar (fig. 15-24).

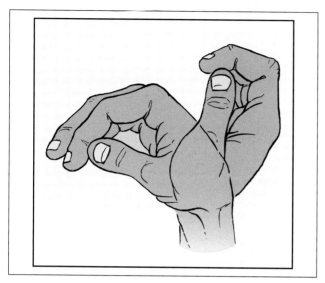

FIGURA. 15-24 Cuando la muñeca se flexiona, la punta del pulgar se ubica al mismo nivel de la articulación interfalángica distal del dedo índice. Con la extensión de la muñeca, los pulpejos del pulgar y el índice entran en contacto de manera pasiva.

Patrones de función prensil de la mano

La mano provee a la persona una capacidad intrincada y compleja para sostener, manipular y realizar funciones prensiles. Una mano puede estabilizar un objeto para dar oportunidad a la otra de realizar acciones diestras sobre el objeto; puede hacerse que las manos sostengan la cabeza cansada en extensión o actúen como pilar de soporte al tiempo que la persona pasa de la sedestación a la pedestación. Las manos participan en diversas acciones no prensiles como señalar, realizar tareas repetidas como rascar o escribir con un teclado, y tareas continuas y fluidas como tocar un clarinete o utilizar una computadora (Jones & Lederman, 2006; Neumann, 2017). Los movimientos prensiles de la mano son aquellos en que un objeto se toma y sostiene en parte o su totalidad en sus confines. Estos movimientos se utilizan en un gran número de actividades voluntarias que implican la manipulación de objetos de todo tipo de formas y tamaños. La función prensil eficiente depende de muchos factores, siendo los más importantes los siguientes:

1. Movilidad de la primera articulación CMC y, en menor grado, de la cuarta y la quinta articulaciones MCF.
2. Rigidez relativa de la segunda y la tercera articulaciones CMC.
3. Estabilidad de los arcos longitudinales de todos los dedos.
4. Sinergia y antagonismo equilibrados entre los músculos extrínsecos largos y los músculos intrínsecos de la mano.
5. Impulsos sensoriales adecuados provenientes de todas las áreas de la mano.
6. Relaciones precisas entre la longitud, la movilidad y la posición de cada rayo digital.

Se han realizado muchos intentos para clasificar los distintos patrones de función prensil de la mano. Napier (1956) iden-

tificó dos patrones distintos de movimiento prensil en la mano normal: agarre de potencia y prensión de precisión. Enfatizó que el requisito fundamental para la prensión, la estabilidad, puede alcanzarse en cualquiera de estas posturas.

La prensión de potencia, o agarre de potencia, es un acto de gran fuerza que se realiza con el dedo flexionado por las tres articulaciones, de tal modo que el objeto se sostiene entre los dedos y la palma, con el pulgar ubicado en el lado palmar del objeto para fijarlo con seguridad dentro de la palma (fig. 15-25A). Suele realizarse con la muñeca en desviación cubital y en dorsiflexión discreta, para incrementar la tensión en los tendones flexores.

La prensión de precisión implica la manipulación de objetos pequeños entre el pulgar y las caras flexoras de los dedos, de modo que existe un control fino (fig. 15-25B). La posición de la muñeca varía, de modo que permite incrementar el arco de manipulación. Los dedos suelen mantenerse en posición semiflexionada, y el pulgar se coloca en abducción palmar y oposición. Ciertas actividades prensiles implican tanto una prensión de potencia como una de precisión (fig. 15-26).

Como una mejora a la clasificación de Napier, Landsmeer (1962) sugirió que la prensión de precisión se denominara "manipulación de precisión" debido a que no implica la sujeción potente del objeto y es un proceso dinámico que carece de fase estática. Tanto en el agarre de potencia como en la manipulación de precisión se logra una oposición completa del pulgar y los dedos anular y meñique por medio del desplazamiento palmar de los metacarpianos correspondientes.

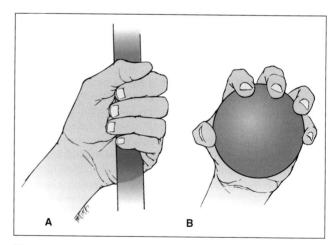

FIGURA 15-25 Los dos patrones fundamentales de la función prensil de la mano. **A.** Agarre de potencia típico. El pulgar en aducción forma una pinza con los dedos y la palma de la mano en flexión parcial. El descenso palmar de los metacarpianos IV y V, junto con la flexión adicional de sus articulaciones metacarpofalángicas respectivas, les permite sostener el objeto con firmeza contra la palma. El pulgar aplica una presión en sentido opuesto, que se ubica casi en el plano de la palma. La muñeca se desvía en dirección cubital y sufre dorsiflexión discreta para incrementar la tensión en los tendones flexores. La sujeción de un objeto a lo largo del eje oblicuo de la palma (pliegue palmar), como se muestra en esta imagen, implica un área de contacto mayor y, con ello, un mayor control, que el agarre que sigue el eje transverso de la palma. **B.** Maniobra de precisión típica. El objeto se sujeta entre las caras flexoras de los dedos y el pulgar. Los dedos se mantienen en semiflexión, y el pulgar se abduce y opone. La muñeca está en dorsiflexión.

Una variante de la manipulación de precisión es el "trípode dinámico" de uso frecuente (Capener, 1956), en que el pulgar, el índice y el dedo medio tienen una acción dinámica, y trabajan en gran sinergia para la manipulación de precisión del objeto, en tanto los dedos anular y meñique se utilizan en gran medida para sostener y dar control estático (fig. 15-27). Una sofisticación adicional se refiere a sostener un objeto pequeño entre el pulgar y el dedo índice. Estas maniobras se clasifican a menudo como presas o pinzas de precisión, y son de tipo terminoterminal, subterminal, subterminolateral y subterminocubital según las caras de las falanges que se utilizan para sostener el objeto que se manipula (fig. 15-28).

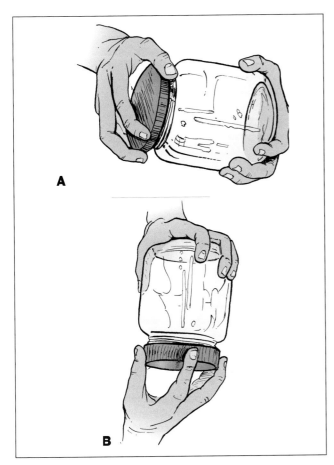

FIGURA 15-26 Los dos patrones fundamentales de la función de la mano se utilizan para abrir la tapa apretada de un frasco. **A.** Al tiempo que inicia el movimiento, la mano derecha asume una postura de agarre de potencia. **B.** Al tiempo que la tapa se afloja, la mano asume una postura de precisión para realizar las fases finales del desenroscado.

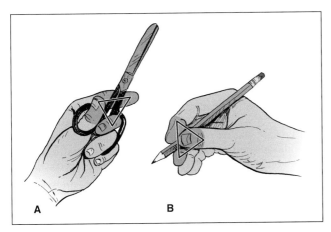

FIGURA 15-27 "Trípode dinámico", un tipo de manipulación de precisión en que el pulgar y los dedos índice y medio trabajan en gran sinergia para la manipulación precisa del objeto, al tiempo que el dedo anular y el meñique proveen soporte y control estático. Esta configuración funcional se muestra con el uso de unas tijeras (**A**) y de un lápiz (**B**).

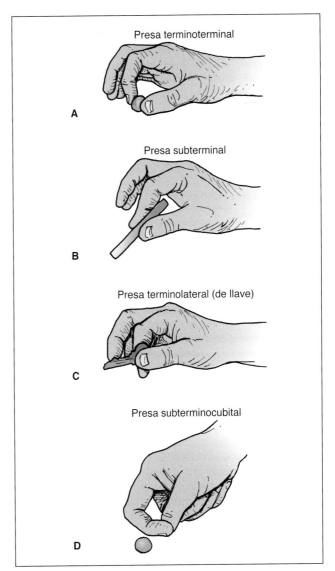

FIGURA 15-28 Ejemplos de manipulación de precisión, en que objetos pequeños se pinzan entre el pulgar y el índice. Estas presas o pinzas se clasifican con base en las partes de las falanges que entran en contacto con el objeto que se manipula. **A.** Presa terminoterminal. **B.** Presa subterminal. **C.** Presa terminolateral, de llave. **D.** Presa subterminocubital.

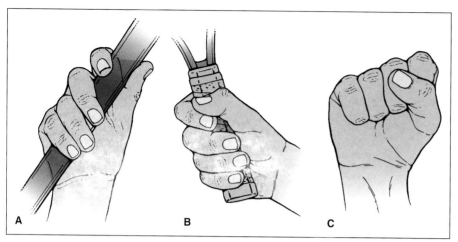

FIGURA 15-29 La empuñadura de florete (**A**) es un agarre de potencia en que el elemento de precisión es muy importante. En vez de colocarse por encima del dorso de los dedos, el pulgar se alinea con el eje longitudinal del cilindro, de tal modo que puede controlar la dirección en que se aplica la fuerza. Al hacerlo, el pulgar pierde su efecto de acojinamiento potente en el lado radial de la mano. De este modo, se sacrifica en cierto grado el agarre de potencia en aras de la precisión. La empuñadura martillo o continental (**B**) y el empuñamiento son ejemplos de un agarre de gran potencia sin elemento de precisión. La desviación cubital característica de un agarre de potencia se hace evidente en ambos casos.

Otra diferencia importante entre el agarre de potencia y la manipulación de precisión es la posición diferente del pulgar en cada postura. En el agarre de potencia el pulgar está en aducción; en la manipulación de precisión se abduce en dirección palmar (fig. 15-25). La relación de la mano con el antebrazo también difiere en forma impresionante. En el agarre de potencia (fig. 15-25A), la mano suele desviarse en dirección cubital y la muñeca se sostiene en una posición casi neutral, de tal modo que el eje longitudinal del pulgar coincide con el del antebrazo. De este modo, la pronación y la supinación pueden transmitirse del antebrazo al objeto. En la manipulación de precisión (fig. 15-25B), la mano suele sostenerse en un punto medio entre la desviación radial y la cubital de la muñeca, y el elemento de precisión tiene un efecto marcado sobre la posición del pulgar. Cuando la demanda para precisión es mínima o nula, el pulgar rodea el dorso de las falanges medias de los dedos y actúa tan solo como mecanismo de reforzamiento. Cuando se requiere un elemento de precisión en un movimiento en que predomina el agarre de potencia, como en la empuñadura de florete (fig. 15-29A), el pulgar se abduce y se alinea con el eje longitudinal del cilindro, de modo que mediante ajustes discretos de la postura puede controlar la dirección en que se aplica la fuerza. En el otro extremo del rango del agarre de potencia se encuentra la empuñadura de martillo (fig. 15-29B), la variante más cruda de función prensil, en que el pulgar se encarga por completo de reforzar la acción de pinzamiento de los dedos. Un ejemplo de este extremo es la mano vacía empuñada (fig. 15-29C).

La rotación del pulgar hasta una posición de oposición es un requisito para casi todas las funciones de la mano, ya sea que se requiera una sujeción potente o una pinza de precisión delicada. Sin embargo, en ciertos casos el pulgar pudiera no participar en lo absoluto, como en el agarre de gancho, en el que los dedos se flexionan de modo que sus pulpejos se ubican en paralelo

y a cierta distancia de la palma para formar juntos un gancho. Se requiere una actividad muscular más bien escasa para mantener esta postura, y se utiliza cuando la necesidad de precisión es mínima y debe ejercerse potencia de manera continua durante periodos prolongados. Desde la perspectiva funcional, el patrón de agarre de gancho tiene un potencial limitado y no se utiliza con mucha frecuencia. Un ejemplo de su uso es cargar una maleta por su asa. En contraste, la persona cuyos músculos intrínsecos de la mano presentan parálisis o debilitamiento intenso dependen del agarre de gancho para realizar cualquier tarea fisiológica. El agarre de gancho es el único patrón de agarre disponible cuando los músculos intrínsecos de la mano carecen de función.

Resumen

- La muñeca es un complejo articular integrado por las múltiples articulaciones de los ocho huesos del carpo con el segmento distal del radio, las estructuras del CFT, los metacarpianos, y las ubicadas entre todos ellos. Los huesos del carpo de manera convencional se dividen en una fila proximal y una distal.

- Los movimientos de la muñeca incluyen la flexión-extensión y la desviación radial-cubital. La estabilidad durante la desviación radial-cubital la genera un sistema doble en V formado por el ligamento palmar intrínseco, y los ligamentos radiosemilunar y cubitosemilunar.

- El MLD, el arco que se describe desde la extensión radial hasta la flexión cubital, es un arco de movimiento fisiológico en que la fila proximal del carpo forma una base estable para lograr una empuñadura potente y realizar tareas con control motor fino.

- Las filas proximal y distal del carpo forman una cadena bimuscular biarticular que puede sufrir colapso bajo compresión. Su estabilidad depende la oposición precisa de las superficies articulares, y de las restricciones ligamentarias intrínsecas y extrínsecas complejas.

- El extensor cubital del carpo, el extensor corto del pulgar y el abductor largo del pulgar actúan como un sistema colateral dinámico para dar estabilidad a la muñeca mientras la mano realiza movimientos fisiológicos.

- La posición de la muñeca afecta la capacidad de los dedos para flexionarse y extenderse al máximo, y para sujetar de manera efectiva.

- El CFT desempeña un papel importante en el amortiguamiento de las cargas compresivas que tienen lugar en la articulación de la muñeca.

- El flexor cubital del carpo es el motor más potente de la muñeca, y tiende a colocarla en una posición de flexión y desviación cubital.

- Los rayos digitales de la mano están dispuestos en tres arcos: uno longitudinal y dos transversos. El compromiso o el colapso del sistema de arcos como consecuencia de la lesión ósea, la enfermedad reumática o la parálisis de los músculos intrínsecos de la mano puede contribuir a una discapacidad y una deformidad graves.

- La mano es el principal instrumento del tacto. La combinación de la sensibilidad y la función motora determina la gran importancia de la mano como un órgano que aporta información y destreza.

- Los huesos trapezoide, grande, y el segundo y tercer metacarpianos, con sus articulaciones estrechas, forman la unidad inmóvil de la mano. En su articulación con el ganchudo, el cuarto y el quinto metacarpianos pueden tener un grado modesto de desplazamiento palmar, un movimiento esencial para la prensión.

- El movimiento más importante del pulgar es la oposición, en que la abducción acoplada a la rotación de la articulación CMC lo desplaza en dirección a la punta del dedo meñique.

- Los rayos digitales están controlados por la acción coordinada de los sistemas musculares extrínsecos e intrínsecos. La operación de cada rayo no es del todo independiente de la de sus vecinos.

- Los componentes del aparato extensor digital, en particular los ligamentos retinaculares oblicuos, permiten la liberación de la falange distal y el acoplamiento del movimiento de las articulaciones IFP e IFD.

- Una característica única de las articulaciones MCF es su asimetría, que se ve reflejada en la configuración ósea de las cabezas metacarpianas, en las inserciones de los ligamentos colaterales y en la disposición de los interóseos.

- Las articulaciones MCF están estabilizadas de manera primordial por los ligamentos colaterales radial y cubital, y también por el ligamento intermetacarpiano transverso, que enlaza a las placas palmares entre sí.

- El sistema de polea de la vaina del tendón flexor de los dedos es esencial para mantener un brazo de momento más bien constante para los flexores de los dedos, y para minimizar los factores que aumentan el esfuerzo entre el tendón y la vaina. La segunda y la cuarta poleas anulares desempeñan un papel en particular importante en este sentido.

- El tendón flexor superficial tiene una gran excursión general en comparación con el flexor profundo. La excursión de los flexores es mayor que la de los extensores, y la de los tendones de los músculos extrínsecos suele ser mayor que la de los tendones intrínsecos.

- La excursión adicional necesaria en cualquier articulación por efecto de la disrupción del sistema de poleas determina un desplazamiento insuficiente y la debilidad subsecuentes de las articulaciones distales.

- La resistencia de los flexores de los dedos es superior al doble de la de los extensores.

- La función prensil eficiente depende de la movilidad de la articulación CMC del pulgar y de la cuarta y la quinta articulaciones MCF, de la rigidez relativa de la segunda y tercera articulaciones MCF, el sinergismo-antagonismo equilibrado entre los músculos extrínsecos y los intrínsecos, y una provisión sensorial adecuada. Las longitudes relativas de los metacarpianos y las falanges, al igual que de los rayos digitales en su totalidad, también son importantes.

- La posición del pulgar y la relación entre la mano y el antebrazo son las diferencias más importantes entre el agarre de potencia y la manipulación de precisión.

Preguntas para práctica

1. Describa el significado del concepto de uso frecuente que indica que la mano es un órgano sensorial con una adaptabilidad funcional extraordinaria que tiene una gran capacidad de alcance.

2. Distinga las contribuciones motoras y sensoriales de los tres nervios principales de la mano (mediano, cubital y radial), y describa lo que la mano tendría capacidad de hacer si se comprometiera la integridad de cada uno de los nervios, con una lesión de nivel alto y bajo, así como con el compromiso conjunto del mediano y el cubital.

3. Cuando un paciente refiere hiperestesia en el pulgar, ¿cómo puede un clínico astuto diferenciar los síntomas de tipo neural y arterial?

4. Explique los mecanismos y los aspectos anatómicos que permiten a la mano humana tener una función digital independiente.

5. Distinga las diferencias entre el agarre de potencia y la manipulación de precisión. Describa de manera específica la razón por la que ambas son necesarias, y el modo en que son únicas y diferentes.

6. Describa el papel de los ligamentos intrínsecos y de las configuraciones de los huesos del carpo para dar estabilidad entre el antebrazo y la fila distal del carpo bajo la aplicación de una carga compresiva por la contracción de los músculos extrínsecos.

7. ¿Cuáles son los componentes y las funciones del CFT?

8. Describa el movimiento de los huesos del carpo durante el MLD y analice la relevancia funcional de este movimiento.

9. ¿Qué arcos de movimiento de la muñeca son los más congruentes con una función óptima de la mano?

10. ¿Cómo afecta la posición de la muñeca la fuerza prensil, y cuáles son las mecánicas musculares que subyacen a estos efectos?

Referencias

American Academy of Orthopaedic Surgeons. (1965). Joint motion. *Method of Measuring and Recording*. Chicago, IL: AAOS. [Reprinted by the British Orthopaedic Association, 1966.]

Batmanabane, M., Malathi, S. (1985). Movements at the carpometacarpal and metacarpophalangeal joints of the hand and their effect on the dimensions of the articular ends of the metacarpal bones. *Anat Rec, 213*, 102–110.

Berger, R. A. (2011). Anatomy and kinesiology of the wrist. In T. M. Skirven, A. L. Osterman, J. M. Fedorczyk, et al. (Eds.), *Rehabilitation of the Hand and Upper Extremity* (6th ed., pp. 18–27). Philadelphia, PA: Mosby.

Bergner J. L., Farrar J. Q., Coronado R. A. (2020). Dart thrower's motion and the injured scapholunate interosseous ligament: A scoping review of studies examining motion, orthoses, and rehabilitation. *J Hand Ther, 33*(1), 45–59.

Bickley, L. S., Szilagyi, P. (2003). *Bates' Guide to Physical Examination and History Taking* (8th ed.). Philadephia, PA: Lippincott, Williams & Wilkins.

Brand, P. W. (1985). *Clinical Mechanics of the Hand* (pp. 30–60). St Louis, MO: Mosby.

Brand, P. W., Hollister, A. (1992). *Clinical Mechanics of the Hand* (2nd ed.). St Louis, MO: Mosby.

Brumbaugh, R. B., Crowninshield, R. D., Blair, W. F., et al. (1982). An in vivo study of normal wrist kinematics. *J Biomech Eng, 104*, 176–181.

Brumfield, R. H., Champoux, J. A. (1984). A biomechanical study of normal functional wrist motion. *Clin Orthop Relat Res, 187*, 23–25.

Caillet, R. (1982). *Hand Pain and Impairment* (3rd ed.). Philadelphia, PA: FA Davis.

Capener, N. (1956). The hand in surgery. *J Bone Joint Surg Br, 38B*, 128–151.

Cauna, N. (1954). Nature and functions of the papillary ridges of the digital skin. *Anat Rec, 119*, 449–468.

Crisco, J. J., Coburn, J. S., Moore, D. C., et al. (2005). In vivo radiocarpal kinematics and the dart thrower's motion. *J Bone Joint Surg Am, 87*, 2729–4270.

Cross, D, Matullo, K. S. (2014). Kienbock disease. *Orthop Clin North Am, 45*(1), 141–152.

Doyle, J. R., Botte, M. J. (Eds.). (2003). Hand. In *Surgical Anatomy of the Hand and Upper Extremity* (pp. 522–666). Philadelphia, PA: Lippincott Williams & Wilkins.

Evers, S., Jansen, M. C., Slijper, H. P., et al. (2018). Hand surgeons performing more open carpal tunnel releases do not show better patient outcomes. *Plast Reconstr Surg, 141*(6), 1439–1446. https://doi.org/10.1097/PRS.0000000000004369

Fess, E. E., Gettle, K. S., Philips, C. A., & Janson J. B. (Eds.) (2005). Hand and Upper Extremity Splinting: Principles & Methods. St Louis, MO: Elsevier Mosby.

Hagert, C. G. (1981). Anatomical aspects on the design of metacarpophalangeal implants. *Reconstr Surg Traumatol, 18*, 92–110.

Hakstian, R. W., Tubiana, R. (1967). Ulnar deviation of the fingers. The role of joint structure and function. *J Bone Joint Surg Am, 49A*, 299–316.

Haugstvedt, J. R., Berger, R. A., Nakamura, T., et al. (2006). Relative contributions of the ulnar attachments of the triangular fibrocartilage complex to the dynamic stability of the distal radioulnar joint. *J Hand Surg Am, 31*, 445–451.

Hazelton, F. T., Smidt, G. L., Flatt, A. E., et al. (1975). The influence of wrist position on the force produced by the finger flexors. *J Biomech, 8*, 301–306.

Jones, L. A., Lederman, S. J. (2006). *Human Hand Function*. New York: Oxford.

Karnezis, I. A. (2005). Correlation between wrist loads and the distal radius volar tilt angle. *Clin Biomech, 20*, 270–276.

Kauer, J. M. G., Landsmeer, J. M. F. (1981). Functional anatomy of the wrist. In R. Tubiana (Ed.), *The Hand* (vol 1). Philadelphia, PA: WB Saunders.

Kaufmann, R., Pfaeffle, J., Blankenhorn, B., et al. (2005). Kinematics of the midcarpal and radiocarpal joints in radioulnar deviation: An in vitro study. *J Hand Surg Am, 30A*, 937–942.

Kaufmann, R. A., Pfaeffle, H. J., Blankenhorn, B. D., et al. (2006). Kinematics of the midcarpal and radiocarpal joints in flexion and extension: An in vitro study. *J Hand Surg Am, 31*, 1142–1148.

Kleinman, W. B. (2007). Stability of the distal radioulnar joint: Biomechanics, pathophysiology, physical diagnosis, and restoration of function. What we have learned in 25 years. *J Hand Surg Am, 32*, 1086–1106.

Kollitz, K. M., Parsons, E. M., Weaver, M. S., et al. (2014). Platelet-rich plasma for zone II flexor tendon repair. *Hand (N Y), 9*(2), 217–224. https://doi.org/10.1007/s11552-013-9583-9

Kucynski, K. (1968). The upper limb. In R. Passmore J. S. Robson (Eds.), *A Companion to Medical Studies* (vol I). Oxford: Blackwell Scientific Publications.

Landsmeer, J. M. F. (1949). The anatomy of the dorsal aponeurosis of the human finger and its functional significance. *Anat Rec, 104*, 31–44.

Landsmeer, J. M. F. (1955). Anatomical and functional investigations on the articulation of the human fingers. *Acta Anat Suppl (Basel), 25*(24), 1–69.

Landsmeer, J. M. F. (1962). Power grip and precision handling. *Ann Rheum Dis, 21*, 164–170.

Li, Z. M. (2002). The influence of wrist position on individual finger forces during forceful grip. *J Hand Surg Am, 27A*, 886–896.

Maschke, S., Graham, T., Evans, P. (2015). Primary repair of flexor tendons. *Master Techniques in Orthopaedic Surgery: The Hand*. Wolters Kluwer Health and Pharma.

Minami, A., An, K. N., Cooney, W. P. 3rd, et al. (1984). Ligamentous structures of the metacarpophalangeal joint: A quantitative anatomic study. *J Orthop Res, 1*, 361–368.

Moore, K. L., Dalley, A. F., Agur, A. M. R. (2018). *Clinically Oriented Anatomy* (8th ed.). Philadelphia, PA: Wolters Kluwer.

Moritomo, H., Murase, T., Arimitsu, S., et al. (2008). Change in the length of the ulnocarpal ligaments during radiocarpal motion: Possible impact on triangular fibrocartilage complex foveal tears. *J Hand Surg Am, 33A*, 1278–1286.

Moritomo, H., Murase, T., Goto, A., et al. (2006). In vivo three-dimensional kinematics of the midcarpal joint of the wrist. *J Bone Joint Surg Am, 88A*, 611–621.

Mountcastle, V. B. (1968). *Medical Physiology* (vol II), (12th ed., pp. 1345–1371). St Louis, MO: Mosby.

Napier, J. R. (1956). The prehensile movements of the human hand. *J Bone Joint Surg Br, 38B*, 902–913.

Neumann, D. A. (2017). *Kinesiology of the Musculoskeletal System: Foundations for Rehabilitation* (3rd ed.). St Louis, MO: Elsevier.

O'Driscoll, S. W., Horii, E., Ness, R., et al. (1992). The relationship between wrist position, grasp size, and grip strength. *J Hand Surg Am, 17A*, 169–177.

Oatis, C. A. (2008). *Kinesiology: The Mechanics and Pathomechanics of Human Movement* (p. 259). Baltimore, MD: Lippincott Williams & Wilkins.

Rayan, G., Akelman, E. (2011). *Hand: Anatomy, Examination, and Diagnosis* (4th ed.). Baltimore, MD: Lippincott Williams & Wilkins.

Ryu, J., Cooney, W. P., Askew, L. J., et al. (1991). Functional ranges of motion of the wrist. *J Hand Surg Am, 16*, 409–419.

Sarrafian, S. K., Kazarian, L. E., Topouzian, L. K., et al. (1970). Strain variation in the components of the extensor apparatus of the finger during flexion and extension: A biomechanical study. *J Bone Joint Surg Am, 52A*, 980–990.

Smith, R. J., Kaplan, E. B. (1967). Rheumatoid deformities at the metacarpo-phalangeal joints of the fingers: A correlative study of anatomy and physiology. *J Bone Joint Surg, 49A*, 31–47.

Steiner, M. M., Calandruccio, J. H., (2017). Biologic approaches to problems of the hand and wrist. *Orthop Clin North Am, 48*, 343–349.

Strickland, J. W. (1987). Anatomy and kinesiology of the hand. In E. E. Fess C. A. Philips (Eds.), *Hand Splinting: Principles and Methods* (2nd ed., pp. 3–41). St Louis, MO: Mosby.

Taleisnik, J. (1985). *The Wrist*. New York: Churchill Livingstone.

Tang, J. B., Ryu, J., Omokawa, S., et al. (1999). Biomechanical evaluation of wrist motor tendons after fractures of the distal radius. *J Hand Surg Am, 24A*, 121–132.

Thoreson, A. R., Rappaport, P. O., Yang, T-H., et al. (2019). Calculation of flexor pollicis longus moment arm for wrist motion in a cadaver model validates the tenodesis effect for therapy. *J Hand Ther*, S0894-1130(18)30209-6 https://doi.org/10.1016/j.jht.2019.01.005

Tubiana, R. (1984). Architecture and functions of the hand. In R. Tubiana, J. M. Thomine, E. Mackin (Eds.), *Examination of the Hand and Upper Limb* (pp. 1–97). Philadelphia, PA: WB Saunders.

Volz, R. G., Lieb, M., Benjamin, J. (1980). Biomechanics of the wrist. *Clin Orthop, 149*, 112–117.

Von Lanz, T., Wachsmuth, W. (1970). Functional anatomy. In J. H. Boyes (Ed.), *Bunnell's Surgery of the Hand* (5th ed.). Philadelphia, PA: JB Lippincott Co.

Wiesel, S. (2015). *Operative Techniques in Orthopaedic Surgery* (2nd ed.). Wolters Kluwer Health and Pharma.

Wilson, F. R. (1998). *The Hand: How its Use Shapes the Brain, Language, and Human Culture*. New York: Vintage.

Youm, Y., McMurtry, R. Y., Flatt, A. E., et al. (1978). Kinematics of the wrist: I. An experimental study of radial-ulnar deviation and flexion-extension. *J Bone Joint Surg Am, 60*(4), 423–431.

Youm, Y., Yoon, Y. S. (1979). Analytical development in investigation of wrist kinematics. *J Biomech, 12*, 613.

Zancolli, E. (1979). *Structural and Dynamic Bases of Hand Surgery* (2nd ed., pp. 3–63). Philadelphia, PA: JB Lippincott.

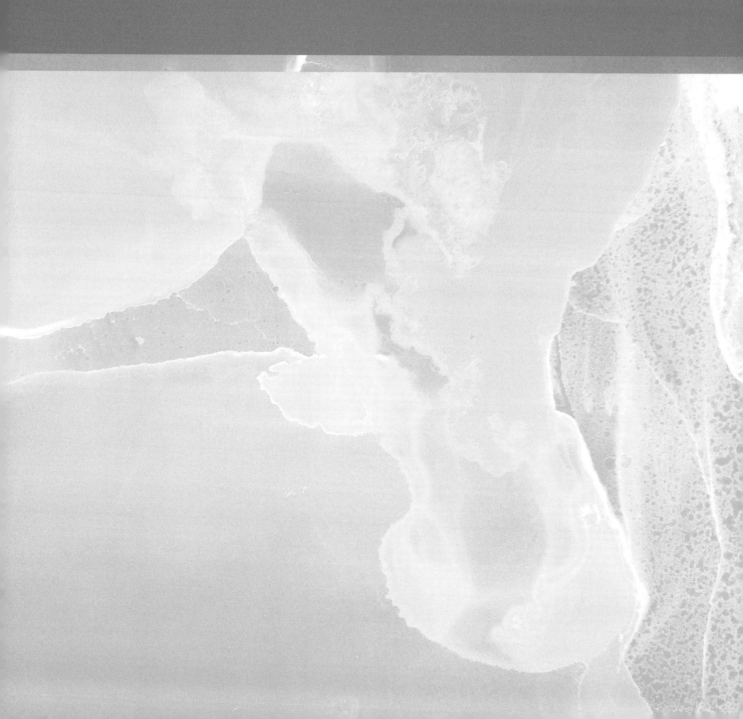

PARTE 3

Biomecánica aplicada

CAPÍTULO 16

Biomecánica de la fijación de fracturas

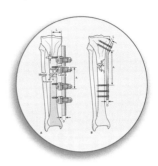

Andreas Martin Seitz y Hans-Joachim Wilke

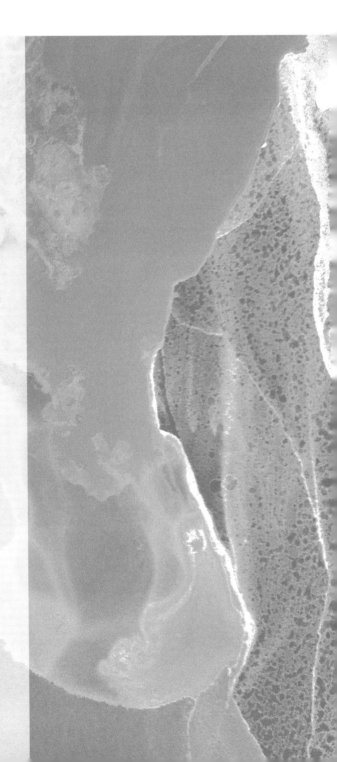

Introducción

El estudio de la biomecánica de la fijación de las fracturas puede dividirse en dos áreas principales: (1) los criterios para obtener la estabilidad de la fractura y promover la consolidación del hueso, y (2) la descripción de las técnicas y los dispositivos destinados a estabilizar una fractura por medios mecánicos. Conocer los principios biomecánicos implicados en estas áreas ayudará al ingeniero en diseño de implantes y auxiliará al cirujano a seleccionar la técnica y el dispositivo más efectivos para obtener resultados exitosos en cada paciente.

Estabilidad y consolidación de las fracturas

La meta clínica del tratamiento efectivo de las fracturas es una consolidación rápida, sin deformidad o acortamiento significativos de la extremidad, para restablecer en el paciente el nivel funcional previo a la fractura. En los adultos mayores, la movilización rápida resulta esencial para evitar las consecuencias negativas de la postración. La primera meta del tratamiento es la estabilización de la fractura. Esto se determina con base en la localización y el tipo de fractura, las fuerzas musculares y corporales que actúan sobre ella, y las distintas restricciones pasivas generadas por los tejidos blandos, como los ligamentos y las fascias. Algunas fracturas simples tienen una estabilidad inherente ante la aplicación de cargas bajas por lo que necesitan un manejo mínimo, como un cabestrillo para la clavícula o una férula, en tanto otras, como una fractura diafisaria conminuta del fémur, requieren una intervención quirúrgica mayor y la inserción de un dispositivo interno para fijación, con el fin de lograr una inmovilización adecuada. Si bien una osteotomía (una fractura generada por medios quirúrgicos para la corrección de una deformidad) emite una aproximación precisa de los extremos de la fractura, las fracturas típicas son a menudo fragmentadas y suelen tener una carencia inherente de estabilidad. La interdigitación de los extremos óseos puede favorecer la estabilidad, como cuando se inserta un extremo óseo en cuña en la cavidad medular (que, sin embargo, genera una deformidad por desplazamiento).

Los métodos tradicionales para el tratamiento de las fracturas son de aplicación externa e incluyen tracción, uso de aparatos de inmovilización y sistemas de soporte. Las fuerzas externas o restricciones que se aplican a la extremidad lesionada actúan para estabilizar la fractura (al limitar las fuerzas musculares o de tejidos blandos que conducen a la deformidad) y para mantener una alineación apropiada de la extremidad. Sin embargo, en muchos casos y como consecuencia de la naturaleza de la fractura o la condición del paciente, se requiere un dispositivo para inmovilización interna o externa que se fije directo al hueso, con el fin de lograr una estabilización adecuada de la fractura. Los diseños y el uso de estos dispositivos para fijación dependen del conocimiento sobre la consolidación ósea y las cargas y las fuerzas a las que se sujeta el dispositivo. La relación de las fuerzas biomecánicas que soporta el dispositivo y las que soporta el hueso (soporte de carga, distribución de carga) influye sobre la consolidación de la fractura y el tiempo de vida del dispositivo.

CONSOLIDACIÓN DE LAS FRACTURAS

En la actualidad existe controversia en torno a si una fijación del todo rígida es la condición óptima para la consolidación del hueso. Se ha demostrado que el micromovimiento favorece la consolidación, la cual se produce incluso en casos en que existe movimiento franco, como en el caso de las fracturas costales. La fijación rígida pudiera determinar una consolidación tardía, atrofia ósea y una ausencia de los estímulos necesarios para el proceso de consolidación.

Si bien el movimiento macroscópico entre dos o más fragmentos suele conducir a la falta de consolidación y la formación de tejido fibrocartilaginoso, existe un nivel bajo de desplazamiento (micromovimiento) que parece ser conveniente para la consolidación, al proveer una señal mecánica que estimula los procesos biológicos de reparación. La influencia de la deformación local en la región en proceso de consolidación (cambio de la longitud dividido por la longitud original) sobre la diferenciación tisular en el callo (p. ej., fibrocartílago o hueso) se ha investigado en forma intensiva (Claes, 2006). En un estudio más reciente se investigó la combinación de la rigidez axial y la resistencia al cizallamiento sobre el proceso de consolidación de la fractura y permitió a los autores desarrollar una hipótesis detallada de transformación tisular (Steiner y cols., 2014). En la actualidad se utilizan en la clínica varias técnicas para favorecer la consolidación mediante la estimulación externa de una fractura con ultrasonido o campos electromagnéticos (caso de estudio 16-1).

Estudios recientes analizaron el uso de agentes biológicos, como factores de crecimiento, para promover la consolidación de las fracturas (Simpson y cols., 2006; Virk & Lieberman, 2012). Pueden inyectarse en forma directa en la fractura o utilizarse en recubrimientos biodegradables en los dispositivos para fijación. El factor específico (o factores), su dosis y momento de aplicación son las preguntas principales. Durante algunos años se han buscado estrategias biológicas complementarias para favorecer la consolidación ósea mediante el uso de terapia génica (Franceschi, 2005). A diferencia de las terapias regenerativas actuales, que recurren a factores regenerativos aislados, las estrategias con terapia génica aprovechan la expresión coordinada de muchas moléculas, entre ellas factores de crecimiento, proteínas morfogenéticas del hueso y factores de transcripción específicos, para tratar de imitar o acelerar el proceso biológico de consolidación natural.

También existe inquietud en torno al proceso de protección (neutralización) del esfuerzo que tiene lugar cuando un dispositivo de fijación soporta toda o casi toda la carga mecánica y así, con base en la ley de Wolff, favorece la resorción ósea localizada como consecuencia de la eliminación de las cargas del hueso en torno al dispositivo. A menudo, esto se cita como soporte de carga contra distribución de carga. Sin embargo, se piensa que gran parte de la osteopenia inicial que se observa bajo las placas de osteosíntesis deriva de la disrupción vascular durante su colocación (Perren, 2002).

La consolidación ósea en presencia de un defecto con movimiento mínimo pasa por varias etapas de reparación, con un incremento concomitante de la resistencia mecánica al tiempo que la mineralización aumenta: hematoma e inflamación, formación de callo, remplazo por un hueso reticular y, por último, remodelamiento en hueso esponjoso o trabecular. El

CASO DE ESTUDIO 16-1

Tratamiento con ultrasonido para la consolidación de las fracturas

Una mujer de 40 años de edad involucrada en una colisión automovilística en diciembre tuvo una fractura tibioperonea izquierda que se trató mediante fijación externa. En enero se le inició ultrasonido (US) de baja intensidad en pulsos para promover la consolidación de la fractura (fig. A del caso de estudio 16-1). En marzo, 3 meses después de la fractura y 2 meses tras el inicio del US en pulsos, se detectó una consolidación temprana (*flecha*, fig. B del caso de estudio 16-1). En mayo, 5 meses después lesionarse y 4 meses tras el inicio del US, se logró una consolidación exitosa de la fractura (fig. C del caso de estudio 16-1).

Se ha recurrido con éxito al ultrasonido de baja intensidad en pulsos para la reparación de las fracturas (Frankel, 1998). El ultrasonido es una radiación acústica con frecuencias que superan el límite de la audición humana. Su radiación acústica, en forma de ondas de presión, aplica esfuerzo y fuerza micromecánicos al hueso y el tejido circundante. Esta estimulación mecánica desempeña un papel importante en la consolidación ósea debido a que el hueso reacciona a la cantidad y la dirección de la fuerza, y se remodela para adaptarse al esfuerzo aplicado y su dirección (Wolff, 1986).

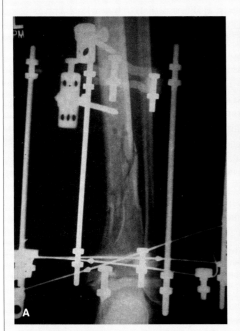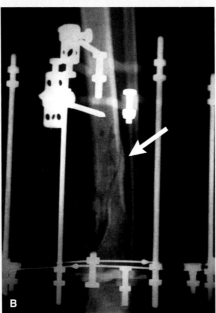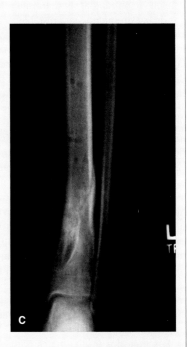

Figura del caso de estudio 16-1

callo puede formarse tanto por un mecanismo perióstico como uno endóstico, e incrementa el diámetro del hueso en el sitio de fractura. Si bien el callo es menos resistente y rígido que el hueso maduro, este diámetro mayor puede incrementar la rigidez en flexión y torsión en el sitio de fractura, como consecuencia del aumento de los momentos de inercia. La aposición directa del hueso causada por la compresión con una fijación rígida, en la que las etapas de reparación iniciales que se observan en un defecto óseo se eliminan o minimizan, se resuelve mediante un proceso de remodelamiento y puede tomar más tiempo debido a que debe restablecerse la vascularidad.

El otro factor importante para la consolidación es una irrigación sanguínea adecuada, que hace necesario que el cirujano conserve la irrigación vascular del hueso (p. ej., periostio) y genere las condiciones para la revascularización temprana al aplicar a una técnica quirúrgica cuidadosa (p. ej., conservación de tejidos blandos). Numerosos estudios han demostrado una relación directa entre la cantidad y la calidad de las estructuras microvasculares en la región en consolidación y la velocidad de formación y las propiedades mecánicas resultantes del hueso nuevo. Favor de consultar en el capítulo 2 una revisión más profunda sobre la formación del hueso.

FACTORES QUIRÚRGICOS

Distintos factores determinan la técnica de fijación óptima para una fractura específica. Un factor central es la aplicación de cargas mecánicas, de manera específica los tipos (tensión, flexión, torsión o todas ellas) y la magnitud de las fuerzas a las que se sujetará la fijación, y si estas serán cíclicas, con lo que se requerirá que tengan una resistencia adicional para hacer frente a una fatiga potencial del dispositivo (caso de estudio 16-2). Otro factor importante es la calidad ósea, que determina la resistencia disponible para soportar el dispositivo de fijación. Otros factores se relacionan con cuestiones quirúrgicas y anatómicas, por ejemplo, la exposición (posible cicatrización y compromiso vascular), si el dispositivo se adapta de manera adecuada entre los tejidos blandos, y si existen estructuras neurovasculares en riesgo. La naturaleza de la lesión original y el grado de daño a los tejidos blandos también puede determinar la selección de las técnicas terapéuticas.

La resistencia de la fijación puede evaluarse por medio de pruebas de laboratorio de implantes reales en hueso cadavérico (en ocasiones de animal); cada vez se recurre más a compuestos óseos (espumas de uretano y fibra de vidrio/epóxicas) para las pruebas. Una dificultad de este tipo de prueba es lograr una simulación adecuada en el modelo de las fuerzas cíclicas complejas que actúan *in vivo* sobre el dispositivo. Otra dificultad es la simulación de los procesos de reparación biológicos que actuarían para estabilizar la fijación al pasar el tiempo. Los modelos computarizados, como el análisis de elementos finitos, pueden utilizarse como método inicial para valorar las técnicas de fijación y el diseño de los dispositivos, pero se requieren parámetros cuantificados del módulo y la resistencia del hueso, que pudieran no estar disponibles, para obtener una solución exacta. Los estudios en cadáver también permiten identificar las estructuras anatómicas neurovasculares en riesgo.

Los estudios clínicos son otra estrategia importante que se utiliza para evaluar la eficacia de una técnica de fijación particular. Sin embargo, debe tenerse cuidado al adoptar las técnicas apropiadas para cuantificar los datos y diseñar el estudio (número de pacientes, seguimiento adecuado), de tal modo que puedan analizarse de manera apropiada las muchas variables y determinar una significancia estadística apropiada.

CASO DE ESTUDIO 16-2

Falla de placa de fijación

Se insertó de manera contemporánea una placa de fijación interna en el brazo de un hombre de 25 años de edad que tuvo una fractura del radio. La placa se fracturó como consecuencia de la fatiga 20 años después. La carga y descarga repetida de un material lo lleva a la falla, incluso si las cargas son inferiores al esfuerzo máximo (Simon, 1994). Cada ciclo de aplicación de carga produce una cantidad mínima de microdaño, que se acumula con las cargas repetitivas, hasta que el material falla. Deben tomarse en consideración cuestiones mecánicas, como la magnitud y la repetición de las cargas a las que el material de fijación se sujetará, así como la vida de fatiga del mismo. Eso se registra en una curva de esfuerzo frente a número de ciclos. De este modo, los esfuerzos más altos producen falla en menos ciclos (la aplicación de carga hasta el esfuerzo máximo produce la falla en un ciclo), en tanto los esfuerzos menores se toleran por un periodo prolongado (figura del caso de estudio 16-2).

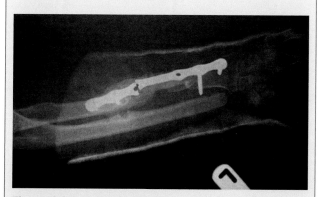

Figura del caso de estudio 16-2

Dispositivos y métodos para fijación

Alambres, grapas, pines, placas y tornillos se han utilizado como dispositivos implantables para lograr la fijación de las fracturas. Suelen fabricarse con acero inoxidable (316L) o alguna aleación de titanio (Ti-6Al-4V) o, en ocasiones, de cromo-cobalto. Cada metal tiene ventajas y desventajas, como su resistencia, módulo (rigidez), resistencia a la corrosión y características de imagen (resonancia magnética, tomografía computarizada). En ocasiones existe una "carrera" entre la consolidación del hueso y la fractura del dispositivo, por lo general por fatiga. En la actualidad existe interés en la aplicación clínica de polímeros biodegradables, como los implantes reforzados de ácido poliláctico o fibra de carbón. Los polímeros son más flexibles que los metales y permitirían que la fractura en consolidación soportara una mayor parte de la carga; los materiales biodegradables no necesitan ser retirados en una segunda cirugía y sus propiedades mecánicas se pierden de manera gradual con el paso del tiempo, de modo que se evita la neutralización del esfuerzo. Sin embargo, su resistencia mecánica es por mucho inferior a la del metal y se ha demostrado que algunos de los productos de degradación generan respuestas biológicas indeseables. Continúa la investigación sobre el uso de distintos pegamentos, cementos y adhesivos para la fijación de fracturas, algunos de los cuales también son biodegradables.

La fijación con alambre (sólido o cable) que se utiliza como cerclaje o para la sutura del hueso es una aplicación común; en los dos casos se requieren varios alambres para lograr una fijación tridimensional estable. Para esto es necesario lograr una tensión equivalente al apretarlo, debido a que, de aflojarse en uno o más sitios, puede generarse un punto de movimiento,

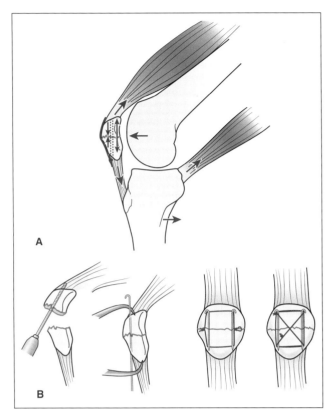

FIGURA 16-1 **A.** Compresión interfragmentaria dinámica mediante osteosíntesis con bandas de tensión en la fractura de la rótula. El alambre para cerclaje absorbe las fuerzas tensiles, y las superficies de los fragmentos, las fuerzas compresivas. Cada contracción muscular del cuádriceps incrementa las fuerzas de tracción en el implante y, con ello, las fuerzas compresivas interfragmentarias. Reimpresa con autorización de Claes, L. (2006). Biologie und biomechanik der osteosynthese und frakturheilung. *Orthopädie und Unfallchirurgie Up2date 1*, 329-341. Copyright © Georg Thieme Verlag KG. **B.** Cerclaje con alambre para el manejo de una fractura rotuliana. Amarre en banda de tensión de dos alambres K, los cuales se utilizan para reducir los fragmentos óseos y se acortan. A continuación, se pasa el alambre para cerclaje en torno a los extremos del alambre K y se aprieta girándolo (existen distintas alternativas). Hecho esto, la rodilla puede volver a flexionarse. Esta técnica garantiza una compresión en el defecto de la fractura, incluso si la rodilla se flexiona, y permite la consolidación ósea directa.

con un potencial de falta de consolidación o alineación inapropiada. Entre los problemas que existen para la fijación de fracturas con alambre están la necesidad de perforar el hueso y pasar el alambre, con la complejidad quirúrgica que esto implica, su rotura al apretarlo o en forma posterior como consecuencia de la fatiga (aplicación cíclica de cargas), y la posibilidad de que corte el hueso. Al utilizar cerclajes existe la inquietud en cuanto al compromiso de la irrigación sanguínea al periostio y el incremento resultante del tiempo hasta la consolidación por efecto de la revascularización.

Se han desarrollado instrumentos para tensar y girar el alambre, así como sistemas de engarce, para evitar los problemas al enroscarlo y anudarlo. También existen polímeros nuevos orientados (Spectra) que no se estiran en el mismo grado que los materiales de sutura tradicionales. Puede recurrirse a suturas con sistemas de anclaje para fijar el tejido blando y eli-

minar la dificultad de pasar un asa de sutura a través del hueso y evitar su abrasión al rozar contra el hueso.

Los alambres de Kirschner (alambres K) por lo regular se utilizan para sostener fragmentos de hueso antes de una fijación rígida y para la aplicación de pines percutáneos en fracturas óseas pequeñas pero, en general, carecen de estabilidad mecánica suficiente para utilizarse como fijación principal en los huesos que soportan peso. Deben utilizarse por lo menos dos alambres para cada fragmento óseo, y no deben insertarse en paralelo para evitar el efecto de "pistón" del fragmento óseo a lo largo de los alambres (figs. 16-1A y B). Los pines con cuerda (roscas) proveen una estabilidad adicional debido a que minimizan el deslizamiento de los fragmentos óseos, pero su retiro es más complejo. En ocasiones se recurre a la aplicación de pines combinada con suturas que se anclan en asa y aprietan en torno al extremo del pin o mediante asas en los pines. Esta técnica de "banda de tensión" provee una estabilidad mecánica significativamente mayor en la fijación.

Los dos tipos básicos de tornillos son los corticales y los de hueso esponjoso, y se diferencian por el diseño de su cuerda. Los tornillos para hueso esponjoso tienen una mayor distancia entre cada vuelta de la cuerda (*pitch*), y la proporción entre el diámetro externo de la cuerda y el diámetro del cuerpo (fig. 16-2). Los factores intrínsecos principales que influyen sobre la potencia de soporte del tornillo son el diámetro externo de la cuerda, así como la configuración y la longitud de esta; factores extrínsecos son la calidad y el tipo de hueso, la orientación de la inserción del tornillo y el torque de inserción (fig. 16-3). La potencia de soporte inherente de un tornillo es una función del diámetro externo de la cuerda multiplicado por la longitud del área roscada que está en contacto con el hueso. Cuando se utilizan para sostener unidos dos fragmentos óseos, es común que los tornillos se apliquen con una modalidad de retraso, en la que la porción proximal del tornillo se deja libre en un fragmento (ya sea mediante un diseño

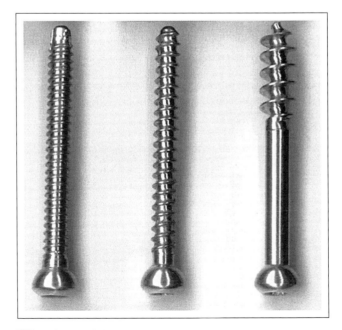

FIGURA 16-2 Tipos de tornillos para hueso. Izquierda a derecha: para hueso cortical, para hueso esponjoso y de retraso para hueso esponjoso.

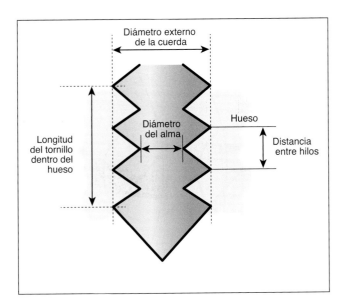

FIGURA 16-3 Medidas del tornillo. Para que el tornillo se arrancara, el hueso tendría que presentar cizallamiento a lo largo del diámetro externo (*línea punteada*).

de tornillo que carezca de cuerdas proximales o al agrandar la zona proximal del orificio en el fragmento, lo que obligaría al uso de una rondana bajo la cabeza del tornillo para establecer un soporte adecuado). El torque de inserción determina la fuerza con la cual se mantienen unidos los fragmentos óseos y que, a su vez, genera la fricción que impide su movimiento. El control de torque es importante para evitar la denudación del hueso (falla torsional de la cabeza del tornillo). Por lo general no es necesario el prerroscado para insertar los tornillos, y se ha demostrado que tiene un efecto mínimo sobre su capacidad de sostén; muchos tornillos son autorroscantes (autoperforantes) gracias a la modificación del diseño de la cuerda inicial.

Como consecuencia de las limitaciones anatómicas, la exposición quirúrgica o la orientación de los extremos de los fragmentos óseos, los tornillos no siempre pueden insertarse en dirección perpendicular a la fractura. En este caso, la potencia de sostén del tornillo disminuye y se crea un componente de cizallamiento de la fuerza de sostén, que puede actuar para desestabilizar la alineación de la fractura. Por lo general se requieren dos o más tornillos para lograr la estabilidad, si bien se ha sugerido que en ciertas aplicaciones uno es suficiente si es posible lograr una aproximación de fragmentos que permita crear una fricción adecuada entre las superficies óseas. La calidad del hueso también determina la capacidad de soporte del tornillo; el hueso cortical es alrededor de 10 veces más resistente que el esponjoso. El grosor de la corteza y el grado de osteopenia (densidad ósea) son, por lo tanto, críticos para la resistencia de fijación e influyen sobre el número de tornillos requeridos para una estabilidad adecuada. El uso de tornillos con una modalidad bicortical incrementa en grado apreciable la resistencia de la fijación.

Existen restricciones anatómicas que limitan el número o el tamaño de los tornillos que puede aplicarse en una región determinada. Como consecuencia, a menudo los tornillos se combinan con placas para lograr una estabilidad adecuada y una

mayor resistencia de fijación, que se ve favorecida por la fricción entre la placa y el hueso. El sitio óptimo para la aplicación de una sola placa es el lado del hueso que se sujeta a la tensión; por lo general se aplican dos placas para lograr una mejor estabilidad de fijación, toda vez que las direcciones de las cargas varían con las actividades (fig. 16-4). Los diseños de la placa varían según su aplicación y ubicación potencial, como la expansión de un extremo para la fijación condílea. Debido a las restricciones anatómicas, como el grosor del tejido blando, en ocasiones se utilizan placas más delgadas (como para la estabilización de la fractura del antebrazo), que poseen una rigidez suficiente (una función del ancho de la placa multiplicado por su grosor elevado al cubo) para impedir el movimiento indeseable de la fractura como consecuencia de las cargas en flexión (fig. 16-5).

Los tornillos deben insertarse a la placa con un desarmador de torque y debe confirmarse que estén bien apretados; si esto no se hace, un solo tornillo podría soportar la mayor parte de la carga y tal vez falle. Algunas placas cuentan con una ranura de orificios con diseño especial para los tornillos, que tiene un hundimiento desfasado para alojar su cabeza y un centro desplazado respecto de esta, lo que permite generar una compresión interfragmentaria al apretar el tornillo. Una técnica alternativa para lograr la compresión es flexionar la placa antes de colocarla, de tal modo que cuando los tornillos de fijación se aprietan, los fragmentos óseos se aproximan cuando la placa se endereza. Algunos nuevos diseños de placas recurren a orificios con cuerda para afianzar el tornillo, de tal modo que la inserción bicortical de tornillos no resulte esencial para dar estabilidad máxima de la fijación. Estas placas carecen de contacto con el hueso, por lo que toda la carga en la fractura puede ser soportada por los tornillos (que pueden constituir un sitio de falla de fijación).

Las placas también pueden utilizarse para cubrir defectos producidos por fracturas graves o por una cirugía tumoral, y a menudo se utilizan junto con injertos óseos con este fin. A menos que el injerto tenga el tamaño exacto, la placa soportará toda la carga a lo largo del defecto. El momento de flexión sobre la fijación placa-tornillo se incrementa en sentido lineal a la par del tamaño del defecto, por lo que la placa requiere una estabilización adecuada, en particular en los extremos con mayor carga, en los que se requieren por lo menos tres tornillos en el hueso. Las placas largas con orificios múltiples permiten seleccionar los mejores sitios óseos para la colocación de los tornillos y deben permitir el anclaje del injerto con por lo menos dos tornillos adicionales.

Las consideraciones quirúrgicas principales para el uso de placas son la necesidad de una gran exposición para su inserción y la posibilidad de comprometer la irrigación sanguínea perióstica por la disección o la inserción de la placa (algunos diseños de placa tienen pies o columnas en la cara inferior para minimizar esta posibilidad). También existe interés en las placas poliméricas, que serían más flexibles para lograr un mayor grado de micromovimiento en la fractura, lo que pudiera constituir una ventaja para la consolidación ósea y minimizar la neutralización del esfuerzo.

El factor más decisivo para determinar la técnica de osteosíntesis a utilizar es la localización de la fractura. Las fracturas se clasifican en tres tipos según su localización: del cuello femoral, intertrocantéricas y subtrocantéricas (fig. 16-6).

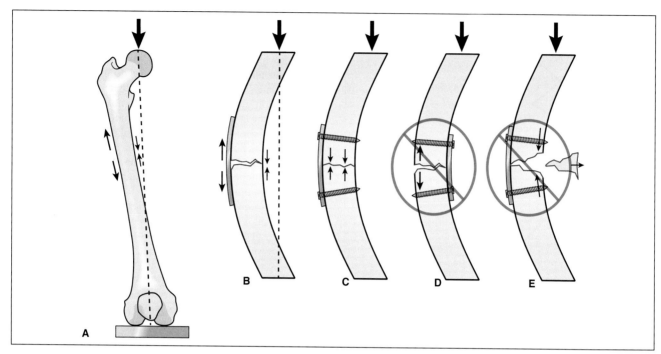

FIGURA 16-4 La osteosíntesis del fémur con banda de tensión puede realizarse al colocar la placa sobre el lado del hueso que tiene flexión (lateral) y asegurar un soporte apropiado de la fractura (**C**). El trayecto medial de la fuerza de la articulación de la cadera (**A**) determina un momento de flexión, con las fuerzas tensiles en la cara lateral, y las compresivas en la medial (**A**). En la fase posterior a la fractura (**B**), la placa absorbe las fuerzas tensiles, y las compresivas (**C**) son absorbidas por las superficies de la fractura. Cuando la placa se coloca en el lado incorrecto (**D**) o la fractura carece de soporte óseo (**E**), la placa recibe la carga del momento de flexión, lo que determina un riesgo de falla del implante. Reimpresa con autorización de Claes, L. (2006). Biologie und biomechanik der osteosynthese und frakturheilung. *Orthopädie und Unfallchirurgie Up2date 1*, 329-341. Copyright © Georg Thieme Verlag KG.

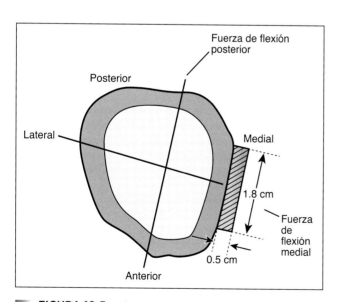

FIGURA 16-5 Efecto de la dirección de la aplicación de la carga sobre la rigidez de la placa. La rigidez de la placa es EI, donde E es el módulo del material de la placa e I es el momento de inercia de la placa. $I = bh^3/12$ (I_1 = flexión posterior; I_2 = flexión medial; $I_1 = 0.5 \times 1.8^3/12 = 0.243$; $I_2 = 1.8 \times 0.5^3/12 = 0.01875$), donde b es la dimensión de la base y h su altura. Así, la placa es 13 veces más rígida en flexión posterior que en flexión medial.

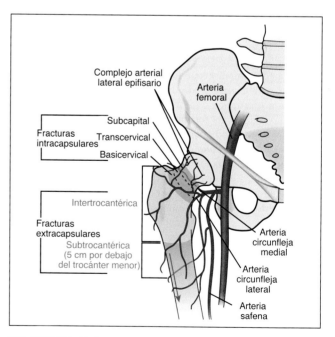

FIGURA 16-6 Las tres distintas localizaciones de la fractura en la cadera: cuello femoral, intertrocantérica y subtrocantérica. De Bhandari, M., Swiontkowski, M. (2017). Management of acute hip fracture. *N Engl J Med, 377*, 2053-2062. Copyright © 2017 Massachusetts Medical Society. Reimpresa con autorización de la Massachusetts Medical Society.

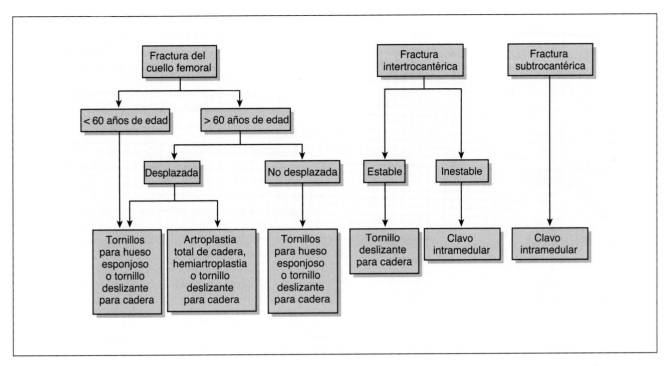

FIGURA 16-7 Esquema de tratamiento. Adaptado de Bhandari, M., Swiontkowski, M. (2017). Management of acute hip fracture. *N Engl J Med*, *377*, 2053-2062. Copyright © 2017 Massachusetts Medical Society. Reimpresa con autorización de la Massachusetts Medical Society.

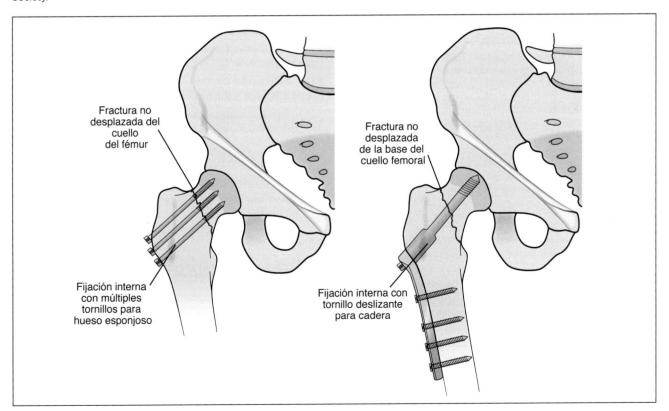

FIGURA 16-8 El dispositivo extramedular es menos rígido y tiene mayor deflexión al recibir cargas, lo que genera esfuerzos mediales mayores en el fémur. Adaptada de Bhandari, M., Swiontkowski, M. (2017). Management of acute hip fracture. *N Engl J Med*, *377*, 2053-2062. Copyright © 2017 Massachusetts Medical Society. Reimpresa con autorización de la Massachusetts Medical Society.

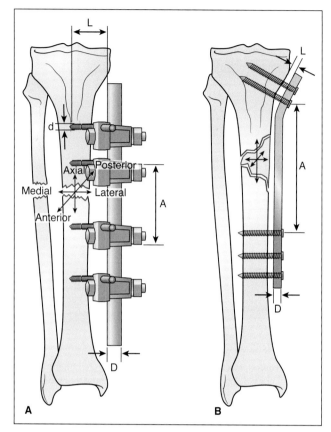

Las fracturas del cuello femoral en pacientes menores de 60 años de edad suelen tratarse con tornillos para cadera para hueso esponjoso o deslizantes (fig. 16-7). En pacientes de mayor edad la técnica depende del desplazamiento de la fractura: en las fracturas desplazadas se recurre a una endoprótesis de cadera, en tanto en las no desplazadas pueden utilizarse tornillos de cadera para hueso esponjoso o deslizantes (figs. 16-8A y B). Si bien las fracturas intertrocantéricas estables se suelen tratar con tornillos deslizantes para cadera, la técnica de elección para el manejo de las fracturas inestables es el clavo intramedular; este último es el estándar de oro para las fracturas subtrocantéricas.

También se utilizan dispositivos de fijación externa para la estabilización de fracturas; se insertan varios pines percutá-

neos en el hueso y se estabilizan con una o más barras o aros externos. Los factores que influyen sobre la estabilidad mecánica y la rigidez de estos dispositivos son el número, el diámetro, la orientación y la longitud de estos pines y su relación respecto a la fractura. Sin embargo, estos factores están sujetos a consideraciones quirúrgicas, como las estructuras neurovasculares, para la aplicación del marco. Los pines gruesos y cortos ubicados cerca del sitio fractura proveen la fijación más rígida (fig. 16-9).

Los implantes vertebrales que se utilizan para la corrección de deformidades o la fijación de fracturas consisten en distintas combinaciones de barras, alambres, placas y tornillos. Las uniones entre estos componentes son a menudo el sitio en que se localiza la falla, como la fatiga o la erosión por la aplicación de cargas cíclicas. Un problema específico es que el tamaño y la localización de los sitios apropiados para la fijación del dispositivo a la columna vertebral son limitados. Esto es relevante debido a que estos dispositivos se sujetan a fuerzas apreciables durante la flexión y la extensión del cuello y el torso, y la fijación puede presentar falla, con consecuencias graves.

Resumen

- Si bien se están estudiando técnicas nuevas que promueven la consolidación de las fracturas, se requiere algún tipo de dispositivo rígido o semirrígido (micromovimiento) para lograr la estabilidad mecánica y corregir la orientación del hueso. Movimiento macroscópico, inestabilidad e irrigación sanguínea insuficiente pueden conducir a la falta de consolidación de una fractura.

- Los factores que determinan la fijación óptima de aplicaciones específicas para fracturas son los siguientes:

  - Consideraciones mecánicas, como tipo y magnitud de las fuerzas a las que la fijación se mantendrá sujeta, y su duración

  - Calidad del hueso (resistencia)

  - Consideraciones quirúrgicas, anatómicas y clínicas

  - Tipo y extensión de la fractura ósea, y grado de daño a los tejidos blandos

Preguntas para práctica

1. Un fabricante de implantes produjo una placa de titanio para hueso 25% más gruesa que una de acero inoxidable, para compensar el menor módulo del titanio. ¿Tienen las placas una rigidez similar?

2. ¿Por qué un clavo grande permite una fijación más rígida que barras múltiples más pequeñas?

3. ¿Qué puede ocurrir si el tornillo de deslizamiento (ver fig. 16-8) queda bloqueado por un tornillo de la serie interna en el clavo intramedular o la placa?

Lecturas sugeridas

Blauth, M., Kates, S. L. J. A. (2018). *Osteoporotic Fracture Care: Medical and Surgical Management*. Thieme.

Bong, M. R., Kummer, F. J., Koval, K. J., et al. (2007). Intramedullary nailing of the lower extremity: Biomechanics and biology. *J Am Acad Orthop Surg, 15*(2), 97–106.

Buckley, R., Moran, G., Apivatthakakul, T. (2017). *AO Principles of Fracture Management: Vol. 1: Principles, Vol. 2: Specific Fractures* (3rd ed.). Thieme.

Einhorn, T. A., Gerstenfeld, L. C. (2015). Fracture healing: Mechanisms and interventions. *Nat Rev Rheumatol, 11*(1), 45–54.

EgoI, K. A., Kubiak, E. N., Fulkerson, E., et al. (2004). Biomechanics of locked plates and screws. *J Orthop Trauma, 18*(8), 488–493.

Galbusera, F., Wilke, H. J. (Eds.). (2018). *Biomechanics of the Spine. Basic Concepts, Spinal Disorders and Treatments. eBook.* Academic Press, Elsevier.

Marsell, R., Einhorn, T. A. (2011). The biology of fracture healing. *Injury, 42*(6), 551–555.

Mow, V. C., Hayes, W. C. (Eds.). (1991). *Basic Orthopaedic Biomechanics*. New York: Raven Press.

Özkaya, N., Leger, D., Goldsheyder, D., Nordin, M. (2017). *Fundamentals of Biomechanics* (4th ed.). New York: Springer-Verlag.

White, A. A., Panjabi, M. M. (Eds.). (1990). *Clinical Biomechanics of the Spine*. Lippincott Co.

Referencias

Bhandari, M., Swiontkowski, M. (2017). Treatment options of the different proximal femur fractures. *N Engl J Med, 377*, 2053–2062.

Claes, L. (2006). Biologie und biomechanik der osteosynthese und frakturheilung. *Orthopädie und Unfallchirurgie Up2date, 6*, 329–346.

Franceschi, R. T. (2005). Biological approaches to bone regeneration by gene therapy. *J Dent Res, 84*(12), 1093–1103.

Perren, S. M. (2002). Evolution of the internal fixation of long hone fractures. The scientific basis of biological internal fixation: Choosing a new balance between stability and biology. *J Bone Joint Surg Br, 84*(8), 1093–1110.

Simon, S. R. (1994). *Orthopedic Basic Science*. Rosemont, IL: American Academy of Orthopaedic Surgeons.

Simpson, A. H. R. W., Mills, L., & Noble, B. (2006). The role of growth factors and related agents in accelerating fracture healing. *J Bone Joint Surg Br, 88*(6), 701–705.

Steiner, M., Claes, L., Ignatius, A., et al. (2014). Numerical simulation of callus healing for optimization of fracture fixation stiffness. *PLoS One, 9*(7), e101370.

Virk, M. S., Lieberman, J. R. (2012). Biologic adjuvants for fracture healing. *Arthritis Res Ther, 14*(6), 225.

Wolff, J. (1986). *Das Gesetz der Transformation der Knochen (The Law of Bone Remodeling)*. P. Maquet, R. Foulong (Trans.). Berlin, Germany: Springer-Verlag. [Original work published in 1892.]

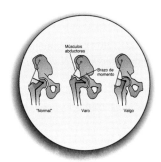

Biomecánica
de la artroplastia

Markus A. Wimmer, Kharma C. Foucher,
Philip Malloy y Denis Nam

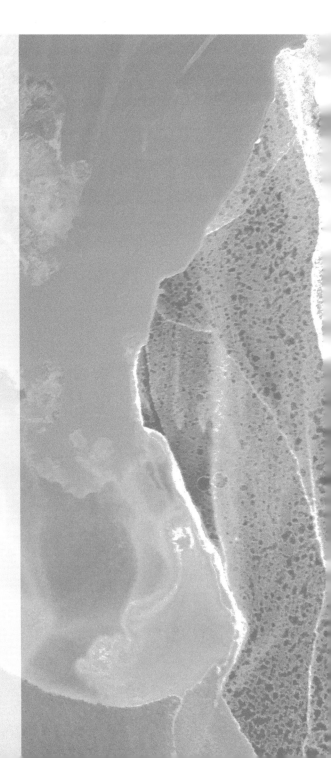

Introducción

El éxito de la artroplastia total moderna de la cadera y la rodilla puede atribuirse en gran medida al conocimiento biomecánico avanzado generado en los últimos 50 años. Como consecuencia de los avances en los diseños de implantes, materiales, técnicas de fijación y estrategias quirúrgicas, la mayor parte de los cientos de miles de pacientes que se someten a un remplazo total de cadera (RTC) o remplazo total de rodilla (RTR) cada año puede disfrutar el alivio del dolor y la recuperación de la función básica, con una baja probabilidad de falla mecánica. Sin embargo, a lo largo de los años este éxito ha traído consigo un aumento del número de pacientes a los que se considera candidatos quirúrgicos. Por ejemplo, muchos de los ahora candidatos para la artroplastia son más jóvenes y más activos que quienes lo fueron antes.

Toda la información biomecánica debe actualizarse y ampliarse de forma continua para cubrir las necesidades de todos los pacientes, promover un funcionamiento saludable y prevenir las complicaciones. Entre los problemas mecánicos asociados con el remplazo articular total se encuentran cuestiones vinculadas con el desgaste de la superficie de soporte, la falla mecánica del implante y su aflojamiento en el hueso. Una característica común de estos problemas clínicos es que todos guardan relación directa o indirecta con la magnitud o el patrón de fuerzas que actúan sobre los implantes artificiales. Las fuerzas que actúan en las articulaciones de la cadera y la rodilla dependen de las fuerzas externas que recibe la extremidad y las fuerzas internas que genera en particular la contracción muscular. Las fuerzas articulares se han cuantificado mediante transductores implantados, o estimado con métodos de dinámica inversa y analíticos. Este capítulo se concentrará en un análisis de estas fuerzas articulares tras la artroplastia total de la cadera y la rodilla, así como varios factores importantes que influyen sobre la aplicación de las cargas en la articulación.

Cadera

FUERZAS EN LA ARTICULACIÓN DE LA CADERA

De acuerdo con el reporte anual 2018 del American Joint Replacement Registry, causas mecánicas como inestabilidad y luxación, aflojamiento aséptico, desgaste y osteólisis explicaron alrededor de 60% de las revisiones registradas (AJRR, 2018). El aflojamiento aséptico (que implica que no es secundario a una infección) guarda relación estrecha con las complicaciones asociadas del desgaste del polietileno y la pérdida ósea periprotésica. Los tres pueden tener una etiología mecánica parcial. El aflojamiento del implante se ha relacionado con la magnitud y la dirección de las fuerzas que recibe el vástago femoral. El desgaste del polietileno se vincula con las fuerzas que se transmiten a lo largo del trayecto que la cabeza del fémur sigue en el acetábulo al caminar y realizar otras actividades (Davey y cols., 2005). La pérdida ósea también puede derivar del efecto de protección o neutralización del esfuerzo, proceso por el cual se transmite una mayor fuerza al implante más rígido que al hueso circundante, lo que desencadena resorción ósea. Las fuerzas en

la cabeza femoral, las que se orientan a lo largo de la diáfisis del fémur por la tracción muscular, la dirección de las fuerzas aplicadas y el número de ciclos de aplicación de fuerza son factores importantes para el entorno biomecánico de la cadera artificial (caso de estudio 17-1). En primer lugar se analizan los factores que pueden cuantificarse de manera directa.

Medición directa de las fuerzas en la cadera

Las fuerzas en la cadera pueden cuantificarse de manera directa a partir de implantes instrumentados con calibradores de deformación u otros transductores de fuerza. Rydell publicó el primer trabajo de este tipo en 1966. Desde entonces, varios más han medido también las fuerzas de la cadera *in vivo* (Bergmann y cols., 1993, 1995, 2001; Davy y cols., 1988; English y Kilvington, 1979; Kotzar y cols., 1991, 1995) en distintas actividades (tabla 17-1). Durante la marcha en el plano horizontal, se han cuantificado fuerzas máximas de 1.8 a 4.6 veces el peso corporal (PC). Las fuerzas pueden ser mucho mayores al realizar otras actividades; Bergmann y cols. (2004) registraron fuerzas de 7.2 veces el PC cuando un sujeto tropezaba. Durante la marcha en el plano horizontal, la fuerza en la articulación de la cadera suele alcanzar un pico inicial en la fase de soporte temprana y un segundo pico en la fase de soporte tardía (fig. 17-1). Estos picos suelen ser similares en magnitud; no obstante, distintos músculos están activos durante estas dos fases del ciclo de la marcha. Así, puede ser importante diferenciar los dos picos de fuerza.

Las fuerzas en la cadera están determinadas por aquellas producidas por las estructuras internas, en particular los músculos, pero también se incluyen la cápsula y los ligamentos, y las fuerzas externas (es decir, fuerzas intersegmentarias derivadas de la fuerza de reacción de tierra al caminar). Si bien es posible cuantificar las fuerzas externas durante el análisis de la marcha, no hay modo de hacerlo de manera directa en el caso de las fuerzas internas que actúan sobre la cadera. Para ciertas aplicaciones clínicas o de investigación resulta deseable una comprensión más detallada del entorno de fuerzas en la cadera. Es así que los modelos analíticos aún son un instrumento importante para predecir tanto las fuerzas del implante como las de los músculos de la cadera a pesar de que se dispone de datos sobre fuerzas *in vivo* bastante detallados. Es posible aplicar modelos numéricos a una mayor cantidad de sujetos, personas con otras patologías de la cadera además del RTC, o individuos sin patología en la cadera. En la siguiente sección se estudia la integración de modelos analíticos de las fuerzas en la cadera.

Diseño de modelos analíticos de las fuerzas en la cadera

El concepto básico tras las estrategias de integración de modelos de fuerza muscular en la cadera, así como en otras articulaciones, es que las fuerzas internas y los momentos (que no pueden cuantificarse de manera directa) deben ser iguales y opuestos a las fuerzas externas (que pueden cuantificarse). En otras palabras, la articulación debe encontrarse en equilibrio mecánico todo el tiempo. De este modo, la mayor parte de los modelos

CASO DE ESTUDIO 17-1

Prótesis total de cadera cementada

Un hombre de 54 años de edad acudió con dolor lumbosacro con intensificación progresiva, y dolor en la rodilla ipsilateral que se había intensificado en los últimos 2 a 3 años. A los 13 años de edad se había sometido a una artrodesis de la cadera izquierda por deslizamiento de la epífisis de la cabeza femoral. El paciente tenía un empleo sedentario como asesor de tecnología informática. Él caminaba sin movimiento en la cadera y se inclinaba hacia el lado derecho para elevar la extremidad inferior izquierda durante la fase de oscilación de la marcha. No mostraba debilidad en los miotomas de la extremidad inferior izquierda. Existía hiperreflexia profunda rotuliana y aquílea. El paciente negaba dolor con la prueba de elevación de la pierna contralateral en extensión. La exploración de su rodilla izquierda no reveló anomalías. Se sometió a una cirugía para eliminar la artrodesis de la cadera izquierda y realizar una artroplastia total de cadera. Las radiografías posquirúrgicas mostraron el restablecimiento del desplazamiento nativo de la cadera (al compararlo con el lado derecho conservado), al igual que de la longitud de la pierna (figura del caso de estudio 17-1). Después

de la cirugía, a los 6 meses, el paciente mostraba buena evolución y negaba dolor en espalda, rodilla o cadera: podía caminar sin asistencia, aunque mostraba claudicación discreta.

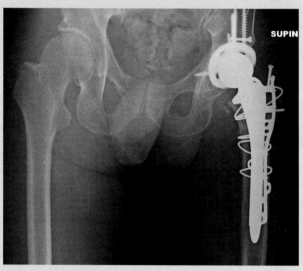

Figura del caso de estudio 17-1

---

analíticos establece un sistema de ecuaciones de equilibrio en que un lado representa las fuerzas y los momentos externos (datos conocidos) y el otro representa a las fuerzas y los momentos internos (incógnitas). El problema es que existen muchos más músculos que pasan sobre la articulación de la cadera que ecuaciones, el problema del equilibrio de momentos muestra indeterminación estadística y tiene un número infinito de soluciones. Para resolver un problema con indeterminación estadística debe reducirse de algún modo el número de incógnitas (métodos de reducción) o bien aplicar otras restricciones matemáticas (métodos de optimización; tabla 17-2).

Los métodos de reducción implican la combinación de músculos independientes en pocos grupos musculares con base en su función y anatomía, o tan solo reducir el número de músculos en el modelo. Este método es una estrategia muy intuitiva para problemas en la rodilla o el codo, que son o pueden analizarse como articulaciones en bisagra (Morrison, 1970; Schipplein y Andriacchi, 1991). La cadera es una articulación esferoidal (esfera y cavidad), que permite el movimiento en las tres direcciones. De igual modo, los músculos que pasan sobre la cadera a menudo tienen líneas de acción que permiten una producción significativa de fuerza en más de una dirección (p. ej., el tensor de la fascia lata, que es un músculo casi igual de fuerte como abductor que como flexor de la cadera). Debido a esta complejidad, el problema estadísticamente indeterminado

en la cadera se resuelve con más frecuencia mediante el uso de métodos de optimización.

Estos últimos obligan a hacer una elección razonable en torno al modo en que el sistema nervioso central (SNC) distribuye las fuerzas musculares, y a convertir esta presunción en uno o más criterios matemáticos para seleccionar una sola solución a partir del número infinito posible. El criterio de optimización suele ser la formulación matemática de un parámetro físico. Algunos modelos han recurrido a criterios que limitan las fuerzas permisibles, musculares, ligamentarias o ambas (Heller y cols., 2001, 2005; Rhrle y cols., 1984; Seireg y Arvikar, 1975), limitan el esfuerzo muscular (Crowninshield y Brand, 1981; Pedersen y cols., 1997) o ambas situaciones (Stansfield y cols., 2003), o maximizan la persistencia (Pedersen y cols., 1997).

Puesto que no es posible saber qué criterios utiliza el SNC para "asignar" fuerzas musculares en alguna persona en algún momento, en realidad no es posible saber si los criterios de optimización específicos seleccionados son apropiados desde el punto de vista físico. Se propuso una estrategia paramétrica alternativa para explotar la redundancia natural en el sistema neuromusculoesquelético (Hurwitz y cols., 2003). Este modelo predice un espacio de solución, más que una sola solución de fuerzas, que contiene todas las combinaciones fisiológicas de actividad muscular posibles que pudieran dar como resultado los momentos externos cuantificados. Para resolver las ecuacio-

TABLA 17-1	Fuerzas de contacto en la cadera cuantificadas *in vivo* con implantes instrumentados			
Actividad	**Fuerza máxima típica (pesos corporales)**	**Número de pacientes**	**Tiempo desde la cirugía (meses)**	**Referencia**
Fuerza en la cadera				
Caminar con velocidad de normal a alta	2.7-3.6	2	1-2	Kotzar *et al.* (1991)
Subir escaleras	2.6			
Caminar a baja velocidad (muletas)	2.6	1	1	Davy *et al.* (1988)
Subir escaleras	2.6			
Caminar	2.7-4.3	2	8-33	Bergmann *et al.* (1993, 1995)
Subir escaleras	3.4-5.5			
Bajar escaleras	3.9-5.1			
Caminar	1.8-3.3	2	6	Rydell (1966)
Caminar a baja velocidad	2.7	1	15	English y Kilvington (1979)
Caminar con velocidad de normal a alta	3.5 (tradicional) 3.2 (AL, invasión mínima) 2.9 (PL, invasión mínima)	5 por tipo de cirugía	2.3-12	Glaser *et al.* (2008)
Caminar a alta velocidad	3.6	2	36	Stansfield *et al.* (2003)
Caminar a baja velocidad	2.0	2	36	Stansfield *et al.* (2003)
Caminar a baja velocidad sin ayuda	2.5	1	2	Brand *et al.* (1994)
Caminar a velocidad normal sin ayuda	3.2	1	2	Brand *et al.* (1994)
Caminar	2.38	4	11-31	Bergmann *et al.* (2001)
Subir escaleras	2.51	3	11-31	Bergmann *et al.* (2001)
Bajar escaleras	2.6	3	11-31	Bergmann *et al.* (2001)
Caminar a baja velocidad	2.42	1	11-31	Bergmann *et al.* (2001)

AL, anterolateral; PL, posterolateral.

nes de equilibrio, los músculos se combinan en tres grupos con base en su función, pero estas ecuaciones se establecen y luego se resuelven miles de veces al tiempo que se hacen pruebas con todos los agrupamientos potenciales fisiológicamente razonables, y la contribución relativa de cada músculo en los grupos se multiplica o reduce. El espacio de solución se limita para no permitir soluciones en que un músculo no deba empujar en vez de tirar. Pueden aplicarse restricciones adicionales según se desee.

Este método de solución trata de conservar las mejores características de las dos estrategias de solución al mantener la simplicidad y la velocidad computacional de los métodos de reducción, y permitir cualquier limitante matemática deseada sin desechar soluciones físicamente posibles. Tanto las estrategias paramétricas como las de optimización suelen predecir fuerzas que son comparables a las cuantificaciones *in vivo*, de tal modo que la selección de la mejor estrategia depende de la aplicación.

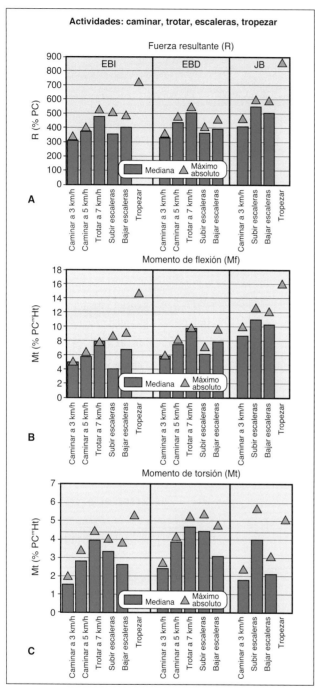

FIGURA 17-1 Aplicación de carga articular durante las distintas actividades en dos pacientes, EB (*EBI*, cadera izquierda; *EBD*, cadera derecha) y JB. Se presentan los valores medianos de la carga (*altura de la columna*) y máximos absolutos (*triángulo*). La fuerza resultante se muestra en la parte superior de la gráfica (**A**), el momento de flexión en el plano frontal en la gráfica del centro (**B**), y el momento de torsión en el plano transverso en la gráfica inferior (**C**). La *barra gris* indica la resistencia de fijación de las prótesis no cementadas. Reimpresa de Bergmann, G., Graichen, F., Rohlmann, A. (1995). Is staircase walking a risk for the fixation of hip implants? *J Biomech*, 28(5), 535-553. Copyright © 1995 Elsevier. Con autorización. PC, peso corporal

Con fines de rigor, debe señalarse que varios modelos no han abordado el problema indeterminado mediante la reducción o la optimización. Estos modelos resuelven el problema indeterminado ya sea al concentrarse en el reclutamiento de algún músculo específico (p. ej., Sartori y cols., 2012) o al calcular los momentos externos mediante técnicas de solución dinámica (p. ej., Anderson y Pandy, 2001). Los métodos de solución dinámica también suelen predecir fuerzas de contacto que son similares a las mediciones informadas *in vivo*. La desventaja principal es su costo computacional relativo. Si bien pudieran ser útiles para estudiar actividades inusuales, no resultan prácticas para la integración de modelos de actividades simples, como caminar, en un gran número de sujetos.

FACTORES QUE INFLUYEN SOBRE EL ENTORNO DE APLICACIÓN DE CARGA EN LA CADERA

La magnitud, la localización y la frecuencia de la aplicación de cargas en la cadera contribuyen a la vida útil de un implante artificial de cadera. De este modo, es importante comprender qué factores, a su vez, determinan estos aspectos de la aplicación de la carga. Algunos de ellos pueden recibir influencia del cirujano o ser seleccionados por este (p. ej., la geometría de la articulación de la cadera reconstruida). Otros se encuentran de manera primordial bajo el control del paciente (p. ej., nivel y tipo de actividad). Mejoras continuas de la comprensión sobre los factores que determinan la aplicación de cargas en la cadera y la longevidad del implante pueden permitir no solo obtener mejores diseños de implantes y técnicas quirúrgicas, sino también mejores regímenes de rehabilitación y recomendaciones para los pacientes. Esta sección se concentra en el papel de los patrones de marcha y geometría articular, y analiza en forma breve la actividad.

Biomecánica de la marcha

Muchos investigadores han encontrado que los pacientes con RTC a menudo tienen defectos biomecánicos funcionales diversos, entre ellos problemas del equilibrio o velocidades menores para la marcha (Majewski y cols., 2005; Sicard-Rosenbaum y cols., 2002). Los pacientes con RTC también pueden tener fuerzas de reacción de tierra, patrones de actividad muscular, fuerzas articulares o movimiento disminuidos en comparación con la cadera no operada o personas sanas (Foucher y cols., 2007, 2008; Long y cols., 1993; Shih y cols., 1994). De hecho, los patrones de defectos biomecánicos observados tras la cirugía son muy similares a los identificados en pacientes con osteoartritis (fig. 17-2). Esto sugiere que algunas de las anomalías de la marcha observadas tras la cirugía derivan de la enfermedad que obligó al remplazo de cadera más que del RTC mismo, y que el RTC no resuelve por completo la biomecánica anómala en esa articulación, incluso cuando alivia el dolor y la discapacidad básica. En la mayoría de los casos, los problemas funcionales que se detectan por medio del análisis de la marcha no son evidentes para el paciente; sin embargo, sigue existiendo debate en torno a si pudieran existir implicaciones para la longevidad del implante o incluso, las otras

TABLA 17-2	Métodos analíticos para calcular la fuerza de contacto máxima en la cadera		
Actividad	**Magnitud (pesos corporales)**	**Método**	**Referencia**
Caminar	5.5	Optimización	Seireg y Arvikar (1975)
Caminar	4.8	Reducción	Paul y McGrouther (1975)
Subir escaleras	7.2		
Bajar escaleras	7.1		
Caminar a baja velocidad con un bastón	2.2	Optimización	Brand y Crowninshield (1980)
Caminar a baja velocidad sin bastón	3.4		
Caminar	5.0	Optimización	Crowninshield *et al.* (1978)
Subir escaleras	7.4		
Levantarse de una silla	3.3		
Caminar	4.6	Optimización	Collins (1994)
Caminar	4.0	Optimización	Anderson y Pandy (2001)
Caminar a alta velocidad	4.3	Optimización	Stansfield *et al.* (2003)
Caminar a baja velocidad	3.2	Optimización	Stansfield *et al.* (2003)
Levantarse de una silla	2.0	Optimización	Stansfield *et al.* (2003)
Caminar	5.26	Optimización	Heller *et al.* (2005)
Subir escaleras	8.8	Optimización	Heller *et al.* (2005)

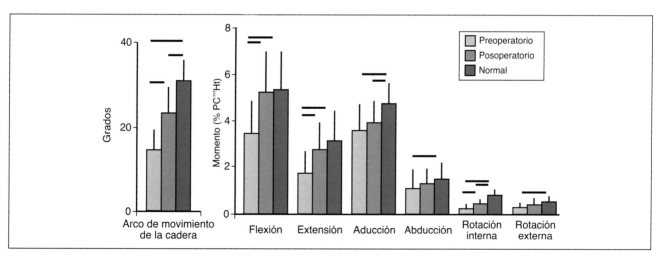

FIGURA 17-2   La marcha posquirúrgica conservó similitudes con la marcha preoperatoria y difirió de la normal. Se muestran el arco de movimiento en grados y los momentos externos máximos en porcentaje de peso corporal multiplicados por la talla de los pacientes antes de someterse al remplazo total de cadera; los valores de los mismos pacientes 1 año después de la cirugía; y los valores para sujetos normales comparables por edad, talla, peso y sexo. Las *barras* indican los promedios con desviaciones estándares para cada grupo. Las *líneas por encima de las barras* indican que existen diferencias significativas entre los grupos. Adaptada de Foucher, K. C., Hurwitz, D. E., Wimmer, M. A. (2007). Preoperative gait adaptations persist one year after surgery in clinically well-functioning total hip replacement patients. *J Biomech*, 40(15), 3432-3437. Copyright © 2007 Elsevier. Con autorización.

articulaciones sanas. En un estudio que investigó la relación entre la velocidad de desgaste de la prótesis y la marcha (Ardestani y cols., 2017) se encontró que las velocidades de desgaste del polietileno pudieran explicarse a partir de los patrones de marcha de los pacientes. De hecho, el patrón de marcha tuvo una influencia más intensa sobre el desgaste (y, por ello, la longevidad) que la posición de los componentes.

En un sentido básico, resulta deseable evitar las fuerzas excesivas sobre el implante (de manera independiente a la definición de "excesivas"). Se ha demostrado que los momentos externos durante la marcha se correlacionan con las fuerzas en el implante (Foucher y cols., 2009). De este modo, el hecho de que muchos momentos externos sean inferiores a los normales tras la cirugía de RTC puede resultar benéfico si se mira desde la perspectiva del implante, estas adaptaciones de la marcha pudieran servir para reducir las cargas que recibe el implante y ser protectoras. Además, caminar con un arco de movimiento menor en la cadera pudiera minimizar la distancia de deslizamiento (importante para reducir el desgaste del implante), así como los componentes de fuerza fuera del plano (anteriores-posteriores). Esto último reduce los torques sobre los vástagos del implante. Las cargas torsionales pueden ser en particular peligrosas para la estabilidad de las fijaciones del implante. De este modo, la disminución del movimiento en el plano sagital durante la marcha que a menudo se informa en pacientes con RTC (Foucher y cols., 2007; Murray y cols., 1972; Stauffer y cols., 1974) pudiera resultar benéfica para la estabilidad del implante al disminuir los momentos rotacionales en torno a su vástago.

A pesar de los beneficios potenciales de los patrones de marcha "anormales", estos pudieran no carecer de riesgos o desventajas. Se ha demostrado que las personas con un RTC tienen hasta 400 veces más posibilidades de someterse a un remplazo de la rodilla o la cadera contralateral que quienes no se someten a un RTC, incluso cuando se considera que el proceso inicial de enfermedad es unilateral (Lazansky, 1967; Shakoor y cols., 2002; Umeda y cols., 2009). La causa de este fenómeno puede ser que las personas con remplazos de cadera apliquen una carga desproporcionada sobre la extremidad contralateral a la cadera operada (McCrory y cols., 2001; Shakoor y cols., 2003; White y Lifeso, 2005). Por ejemplo, en un estudio con pacientes con RTC, el momento de aducción externo de la rodilla era significativamente mayor en la rodilla contralateral que en la ipsilateral a la cadera intervenida (Shakoor y cols., 2003). Esto es relevante porque el momento de aducción de la rodilla es un marcador biomecánico definido tanto de la gravedad como de la progresión de la osteoartritis de la rodilla.

La geometría ósea de la extremidad en el lado de la cadera operada también pudiera participar (Umeda y cols., 2009). Por ejemplo, el desplazamiento horizontal de la cadera —la distancia perpendicular entre la cabeza del fémur y su diáfisis— puede modificarse con la cirugía de RTC. La modificación del *offset* femoral puede alterar la alineación de toda la pierna (el ángulo entre la cadera, la rodilla y el tobillo); la alineación también es un factor importante en el desarrollo de osteoartritis (OA) de la rodilla (Hurwitz y cols., 2002). Puesto que las dos extremidades tienen un vínculo físico (y, por ello, biomecánico), los cambios de la biomecánica de una pierna afectan en consecuencia a la otra. Otras implicaciones de la geometría articular se analizan en la siguiente sección.

Geometría de la articulación reconstruida

La geometría entre la pelvis, el segmento proximal del fémur y el resto de la extremidad inferior puede afectarse con la artroplastia total de cadera. Los cambios en estas relaciones pueden tener un efecto profundo sobre la línea de transmisión de la fuerza entre las articulaciones y la capacidad de generación de momentos de los músculos que pasan sobre la cadera. Las consideraciones en torno a la geometría articular constituyen el componente clave de la planeación preoperatoria. Los cirujanos pueden definir o seleccionar el tamaño de la cabeza femoral, la longitud del cuello del implante, y el ángulo entre el cuello y la diáfisis. El *offset* femoral (la distancia perpendicular entre la cabeza femoral y la diáfisis), el brazo de momento de los músculos abductores y la localización del centro de la cadera respecto de la pelvis pueden afectarse de modo indirecto. La copa acetabular puede colocarse en una posición más o menos inclinada o en anteroversión. Todos estos cambios pueden afectar el grado de fuerza o la localización de la transmisión de la fuerza.

Las alteraciones de la localización del centro de la cadera tienen un efecto intenso sobre la capacidad de generación de momentos de los músculos y la fuerza resultante en la cadera (Doehring y cols., 1996; Lenaerts y cols., 2008; fig. 17-3). Las fuerzas articulares predichas se minimizan cuando el centro articular se desplaza en dirección medial, inferior y anterior (fig. 17-4). Esta posición maximiza la capacidad de generación de momentos de los abductores y acerca más el centro de la cadera a la línea de acción de la fuerza de reacción del pie sobre el suelo, lo que disminuye el momento externo que necesitan equilibrar las fuerzas musculares (Doehring y cols., 1996; Johnston y cols., 1979). En general, los resultados analíticos y experimentales que miden el efecto de la geometría articular sobre las fuerzas en la articulación de la cadera son congruentes con los estudios clínicos con pacientes. Los estudios clínicos han asociado resultados funcionales inferiores con una ubicación más alta del centro articular (Box y Noble, 1993). Además, han asociado disminu-

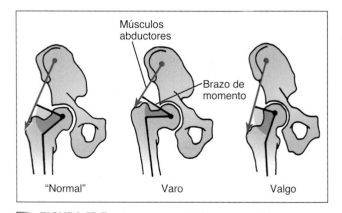

FIGURA 17-3 El mecanismo abductor se modifica junto con el ángulo entre la cabeza y el cuello, o con la longitud del cuello. Un ángulo en valgo del cuello disminuye el brazo de momento, en tanto un ángulo en varo del cuello o un incremento de la longitud cervical aumenta el brazo de momento. Reimpresa con autorización de Hurwitz, D. E., Andriacchi, T. P. (1998). Biomechanics of the hip. En J. J. Callaghan, A. G. Rosenberg, H. E. Rubash (Eds.). *The Adult Hip* (pp. 75-86). New York: Raven Press.

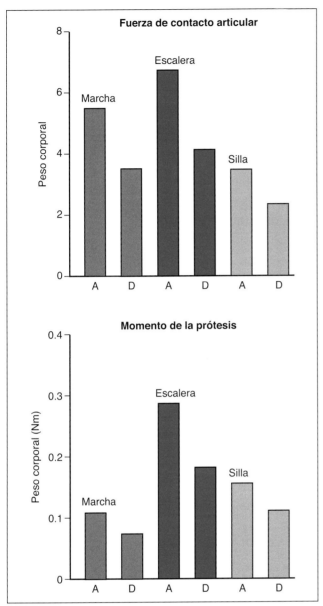

FIGURA 17-4 Fuerzas de contacto máximas en la cadera y momentos máximos en torno a la unión cervicodiafisaria de la prótesis durante la marcha en el plano horizontal, al subir escaleras y al levantarse de una silla bajo las condiciones siguientes: *A*, localización normal del centro de la cadera; *D*, centro de la cadera 20 mm medial, 20 mm inferior y 10 mm anterior. Las fuerzas máximas se calcularon con base en una estrategia de optimización que minimizó los esfuerzos musculares. Reimpresa con autorización de Johnston, R. C., Brand, R. A., Crowninshield, R. D. (1979). Reconstruction of the hip. *J Bone Joint Surg Am*, 61A(5), 646. Copyright © 1979 de The Journal of Bone and Joint Surgery, Incorporated.

ciones de la fuerza abductora y pérdida del movimiento pasivo de flexión de la cadera con ubicaciones más altas de los centros articulares, a menos que se les compensara con un incremento de la longitud del cuello. Se han relacionado tasas más altas de aflojamiento protésico femoral con una ubicación alta y lateral

de los centros articulares en contraste con su colocación en una posición anatómica (Yoder y cols., 1988).

El incremento de la longitud del cuello o el avance del trocánter mayor pueden compensar en parte estas pérdidas de las capacidades musculares para la generación de momentos (Delp y cols., 1994). No obstante, otras situaciones pueden limitar las alternativas del cirujano. Por ejemplo, condiciones patológicas que pueden llevar al RTC (p. ej., osteoartritis o displasia de la cadera) pueden afectar el número de ubicaciones potenciales del centro de la cadera. Si bien puede recomendarse una cierta posición articular a partir de los análisis biomecánicos, tal vez no sea fácil establecerla en la práctica.

Existe el potencial de recurrir al reentrenamiento de la marcha para optimizar las fuerzas cuando en un paciente sometido a RTC se logra una geometría articular inferior a la óptima. En un estudio piloto reciente, Madara y cols. (2019) demostraron que el fortalecimiento de la cadera y el reentrenamiento funcional permitieron la mejoría de la simetría de la fuerza. Algunos estudios también informaron que la rehabilitación posquirúrgica ha demostrado mejorar la fuerza muscular en la cadera y la función física general de los pacientes tras la artroplastia total de la cadera (ATC; Lowe y cols., 2009; Winther y cols., 2018). De este modo, restablecer la capacidad para generar, controlar y mantener fuerzas mediante la activación y el fortalecimiento de los músculos, así como el control neuromuscular dinámico en torno a la cadera, debe constituir un punto de enfoque central de la rehabilitación posquirúrgica.

Se ha demostrado que la marcha tiene un efecto independiente sobre las fuerzas de la cadera incluso tras considerar la geometría articular (Foucher y cols., 2009). En un estudio, los momentos externos durante la marcha fueron en general más predictivos de las fuerzas en la cadera al caminar que las mediciones radiológicas (tabla 17-3). En épocas previas se aportó evidencia de que es posible modificar los patrones de marcha antes o después de la cirugía mediante intervenciones de rehabilitación apropiadas (Schroter y cols., 1999; White y Lifeso, 2005). Si existe inquietud en torno a fuerzas potencialmente peligrosas en la cadera en un paciente tras la cirugía de RTC, el reentrenamiento para la marcha puede ofrecer una alternativa para mejorar el entorno de aplicación de cargas en la cadera, mientras que la geometría de la articulación no puede modificarse sin otra cirugía.

Nivel de actividad

Además de la magnitud de las fuerzas en la cadera, el número de ciclos de aplicación de carga es un determinante crítico del desgaste y la longevidad del implante. Personas más jóvenes (y, con ello, más activas) se han unido al grupo de candidatos para una ATC, toda vez que el mejoramiento de las técnicas quirúrgicas, los diseños de los implantes y sus materiales han incrementado la esperanza de vida de cada prótesis total de cadera. En la actualidad muchas personas mayores también son bastante activas. Las prótesis totales de la cadera deben ser capaces de soportar las demandas de los pacientes actuales. Pacientes de todos los grupos de edad esperan que la ATC les permita mantener un estilo de vida activo. El número de pasos que se dan a diario o a lo largo de 1 año se considera a menudo un marcador sustituto de la acti-

TABLA 17-3 Relaciones entre los parámetros de la marcha, la aplicación de cargas en la cadera y la geometría articular tras un remplazo total de cadera				
	Coeficiente de variación (promedio ± DE)	**Primer pico de fuerza de contacto**	**Segundo pico de fuerza de contacto**	**Momento de giro máximo del implante**
Momento de flexión	77.2 ± 30.2 39%	$R^2 = 0.61$ $p < 0.001$	$R^2 = 0.26$ $p = 0.006$	$R^2 = 0.10$ $p = 0.125$
Momento de extensión	39.5 ± 16.1 41%	$R^2 = 0.08$ $p = 0.158$	$R^2 = 0.64$ $p < 0.001$	$R^2 = 0.02$ $p = 0.494$
Momento de aducción	57.0 ± 14.8 26%	$R^2 = 0.50$ $p < 0.001$	$R^2 = 0.67$ $p < 0.001$	$R^2 = 0.07$ $p = 0.189$
Momento de abducción	18.1 ± 9.3 51%	$R^2 = 0.13$ $p = 0.063$	$R^2 = 0.01$ $p = 0.557$	$R^2 = 0.06$ $p = 0.244$
Momento de rotación interna	6.5 ± 3.2 48%	$R^2 = 0.08$ $p = 0.155$	$R^2 = 0.30$ $p = 0.003$	$R^2 = 0.10$ $p = 0.115$
Momento de rotación externa	6.1 ± 3.9 63%	$R^2 = 0.24$ $p = 0.010$	$R^2 < 0.01$ $p = 0.684$	$R^2 = 0.52$ $p < 0.001$
Posición vertical del centro articular	16.5 ± 6.1 37%	$R^2 = 0.08$ $p = 0.143$	$R^2 = 0.06$ $p = 0.232$	$R^2 = 0.33$ $p = 0.002$
Posición horizontal del centro articular	33.1 ± 4.0 12%	$R^2 < 0.01$ $p = 0.909$	$R^2 < 0.01$ $p = 0.888$	$R^2 = 0.06$ $p = 0.241$
Brazo de momento abductor	50.9 ± 9.7 19%	$R^2 = 0.27$ $p = 0.005$	$R^2 = 0.02$ $p = 0.510$	$R^2 = 0.12$ $p = 0.083$
Desplazamiento	43.9 ± 5.3 12%	$R^2 < 0.01$ $p = 0.748$	$R^2 < 0.01$ $p = 0.714$	$R^2 < 0.01$ $p = 0.948$
Talla	1.7 ± 0.1 5%	$R^2 = 0.42$ $p < 0.001$	$R^2 = 0.07$ $p = 0.188$	$R^2 = 0.14$ $p = 0.060$
Peso	850 ± 155 18%	$R^2 = 0.30$ $p = 0.003$	$R^2 = 0.17$ $p = 0.033$	$R^2 = 0.04$ $p = 0.326$

Promedio, desviación estándar (DE) y coeficiente de variación para cada momento externo (Nm), medición radiológica (mm), talla (m) y peso (N) con correlaciones entre estos parámetros y la aplicación de cargas en la cadera. El texto en negritas indica valores con significancia estadística.

De Foucher, K. C., Hurwitz, D. E., Wimmer, M. A. (2009). Relative importance of gait vs. joint positioning on hip contact forces after total hip replacement. *J Orthop Res*, 27(12), 1576-1582. Copyright © 2009 Orthopaedic Research Society. Reimpresa con autorización de John Wiley & Sons, Inc.

vidad y un análogo al número de ciclos de aplicación de carga para las pruebas *in vitro*.

Estudios de simulación de desgaste asumen a menudo que los pacientes con RTC dan un millón de pasos con su articulación índice cada año. Este millón de ciclos de marcha equivale a 2 740 ciclos de marcha por día (o 5 480 pasos por día). Sin embargo, varios estudios más recientes indican que esta cifra puede subestimar en grado dramático la actividad en ciertas personas. Estos estudios han cuantificado desde 5 078 hasta 12 288 pasos por día, lo que dependía del tiempo transcurrido desde la cirugía y de la metodología para la valoración (tabla 17-4). Algunos pacientes que solicitan cirugías de invasión mínima (CIM) pueden ser incluso más activos. En un grupo de personas tan solo 3 semanas tras un RTC mediante CIM, los sujetos caminaron desde solo 146 hasta 16 392 (6 005 ± 4 175) pasos por día, lo que se extrapola a cifras de entre 53 290 hasta de 5 983 080 pasos por año. De igual modo, esta cohorte de pacientes no mostró una actividad estadísticamente significativa inferior a la de los controles (Foucher y cols., 2010).

Si bien algunos pacientes son sin duda mucho más activos que lo que antes se pensaba, es importante señalar que el nivel

	Promedio de pasos/día (desviación estándar)	Número de pacientes estudiados	Tiempo transcurrido desde la cirugía	Duración del periodo de medición	Técnica de medición	Referencia
TABLA 17-4 Estudios que midieron las actividades de los pacientes tras la cirugía						
Actividad						
Actividades cotidianas normales	5 078 (3 156)	100	> 6 meses	Se desconoce	Podómetro	Zahiri *et al.* (1998)[a]
Actividades cotidianas normales	5 194 (no informada)	111	> 6 meses	7 días	Podómetro	Schmalzried *et al.* (1998)
Actividades cotidianas normales	6 878 (3 736)	33	> 2 años	4 días	Podómetro	Silva *et al.* (2002)
Actividades cotidianas normales	10 438 (4 388)	33	> 2 años	4 días	MAM	Silva *et al.* (2002)
Caminar	12 288 (no se informó para la población)	105	3.4 años (promedio)	5-14 días	MAM	Kinkel *et al.* (2009)

[a]Zahiri *et al.* (1998) analizaron a un grupo de pacientes sin remplazos de rodilla o cadera.
MAM, monitor de actividad de marcha.

de actividad es bastante variable en y entre las poblaciones de estudio. Muchos estudios refieren una gran diferencia en cuanto al conteo de pasos entre los sujetos más y menos activos. Se ha sugerido que las diferencias del volumen de desgaste observadas en los implantes recuperados pueden explicarse a partir de niveles de actividad distintos entre sujetos (Schmalzried y cols., 1998). Es importante señalar que también pudiera ser importante tomar en consideración actividades distintas a la marcha simple, si bien las pruebas estandarizadas de desgaste solo toman en cuenta esta última.

¿POR QUÉ ESTUDIAR LAS FUERZAS EN LA CADERA? COMPLICACIONES QUE RECIBEN INFLUENCIA DE LA BIOMECÁNICA DE LA CADERA

En esta sección, para reiterar la importancia de la comprensión de la biomecánica de la cadera, se analizan las causas principales de complicaciones de la artroplastia total de cadera que reciben influencia de la biomecánica posquirúrgica de la cadera: pérdida ósea periprotésica y desgaste del implante. Los avances en diseño de materiales e implantes han reducido la probabilidad de que exista pérdida ósea y desgaste; sin embargo, aún es importante comprender los conceptos que les subyacen. El aflojamiento aséptico y el desgaste del implante persisten entre las principales causas de falla y revisión definitiva de las RTC. La pérdida ósea también ha sido un problema en las estrategias de reconstrucción articular alternativas, como la artro-

plastia de superficie de la cadera (Huo y cols., 2009). Por último, se han introducido superficies de soporte más resistentes al desgaste desde el inicio del milenio y han comenzado a surgir datos promisorios a largo plazo.

La pérdida ósea periprotésica asociada con los vástagos femorales no cementados está bien documentada (Bryan y cols., 1996; Engh y cols., 1992; Krger y cols., 1998) y han surgido inquietudes en torno a las implicaciones clínicas a largo plazo de este fenómeno. La osteólisis, la neutralización del esfuerzo y la descarga generalizada de la extremidad pueden participar en la pérdida ósea periprotésica. Se identifican partículas de desgaste del polietileno y otros materiales del implante en el líquido articular y los tejidos adyacentes. Estas partículas de desgaste conducen a una reacción de cuerpo extraño, con un incremento de la actividad de los macrófagos y la secreción intercelular de mediadores que estimulan a los osteoclastos y determinan una pérdida ósea periprotésica (Jasty, 1993).

La neutralización del esfuerzo deriva de una disminución de la distribución del esfuerzo en el hueso femoral por la presencia del vástago del implante, que tiene una rigidez mecánica superior o equivalente a la del fémur. Los cambios en el entorno de aplicación de la carga determinan un remodelamiento óseo. Una vez que se presenta la integración ósea de la prótesis no cementada, puede ocurrir una transferencia de la carga por estas áreas de fijación ósea. Sin embargo, el remodelamiento óseo no trae consigo el restablecimiento de niveles de deformación cortical normales (Engh y cols., 1992). El embone de la prótesis en el conducto femoral (Jasty y cols., 1994) y las propiedades del material

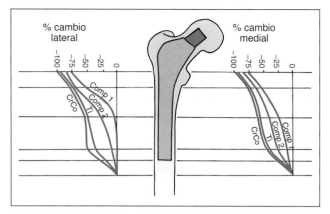

FIGURA 17-5 Porcentaje de cambio de la densidad de la energía de deformación en las regiones medial y lateral de la corteza medial y lateral a partir de un modelo tridimensional de elementos finitos. La mayor reducción de la densidad de la energía de deformación se identificó en el fémur con el implante más rígido (cromo-cobalto, CrCo). El fémur con el implante más flexible (compuesto [*Comp*] 1) tuvo la reducción más baja de la densidad de la energía de deformación (*Comp 1* y *Comp 2*, materiales compuestos; *CrCo*, cromo-cobalto; *Ti*, titanio; comunicación personal, R.N. Natarajan).

(rígido) del vástago (Cheal y cols., 1992; Weinans y cols., 1992) afectan el grado de neutralización del esfuerzo (fig. 17-5).

También puede producirse pérdida ósea por el desuso de la extremidad. Tras la cirugía, las personas con RTC persisten en una marcha asimétrica, con disminución de las fuerzas en el lado intervenido en comparación con el contralateral (Bryan y cols., 1996; Long y cols., 1993). La pérdida de hueso tibial no se ve afectada por las características del implante y tiene más probabilidad de derivar de un desuso generalizado de la extremidad asociado con la asimetría de las condiciones de aplicación de la carga articular. Se identificó una disminución de 16% del contenido mineral óseo en el segmento proximal de la tibia en sujetos con RTC crónicos, y esta disminución se relacionó con una asimetría de la fuerza vertical intersegmentaria máxima en la rodilla durante la marcha (Bryan y cols., 1996). Las mecánicas preoperatorias de la marcha en pacientes con osteoartritis de la cadera han mostrado correlación con la densidad mineral ósea del segmento proximal del fémur (fig. 17-6; Hurwitz y cols., 1998). A mayor pérdida ósea preoperatoria, hay menor rigidez del fémur y mayor probabilidad de que se presenten neutralización del esfuerzo y resorción ósea asociada tras la cirugía. Los estudios de autopsia también han demostrado que a menor densidad o contenido mineral óseo del fémur contralateral, hay

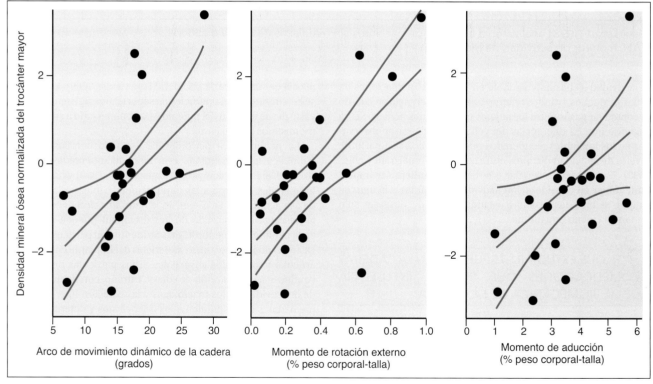

FIGURA 17-6 El arco de movimiento de la cadera así como sus momentos de aducción externa y rotación externa fueron factores de predicción significativos de la densidad mineral ósea normalizada del trocánter mayor en pacientes con osteoartritis de la cadera. Los abductores son las principales estructuras responsables de equilibrar el momento de aducción. Debido a que los abductores se insertan en el trocánter mayor, una disminución del momento de aducción pudiera reflejar la reducción de las fuerzas en esta región y dar origen a una pérdida ósea. De manera similar, las fibras anteriores del glúteo medio y el glúteo menor se reconocen como rotadoras internas primarias. De este modo, el momento de rotación externo reducido en la fase temprana del soporte también pudiera revelar una disminución de las fuerzas de los músculos abductores. Modificada de Hurwitz, D. E., Foucher, K. C., Sumner, D. R., et al. (1998). Hip motion and moments during gait relate directly to proximal femoral bone mineral density in patients with osteoarthritis. *J Biomech*, 31(10), 919-925.

mayor pérdida de hueso periprotésica en el lado afectado, lo que implica además que la densidad mineral ósea preoperatoria influye sobre el grado de pérdida ósea tras la cirugía.

Además de la densidad mineral ósea del hueso receptor y el entorno de aplicación de cargas, las propiedades de materiales del implante mismo tienen un gran efecto sobre la probabilidad de pérdida ósea, desgaste y falla secundaria del implante. Desde el inicio del milenio, la mayor parte de los componentes acetabulares para el remplazo articular total se ha fabricado con polietileno rico en puentes cruzados. Los enlaces cruzados suelen establecerse mediante la radiación del polietileno en ambientes diversos (McKellop y cols., 1999) y permiten una mayor resistencia al desgaste en casi todos los estudios. Un estudio aleatorizado con seguimiento hasta la segunda década demostró disminución de las revisiones, el desgaste y la osteólisis asociada con el uso de polietileno con puentes cruzados (Hopper y cols., 2018). De igual modo, este estudio registró la ausencia de fallas mecánicas entre los recubrimientos con puentes cruzados en el seguimiento a largo plazo. Algunos estudios más tempranos sugerían que el polietileno rico en puentes cruzados pudiera ser más susceptible a la formación de fisuras y otras modalidades de falla (Furmanski y cols., 2009). Así, se mezcló vitamina E como antioxidante en la generación más reciente de polietileno, y ha compensado los efectos negativos de la cualidad quebradiza y la reducción de la tenacidad que indu-ce la formación de enlaces cruzados mediante radiación (Takahashi y cols., 2016). También se utilizan otras superficies de soporte, que incluyen las de cerámica sobre cerámica y de metal sobre metal. Estas articulaciones tienen sus propios problemas, y al lector interesado se le recomienda hacer una investigación más detallada sobre estos materiales. También se recomienda un estudio adicional de otras cuestiones clínicas vinculadas con la biomecánica de la cadera en la artroplastia total de cadera. Estas incluyen los efectos del abordaje quirúrgico, la luxación, el diseño de prótesis y la rehabilitación.

Rodilla

MOVIMIENTO Y FUERZAS EN LA ARTICULACIÓN DE LA RODILLA

Varias consideraciones importantes del RTC también pueden aplicarse al RTR. Por ejemplo, los materiales de la articulación de manera característica son los mismos (cromo-cobalto sobre polietileno) y los escenarios de falla clínica son muy similares. Por ende, esta sección complementa la información previa y se concentra en las diferencias. Resulta evidente que una de las diferencias principales entre la cadera y la rodilla es la cinemática articular. En tanto la articulación de la cadera en el RTC se modela como una articulación técnica en esfera y cavidad, la anatomía de la articulación de la rodilla no tiene un análogo tan directo en las aplicaciones técnicas. Su anatomía es compleja, si bien tiene una dirección de rotación preferida, de manera específica la flexión-extensión (FE) en el plano sagital. Por esta razón a menudo se hace referencia a ella tan solo como una articulación en bisagra. Sin embargo, la traslación anteroposterior (AP) en el plano sagital, la rotación interna y externa (IE) en el plano

transverso y los movimientos en varo-valgo en el plano frontal también son muy importantes para su función general y no pueden ignorarse.

Existen muchos diseños de RTR, pero para poder tener éxito clínico todos necesitan permitir patrones cinemáticos diversos que se ejecutan al realizar las distintas actividades de la vida cotidiana. La ausencia de la libertad tridimensional de la articulación natural de la rodilla genera limitaciones que, a su vez, producen esfuerzos sobre la interfase entre el dispositivo protésico y el hueso, y de manera característica causan un aflojamiento aséptico temprano. Por otra parte, una restricción muy escasa genera una inestabilidad mecánica del RTR, sin un soporte apropiado para el paciente. También puede existir un desgaste rápido por un movimiento excesivo de la articulación. El conocimiento en torno a la magnitud y la naturaleza cíclica de los movimientos y las fuerzas es así crucial para el diseño del RTR (caso de estudio 17-2).

Cinemática de la rodilla

El movimiento relativo en la articulación de la rodilla puede describirse a partir de tres traslaciones y tres rotaciones, que constituyen los seis grados de libertad de la articulación (Kapandji, 1970). De manera característica, la flexión y la extensión son muy reproducibles en la persona durante la locomoción de personas sanas, así como en pacientes con RTR (Ngai y Wimmer, 2009). Durante la marcha en el plano horizontal la rodilla está casi del todo extendida en el momento del golpe del talón. Tras el golpe del talón la rodilla comienza a flexionarse y alcanza una flexión máxima de entre 15 y 20° durante la fase de soporte medio. En ese punto, la dirección de la progresión angular se invierte y la rodilla se extiende del todo una vez más (~45% del ciclo de la marcha). La articulación invierte su dirección una vez más para iniciar la fase preoscilatoria y continúa la flexión hasta el despegue de los dedos, que ocurre a cerca de 63% del ciclo de la marcha (compárese con la figura 18-4A, arriba). A menudo, los pacientes con RTR muestran adaptaciones de la marcha con patrones de movimiento que se desvían de lo normal. Se observan defectos en el momento del golpe del talón, en que pudiera no alcanzarse una extensión completa. De igual modo, de manera característica la extensión en la fase de soporte medio no es tan pronunciada como la que se observa en la marcha normal (figs. 18-4A a C).

La flexión de la rodilla progresa como una combinación de rodamiento, deslizamiento y giro de los cóndilos femorales sobre la placa tibial. Los hermanos Weber realizaron experimentos en los que demostraron este mecanismo desde 1836. Evaluaron el movimiento relativo entre los cóndilos femorales y la superficie tibial al colocar marcadores sobre los puntos correspondientes de contacto en ambas superficies (Weber y Weber, 1836). Setenta y dos años después se demostró que el índice entre el rodamiento y el deslizamiento varía durante la flexión y la extensión (Strasser, 1908). Como se representa en la figura 17-7, el rodamiento predomina en la flexión temprana (0 a 20°), en tanto el deslizamiento se vuelve dominante con ángulos de flexión superiores a 30° (Draganich y cols., 1987). Este mecanismo se denomina desplazamiento posterior femoral. Uno de los modelos para explicar el mecanismo es el de cuatro barras, analizado por Müller (1983) y O'Connor y Zavatsky (1990). En este modelo, los

CASO DE ESTUDIO 17-2

Artroplastia de la rodilla

Un hombre de 60 años de edad acudió con dolor progresivo en la rodilla derecha, deformidad en varo y referencia de inestabilidad. El paciente había sufrido una fractura diafisaria del fémur en un accidente automovilístico cuando tenía 20 años. Se sometió a una reducción abierta con fijación interna; sin embargo, la fractura no consolidó y desarrollo desviación en varo. Además del dolor progresivo en la rodilla derecha, el paciente también refería síntomas relacionados con la presencia distal del material de osteosíntesis en la región distal del fémur (fig. 1 del caso de estudio 17-2). El paciente no respondió a los esquemas terapéuticos conservadores que incluyeron terapia física, antiinflamatorios orales e infiltración intraarticular. La exploración física de su rodilla derecha reveló un movimiento de 15 a 85° con crepitación en todo el arco de movimiento. La palpación reveló prominencia de la placa femoral lateral por debajo del vasto lateral y la piel en la región proximal. Durante la deambulación, el paciente mostraba un tirón en varo significativo y no podía caminar sin ayuda de un bastón. El paciente decidió someterse a una artroplastia total de la rodilla con retiro del material de osteosíntesis, con el objetivo de eliminar el dolor en la rodilla y lograr una alineación neutral de la extremidad inferior con fines funcionales, como para la deambulación. La radiografía posoperatoria revela la alineación mecánica neutral lograda por medio de resección intraarticular y balanceo ligamentario durante el artroplastia total de la rodilla (fig. 2 del caso de estudio 17-2). El paciente tuvo buena evolución posquirúrgica y refería percibir la rodilla estable al deambular.

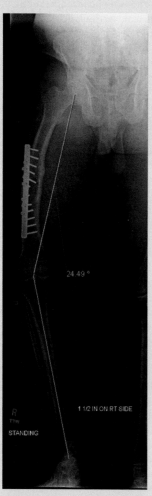

Figura 1 del caso de estudio 17-2

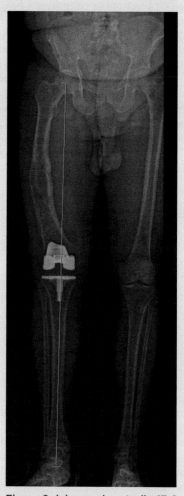

Figura 2 del caso de estudio 17-2

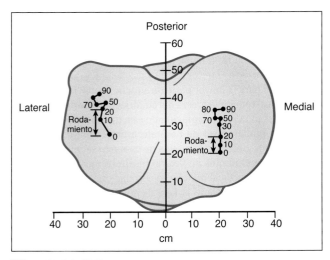

FIGURA 17-7 El contacto tibiofemoral se desplaza en dirección posterior con la flexión de la rodilla. El contacto en la región lateral se desplaza en dirección posterior en mucho mayor grado durante la flexión (0 a 20°) que el del lado medial, debido a que el cóndilo femoral lateral rueda sobre un radio mayor que el cóndilo femoral medial. Más allá de los 20° inicia un movimiento de deslizamiento en ambos cóndilos. Reimpresa de Andriacchi, T. P., Stanwyck, T. S., Galante, J. O. (1986). Knee biomechanics and total knee replacement. *J Arthroplasty*, 1(3), 211-219. Copyright © 1986 Elsevier. Con autorización.

eslabones de los ligamentos cruzados se insertan con firmeza en el fémur y la tibia. Se representan con dos barras cruzadas, que no están unidas pero se mantienen firmes en posición en sus puntos anatómicos de inserción (fig. 17-8).

Las investigaciones *in vivo* han demostrado que ocurren movimientos angulares y lineales sustanciales en los seis grados de libertad de la articulación durante las actividades cotidianas. En general, el patrón de movimiento es específico de la actividad. En un estudio realizado por Lafortune y cols. (1992), el patrón de movimiento durante la marcha se identificó con el uso de pines óseos que se insertaron en la tibia y el fémur. Resulta evidente que esta técnica invasiva se limitó a muy pocos sujetos. A partir de entonces, numerosos estudios han recurrido a la fluoroscopia para seguir los movimientos de la rodilla en personas normales y con RTR durante la flexión profunda de la rodilla, una tarea con escalones, arremetida, arrodillado y caminata en banda sin fin. Sin embargo, debido al campo de visión limitado del sistema de cámara de rayos X, ha sido difícil investigar las actividades fisiológicas cotidianas con este tipo de tecnologías.

Con la teoría de autovalor y autovector, se estudió la cinemática de la rodilla mediante la técnica de concentración de puntos. En este caso, se fijaron marcadores reflejantes a la piel a manera de nubes de puntos para permitir el análisis del movimiento de cuerpo rígido mediante una corrección matemática para el ruido de los tejidos blandos (Andriacchi y cols., 1998). De manera similar a lo ocurrido con el estudio de Lafortune, se encontró que en un marco de referencia tibial fijo, el fémur sufre traslación anterior tras el golpe del talón y cambia de dirección al aproxi-

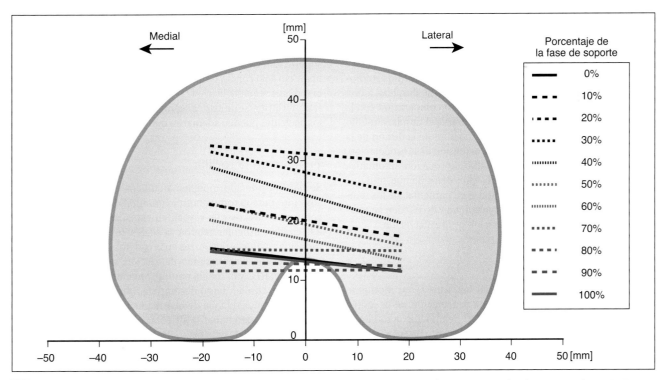

FIGURA 17-8 Trayecto de contacto durante la fase de soporte de la marcha en un sujeto representativo. Los puntos de contacto mediales y laterales se conectan por medio de una línea para animar la traslación anteroposterior y la rotación interna-externa superpuesta. Obsérvese que el contacto en el momento del golpe del talón se presenta en la región posterior (0% de la fase de soporte) con un deslizamiento en dirección anterior, y que el punto pivote se ubica en la región lateral durante la mayor parte de la fase de soporte.

marse a 15 o 20% del ciclo de la marcha para sufrir traslación posterior. En el momento del despegue de los dedos, el fémur cambia de nuevo de dirección a la traslación anterior e ingresa en la fase de balanceo y concluye el ciclo de la marcha con una traslación posterior. De este modo, existen tres cambios de dirección de traslación AP durante un ciclo de marcha. Nótese que estas direcciones no siguen la teoría del desplazamiento posterior femoral, lo que sugiere que en gran medida la articulación es controlada por fuerzas internas y externas. Las características de los ligamentos y la superficie anatómica generan restricciones, que definen la cubierta del movimiento de la rodilla al realizar varias actividades.

Las personas con RTR con prótesis menos limitantes muestran patrones de movimiento similares; sin embargo, se observa en ellos un incremento del arco de traslación AP en la fase de soporte (Ngai y cols., 2009). La figura 17-8 muestra el trayecto de contacto en un sujeto representativo. Se muestra la línea que conecta los puntos de contacto mediales y laterales a lo largo de la fase de soporte con intervalos temporales de 5%. En otro movimiento secundario, la rotación IE de la tibia, existe una rotación de 2 a 4° durante la fase de soporte, que se ha demostrado es bastante variable entre los pacientes con RTR (Ngai y Wimmer, 2009; fig. 17-7). A partir de la figura puede observarse que el centro de rotación predominante al caminar se ubica en la región lateral de la rodilla (fig. 17-8).

Estos resultados son congruentes con los obtenidos por Koo y Andriacchi (2008), quienes encontraron que, al caminar, la rodilla natural muestra en su mayoría un pivote lateral. Existe más rotación IE de la rodilla durante la fase de oscilación que en la de soporte durante la marcha. Ngai (2010) informó 13.9 ± 1.2° para los pacientes con RTR. Es interesante que el fémur muestre rotación interna respecto a la tibia al ingresar a la oscilación, y rotación externa al final de esa fase. Estos patrones de rotación contradicen el mecanismo de "rotación automática", que especifica la rotación tibial interna con la flexión creciente de la rodilla y la rotación tibial externa con la extensión de la rodilla. En estudios en cadáveres se ha encontrado que la rodilla se desplaza a una mayor distancia sobre la meseta bilateral en comparación con la meseta medial. Como consecuencia, durante el desplazamiento posterior el fémur sufre rotación externa durante la flexión de la rodilla y hace lo contrario durante la extensión de la articulación, lo que se ha denominado mecanismo de rotación automática (Shaw y Murray, 1974). En resumen, estos datos demuestran que los movimientos de la rodilla natural y, en particular, de los remplazos protésicos, dependen de la actividad y no pueden generalizarse con base en la flexión-extensión de la articulación.

Cinética de la rodilla

Por lo regular, durante el golpe del talón existe un momento FE externo que tiende a extender la articulación de la rodilla (compárese con la fig. 18-4A, abajo). Al tiempo que la rodilla se mueve a la fase de soporte medio, el momento externo invierte su dirección y demanda la acción de los músculos extensores. El momento externo invierte su dirección de nuevo durante la fase tardía de soporte medio y activa los músculos flexores. Por último, en el momento del despegue de los dedos los extensores tienen que activarse una vez más.

Cuando la rodilla está en una extensión casi completa, el ligamento rotuliano tiene un ángulo anterior (Draganich y cols., 1987). Debido a esta orientación del ligamento, el músculo cuádriceps tira de la tibia hacia adelante contra la resistencia del ligamento cruzado anterior (LCA). Los pacientes que carecen de LCA (válido para la mayor parte de aquellos con RTR) a menudo se adaptan al reducir la fuerza del cuadriceps (Andriacchi, 1990). Las razones para una adaptación de este tipo no se comprenden del todo y pudieran ser de naturaleza protectora o patológica. Su influencia sobre la cinemática de contacto se reveló en fecha reciente: los momentos de flexión máximos más bajos durante la fase de soporte de la marcha se correlacionaron con una traslación AP mayor durante la fase de soporte (Ngai, 2010). Este hallazgo nuevo implica que un cuadriceps con buena función ayuda a reducir el deslizamiento secundario entre la tibia y el fémur, que es en particular importante para la longevidad del RTR (y la disminución del desgaste del implante).

Al caminar, el momento de aducción asociado produce una distribución asimétrica de la carga en el plano frontal de la articulación y obliga a la rodilla a colocarse en varo (fig. 17-9). Esto puede relacionarse con el vector de la fuerza de reacción de tierra, que de manera característica pasa en la región medial de la rodilla. El ligamento colateral ayuda a equilibrar las cargas entre los cóndilos medial y lateral de la rodilla. Una tensión apropiada del ligamento colateral lateral resulta crítica para permitir una función apropiada y evitar la elevación del cóndilo lateral en el RTR (Schipplein y Andriacchi, 1999). También resulta evidente el riesgo de dejar la rodilla con un varo residual: este determina momentos de aducción mayores y, con ello, cargas más altas en el compartimiento medial, lo que conduce a una falla subsecuente del implante (Andriacchi y cols., 1986; fig. 17-10).

La rotación en el momento en el plano transverso señala de manera primordial en la dirección externa durante la fase de soporte. Si bien de baja magnitud, este momento es difícil de equilibrar tan solo con las estructuras musculares de la articulación de la rodilla y requiere la ayuda de los ligamentos cruzados y colaterales. En ausencia de los dos ligamentos cruzados (típico en el RTR), los pacientes pueden adaptar su marcha y reducir el momento.

Fuerzas en la rodilla

Se han introducido modelos analíticos y numéricos numerosos tanto para la rodilla humana natural como la protésica. Los conceptos básicos que respaldan estos modelos que recurren a la cinética articular externa ya se describieron (ver Diseño de modelos analíticos de fuerzas en la cadera). Todos estos modelos asumían superficies carentes de fricción, una estrategia aceptable para el RTC y la rodilla natural. Sin embargo, para el RTR las fuerzas de cizallamiento desempeñan un papel importante en los mecanismos de falla de la articulación. Las fuerzas de cizallamiento pueden dañar la articulación de polietileno y generar esfuerzos sobre el lecho óseo subyacente. Las fuerzas de cizallamiento pueden generarse por la fricción en la articulación artificial, que puede ser 100 veces superior en comparación con la del cartílago (Fisher y cols., 1994; Unsworth, 1993). Además, el trayecto de contacto tibiofemoral altera la eficiencia mecánica de los músculos que pasan por la articulación de la rodilla.

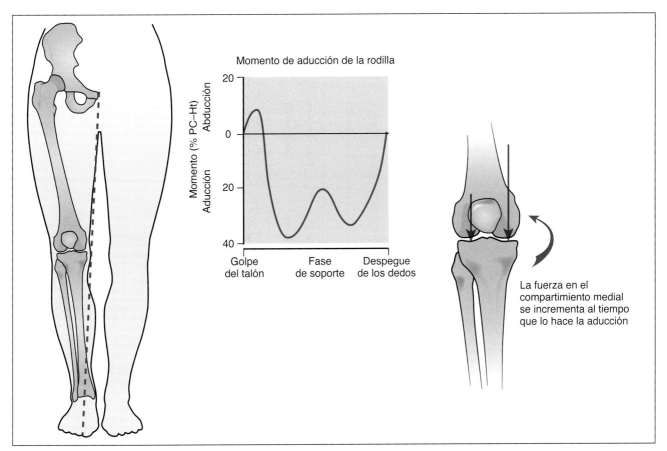

FIGURA 17-9 Ilustración del momento de aducción durante la marcha y de la mayor carga resultante que se identifica en el compartimiento medial de la rodilla en comparación con el compartimiento lateral. Republicada con autorización de la American Society of Mechanical Engineers, de Andriacchi, T. P. (1993). Functional analysis of pre- and post-knee surgery: Total knee arthroplasty and LCA reconstruction. *J Biomech Eng*, 115, 575-581. Permiso otorgado por medio del Copyright Clearance Center, Inc.

Mediante un abordaje matemático (Wimmer, 1999; Wimmer y Andriacchi, 1997; Wimmer y cols., 1998), se demostró que existe una influencia sustancial de la cinemática y la cinética de la marcha sobre las fuerzas de contacto de cizallamiento generadas. En resumen, el modelo se utilizó para calcular las fuerzas compresivas (normales) y de tracción (cizallamiento) en la rodilla a partir de mediciones cinemáticas y cinéticas tomadas durante la fase de soporte de la marcha en pacientes sometidos a una artroplastia total de rodilla. Al basarse en un abordaje previo que dependía de modelos de reducción (Schipplein y Andriacchi, 1991) y a cinéticas de marcha comunes en pacientes tras el RTR, el modelo consideraba las cinemáticas secundarias (rodamiento o deslizamiento puros en dirección anteroposterior) entre el fémur y la tibia, e introducía la fricción. Es importante comprender que pueden generarse fuerzas de cizallamiento tangenciales tanto durante el rodamiento como durante el deslizamiento (Johnson, 1987). Las fuerzas de contacto calculadas para un paciente con patrones cinéticos normales se grafican en la figura 17-11. Se alcanzaron fuerzas de tracción cercanas a 0.5 PC en el punto máximo de contacto durante el soporte medio y de 0.3 PC durante el pico justo anterior al despegue de los dedos.

En la literatura existen muchos estudios que dependen de técnicas de reducción u optimización para informar las fuerzas en la articulación de la rodilla. Komistek y cols. (1998) utilizaron una técnica de reducción para predecir las fuerzas de contacto articular en la rodilla (y la cadera) durante la marcha en el plano horizontal. El sistema determinado de ecuaciones diferenciales consistía en 20 ecuaciones de movimiento, 10 ecuaciones de restricción y 30 incógnitas. Las fuerzas de reacción articular resultantes máximas fueron de 1.7 a 2.3 PC para la rodilla. Lu y cols. (1998) también utilizaron una técnica de reducción para calcular las fuerzas de reacción articular en la rodilla durante la marcha normal. Se predijo que las fuerzas de contacto axiales máximas serían de 2.1 PC. Durante la fase de soporte, las fuerzas predichas promediaron 70% de las fuerzas cuantificadas en la rodilla mediante telemetría. Kim y cols. (2009) recurrieron a una técnica de optimización para resolver las fuerzas transmitidas por las regiones medial y lateral de la rodilla durante la marcha en una caminadora. Los momentos articulares netos se descompusieron en las fuerzas independientes de los músculos de la pierna al minimizar la sumatoria de los cuadrados de las activaciones musculares a cada instante del ciclo de marcha. Las fuerzas de contacto tibial predichas por el modelo variaron de 1.9 a 3.5 PC. Taylor y cols. (2004) utilizaron una técnica de optimización estática para calcular las fuerzas de contacto tibiofemorales durante la marcha y al subir escaleras. La distribución de la fuerza

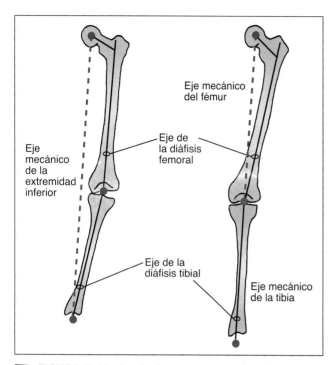

FIGURA 17-10 **Izquierda:** en una extremidad inferior con deformidad en varo, el eje mecánico pasa en posición medial a la rodilla. **Derecha:** cuando la alineación es normal, el eje mecánico del fémur se encuentra alineado con el eje mecánico de la tibia (eje diafisario tibial). La línea que representa los ejes mecánicos del fémur y la tibia coincide con el eje mecánico de la extremidad inferior en esta situación. Reimpresa con autorización de Krachow, K. A. (1995). Surgical principles in total knee arthroplasty: Alignment, deformity, approaches and bone cuts. En J. J. Callagan, D. A. Dennis, W. G. Paprosky, *et al.* (Eds.). *Orthopaedic Knowledge Update: Hip and Knee Reconstruction* (pp. 269-276). Rosemont, IL: American Academy of Orthopaedic Surgeons.

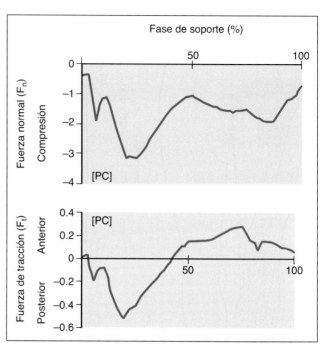

FIGURA 17-11 Fuerza normal y de tracción de la meseta tibial durante la fase de soporte en un sujeto representativo con marcha normal. Obsérvese la configuración bifásica de la fuerza de tracción con un cambio en su dirección en torno a la fase de soporte medio.

muscular en torno a la rodilla se calculó al minimizar el cuadrado de los esfuerzos musculares. Las fuerzas de contacto máximas resultantes promedio fueron de 3.1 PC para la marcha y 5.4 PC al subir escaleras. Costigan y cols. (2002) calcularon las fuerzas de contacto al subir escaleras con base en las fuerzas externas en la articulación de la rodilla y las fuerzas musculares mediante modelos de rodilla personalizados. Las fuerzas de contacto máximas alcanzaban un promedio de tres veces el PC al subir escaleras, pero eran hasta de cinco veces el PC para algunos sujetos.

Como ya se describió para la articulación de la cadera, el laboratorio de los autores desarrolló una estrategia paramétrica para calcular las fuerzas de contacto. Esta estrategia también se aplicó en fecha reciente a la articulación de la rodilla. De nuevo, el problema indeterminado se resuelve al clasificar los músculos en grupos funcionales en cada momento del soporte. A diferencia del método de reducción previo, los músculos en cada grupo no necesitan tener la misma fuerza o línea de acción. En cada grupo funcional se permite la variación del nivel relativo de activación de los músculos, de manera que se prueban muchas combinaciones potenciales de fuerzas musculares al balancear las ecuaciones de equilibrio. La variación paramétrica genera un espacio de solu-

ción de fuerzas de contacto calculadas para niveles de activación muscular en su rango fisiológico. Los detalles de este modelo pueden consultarse en otra fuente (Lundberg, Foucher, Wimmer, 2009). También existió la oportunidad de comparar los resultados del modelo con las lecturas de fuerza de un remplazo total de rodilla instrumentado. La cinemática y la cinética de entrada para el modelo paramétrico se midieron durante el análisis de la marcha, de manera simultánea a los datos de fuerza telemétricos (Lundberg, Foucher, Andriacchi y cols., 2009). El modelo paramétrico tuvo muy buena congruencia con los resultados del remplazo total de rodilla instrumentado (fig. 17-12).

Se han realizado actividades importantes para medir en forma directa las fuerzas de la rodilla con la ayuda de implantes instrumentados con calibradores de deformación. D'Lima y cols. (2006) encontraron fuerzas de contacto axiales que variaban entre 2.2 y 2.8 veces el PC. Fuerzas mayores son inducidas por actividades más vigorosas (Mündermann y cols., 2008). Las fuerzas axiales se incrementaron a entre 3.5 y 8 PC para el ascenso de escaleras y la marcha en bajada. Estas prótesis de rodilla instrumentadas de primera generación solo podían medir fuerzas de contacto axiales. Bergmann y otros (Heinlein y cols., 2009) desarrollaron un dispositivo capaz de medir las cargas y los momentos para los seis grados de libertad. Para la marcha en el plano horizontal las mediciones de las fuerzas axiales fueron similares a los datos de D'Lima. Las fuerzas de cizallamiento fueron de alrededor de 0.3 veces el PC. Durante las maniobras en escaleras, todas las lecturas de fuerza se elevaron alrededor de 30%.

Las fuerzas en las rodillas instrumentadas solo se obtuvieron en una población limitada de sujetos. Los autores formularon así

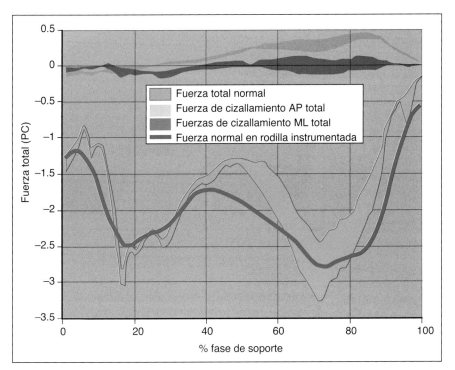

FIGURA 17-12 Comparación de los resultados del modelo paramétrico (espacios de solución sólidos) con la producción de fuerza a partir de un remplazo total de rodilla instrumentado para los mismos datos de entrada. AP, anterior-posterior; ML, medial-lateral.

la pregunta de si estas fuerzas son representativas de una población mayor de RTR con conservación de los ligamentos cruzados, en particular en actividades distintas a la marcha (Freed y cols., 2017). Se encontró que las predicciones del modelo para 23 pacientes con un implante NexGen CR eran similares a las informadas a partir de prótesis instrumentadas. En la tabla 17-5 se muestran las fuerzas de contacto máximas al levantarse de la silla, sentarse en una silla, subir escaleras y descender escaleras calculadas con un modelo paramétrico matemático. Los valores se comparan con los cuantificados a partir de prótesis de rodilla instrumentadas por Mündermann y cols. (2008).

TABLA 17-5	Fuerzas de contacto máximas en la rodilla para maniobras en silla y escaleras

Actividad	23 RTR con conservación de ligamentos cruzados	eKnee (RTR instrumentado)
Levantarse de silla	2.9 ± 0.8 PC	2.5 PC
Sentarse en silla	2.9 ± 0.6 PC	1.9 PC
Subir escaleras	3.3 ± 0.5 PC	3.6 PC
Bajar escaleras	3.0 ± 0.4 PC	3.5 PC

PC, peso corporal; RTR, remplazo total de rodilla.

FACTORES QUE INFLUYEN SOBRE EL MOVIMIENTO Y LA CARGA EN LA RODILLA

Marcha

Como resulta evidente a partir del análisis previo, el patrón cinemático de la rodilla afecta la carga de contacto. De este modo, el estilo de la marcha es relevante y afecta la longevidad del implante. De igual modo, la cinemática de la rodilla durante la marcha es, por lo menos en parte, determinada por la cinética de la rodilla (Ngai y Wimmer, 2009). Hilding y cols. (1996) informaron que los pacientes que caminaban con momentos de flexión máximos más altos demostraban un incremento de la migración del componente tibial, que les ponía en riesgo de un aflojamiento aséptico. Sin embargo, este tipo de relaciones son complejas y necesitan evaluarse en contexto con el diseño protésico y la cohorte de pacientes.

Actividad

La cinemática y la cinética de la rodilla en el RTR dependen de la actividad específica. Los análisis biomecánicos de las actividades cotidianas resultan así esenciales. Ejemplos son la marcha en el plano horizontal, el ascenso y descenso de escaleras, sentarse y levantarse de una silla, y los movimientos transicionales de detención-inicio, como los que ocurrirían en una cocina. Orozco y Wimmer (2010) señalaron en fecha reciente su importancia respecto al desgaste del implante. Si bien la frecuencia de otras actividades distintas a la marcha es baja, soportan una parte considerable (~20%) de la carga acumulada general.

Factores quirúrgicos

Se sabe que la mala alineación y el equilibrio inapropiado de los tejidos blandos producen cargas elevadas y excéntricas entre el fémur y la tibia (Dorr y cols., 1985). Esto incrementa de manera importante los esfuerzos de contacto del polietileno, y a menudo da origen a un desgaste acelerado. Se ha demostrado que la malrotación de los componentes femoral y tibial afectan las cargas y el desgaste de los componentes (Wasielewski y cols., 1994). También grados bajos (1 a 4°) de rotación femoral interna se asociaron con una trayectoria inapropiada por una aplicación incorrecta o excesiva de cargas, en tanto grados altos (7 a 17°) se vincularon con luxación rotuliana o falla del componente rotuliano (Berger y cols., 1998). La malrotación tibial interna o externa se relacionó en fecha reciente con el desgaste excesivo del polietileno (Mell y cols., 2020).

Diseño de prótesis

El cirujano tiene la posibilidad de elegir entre diseños distintos, algunos de los cuales son en mayor o menor medida congruentes. Si bien deseable en cuanto al esfuerzo del material, la congruencia se vincula con más frecuencia a grados diversos de limitación en virtud de los requerimientos de movimiento. El grado de limitación en la prótesis puede afectar en forma intensa las mecánicas de contacto de la articulación. Banks y Hodge (2004) encontraron diferencias significativas en la cinemática de contacto entre los diseños con conservación de los ligamentos cruzados (menos congruentes) y aquellos con estabilización posterior (más congruentes). Se ha sugerido que el movimiento anteroposterior limitado del fémur sobre la tibia influye sobre la función durante las actividades cotidianas (Andriacchi y Galante, 1988). Si bien en general se acepta que los esfuerzos que derivan de las fuerzas compresivas dentro del cuerpo del polietileno se reducen cuando existe una mayor congruencia (Bartel y cols., 1995), una libertad de movimiento limitada puede incrementar las fuerzas tangenciales (restrictivas) sobre la meseta tibial, lo que produce más mal que bien.

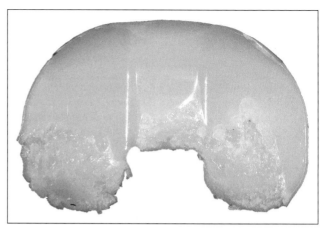

FIGURA 17-13 Meseta tibial de polietileno con daño por deslaminación —por probable alineación inapropiada.

¿Por qué fallan los implantes? El desgaste es una de las principales causas

El desgaste del polietileno del inserto tibial y las complicaciones mecánicas y biológicas que de esto derivan siguen siendo un problema, y constituyen una causa reconocida de falla que limita el éxito a largo plazo. Si bien los mecanismos precisos por los que las partículas liberadas por el desgaste inducen una osteólisis periprotésica aún no se dilucidan por completo y constituyen un área de investigación activa, en general se sabe que sus características, como composición, tamaño, forma y número en general (en particular para las ubicadas en el intervalo submicrométrico, con mayor actividad biológica), participan en la respuesta celular y tisular (Jacobs y cols., 2006). Varios factores pueden influir sobre el desgaste de los insertos de polietileno de peso molecular ultraalto. Estos pueden agruparse en factores

materiales (p. ej., tipo de resina, método de consolidación, vida de anaquel, método de esterilización, proceso de fabricación o nivel de oxidación), factores de la técnica quirúrgica (p. ej., alineación del implante, equilibrio de tejidos blandos) y factores del paciente (p. ej., actividad personal, patrón de marcha) y se resumen en otras fuentes (Wimmer y cols., 1998). En esta sección se reiteran la biomecánica de la rodilla y su influencia sobre el desgaste.

Como se analizó antes, la articulación de la rodilla sufre movimientos de rodamiento y deslizamiento durante las maniobras de flexión y extensión. De este modo, la ubicación del contacto entre el fémur y la tibia siempre ocurre en movimiento y los esfuerzos fluctúan en la superficie de soporte. Los esfuerzos fluctuantes que derivan de la cinemática compleja de la rodilla son responsables de los mecanismos de desgaste generados por la fatiga de la superficie, como los hundimientos y la deslaminación (fig. 17-13). Las propiedades materiales de la articulación desempeñan un papel importante en cuanto a este efecto, y el desarrollo de fragilidad oxidativa del polietileno es un proceso indeseable. En la actualidad se induce a menudo la formación de puentes cruzados en el polietileno, con adición de vitamina E para estabilizar sus propiedades mecánicas a lo largo del tiempo (Brach Del Prever y cols., 2009; Micheli y cols., 2012).

La cinemática y las fuerzas de contacto de la rodilla pueden afectar de manera similar la cantidad y el tipo de procesos de desgaste adhesivo y abrasivo observados. Los mecanismos de desgaste adhesivos y abrasivos generan partículas submicrométricas (fig. 17-14) que pueden migrar del espacio articular al tejido periprotésico y desencadenar reacciones inflamatorias sistémicas. Esta respuesta sistémica genera osteólisis y aflojamiento secundario del dispositivo protésico (Jacobs y cols., 2006). Por lo general se acepta que la cantidad de desgaste aumenta con la distancia de deslizamiento. Además, la configuración del trayecto del movimiento es importante para el desgaste del polietileno. Un incremento del cizallamiento cruzado, el grado de movimiento perpendicular a la dirección principal de movimiento, da origen a un mayor desgaste (Bragdon y cols., 1996).

La relación entre el desgaste y la dirección de movimiento no es lineal y se ha descrito por medios teóricos (Schwenke y cols., 2008). Debido a que las cadenas moleculares en la capa superfi-

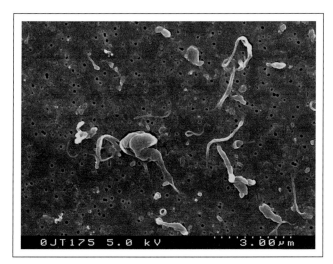

FIGURA 17-14 Partículas de desgaste de polietileno recuperadas de un remplazo total de rodilla. Debido a su escaso tamaño, estas partículas son fagocitadas por los macrófagos, lo que puede causar reacciones inflamatorias.

cial del polietileno se alinean en la dirección del cizallamiento, se requiere más energía para romper las moléculas en su dirección longitudinal que en la perpendicular. De este modo, el polietileno libera más partículas cuando el movimiento ocurre en varias direcciones. En resumen, se ha demostrado que los impulsos cinemáticos y cinéticos afectan el desgaste observado en pacientes reales y en simuladores articulares. Por ejemplo, McEwen y cols. (2005) demostraron que el incremento de los desplazamientos y las rotaciones durante las pruebas de desgaste de los RTR producían un incremento significativo de la tasa de desgaste.

En resumen, la carga de contacto y la trayectoria de movimiento afectan el desgaste del implante y reciben influencia de la técnica quirúrgica, el diseño del implante y factores específicos del paciente. Existe un cuerpo creciente de publicaciones que explora estas relaciones, y deben vigilarse con más detalle.

Resumen

- El efecto de las fuerzas sobre la estabilidad de un remplazo articular total no solo depende de su magnitud, sino también de su orientación y punto de aplicación.

- La magnitud, la orientación y el punto de aplicación de las cargas en las articulaciones influyen sobre los esfuerzos, los momentos de flexión y los de rotación del implante, y son críticos para la estabilidad, el desgaste y la longevidad de la prótesis.

- El conocimiento sobre las cargas dinámicas durante las actividades cotidianas aporta información crítica para hacer frente a problemas clínicos como el aflojamiento mecánico de los implantes, el grado de desgaste, la resorción ósea, y la selección de los protocolos de rehabilitación y quirúrgicos.

- La evolución del remplazo articular total se ha facilitado gracias a la información generada a partir de estudios biomecánicos.

Preguntas para práctica

1. ¿Es normal la marcha después de una artroplastia total de cadera o rodilla? ¿Debe ser una biomecánica normal de la marcha el objetivo tras la artroplastia total de la cadera o la rodilla?

2. Enumere y describa en forma breve tres factores que causan aflojamiento del implante tras la artroplastia de la cadera o la rodilla.

3. Describa tres estrategias para abordar el problema de equilibrio con indeterminación estadística que se enfrenta al tratar de integrar un modelo de las fuerzas articulares de la cadera o la rodilla. ¿Cuáles son algunas de las ventajas y las desventajas de cada estrategia?

4. ¿Cómo afecta el nivel de actividad del paciente el desgaste de la prótesis de la cadera y la rodilla?

5. El desgaste y sus consecuencias son la causa principal de la falla del implante. Mencione dos estrategias para reducir el desgaste mediante la manipulación de las propiedades de los materiales.

Referencias

American Academy of Orthopaedic Surgeons. American Joint Replacement Registry 2018 Annual Report. Recuperado en septiembre 2018, de http://www.ajrr.net/publications-data/annual-reports

Anderson, F. C., Pandy, M. G. (2001). Dynamic optimization of human walking. *J Biomech Eng, 123*(5), 381–390.

Andriacchi, T. P. (1990). Dynamics of pathological motion: Applied to the anterior cruciate deficient knee. *J Biomech, 23*(Suppl 1), 99–105.

Andriacchi, T. P. (1993). Functional analysis of pre- and post-knee surgery: Total knee arthroplasty and ACL reconstruction. *J Biomech Eng, 115*(4B), 575–581.

Andriacchi, T. P., Alexander, E. J., Toney, M. K., et al. (1998). A point cluster method for in vivo motion analysis: Applied to a study of knee kinematics. *J Biomech Eng, 120*(6), 743–749.

Andriacchi, T. P., Galante, J. O. (1988). Retention of the posterior cruciate in total knee arthroplasty. *J Arthroplasty, 3*(Suppl), S13–S19.

Andriacchi, T. P., Stanwick, T. S., Galante, J. O. (1986). Knee biomechanics and total knee replacement. *J Arthroplasty, 1*(3), 211–219.

Ardestani, M. M., Edwards, P. P. A., Wimmer, M. A. (2017). Prediction of polyethylene wear rates from gait biomechanics and implant positioning in total hip replacement. *Clin Orthop Relat Res, 475*(8), 2027–2042.

Banks, S. A., Hodge, W. A. (2004). Implant design affects knee arthroplasty kinematics during stair-stepping. *Clin Orthop Relat Res, (426)*, 187–193.

Bartel, D. L., Rawlinson, J. J., Burstein, A. H., et al. (1995). Stresses in polyethylene components of contemporary total knee replacements. *Clin Orthop Relat Res, (317)*, 76–82.

Berger, R. A., Crossett, L. S., Jacobs, J. J., et al. (1998). Malrotation causing patellofemoral complications after total knee arthroplasty. *Clin Orthop Relat Res*, (356), 144–153.

Bergmann, G., Deuretzbacher, G., Heller, M., et al. (2001). Hip contact forces and gait patterns from routine activities. *J Biomech*, *34*(7), 859–871.

Bergmann, G., Graichen, F., Rohlmann, A. (1993). Hip joint loading during walking and running, measured in two patients. *J Biomech*, *26*(8), 969–990.

Bergmann, G., Graichen, F., Rohlmann, A. (1995). Is staircase walking a risk for the fixation of hip implants?. *J Biomech*, *28*(5), 535–553.

Bergmann, G., Graichen, F., Rohlmann, A. (2004). Hip joint contact forces during stumbling. *Langenbecks Arch Surg*, *389*(1), 53–59.

Box, G., Noble, P. C. (1993). The position of the joint center and the functional outcome of total hip replacement [abstract]. In *Transactions of the 39th Annual Meeting, Orthopaedic Research Society*; February 15–18; San Francisco, CA.

Brach Del Prever, E. M., Bistolfi, A., Bracco, P., et al. (2009). UHMWPE for arthroplasty: Past or future?. *J Orthop Traumatol*, *10*(1), 1–8.

Bragdon, C. R., O'Connor, D. O., Lowenstein, J. D., et al. (1996). The importance of multidirectional motion on the wear of polyethylene. *Proc Inst Mech Eng H*, *210*(3), 157–165.

Brand, R. A., Crowninshield, R. D. (1980). The effect of cane use on hip contact force. *Clin Orthop Relat Res*, (147), 181–184.

Brand, R. A., Pedersen, D. R., Davy, D. T., et al. (1994). Comparison of hip force calculations and measurements in the same patient. *J Arthroplasty*, *9*(1), 45–51.

Bryan, J. M., Sumner, D. R., Hurwitz, D. E., et al. (1996). Altered load history affects periprosthetic bone loss following cementless total hip arthroplasty. *J Orthop Res*, *14*(5), 762–768.

Cheal, E. J., Spector, M., Hayes, W. C. (1992). Role of loads and prosthesis material properties on the mechanics of the proximal femur after total hip arthroplasty. *J Orthop Res*, *10*(3), 405–422.

Costigan, P. A., Deluzio, K. J., Wyss, U. P. (2002). Knee and hip kinetics during normal stair climbing. *Gait Posture*, *16*(1), 31–37.

Crowninshield, R. D., Brand, R. A. (1981). A physiologically based criterion of muscle force prediction in locomotion. *J Biomech*, *14*(11), 793–801.

Crowninshield, R. D., Johnston, R. C., Andrews, J. G., et al. (1978). A biomechanical investigation of the human hip. *J Biomech*, *11*(1–2), 75–85.

Davey, S. M., Orr, J. F., Buchanan, F. J., et al. (2005). The effect of patient gait on the material properties of UHMWPE in hip replacements. *Biomaterials*, *26*(24), 4993–5001.

Davy, D. T., Kotzar, G. M., Brown, R. H., et al. (1988). Telemetric force measurements across the hip after total arthroplasty. *J Bone Joint Surg Am*, *70A*(1), 45–50.

Delp, S. L., Komattu, A. V., Wixson, R. L. (1994). Superior displacement of the hip in total joint replacement: Effects of prosthetic neck length, neck-stem angle, and anteversion angle on the moment-generating capacity of the muscles. *J Orthop Res*, *12*(6), 860–870.

D'Lima, D. D., Patil, S., Steklov, N., et al. (2006). Tibial forces measured in vivo after total knee arthroplasty. *J Arthroplasty*, *21*(2), 255–262.

Doehring, T. C., Rubash, H. E., Shelley, F. J., et al. (1996). Effect of superior and superolateral relocations of the hip center on hip joint forces. An experimental and analytical analysis. *J Arthroplasty*, *11*(6), 693–703.

Dorr, L. D., Conaty, J. P., Schreiber, R., et al. (1985). Technical factors that influence mechanical loosening of total knee arthroplasty. In L. D. Dorr (Ed.), *The Knee* (pp. 121–135). Baltimore, MD: University Park Press.

Draganich, L. F., Andriacchi, T. P., Andersson, G. B. (1987). Interaction between intrinsic knee mechanics and the knee extensor mechanism. *J Orthop Res*, *5*(4), 539–547.

Engh, C. A., McGovern, T. F., Bobyn, J. D., et al. (1992). A quantitative evaluation of periprosthetic bone-remodeling after cementless total hip arthroplasty. *J Bone Joint Surg Am*, *74A*(7), 1009–1020.

English, T. A., Kilvington, M. (1979). In vivo records of hip loads using a femoral implant with telemetric output (a preliminary report). *J Biomed Eng*, *1*(2), 111–115.

Fisher, J., Dowson, D., Hamdzah, H. (1994). The effect of sliding velocity on the friction and wear of UHMWPE for use in total artificial joints. *Wear*, *175*, 219–225.

Foucher, K. C., Hurwitz, D. E., Wimmer, M. A. (2007). Preoperative gait adaptations persist one year after surgery in clinically well-functioning total hip replacement patients. *J Biomech*, *40*(15), 3432–3437.

Foucher, K. C., Hurwitz, D. E., Wimmer, M. A. (2008). Do gait adaptations during stair climbing result in changes in implant forces in subjects with total hip replacements compared to normal subjects? *Clin Biochem*, *23*(6), 754–761.

Foucher, K. C., Hurwitz, D. E., Wimmer, M. A. (2009). Relative importance of gait vs. joint positioning on hip contact forces after total hip replacement. *J Orthop Res*, *27*(12), 1576–1582.

Foucher, K. C., Wimmer, M. A., Moisio, K. C. (2010). Full activity recovery but incomplete biomechanical recovery after minimally invasive total hip arthroplasty. In *Transactions of the 56th Annual Meeting of the Orthopaedic Research Society*; March 6–9; New Orleans, LA, p. 1924.

Freed, R. D., Simon, J. C., Knowlton, C. B., et al. (2017). Are instrumented knee forces representative of a larger population of cruciate-retaining total knee arthroplasties? *J Arthroplasty*, *32*(7), 2268–2273.

Furmanski, J., Anderson, M., Bal, S., et al. (2009). Clinical fracture of cross-linked UHMWPE acetabular liners. *Biomaterials*, *30*(29), 5572–5582.

Glaser, D., Dennis, D. A., Komistek, R. D., et al. (2008). In vivo comparison of hip mechanics for minimally invasive versus traditional total hip arthroplasty. *Clin Biochem*, *23*(2), 127–34.

Heinlein, B., Kutzner, I., Graichen, F., et al. (2009). ESB Clinical Biomechanics Award 2008: Complete data set of total knee replacement loading floor level walking and stair climbing measured in vivo with a follow-up of 6–10 months. *Clin Biochem*, *24*(4), 315–326.

Heller, M. O., Bergmann, G., Deuretzbacher, G., et al. (2001). Musculo-skeletal loading conditions at the hip during walking and stair climbing. *J Biomech, 34*(7), 883-893.

Heller, M. O., Bergmann, G., Kassi, J. P., et al. (2005). Determination of muscle loading at the hip joint for use in pre-clinical testing. *J Biomech, 38*(5), 1155-1163.

Hilding, M. B., Lanshammer, H., Ryd, L. (1996). Knee joint loading and tibial component loosening. RSA and gait analysis in 45 osteoarthritic patients before and after TKA. *J Bone Joint Surg Br, 78A*(1), 66-73.

Hopper, R. H., Jr., Ho, H., Sritulanondha, S., et al. (2018). Otto Aufranc Award: crosslinking reduces THA wear, osteolysis, and revision rates at 15-year followup compared with noncrosslinked polyethylene. *Clin Orthop Relat Res, 476*(2), 279-290.

Huo, M. H., Parvizi, J., Bal, B. S., et al. (2009). What's new in total hip arthroplasty. *J Bone Joint Surg Am, 91A*(10), 2522-2534.

Hurwitz, D. E., Andriacchi, T. P. (1998). Biomechanics of the hip. In J. Callaghan, A. Rosenberg, H. Rubash (Eds.), *The Adult Hip* (pp. 75-86). New York: Raven Press.

Hurwitz, D. E., Foucher, K. C., Andriacchi, T. P. (2003). A new parametric approach for modeling hip forces during gait. *J Biomech, 36*(1), 113-119.

Hurwitz, D. E., Foucher, K. C., Sumner, D. R., et al. (1998). Hip motion and moments during gait relate directly to proximal femoral bone mineral density in patients with hip osteoarthritis. *J Biomech, 31*(10), 919-925.

Hurwitz, D. E., Ryals, A. B., Case, J. P., et al. (2002). The knee adduction moment during gait in subjects with knee osteoarthritis is more closely correlated with static alignment than radiographic disease severity, toe out angle and pain. *J Orthop Res, 20*(1), 101-107.

Jacobs, J. J., Hallab, N. J., Urban, R. M., et al. (2006). Wear particles. *J Bone Joint Surg Am, 88A*(Suppl 2), 99-102.

Jasty, M. (1993). Clinical reviews: Particulate debris and failure of total hip replacements. *J Appl Biomater, 4*(3), 273-276.

Jasty, M., O'Connor, D. O., Henshaw, R. M., et al. (1994). Fit of the uncemented femoral component and the use of cement influence the strain transfer the femoral cortex. *J Orthop Res, 12*(5), 648-656.

Johnson, K. L. (1987). *Contact Mechanics* (2nd ed.). Cambridge, UK: Cambridge University Press.

Johnston, R. C., Brand, R. A., Crowninshield, R. D. (1979). Reconstruction of the hip. A mathematical approach to determine optimum geometric relationships. *J Bone Joint Surg Am, 61A*(5), 639-652.

Kapandji, I. A. (1970). The knee. In I. A. Kapandji (Ed.), *The Physiology of the Joints* (pp. 72-135). Paris, France: Editions Maloine.

Kim, H. J., Fernandez, J. W., Akbarshahi M., et al. (2009). Evaluation of predicted knee-joint muscle forces during gait using an instrumented knee implant. *J Orthop Res, 27*(10), 1326-1331.

Kinkel, S., Wollmerstedt, N., Kleinhans, J. A., et al. (2009). Patient activity after total hip arthroplasty declines with advancing age. *Clin Orthop Relat Res, 467*(8), 2053-2058.

Komisteck, R. D., Steihl, J. B., Dennis, D. A., et al. (1998). Mathematical model of the lower extremity joint reaction forces using kane's method of dynamics. *J Biomech, 31*(2), 185-189.

Koo, S., Andriacchi, T. P. (2008). The knee joint center of rotation is predominantly on the lateral side during normal walking. *J Biomech, 41*(6), 1269-1273.

Kotzar, G. M., Davy, D. T., Berilla, J., et al. (1995). Torsional loads in the early postoperative period following total hip replacement. *J Orthop Res, 13*(6), 945-955.

Kotzar, G. M., Davy, D. T., Goldberg, V. M., et al. (1991). Telemeterized in vivo hip joint force data: A report on two patients after total hip surgery. *J Orthop Res, 9*(5), 621-633.

Krachow, K. A. (1995). Surgical principles in total knee arthroplasty: Alignment, deformity, approaches and bone cuts. In J. J. Callagan, D. A. Dennis, W. G. Paprosky (Eds.), *Orthopaedic Knowledge Update: Hip and Knee Reconstruction* (pp. 269-276). Rosemont, IL: AAOS.

Kröger, H., Venesmaa, P., Jurvelin, J., et al. (1998). Bone density at the proximal femur after total hip arthroplasty. *Clin Orthop Relat Res*, (352), 66-74.

Lafortune, M. A., Cavanagh, P. R., Sommer, H. J., 3rd, et al. (1992). Three-dimensional kinematics of the human knee during walking. *J Biomech, 25*(4), 347-357.

Lazansky, M. G. (1967). A method for grading hips. *J Bone Joint Surg Br, 49B*(4), 644-651.

Lenaerts, G., De Groote, F., Demeulenaere, B., et al. (2008). Subject-specific hip geometry affects predicted hip joint contact forces during gait. *J Biomech, 41*(6), 1243-1252.

Long, W. T., Dorr, L. D., Healy, B., et al. (1993). Functional recovery of noncemented total hip arthroplasty. *Clin Orthop Relat Res*, (288), 73-77.

Lowe, C. J. M., Barker, K. L., Dewey, M. E., et al. (2009). Effectiveness of physiotherapy exercise following hip arthroplasty for osteoarthritis: a systematic review of clinical trials. *BMC Musculoskelet Disord, 10*(1), 98.

Lu, T. W., O'Connor J. J., Taylor S. J., et al. (1998). Validation of lower limb model with in vivo femoral forces telemetered from two subjects. *J Biomech, 31*(1), 63-69.

Lundberg, H. J., Foucher, K. C., Andriacchi, T. P. (2009). Comparison of numerically modeled knee joint contact forces to instrumented total knee prosthesis forces. In *Proceedings of the ASME 2009 Summer Bioengineering Conference (SBC2009-206791)*; June 17-21; Lake Tahoe, CA.

Lundberg, H. J., Foucher, K. C., Wimmer, M. A. (2009). A parametric approach to numerical modeling of TKR contact forces. *J Biomech, 42*(4), 541-545.

Madara, K. C., Marmon, A., Aljehani, M., et al. (2019). Progressive rehabilitation after total hip arthroplasty: a pilot feasibility study. *Int J Sports Phys Ther, 14*(4), 564-581.

Majewski, M., Bischoff-Ferrari, H. A., Grüneberg, C., et al. (2005). Improvements in balance after total hip replacement. *J Bone Joint Surg Br, 87B*(10), 1337-1343.

McCrory, J. L., White, S. C., Lifeso, R. M. (2001). Vertical ground reaction forces: Objective measures of gait following hip arthroplasty. *Gait Posture, 14*(2), 104-109.

McEwen, H. M. J., Barnett, P. I., Bell, C. J., et al. (2005). The influence of design, materials and kinematics on the in vitro wear of total knee replacements. *J Biomech, 38*(2), 357-365.

McKellop, H., Shen, F. W., Lu, B., et al. (1999). Development of an extremely wear-resistant ultra high molecular weight polyethylene for total hip replacements. *J Orthop Res*, 17(2), 157–167.

Mell, S. P., Wimmer, M. A., Jacobs, J. J., et al. (2020). Component alignment affects material loss in the total knee replacement force controlled wear testing—a parametric finite element study of ISO 14243-1:2009. *Orthopaedic Research Society Annual Meeting*; Februrary 8–12; Phoenix, AZ.

Micheli, B. R., Wannomae, K. K., Lozynsky, A. J., et al. (2012). Knee simulator wear of vitamin E stabilized irradiated ultrahigh molecular weight polyethylene. *J Arthroplasty*, 27(1), 95–104.

Morrison, J. B. (1970). The mechanics of the knee joint in relation to normal walking. *J Biomech*, 3(1), 51–61.

Müller, W. (1983). *The Knee: Form, Function, and Ligament Reconstruction*. Berlin, Germany: Springer-Verlag.

Mündermann, A., Dyrby, C. O., D'Lima, D. D., et al. (2008). In vivo knee loading characteristics during activities of daily living as measured by an instrumented total knee replacement. *J Orthop Res*, 26(9), 1167–1172.

Murray, M. P., Brewer, B. J., Zuege, R. C. (1972). Kinesiologic measurements of functional performance before and after McKee-Farrar total hip replacement. A study of thirty patients with rheumatoid arthritis, osteoarthritis, or avascular necrosis of the femoral head. *J Bone Joint Surg Am*, 54A(2), 237–256.

Naudie, D. D. R., Ammeen, D. J., Engh, G. A., et al. (2007). Wear and osteolysis around total knee arthroplasty. *J Am Acad Orthop Surg*, 15(1), 53–64.

Ngai, V. (2010). *Assessment of In Vivo Gait Patterns on Wear of Total Knee Replacements [Ph.D. Thesis]*. University of Illinois.

Ngai, V., Schwenke, T., Wimmer, M. A. (2009). In-vivo kinematics of knee prostheses patients during level walking compared with the ISO force-controlled simulator standard. *Proc Inst Mech Eng H*, 223(7), 889–896.

Ngai, V., Wimmer, M. A. (2009). Are TKR Knee Kinematics Influenced by Gait Kinetics? Paper Presented at: *55th Annual Meeting of the Orthopaedic Research Society*; February 22–25; Las Vegas, NV.

O'Connor, J. J., Zavatsky, A. (1990). Kinematics and mechanics of the cruciate ligaments of the knee. In V. C. Mow, A. Ratelitte, S. L. Y. Woo (Eds.), *Biomechanics of Diathrodial Joints* (vol II, pp. 197–241). New York: Springer.

Orozco, D. A., Wimmer, M. A. (2010). Cumulative loading of TKR during activities of daily living: The contribution of chair and stair maneuvers [abstract]. Paper presented at: *56th Annual Meeting of the Orthopaedic Research Society*; March 6–9; New Orleans, LA.

Paul, J. P., McGrouther, D. A. (1975). Forces transmitted at the hip and knee joint of normal and disabled persons during a range of activities. *Acta Orthop Belg*, 41 Suppl 1(1), 78–88.

Pedersen, D. R., Brand, R. A., Davy, D. T. (1997). Pelvic muscle and acetabular contact forces during gait. *J Biomech*, 30(9), 959–965.

Röhrle, H., Scholten, R., Sigolotto, C., et al. (1984). Joint forces in the human pelvis-leg skeleton during walking. *J Biomech*, 17(6), 409–424.

Rydell, N. W. (1966). Forces acting on the femoral head-prosthesis. A study on strain gauge supplied prostheses in living persons. *Acta Orthop Scand*, 37(Suppl 88), 1–132.

Sartori, M., Reggiani, M., Farina, D., et al. (2012). EMG-driven forward-dynamic estimation of muscle force and joint moment about multiple degrees of freedom in the human lower extremity. *PLoS One*, 7(12), e52618.

Schipplein, O. D., Andriacchi, T. P. (1991). Interaction between active and passive knee stabilizers during level walking. *J Orthop Res*, 9(1), 113–119.

Schmalzried, T. P., Szuszczewicz, E. S., Northfield, M. R., et al. (1998). Quantitative assessment of walking activity after total hip or knee replacement. *J Bone Joint Surg Am*, 80A(1), 54–59.

Schröter, J., Güth, V., Overbeck, M., et al. (1999). The 'Entlastungsgang'. A hip unloading gait as a new conservative therapy for hip pain in the adult. *Gait Posture*, 9(3), 151–157.

Schwenke, T., Wimmer, M. A., Uth, T., et al. (2008). Experimental determination of cross-shear dependency in polyethylene wear. In *Transactions of the 54th Annual Meeting of the Orthopaedic Research Society*; March 2–5; San Francisco, CA, p. 1890.

Seireg, A., Arvikar, R. J. (1975). The prediction of muscular load sharing and joint forces in the lower extremities during walking. *J Biomech*, 8(2), 89–102.

Shakoor, N., Block, J. A., Shott, S., et al. (2002). Nonrandom evolution of end-stage osteoarthritis of the lower limbs. *Arthritis Rheum*, 46(12), 3185–3189.

Shakoor, N., Hurwitz, D. E., Block, J. A., et al. (2003). Asymmetric knee loading in advanced unilateral hip osteoarthritis. *Arthritis Rheum*, 48(6), 1556–1561.

Shaw, J. A., Murray, D. G. (1974). The longitudinal axis of the knee and the role of the cruciate ligaments in controlling transverse rotation. *J Bone Joint Surg Am*, 56A(8), 1603–1609.

Shih, C. H., Du, Y. K., Lin, Y. H., et al. (1994). Muscular recovery around the hip joint after total hip arthroplasty. *Clin Orthop Relat Res*, (302), 115–120.

Sicard-Rosenbaum, L., Light, K. E., Behrman, A. L. (2002). Gait, lower extremity strength, and self-assessed mobility after hip arthroplasty. *J Gerontol A Biol Sci Med Sci*, 57(1), M47–M51.

Silva, M., Shepherd, E. F., Jackson, W. O., et al. (2002). Average patient walking activity approaches 2 million cycles per year: Pedometers under-record walking activity. *J Arthroplasty*, 17(6), 693–697.

Stansfield, B. W., Nicol, A. C., Paul, J. P., et al. (2003). Direct comparison of calculated hip joint contact forces with those measured using instrumented implants. An evaluation of a three-dimensional mathematical model of the lower limb. *J Biomech*, 36(7), 929–936.

Stauffer, R. N., Smidt, G. L., Wadsworth, J. B. (1974). Clinical and biomechanical analysis of gait following Charnley total hip replacement. *Clin Orthop Relat Res*, (99), 70–77.

Strasser, H. (1908). *Lehrbuch der Muskel—und Gelenkmechanik*. Berlin, Germany: Springer-Verlag.

Takahashi, Y., Tateiwa, T., Pezzotti, G., et al. (2016). Improved Resistance to Neck-Liner Impingement in Second-Generation Highly Crosslinked Polyethylene—The Role of Vitamin E and Crosslinks. *J Arthroplasty*, 31(12), 2926–2932.

Taylor, W. R., Heller, M. O., Bergmann, G., et al. (2004). Tibio-femoral loading during human gait and stair climbing. *J Orthop Res*, 22(3), 625–632.

Umeda, N., Miki, H., Nishii, T., et al. (2009). Progression of osteoarthritis of the knee after unilateral total hip arthroplasty: Minimum 10-year follow-up study. *Arch Orthop Trauma Surg, 129*(2), 149–154.

Unsworth, A. (1993). Lubrication of human joints. In V. Wright E. L. Radin (Eds.), *Mechanics of Human Joints: Physiology, Pathophysiology, and Treatment* (pp. 137–162). New York: Marcel Dekker Inc.

Wasielewski, R. C., Galante, J. O., Leighty, R. M., et al. (1994). Wear patterns on retrieved polyethylene tibia inserts and their relationship to technical considerations during total knee arthroplasty. *Clin Orthop Relat Res*, (299), 31–43.

Weber, W., Weber, E. (1836). Mechanik der menschlichen Gehwerkzeuge, Göttingen.

Weinans, H., Huiskes, R., Grootenboer, H. J. (1992). Effects of material properties of femoral hip components on bone remodeling. *J Orthop Res, 10*(6), 845–853.

White, S. C., Lifeso, R. M. (2005). Altering asymmetric limb loading after hip arthroplasty using real-time dynamic feedback when walking. *Arch Phys Med Rehabil, 86*(10), 1958–1963.

Wimmer, M. A. (1999). *Wear of the Polyethylene Component Created by Rolling Motion of the Artificial Knee.* Germany: Shaker Verlag GmbH.

Wimmer, M. A., Andriacchi, T. P. (1997). Tractive forces during rolling motion of the knee: Implications for wear in total knee replacement. *J Biomech, 30*(2), 131–137.

Wimmer, M. A., Andriacchi, T. P., Natarajan, R. N., et al. (1998). A striated pattern of wear in ultrahigh-molecular-weight polyethylene components of Miller-Galante total knee arthroplasty. *J Arthroplasty, 13*(1), 8–16.

Winther, S. B., Foss, O. A., Husby, O. S., et al. (2018). A randomized controlled trial on maximal strength training in 60 patients undergoing total hip arthroplasty: Implementing maximal strength training into clinical practice. *Acta Orthop, 89*(3), 295–301.

Yoder, S. A., Brand, R. A., Pedersen, D. R., et al. (1988). Total hip acetabular component position affects component loosening rates. *Clin Orthop Relat Res*, (228), 79–87.

Zahiri, C. A., Schmalzried, T. P., Szuszczewicz, E. S., et al. (1998). Assessing activity in joint replacement patients. *J Arthroplasty, 13*(8), 890–895.

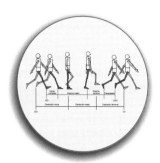

CAPÍTULO 18

Biomecánica de la marcha

Sherry I. Backus y Allison M. Brown

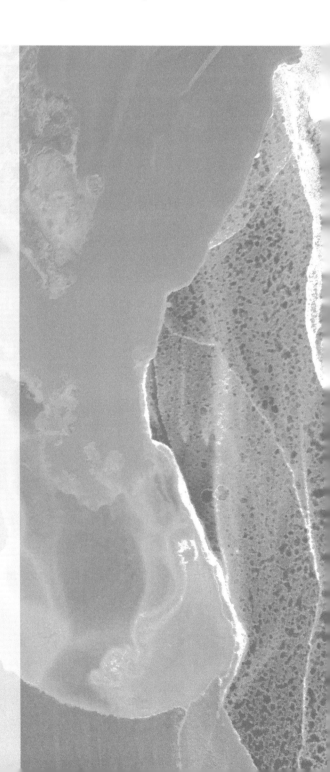

Introducción

La locomoción bípeda, o marcha, es una tarea fisiológica para la que se requieren interacciones y una coordinación complejas entre la mayor parte de las articulaciones principales del organismo, en particular de la extremidad inferior. Esta tarea fundamental ha sido tema de estudio para científicos durante varios siglos, en relación con la descripción tanto de los movimientos típicos del cuerpo como de condiciones patológicas e intervenciones terapéuticas. El análisis de la marcha y el entrenamiento para ella de un modo u otro constituyen un elemento esencial de la terapia física y la práctica de la medicina para la rehabilitación. Al tiempo que los avances tecnológicos se vuelven más sofisticados y asequibles, cada vez pueden realizarse más análisis biomecánicos detallados de la marcha en el ámbito clínico. Esto significa que es necesario que tanto los clínicos como los investigadores comprendan en forma más amplia la biomecánica de la marcha. En las siguientes páginas se resumen las características anatómicas de las articulaciones principales de la extremidad inferior y el tronco, y se describe su comportamiento durante la marcha en el plano horizontal en adultos saludables. En otros capítulos de este libro es posible consultar con más detalle la anatomía de las articulaciones y los tejidos relevantes.

Consideraciones anatómicas

CADERA

Al caminar, el movimiento en torno a la articulación coxofemoral, o cadera, es triaxial: se presentan flexión-extensión en torno a un eje mediolateral, aducción-abducción en torno a un eje anteroposterior y rotación interna-externa en torno a un eje longitudinal. Si bien los movimientos de flexión-extensión tienen la mayor amplitud, los que ocurren en los otros dos planos son sustanciales y constantes tanto en un mismo individuo como en distintas personas. Además, las alteraciones en cualquiera o en los tres planos de movimiento pueden causar desviaciones problemáticas del patrón de marcha típico en la cadera y otras articulaciones.

RODILLA

En el caso de la rodilla, también son posibles durante la marcha tres grados de libertad de rotación angular. El movimiento principal es la flexión-extensión de la rodilla en torno a un eje mediolateral. La rotación interna-externa de la rodilla en torno a un eje longitudinal y la aducción-abducción (varo-valgo) en torno a un eje anteroposterior también son posibles, pero con menos constancia y amplitud en personas saludables debido a las limitaciones que los tejidos blandos y el hueso imponen a estos movimientos.

TOBILLO Y PIE

El movimiento del tobillo se encuentra restringido por las limitaciones morfológicas de la articulación tibioperoneoas-

tragalina, que solo permite la flexión plantar (extensión) y la dorsiflexión (flexión). Si bien a menudo se incluye en los modelos para análisis de la marcha como un segmento rígido, el pie debe actuar como una estructura semirrígida (un resorte durante la transferencia de peso y un brazo de palanca durante la propulsión) y como una estructura rígida que permite una estabilidad adecuada para sostener el peso corporal.

Los movimientos de las articulaciones del tobillo, la subastragalina, las tarsianas, las metatarsianas y las falángicas contribuyen a un avance suave del centro de gravedad corporal por el espacio. En estas articulaciones se presentan ajustes constantes en respuesta a las características del terreno de soporte y las acciones de los músculos que las atraviesan, que permiten una interacción suave entre el organismo y la gran diversidad de superficies de soporte que se encuentran al caminar. La pérdida del movimiento o la función muscular normales de estas articulaciones tiene un efecto directo no solo sobre el pie y el tobillo, sino también sobre el resto de las articulaciones de la extremidad inferior.

SEGMENTO SUPERIOR DEL CUERPO

La pelvis y el tórax pueden analizarse por separado o, como en muchos estudios en la literatura, como una unidad rígida que comprende la cabeza, los brazos y el tronco (la pelvis y el tórax). Las extremidades superiores y la cabeza no han recibido tanta atención como el tronco y las extremidades inferiores en la literatura. Los estudios que existen indican que los movimientos del hombro corresponden en particular a flexión-extensión y rotación interna-externa en las articulaciones glenohumerales. Si bien se observa actividad de los músculos de la extremidad superior en las pruebas electromiográficas (EMG), estos movimientos suelen ser pasivos y ocurren como consecuencia del movimiento del segmento inferior del cuerpo (Pontzer y cols., 2009), más que constituir un movimiento activo intencional. El balanceo recíproco de los brazos también limita el momento angular del tronco. Se presentan flexión-extensión del codo y pronación-supinación del antebrazo. El movimiento de la columna cervical es de manera primordial de flexión-extensión y rotación para estabilizar la mirada o facilitar el reflejo oculovestibular al tiempo que el cuerpo se impulsa por el medio.

Métodos de análisis de la marcha

La información que se presenta en este capítulo se resume a partir de la literatura científica y clínica, en las que se ha recurrido a diversos métodos de laboratorio para medir las características de la marcha, entre ellos los análisis del ciclo, de la cinemática angular, de la placa de fuerza y la presión del pie, y del EMG. En el análisis del ciclo, la secuencia temporal de las fases de soporte y oscilación se cuantifican ya sea con herramientas simples, como un cronómetro, tinta y papel, o con instrumentos electromecánicos, como interruptores sensibles a la presión incluidos en insertos para el calzado o en una colchoneta colocada sobre el piso. Los datos del análisis del ciclo se utilizan para calcular variables básicas tiempo-distancia, que se describen más adelante en detalle.

El análisis de cinemática angular recurre a la electrogoniometría, la acelerometría y técnicas optoelectrónicas. Los electrogoniómetros están disponibles en configuraciones uniaxiales y multiaxiales, y se fijan directo a los segmentos corporales a ambos lados de la articulación o las articulaciones de interés para realizar una medición directa del desplazamiento angular. Los acelerómetros se fijan a los segmentos corporales de interés para realizar una medición directa de la aceleración segmentaria, a partir de la cual se derivan velocidades y desplazamientos segmentarios. Las técnicas optoelectrónicas implican el uso de cámaras de video o digitales para capturar imágenes de una persona caminando. Este tipo de sistemas suele incluir el uso de marcadores de referencia, que se fijan a la persona para calcular la ubicación de los ejes articulares y facilitar la digitalización. Estos sistemas con cámara requieren una calibración cuidadosa para ubicar los marcadores anatómicos y a menudo se instalan de manera permanente en un "laboratorio de la marcha". Las técnicas para el análisis de la placa de fuerza y la presión del pie implican el registro de información en la interfase pie-piso durante la fase de soporte de la marcha. Las placas de fuerza miden la fuerza de reacción de tierra resultante por debajo del pie y la ubicación de su sitio de aplicación en el plano de la superficie de soporte. Las placas de presión o plantillas miden la distribución de la carga bajo el pie durante el soporte. Las placas de fuerza a menudo se combinan con métodos cinemáticos angulares para el cálculo de variables cinéticas, como los momentos articulares. En fecha más reciente se hicieron avances en sistemas de procesamiento de imágenes y sistemas de captura de movimiento sin marcadores. Estos sistemas se han dedicado de manera primordial al mercado del deporte (van de Kruk y Reijne, 2018). Sin embargo, no existen sistemas maduros con precisión tridimensional suficiente para el análisis de rutina de la marcha.

La EMG se utiliza para registrar la activación muscular al caminar. En el análisis de la marcha se recurre a técnicas con electrodos tanto de superficie como intramusculares. La EMG se suele combinar con el análisis del ciclo o de la cinemática angular para proveer información en cuanto a los patrones de activación muscular. La EMG ayuda a explicar el desempeño motor que subyace a las características cinemáticas y cinéticas de la marcha.

Ciclo de la marcha

La locomoción bípeda es una actividad cíclica que consiste en dos fases para cada extremidad: el soporte y la oscilación. La marcha tiene una simetría relativa en cuanto a los movimientos angulares de las articulaciones principales, los patrones de activación muscular y el soporte de cargas en las extremidades inferiores (Crenshaw y Richards, 2006; Sadeghi, y cols., 2000) y, como consecuencia, es eficiente para trasladar el centro de gravedad del cuerpo en la dirección general de la locomoción. Un ciclo de marcha completo, o "ciclo", se define como el desarrollo secuencial de una fase de soporte y una fase de oscilación de una extremidad (figs. 18-1 y 18-2). Los límites de un ciclo de marcha pueden identificarse por la ocurrencia de un evento específico de la marcha (p. ej., contacto inicial) de una extremidad y la ocurrencia siguiente del mismo evento con esa misma extremidad. De manera característica, se recurre al contacto del talón o inicial como el evento que define los límites de un ciclo de marcha.

La fase de soporte abarca 60% del ciclo de la marcha y se caracteriza por dos periodos de soporte con dos extremidades (inicial y terminal), cuando el pie contralateral se encuentra en contacto con el suelo, y un periodo de soporte medio sobre una sola extremidad, mientras la contralateral se encuentra en la fase de oscilación. El soporte puede dividirse en seis eventos y periodos. El contacto inicial se define como el instante en que el pie entra en contacto con el piso. La respuesta a la aplicación de carga es un intervalo durante el cual la planta del pie entra en contacto con el piso y la extremidad encargada del soporte recibe el peso del cuer-

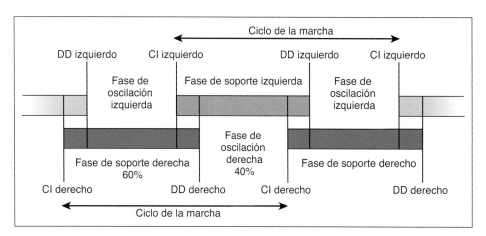

FIGURA 18-1 Diagrama esquemático de la secuencia temporal del ciclo de la marcha, o ciclo, en que se muestran completas las fases derecha (*barras sombreadas*) e izquierda. Las áreas superpuestas entre el contacto inicial (contacto del talón, CI) y el despegue de los dedos (DD) representan los periodos de soporte sobre dos extremidades, que coinciden con el desarrollo de la preoscilación en la extremidad que sigue y la respuesta a la aplicación de carga en la extremidad que avanza. En el caso del ciclo en el lado derecho, el soporte inicial con dos extremidades (que dura ~10% del ciclo) tiene lugar entre el CI derecho y el DD izquierdo, y el soporte terminal con dos extremidades (que dura ~10% del ciclo) se verifica entre el CI izquierdo y el DD derecho.

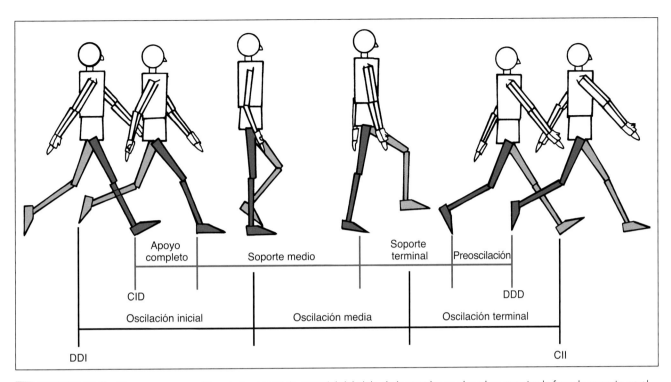

Apoyo completo

Soporte medio

Soporte terminal

Preoscilación

CID

DDD

Oscilación inicial

Oscilación media

Oscilación terminal

DDI

CII

■ **FIGURA 18-2** Diagrama esquemático de la secuencia espacial del ciclo de la marcha en el cual se muestra la fase de soporte en el lado derecho y la fase de oscilación en el lado izquierdo. La fase de soporte está delimitada por dos eventos, el contacto inicial (del talón, CI) y el despegue de los dedos (DD), y se divide en cuatro periodos: respuesta a la aplicación de carga (apoyo completo; de ~ 0 a 10% del ciclo), soporte medio (de ~ 10 a 30% del ciclo), soporte terminal (de ~ 30 a 50% del ciclo) y preoscilación (de ~ 50 a 60% del ciclo). La fase de oscilación está delimitada por dos eventos, el CI y el DD, y se divide en tres periodos: oscilación inicial (de ~ 60 a 70% del ciclo), oscilación media (de ~ 70 a 85% del ciclo) y oscilación terminal (de ~ 85 a 100% del ciclo). CID, contacto inicial derecho; CII, contacto inicial izquierdo; DDD, despegue de los dedos derecho; DDI, despegue de los dedos izquierdo. Reeditada con permiso de McGraw Hill LLC, de Barr, A. E. (1998). Gait analysis. En J. M. Spivak, P. E. DiCesare, D. S. Feldman, *et al.* (Eds.). *Orthopaedics—A Study Guide* (pp. 209-216). New York: McGraw-Hill. Permiso otorgado por medio del Copyright Clearance Center, Inc.

po. El periodo de respuesta a la aplicación de carga coincide con el final de la fase inicial de soporte con dos extremidades, al alcanzarse entre 10 y 12% de un ciclo. La fase de soporte medio es el periodo durante el cual la tibia rota sobre el pie estacionario en la dirección de la locomoción. El inicio de la fase de soporte medio coincide con el soporte con una sola extremidad, y tiene lugar entre el 10 y 30% del ciclo. El soporte terminal es el periodo durante el cual el peso del cuerpo se transfiere de las regiones posterior y media del pie al antepié. Ocurre entre el 30 y 50% del ciclo, y coincide con el inicio del soporte terminal con dos extremidades. La fase preoscilatoria ocurre de manera simultánea al soporte terminal con dos extremidades, y se verifica al alcanzar un avance de entre 50 y 60% del ciclo. Durante la fase preoscilatoria el peso se transfiere a la extremidad contralateral, en preparación para la fase de oscilación. El final de la fase preoscilatoria corresponde al despegue de los dedos, momento en que el pie deja de estar en contacto con el piso, lo que señala el inicio de la fase de oscilación.

La fase de oscilación abarca 40% del ciclo de la marcha y se divide en tres periodos. La oscilación inicial se observa entre el 60 y 73% del ciclo (cerca de una tercera parte de la fase de oscilación), desde el despegue de los dedos hasta que el pie que se balancea se encuentra en posición opuesta al pie de soporte. La fase de oscilación media termina cuando la tibia de la extremidad que oscila adquiere una orientación vertical, y se verifica

entre el 73 y 87% del ciclo. La oscilación terminal ocurre entre el 87 y 100% del ciclo, y termina en el momento del contacto inicial.

Variables tiempo-distancia

Las variables tiempo-distancia se derivan a partir de la ocurrencia temporal y espacial de las fases de soporte y oscilación. Los valores normales se presentan en la tabla 18-1.

El tiempo de ciclo hace referencia al periodo que se requiere para completar un solo ciclo; la longitud de ciclo, a la distancia que se cubre en un ciclo en la dirección de la locomoción. El paso se define como la ocurrencia de un evento en un pie hasta la siguiente ocurrencia del mismo evento en el pie opuesto. Con más frecuencia se define a partir del contacto inicial contralateral secuencial. La lateralidad se determina con base en la extremidad que oscila; por ejemplo, el paso derecho se define a partir del contacto inicial izquierdo hasta el contacto inicial derecho subsecuente. La longitud de paso se refiere a la distancia que se cubre con un paso en la dirección de la locomoción. El ancho de paso se refiere a la distancia perpendicular que cubre un paso respecto de la dirección de la locomoción, cuantificada a partir de los puntos de contacto de los talones. Dos pasos secuenciales integran un ciclo. Si bien las variables del paso puede diferir entre la izquierda

TABLA 18-1	Intervalos de valores normales para los parámetros tiempo-distancia de la marcha en el adulto a una velocidad libre
Tiempo de ciclo	1.0-1.2 m/s[a]
Longitud de ciclo	1.2-1.9 m[b]
Longitud de paso	0.56-1.1 m[a]
Ancho de paso	7.7-9.6 cm[a]
Cadencia	90-140 pasos/min[b]
Velocidad	0.9-1.8 m/s[b]

[a]Valores adaptados de fuentes múltiples según se resume en Craik, R. L., Oatis, C. A. (1995). *Gait Analysis: Theory and Application*. St Louis, MO: Mosby.
[b]Valores adaptados de Whittle, M. W. (2007). *An Introduction to Gait Analysis* (4th ed.). Oxford, UK: Butterworth-Heinemann.
Reeditada con autorización de McGraw Hill LLC, de Barr, A. E. (1998). Gait analysis. En J. M. Spivak, P. E. DiCesare, D. S. Feldman, *et al.* (Eds.). *Orthopaedics—A Study Guide* (pp. 209-216). New York: McGraw-Hill. Permiso otorgado por medio del Copyright Clearance Center, Inc.

y la derecha en una persona, las variables del ciclo permanecen constantes de manera independiente a si el ciclo se define a partir de los contactos iniciales derechos o izquierdos, toda vez que corresponde a la suma de los pasos derecho e izquierdo.

La cadencia es una medida de la frecuencia de los pasos que se define como el número de pasos que se dan por unidad de tiempo y suele expresarse en pasos por minuto. La velocidad se define como la distancia cubierta en la dirección de la locomoción por unidad de tiempo y suele expresarse en metros por segundo.

Cinemática angular

Este análisis se concentra en los desplazamientos angulares articulares en torno a los ejes de movimiento de los segmentos principales de la extremidad inferior y axiales durante la marcha en el plano horizontal. Las figuras 18-3 a 18-7 muestran ejemplos de desplazamientos angulares en estos segmentos de movimiento a lo largo de un ciclo de marcha en una población adulta sana (recuadro de cálculo 18-1).

CADERA

En el momento del contacto inicial, la cadera tiene una flexión aproximada de 30° (fig. 18-3A, arriba). A lo largo de la fase de soporte, la cadera se extiende hasta alcanzar una

RECUADRO DE CÁLCULO 18-1

Método de remuestreo para el cálculo estadístico de intervalos de confianza

Este método es una técnica iterativa en que una población de curvas históricas de datos temporales de la marcha (p. ej., desplazamiento angular articular o momento articular respecto al porcentaje del ciclo de la marcha) se muestrea con remplazo (Lenhoff y cols., 1999; Olshen y cols., 1989). Este tipo de muestreo se conoce como iteración *bootstrap*.

Cada curva de la población de interés se analiza primero mediante una representación de series de Fourier y se construye una curva promedio para toda la población, al promediar los coeficientes de Fourier. A continuación, para cada iteración bootstrap se selecciona de manera aleatoria mediante remplazo una muestra de curvas, de número idéntico a la población de curvas a partir de la cual se tomó la muestra, y se calcula un multiplicador para esa iteración, b, con la fórmula siguiente:

$$M[b] = \text{máx}_\downarrow(0 \leq t_\downarrow j \leq t_\downarrow \text{máx})$$

$$\alpha \bar{F}(t_\downarrow j)_\downarrow af - \bar{F^-}(t_\downarrow j)_\downarrow bs \, \beta/(\sigma[((t_\downarrow j))]_\downarrow bs$$

donde $\bar{F}(t_j)_{af}$ $\bar{F}$ es el promedio de todas las curvas en el punto t_j del ciclo de la marcha, $F(t_j)_{bs}$ $\bar{F}$ es el promedio de la muestra de remuestreo en el mismo punto del tiempo del ciclo de la marcha y $\sigma([t]_j)_{bs}$ es la desviación estándar de la muestra de remuestreo en el mismo punto del ciclo de la marcha (Lenhoff y cols., 1999).

Tras la iteración de remplazo final, los multiplicadores, $M[b]$, se reacomodan con base en la magnitud y se selecciona un valor M correspondiente al límite de confianza deseado en cada punto del tiempo. Por ejemplo, si se desea un intervalo de confianza de 90%, el valor de M que se selecciona es tal que supere 90% de los valores M remanentes para un punto del tiempo en el ciclo de la marcha. La desviación estándar de la media de la población se multiplica entonces por el valor M apropiado para cada punto del tiempo del ciclo de la marcha, con el fin de obtener la cubierta del intervalo de confianza.

La estabilidad de los intervalos de confianza que se obtienen mediante el método de remplazo se incrementa al tiempo que lo hace el tamaño de la población y el número de iteraciones de remplazo. Las curvas que se muestran en las figuras 18-3 a 18-5 se analizaron mediante el método de remplazo. Para obtener detalles más específicos sobre la computación, consultar el artículo de Lenhoff y cols. (1999).

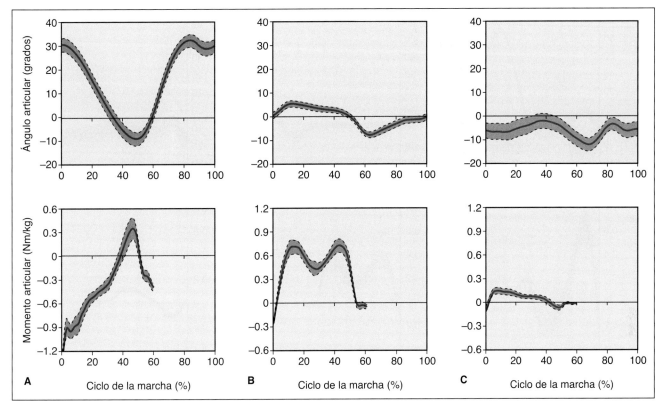

FIGURA 18-3 Desplazamientos angulares y momentos de la cadera durante la marcha en el plano horizontal a una velocidad de elección voluntaria en personas normales (25 hombres, 4 mujeres; 15 a 35 años de edad). Las *líneas continuas* indican valores promedio (ordenadas) a lo largo de un solo ciclo (abscisas). Las *líneas discontinuas* indican los intervalos de confianza de remplazo de 90%. **A. Arriba:** posición de flexión (< 0) y extensión (> 0) de la cadera. **A. Abajo:** momento extensor (< 0) y flexor (> 0) de la cadera. **B. Arriba:** posición de abducción (< 0) y aducción (> 0) de la cadera. **B. Abajo:** momento aductor (< 0) y abductor (> 0) de la cadera. **C. Arriba:** posición de rotación externa (< 0) y rotación interna (> 0) de la cadera. **C. Abajo:** momento rotador interno (< 0) y rotador externo (> 0) de la cadera.

extensión aproximada de 10° en el momento del soporte terminal. Durante la fase preoscilatoria y casi toda la oscilatoria, la cadera se flexiona hasta un máximo aproximado de 35° y luego comienza a extenderse justo antes del contacto inicial siguiente, al tiempo que la extremidad inferior se extiende para colocar el pie sobre el piso.

La cadera es neutral respecto de la aducción-abducción en el contacto inicial (fig. 18-3B, arriba). Al final del soporte inicial con dos extremidades o el soporte medio temprano, la cadera alcanza su posición de aducción máxima de cerca de 5°. Durante el resto de la fase de soporte, la cadera se abduce hasta casi 10° en el momento del despegue de los dedos y luego se aduce en forma constante durante la oscilación para prepararse para el contacto inicial siguiente.

Los movimientos rotacionales de la cadera son más variables entre distintos individuos a lo largo de la marcha (fig. 18-3C, arriba). En el momento del contacto inicial la cadera se encuentra en una rotación externa aproximada de 5° y permanece en esta posición durante la respuesta a la aplicación de carga y la fase de soporte medio temprana. Comienza a rotar en dirección interna hasta ubicarse a 2° de la rotación neutral en el periodo medio del soporte terminal, luego invierte su dirección y sufre rotación externa al tiempo que el talón comienza a elevarse, hasta alcanzar un máximo de 15° durante la oscilación inicial. Al tiempo que la extremidad oscila más allá de la pierna de soporte opuesta durante la fase media de la oscilación, la

cadera sufre una rotación interna hasta 3° del valor neutral, y luego oscila entre los 3 y 5° de rotación externa durante la oscilación terminal. Excepto quizá durante un periodo breve en la fase media de la oscilación terminal, la cadera nunca adquiere una posición de rotación interna durante la marcha.

RODILLA

En el momento del contacto inicial, la rodilla se encuentra en una extensión casi completa y luego sufre flexión gradual hasta su flexión máxima de la fase de soporte cercana a 20° durante la parte temprana del soporte medio (fig. 18-4A, arriba). Durante el periodo posterior del soporte medio se extiende de nuevo casi por completo y luego se flexiona hasta cerca de 40° durante la preoscilación. De inmediato, tras el despegue de los dedos, la rodilla sigue flexionándose hasta alcanzar un máximo de 60 a 70° a la mitad de la oscilación, para extenderse de nuevo en preparación para el contacto inicial siguiente.

En el plano del movimiento de aducción-abducción, la rodilla es bastante estable durante la fase de soporte por efecto de la presencia de restricciones óseas y ligamentarias en la posición de extensión relativa de la rodilla. La alineación esquelética individual desempeña un papel importante en los movimientos de aducción-abducción de la rodilla. En la muestra normal que se presenta en la figura 18-4B (arriba), integrada de manera pre-

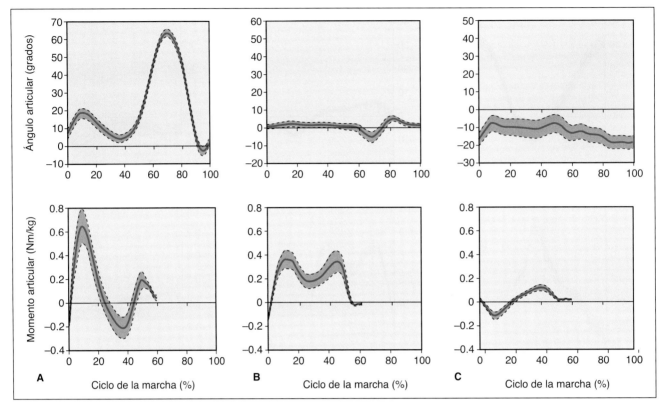

FIGURA 18-4 Desplazamientos angulares y momentos de la rodilla durante la marcha en el plano horizontal a una velocidad de elección voluntaria en personas normales (25 hombres, 4 mujeres; 15 a 35 años de edad). Las *líneas continuas* indican valores promedio (ordenadas) a lo largo de un solo ciclo (abscisas). Las *líneas discontinuas* indican los intervalos de confianza de remplazo de 90%. **A. Arriba:** posición de extensión (< 0) y flexión (> 0) de la rodilla. **A. Abajo:** momento flexor (< 0) y extensor (> 0). **B. Arriba:** posición de abducción (< 0) y aducción (> 0) de la rodilla. **B. Abajo:** momento aductor (< 0) y abductor (> 0) de la rodilla. **C. Arriba:** posición de rotación externa (< 0) y rotación interna (> 0) de la rodilla. **C. Abajo:** momento rotador interno (< 0) y rotador externo (> 0) de la rodilla.

dominante por hombres (25 hombres de 29 personas), la rodilla permanece en una posición de aducción leve (varo) durante la fase de soporte, pero fluctúa solo entre 2 y 3° del valor neutral. Durante la preoscilación y la oscilación inicial, al tiempo que el peso se desplaza a la extremidad opuesta, la rodilla puede abducirse (colocarse en valgo) hasta 10°, pero luego recupera su posición en aducción al alcanzar la oscilación terminal.

La rotación interna y externa en torno a la rodilla durante la marcha, como ocurre durante la aducción-abducción, está determinada en particular por los mecanismos óseos y ligamentarios, y varía de una persona a otra. Además, la colocación de los marcadores para referencia durante el análisis optoelectrónico de la marcha puede introducir desplazamientos específicos a los cálculos angulares. Por ejemplo, en los datos que se presentan en la figura 18-4 se identificó un desplazamiento de rotación externa como consecuencia de la colocación de los marcadores del tobillo sobre los maleolos medial y lateral. Estas diferencias técnicas pueden traer consigo discrepancias discretas entre el valor absoluto de la posición angular en la rodilla en el reporte de distintos laboratorios, no obstante el arco del desplazamiento relativo y los patrones generales de movimiento deben ser similares.

En la muestra normal con predominio masculino (25 hombres de 29 personas) que se representa en la figura 18-4C (arriba), la rodilla se mantiene en una posición de rotación externa

durante el soporte y fluctúa entre 10 y 20°. Los movimientos de rotación en torno a la rodilla se acoplan con intensidad a movimientos de flexión-extensión. Una comparación de las gráficas A a C de la figura 18-4 (arriba) ilustra que durante los periodos en que la rodilla se está flexionando también sufre rotación interna, en tanto durante aquellos en que se está extendiendo también presenta rotación externa. Este acoplamiento se relaciona con la morfología ósea de los cóndilos femorales y las mesetas tibiales, así como con los desplazamientos inducidos en esta articulación en especial por los ligamentos cruzados anterior y posterior.

TOBILLO Y PIE

Articulación tibioperoneoastragalina

En el momento del contacto inicial, la articulación del tobillo se encuentra en posición neutral o en una flexión plantar ligera de 3 a 5° (fig. 18-5, arriba). Desde el contacto inicial hasta la respuesta a la aplicación de carga, el tobillo se flexiona en dirección plantar (es decir, se extiende) hasta un máximo de 7° al tiempo que el pie baja hacia la superficie de soporte. Durante el soporte medio, el tobillo sufre dorsiflexión (es decir, se flexiona) hasta un máximo de 15° al tiempo que la pierna rota en dirección anterior y medial por encima del pie de soporte. Durante el soporte terminal y la preoscilación el tobillo presenta flexión plantar hasta

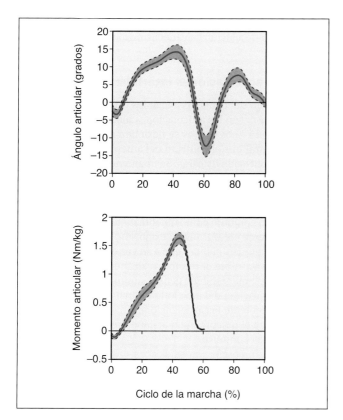

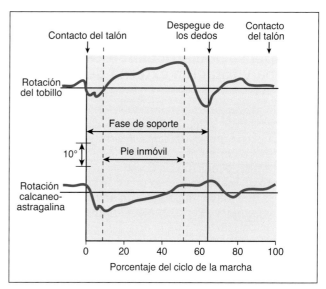

FIGURA 18-6 Rotaciones del tobillo y la articulación calcaneoastragalina durante la marcha normal en un solo sujeto. Reimpresa con autorización de Wright, D. G., Desai, S. M., Henderson, W. H. (1964). Action of the subtalar and ankle-joint complex during the stance phase of walking. *J Bone Joint Surg Am*, *46A*(2), 361-382. Copyright © 1964 de The Journal of Bone and Joint Surgery, Incorporated.

FIGURA 18-5 Desplazamientos angulares y momentos del tobillo durante la marcha en el plano horizontal a una velocidad de elección voluntaria en personas normales (25 hombres, 4 mujeres; 15 a 35 años de edad). Las *líneas continuas* indican valores promedio (ordenadas) a lo largo de un solo ciclo (abscisas). Las *líneas discontinuas* indican los intervalos de confianza de remplazo de 90%. **Arriba:** posición de dorsiflexión (flexión; < 0) y flexión plantar (extensión; > 0) del tobillo. **Abajo:** momento flexor plantar (extensor; < 0) y dorsiflexor (flexor; > 0) del tobillo.

cerca de 15° al tiempo que el peso corporal se transfiere a la extremidad contralateral. De inmediato tras el despegue de los dedos, el tobillo sufre dorsiflexión rápida hasta la posición neutral con el objetivo de que los dedos libren el piso, y luego puede presentar una flexión plantar discreta durante la oscilación terminal para prepararse para el contacto inicial.

Articulación calcaneoastragalina

Esta articulación rota tanto durante el soporte como durante la oscilación (fig. 18-6, abajo), pero es el movimiento del primero el que influye sobre la alineación para soporte de peso de toda la extremidad inferior. Al igual que la articulación del tobillo, el arco de movimiento en la articulación calcaneoastragalina es escaso en comparación con el de la rodilla y la cadera, pero es el movimiento presente en esta articulación el que permite que el pie se adapte a las distintas superficies. La articulación calcaneoastragalina actúa como una bisagra bidimensional durante la marcha, para transmitir la rotación interna y la externa desde la tibia y convertirla en rotaciones en torno al pie (eversión e inversión); también transmite la inversión y la eversión del pie para generar rotación externa e interna en torno a la tibia.

Durante la respuesta a la aplicación de carga, la articulación calcaneoastragalina comienza a evertirse hasta alcanzar un grado máximo en la fase inicial del soporte medio (fig. 18-6, abajo). La eversión máxima es en promedio de 4 a 6°. Esta eversión rápida va seguida de una inversión gradual, y la inversión máxima se alcanza en la preoscilación. El pie se desplaza de nuevo hacia una posición neutral durante la oscilación, y le sigue una inversión mínima en el último 20% del ciclo.

La eversión calcaneoastragalina es uno de los mecanismos para la absorción del impacto al tiempo que el peso corporal se transfiere al pie de soporte durante la respuesta a la aplicación de carga y en la fase temprana del soporte medio. La eversión calcaneoastragalina es una respuesta pasiva normal al contacto inicial con el talón. Debido a que el cuerpo del calcáneo está en posición lateral al eje longitudinal de la tibia en el momento del contacto inicial, se presenta eversión en la articulación calcaneoastragalina al tiempo que la carga se aplica sobre el astrágalo. La eversión de la articulación calcaneoastragalina desbloquea la articulación media del tarso para producir un antepié con flexibilidad relativa.

Cuando el centro de gravedad del cuerpo se desplaza a una posición más lateral al tiempo que progresa el soporte, disminuye el grado de apoyo del astrágalo sobre el calcáneo, y este se invierte. Esto va acoplado con una rotación interna de la tibia que deriva de la configuración de la articulación del tobillo. La inversión calcaneoastragalina ayuda a dar estabilidad al pie durante el soporte sobre una sola extremidad (recuadro 18-1).

Articulación media del tarso

El movimiento en torno al eje transverso de la articulación mediotarsiana afecta al arco longitudinal del pie. Tras el con-

RECUADRO 18-1

Compensación articular: rotación interna y rotación externa del tobillo

Entre el movimiento en la articulación del tobillo y la articulación calcaneoastragalina durante la marcha existe una importante interrelación que permite una compensación entre las articulaciones. Si este mecanismo de compensación falla, se presenta un mayor esfuerzo en las articulaciones y quizás una mayor incidencia de artritis degenerativa secundaria. Por ejemplo, el grado de rotación interna y externa de la articulación del tobillo afecta el grado de movimiento que se requiere en la articulación calcaneoastragalina. En el caso de una persona con rotación externa excesiva, el arco de movimiento que se requiere en la articulación del tobillo se reduce, en tanto en la articulación calcaneoastragalina el movimiento requerido aumenta. Esto ocurre debido a que el movimiento más intenso siempre se presenta en torno al eje más cercano a la perpendicular respecto al plano de progresión. Con la rotación externa, el eje de la articulación del tobillo es incluso menos perpendicular al plano de progresión que lo normal. El eje de la articulación calcaneoastragalina se vuelve más perpendicular al plano de progresión y, de forma subsecuente, sufre una excursión angular mayor. Lo contrario ocurre con un incremento de la rotación interna del tobillo; el eje de esta articulación se vuelve más perpendicular respecto al plano de progresión y el arco de movimiento que se requiere en el tobillo se incrementa. En la articulación calcaneoastragalina el movimiento requerido disminuye. Una de las compensaciones que se observan en la clínica por la pérdida del arco de movimiento tobillo es el incremento de la rotación externa de esta articulación, de tal modo que el movimiento requerido para caminar puede tener lugar en la articulación calcaneoastragalina.

tacto del antepié durante la respuesta a la aplicación de carga, el arco longitudinal se aplana en el soporte sobre una sola extremidad. El arco se recupera una vez que el talón se eleva.

La extensión mediotarsiana es otro de los mecanismos para la absorción de impactos al tiempo que el peso baja hacia la extremidad de soporte durante la respuesta a la aplicación de carga y en la fase temprana del soporte medio. Este movimiento, que acompaña al contacto del antepié al inicio del soporte medio, ocurre tras la eversión calcaneoastragalina.

Por último, la interacción entre las articulaciones calcaneoastragalina y mediotarsiana es tal que si el movimiento en la primera es limitado, también lo será en la segunda. De manera similar, cuando se ve impedido el movimiento en la articulación astragalonavicular, casi no es posible algún movimiento en la articulación calcaneoastragalina.

Antepié y articulaciones interfalángicas

En el momento del contacto inicial los ortejos están elevados sin tocar el piso, con las articulaciones metatarsofalángicas en extensión de 25°. Los ortejos se flexionan entonces hasta una posición neutral tras el contacto del antepié al final de la respuesta a la aplicación de carga. Se mantiene una posición neutral durante todo el soporte medio. Durante el soporte terminal, al tiempo que el retropié se eleva y los dedos permanecen en contacto con el suelo, las articulaciones metatarsofalángicas (conocidas en conjunto como quiebre metatarsiano) se extienden hasta cerca de 21°. Esta extensión metatarsofalángica tensa la aponeurosis plantar, que a su vez ejerce una fuerza de inversión pasiva sobre el retropié (calcáneo). La tensión de la aponeurosis plantar también genera supinación del pie y acentuación, o elevación, del arco longitudinal del pie. La rigidización subsecuente de las articulaciones intertarsianas desde el calcáneo hasta el quiebre metatarsiano imparte rigidez a todo el pie y facilita el impulso.

Durante la preoscilación se alcanza una extensión máxima de los dedos de 58°. Durante la oscilación los dedos se flexionan un poco, pero permanecen en extensión. Por último, existe un incremento mínimo de la extensión de los dedos para prepararse para el contacto inicial. En la articulación metatarsofalángica se presenta una flexión escasa o nula durante la marcha, aunque pudiera existir en cierto grado en las actividades atléticas.

En las articulaciones interfalángicas se presenta movimiento escaso o nulo durante la marcha, excepto porque durante la preoscilación en ocasiones se observa una flexión discreta.

TRONCO Y PELVIS

En el momento del contacto inicial, la pelvis se inclina en dirección anterior cerca de 7° (fig. 18-7A, abajo), rota hacia adelante alrededor de 5° (fig. 18-7C, abajo), y mantiene sus lados izquierdo y derecho nivelados. Durante la respuesta a la aplicación de carga la pelvis se inclina hacia arriba en el lado de la extremidad de soporte hasta un máximo de 5°, y luego regresa al punto neutral en el siguiente contacto inicial de la extremidad que oscila (fig. 18-7B, abajo). Durante la fase de soporte la pelvis rota hacia atrás sobre el lado de la extremidad de soporte y se inclina en dirección anterior (imagen inferior en las figuras 18-7B y C, respectivamente). La excursión total de la inclinación anteroposterior es cercana a 5°, para la inclinación lateral es de alrededor de 10°, y para la rotación anterior y posterior se aproxima a 10°.

El movimiento del tronco durante la marcha ocurre en la dirección opuesta, o desfasado, respecto a los movimientos de la pelvis (fig. 18-7A a C, arriba). Por ejemplo, en el contacto inicial el tronco rota hacia atrás cerca de 3°, en tanto la pelvis rota hacia adelante alrededor de 5°. Las amplitudes de los desplazamientos angulares del segmento del tronco según lo refleja el movimiento de la cintura escapular solo muestran atenuación leve en comparación con los movimientos pélvicos, lo que

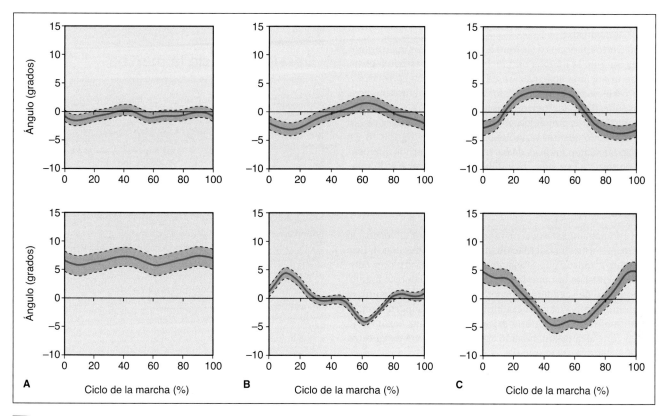

FIGURA 18-7 Rotación angular del tronco y la pelvis durante la marcha en el plano horizontal a una velocidad de elección voluntaria en personas normales (25 hombres, 4 mujeres; 15 a 35 años de edad). Las *líneas continuas* indican valores promedio (ordenadas) a lo largo de un solo ciclo (abscisas). Las *líneas discontinuas* indican los intervalos de confianza de remplazo de 90%. **A. Arriba:** inclinación posterior (< 0) y anterior (> 0) del tronco. **A. Abajo:** inclinación posterior (< 0) y anterior (> 0) de la pelvis. **B. Arriba:** inclinación hacia abajo (< 0) y hacia arriba (> 0) del tronco respecto a la extremidad de soporte. **B. Abajo:** inclinación hacia abajo (<0) y hacia arriba (> 0) de la pelvis respecto a la extremidad de soporte. **C. Arriba:** rotación hacia atrás (< 0) y hacia adelante (> 0) del tronco respecto a la extremidad de soporte. **C. Abajo:** rotación hacia atrás (< 0) y hacia adelante (> 0) de la pelvis respecto a la extremidad de soporte.

puede observarse con facilidad al comparar las gráficas superior (tronco) e inferior (pelvis) en la figura 18-7.

CENTRO DE GRAVEDAD

El centro de gravedad del cuerpo se mantiene ubicado en la pelvis y por delante del sacro durante el ciclo de la marcha. Describe desplazamientos sinusoidales en los tres planos, con excursiones entre picos de cerca de 3 cm en la dirección vertical, 4 cm en la lateral y 2 cm en la anteroposterior.

CINÉTICA SEGMENTARIA

Para el análisis de la marcha se recurre a un modelo en que el cuerpo humano es un sistema mecánico de segmentos anatómicos unidos entre sí por articulaciones. Las computaciones cinéticas en el análisis de la marcha recurren a datos de cinemática angular y fuerza.

MOMENTOS ARTICULARES

Un momento se define como un vector que es producto cruzado de un vector de fuerza y la distancia perpendicular del centro

articular a partir de la línea de acción de ese vector de fuerza. Los momentos a menudo se expresan en newtons por metros por kilogramo (Nm/kg) de peso corporal en el análisis de la marcha (es decir, se normalizan respecto al peso corporal). El efecto de los momentos es generar una tendencia a la rotación articular. Los momentos pueden definirse ya sea como externos o internos. En este análisis, el término momento hace referencia al momento interno que se genera en torno a la articulación en cuestión. Un momento extensor de la rodilla, por ejemplo, hace referencia al momento interno de fuerza que tiende a rotar la articulación de la rodilla en la dirección de la extensión y ocurre cuando la línea de acción del vector de la fuerza de reacción tibiofemoral pasa en posición posterior al eje de flexión-extensión de la rodilla (es decir, cuando el momento externo tiende a producir flexión de la rodilla). Los momentos externos son aquellos que actúan sobre el segmento, como la gravedad, la inercia y la fuerza de reacción de tierra. La activación de los extensores de la rodilla en necesaria para contrarrestar la tendencia a la flexión de la rodilla que produce el momento de flexión externa. Se asume que los momentos internos son generados por los músculos, los tejidos blandos y las fuerzas de contacto articular que actúan sobre la articulación, y se infieren a partir de cálculos de dinámica inversa de los momentos externos. Como tal, el momento interno es una expresión del efecto neto de estructuras internas activas y pasivas, y es estrictamente preciso en el caso en que un grupo muscular se contrae sin que exista oposición por la contracción de los antagonistas.

En ciertos periodos de la marcha normal y otros más prolongados durante la marcha en muchas condiciones patológicas, puede existir una coactivación de agonistas-antagonistas. En estos casos, los valores reportados para los momentos internos netos subestiman las fuerzas musculares reales que existen. Sin embargo, esta terminología prevalece en la literatura y es útil para el cálculo de otras variables cinéticas. En las figuras 18-3 a 18-5 se presentan gráficas de los momentos internos que ocurren en torno a la cadera, la rodilla y el tobillo durante la marcha en el plano horizontal en adultos saludables.

Cadera

En el contacto inicial existe un momento extensor en torno a la cadera, que muestra fluctuación inicial (fig. 18-3A, abajo). Este momento extensor, que se asocia con una actividad glútea concéntrica, persiste durante la fase temprana del soporte medio. El momento de la cadera se invierte entonces para convertirse en un momento flexor en el último tercio del soporte medio. Durante el resto del soporte existe un momento flexor en la cadera, que alcanza un máximo aproximado de 1 Nm/kg cerca del final del soporte terminal.

Si bien el momento de la cadera en torno al eje anteroposterior es aductor en el contacto inicial (fig. 18-3B, abajo), se invierte con rapidez para generar un momento abductor aproximado de 0.7 Nm/kg durante la respuesta a la aplicación de carga. Al tiempo que la extremidad opuesta oscila cerca de la línea media del cuerpo durante el soporte medio, el momento abductor en la cadera de la extremidad de soporte disminuye hasta cerca de 0.4 Nm/kg, pero una vez más aumenta hasta 0.7 Nm/kg durante el soporte terminal (recuadro 18-2).

Al final de la respuesta a la aplicación de carga, se alcanza el momento rotador externo máximo de la cadera, de alrededor de 0.18 Nm/kg (fig. 18-3C, abajo). El momento rotador externo disminuye de manera gradual hasta la fase media del soporte terminal. Durante el resto del soporte terminal y la preoscilación tiene lugar un momento rotador interno leve en la cadera.

Rodilla

En el contacto inicial existe un momento flexor débil en la rodilla (fig. 18-4 A, abajo). Durante la fase temprana del soporte medio ocurre un momento extensor máximo aproximado de 0.6 Nm/kg. Durante el soporte terminal existe un segundo momento extensor de baja amplitud, de 0.2 Nm/kg (caso de estudio 18-1).

Como en el caso de la aducción-abducción en torno a la rodilla, los momentos de aducción-abducción de la misma están controlados de manera primordial por restricciones óseas y de tejidos blandos. De este modo, la terminología para estos momentos en la rodilla hace referencia a las restricciones pasivas, no al control muscular.

Persiste un momento abductor en torno la rodilla durante el soporte, con dos picos cercanos a 0.4 Nm/kg durante la respuesta a la aplicación de carga y el soporte terminal (fig. 18-4B, abajo). Durante el soporte medio, el momento abductor de la rodilla disminuye hasta cerca de 0.2 Nm/kg. En personas que adoptan posiciones de abducción de la rodilla (valgo), el per-

RECUADRO 18-2

Desviaciones de la marcha

La pérdida de la resistencia de los abductores de la cadera o el dolor en la articulación coxofemoral como consecuencia de la degeneración artrítica trae consigo desviaciones intensas de la marcha. Un patrón de marcha patológico potencial es la marcha de Trendelenburg, que deriva de la incapacidad de los abductores de la cadera para producir un momento abductor suficiente durante la respuesta a la aplicación de carga y el soporte terminal. Este patrón se observa con facilidad como una caída lateral de la pelvis en el lado opuesto de la debilidad durante el soporte sobre el lado debilitado. Otra manera de describir este patrón es una aducción excesiva de la cadera débil durante la fase de soporte.

Otro patrón de marcha patológico que se observa con la debilidad de los abductores o el dolor coxofemoral es la inclinación lateral. En este patrón el tronco se desplaza en dirección a la extremidad de soporte afectada durante la respuesta a la aplicación de carga, en donde permanece hasta la fase de soporte terminal. Esto se observa como un desplazamiento lateral excesivo del tronco en dirección al lado afectado. El resultado de esta desviación de la marcha es la reducción del momento abductor de la cadera requerido al desplazar el centro de gravedad del cuerpo a un punto más cercano al eje de rotación de aducción-abducción de la cadera.

Estas dos desviaciones de la marcha reducen de manera efectiva la compresión en la articulación coxofemoral al disminuir la fuerza de contracción de los abductores de la cadera, lo que alivia el dolor articular. El patrón de Trendelenburg es una consecuencia mecánica simple de la debilidad de los abductores de la cadera, y la inclinación lateral es una compensación de esta debilidad.

fil de momentos puede desplazarse a momentos aductores, y pueden presentarse momentos aductores durante el soporte medio.

En el momento de la transición entre la respuesta a la aplicación de carga y el soporte medio se desarrolla un momento rotador interno máximo en la rodilla de 0.18 Nm/kg. El momento de rotación de la rodilla invierte su dirección durante la parte final del soporte medio para alcanzar un momento rotador externo máximo aproximado de 0.15 Nm/kg durante el soporte terminal.

Tobillo

De inmediato, tras el contacto inicial, existe un momento dorsiflexor leve (es decir, flexor) de alrededor de 0.2 Nm/kg en torno

CASO DE ESTUDIO 18-1

Adaptaciones de la marcha en una persona con deficiencia del ligamento cruzado anterior

Algunas personas con deficiencia del ligamento cruzado anterior (LCA) muestran un patrón de marcha con "evitación del cuádriceps" que se asocia con una reducción del momento extensor de la rodilla durante la fase de soporte, que puede alcanzar hasta 140% (Andriacchi y Birac, 1993; Wexler y cols., 1998). Los datos del movimiento angular y del momento que se grafican en la figura del caso de estudio 18-1 muestran un ejemplo clínico de este tipo.

El sujeto de este análisis fue un hombre de 60 años de edad que había sufrido un desgarro parcial del LCA derecho alrededor de 10 años antes del análisis de la marcha. La lesión no se había reparado por medios quirúrgicos. El individuo tenía síntomas leves de déficit funcional, en particular al bajar las escaleras.

La gráfica del movimiento flexión-extensión (promedio de tres ensayos) de la rodilla derecha afectada muestra un aplanamiento y una reducción

de flexión máxima de la rodilla durante la fase de soporte. La rodilla se mantenía en una flexión de 10 a 15° durante el soporte medio. Asociada con esta adaptación del movimiento se identifica una reducción marcada del momento extensor de la rodilla durante la fase temprana de soporte (ver la gráfica correspondiente del momento de la rodilla derecha).

Se propone que esta adaptación busca prevenir una traslación anterior irrestricta de la tibia generada por el tendón rotuliano, mediante una menor activación del cuádriceps. El análisis EMG del cuádriceps en estudios sobre deficiencia del LCA es congruente con esta hipótesis. Este mecanismo conductual efectivo para reducir la inestabilidad mecánica de la rodilla parece ser subconsciente en los sujetos lesionados. Sin embargo, pudiera ser posible entrenar a las personas para recurrir a esta adaptación en un programa de manejo conservador para la lesión del LCA (Andriacchi y Birac, 1993). Si bien este es un ejemplo en el que existía un patrón de marcha con evitación del cuádriceps, el patrón no se observa de manera constante en todas las personas con deficiencia del LCA (Knoll y cols., 2004; Lindström y cols., 2009; Roberts y cols., 1999).

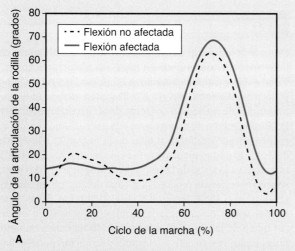
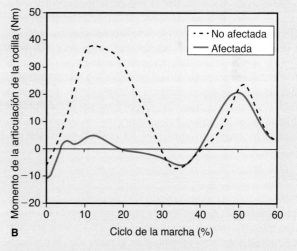

Figura del caso de estudio 18-1 Efecto de la lesión de ligamento cruzado anterior sobre el movimiento y los momentos de la rodilla en torno al eje de flexión-extensión. Los datos se obtuvieron durante tres ensayos de marcha a una velocidad libremente elegida, y se promediaron. **A.** Diferencia entre los ángulos de flexión en la rodilla con déficit del LCA (afectada) y la rodilla no afectada. **B.** Momentos correspondientes de la rodilla, en que los valores superiores a cero representan los momentos extensores de la articulación, en tanto los inferiores a cero representan los momentos flexores.

al tobillo, que se invierte con rapidez para convertirse en un momento flexor plantar (es decir, extensor) durante el resto del soporte (fig. 18-5, abajo). El valor máximo del momento flexor plantar es de cerca de 1.6 Nm/kg al alcanzarse 45% del ciclo, o durante la porción final del soporte terminal.

POTENCIA ARTICULAR

Esta se define como el producto de la velocidad angular articular y el momento interno correspondiente en un punto determinado del tiempo, y se expresa en vatios por kilogramo de peso corporal

(W/kg). Fluctúa de manera continua durante el ciclo de la marcha y puede tener un valor negativo o positivo. La potencia articular indica la generación o la absorción de energía mecánica por grupos musculares y otros tejidos blandos. Si se conocen tanto los patrones de activación muscular como las potencias articulares, entonces puede inferirse el tipo de contracción muscular, excéntrica o concéntrica, relacionándose con más frecuencia la generación de potencia con la contracción muscular concéntrica, y la absorción de potencia con la contracción excéntrica.

Cadera

A partir del contacto inicial y hasta la fase temprana del soporte medio, la contracción concéntrica de los extensores de la cadera genera potencia hasta un máximo aproximado de 1 W/kg. Desde el soporte medio hasta el terminal, la absorción de potencia por la contracción excéntrica de los flexores de la cadera controla la aceleración retrógrada del segmento del muslo hasta casi alcanzar 50% del ciclo. Desde la preoscilación hasta la oscilación media, la generación de potencia por la contracción concéntrica de los flexores de la cadera permite adelantar la extremidad que oscila.

Rodilla

Durante la respuesta a la aplicación de carga, la absorción de potencia por la contracción excéntrica del cuadríceps controla la flexión de la rodilla. Durante la fase temprana del soporte medio, la generación de potencia por la contracción concéntrica del cuadríceps extiende la rodilla al tiempo que la extremidad contralateral realiza la oscilación. Durante la preoscilación, la absorción de potencia por la contracción excéntrica del cuadríceps controla la flexión de la rodilla, en tanto la extremidad de soporte se descarga para prepararse para la oscilación y la transferencia del peso corporal a la extremidad contralateral. Durante la oscilación terminal, la absorción de potencia por la contracción excéntrica de los músculos isquiotibiales controla la aceleración anterior de los segmentos oscilantes del muslo, la pierna y el pie.

Tobillo

Durante el soporte medio, la absorción de potencia por la contracción excéntrica de los flexores plantares controla la tibia al tiempo que rota sobre el pie estacionario. Durante la preoscilación, un pico de gran magnitud de generación de potencia de 2 a 3 W/kg que deriva de la contracción concéntrica de los flexores plantares representa cerca de dos terceras partes de la energía total generada al caminar y se piensa que contribuyen en grado significativo a la propulsión durante la marcha.

TRABAJO Y TRANSFERENCIA DE ENERGÍA

El trabajo se define como la integral de la potencia respecto al tiempo, y se expresa en julios por kilogramo de peso corporal. Es un cálculo del flujo de energía mecánica de un segmento corporal a otro, y se utiliza para determinar la eficiencia energética mecánica general durante la marcha. Cuando el trabajo tiene un valor positivo, el momento interno y la velocidad angular articular están actuando en la misma dirección, hay evidencia de una contracción muscular concéntrica y se está generando energía mecánica. Cuando el trabajo tiene valor negativo, el momento interno y la velocidad angular articular actúan en direcciones opuestas, hay una contracción excéntrica y se está absorbiendo energía mecánica. Durante los periodos de generación de energía el músculo trabaja en las extremidades para producir movimiento. Durante los periodos de absorción de energía las extremidades trabajan sobre los músculos, que deben luego contraerse para oponerse a la tendencia a la elongación muscular.

Control muscular

Los patrones de activación muscular también son cíclicos durante la marcha (figs. 18-8 a 18-10). El tipo de contracción muscular varía entre el control excéntrico de las aceleraciones angulares articulares, como la activación de los isquiotibiales durante la oscilación terminal, y el inicio concéntrico del movimiento, como la activación del tibial anterior en la preoscilación. En personas normales la coactivación de agonistas-antagonistas tiene una duración más bien breve y ocurre durante periodos de transición cinemática (p. ej., de la oscilación terminal al contacto inicial). La presencia de una coactivación agonista-antagonista prolongada o desfasada durante la marcha en personas con patología pudiera indicar inestabilidad esquelética y también deficiencias del control motor.

CADERA

Durante la fase temprana de soporte, los extensores de la cadera tienen acción concéntrica, en tanto sus abductores tienen actividad excéntrica para estabilizar el aspecto lateral de la articulación coxofemoral (fig. 18-8). El glúteo mayor muestra una intensidad de activación creciente desde el contacto inicial hasta la porción media de la respuesta a la aplicación de carga, que se reduce progresivamente al final de la respuesta a la aplicación de carga. El glúteo medio (y quizás el menor) gana intensidad de activación a lo largo de la respuesta a la aplicación de carga, que se reduce en forma progresiva al final del soporte medio (Gottschalk y cols., 1989; Wootten y cols., 1990). Las fibras posteriores del tensor de la fascia lata muestran activación moderada del inicio de la respuesta a la aplicación de carga, en tanto sus fibras anteriores se activan después y su acción persiste hasta el soporte terminal (Gottschalk y cols., 1989).

Durante las fases de preoscilación y de soporte inicial a medio, los flexores de la cadera actúan para adelantar la extremidad, en particular cuando la velocidad de la marcha se está modificando. El aductor largo es el primero en activarse en el soporte terminal y su actividad es la que más persiste, hasta la fase temprana de la oscilación media (Perry, 1992; Winter y Yack, 1987). El recto femoral es el segundo flexor de la cadera que se activa durante la preoscilación y se mantiene activo por un periodo breve hasta la fase temprana de la oscilación inicial. Los músculos iliaco, sartorio y grácil tienen periodos de activación breves, de manera predominante durante la oscilación inicial (Perry, 1992).

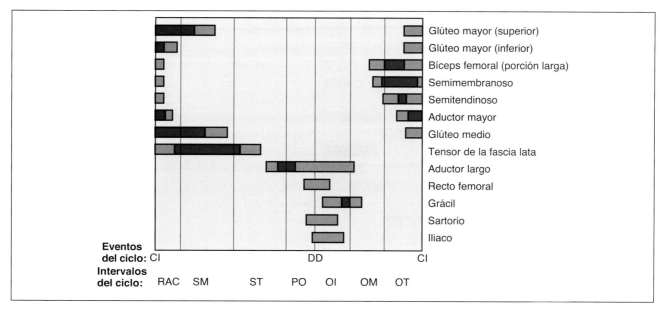

FIGURA 18-8 Patrón fásico de actividad electromiográfica de los músculos de la cadera durante la marcha en el plano horizontal en adultos sanos. Las *regiones grises* representan una activación inferior a 20% de la contracción voluntaria máxima. Las *regiones oscuras* representan una activación superior a 20% de la contracción voluntaria máxima. CI, contacto inicial; DD, despegue de los dedos; OI, oscilación inicial; OM, oscilación media; OT, oscilación terminal; PO, preoscilación; RAC, respuesta a la aplicación de carga; SM, soporte medio; ST, soporte terminal. Adaptada de Perry, J. (1992). *Gait Analysis: Normal and Pathological Function.* Thorofare, NJ: SLACK Incorporated. Reimpresa con autorización de SLACK Incorporated.

Los aductores de la cadera se activan durante las transiciones entre el soporte y la oscilación, al igual que el grupo de músculos isquiotibiales (Winter y Yack, 1987; Wootten y cols., 1990). Este patrón de activación puede interpretarse como el control dinámico de la extremidad que oscila, que tiende a flexionarse y abducirse a la altura de la cadera. La función de los músculos durante estos periodos es controlar la aceleración de las articulaciones que rotan, para asegurar la colocación precisa del pie sobre la superficie de soporte en anticipación de la fase de soporte próxima. Esto explica la actividad de los isquiotibiales y del aductor mayor durante la oscilación terminal.

RODILLA

Durante la fase de soporte, el grupo muscular del cuádriceps (vastos) es el encargado de controlar la tendencia al colapso de la flexión de la rodilla con la aceptación del peso y el soporte sobre una sola extremidad (fig. 18-9). Este grupo muscular se activa durante la oscilación terminal y actúa entonces por vía excéntrica durante la aceptación del peso al tiempo que la rodilla rota desde una posición en extensión total en el contacto inicial hasta su flexión máxima en la fase de soporte, de cerca de 20°, durante la respuesta a la aplicación de carga (Winter y Yack, 1987; Wootten y cols., 1990). A partir de ese momento, el cuádriceps muestra acción concéntrica para extender la rodilla durante la fase temprana del soporte medio, al tiempo que el centro de gravedad del cuerpo se eleva en dirección vertical por encima de la extremidad de soporte y la orientación anterior del vector de la fuerza de reacción de tierra elimina la necesidad de un control muscular adicional de la flexión de la rodilla.

La mayor parte de los músculos isquiotibiales se activa en la fase avanzada de la oscilación media o en la oscilación terminal (Wootten y cols., 1990). Su función en la rodilla quizá sea controlar la aceleración angular hasta la extensión. Esto es congruente con su acción supuesta en la cadera, o el control de la flexión de la cadera en preparación para la fase de soporte próxima. La porción corta del bíceps femoral se activa antes que los otros músculos isquiotibiales en la fase temprana de la oscilación media y probablemente ayude a flexionar la rodilla para que el pie libre el suelo (Perry, 1992).

Los músculos grácil (Perry, 1992) y sartorio (Perry, 1992; Winter y Yack, 1987) también podrían contribuir a la flexión de la rodilla en la fase de oscilación cuando se activan durante la preoscilación avanzada, la oscilación inicial y al comienzo de la oscilación media. Sin embargo, es muy posible que estos músculos actúen como flexores primarios de la cadera durante este periodo.

TOBILLO Y PIE

Articulación tibioperoneoastragalina

A partir de estudios EMG de los músculos que atraviesan el tobillo, se ha demostrado que los dorsiflexores se están activando en forma concéntrica durante la oscilación para permitir que el pie libre el suelo, y de manera excéntrica durante la respuesta a la aplicación de carga para controlar la colocación del pie mediante la flexión plantar (fig. 18-10). Los flexores plantares muestran activación constante de tipo excéntrico durante el soporte para controlar el avance de la tibia por sobre el pie, para estabilizar la rodilla, y mediante contracción concéntrica para facilitar el impulso (Sutherland, 1966; Sutherland y cols., 1980).

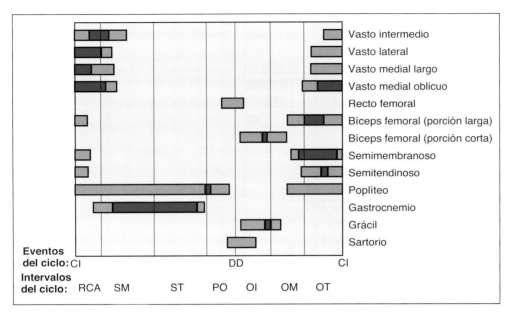

FIGURA 18-9 Patrón fásico de actividad electromiográfica de los músculos de la rodilla durante la marcha en el plano horizontal en adultos sanos. Las *regiones grises* representan una activación inferior a 20% de la contracción voluntaria máxima. Las *regiones oscuras* representan una activación superior a 20% de la contracción voluntaria máxima. CI, contacto inicial; DD, despegue de los dedos; OI, oscilación inicial; OM, oscilación media; OT, oscilación terminal; PO, preoscilación; RAC, respuesta a la aplicación de carga; SM, soporte medio; ST, soporte terminal. Adaptada de Perry, J. (1992). *Gait Analysis: Normal and Pathological Function*. Thorofare, NJ: SLACK Incorporated. Reimpresa con autorización de SLACK Incorporated.

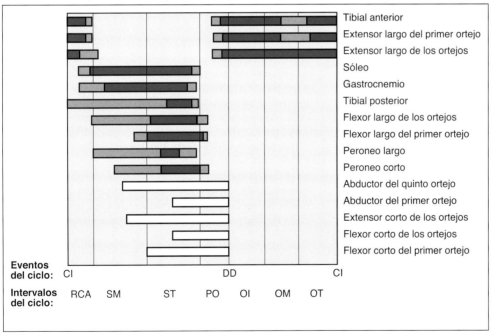

FIGURA 18-10 Patrón fásico de actividad electromiográfica de los músculos del tobillo y el pie durante la marcha en el plano horizontal en adultos sanos. Las *regiones grises* representan una activación inferior a 20% de la contracción voluntaria máxima. Las *regiones oscuras* representan una activación superior a 20% de la contracción voluntaria máxima. Las *barras blancas* para los músculos intrínsecos del pie indican datos fásicos solo en los casos en que no se muestra la intensidad relativa como porcentaje de la contracción voluntaria máxima. CI, contacto inicial; DD, despegue de los dedos; OI, oscilación inicial; OM, oscilación media; OT, oscilación terminal; PO, preoscilación; RAC, respuesta a la aplicación de carga; SM, soporte medio; ST, soporte terminal. Adaptada de Perry, J. (1992). *Gait Analysis: Normal and Pathological Function*. Thorofare, NJ: SLACK Incorporated. Reimpresa con autorización de SLACK Incorporated.

RECUADRO 18-3

Efectos de temporalidad sobre los patrones de la marcha

La actividad eléctrica máxima de los dorsiflexores corresponde a una intensa demanda sobre los músculos pretibiales al tiempo que el peso corporal se transfiere al pie de soporte. Estos músculos muestran activación excéntrica para desacelerar la flexión plantar del tobillo. Si existe una temporalidad inapropiada o una fuerza de contracción insuficiente en los músculos pretibiales, pudiera observarse un patrón de marcha con caída del pie o golpe de este. Además, la flexión plantar limitada del tobillo permite cierto grado de absorción del impacto durante la respuesta a la aplicación de carga. Durante la oscilación, el tibial anterior y los extensores de los ortejos actúan para flexionar el pie en dirección dorsal para librar el piso. La pérdida de la función normal de los músculos pretibiales durante la oscilación a menudo trae como consecuencia un incremento de la flexión de la rodilla y la cadera, o patrón de marcha equina.

El inicio de la actividad muscular en los dorsiflexores comienza justo antes de la elevación del pie durante la preoscilación. Winter y Yack (1987) reportaron que estos músculos permanecen activos durante la oscilación y la respuesta a la aplicación de carga, y la actividad eléctrica máxima se observa en el primer 15% del ciclo de la marcha durante la aceptación del peso, cuando deben facilitar el control de la caída del centro de gravedad (fig. 18-10). Se mantienen casi inactivos durante el soporte medio y el terminal (recuadro 18-3).

El músculo sóleo y la porción medial del gastrocnemio comienzan su activación a cerca de 10% del ciclo de la marcha, al tiempo que inicia el soporte con una sola extremidad (fig. 18-10). Continúan activos durante la fase de soporte hasta la preoscilación, cuando termina la fase de soporte en una extremidad y el pie opuesto entra en contacto con el suelo. La porción lateral del gastrocnemio pudiera no activarse sino hasta la mitad del soporte. Durante el soporte medio los flexores plantares sufren contracción excéntrica para limitar el movimiento anterior de la tibia. Durante el soporte terminal, al tiempo que el talón comienza a elevarse, el gastrocnemio sigue contrayéndose para iniciar la flexión plantar activa del tobillo. Durante esta fase estabiliza la tibia, de modo que el fémur puede avanzar sobre ella. La actividad eléctrica máxima se identifica al alcanzarse 50% del ciclo de la marcha (Winter y Yack, 1987).

Si bien tanto el sóleo como el gastrocnemio comparten una inserción, el papel del primero es un tanto distinto al del segundo, como consecuencia del origen del sóleo en la tibia. Este músculo, al ser monoarticular, provee un vínculo directo entre la tibia y el calcáneo, y se piensa que genera la fuerza de flexión plantar desaceleradora dominante. El gastrocnemio, al ser un músculo

biarticular, desempeña un papel directo en la flexión de la rodilla durante el soporte medio (fig. 18-9; Sutherland, 1966; Sutherland y cols., 1980). Los cinco músculos posteriores remanentes son de menor tamaño y, como músculos perimaleolares se ubican en mayor cercanía a la articulación del tobillo (fig. 18-10). Estos cinco músculos son el tibial posterior, el flexor largo del primer ortejo, el flexor largo de los ortejos, el peroneo largo y el peroneo corto; desempeñan un papel más importante en la articulación calcaneoastragalina y el pie que en el tobillo, pero aun así generan una fuerza de flexión plantar en la articulación del tobillo.

El tibial posterior comienza a activarse en el contacto inicial y permanece activo durante el soporte en una sola extremidad hasta que ocurre el contacto inicial opuesto (Murley y cols., 2009; Semple y cols., 2009). El flexor largo de los ortejos comienza a disparar a continuación en el momento del despegue de los dedos opuestos y se mantiene activo hasta el contacto inicial opuesto. El flexor largo del primer ortejo se mantiene activo desde 25% del ciclo de la marcha hasta la preoscilación. La actividad del peroneo corto y el largo comienza en una fase temprana del soporte y continúa hasta el soporte terminal o la preoscilación. Obsérvese que la actividad de estos músculos está sujeta a una variación considerable de una persona a otra.

Los músculos de la pantorrilla actúan como grupo y dejan de funcionar al alcanzarse 50% del ciclo de la marcha, una vez ocurrido el contacto inicial opuesto. La persistencia de la flexión plantar más allá de este punto quizá sirve para equilibrar el cuerpo, toda vez que el pie opuesto ya aceptó el peso corporal. En un grupo pequeño de adultos sanos, Sutherland y cols. (1980) usaron un bloqueo nervioso del nervio tibial posterior para identificar con más precisión el papel de los flexores plantares del tobillo durante la marcha, en particular del gastrocnemio y el sóleo. Concluyeron que estos músculos no fungen como mecanismo de propulsión durante la preoscilación. En vez de esto, concluyeron que debe considerarse que mantienen el avance anterior, la longitud del paso y la simetría de la marcha. Si los flexores plantares no funcionan con normalidad, se observa un incremento de la dorsiflexión del tobillo con un acortamiento del paso de la extremidad que oscila. Además, esta última golpea el suelo de manera prematura como consecuencia de la falta de restricción del movimiento tibial de la extremidad de soporte.

En resumen, durante el primer arco de flexión plantar tras el contacto inicial, los dorsiflexores se activan en forma excéntrica para desacelerar la flexión plantar y la caída del pie hacia el suelo. Durante el primer arco de dorsiflexión, los flexores plantares se activan en forma excéntrica para controlar la velocidad de la dorsiflexión y el avance tibial por encima del pie estacionario. Durante el segundo arco de flexión plantar, justo antes de la transferencia del peso a la extremidad contraria, los flexores plantares se activan para mantener la velocidad de la marcha y la longitud del paso. Por último, en el último arco de movimiento, la dorsiflexión durante la oscilación, los flexores dorsales sufren contracción concéntrica para permitir que el pie libre el suelo.

ARTICULACIÓN CALCANEOASTRAGALINA

Al tiempo que el pie entra en contacto con el piso, se presenta una eversión calcaneoastragalina como mecanismo de absorción del impacto. Los músculos inversores se activan para desacelerar esta eversión (fig. 18-10). El tibial anterior actúa para restringir la articulación calcaneoastragalina durante la respuesta a la aplicación de carga. Con su mayor actividad durante la respuesta a la aplicación de carga, el tibial anterior se encuentra silente al llegar la fase de soporte medio.

Si bien distintos investigadores han informado que el tibial posterior tiene patrones de activación diversos, existe acuerdo en torno a que es un músculo de la fase de soporte. Se activa durante la respuesta a la aplicación de carga, y permanece en actividad durante el soporte y hasta la preoscilación temprana. Perry (1992) propuso que la activación durante la respuesta a la aplicación de carga provee un control calcaneoastragalino temprano. Además, la variabilidad de la actividad de este músculo puede indicar su función como fuerza de reserva para complementar el control en varo insuficiente de los músculos del tobillo.

La actividad del sóleo se observa durante el soporte medio y se incrementa de manera progresiva en el soporte terminal. A pesar de su función principal como flexor plantar del tobillo, este músculo también tiene un efecto de palanca considerable para la inversión, en particular como consecuencia de su área transversal grande. En el momento de la preoscilación existe una declinación rápida de su actividad, y el músculo permanece silente durante la oscilación. Los flexores largos de los ortejos son los últimos inversores en activarse. El flexor largo de los ortejos y el flexor largo del primer ortejo comienzan a activarse durante el soporte medio y dejan de hacerlo durante la preoscilación.

Los músculos responsables de la eversión de la articulación calcaneoastragalina son el extensor largo de los ortejos, el peroneo anterior, el peroneo largo y el peroneo corto. Los primeros dos se ubican por delante del eje de la articulación calcaneoastragalina, en tanto los últimos dos se localizan por detrás de ese eje. El extensor largo de los ortejos muestra actividad durante la respuesta a la aplicación de carga y se mantiene silente con el inicio del soporte medio. Se dispone de poca información en torno a la activación del peroneo anterior, pero Perry (1992) refiere una temporalidad similar a la del extensor largo de los ortejos.

Los peroneos largo y corto inician su actividad durante la aplicación de la carga en el antepié y muestran una actividad máxima durante el soporte terminal. Tanto la temporalidad como la intensidad de las señales de EMG de los peroneos corto y largo muestran gran coordinación. La actividad de estos músculos cesa a la mitad de la oscilación. El peroneo largo tiene una actividad eléctrica máxima al alcanzarse 50% del ciclo de la marcha, durante el impulso.

Articulación media del tarso

Esta articulación está sostenida en particular por el tibial posterior. Debido a que la actividad de los flexores largos de los ortejos y los músculos intrínsecos plantares laterales inicia antes de que los dedos se flexionen, estos músculos bien pudieran contribuir a dar soporte a la articulación mediotarsiana.

Antepié y articulaciones interfalángicas

El flexor largo de los ortejos y el flexor largo del primer ortejo comienzan su activación durante el soporte medio y dejan de disparar durante la preoscilación. Estos músculos estabilizan a las articulaciones metatarsofalángicas y dan un mayor soporte al primer ortejo, que complementa el soporte del antepié. Los músculos intrínsecos del antepié y de las articulaciones interfalángicas incluyen al abductor del primer ortejo, al aductor del primer ortejo, al flexor corto de los ortejos, al flexor corto del primer ortejo y al abductor del quinto ortejo. Estos músculos se activan al alcanzarse entre 20 y 30% del ciclo de la marcha y dejan de hacerlo una vez que el pie se separa del suelo; ayudan a estabilizar el arco longitudinal y los ortejos a la altura de la articulación metatarsofalángica (Mann e Inman, 1964; Perry, 1992).

Si bien la cinemática, la cinética y el control muscular de las articulaciones principales se presentan por separado, tienen interrelación funcional durante la marcha. El sistema musculoesquelético debe realizar acciones con gran integración y coordinación precisa tanto en tiempo como en amplitud para hacer posible una locomoción eficiente. Para esto no solo se requiere un sistema musculoesquelético intacto, o planta física, sino un sistema nervioso funcional, o controlador. El sistema nervioso debe poder evaluar de manera instantánea los aspectos pertinentes de los ambientes externos e internos para actuar o responder de manera apropiada a distintos contextos fisiológicos. Las limitaciones del movimiento u otras patologías de cualquier articulación participante tendrán un efecto subsecuente sobre todas las otras articulaciones activas. Es la integración compleja de la anatomía, la biomecánica y el control muscular la que permite una marcha normal.

▌ Resumen

- El movimiento en torno a la articulación de la cadera durante la marcha ocurre en los tres planos: flexión-extensión, aducción-abducción y rotación interna-externa. La flexión-extensión es el movimiento principal en torno a la articulación de la rodilla durante la marcha, no obstante existen en menor grado movimientos en varo-valgo y rotacionales.

- Por efecto de su morfología ósea, la articulación tibioperoneoastragalina presenta solo flexión plantar y dorsiflexión durante la marcha. El movimiento calcaneoastragalino, mediotarsiano y falángico facilita en mayor medida la adaptación a la superficie de soporte y provee también rigidez para la propulsión.

- El segmento superior del cuerpo, que incluye a la pelvis y el tronco, sufre desplazamientos sinusoidales en los tres planos cardinales. El tronco y la pelvis rotan en direcciones opuestas, en tanto la cabeza suele permanecer estable. El balanceo de los brazos implica la flexión-extensión y la rotación del hombro, la flexión-extensión del codo, y la pronación-supinación del antebrazo.

- El ciclo de la marcha, o ciclo, se define como la ocurrencia de un evento en una extremidad inferior hasta la ocurrencia siguiente del mismo evento en la misma extremidad inferior. De manera más característica se delimita a partir del contacto inicial ipsilateral secuencial. La fase de soporte abarca 60% del ciclo y se divide en seis eventos o periodos: contacto inicial, respuesta a la aplicación de carga, soporte medio, soporte terminal, preoscilación y elevación de los dedos. La fase de oscilación abarca 40% del ciclo y se divide en los siguientes periodos: oscilación inicial, oscilación media y oscilación terminal.

- Los momentos articulares internos indican el momento neto de la fuerza generada por los músculos, los huesos y los tejidos blandos pasivos, que contrarresta la tendencia a la rotación articular producida por la gravedad.

- La potencia articular es el producto de la velocidad angular de la articulación y el momento interno correspondiente en un punto de tiempo determinado. Indica la generación o la absorción de la energía mecánica por grupos musculares y otros tejidos blandos.

- La coactivación de grupos musculares agonistas-antagonistas suele ocurrir durante periodos de transición cinemática, en que una articulación pudiera estar invirtiendo su dirección de rotación.

- Las limitaciones para el movimiento o los trastornos del control motor que afectan cualquiera de los segmentos de las extremidades inferiores tienen potencial de alterar los patrones de movimiento y el control motor en todas las otras articulaciones durante la marcha.

Preguntas para práctica

1. Al describir la marcha de una persona, variables como longitud de paso y tiempo de paso pueden diferir entre la derecha y la izquierda, en tanto variables como la longitud de ciclo y el tiempo de ciclo no lo hacen. Por favor, explique la causa de esta situación.

2. Describa la localización y el movimiento del centro de gravedad del cuerpo durante el ciclo de la marcha.

3. En el análisis de la marcha, ¿qué valores de cinemática angular y fuerza de tierra se utilizan para calcular qué variables?

4. Durante la respuesta a la aplicación de carga se presenta una absorción de potencia a la altura de la rodilla. Por favor, describa cuál es el grupo muscular que contribuye a esta absorción de potencia y qué movimiento (flexión o extensión) impide.

Agradecimiento

Los autores desean agradecer a Ann Barr-Gillespie, PhD, DPT, por su contribución invaluable a las ediciones previas de este capítulo.

Referencias

Andriacchi, T. P., Birac, D. (1993). Functional testing in the anterior cruciate ligament-deficient knee. *Clin Orthop Relat Res,* (288), 40–47.

Barr, A. E. (1998). Gait analysis. In J. M. Spivak J. D. Zuckerman (Eds.), *Orthopaedics: A Comprehensive Study Guide* (1st ed.). New York: McGraw-Hill.

Craik, R., Oatis, C. A. (1995). *Gait Analysis: Theory and Application* (1st ed.). St Louis, MO: Mosby.

Crenshaw, S. J., Richards, J. G. (2006). A method for analyzing joint symmetry and normalcy, with an application to analyzing gait. *Gait Posture, 24*(4), 515–521.

Gottschalk, F., Kourosh, S., Leveau, B. (1989). The functional anatomy of tensor fasciae latae and gluteus medius and minimus. *J Anat, 166*, 179–189.

Knoll, Z., Kocsis, L., Kiss, R. M. (2004). Gait patterns before and after anterior cruciate ligament reconstruction. *Knee Surg Sports Traumatol, 12*(1), 7–14.

Lenhoff, M. W., Santner, T. J., Otis, J. C., et al. (1999). Bootstrap prediction and confidence bands: A superior statistical method for analysis of gait data. *Gait Posture, 9*(1), 10–17.

Lindström, M., Felländer-Tsai, L., Wredmark, T., et al. (2009). Adaptations of gait and muscle activation in chronic ACL deficiency. *Knee Surg Sports Traumatol, 18*(1), 106–114.

Mann, R., Inman, V. T. (1964). Phasic activity of intrinsic muscles of the foot. *J Bone Joint Surg Am, 46A*, 469–481.

Murley, G. S., Buldt, A. K., Trump, P. J., et al. (2009). Tibialis posterior EMG activity during barefoot walking in people with neutral foot posture. *J Electromyogr Kinesiol, 19*(2), e69–e77.

Olshen, R. A., Biden, E. N., Wyatt, M. P., et al. (1989). Gait analysis and the bootstrap. *Ann Stat, 17*, 1419–1440.

Perry, J. (1992). *Gait Analysis: Normal and Pathological Function* (1st ed.). Thorofare, NJ: SLACK Inc.

Pontzer, H., Holloway, J. H., 4th, Raichlen, D. A., et al. (2009). Control and function of arm swing in human walking and running. *J Exp Biol, 212*(Pt 4), 523–534.

Roberts, C. S., Rash, G. S., Honaker, J. T., et al. (1999). A deficient anterior cruciate ligament does not lead to quadriceps avoidance gait. *Gait Posture, 10*(3), 189–199.

Sadeghi, H., Allard, P., Prince, F., et al. (2000). Symmetry and limb dominance in able-bodied gait: A review. *Gait Posture, 12*(1), 34–45.

Semple, R., Murley, G. S., Woodburn, J., et al. (2009). Tibialis posterior in health and disease: A review of structure and function with specific reference to electromyographic studies. *J Foot Ankle Res, 2*, 24.

Sutherland, D. H. (1966). An electromyographic study of the plantar flexors of the ankle in normal walking on the level. *J Bone Joint Surg Am, 48*(1), 66–71.

Sutherland, D. H., Cooper, L., Daniel, D. (1980). The role of the ankle plantar flexors in normal walking. *J Bone Joint Surg Am, 62*(3), 354–363.

van der Kruk, E., Reijne, M. M. (2018) Accuracy of human motion capture systems for sport applications; state-of-the-art review. *Eur J Sport Sci, 18*(6), 806–819.

Wexler, G., Hurwitz, D. E., Bush-Joseph, C. A., et al. (1998). Functional gait adaptations in patients with anterior cruciate ligament deficiency over time. *Clin Orthop Relat Res*, (348), 166–175.

Whittle, M. W. (2007). *An Introduction to Gait Analysis* (4th ed.). Oxford, UK: Butterworth-Heinemann.

Winter, D. A., Yack, H. J. (1987). EMG profiles during normal human walking: Stride-to-stride and inter-subject variability. *Electroencephalogr Clin Neurophysiol*, *67*(5), 402–411.

Wootten, M. E., Kadaba, M. P., Cochran, G. V. (1990). Dynamic electromyography. II. Normal patterns during gait. *J Orthop Res*, *8*(2), 259–265.

Wright, D. G., Desai, S. M., Henderson, W. H. (1964). Action of the subtalar and ankle-joint complex during the stance phase of walking. *J Bone Joint Surg Am*, *46*(2), 361–382.

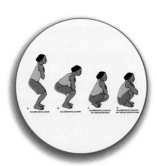

CAPÍTULO 19

Biomecánica de las posturas autóctonas

Rajani Prashant Mullerpatan

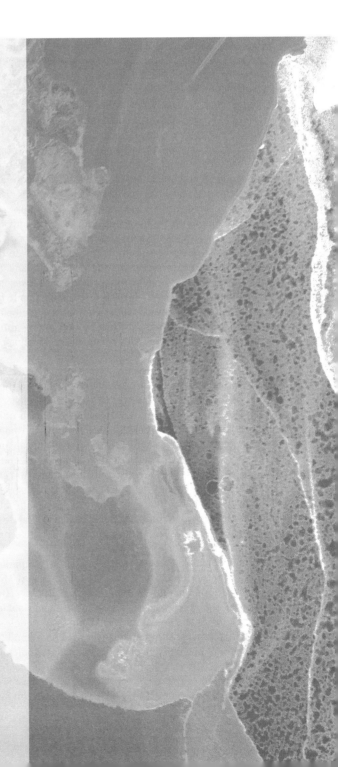

Introducción

Las posturas autóctonas pueden definirse como posturas o posiciones que se originan y ocurren de manera natural en un lugar geográfico. Es posible observar una variedad de posturas autóctonas en todo el mundo; su origen se considera multifactorial, y en él intervienen la condición climática, las características geográficas, la actividad laboral, el estrato socioeconómico y la influencia cultural. Es interesante señalar que algunas de estas posturas evolucionaron a partir de las adoptadas en su origen por los primates, en tanto otras se conservan sin cambios.

En muchas regiones del globo, el trabajo agrícola aún se realiza de la manera tradicional, sin emplear tractores o incluso vehículos motorizados en muchos casos. El uso de la postura en cuclillas o en flexión para plantar, deshierbar y cosechar es frecuente, así como el uso de balancines o el soporte de cargas pesadas sobre los hombros para su transporte. Las mujeres trasladan a lactantes y niños pequeños sostenidos con telas al tiempo que equilibran agua, implementos agrícolas y los productos cosechados, mientras llevan vestidos o faldas largos y coloridos.

Este capítulo se concentra en particular en el estilo de vida en el sureste asiático, en donde existe una gran variedad de posturas autóctonas, con influencia intensa de la herencia cultural ancestral, las condiciones ambientales y los estratos socioeconómicos. Estas distintas posturas se ven reflejadas en las prácticas de salud nativas, las actividades de la vida cotidiana, las variantes de la danza, los deportes en equipo e individuales, y las actividades tradicionales recreativas y espirituales.

Además del yoga y de las variantes tradicionales de danza clásica, muchas posturas autóctonas de la vida cotidiana, como acuclillarse y arrodillarse, entre otras, atraen a los investigadores de la biomecánica, la ciencia del movimiento humano (cinesiología) y los campos relacionados, entre ellos la medicina de rehabilitación. Las "cuclillas" son una postura que se adopta a menudo para realizar actividades cotidianas en muchos países no occidentales.

Quienes proponen las posturas antes mencionadas en el yoga, las variantes "nativas" o autóctonas de la danza y muchos otros aspectos tradicionales de la vida cotidiana que se están perdiendo, al tiempo que el mundo cambia, afirman que tienen varios efectos positivos para la salud. Sin embargo, pocas se estudian o tienen el respaldo de la evidencia científica, aunque algunas prácticas, como el yoga, se han arraigado con firmeza en el mundo occidental. Se está realizando una exploración científica robusta de muchas de estas prácticas. Este capítulo presenta los hallazgos tempranos para ilustrar las variables temporales, la cinemática, la actividad muscular y el control corporal de estas posturas autóctonas, así como sus aplicaciones clínicas para la promoción de la salud y la rehabilitación.

Los movimientos autóctonos se evaluaron mediante un sistema de captura de movimiento 3D (Vicon, Oxford Metrics Ltd., UK) que consistía en 12 cámaras infrarrojas MX (Bonita 10) para dar seguimiento a las trayectorias tridimensionales de 39 marcadores reflejantes esféricos (14 mm) colocados sobre puntos de referencia ósea definidos con base en el modelo de marcaje para la marcha. Se colocaron marcadores adicionales en la cresta iliaca para reconstruir el modelo esquelético debido a que los marcadores de la pelvis (espina iliaca anterosuperior) quedaban ocultos en la mayor parte de las posturas con flexión intensa (p. ej., cuclillas). Debido a la complejidad de las posturas, se analizó el archivo de cada captura de movimiento para identificar el entrecruzamiento de las trayectorias de los marcadores. Los datos se capturaron a una frecuencia de 100 Hz. La fuerza de reacción de tierra se obtuvo a partir de tres placas de fuerza (AMTI OR67, Advanced Mechanical Technology, Inc., Newton, MA, USA). De manera simultánea se recurrió a dos cámaras digitales (Bonita Optical 720C, resolución VGA) para registrar el movimiento en los planos frontal y sagital. Se utilizaron un estadímetro, una báscula digital estándar y pinzas de Vernier para registrar las medidas antropométricas. Los ángulos articulares se procesaron con el software NEXUS 2.6 (VICON Motion System, Oxford, UK).

Se registró un mínimo de tres ensayos para cada movimiento. Se evaluó el desempeño del equilibrio en bipedestación en una atmósfera silenciosa con ventanas herméticas para minimizar las anomalías inducidas por el ruido. Todas las condiciones de prueba para el equilibrio se evaluaron mientras los sujetos estaban descalzos y en bipedestación. Los participantes recibieron instrucción de evitar el consumo de alcohol el día previo a las pruebas. Se condujeron pruebas instrumentadas para la valoración del equilibrio con una placa de fuerza AMTI (Watertown, MA, USA) y se analizaron con el VICON Nexus 2.6 (VICON Motion System, Oxford, UK). Los participantes recibieron la instrucción de mirar justo al frente y evitar el movimiento de la cabeza mientras mantenían una postura en bipedestación relajada durante las pruebas de equilibrio con los ojos abiertos. El desempeño del equilibrio en la posición de soporte con base amplia se estudió al tiempo que los participantes se mantenían parados sobre la placa de fuerza con una distancia marcada de 20 cm entre ambos pies durante 30 s en cada ocasión, con los ojos abiertos y cerrados (Springer, 2012). Durante la bipedestación sobre una sola extremidad se instruyó a los participantes para que utilizaran como soporte la pierna de su preferencia y levantaran la otra, de tal modo que el pie elevado no tocara la extremidad de soporte. El desempeño del equilibrio se registró durante 30 s en condiciones de ojos abiertos y durante 13 s con ojos cerrados (Springer, 2012). Se permitió el balanceo de los brazos para recuperar el equilibrio si el participante consideraba que lo estaba perdiendo. Se registraron tres ensayos para cada condición y se utilizó una calificación promedio para el análisis de los datos. Se computó una trayectoria (m) del centro de presión (CP) en el programa MATLAB (R2012b, 8.0.0.7). Se registró la información analógica obtenida a partir de los datos de la placa de fuerza (archivo c3d) y los datos se procesaron con el programa MATLAB para obtener el valor de la trayectoria del CP (Duarte y Freitas, 2010).

Se registró la actividad muscular mediante un sistema de superficie inalámbrico para electromiografía con ocho canales (Trigno Wireless EMG System; Delsys, Inc., Boston, MA, USA), con una frecuencia de muestreo de 2 000 Hz y un ancho de banda de 20 a 450 Hz, un índice de rechazo de modalidad común > 80 dB y ruido < 0.75 µV (Godse y cols., 2015). Los sensores de movimiento inercial de la electromiografía de superficie (sEMG) consistían en dos barras paralelas de 1 cm de longitud, 1 a 2 mm de ancho, a una distancia de 1 cm entre sí. Los sensores se colocaron en la línea media del vientre muscular, entre la unión miotendinosa y la zona de inervación más cercana, con la superficie de detección orientada en paralelo a las fibras musculares. La actividad muscular se registró a partir de siete músculos: porción inferior del trapecio y dorsal ancho en el cuadrante superior como estabilizadores escapulares; erectores de la columna y recto abdominal como músculos del tronco, y glúteo mayor, vasto lateral y gastrocnemio como músculos de la extremidad inferior de reacción contra la gravedad. La colocación de electrodos en cada músculo se determinó mediante puntos de referencia anatómicos (Tekur y cols., 2012). La colocación de los electrodos se definió a partir del protocolo *Surface Electromyography for the Non-Invasive Assessment of Muscles* (SENIAM; SENIAM, 2016).

Los datos se normalizaron mediante la actividad en la sEMG a partir de una contracción voluntaria máxima (CVM) de 10 s para cada músculo. Durante la prueba de CVM, se instruyó a los participantes para realizar un esfuerzo máximo y desempeñarse al máximo con base en sus capacidades. Los datos se normalizaron utilizando valores de media cuadrática durante los 8 s intermedios de cada CVM de 10 s (De Luca, 1997). Se utilizaron posiciones de prueba predefinidas para registrar la CVM de los músculos erectores de la columna, la región inferior del trapecio, el dorsal ancho (Conable, 2010), el recto abdominal (Lehman y McGill, 2001), el glúteo mayor, el vasto lateral y el gastrocnemio (Boudreau y cols., 2009).

En resumen, se adoptaron métodos estandarizados sólidos para explorar la cinemática 3D, la actividad muscular y el control postural para realizar una valoración biomecánica de todos los movimientos autóctonos descritos en este capítulo. Sin embargo, se sabe que artefactos generados por el tejido cutáneo en los marcadores de la pelvis y el muslo influyen sobre el movimiento de la cadera, en mayor medida en el plano transverso, lo que puede producir errores de registro del movimiento externo-interno de la cadera durante la marcha (Fiorentino y cols., 2017). De este modo, existe razón para que las inferencias con base en el movimiento de la cadera en el plano transverso se realicen con cautela. En el mejor de los escenarios actuales para la valoración biomecánica, las técnicas disponibles no pueden neutralizar el efecto del artefacto producido por el tejido cutáneo.

En el futuro pudiera resultar interesante complementar la valoración biomecánica con una exploración estructural de las articulaciones para revelar las adaptaciones estructurales de los tejidos no contráctiles articulares mediante imágenes radiológicas.

Biomecánica de las posturas autóctonas cotidianas: en cuclillas

INTRODUCCIÓN

Las "cuclillas" son una posición agazapada con una flexión superior a 90° de las caderas y las rodillas, al tiempo que el tobillo toca los glúteos. Es un movimiento de triple flexión que implica la flexión de la cadera y la rodilla así como la dorsiflexión del tobillo durante la fase de descenso, y una inversión del movimiento durante la fase de ascenso. Resulta fascinante señalar que en el periodo intrauterino el feto adopta una postura en flexión profunda, que se asemeja mucho a la posición en cuclillas (fig. 19-1). En muchas partes del mundo esta posición se adopta a lo largo de la vida para realizar distintas actividades cotidianas, laborales, deportivas y de ocio.

La posición profunda en cuclillas forma parte del estilo de vida tradicional y las actividades cotidianas de las personas en

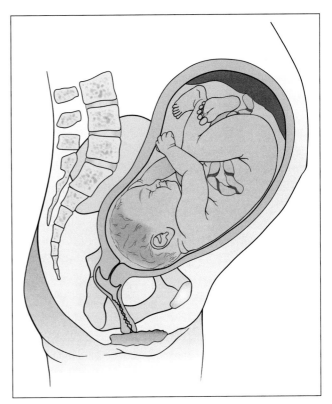

FIGURA 19-1 Posición del feto durante la vida intrauterina a las 36 semanas, que imita una postura de acuclillamiento horizontal.

dos de los continentes con mayor densidad poblacional en el mundo, Asia y África, al igual que en gran parte de Sudamérica. Sin embargo, la influencia occidental ha contribuido a la modificación de las normas culturales, que de manera gradual llevan a quienes se acuclillaban en forma habitual a dejar de hacerlo. Esto al final derivará en la pérdida de los beneficios de las posturas con flexión intensa que se obtienen a partir del acuclillamiento, como el mejoramiento del movimiento articular y la fuerza muscular en la extremidad inferior.

El acuclillamiento puede clasificarse de manera adicional como parcial, paralelo o profundo, así como con talones apoyados y elevados (fig. 19-2). El acuclillamiento hasta una posición con 40° de flexión de la rodilla se clasifica como una sentadilla parcial o acuclillamiento parcial. Un acuclillamiento que implica la flexión de la rodilla hasta 70 a 100° se considera una media sentadilla o un acuclillamiento en paralelo. Un acuclillamiento con una flexión de la rodilla superior a 100° se denomina "acuclillamiento profundo" (Escamilla y cols., 2001). Las "personas habituadas" (quienes adoptan la posición para realizar sus actividades cotidianas) pueden realizar un acuclillamiento profundo y mantener al mismo tiempo los talones en contacto con el suelo. Las "personas no habituadas" (quienes no adoptan esa posición para realizar alguna actividad) suelen poder realizar un acuclillamiento profundo solo si levantan los talones del suelo.

Para las diferentes actividades de la vida cotidiana, el deporte y el ocio se recurre a distintos tipos de acuclillamiento. La media sentadilla aún se utiliza para el deporte, la atención de los niños, la

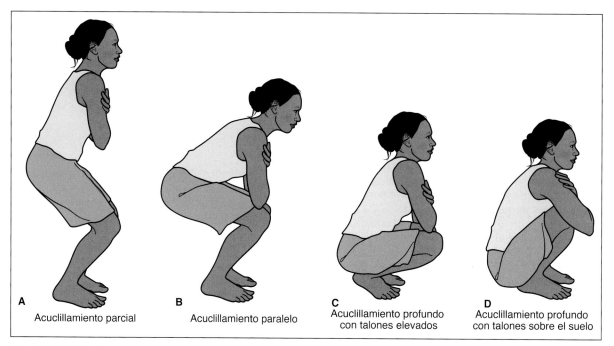

A **Acuclillamiento parcial**

B **Acuclillamiento paralelo**

C **Acuclillamiento profundo con talones elevados**

D **Acuclillamiento profundo con talones sobre el suelo**

FIGURA 19-2 Cuatro tipos de acuclillamiento con base en el ángulo de la rodilla y la posición del pie: acuclillamiento parcial (**A**), acuclillamiento paralelo (**B**), acuclillamiento profundo con talones elevados (**C**) y acuclillamiento profundo con talones sobre el suelo (**D**).

jardinería y las actividades en el piso. El acuclillamiento se integra cada vez más a los protocolos de rehabilitación y el entrenamiento para los deportes como consecuencia del gran número de beneficios que ofrece la postura, sin necesidad de contar con equipo especializado o alguna limitación de tiempo y espacio.

CINEMÁTICA

La postura con flexión triple que se adopta durante el acuclillamiento profundo demanda el movimiento en la columna, la pelvis, la cadera, la rodilla y el complejo tobillo-pie. Esta postura se desarrolla de manera predominante en el plano sagital, con grados escasos de movimiento asociado en los planos frontal y transverso. La cinemática del acuclillamiento recibe influencia de la exposición diaria a dicha postura. En su investigación, Agarwal y cols. (2018) demostraron diferencias en la cinemática de las articulaciones de la columna y la extremidad inferior en adultos saludables con distintos grados de exposición al acuclillamiento.

Las personas que se exponen de manera habitual al acuclillamiento (promedio de 30 min/día) muestran un mayor movimiento de la rodilla y el tobillo en el plano sagital durante el acuclillamiento profundo. Se identificó una dorsiflexión del tobillo de 45° en personas habituadas, en comparación con personas no habituadas, que muestran una dorsiflexión de 32°. La mayor parte de las personas no habituadas no puede lograr un apoyo completo de la planta durante el acuclillamiento profundo, lo que indica que un factor importante que influye sobre la capacidad de adoptar esa postura es la movilidad del tobillo. En personas no habituadas, la limitación del movimiento del tobillo por la falta de flexibilidad del sóleo hace que los talones se eleven del piso durante el acuclillamiento profundo.

De manera similar, se observó una mayor flexión de la rodilla (165°) en quienes se acuclillan con fines laborales (personas que recurren al acuclillamiento para realizar alguna actividad de trabajo, con una exposición a la posición superior a 120 min/día) en comparación con las personas no habituadas (155°). En la exploración radiológica de la cinemática de las rodillas saludables durante un acuclillamiento profundo *in vivo*, Hefzy y cols. (1998) reportaron que el movimiento articular patelofemoral recibe influencia de la flexión de entre 90 y 165° de la rodilla. Cuando la flexión de la rodilla rebasa los 135°, la rótula libra el surco femoral y solo mantiene contacto con los cóndilos. En el acuclillamiento profundo el fémur no muestra el "desplazamiento posterior" femoral clásico. El cóndilo femoral lateral rueda a mayor distancia por encima de la cara posteromedial de la meseta tibia lateral y el cóndilo femoral medial entra en contacto con la porción anteroposterior de la meseta medial. Este movimiento de rodamiento asimétrico explica la rotación interna de la tibia sobre el fémur durante el acuclillamiento profundo.

La articulación de la cadera presenta una flexión de 90 a 120°, una abducción de 8 a 22°, y una rotación de 2 a 50° durante el acuclillamiento profundo en los planos sagital, frontal y transverso, respectivamente (fig. 19-3). En el plano transverso, las personas no habituadas muestran asimetría de la rotación interna de la cadera (lado derecho, 19°; lado izquierdo, 46°), en tanto las personas con una mayor exposición al acuclillamiento muestran simetría en rotación interna (lado derecho, 31°; lado izquierdo, 30°).

El estiramiento repetido de las estructuras contráctiles y no contráctiles de la cadera, la rodilla y el tobillo, así como un mayor control postural y la maduración de los engramas motores producidos por la exposición habitual al acuclillamiento pueden generar una reducción del costo energético y la optimización de la actividad muscular, lo que tiene como consecuencia un movimiento más simétrico. También se ha observado que la exposición habitual a la marcha genera una mayor simetría al realizar esa actividad (Finley y cols., 2013).

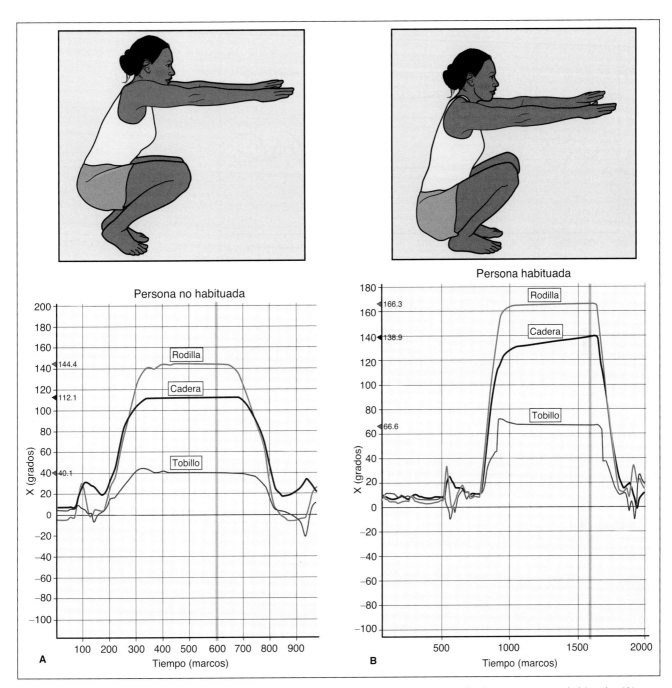

FIGURA 19-3 Cinemática de la cadera, la rodilla y el tobillo durante el acuclillamiento profundo en personas no habituadas (**A**) y en personas habituadas (**B**).

Las personas habituadas logran un acuclillamiento profundo con una inclinación pélvica de 10°. En contraste, las personas no habituadas muestran una inclinación pélvica anterior de 10° aunada a una flexión anterior del tronco de cerca de 20 a 30° (fig. 19-4). Puede esperarse que en estas últimas la longitud insuficiente de los tejidos blandos y la falta de control postural en el acuclillamiento profundo generen una mayor flexión anterior del tronco para mantener el centro de gravedad (CG) del cuerpo dentro de los límites de la base de sustentación.

La cinemática del acuclillamiento profundo se ve influida por la exposición habitual a la postura. Un acuclillamiento profundo muestra simetría bilateral en los planos sagital, frontal y transverso en las articulaciones de la cadera, la rodilla y el tobillo, excepto por la rotación interna que se presenta en la articulación de la cadera. La reducción del arco de movimiento articular que se produce por el desuso de la postura de acuclillamiento profundo se refleja en las adaptaciones musculoesqueléticas definidas del organismo, que son un ejemplo del principio que señala que "lo que no se usa se atrofia".

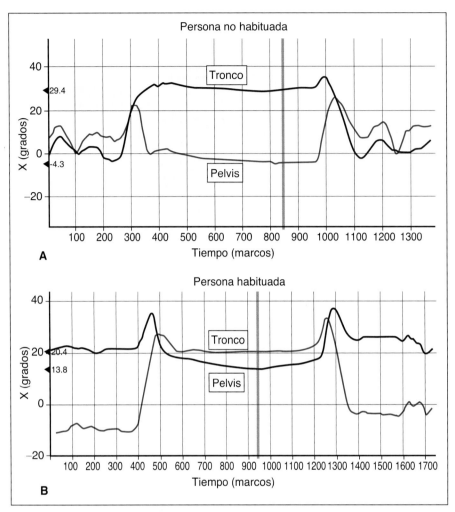

FIGURA 19-4   Cinemática del tronco y la pelvis durante el acuclillamiento profundo en personas no habituadas (**A**) y personas habituadas (**B**).

CONTROL MUSCULAR

Se piensa que la posición en cuclillas activa casi 200 músculos del cuerpo. El inicio del movimiento para el acuclillamiento pudiera variar con las diferentes estrategias motoras que se adoptan (Hase y cols., 2004). Un movimiento para acuclillamiento inicia con la desactivación de los músculos erectores de la columna, que desbloquea la posición erecta y permite la flexión del tronco. Una flexión más profunda de la cadera y la rodilla y la dorsiflexión del tobillo derivan de la inhibición de los isquiotibiales mediales y la activación del tibial anterior (Cheron y cols., 1997). Durante el acuclillamiento profundo se intensifica la activación muscular al incrementarse el ángulo de flexión de la rodilla y con el reclutamiento del cuadríceps, los isquiotibiales, el gastrocnemio, los extensores, los aductores y los abductores de la cadera, los músculos erectores de la columna, los abdominales y el trapecio (Schoenfeld, 2010). La actividad máxima de los isquiotibiales ocurre entre los 10 y los 70° de flexión de la rodilla, en tanto la activación del músculo gastrocnemio se incrementa al hacerlo la flexión de la rodilla y disminuye con la extensión de esta articulación.

La porción medial del gastrocnemio actúa como un estabilizador dinámico de la rodilla para compensar el momento en valgo de esta articulación y limitar la traslación tibial posterior (Bell y cols., 2008).

La actividad muscular y el costo energético están determinados en gran medida por el ángulo de flexión de la rodilla y el contacto de los talones con el piso. En comparación con las posiciones de acuclillamiento parcial y paralelo, tanto el acuclillamiento profundo con elevación de los talones como aquel con talones sobre el suelo muestran una mayor actividad muscular del vasto lateral. El mayor desplazamiento del cuerpo durante el acuclillamiento profundo genera una actividad intensa del vasto lateral con el fin de contrarrestar el torque flexor y mantener el equilibrio general (Sahasrabudhe y cols., 2017; fig. 19-5). El acuclillamiento profundo con los talones elevados incrementa la amplitud máxima del gastrocnemio para ejecutar la elevación activa de los talones y lograr la estabilización del retropié.

La activación del glúteo mayor recibe gran influencia de la profundidad del acuclillamiento. En el acuclillamiento parcial el músculo se activa hasta una CVM de 16.9%, en tanto este

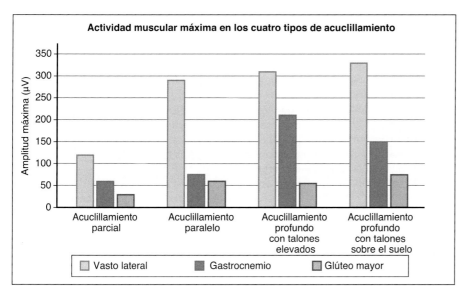

FIGURA 19-5 Amplitud máxima de actividad muscular en el vasto lateral, el gastrocnemio y el glúteo mayor durante el acuclillamiento parcial, el acuclillamiento paralelo, el acuclillamiento profundo con talones elevados y el acuclillamiento profundo con talones sobre el suelo.

valor es de 28% para el acuclillamiento paralelo y de 35.5% para el acuclillamiento profundo (Caterisano y cols., 2002; Sahasrabudhe y cols., 2017).

La activación muscular es un reflejo directo del costo energético y el consumo de oxígeno durante el movimiento. Se nota un bajo consumo de oxígeno durante el acuclillamiento parcial ($5.85 \text{ mL/min}^{-1}/\text{kg}^{-1}$), en tanto en un acuclillamiento paralelo y en uno profundo con elevación de los talones hay una mayor demanda de consumo de oxígeno (6.81 y $6.49 \text{ mL/min}^{-1}/\text{kg}^{-1}$, de manera respectiva). Al alcanzar la profundidad máxima del acuclillamiento, el contacto entre el muslo y la pantorrilla produce una reducción del torque, la actividad muscular promedio y el consumo de oxígeno.

A pesar de esto, el mantenimiento del acuclillamiento paralelo demanda la contracción concomitante de los isquiotibiales y el cuadríceps, con una actividad muscular promedio mayor. Como antagonistas, los isquiotibiales de manera convencional se oponen a los momentos extensores de la rodilla. Durante el acuclillamiento los dos grupos musculares se contraen en forma concomitante para ejercer una tracción reguladora de dirección contraria sobre la tibia y neutralizar el cizallamiento tibiofemoral anterior que produce el cuadríceps (Escamilla y cols., 2001). De este modo, la profundidad de la flexión de la rodilla y la posición del pie determinan la actividad neta del músculo y el consumo de oxígeno durante el acuclillamiento.

CINÉTICA

La complejidad de la postura de acuclillamiento profundo impone retos a la medición directa de la cinética de la articulación de la rodilla por efecto del contacto entre el muslo y la pantorrilla que se presenta al completar la posición. De este modo se han desarrollado varios modelos mecánicos para computar las fuerzas, en los que se asumen conceptos y se usan principios físicos

sólidos para predecirlas. Dahlkvist y cols. (1982) propusieron un modelo bidimensional desarrollado mediante la recolección de información antropométrica precisa con radiografías, datos analógicos a partir de una plataforma de fuerza, y actividad muscular por medio de electromiografía de superficie. Las fuerzas articulares varían en gran medida durante las fases de ascenso y descenso del acuclillamiento y con base en la velocidad del proceso. Las fuerzas máximas en la articulación patelofemoral durante el acuclillamiento profundo varían entre 4.7 veces el peso corporal (PC) durante un ascenso lento y 7.6 PC durante un descenso rápido. La fuerza de compresión en la superficie articular tibiofemoral es de 4.7 a 5.6 PC, en tanto la fuerza de cizallamiento varía entre 2.9 y 3.5 peso corporal.

Las fuerzas musculares en la cadera, la rodilla y el tobillo varían por efecto de las distintas posturas que se adoptan en la cadera, la rodilla, el tobillo y pie durante el acuclillamiento profundo con el fin de mantener la estabilidad dinámica. Además, el contacto sustancial entre el muslo y la pantorrilla durante el acuclillamiento profundo con una flexión de la rodilla superior a entre 120 y 130° (más de 30% del PC en una pierna) reduce las fuerzas compresivas y los momentos articulares netos que actúan sobre la rodilla (Zelle y cols., 2007). Sin embargo, se sabe que se generan momentos articulares compensadores en el tobillo, la rodilla, la cadera y la columna vertebral que pudieran generar lesión al acuclillarse con una carga externa y realizar el movimiento de manera inapropiada (Toutoungi y cols., 2000).

CONTROL POSTURAL

Realizar una actividad fisiológica como el acuclillamiento profundo en la vida cotidiana demanda un equilibrio adecuado entre movilidad y estabilidad. El control postural durante el acuclillamiento profundo se fomenta cuando el CG permanece dentro de los límites de la base de sustentación, como en el acuclillamiento con el talón sobre el suelo, en comparación con el que se realiza con elevación del talón (Federolf y cols., 2013). En personas no habituadas se observa una inclinación anterior excesiva al colocarse en acuclillamiento profundo, lo que genera una mayor traslación anterior del CG. Las personas habituadas pueden lograr un acuclillamiento profundo con el tronco erecto, lo que facilita el equilibrio al mantener el CG al interior de la base de sustentación entre los dos pies (Sriwarno y cols., 2008).

La alineación de las rodillas y los pies son consideraciones importantes en el estudio del control postural durante el acuclillamiento profundo. La capacidad de mantener las rodillas por encima de los pies genera una fuerza compresiva menor, en tanto la traslación anterior excesiva de la rodilla junto con la flexión anterior del tronco incrementa las fuerzas en la rodilla y la columna vertebral (Escamilla y cols., 2000). De manera similar, una posición neutral del pie se asocia con una fuerza más baja en la rodilla en comparación con la pronación excesiva del mismo. Acuclillarse con una base de sustentación estrecha hace que se activen mecanismos propios del tobillo, con incremento de la actividad muscular del gastrocnemio (Escamilla y cols., 2000). Durante el acuclillamiento con una base de sustentación amplia se observan mecanismos propios de la cadera, con incremento de la actividad del glúteo mayor y el aductor largo (McCaw y Melrose, 1999), y un aumento correspondiente del momento extensor y aductor de la cadera (Ninos y cols., 1997). Se requiere una coactivación congruente del cuadríceps y los isquiotibiales para mantener la estabilidad postural en el acuclillamiento profundo, al que no afecta el tipo de base de sustentación (Escamilla y cols., 2001; Walsh y cols., 2007).

El mantenimiento de la estabilidad del cuerpo durante el acuclillamiento y el monitoreo de las cargas que se aplican sobre los ligamentos cruzados de la rodilla son una inquietud importante, y estas dos áreas se han estudiado de forma extensa en pesistas. La estabilización estática de la rodilla se mantiene gracias a los ligamentos, en tanto se asume que la estabilidad dinámica depende de los músculos que rodean a la rodilla. El ligamento cruzado anterior impide la traslación tibial anterior a la altura de la rodilla, limita la rotación interna y externa e inhibe el varo-valgo articular durante el acuclillamiento profundo. El ligamento cruzado posterior limita la traslación tibial posterior, en tanto los ligamentos colaterales medial y lateral estabilizan la rodilla en el plano frontal y se oponen a los momentos en varo-valgo con el ángulo de flexión progresivo de la rodilla durante el acuclillamiento (Li y cols., 1999).

El CG muestra una gran trayectoria, cercana a 50 cm, en la dirección vertical durante el acuclillamiento profundo, lo que demanda la activación de mecanismos de control postural para mantener la estabilidad. La trayectoria del CP se considera una medida objetiva del control postural durante el movimiento. Dionisio y cols. (2008) estudiaron la trayectoria del CP durante las fases de ascenso y descenso del acuclillamiento parcial. Durante la fase de descenso el CP se traslada hacia el talón; a esto le sigue su movimiento anterior en dirección a los dedos del pie durante la fase de ascenso. En consecuencia, durante el descenso para el acuclillamiento, el torque en la articulación del tobillo se dirige a la flexión plantar acompañado del torque flexor de la rodilla, y le sigue un gran torque flexor plantar y extensor de la rodilla durante el ascenso. De este modo, con el fin de mantener el control postural durante el acuclillamiento profundo se activan mecanismos proximales y distales.

Biomecánica de las yogasanas: Suryanamaskar

En la India, el yoga es una práctica ancestral de salud diseñada para alcanzar la armonía entre la mente y el cuerpo, el humano y la naturaleza para alcanzar una salud holística. Las yogasanas ("asanas" son posturas; "yogasanas" son posturas en el yoga) son posturas complejas que se caracterizan de manera exclusiva por movimientos suaves guiados por un sentido de conciencia corporal.

De acuerdo con la Federación Internacional de Yoga, existen en la actualidad alrededor de 300 millones de personas que practican el yoga en todo el mundo. La participación japonesa en el yoga creció más de 400% entre 2005 y 2010, cuando la práctica se hizo en extremo popular en ese país. Tan solo en Estados Unidos se calcula que 55 millones de personas practicaba yoga en 2020, y el gasto anual en clases, ropa y accesorios para yoga supera ahora los 16 mil de millones de dólares. La mayor parte de los estadounidenses que practican yoga está formada por mujeres (alrededor de 72%) y un número creciente tiene más de 50 años (14 millones).

El impacto del yoga postural sobre la salud física y mental ha sido tema de un número creciente de estudios sistemáticos, y existe evidencia de que su práctica regular es benéfica para el dolor en la región lumbosacra y el estrés (Ross y Thomas, 2010). En 2017, una revisión Cochrane encontró evidencia con certidumbre baja o moderada de que el yoga mejoraba la función de la espalda en comparación con la falta de práctica de ejercicio (Wieland y cols., 2017). El yoga ha probado ser un tema fascinante para la exploración de los científicos del movimiento humano. Los investigadores han medido distintos aspectos de la biomecánica de las yogasanas comunes en la última década. Las publicaciones sobre biomecánica contienen en gran medida reportes sobre la cinemática de las posturas del yoga, y les siguen estudios sobre la actividad muscular. Hasta el momento existe información mínima en torno a la cinética de las yogasanas.

Existen distintas asanas en los diferentes tipos de yoga. En este capítulo se presenta una disección biomecánica de una secuencia del Suryanamaskar, integrada por 12 posturas.

INTRODUCCIÓN

El Suryanamaskar, conocido como "Saludo al Sol", es una de las variantes ancestrales de yogasanas de práctica frecuente. Es una secuencia de 12 posturas consecutivas, en que resalta el equilibrio entre la flexión y la extensión del tronco, y de las articulaciones de las extremidades superiores e inferiores, realizadas con una respiración sincronizada.

VARIABLES TEMPORALES

La secuencia compuesta del Suryanamaskar incluye 12 posturas, cuyos nombres en México son:

1. Postura de oración
2. Postura de elevación de los brazos

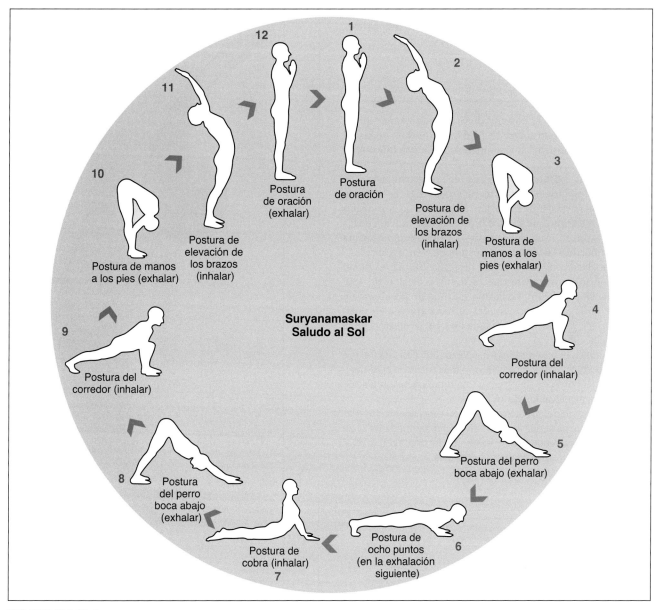

**Suryanamaskar
Saludo al Sol**

FIGURA 19-6 Ciclo de 12 posturas del Suryanamaskar.

3. Postura de manos a los pies
4. Postura del corredor
5. Postura del perro boca abajo
6. Postura de ocho puntos
7. Postura de cobra

Tras estas siete posturas se realiza una secuencia inversa:

8. Postura del perro boca abajo
9. Postura del corredor
10. Postura de manos a los pies

11. Postura de elevación de los brazos
12. Postura de oración (fig. 19-6)

El tiempo promedio que se requiere para realizar toda la secuencia de 12 posturas es de 44.8 s. El tiempo total requerido para asumir una sola postura incluye el necesario para la transición de una postura a la sucesiva, y mantenerla durante 1 s, si bien en realidad esto varía entre 2.5 y 5.5 s (Mullerpatan y cols., 2019). Se observa que el cuerpo se contrae durante las posturas de flexión y se elonga en las de extensión. La transición fluida del cuerpo al alternar posturas de flexión-extensión optimiza el tiempo total requerido para completar la secuencia de 12 posturas en menos de 1 minuto. La secuencia de 12 posturas incluye 10 que son simétricas (1 a 3, 5 a 8, 10 a 12) y dos asimétricas (4 y 9).

CINEMÁTICA

La secuencia grácil de 12 posturas del Suryanamaskar desplaza al cuerpo por casi todo el arco de flexión y extensión de las articulaciones del tronco, la extremidad superior y la inferior en el plano sagital.

Durante las posturas simétricas del Suryanamaskar, la columna se desplaza 132° en el plano sagital (fig. 19-7), desde 58° de flexión hasta 44° de extensión. Se observa una extensión máxima de la columna de 44.1° en la postura de elevación de los brazos (postura en extensión; fig. 19-8), y una flexión máxima de la columna de 57.6° durante la postura de manos a los pies.

La articulación de la cadera se desplaza 145° en el plano sagital, con un movimiento que va desde la flexión de 130° hasta extensiones de 15°. La flexión máxima de la cadera, de 140.2°, se observa en la postura del corredor (pierna en posición anterior); y la extensión máxima de 15.2° se observa en la postura de la cobra.

La articulación de la rodilla se desplaza 130°, con una flexión máxima de 126.2° acoplada a la flexión máxima de la cadera en la postura del corredor. Se observa una hiperextensión de 3.7° en la postura de elevación de los brazos.

La articulación del tobillo se mueve en una cadena cinemática cerrada que pasa por una dorsiflexión máxima de 30.5° en la postura del perro boca abajo hasta una flexión plantar relativa de 5.7° en la postura de manos a los pies.

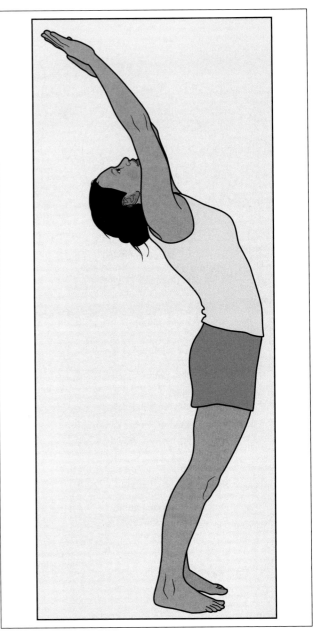

La columna cervical permanece en posición neutral o en extensión en la mayor parte de las posturas, excepto en la de manos a los pies y la del perro boca abajo, en las que se observa su flexión. La extensión cervical máxima de 76.9° se alcanza en la postura de la cobra.

La articulación del hombro se desplaza hasta una flexión máxima de 54.6° durante la postura de manos a los pies, y se alcanza una extensión completa sobre la cabeza 4.4° superior a los 180° (184.4°) durante la postura de elevación de los brazos. La articulación del codo se flexiona hasta un máximo de 116.3° en la postura de ocho puntos, y se observa una flexión mínima de 22.3° en la postura del perro boca abajo. Se observa una extensión máxima de la muñeca de 85.4° en la postura de ocho puntos. El grado más escaso de extensión de la muñeca (3.1°) se

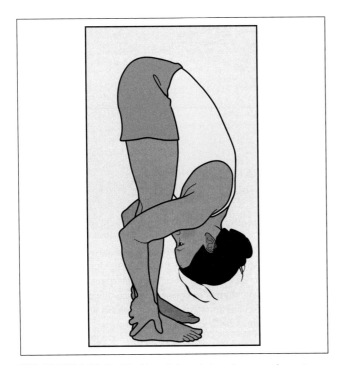

■ **FIGURA 19-7** Flexión máxima de la columna en la postura de manos a los pies del Suryanamaskar.

identificó durante la postura de manos a los pies. Sin embargo, se observó que la muñeca mostraba la mayor variabilidad de movimientos articulares, con amplias desviaciones estándar.

ACTIVIDAD MUSCULAR

Los investigadores comenzaron a estudiar la actividad muscular en las yogasanas que se practican de pie e incluyen las posturas de silla, plancha sobre pared, árbol, guerrero, estiramiento lateral, luna creciente, equilibrio sobre una pierna y otras.

Al compararlas con la marcha sobre el plano horizontal, su investigación sobre las yogasanas reveló una mayor activación de los músculos del tronco, como el recto abdominal, los erectores de la columna y los músculos de la extremidad inferior (glúteo medio y cuadríceps; Salem y cols., 2013). En estas asanas se observó una activación sustancial de los músculos erectores de la columna, que se expresa desde la perspectiva del porcentaje comparado con la activación durante la marcha: 80.6% en la silla, 42.4% de la CVM en la plancha de pared, 24.6% de la CVM en el árbol, 42% de la CVM en el guerrero II, 34% de la CVM en el estiramiento lateral, 47.5% de la CVM en la luna creciente y 46.4% de la CVM en el equilibrio sobre una sola pierna. La intervención con yoga con asanas en bipedestación ha demostrado generar beneficios para el reclutamiento muscular en adultos mayores (Salem y cols., 2013).

Ni y cols. (2014) estudiaron la actividad muscular en los segmentos superior e inferior del recto abdominal, el músculo largo del tórax, el oblicuo externo y el glúteo mayor en 11 posturas de yoga: media flexión al frente, flexión al frente, perro boca abajo, perro boca arriba, plancha completa, media plancha, silla, montaña con brazos abajo, montaña con brazos

arriba y guerrero I (ambos lados). Se encontró que la posición del tronco y la pelvis produce una variación del patrón de activación muscular en el tronco.

Por otra parte, la exploración de la actividad muscular en las yogasanas compuestas complejas como las del Suryanamaskar realizadas de manera secuencial y con respiración sincronizada reveló valiosa información acerca de los patrones de activación muscular durante las asanas compuestas. Los patrones de activación muscular pueden variar durante la transición de una postura a otra y en los periodos de mantenimiento de las posturas. Se estudiaron seis músculos importantes accesibles del tronco, la extremidad inferior y la extremidad superior (región inferior del trapecio, dorsal ancho, erectores de la columna, recto abdominal, glúteo mayor, vasto lateral y gastrocnemio). La secuencia de 12 posturas del Suryanamaskar indujo una activación sustancial de estos músculos, en un grado variable en cada postura (Mullerpatan y cols., 2020). Todos los músculos mostraron una mayor activación durante la transición de una postura a otra en comparación con el periodo de mantenimiento de la postura.

Durante la secuencia completa del Suryanamaskar, las posturas que implicaban transiciones mayores de la flexión a la extensión de la columna, como la de manos a los pies, con elevación de los brazos, cobra y de ocho puntos, indujeron una activación muscular mayor. La activación muscular máxima se identificó en los músculos erectores de la columna durante la transición a la postura de manos a los pies (64.7% de la CVM). La región inferior del trapecio mostró activación máxima durante la transición a la postura de manos a los pies (41.9% de la CVM), en tanto el dorsal ancho mostró su mayor activación durante la postura de la cobra (37.4% de la CVM; fig. 19-9). El glúteo mayor y el vasto lateral mostraron la actividad muscular más intensa durante la postura del corredor (38.5 y 34.9% de la CVM, respectivamente). El

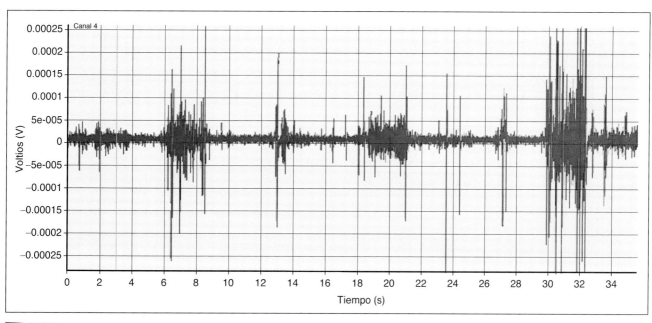

FIGURA 19-9 Actividad de los músculos erectores de la columna durante el Suryanamaskar.

músculo recto abdominal mostró un nivel de actividad bajo durante todo el Suryanamaskar, con una activación máxima durante la postura del perro boca abajo (22.8% de la CVM). En comparación con los otros músculos, la menor actividad muscular durante el Suryanamaskar se identificó en el gastrocnemio (8.74% de la CVM; Mullerpatan y cols., 2020).

El mantenimiento de cada pose requirió una activación muscular menor en comparación con la transición entre una postura y otra. La activación muscular máxima se observó en los erectores de la columna (42.9% de la CVM) al mantener la postura de manos a los pies. El dorsal ancho y la región inferior del trapecio se activaron al máximo durante la postura de la cobra (30.8 y 26.8% de la CVM, en forma respectiva), y el recto abdominal (27.3% de la CVM) durante la postura con elevación de los brazos; entretanto, el músculo vasto lateral, el gastrocnemio y el glúteo mayor mostraron la mayor actividad al mantener la postura del perro boca abajo (18.6, 15.3 y 15% de la CVM, de manera respectiva; Mullerpatan y cols., 2020).

La activación sustancial de los músculos del tronco, como el erector de la columna y el recto abdominal, junto con el dorsal ancho y la región inferior del trapecio, respalda el papel del Suryanamaskar como herramienta terapéutica para ofrecer estabilidad espinal en pacientes con disfunción toracolumbar (Sharma y cols., 2013). Reportes previos (Cresswell y cols., 1994) indican que una actividad baja, de incluso 10 a 25% de la CVM, resulta efectiva para estabilizar la región toracolumbar al realizar actividades de la vida cotidiana. El Suryanamaskar indujo una actividad muscular que variaba desde un mínimo de 15% de la CVM hasta un máximo de 65% de la CVM, lo que respalda su prescripción como ejercicio regular para la estabilización efectiva de la columna lumbosacra al realizar actividades de la vida diaria (Cresswell y cols., 1994).

Puede argumentarse que las posturas con elevación de los brazos y la de cobra en la secuencia del Suryanamaskar pudie-ran incrementar las cargas en las articulaciones apofisarias de la columna vertebral por efecto de la extensión que esta sufre al adoptar las posturas. Sin embargo, se especula que las cargas pudieran verse equilibradas por los movimientos alternos de flexión-extensión en toda la secuencia si se realiza con un paso bajo y rítmico. Se requiere más investigación para comprender las demandas cinéticas del Suryanamaskar.

CONTROL POSTURAL

El CG del cuerpo recorre una trayectoria vertical total de 79.6 cm durante la secuencia de 12 posturas del Suryanamaskar. El CG alcanza su posición más alta en la postura con elevación de los brazos (94.7 cm) cuando las dos extremidades superiores se encuentran en extensión completa aunadas a la extensión de la región superior de la espalda (fig. 19-10); la posición más baja se alcanza en la postura de ocho puntos (15.1 cm), cuando el cuerpo se encuentra en posición horizontal en contacto con el suelo (Mullerpatan y cols., 2019).

La marcha sobre una superficie horizontal produce un desplazamiento vertical promedio de 4.4 cm del CG, que es un desplazamiento 18 veces menor. Se ha comprobado que la marcha mejora la inestabilidad postural. Por ejemplo, Melzer y cols. (2003) demostraron que la participación en alguna actividad con marcha moderada a lo largo de 2 km a intervalos regulares tres veces por semana mejoraba la inestabilidad postural en la población geriátrica. De este modo, se especula que el Suryanamaskar, que produce 18 veces más desplazamiento vertical del CG que la marcha, puede retar los mecanismos de control postural en mayor grado que el caminar, y ofrecer más beneficios para mejorar el control postural.

El tai-chi es una actividad lenta similar que implica pasos laterales y movimientos de giro en direcciones multiaxiales que

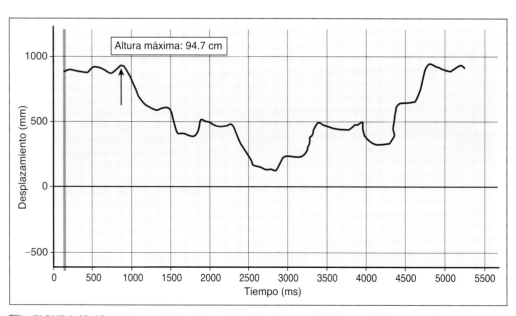

FIGURA 19-10 Altura vertical máxima del centro de gravedad durante el Suryanamaskar.

incluyen desplazamiento del peso y movimientos coordinados de los brazos. Esta actividad puede poner a prueba el control postural y generar desplazamientos mayores del CP, y producir así un mayor beneficio para el balance postural en comparación con la marcha (Mao y cols., 2006). El desplazamiento controlado y deliberado del CG durante los movimientos lentos del tai-chi —en que el peso corporal se desplaza de manera constante— se reconoce de manera específica por mejorar la estabilidad mediolateral (Li y cols., 2009).

CINÉTICA

Omkar y cols. (2009) midieron las cargas y las fuerzas articulares durante 10 posturas del Suryanamaskar (1, postura de oración; 2, postura de elevación de los brazos; 3, postura de manos a los pies; 4, postura del corredor; 5, postura en plancha alta; 6, postura en plancha baja; 7; postura de la cobra; 8; postura de perro boca abajo; 9, postura del corredor; 10, postura de manos a los pies) mediante un modelo matemático. El modelo asumió que el cuerpo era un sistema unidimensional que se desplazaba en el plano sagital, en que muñeca, codo, hombro, cadera, rodilla y tobillo eran cuerpos rígidos enlazados por articulaciones en bisagra.

Se calculó la fuerza de reacción de tierra (FRT) para los puntos de contacto (tobillo, rodilla, muñeca) con el piso en las 10 posturas. El cuerpo entra en contacto con el piso por medio del tobillo en todas las posturas de esta secuencia, excepto en la de la cobra. La rodilla hace contacto con el piso durante las posturas del corredor y la cobra. La muñeca hace contacto con el piso en las posturas de plancha alta, plancha baja, cobra, perro boca abajo y corredor. Durante la secuencia de 10 posturas la FRT máxima, de 100% del peso corporal (PC) se computó en el tobillo en las posturas de oración, elevación de los brazos y manos a los pies; le siguió la FRT de 75% del PC en la muñeca en la postura de plancha baja, y de 59% del PC en la rodilla durante la postura de la cobra (Omkar y cols., 2009).

Los momentos articulares se normalizaron y se presentaron como porcentaje del peso corporal multiplicado por la talla (% PC×T). En la extremidad superior se reportaron los momentos articulares máximos en el hombro, de 0.09% PC×T, y le siguió el codo, con 0.03% PC×T, en las posturas del perro boca abajo. El momento articular en la muñeca fue deleznable durante toda la secuencia del Suryanamaskar. En la extremidad inferior, los momentos articulares máximos se identificaron en la articulación de la cadera (0.17% PC×T) durante las posturas del corredor y de plancha, seguidos por los de la rodilla (0.17% PC×T) durante la postura de la cobra, en tanto los menores se identificaron en el tobillo (–0.08% PC×T) durante la postura con elevación de los brazos.

APLICACIÓN CLÍNICA

El Suryanamaskar surge como una herramienta potencial única para el ejercicio integral para mejorar la flexibilidad e incrementar la movilidad de casi todas las articulaciones del tronco y de las extremidades superiores e inferiores en el plano sagital. Además de incrementar el control postural del cuerpo en una cadena cinemática cerrada, la práctica del Suryanamaskar pudiera resultar crítica para impartir los beneficios del soporte de peso. En segundo lugar, los movimientos alternados de flexión-extensión aseguran una distribución alternada de las fuerzas compresivas en la columna vertebral, lo que puede resultar benéfico, en contraste con otras modalidades de ejercicio en que predomina la flexión o la extensión. En tercer lugar, la secuencia de 12 posturas produce una activación sustancial de los músculos principales del tronco, y de los cuadrantes superior e inferior, que es benéfica para el mantenimiento de una postura firme en todo el cuerpo.

Biomecánica de la danza clásica: Bharatanatyam

INTRODUCCIÓN

La India se conoce como la tierra de origen de la danza desde los periodos prehistórico e histórico. Desde entonces se practican distintas formas magníficas de danza clásica y folclórica, que se han transmitido por generaciones. La orquestación entre gracia, ritmo y arquitectura geométrica de las formas de danza clásica resulta intrigante para los científicos del movimiento humano. En esta sección se presenta el trabajo preliminar conducido para explorar las demandas biomecánicas de la danza clásica hindú más común en todo el mundo, el Bharatanatyam.

Un censo sobre las lesiones musculoesqueléticas sufridas por bailarines de dos ciudades de la India reveló que la ubicación más frecuente del dolor era la espalda (43%), seguida por la rodilla (28%) y el tobillo (19%; Nair y cols., 2018). Los hallazgos del censo impulsaron a la exploración biomecánica del Bharatanatyam. Al igual que otras variantes ampliamente estudiadas de la danza, como el ballet, el entrenamiento para el Bharatanatyam también revela adaptaciones neuromusculares en el organismo. Fue impresionante descubrir cómo la exposición a la danza influyó sobre el desempeño para el equilibrio y el control postural del cuerpo, demostró un efecto de transmisión de la postura de la danza a la cinemática de la marcha, e identificar cómo los movimientos de los pies influyeron sobre la geometría del pie y la distribución de la presión plantar al caminar. En esta sección se presentan los hallazgos de la investigación sobre el equilibrio y el control postural, la cinemática de la marcha y la estructura del pie.

EQUILIBRIO Y CONTROL POSTURAL

La variante de danza clásica Bharatanatyam se caracteriza por un cambio constante de la base de sustentación, que deriva de una serie de posturas adoptadas por el danzante para asumir las diferentes formas corporales necesarias para transmitir la expresión. Un continuo de posturas dinámicas va desde las que se realizan en una posición baja de acuclillamiento parcial, hasta saltos en un mismo punto y a distancia.

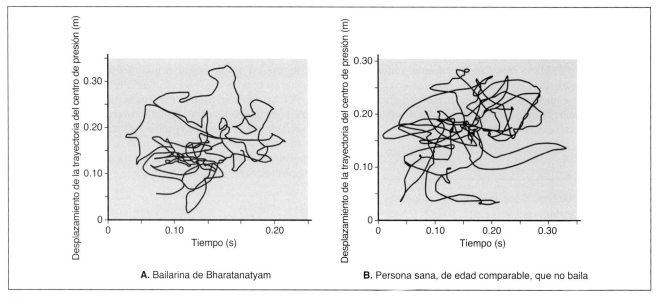

FIGURA 19-11 Trayectoria típica del centro de presión de una bailarina de Bharatanatyam (**A**) y una persona de edad comparable que no baila (**B**), en bipedestación durante 30 segundos.

Los mecanismos corporales de control postural se ponen a prueba por los cambios entre el movimiento grácil del tronco y la pelvis, el desplazamiento gentil del peso de un lado al otro, y los giros que se realizan en el escenario (Chatterjee, 2013).

La exploración de la respuesta postural de las bailarinas reveló un mayor desempeño en el equilibrio y el control postural entre las bailarinas hindúes clásicas al compararlas con personas saludables que no se dedican a la danza. Bharnuke y cols. (2020) probaron el desempeño del equilibrio en bipedestación en condiciones estáticas y dinámicas en bailarinas clásicas que habían practicado las variantes de danza más comunes (Bharatanatyam y Kathak) durante por lo menos 10 años. La valoración del equilibrio incluyó una evaluación instrumentada y una no instrumentada. Se realizó una evaluación instrumentada sólida en una placa de fuerza para medir la trayectoria (en metros) del CP obtenido a partir de datos analógicos (Prieto y cols., 1996). La valoración no instrumentada incluyó una tarea válida y confiable de control postural dinámico, esto es, la prueba de equilibrio de la estrella (PEE) para medir la excursión del cuerpo en las direcciones anterior, posterior, medial, lateral, anterolateral, anteromedial, posterolateral y posteromedial (Gribble y cols., 2012). Se realizaron pruebas integrales en seis condiciones de estudio distintas en bipedestación en una o dos extremidades, con y sin información visual, y al realizar tareas duales, para obtener un perfil de equilibrio completo de las bailarinas.

Estas últimas mostraron una estabilidad 41% superior en la bipedestación (bailarinas, 0.17 m; no bailarinas, 0.24 m) y 45% más estabilidad en la monopedestación (bailarinas, 0.7 m; no bailarinas, 1.1 m) con los ojos abiertos, lo que evidenció una trayectoria menor del CP. Incluso con los ojos cerrados, las bailarinas seguían mostrando una estabilidad 39% mayor en la bipedestación (bailarinas, 0.2 m; no bailarinas, 0.3 m) y una estabilidad 70% superior en monopedestación (bailari-

nas, 0.9 m; no bailarinas, 1.5 m) que quienes no practicaban la danza (fig. 19-11).

Al agregar una tarea dual, las bailarinas mostraron un control postural superior al doble en la monopedestación durante 22 s (bailarinas, 0.9 m; no bailarinas, 1.9 m) en comparación con quienes no practicaban danza. La PEE también detectó un control postural dinámico 15% superior en la dirección anterior entre bailarinas (78.1 cm *vs.* 67.5 cm); 18% mayor en dirección posteromedial (78.3 cm *vs.* 67.2 cm) y 16% mayor en dirección posterolateral (Bharnuke y cols., 2020).

En general, las bailarinas mostraron el mejor desempeño en el equilibrio estático al realizar una tarea dual en monopedestación, seguida por el soporte en una sola extremidad y a continuación una tarea de control postural dinámico. Estos hallazgos reflejan la influencia de los componentes clave de la danza Bharatanatyam sobre el control postural, como realizar tareas duales con soporte en una sola extremidad al tiempo que el cerebro se encarga de expresar emociones por medio de posturas corporales, los ojos y gestos con las manos (Lafond y cols., 2004). Un gran desplazamiento de la trayectoria del CP a partir del centro a la periferia de la base de sustentación, que se observa durante los desplazamientos gráciles del tronco en bipedestación, impone un reto al equilibrio. Esto obliga a las bailarinas a negociar de manera constante mecanismos posturales para evitar que su CG salga de su base de sustentación (Moghadam y cols., 2011).

La interacción armoniosa entre los sistemas visual, vestibular y propioceptivo del circuito neuronal que parece ser responsable de la regulación del control postural se activa con las tres características clave de las variantes de danza clásica hindú, es decir, Bhavang, Chakkars y Tatkara, respectivamente, lo que permite el mejor desempeño en cuanto al equilibrio de las bailarinas clásicas (Bharnuke y cols., 2020).

El Bhavanga (expresiones) es la representación de emociones por medio de expresiones faciales y movimientos oculares para comunicarse por una vía no verbal con la audiencia o el observador. La coreografía de la danza activa el sistema visual durante una actuación. Las bailarinas recurren a técnicas que van desde fijar la mirada en un punto estacionario al frente hasta coordinar los movimientos de los globos oculares con los gestos de la mano y la música. Se integró la hipótesis de que la información visual y propioceptiva constante, lo que incluye el balanceo corporal en distintas posturas de danza, activa al sistema vestibular, lo que permite un mejor control postural en las bailarinas clásicas hindúes (Chatterjee, 2013).

La segunda característica clave, los Chakkar (giros corporales que se caracterizan por movimientos rotacionales ágiles del tronco que se realizan mediante un movimiento de pivote sobre el talón o el antepié para completar un giro), también ilustra la participación del sistema vestibular para activar mecanismos de control postural dinámico. En tercer lugar, se especula que el Tatkara (trabajo con los pies) que consiste en los golpes rítmicos con los pies, ofrece una retroalimentación propioceptiva constante a partir de la superficie plantar de los pies hacia los centros corticales, que activa varios mecanismos en la cadera y el tobillo en condiciones estáticas y dinámicas para favorecer la estabilidad postural (Winter, 1995).

Además de la interacción dinámica que ocurre en las variantes de danza clásica entre estos tres sistemas, se demostró que las bailarinas tienen más fuerza en los músculos posturales principales de la extremidad inferior, como el glúteo medio, el cuadríceps, el gastrocnemio y el sóleo, que les ayudaban a contar con un mayor equilibrio en bipedestación en condiciones en que no existía información visual, durante la monopedestación y al realizar una tarea dual (Bharnuke y cols., 2020).

En otras variantes de danza que se practican en todo el mundo, como el baile de salón, la danza tailandesa clásica, la salsa y otras, se refiere una influencia positiva del mismo tipo en cuanto al desempeño del equilibrio y el control postural. Se estudió el desempeño del equilibrio en 25 bailarinas tailandesas clásicas y 25 no bailarinas mediante la Prueba de organización sensorial modificada (mSOT, por sus siglas en inglés; consiste en dos placas de fuerza y el programa computarizado mSOT). Se encontró que las bailarinas de danza clásica tailandesa tenían mejores calificaciones de equilibrio en todas las condiciones de la mSOT (ojos abiertos sobre una superficie firme, ojos cerrados sobre una superficie firme, ojos abiertos con referencia a un entorno visual basculante, ojos abiertos sobre una superficie de sustentación de referencia basculante, ojos cerrados sobre una superficie de sustentación de referencia basculante, ojos abiertos sobre una superficie de soporte de referencia y un entorno basculantes). En conclusión, las bailarinas clásicas tailandesas mostraban una mayor capacidad para mantener la estabilidad postural en distintas pruebas de la postura, que incluían la bipedestación sobre una y dos extremidades (Krityakiarana y Jongkamonwiwat, 2016).

CINEMÁTICA DE LA MARCHA

Se sabe que las adaptaciones musculoesqueléticas generadas por la exposición a la danza se ven reflejadas en las actividades cotidianas que realizan los bailarines (Kawato, 1988). La marcha es la actividad cotidiana más común estudiada por los investigadores que observan estas distintas variante de danza en todo el mundo. Es posible observar que, de manera independiente al tipo de danza, las características predominantes exclusivas de las posturas de la danza adoptadas durante la actuación siempre se reflejan en la marcha de los bailarines. En general, la mayor agilidad desarrollada por la exposición persistente a la danza se manifiesta en un mayor movimiento de las articulaciones de la columna y la extremidad inferior en los patrones regulares de marcha de los bailarines.

Los bailarines de ballet caminan con una mayor inclinación, oblicuidad y rotación de la pelvis, junto con una mayor abducción y extensión de la cadera. Además, los bailarines caminan con una mayor flexión de la rodilla durante la oscilación y una mayor extensión de la rodilla, en comparación con quienes no bailan (Teplá y cols., 2014). Es posible describir sus movimientos como más fluidos que los de las personas que no bailan.

De manera similar, la exploración de la cinemática de la marcha de las bailarinas Bharatanatyam reveló que caminan con una extensión 27% superior de la columna en comparación con personas que no bailan de la misma edad. La mayoría de las posturas del Bharatanatyam se practica con la columna erecta y un énfasis continuo en el mantenimiento de una postura hiperlordótica. Esto se logra al tiempo que se mantiene una comunicación no verbal por medio de movimientos corporales y expresiones faciales. El entrenamiento mínimo de 7 h por semana durante 12 años, que incluye secuencias de posturas simétricas y asimétricas practicadas con una lordosis lumbar acentuada, se ve reflejado en el incremento de la extensión de la columna que puede observarse durante la marcha en las bailarinas de Bharatanatyam (Mullerpatan y cols., 2019).

Las posturas típicas de la danza Bharatanatyam incluyen un movimiento excesivo constante de la columna, la pelvis y las articulaciones de las extremidades inferiores. Las demandas cinemáticas que generan estas posturas de danza determinan un incremento de la extensión de la columna, una inclinación pélvica anterior exagerada y la oblicuidad de la pelvis (fig. 19-12). La implementación de programas de ejercitación específicos diseñados para neutralizar las desviaciones excesivas de la pelvis y la columna pueden generar efectos de fortalecimiento y acondicionamiento que tienen probabilidad de proteger la región lumbosacra e impedir el dolor dorsal (Mullerpatan y cols., 2019).

Una exploración más detallada de la marcha de las bailarinas Bharatanatyam que presentaban dolor en la región lumbosacra reveló una exageración de 20% de la extensión de la columna aunada a un incremento de 35% de la inclinación anterior de la pelvis. Sin embargo, su rotación pélvica mostró una reducción de 22% en comparación con bailarinas sin dolor en espalda baja. La postura en hiperextensión en bloque exagerada de la región lumbosacra, aunada a la inclinación pélvica anterior en el plano sagital parecía estar compensada por la hipomovilidad de la pelvis en el plano coronal.

Sería interesante explorar si la extensión exagerada de la columna durante un baile se refleja en otras actividades de la vida cotidiana realizadas en posición erecta, como subir y bajar escaleras, sentarse en un escritorio, caminar cuesta arriba y al levantarse tras la sedestación.

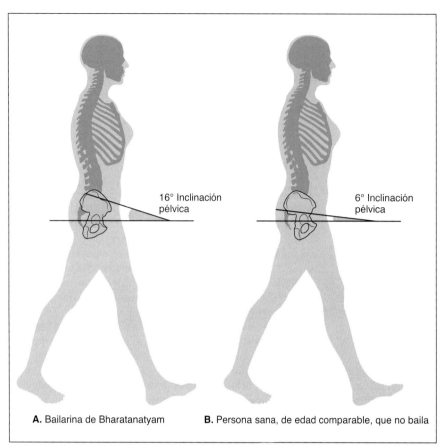

A. Bailarina de Bharatanatyam   **B.** Persona sana, de edad comparable, que no baila

FIGURA 19-12 Inclinación pélvica anterior durante la marcha sobre una superficie horizontal en una bailarina de Bharatanatyam típica (**A**) en comparación con una persona sana, de edad comparable, que no baila (**B**).

ESTRUCTURA DEL PIE

El pie y el tobillo ofrecen la base estructural que se requiere para sostener el cuerpo al bailar (Vosseller y cols., 2019). Bailar sin calzado puede tener un impacto directo sobre los pies y moldearlos al transcurrir el tiempo. La danza sin calzado produce adaptaciones musculoesqueléticas específicas que generan algunas características de referencia del pie de cualquier bailarín. El pie de quien practica ballet se caracteriza por la presencia de halux valgus, que se sabe deriva de la hipermotilidad del primer rayo por efecto de la inestabilidad de la articulación del primer metatarsiano con el cuneiforme. El halux valgus adquirido se reconoce como un factor común que contribuye al desarrollo de juanetes entre los bailarines de ballet (Biz y cols., 2012). Sin embargo, los bailarines de ballet siempre actúan con calzado. De manera característica, inician con zapatillas blandas y cambian a las zapatillas con puntas para las presentaciones.

La variante de danza Bharatanatyam se realiza con los pies descalzos. Se caracteriza por un movimiento de los pies con variación constante, que va desde el golpeteo lento con el pie hasta golpes vigorosos ya sea con todo el pie o con el antepié. Los golpes alternados con el talón y el antepié son una característica exclusiva del trabajo con los pies (Chatterjee, 2013). Se tiene la hipótesis de que el golpeteo repetitivo o rítmico con los pies descalzos produce fuerzas compresivas elevadas en las articulaciones astragalonavicular, calcaneoastragalina y metatarsianas, lo que influye sobre la altura del arco longitudinal y produce una alteración estructural del complejo tobillo-pie (fig. 19-13).

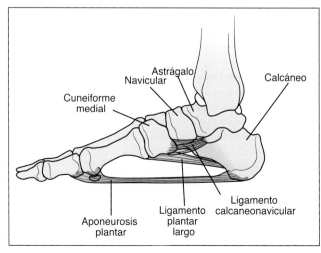

FIGURA 19-13 Arco longitudinal medial del pie derecho con ligamentos de soporte.

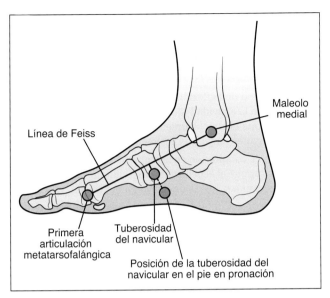

FIGURA 19-14 Desplazamiento caudal del hueso navicular ilustrado en una prueba de bipedestación con línea de Feiss.

Mullerpatan y Bharnuke (2020) informaron que los pies de las bailarinas de Bharatanatyam se caracterizan por un arco longitudinal medial de menor altura, con una mayor anchura en el mediopié y el antepié al caminar. Los autores afirmaron que la práctica repetitiva del golpeteo con los pies, que inicia alrededor de los 4 a 6 años, mucho tiempo antes de la maduración del arco del pie, y que se practica durante un promedio de 11 años, pudiera haber causado una aplicación excesiva de cargas verticales sobre las articulaciones astragalonavicular y calcaneoastragalina (Mullerpatan y cols., 2019).

La articulación astragalonavicular, que forma la parte más alta del arco, es su región más débil y por su cara inferior recibe el soporte del ligamento peroneocalcáneo plantar débil. La aplicación excesiva de cargas verticales en la articulación calcaneoastragalina genera la eversión del calcáneo, la aducción y la flexión plantar del astrágalo, y la rotación tibioperonea medial, lo que genera la pronación de la articulación calcaneoastragalina y origina un pie plano (Tong y Kong, 2016). Se especula que el efecto combinado de la aducción y la flexión plantar del astrágalo puede producir un desplazamiento caudal del hueso navicular a partir de su posición original, que se hizo evidente en una prueba de bipedestación con línea de Feiss (11.5 mm) del pie de una bailarina (fig. 19-14). El desplazamiento caudal notorio del hueso navicular explica la atenuación de 21% de la altura del arco longitudinal medial (Sangeorzan y Sangeorzan, 2018).

Se propone que una secuela de la atenuación del arco longitudinal medial es el proceso de inversión del pie entre la aplicación de la carga hasta el impulso durante la marcha en el plano horizontal. Las bailarinas permanecen un mayor tiempo sobre el mediopié. Esto está indicado por un tiempo de contacto 28% superior sobre el mediopié, lo que genera un mediopié 62% más ancho y, de manera eventual, una antepié 76% más ancho. Si bien no existe evidencia que respalde estos hallazgos en un estudio longitudinal, esta secuencia biomecánica resulta lógica a partir de una exploración de la geometría del pie de una bailarina en un estudio de corte transversal realizado en bailarinas de Bharatanatyam (Mullerpatan y Bharnuke, 2020).

La alteración de la estructura y la geometría del pie se manifiesta en un cambio de la distribución de la presión plantar. Las bailarinas mostraron una presión plantar máxima 58% mayor en la superficie total del pie, con los valores más altos de presión pico (440.6 kPa) y de integral presión-tiempo (145.09 kPa/s) registrados en el antepié (fig. 19-15). La evaluación de la distribución de la presión reveló que las bailarinas caminaban con una fuerza vertical 30% superior sobre el área de superficie total de sus pies, y con un tiempo de contacto 42% mayor del antepié en comparación con quienes no bailan (Mullerpatan y Bharnuke, 2020).

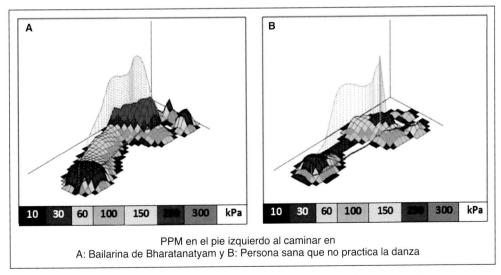

PPM en el pie izquierdo al caminar en
A: Bailarina de Bharatanatyam y B: Persona sana que no practica la danza

FIGURA 19-15 Distribución de la presión pico máxima (PPM) al caminar en una bailarina de Bharatanatyam (**A**) y en una persona sana que no practica la danza (**B**).

La distribución de la presión plantar se define como la fuerza vertical acumulada aplicada por unidad de área de la planta del pie (Sterzing y cols., 2016). Los investigadores han argumentado que si bien la fuerza vertical y el área de contacto eran mayores en el pie de una bailarina de Bharatanatyam, la fuerza vertical era más del doble que el área de contacto, lo que generaba una presión plantar máxima superior en todo el pie y el antepié. El índice de distribución de la presión entre el retropié y el antepié en bailarinas de Bharatanatyam fue de 1:1.8 (292 a 514 kPa; Mullerpatan y Bharnuke, 2020).

La mayor fuerza vertical ejercida sobre los pies al caminar puede ser un efecto remanente del entrenamiento del baile de Bharatanatyam, que implica el golpeteo con los pies. Se sabe que las adaptaciones neuromusculares inducidas por el entrenamiento se caracterizan por un control más ágil del movimiento y efectos persistentes de los patrones de reclutamiento muscular en las actividades de soporte de peso de rutina, como la marcha (Hughes y cols., 2018).

Hallazgos similares se informan en bailarines de ballet, a quienes se observa caminar con una mayor presión en el antepié incluso fuera del estudio. El análisis de la presión del pie en 13 bailarines profesionales de ballet reveló valores significativamente mayores ($p \leq 0.05$) de la presión máxima sobre el primer ortejo, y las cabezas del primero y el segundo metatarsianos (Prochazkova y cols., 2014).

APLICACIONES CLÍNICAS

La información sobre la alteración de la estructura, la geometría y la distribución de la presión plantar del pie en bailarinas de Bharatanatyam instruirá a bailarines y clínicos para comprender las adaptaciones musculoesqueléticas de la estructura tobillo-pie. Esto puede generar conocimiento en torno a los mecanismos de lesión y orientar las estrategias de rehabilitación para optimizar la función del pie.

Resumen

- El acuclillamiento es un movimiento con triple flexión, que incluye la flexión de la cadera y la rodilla y la dorsiflexión del tobillo durante la fase de descenso, y una inversión del movimiento en la fase de ascenso.

- Con base en el ángulo de flexión que se alcanza en la rodilla, el acuclillamiento se clasifica como parcial (flexión de 40°), paralelo (flexión de 70 a 100°) y profundo (flexión superior a 100°).

- Con base en la exposición al acuclillamiento, las personas pueden catalogarse en no habituadas (que no se colocan en cuclillas en lo absoluto), personas que lo utilizan en la vida cotidiana (que se acuclillan para realizar actividades cotidianas) y personas que lo usan en su vida laboral (quienes recurren de manera intensa al acuclillamiento para realizar actividades vinculadas con su empleo).

- La cinemática de la columna y la extremidad inferior durante el acuclillamiento profundo varía con la exposición a esta postura.

- El acuclillamiento profundo muestra simetría bilateral en los planos sagital, frontal y transverso en las articulaciones de la cadera, la rodilla y el tobillo; esto es válido excepto para la rotación interna de la articulación de la cadera, que recibe influencia de la exposición a la postura.

- La intensidad de la flexión de la rodilla y la posición del pie determinan la actividad muscular neta y el consumo de oxígeno durante el acuclillamiento. Este útimo recluta al vasto lateral, el glúteo mayor y el gastrocnemio.

- La fuerza de compresión en las superficies articulares tibiofemorales durante el acuclillamiento profundo varía entre 4.7 y 5.6 PC, en tanto la fuerza de cizallamiento va de 2.9 a 3.5 PC.

- La alta fuerza compresiva en las superficies articulares tibiofemorales durante el acuclillamiento profundo se reduce más de 30% del PC al ocurrir el contacto entre el muslo y la pantorrilla cuando la rodilla supera una flexión de 120 a 130°.

- Una excursión amplia del CG activa tanto mecanismos proximales (cadera) como distales (tobillo) para mantener el control postural durante el acuclillamiento profundo.

- Durante el acuclillamiento profundo se reclutan el cuadríceps, los isquiotibiales, el gastrocnemio, los extensores, aductores y abductores de la cadera, los erectores de la columna, los abdominales y el trapecio.

- La actividad muscular en distintas posiciones de acuclillamiento, es decir, parcial, paralelo, profundo con los talones elevados y profundo con talones sobre el suelo, depende en gran medida del ángulo de flexión de la rodilla y el contacto del talón con el piso.

- El Suryanamaskar es una yogasana compuesta que incluye una secuencia de 12 posturas en gran medida simétricas, y que alternan entre la flexión y la extensión.

- Las articulaciones de la columna vertebral, la cadera, la rodilla, el tobillo, el hombro y el codo se desplazan por un arco de movimiento casi completo en el plano sagital durante las 12 posturas del Suryanamaskar.

- El tiempo promedio total que se requiere para completar la secuencia de 12 posturas es de 45 segundos.

- La activación muscular más intensa se identifica en los músculos erectores de la columna en la postura de manos a los pies, y le sigue la de la región inferior del trapecio durante la postura de manos a los pies y del dorsal ancho en la postura de la cobra.

- La actividad inducida por el Suryanamaskar en los músculos principales de la extremidad superior, el tronco y la extremidad inferior (segmento inferior del trapecio, dorsal ancho, erectores de la columna, recto abdominal, glúteo mayor, vasto lateral y gastrocnemio) varía desde el valor mínimo de 15% de la CVM hasta el máximo, de 64.9% de la CVM.

- Los seis músculos principales mostraron una mayor activación durante la transición de una postura a otra, en comparación con el periodo durante el que se mantuvo una postura.

- En comparación con la marcha, el desplazamiento vertical del CG durante el Suryanamaskar es 18 veces mayor.

- La exposición a la danza Bharatanatyam genera el mejor desempeño en el equilibrio estático al realizar una tarea dual en la monopedestación, seguida de la monopedestación y a continuación una tarea de control postural dinámico.

- La danza Bharatanatyam obliga a la interacción entre los tres sistemas clave responsables del control postural: visual, vestibular y propioceptivo.
- Las bailarinas de Bharatanatyam mostraron una mayor fuerza/persistencia de los músculos posturales principales de la extremidad inferior, como el glúteo medio, el cuadríceps, el gastrocnemio y el sóleo.
- La influencia de la exposición a la danza se refleja en la cinemática de la marcha de la bailarina de Bharatanatyam.
- La marcha se caracteriza por una mayor extensión de la columna vertebral, una inclinación pélvica anterior exagerada y una oblicuidad pélvica mayor.
- Los pies de la bailarina de Bharatanatyam se caracterizan por el desplazamiento inferior del hueso navicular con atenuación de la altura del arco longitudinal medial, y un antepié y un mediopié más anchos al caminar.
- Los bailarines caminan con una presión plantar máxima mayor en todo el pie, registrándose la presión más alta en el antepié.

Preguntas para práctica

1. ¿Qué músculo actúa como estabilizador dinámico de la rodilla para controlar la traslación posterior de la tibia durante el acuclillamiento profundo?
2. ¿Cuáles son los patrones de movimiento compensatorios que un atleta puede presentar al realizar una sentadilla profunda por la presencia de rigidez en los músculos gastrocnemio y sóleo?
3. ¿Qué postura del Suryanamaskar induce la coactivación máxima del dorsal ancho y el segmento inferior del trapecio?
4. ¿Cómo influye la extensión lumbar sobre la posición de la pelvis en la postura 2, la Uttanasana (elevación de los brazos)?
5. ¿Cuáles son las causas probables del dolor lumbosacro en bailarinas de Bharatanatyam?
6. ¿Qué medidas terapéuticas profilácticas pueden adoptarse para manejar el dolor en el tobillo y el pie en bailarinas de Bharatanatyam?

Referencias

Agarwal, B. M., Deursen, R. V., Mullerpatan, R. P. (2018). Influence of habitual deep squatting on kinematics of lower extremity, pelvis and trunk. *IJHRS, 7*(1), 1–19.

Bell, D. R., Padua, D. A., Clark, M. A. (2008). Muscle strength and flexibility characteristics of people displaying excessive medial knee displacement. *Arch Phys Med Rehabil, 89*(7), 1323–1328.

Biz, C., Favero, L., Stecco, C., et al. (2012). Hypermobility of the first ray in ballet dancer. *Muscles Ligaments Tendons J, 2*(4), 282–288.

Bharnuke, J., Mullerpatan, R., Hiller, C. (2020). Evaluation of standing balance performance in Indian classical dancers. *J Dance Med Sci, 24*(1), 19–23.

Boudreau, S. N., Dwyer, M. K., Mattacola, C. G., et al. (2009). Hip-muscle activation during the lunge, single-leg squat, and step-up-and-over exercises. *J Sport Rehabil, 18*(1), 91–103.

Caterisano, A., Moss, R. F., Pellinger, T. K., et al. (2002). The effect of back squat depth on the EMG activity of 4 superficial hip and thigh muscles. *J Strength Cond Res, 16*(3), 428–432.

Chatterjee, A. (2013). The therapeutic value of Indian classical, folk, and innovative dance forms. *Rupkatha J Interdisc Stud Humanit, 5*(1), 75–83.

Cheron, G., Bengoetxea, A., Pozzo, T., et al. (1997). Evidence of a pre-programmed deactivation of the hamstring muscles for triggering rapid changes of posture in humans. *Electroencephalogr Clin Neurophysiol, 105*(1), 58–71.

Conable, K. M. (2010). Intra-examiner comparison of applied kinesiology manual muscle testing of varying durations: A pilot study. *J Chiropr Med, 9*(1), 3–10.

Cresswell, A. G., Oddsson, L., Thorstensson, A. (1994). The influence of sudden perturbations on trunk muscle activity and intra-abdominal pressure while standing. *Exp Brain Res, 98*(2), 336–341.

Dahlkvist, N. J., Mayo, P., Seedhom, B. B. (1982). Forces during squatting and rising from a deep squat. *Eng Med, 11*(2), 69–76.

De Luca, C. (1997). The use of surface electromyography in biomechanics. *J Appl Biomech, 13*(2), 135–163.

Dionisio, V. C., Almeida, G. L., Duarte, M., et al. (2008). Kinematic, kinetic and EMG patterns during downward squatting. *J Electromyogr Kinesiol, 18*(1), 134–143.

Duarte, M., Freitas, S. M. S. F. (2010). Revision of posturography based on force plate for balance evaluation. *Rev Bras Fisioter, 14*(3), 183–192.

Escamilla, R. F., Fleisig, G. S., Zheng, N., et al. (2001). Effects of technique variations on knee biomechanics during the squat and leg press. *Med Sci Sports Exerc, 33*(9), 1552–1566.

Escamilla, R. F., Lander, J. E., Garhammer, J. (2000). Biomechanics of powerlifting and weightlifting exercises. *Exercise and Sport Science*, 585–615.

Federolf, P., Roos, L., Nigg, B. M. (2013). Analysis of the multisegmental postural movement strategies utilized in bipedal, tandem and one-leg stance as quantified by a principal component decomposition of marker coordinates. *J Biomech, 46*(15), 2626–2633.

Finley, J. M., Bastian, A. J., Gottschall, J. S. (2013). Learning to be economical: The energy cost of walking tracks motor adaptation. *J Physiol, 591*(4), 1081–1095

Fiorentino, N. M., Atkins, P. R., Kutschke, M. J., et al. (2017). Soft tissue artifact causes significant errors in the calculation of joint angles and range of motion at the hip. *Gait Posture, 55*, 184–190.

Godse, A. S., Shejwal, B. R., Godse, A. A. (2015). Effects of Suryanamaskar on relaxation among college students with high stress in Pune, India. *Int J Yoga, 8*(1), 15–21.

Gribble, P. A., Hertel, J., Plisky, P. (2012). Using the Star Excursion Balance Test to assess dynamic postural-control deficits and outcomes in lower extremity injury: A literature and systematic review. *J Athl Train, 47*(3), 339–357.

Hase, K., Sako, M., Ushiba, J., et al. (2004). Motor strategies for initiating downward-oriented movements during standing in adults. *Exp Brain Res, 158*(1), 18–27.

Hefzy, M. S., Kelly, B. P., Cooke, T. D. (1998). Kinematics of the knee joint in deep flexion: A radiographic assessment. *Med Eng Phys, 20*(4), 302-307.

Hughes, D. C., Ellefsen, S., Baar, K. (2018). Adaptations to endurance and strength training. *Cold Spring Harb Perspect Med, 8*(6), a029769. https://doi.org/10.1101/cshperspect.a029769

Kawato, M. (1988). Adaptation and learning in control of voluntary movement by the central nervous system. *Adv Robot, 3*(3), 229-249.

Krityakiarana, W., Jongkamonwiwat, N. (2016). Comparison of balance performance between Thai classical dancers and non-dancers. *J Dance Med Sci, 20*(2), 72-78.

Lafond, D., Duarte, M., Prince, F. (2004). Comparison of three methods to estimate the center of mass during balance assessment. *J Biomech, 37*(9), 1421-1426.

Lehman, G. J., McGill, S. M. (2001). Quantification of the differences in electromyographic activity magnitude between the upper and lower portions of the rectus abdominis muscle during selected trunk exercises. *Phys Ther, 81*(5), 1096-1101.

Li, G., Rudy, T. W., Sakane, M., et al. (1999). The importance of quadriceps and hamstring muscle loading on knee kinematics and in-situ forces in the ACL. *J Biomech, 32*(4), 395-400.

Li, J. X., Xu, D. Q., Hong, Y. (2009). Changes in muscle strength, endurance, and reaction of the lower extremities with Tai Chi intervention. *J Biomech, 42*(8), 967-971.

Mao, D. W., Li, J. X., Hong, Y. (2006). The duration and plantar pressure distribution during one-leg stance in Tai Chi exercise. *Clin Biomech (Bristol, Avon), 21*(6), 640-645.

McCaw, S. T., Melrose, D. R. (1999). Stance width and bar load effects on leg muscle activity during the parallel squat. *Med Sci Sports Exerc, 31*(3), 428-436.

Melzer, I., Benjuya, N., Kaplanski, J. (2003). Effects of regular walking on postural stability in the elderly. *Gerontology, 49*(4), 240-245.

Moghadam, M., Ashayeri, H., Salavati, M., et al. (2011). Reliability of center of pressure measures of postural stability in healthy older adults: Effects of postural task difficulty and cognitive load. *Gait Posture, 33*(4), 651-655.

Mullerpatan, R. P., Agarwal, B. M., Shetty, T. V. (2020). Exploration of muscle activity using surface electromyography while performing Suryanamaskar. *Int J Yoga, 13*(2), 137-143.

Mullerpatan, R. P., Agarwal, B. M., Shetty, T., et al. (2019). Kinematics of Suryanamaskar using three-dimensional motion capture. *Int J Yoga, 12*(2), 124-131.

Mullerpatan, R. P., Bharnuke, J. B. (2020). Musculoskeletal foot adaptations in Bharatanatyam dancers. *Med Prob of Per Art (Accepted for publication)*.

Mullerpatan, R., Bharnuke, J., Hiller, C. (2019). Gait kinematics of Bharatanatyam dancers with and without low back pain. *Crit Rev Phys Rehabil Med, 31*(1).

Nair, S. P., Kotian, S., Hiller, C., et al. (2018). Survey of musculoskeletal disorders among Indian dancers in Mumbai and Mangalore. *J Dance Med Sci, 22*(2), 67-74.

Ni, M., Mooney, K., Harriell, K., et al. (2014). Core muscle function during specific yoga poses. *Complement Ther Med, 22*(2), 235-243.

Ninos, J. C., Irrgang, J. J., Burdett, R., et al. (1997). Electromyographic analysis of the squat performed in self-selected lower extremity neutral rotation and 30° of lower extremity turn-out from the self-selected neutral position. *J Orthop Sports Phys Ther, 25*(5), 307-315.

Omkar, S., Mour, M., Das, D. (2009). Motion analysis of sun salutation using magnetometer and accelerometer. *Int J Yoga, 2*(2), 62-68.

Prieto, T. E., Myklebust, J. B., Hoffmann, R. G., et al. (1996). Measures of postural steadiness: Differences between healthy young and elderly adults. *IEEE Trans Biomed Eng, 43*(9), 956-966.

Prochazkova, M., Tepla, L., Svoboda, Z., et al. (2014). Analysis of foot load during ballet dancers' gait. *Acta Bioeng Biomech, 16*(2), 41-45.

Ross, A., Thomas, S. (2010). The health benefits of yoga and exercise: A review of comparison studies. *J Altern Complement Med, 16*(1), 3-12. https://doi.org/10.1089/acm.2009.0044.

Sahasrabudhe, S. S., Agarwal, B. M., Mullerpatan, R. P. (2017). Comparison of muscle activity and energy cost between various bodyweight squat positions. *Clin Kinesiol, 71*(2), 19-25.

Salem, G. J., Yu, S. S. Y., Wang, M. Y., et al. (2013). Physical demand profiles of hatha yoga postures performed by older adults. *Evid Based Complement Alternat Med, 2013*, 165763.

Sangeorzan, A., Sangeorzan, B. (2018). Subtalar joint biomechanics: From normal to pathologic. *Foot Ankle Clin, 23*(3), 341-352.

Schoenfeld, B. J. (2010). Squatting kinematics and kinetics and their application to exercise performance. *J Strength Cond Res, 24*(12), 3497-3506.

SENIAM. (2016). *Recommendations for sensory location based on individual muscles*. http://seniam.org/.

Sharma, S. K., Saiyad, S., Bid, D. N. (2013). Role of latissimus dorsi and lower trapezius in chronic mechanical low back pain due to thoraco-lumbar dysfunction. *Indian J Physiother Occup Ther, 7*(2), 219.

Springer, B. A., Marin, R., Cyhan, T., et al. (2007). Normative values for the unipedal stance test with eyes open and closed. *J Geriatr Phys Ther, 30*(1):8-15. DOI: 10.1519/00139143-200704000-00003.

Sriwarno, A. B., Shimomura, Y., Iwanaga, K., et al. (2008). The effects of heel elevation on postural adjustment and activity of lower-extremity muscles during deep squatting-to-standing movement in normal subjects. *J Phys Ther Sci, 20*(1), 31-38.

Sterzing, T., Frommhold, C., Rosenbaum, D. (2016). In-shoe plantar pressure distribution and lower extremity muscle activity patterns of backward compared to forward running on a treadmill. *Gait Posture, 46*, 135-141.

Tekur, P., Nagarathna, R., Chametcha, S., et al. (2012). A comprehensive yoga program improves pain, anxiety and depression in chronic low back pain patients more than exercise: An RCT. *Complement Ther Med, 20*(3), 107-118.

Teplá, L., Procházková, M., Svoboda, Z., et al. (2014). Kinematic analysis of the gait in professional ballet dancers. *Acta Gymnica*, *44*(2), 85–91.

Tong, J. W. K., Kong, P. W. (2016). Medial longitudinal arch development of children aged 7 to 9 years: Longitudinal investigation. *Phys Ther*, *96*(8), 1216-1224.

Toutoungi, D. E., Lu, T. W., Leardini, A., et al. (2000). Cruciate ligament forces in the human knee during rehabilitation exercises. *Clin Biomech (Bristol, Avon)*, *15*(3), 176–187.

Vosseller, J. T., Dennis, E. R., Bronner, S. (2019). Ankle injuries in dancers. *J Am Acad Orthop Surg*, *27*(16), 582–589.

Walsh, J. C., Quinlan, J. F., Stapleton, R., et al. (2007). Three-dimensional motion analysis of the lumbar spine during "free squat" weight lift training. *Am J Sports Med*, *35*(6), 927–932.

Wieland, L. S., Skoetz, N., Pilkington, K., et al. (2017). Yoga treatment for chronic non-specific low back pain. *Cochrane Database Syst Rev*, *1*(1), CD010671. https://doi.org/10.1002/14651858.cd010671.pub2.

Winter, D. A. (1995). Human balance and posture control during standing and walking. *Gait Posture*, *3*(4), 193–214.

Zelle, J., Barink, M., Loeffen, R., et al. (2007). Thigh-calf contact force measurements in deep knee flexion. *Clin Biomech (Bristol, Avon)*, *22*(7), 821–826.

Índice alfabético de materias